NOUVEAU
DICTIONNAIRE
GÉNÉRAL
DES DROGUES
SIMPLES ET COMPOSÉES.

TOME PREMIER.

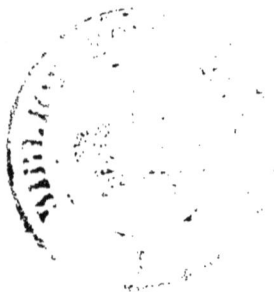

Je place la présente édition sous la sauve garde des lois et la probité des citoyens ; je déclare que je poursuivrai devant les Tribunaux tout contrefacteur ou débitant d'édition contrefaite : j'assure même , à celui qui me fera connoître le contrefacteur, distributeur ou débitant, la moitié du dédommagement que la loi accorde. Les exemplaires qui ne seroient pas revêtus de la signature de l'Éditeur , en encre rouge , et de son chiffre au bas du titre, sont désavoués par les auteurs.

Signature de l'Editeur.

Cet Ouvrage se trouve aussi chez MM.

MÉQUIGNON l'aîné , rue de l'École-de-Médecine, nos. 3 et 9.
GABON et compagnie , place de l'École-de-Médecine.

VANACKERE , à LILLE.
MAIRE , rue Mercière , à LYON.

DE L'IMPRIMERIE DE VALADE.

NOUVEAU
DICTIONNAIRE
GÉNÉRAL
DES DROGUES
SIMPLES ET COMPOSÉES,
DE LEMERY;
REVU, CORRIGÉ, ET CONSIDÉRABLEMENT AUGMENTÉ

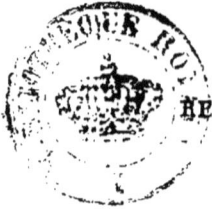

PAR SIMON MORELOT,

Ancien Professeur de pharmacie - chimique au Collége de pharmacie de Paris , et Pharmacien major de l'armée , etc.

CONTENANT les noms françois, latins, officinaux, vulgaires et systématiques des Plantes ; leur classification d'après le système de *Linneus*, les méthodes de *Tournefort* et de *Jussieu*, avec l'indication de leurs parties utiles à la médecine, à la pharmacie ; le choix des préparations pharmaceutiques et chimiques où elles sont employées; leurs divers usages ; les doses auxquelles on peut administrer tout ce qui compose les drogues ou médicamens ; l'histoire des animaux et des minéraux, d'après les caractères sous lesquels MM. *Cuvier*, *Lamarck*, *Brogniart* et *Haüy* les font connoître.

OUVRAGE utile à toutes les classes de la société, aux médecins, chirurgiens pharmaciens, et à ceux qui sont attachés au service des hospices civils et militaires, obligés de suivre le Formulaire des médicamens simples et composés, publié par ordre du Ministre.

ORNÉ DE XX PLANCHES GRAVÉES EN TAILLE-DOUCE.

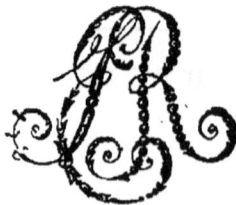

PARIS,
RÉMONT, LIBRAIRE, RUE PAVÉE S.-ANDRÉ, N°. 11.

1807.

Livres brochés et reliés , qui se trouvent à la même adresse.

Art (l') du Blanchiment des toiles fil et coton de tous genres, avec la Méthode de décolorer et de ramener à un état de blancheur parfait toutes les toiles peintes et imprimées, 1 vol. in-8°. , fig.   6 fr.

Art (l') de parler et d'écrire corectement la langue françoise, ou Grammaire philosophique et littéraire de cette langue, à l'usage des François et des étrangers qui desirent en connoître à fond les principes, les beautés et le génie; par M. l'abbé de Lévizac. Troisième édition , dédiée à la reine de la Grande - Bretagne , 2 vol. in - 8°.
      6 fr., et par la poste 9 fr.

Atlas maritimes, recueil de cartes et plans des quatre parties du monde, par Bélin , ingénieur de la marine, 5 vol. in-fol. rel. en veau, éc. fil. avec les armes , contenant : Amérique septentrionale, les îles Antilles , Amérique méridionale , Mexique , Terre-Ferme , Brésil , Pérou , Chilly , Asie , Afrique , Europe , etc. 575 cartes.
      150 fr.

Aventures (les) d'Abdalla , trad. de l'arabe, 2 vol. in-12, fig.   6 fr.

Catalogue raisonné des ouvrages qui ont été publiés sur les eaux minérales , une Notice sur les eaux , et un Tableau des différens degrés de température de celles qui sont thermales, etc. ; par Carère. 1 vol. in-4°.   9 fr.

Cours complet d'Agriculture de l'abbé Rosier , 10 vol. in-4°, fig. , édit. original , rel. en veau.   140 fr.

Cours élémentaire , théorique et pratique de pharmacie-chimique , ou Manuel du pharmacien - chimiste , contenant la définition des diverses opérations pharmaceuto-chimiques , la description de tous les procédés connus, tant anciens que modernes, l'exposition des vertus, de l'usage et des doses des médicamens, avec l'application de l'art du pharmacien aux autres arts qui lui sont relatifs, les anciens signes de médecine conservés ; par Simon Morelot. 3 vol. in-8°.   15 fr.
Et par la poste   19 fr. 50 c.

Cours élémentaire de Mathématique de Lacaille , revu par Thevenot. 2 vol. in 8°. fig.   7 fr. 50 c.

De la Fonte des mines , des Fonderies , des Grillages , des Fourneaux de fonte, d'affinage, et des Raffinages des fabriques de vitriol , de potasse, etc. ; traduct. de l'allemand , par Hellot. 1753. 2 vol. in-4°. fig. v. brun.   60 fr.

Dictionnaire d'Histoire naturelle de Valmont de Bomare, 15 vol. in—8°.   45 fr.

Le même, rel. proprement.   65 fr.

Dictionnaire des Jardiniers, de Miller. 10 vol. in-4°. fig. rel. en veau.   140. fr.

Dictionnaire universel de Médecine, de Chirurgie, de Chimie, de Botanique, d'Anatomie, de Pharmacie et d'Histoire naturelle, etc. 6 vol. in-fol. ornés de 63 fig., rel. en veau.   120 fr.

Dictionnaire des Merveilles de la nature, 3 vol. in 8°.   12 fr.

Explication des mots d'usage en anatomie, en chirurgie, avec un tableau des maladies en général, des opérations, des instrumens, un nouveau plan sur les articulations, des remarques sur les différens points relatifs aux ligamens et aux cartilages, etc.; par Allouel. 1 vol. in—12.   3 fr.

Histoire générale des Voyages, de l'abbé Prevost, 20 vol. in-4° fig. veau.   200 fr.

Histoire physique, morale, civile et politique de la Russie, ancienne et moderne; par Leclerc. 6 vol. in-4°. ornés de portraits, et 1 vol. in—fol. d'atlas, contenant les costumes, les monumens, édifices de la Russie; superbe et intéressant ouvrage.   160 fr.

Le même ouvrage rel. en veau, éc. fil. d'or.   200 fr.

Histoire de la Vie et du Règne de Louis XIV, roi de France, 5 vol. in-4°. gr. pap., orné de 192 portraits d'Odieuvre, rel. en mar. rouge d. s. tr.   120 fr.

Histoire universelle; depuis le commencement du monde jusqu'à présent, trad. de l'angl. par une société de gens de lettres, 126 vol. in-8°. enrichis de cartes et figures.   300 fr.

Le même ouvrage rel. en veau.   460 fr.

Histoire du Commerce et de la Navigation des peuples anciens et modernes; par le chev. d'Aracq. 2 vol. in-12. 1758.   6 fr.

Histoire de Gilblas de Santillanne, 6 vol. in-18 avec de très-belles fig. édit. de Bertin.   7 fr. 50 c.

Lettres historiques sur l'Italie, avec des notes relatives à sa situation actuelle, etc. 3 vol. in-8°.   10 fr.

L'Homme et la Femme sensibles, trad de l'angl. 2 vol. in 12.   4 fr.

Manuel du Naturaliste, 4 vol. in-8°. fig.   12 fr.

Manuel vétérinaire des plantes, 1 vol. in-8°.   4 fr.

Métamorphoses d'Ovide, en lat. et en franç.; par l'abbé Banier. 4 vol. in-4°, ornés de fig., rel. en éc. fil., et d. s. tr.   75 fr.

Nouvelles Récréations physiques et mathématiques, contenant ce qui á été imaginé de plus curieux dans ce genre, auxquelles on a joint leurs causes, leurs effets, la manière de les construire, et l'amusement qu'on en peut tirer; par Guyot. 3 vol. in-8°. orn. de 102 fig.   15 fr.

Le même ouvrage supérieurement relié.   18 fr. 75 c.

Nouveau Vocabulaire françois, où l'on a suivi l'ortographe du Dictionnaire de l'Académie, dans lequel on trouve de plus, 1°. un grand nombre de mots et d'acceptions de mots généralement reçus, et qu'on a distingués par une étoile; 2°. environ 8000 termes de sciences et arts, et spécialement la nouvelle nomenclature chimique, la prononciation quand elle s'écarte des règles ordinaires; par MM. de Wailly, membre de l'Institut national, et de Wailly, proviseur au lycée Napoléon. Troisième édition. 1806. Ouvrage adopté par le gouvernement, pour l'usage des lycées et des écoles secondaires; et revu, quant aux termes de médecine, d'anatomie, d'histoire naturelle, par M. Bosquillon, médecin de Paris, etc. 1 vol. in-8°. de 902 pag., y comp. la préf.   7 fr., et par la poste 10 fr.

Nota. L'éditeur prévient le public que toutes éditions qui porteroient les noms de MM. de Wailly, et qui ne seroient pas revêtues de la signature de l'éditeur (Rémont) en encre rouge, et de son chiffre imprimé au bas du titre, sont désavouées par les auteurs, comme incomplètes.

Œuvres complètes de Condillac, 23 vol. in-8°. fig.   72 fr.

Le même ouvrage, rel. en veau, fil. d'or.   130 fr.

Œuvres de Molière, avec des remarques grammaticales par M. Bret, 8 vol. in-12, ornés de 33 fig.   20 fr.

Œuvres de Virgile, trad. en franç., le texte vis à-vis la trad.. avec des remarques par M. l'abbé des Fontaines, 4 vol. in-4°. pap. vél. fig. avant la lettre, dos de mouton rouge, sans être rogné.   144 fr.

Œuvres complètes de Démosthène et d'Eschine, par l'abbé Auger, 6 vol. in-8°.   27 fr.

Œuvres de M François de Salignac de la Mothe de Fénélon, 9 vol. in-4°. orn. de 25 fig. color. imit. la peint., rel. en veau, marb. allem. d. s. tr. Superbe et unique exemplaire.   200 fr.

Œuvres de Montesquieu, 5 vol. in-4°. pap. vél., fig. av. la lettre, rel. à la Bradel, en carton.   144 fr.

Orlando furioso, di Lodovico Ariosto, 4 vol. in-8°. gr. pap., fig. donb. av. la let. pap. vél., rel. à la Bradel, en carton.   60 fr.

Pratique (la) du Jardinage de Roger Schabol, 2 vol. in-12, fig.   5 fr.

Le même ouvrage, 2 vol. in-8°. fig.   8 fr.

Recherches sur quelques points d'Histoire de la Médecine, contenant l'Inoculation ; par Bordeu. 1 gros vol. in-12.   3 fr.

Tableau élément. de l'Histoire naturelle des animaux ; par M. Cuvier. 1 gros vol. in-8°. fig.   8 fr.

Tableau de Paris, 12 vol. in-8°.   36 fr.

Théâtre d'Eschyle, trad. en françois, avec des notes et deux discours ; par M. Delaporte du Theil. 2 vol. in-8°., grec et latin, orn. de 8 fig. avant la lettre.   15 fr.

Traduction complète des poésies de Catulle, suivies des poésies de Gallus et de la veillée des fêtes de Vénus, avec des notes grammaticales, littéraires et mythologiques, les meilleures imitations des poètes françois, etc. ; par Fr. Noël. 2 vol. in-8°. pap. fin d'Angoul. 12 fr.
Il en reste encore quelques exempl. pap. vél. fig. av. la let.   30 fr.
Et avec l'eau forte, de l'Ariane abandonnée.   36 fr.

Traité de minéralogie ; par M. Haüy. 4 vol. in-8°. et 1 vol. in-4°. de planches.   36 fr.

Voyages de Guliver, 8 vol. in-18.   6 fr.

Voyages du professeur Pallas en différentes provinces de l'empire de Russie, l'Asie septentrionale ; traduit de l'allemand par de Lapeyrouse, etc. 8 vol. in-8°. et un Atlas in-fol.   36 fr.

Voyages chez les Peuples sauvages, ou l'Homme de la Nature, 3 vol. in-8°. fig.   15 fr.

AVERTISSEMENT.

Le Dictionnaire de Lemery commençoit à vieillir, nous avons cru, en le renouvelant et en le complétant des nouveaux progrès de la chimie et de la pharmacie, rendre service au public. Nous avons en conséquence apporté le plus grand soin à rendre ce nouveau Dictionnaire long-tems utile, en rassemblant, autant que nos foibles connoissances ont pu nous le permettre, tout ce que les savans les plus célèbres ont écrit de plus précis pour rendre plus facile l'étude des corps naturels, parmi lesquels se trouvent nécessairement compris ceux qui font partie de la droguerie. Nous avons regardé comme infiniment important de rapporter l'étude des minéraux à la méthode de classification qu'a publiée M. *Haüy;* nous avons également adopté sa nouvelle nomenclature, avec l'attention de consigner les anciennes dénominations vulgaires, en faisant remarquer les erreurs auxquelles elles entraînoient l'imagination par les idées fausses qu'elles faisoient souvent naître : nous invitons le lecteur à consulter le mot *minéraux,* conformément à l'ordre alphabétique. Cette étude des substances minérales est peut-être une des plus importantes pour

celui qui se livre à la profession de la médecine et de
la chimie, surtout depuis que les plus célèbres chimistes
de l'Europe ont pris la peine d'en soumettre le plus
grand nombre à l'analyse exacte. Nous déclarons publi-
quement que nous devons, à cette étude des minéraux,
plusieurs succès d'analyse et de décomposition de certains corps pour en former de nouveaux combinés d'une
plus grande utilité, que nous n'aurions jamais obtenus
sans les modèles que nous ont offerts la nature et l'art.
A l'égard des animaux, nous les avons fait connoître
d'après les caractères sous lesquels MM. *Cuvier*, *La-*
marck et *Brogniard* les ont présentés. Comme l'abeille
voyageuse, nous avons récolté le nectar des fleurs partout où nous avons pu en rencontrer; et nous pouvons
dire, à la gloire du nom françois, que c'est dans les
ouvrages de nos compatriotes que nous avons trouvé
les matériaux les plus précieux qui composent les articles de ce Dictionnaire. Tous les corps de la nature
devant nécessairement être compris sous trois acceptions
qui correspondent aux trois grands ordres, savoir les
minéraux, les *végétaux*, et les *animaux*, nous avons
eu l'attention de traiter généralement chacun de ces trois
ordres aux articles dénommés qui les concernent. Les
généralités que nous avons posées à l'égard des végétaux

ne sont et ne pouvoient être que physiologiques , ce n'étoit pas là la place de faire connoître les systèmes et méthodes des botanistes pour en rendre l'étude plus facile, pour en annoncer les différens genres et ordres, et conduire, comme pas à pas , l'élève à la distribution des espèces; ce mode d'instruction exige des détails qui ont besoin d'être développés *ex professo*, et dont nous ne devions ni ne pouvions nous imposer la tâche dans cet ouvrage. Cependant comme nous avons fait connoître toutes les plantes que nous avons citées par le nom des classes et ordres auxquels elles appartiennent, conformément au système de *Linneus* et la méthode de *Tournefort*, et que de tems à autre nous nous sommes permis quelques expressions de la méthode de *Jussieu*, nous nous sommes réservé de donner des notions élémentaires de ces trois principales méthodes : il nous semble que nous n'aurions pas atteint le but que nous nous sommes proposé, si nous ne placions pas l'élève dans une position telle qu'il n'eût pas besoin de recourir à d'autres ouvrages pour apprécier le nom des classes, le nombre auquel elles se rapportent, et l'ordre qui devient particulier à chaque plante dont nous faisons la description (1).

Voyez, à la fin du tome II, ces différentes méthodes.

Pendant notre absence, M. Chaussier, professeur à l'école de médecine, et examinateur au collége de pharmacie, a bien voulu se charger de la lecture des épreuves, et relever les erreurs qui auroient pu nous échapper dans un travail aussi considérable. Nous espérons que le public nous saura gré de l'ouvrage que nous lui présentons ; son suffrage est la récompense la plus flatteuse que nous puissions attendre des soins que nous nous sommes donnés.

NOUVEAU
DICTIONNAIRE
GÉNÉRAL
DES DROGUES
SIMPLES ET COMPOSÉES,

A B E

ABACA, plante que l'on cultive aux îles Manilles, et dont on sépare l'écorce que l'on soumet aux mêmes apprêts que le lin et le chanvre, et qui est employée aux mêmes usages.

Cette plante est peu connue en France.

•ABAUGA, fruit d'une espèce de palmier d'Amérique.

Ce fruit est de la grosseur d'un citron : il contient, dans son intérieur, des semences pulpeuses très-estimées dans les maladies de poitrine. Il est extrêmement rare en France : on lui substitue le pignon doux.

ABEILLE ou MOUCHE A MIEL. *Apis*. L'histoire des mouches à miel est consignée dans tous les livres d'histoire naturelle. On peut voir ce qu'en dit *Buffon* dans son ouvrage immortel, et le célèbre *Valmont de Bomare*, dans son Dictionnaire d'histoire naturelle à l'article *abeille*. Ce que je me permettrai d'en dire, ne sera qu'un très-petit abrégé, et seulement pour ne pas obliger mes lecteurs ou les élèves, à recourir à ces auteurs, pour en avoir une idée.

On distingue plusieurs sortes d'abeilles; mais l'espèce qu'il importe plus particulièrement de connoître, est celle qui est désignée sous le nom d'abeilles domestiques. Elles nous présentent le tableau d'une industrie qui attire notre admiration, et nous fournissent deux produits intéressans, je veux dire le miel et la cire. Les premières abeilles furent errantes dans les campagnes; on les rencontroit dans des creux d'arbres et dans les carcasses des animaux dont la chair s'étoit séparée des os par la putréfaction; mais ce n'est que lorsqu'on les a eu rassemblées dans des cases particulières, que l'on a aperçu comment les familles se multiplioient, qu'on est parvenu à les bien connoître, et qu'on a su enfin quel étoit leur régime ou la forme de leur gouvernement. Une ruche est composée de trois sortes d'abeilles, savoir, l'abeille reine ou femelle, les abeilles mâles ou faux bourdons, et les abeilles sans sexe ou mulets. On donne aussi le nom de *ruche* au vase qui les contient. C'est une espèce de panier, en forme de cloche, fait d'osier, de paille, de jonc, etc. On en fait aussi de verre, pour avoir le plaisir de les voir travailler. Chaque ruche renferme au moins seize mille abeilles. Il n'y a qu'une seule femelle appelée reine, pour toute une ruche, environ huit cents mâles, et le reste est composé d'abeilles mulets.

L'*abeille reine* est deux fois plus grosse que les autres abeilles; elle a les ailes courtes, les jambes droites, et marche plus gravement que les autres. Elle a une marque sur le front, qui lui sert de diadême et de couronne. Son vol est difficile : aussi ne lui arrive-t-il guères de voler, que lorsqu'elle sort d'une ruche mère pour aller établir sa colonie. *Pline* dit qu'elle n'a point d'aiguillon; mais les naturalistes qui lui ont succédé, assurent au contraire qu'elle en est armée d'un très-vigoureux, mais qu'elle ne s'en sert que lorsqu'elle a été très-irritée, ou qu'elle a à disputer l'empire à une autre reine. Cette mère abeille est l'âme de la ruche. Nous verrons dans un moment comme elle est soignée, carressée par les abeilles mulets qui lui rendent l'hommage dû à une souveraine.

Les abeilles mâles ou faux bourdons se reconnoissent par les organes de la génération dont ils sont pourvus, et que l'on aperçoit facilement, pour peu qu'on leur presse les parties postérieures du corps. Ils n'ont point d'aiguillon; leur trompe et leurs pattes ne sont point propres à la récolte de la cire et du miel, aussi sont-ils dispensés du travail; ils ne volent sur les fleurs que pour sucer le miel. Ils ne songent qu'à leurs plaisirs; tout le travail roule sur les abeilles mulets. Jusqu'à l'approche de l'automne, promenade, bonne chère, sont le plaisir des mâles. La nature qui les a produit en grand nombre, et qui ne leur offre qu'une seule femelle pour satisfaire au vœu de la nature, les a formés d'un tempérament très-froid : c'est une sage prévoyance de sa part, qui doit exciter l'admiration plutôt que les plaisanteries de l'observateur. Ne vaut-il pas mieux que la reine abeille soit obligée de faire les avances, de stimuler les desirs des mâles qu'elle veut bien gratifier de ses faveurs, que d'être l'objet des emportemens amoureux d'une tourbe d'assaillans qui nuiroient à son repos et à sa fécondité, par l'abus des jouissances ? Elle fait, il est vrai, presque tous les frais des caresses, mais c'est pour obéir à la loi impérieuse de la nature; le moment qui voit son vœu rempli, est fatal au mâle; il étoit né pour vivre dans les plaisirs, et celui que lui procure l'acte de la génération est sa dernière jouissance, il périt aussitôt. Dès que la reine est fécondée, le moment de la proscription est décidé. Les abeilles mulets se précipitent sur les mâles qu'elles regardent comme des membres inutiles dans la république, elles les poignardent à coup d'aiguillon; elles arrachent même les nymphes des mâles qui ne sont encore qu'au berceau; le devant des ruches est un théâtre d'horreur et de carnage.

Les *abeilles mulets* sont sans sexe, et composent presque toute la ruche, au nombre de seize ou dix-huit mille. Elles se partagent entr'elles tout le travail de l'intérieur; les unes sont voyageuses, et se répandent dans les campagnes pour aller chercher les provisions qui leur sont nécessaires; les autres, appelées travailleuses, restent dans l'intérieur et donnent les dernières façons aux matériaux que les premières leur apportent, pour construire leurs loges et les garnir de miel. Elles sont toutes armées d'un aiguillon; ce dard, si petit à la vue, n'est que l'enveloppe écailleuse de deux petits aiguillons terminés en fer de flèches, qui peuvent jouer séparément; leur piqûre cause de vives inflammations et une douleur poignante : ce dard reste presque toujours dans la plaie; pour en arrêter les effets, le meilleur moyen est d'élargir un peu la plaie, d'enlever l'aiguillon, et de se laver avec de l'eau.

Les principales fonctions des abeilles mulets, sont d'aller pomper sur les fleurs des plantes, à l'aide de leurs trompes, le suc sucré dont elles forment le miel, et de recueillir sur les étamines des mêmes fleurs, le pollen dont elles forment la cire, avec laquelle elles construisent leurs alvéoles. Il ne faut pas imaginer qu'elles soient réduites à n'aspirer que le suc sucré qu'elles peuvent rencontrer dans les nectaires des fleurs, comme on ne cesse de le répéter; il s'en faut bien que toutes les fleurs soient pourvues de nectaires, et leurs provisions ne seroient pas considérables, si leur instinct ne les conduisoît ailleurs que sur ces pétales prolongés, situés à la base des corolles des fleurs, mais elles vont profonder leurs pompes jusques dans l'ovaire des fleurs, qui contient réellement un corps muqueux sucré, destiné à protéger l'œuf végétal, et à servir d'aliment au fœtus, jusqu'à ce qu'il soit assez fort pour recevoir l'aliment plus solide que lui transmettent la racine et la tige, et c'est-là qu'elles puisent la plus grande partie du miel dont elles remplissent les alvéoles de leurs rayons.

1*

Les *abeilles voyageuses* se portent donc sur les fleurs pour y recueillir ce qui leur convient. Les unes vont se rouler sous la poussière des étamines, qui s'attache sur les parties postérieures de leur corps, lesquelles sont garnies de rugosités ; on peut les voir passer sur leurs corps, leurs pattes, armées de petites brosses, empiler cette poussière dans deux espèces de corbeilles placées à leurs pattes de derrière ; chacune peut en contenir la grosseur d'une lentille. Cette charge rend leur vol pesant ; elles se traînent, pour ainsi dire, jusqu'à la ruche, ou d'autres abeilles viennent au devant d'elles, avalent cette cire brute, et leur estomac est le laboratoire où cette matière se convertit en vraie cire. L'élaboration faite, chaque abeille la dégorge, la pétrit avec ses pattes, et en construit ces gâteaux de cire dont chaque cellulle présente une forme hexagone régulière (1). Les abeilles qui ont été pomper le suc sucré des fleurs, vont le déposer dans les cellules, après l'avoir suffisamment élaboré dans leur estomac, ou elles le présentent en alongeant leurs trompes, aux abeilles travailleuses qui l'avalent, l'élaborent et le dégorgent dans les cellules pour en faire la provision d'hiver. Ce miel, dans l'intérieur de la ruche, est demi-fluide ; pour empêcher qu'il flue hors de l'alvéole, elles garnissent celle-ci d'une membrane extrêmement mince, transparente, de la nature de la propolis, laquelle le retient dans sa cavité. C'est sur-tout dans le moment de l'établissement de leurs nouvelles colonies, que les abeilles construisent leurs gâteaux ou rayons de cire, avec une activité si grande, qu'en huit jours elles font plus d'ouvrage que pendant tout le reste de l'année.

Poursuivons cette histoire qui est vraiment intéressante. Les abeilles mulets ont un attachement pour leur reine mère, qui est étonnant ; elles lui font un cortège plus ou moins nombreux, elles la caressent avec leurs trompes, et portent les soins pour elle jusqu'à l'extrême. Leur instinct affectionné les guide jusques dans la construction de leurs rayons de cire. Elles font des cellules de trois grandeurs ; les plus grandes sont les cellules royales destinées pour les femelles, les moyennes pour les mâles, et les plus petites pour les mulets ; ce qu'il y a de plus remarquable, c'est qu'elles ne se trompent point pour le nombre. L'abeille qui sent l'espèce d'œufs qu'elle va pondre, les place chacun dans la cellule qui lui convient. Dans l'espace de deux

---

(1) Terme de géométrie, qui signifie six angles. Cette forme des cellules des abeilles a fait long-tems l'objet de l'étonnement des physiciens naturalistes. On se demandait pourquoi plutôt cette forme qu'une autre. La question a été résolue, après avoir découvert, à l'aide du microscope, que l'œil de cette mouche avait lui-même la forme hexagone. Elle est donc nécessitée à bâtir ses loges, selon la forme que la lumière vient réfléchir à son œil.

ou trois jours, les œufs éclosent; les abeilles mulets en deviennent les mères nourrices, leur apportent de la pâtée faite de cire brute et de miel, et les élèvent avec le plus grand soin. Au bout de vingt et un jours, les jeunes abeilles sont en état de former une nouvelle colonie. C'est encore à cette occasion que nous allons faire connoître l'attachement des mulets pour leur reine. Lorsque la ruche contient une nouvelle famille, il se fait un grand mouvement dans l'intérieur; chaque abeille prend parti pour la reine qu'elle a adoptée, les plus jeunes sont portées d'inclination pour la plus jeune reine, et quelques anciennes abeilles se rangent du parti des nouvelles, tandis que quelques jeunes adoptent la colonie ancienne; mais lorsque leur choix est fixé, leur attachement est irrévocable. Lorsque la saison est avantageuse, c'est-à-dire, lorsqu'elle est sèche et chaude, le nouvel essaim qui s'est décidé à chercher une nouvelle demeure, se rassemble au dehors de la ruche, du côté où le soleil darde ses rayons; toutes les mouches se réunissent et s'accrochent les unes sur les autres, elles figurent au bas de la ruche, comme une barbe pendante, on entend un bourdonnement considérable. C'est ordinairement du 25 au 30 juillet, que le nouvel essaim quitte l'ancienne ruche pour aller chercher une nouvelle demeure, et on remarque que c'est à l'heure de midi qu'il part. La reine prend son essort et vole. Des personnes apostées pour épier le moment du départ, frappent sur des poëlons ou chaudrons de cuivre, pour les effrayer; la reine va se poser sur le premier arbre, et tout l'essaim la suit et s'arrête autour d'elle. Si on ne l'a pas guetté, l'essaim parcourt un grand espace, et se trouve perdu pour le propriétaire. Quelques-uns se permettent de jeter en l'air de la poussière pour les intimider, mais on court risque de les blesser et même de les tuer. On a eu soin de disposer d'avance une ruche vide, que l'on a frottée intérieurement de miel, et elles vont s'y rendre d'elles-mêmes; mais on est bien plus certain de les y rassembler en allant prendre la reine, qui s'est arrêtée sur l'arbre, avec la précaution convenable pour ne la pas blesser, et en la portant soi-même dans la ruche qu'on a disposée pour recevoir le nouvel essaim. Toutes les abeilles suivent leur reine, et celle-ci ne sort plus de la demeure qu'on lui a assignée.

Si la saison n'est pas favorable, c'est-à-dire, dans le cas où elle est pluvieuse et froide, le nouvel essaim ne quitte pas l'ancienne ruche; mais il se bâtit une demeure séparée dans la même ruche, en élevant une cloison en cire qui partage l'habitation en deux.

Pour recueillir le miel et la cire, on coupe les ruches dans

les mois de septembre et d'octobre. Couper une ruche, c'est enlever environ la moitié des gâteaux de cire. On doit se souvenir
que le miel est contenu dans les alvéoles. Il y a deux procédés
pour cette opération. Le premier qui est destructeur des mouches à miel, et que l'on ne devroit pas employer, consiste à
suffoquer les abeilles par la fumée, en brûlant de la paille. On
se frotte les bras avec du miel, et on enlève tous les rayons de
cire et de miel. Le second procédé par lequel on conserve toutes
les abeilles, consiste à garnir une ruche vide de miel, dans tout
l'intérieur ; on coule celle qui est pleine sur la première, en
juxtà-posant les deux orifices des ruches. On les renverse
en sens contraire, de maniere que la ruche pleine se trouve la
voûte en bas, et celle qui est vide, la voûte en haut. On frappe
légèrement le dehors de la ruche pleine, pour déterminer les
abeilles à se porter dans celle qui est en-dessus; on coule celle-
ci sur son appui, et on coupe tout à l'aise, la moitié ou les deux
tiers au plus, des rayons de miel. Cette opération faite, on
replace les abeilles dans leur ancienne ruche, de la même manière qu'on les en avoit retirées.

Il faut beaucoup de chaleur pour élever et conserver des
abeilles, et propager la multiplication de l'espèce. Je me suis
beaucoup occupé dans mon jeune âge de leur éducation. Les
premiers soins portent sur l'emplacement des ruches. Elles
doivent être exposées au midi, près d'un mur qui réfléchisse
les rayons du soleil, garanties de la pluie au moyen d'un hangard
qui les tienne à l'abri. L'appui sur lequel on les pose doit être
de bois, et non pas de pierre, parce que celle-ci est plus froide.
Pour qu'elles occupent moins de terrain, on les place en am-
phithéâtre. Le jardin dans lequel elles sont placées doit contenir
beaucoup d'arbres fruitiers et des fleurs de toutes les saisons.
L'hiver, il faut couvrir la ruche d'un surtout de paille qui
tombe un peu plus bas que la ruche. Celle-ci doit avoir toutes
les jointures mastiquées, à l'exception d'une ouverture qui regarde le soleil. Et lorsque l'hiver est long et rude, il faut les
nourrir avec un sirop de miel enfermé dans une bouteille
bouchée avec un linge, et dont le col se trouve renversé dans
la partie supérieure de la ruche. Ce sirop, en traversant la toile,
ne s'infiltre que par gouttes, et les abeilles vont les pomper à
mesure qu'elles se présentent.

Les produits des abeilles sont le miel, la cire et la propolis.
(*Voyez ces mots séparément*).

Les abeilles sont l'aliment recherché des hirondelles qui ont
l'adresse de les prendre en volant. Lorsqu'il doit pleuvoir,
ces mouches se trouvent rarement en l'air, alors les hirondelles

descendent vers la terre, pour y chercher leur nourriture, et c'est ce qui a fait croire, qu'elles prédisoient la pluie, en volant plus près de terre. On prétend que l'abeille desséchée et réduite en poudre, mêlée dans de la pommade, est propre pour faire croître les cheveux.

ABELMOSE, *hibiscus Abelmoschus*, semence d'une plante de la monadelphie-polyandrie de *Linneus*. Ses feuilles approchent de celles de la guimauve; ses fleurs sont jaunes; la semence est réniforme, de la grosseur d'un grain de millet: elle reçoit son nom de son odeur qui tient de celle du musc et de l'ambre.

La plante qui fournit cette semence est originaire de l'Asie; elle croît dans l'Egypte et les iles Antilles.

La semence d'Abelmose la plus estimée est celle qui nous vient de la Martinique. On ne s'en sert qu'extérieurement dans les parfums et comme cosmétique.

ABRICOT, fruit d'un arbre connu sous le nom d'*Abricotier.*

On distingue plusieurs sortes d'abricotiers. La première est l'*Armeniaca fructu majori nucleo amaro* : son tronc est assez gros, sa hauteur est moyenne, ses branches s'étendent en rayons divergeants, ses feuilles sont courtes, larges, un peu cordiformes, ses fleurs sont composées de cinq pétales de couleur rose pâle, son fruit est charnu, presque rond, de la grosseur d'une petite pêche, applati sur les côtés, et sillonné dans sa largeur : ce qui porte le nom de fruit, dans l'Economie Domestique est, à proprement parler, le péricarpe charnu, lequel renferme un noyau osseux aplati, ou fruit proprement dit, dans lequel on trouve une amande émulsive d'une saveur un peu amère, agréable au goût.

On cultive l'abricotier dans les jardins, soit contre les murailles en espalier, soit en pleine terre et à plein vent.

La seconde espèce est l'*Armeniaca fructu majori nucleo dulci* : son fruit est oblong, plus blanchâtre, et l'amande en est douce.

La troisième espèce est l'abricotier non cultivé. Son fruit est beaucoup plus petit, moins agréable au goût, et de couleur jaunâtre.

L'abricotier est de l'icosandrie monogynie de *Linneus* : il est originaire de l'Arménie d'où il fut porté à Rome; c'est ce qui lui a fait donner le nom latin *Armeniaca*.

Le nom d'Abricot vient de *Bericox*, expression corrompue de *præcox*, parce que ce fruit vient dans la saison du printems, et que c'est un des premiers fruits qui paroissent.

La fleur de l'abricotier paroît avant la feuille. On peut regarder ce phénomène de la végétation des fleurs avant celle des feuilles, comme une prévoyance de la nature qui a voulu que les fruits de cette sorte qui sont doux et sucrés, fussent noués et assez avancés pour être préservés contre l'attaque des insectes dévastateurs qui n'éclosent que plus tard, et à une température plus élevée que celle qui est nécessaire au développement de ses fleurs.

L'abricot est un fruit recherché sur les tables.

On confit au sucre, à l'eau de vie, les abricots naissans, ceux qui sont dans l'état voisin de leur maturité.

On en tire par expression une huile grasse, d'une saveur douce, un peu amère, dont on fait usage dans les bruissemens d'oreilles.

ABRUS, *Glycine foliis abrupto-pinnatis*, *pinosis numerosis obtusis*, plante de la diadelphie decandrie de *Linneus*, laquelle croît en Égypte et dans les Indes. Son fruit est une espèce de haricot ou féverole de couleur rouge tachetée de noir. C'est ce fruit que l'on nous apporte des Indes.

On l'estime propre pour les maladies des yeux et de la poitrine.

On s'en sert en poudre ou farine que l'on fait cuire en purée avec de l'eau.

On se sert de sa décoction pour en bassiner les yeux.

ABSINTHE ou ALUINE, ou anciennement ALOÏNE, parce que son amertume approche de celle de l'ALOE, *Absinthium latifolium ponticum sive romanum*. Plante de la syngénésie polygamie superflue de *Linneus*, et de la douzième classe de *Tournefort*. Cette plante pousse plusieurs tiges ligneuses, blanchâtres, rameuses qui s'élèvent à la hauteur d'un mètre ou environ. Ses feuilles ressemblent à celles de l'armoise; mais elles sont découpées plus menues, mollasses, blanchâtres, d'une odeur forte, aromatique, d'une saveur très-amère. Ses fleurs sont de couleur fauve, à fleurons, et naissent tout autour des branches; il leur succéde des semences sans aigrettes renfermées chacune dans leurs calices.

Les propriétés médicinales de cette plante résident dans son huile volatile et dans son principe extractif. Elle est stomachique, anthelmintique, anti-septique, résolutive.

On fait usage de l'absinthe dans la dyspépsie ou digestion difficile, dans les fièvres intermittentes, dans l'anasarque, dans la jaunisse, et dans les maladies des vers.

On l'emploie en infusion aqueuse ou vineuse, ou alcoolique, et en extrait. On s'en sert aussi extérieurement en fomentation, en cataplasme.

On prépare avec l'absinthe, un vin d'absinthe, un alcool ou teinture, une eau distillée, une huile volatile, un extrait.

On conserve la plante sèche ; on la brûle pour en obtenir la cendre ; on lessive cette cendre, et on obtient les carbonate et sulfate de potasse qu'elle contient, par l'évaporation, la cristallisation et par l'évaporation jusqu'à siccité.

On en prépare une huile par macération, une conserve ; on en tire le suc par expression.

Les feuilles d'absinthe, ses sommités fleuries entrent dans un grand nombre de compositions pharmaceuto–chimiques. Ses semences entrent dans la composition de la poudre contre les vers.

Kunsmutter a fait l'analyse de l'absinthe. Douze onces (367 gram.) de cette plante soumise à la décoction et à l'évaporation, lui ont donné :

Résine sèche . . . . . .   48 grains.

Muriate de potasse . . .   12

Acide végétal 5o

Combinaison d'acide végétal

et de potasse.   214

—————

324 grains. (172 décig.)

Le résidu incinéré a donné 90 grains de cendre, laquelle analysée a produit ;

Muriate de potasse . . . .   3 grains.

Sulfate de potasse   1

Carbonate de chaux . . .   59

Alumine   5

Sulfate de chaux   5

Silice   4

Oxide de fer.   3

Perte.   10

—————

90 grains. (48 décig.)

ABSINTHE PONTIQUE MINEURE. *Absinthium ponticum tenui folium , incanum.* Cette plante connue vulgairement sous le nom de petite absinthe , est en effet plus petite que la précédente. Ses feuilles sont plus courtes, plus profondément découpées , d'une odeur très-aromatique. Ses tiges sont plus minces , moins ligneuses ; ses fleurs sont beaucoup plus petites ; chaque semence est contenue dans son calice particulier.

L'absinthe mineure appartient aux mêmes classes de *Tournefort* et de *Linneus* que la précédente. On en prépare une infusion aqueuse, vineuse, alcoolique, un syrop, un suc

exprimé, un extrait ; on la fait sécher, on la brûle comme
la précédente : on en tire les mêmes sels par la lixiviation.

Elle est un peu moins amère, et elle est employée dans
les mêmes circonstances que la grande absinthe.

ABSORBANS. On donnoit autrefois ce nom à toutes les
bases salifiables, terreuses, subalcalines, ou alcalines, et
même aux oxides métalliques qui detruisoient les effets des
acides dans les premières voies, étant pris intérieurement. On
y comprenoit surtout les carbonates de chaux et de magnésie.
Mais aujourd'hui ces matières sont nommées *anti-acides*, et
lorsqu'elles sont à l'état de carbonates, il s'opère un dega-
gement d'acide carbonique gazeux qui est souvent très-nuisible.

Les meilleurs anti-acides sont ceux qui ne sont point combinés avec d'autres acides. Telle est entr'autre la magnésie
décarbonatée ou désaérée, qui n'est point caustique, et
n'apporte point une action brûlante sur nos organes.

ACACIA D'EGYPTE. *Acacia vera, acacia ægyptiaca.* C'est
le suc exprimé du fruit d'un arbre appelé *mimosa nilotica*
et acacia, arbre de la polygénie monœcie de *Linneus*. C'est le
même arbre qui donne la gomme arabique.

Le fruit de cet arbre est une gousse qui a beaucoup de
ressemblance à celle du lupin. On écrase la semence que l'on
délaye avec un peu d'eau ; on en exprime le suc, et on fait
épaissir celui-ci jusqu'à consistance d'extrait ; ensuite on l'enferme dans des vessies qui peuvent en contenir, lorsqu'il est
sec, jusqu'à 8 onces (250 grammes) ; il est d'une couleur
rouge tirant sur le brun, d'une saveur acerbe.

On nous l'apporte d'Egypte par la voie de Marseille. Il
est astringent. On le fait entrer dans la composition de la thériaque, du Mithridate, et des trochisques du succin.

ACACIA NOSTRAS, *germanica, pseudo-acacia.* Suc épaissi
des fruits du prunier sauvage, en latin *prunus spinosa*, de l'icosandrie monogynie de *Linneus*. Cet arbre croît dans les lieux
incultes, et forme des haies vives. Son fruit est du genre des
fruits à drupe. On le cueille un peu avant sa maturité, et on
en exprime le suc de la même manière que le précédent ; ensuite on le fait évaporer jusqu'à consistance d'extrait : on en
emplit des vessies que l'on suspend dans un lieu où l'air circule
librement, et où elles soient à l'abri des injures de l'air.

On nous apporte cette espèce d'acacia de l'allemagne, où
on le prépare. Il est renfermé dans des vessies pareilles au
précédent ; il est plus noir et d'une saveur plus astringente que
l'acacia *vera* auquel on le substitue à cause de la rareté de
ce dernier.

On s'en sert comme astringent.

ACAJA, prunier des Indes, *Monbin arbor, prune de Mon-bain. Ibametara Brasiliensibus.*

L'acaja est un grand prunier des Indes de la décandrie pentagynie de *Linneus.* Ses feuilles sont longues, pointues et d'une largeur moyenne ; ses fleurs sont petites, abon-dantes, jaunâtres, disposées en rameaux. Ses fruits ressemblent aux prunes de notre pays ; elles sont de couleur jaune, succulentes, d'un goût très-agréable et de bonne odeur. On en fait du vin dans le pays, en faisant fermenter leur suc ex-primé ; ce vin pourroit donner, par la distillation, une liqueur alcoolique semblable au Kirch-Waser que nous retirons en France, de nos prunes.

On nous envoie les prunes de Monbain sèches, de l'Amé-rique. On s'en sert en décoction pour arrêter les cours de ventre et le vomissement.

ACAJOU, fruit, écorce, et noix (d') Anacarde anthar-tique. *Swictenia Mahagoni.* L'acajou est un beau et grand arbre qui croît dans les Indes occidentales : il appartient à la décandrie monogynie de *Linneus.*

Cet arbre est recherché à raison des produits qu'il fournit à la médecine et aux arts. Son tronc s'élève à la hauteur de nos châtaigniers ; ses rameaux sont flexibles et portent des feuilles pinnées qui ont beaucoup de ressemblance avec celles du noyer.

Le fruit qui porte, dans le commerce de la droguerie, le nom d'anacarde anthartique ou noix d'acajou, a la forme d'un rein de mouton, d'une couleur verte d'abord, mais qui prend celle d'olive en mûrissant et séchant. Il naît au sommet d'une pomme oblongue, grosse comme une poire de bon-chrétien, à l'endroit où plusieurs fruits ont une manière de couronne.

Le bois d'acajou est fort dur, assez léger, d'une couleur pâle qui se fonce en couleur lorsqu'il est en contact avec l'air ; une de ses qualités qui le rend d'un usage précieux pour les meubles d'appartemens, c'est de n'être pas sujet à être attaqué par les vers. L'écorce qui le recouvre, ressemble à celle de chêne, et peut être substituée au *cinchona offici-nalis,* (quinquina officinal).

Ses fleurs sont petites, composées de cinq pétales, et ras-semblées jusqu'à cent en une grosse ombelle, de couleur blanche lorsqu'elles s'épanouissent ; insensiblement elles de-viennent incarnates, d'une odeur suave analogue à celle du muguet.

Usages. Le bois sert aux menuisiers ébénistes.

L'écorce est d'une saveur amère styptique, et est fébrifuge.

Le fruit est bon à manger, cru ou cuit; il a le goût d'une aveline.

La partie interne de l'écorce ou enveloppe du fruit laisse exsuder, lorsqu'on chauffe celui-ci, une huile noire, âcre, caustique, dont on se sert pour consumer les cors des pieds.

ACANTE, BRANC-URSINE ou PIED D'OURS. *Acanthus mollis Branca-ursina italorum, carduus acanthus.* Plante de la didynamie angio-spermie de *Linneus*, et la troisième classe (personnée) de *Tournefort.*

Cette plante pousse de sa racine des feuilles grandes, larges, belles, découpées profondément, molles, couchées à terre, remplies d'un suc mucilagineux. Il s'élève d'entr'elles une tige à la hauteur de deux à trois pieds, droite, entourée depuis le milieu jusqu'en haut, de fleurs oblongues, blanches, mono-pétales, aplaties par un bout en lame, découpées en lèvres à trois pièces, rétrecies, et terminées à l'autre bout, par un tube ordinairement court, et ressemblant à un anneau. La place de la lèvre-supérieure est remplie par des étamines dont deux sont plus longues que les autres. Le fruit de cette plante ressemble à un gland; il renferme en deux cellules des semences oblongues. Ses racines sont traçantes, de couleur noire en dehors, blanches en dedans.

Cette plante croît dans les lieux humides, pierreux, dans les jardins. Elle est émolliente, apéritive. On s'en sert en lavement, en cataplasme pour la brûlure.

ACAPALTI, sorte de poivre long et rond, de deux à trois pouces, de couleur rouge lorsqu'il approche de la maturité, lequel naît sur une plante sarmentieuse de la Nouvelle Espagne d'où on nous l'apporte en France. Il ne faut pas le confondre avec le poivre long; c'est une espèce de poivre de qualité inférieure.

Ce poivre est assez rare en France.

ACESCENT, adjectif dont on se sert pour exprimer la saveur et la propriéte d'un corps qui tient de la nature d'un acide, sans déterminer précisément l'espèce d'acide. Tel est, par exemple, le lait, le bouillon qui commencent à s'aigrir, la pâte de farine fermentée, l'eau sûre des amidonniers, la levure de bierre étendue dans l'eau, les liqueurs dont la saveur est légèrement acide.

ACÉTATES. Ce sont en général les combinaisons de l'acide acétique avec les bases salifiables ou métalliques.

Ce mot est générique, et il devient particulier lorsqu'on désigne la base avec laquelle l'acide acétique est combiné.

ACHE DES MARAIS. *Apium palustre, apium officinarum.* Cette plante est des plus importantes à raison des services qu'elle peut rendre à la médecine. Elle appartient à la pentandrie trigynie de *Linneus*, et à la famille des ombelliferes de *Tournefort.*

L'Ache des marais pousse plusieurs tiges à la hauteur d'environ deux pieds, ces tiges sont grosses, canelées, vertes, creuses en dedans; ses feuilles ressemblent à celles du persil, mais sont beaucoup plus grandes, vertes, lisses, luisantes, remplies d'un suc d'une odeur forte et désagréable, d'une saveur âcre. Les feuilles radicales sont précédées de longs pétioles rougeâtres, canelés, creux.

Ses fleurs sont en roses disposées en ombelles, à l'extrémité du calice, composées de cinq pétales blancs.

Aux fleurs, succède le fruit qui consiste en deux petites graines ou semences renfermées dans chaque calice. Ces semences sont arrondies sur le dos, canelées, grises, d'une odeur aromatique, d'une saveur âcre.

La racine est longue, grosse, droite, blanche, se profondant en terre, se divisant en plusieurs branches.

Cette plante croît dans les lieux humides; on la cultive aussi dans les jardins.

On fait un syrop avec le suc de la plante, une conserve avec ses sommités.

La racine est une des cinq racines apéritives, et entre dans la composition du syrop de ce nom.

Les semences entrent dans la composition de l'électuaire bénit laxatif, du philon romain, des trochisques d'alkekange, de la poudre chalybée.

l'Ache des marais est apéritive, pectorale, carminative, vulnéraire, et anti-hystérique.

ACHE DE MONTAGNE, plante de la décandrie monogynie de *Linneus*, et de la famille des ombellifères de *Tournefort. Voyez* LIVECHE.

ACHE DOUX, scéleri ou céleri, *apium dulce, celeri italorum.* Plante potagère de la pentandrie trigynie de *Linneus* qui diffère de l'Ache des marais par sa saveur qui est moins forte.

La racine, la tige et les sommités de cette plante sont d'usage sur nos tables. On les mange en salade. On donne à la racine le nom de pied de céleri, ou tête de céleri, parcequ'elle présente un centre commun assez gros ou charnu auquel adhèrent les fibres radicales qui constituent les organes suçoirs.

La tige et les feuilles de l'Ache doux qui végètent à l'air libre, et qui sont maintenues constamment en contact avec la lumière, sont d'une couleur verte et d'une saveur âcre, désagréable. Les maraîchers ont soin de réunir les tiges en un faisceau, de les lier et de ficher les racines qui y adhèrent, dans du terreau en les couvrant de fumier, pour intercepter le contact de la lumière; c'est ce qu'il nomment *blanchir*, et ce que les botanistes appellent *éthioler*. Cet éthiolement des végétaux leur enlève leur saveur âcre, vireuse, et leur combustibilité. La couleur blanche qu'elles acquièrent est un commencement de désorganisation.

La semence du céleri ou ache doux est enfermée deux à deux dans chaque calice, canelée ou rayée sur le dos. Elle entre dans la composition de la thériaque.

ACIDE NITRIQUE, nitreux, esprit de nitre, eau-forte, et eau-forte seconde.

L'acide nitrique est actuellement bien connu de tous les chimistes, depuis les belles expériences de *Lavoisier*, qui en a fait l'analyse la plus exacte, en décomposant cet acide par toute sorte d'intermèdes, en recueillant ses produits dans l'appareil pneumato-chimique, et en le formant de toutes pièces. Ce chimiste a prouvé que cet acide étoit un composé de soixante-dix-neuf parties et demie d'oxigène, et de vingt parties et demie d'azote. Je me réserve de faire connoître ce qu'il y a de plus important sur cette matière, dans une autre circonstance. La différence que l'on fait de l'acide nitreux comparé à l'acide nitrique, est établie sur celle qui existe dans les proportions du gaz azote plus ou moins saturé d'oxigène, en-sorte que l'acide appelé *nitreux* par les chimistes, est de l'acide nitrique plus du gaz nitreux, tandis que l'acide appelé *nitrique* est l'acide dans son état de perfection, c'est-à-dire, dans le juste point de combinaison du gaz azote avec l'oxigène. On sent bien que les fabricateurs d'eau-forte ne s'attachent pas à ces distinctions. Suivons-les dans leur atelier, et voyons comment ils s'y prennent pour fabriquer cet acide qu'ils distribuent dans le commerce, sous les noms d'esprit de nitre et eau-forte.

L'eau-forte du commerce se fabrique dans des galères. On donne le nom de galère à une espèce de fourneau, représentant un quarré long, au milieu duquel sont fixées des barres de fer destinées à servir de supports aux vaisseaux distillatoires. L'une des extrémités présente un orifice, par lequel on introduit le combustible, et l'extrémité opposée est garnie d'un tuyau qui fait fonction de cheminée pour porter au-dehors la fumée et entretenir la combustion. Le foyer et le cendrier ne présentent qu'une seule capacité ; le bois est soutenu au moyen de chevrettes que l'on place à des distances commodes.

Les vaisseaux distillatoires sont des espèces de poterie de grès, figurés en poire alongée, garnis à un pouce ou deux près de la partie supérieure, d'un bec ou tube de même matière, qui est disposée horisontalement. Ces vaisseaux se nomment *cuines*, et ce sont de pareils vaisseaux qui servent de récipiens.

On introduit dans ces cuines, un mélange de parties égales de salpêtre de la seconde cuite (1), et de terre argilleuse marbrée de Gentilly, desséchée, jusqu'aux deux tiers de la capacité de la cuine. On place ces cuines en sens opposé, et les unes à côté des autres, sur toute la longueur de la galère, en ménageant de petits intervalles entre chaque cuine, pour que le feu puisse circuler librement. Alors on ajoute les cuines destinées à servir de récipient, en introduisant le bec de celles qui sont dans la galère, dans le bec de celles du dehors ; on en lutte les jointures avec de la terre à four, et on forme le dôme du fourneau avec des tuiles de terre argilleuse cuites et de la terre à four. Lorsque tout cet appareil est monté et séché, on applique le feu, et la distillation s'opère.

Le premier produit n'est que du phlègme que l'on sépare, lorsque l'on tire plutôt à la qualité qu'à la quantité. Le second produit est de l'acide qui devient de plus en plus fort à mesure que l'opération approche de sa fin. Il se dégage une assez grande quantité de gaz nitreux qui se fait sentir désagréablement au dehors, et qui porte avec lui un caractère délétère qui rend son voisinage très-nuisible à la santé des hommes, des animaux et à la végétation.

Cet acide, obtenu par le procédé qui vient d'être indiqué, a des degrés de force ou concentration qui changent sa dénomination dans le commerce. Il prend le nom d'acide nitrique ou esprit de nitre, lorsqu'il est à trente ou trente deux degrés de concentration à l'aréomètre de *Beaumé* ; celui d'eau-forte à vingt-six au même aréomètre, et celui d'eau-forte seconde

---

(1) Voyez nitre ou salpêtre.

à vingt degrés (2). Celui-ci est le même acide affoibli par de l'eau.

Ce qui reste dans la cornue est une espèce de frite qui resulte d'une pétrification imparfaite d'un mélange informe d'argile, d'alumine, de terre calcaire, de soude, de muriate de soude et d'oxide de fer. Cette matière a acquis une dureté extrême qui la rend propre à servir pour polir le fer et l'acier.

Il s'en faut beaucoup que l'acide nitrique du commerce soit pur et convenable pour les opérations délicates de la chimie. Il est dans l'état d'acide nitro-muriatique, c'est-à-dire, qu'il contient de l'acide muriatique, ensorte que lorsque l'on soumet du mercure à son action, il se forme aussitôt de l'oxide blanc de mercure, anciennement connu sous le nom de *précipité blanc*. Il est donc important de préparer soi-même l'acide nitrique avec du nitrate de potasse, de la pureté duquel on soit sûr. *Voyez* mon cours élémentaire de pharmacie chimique.

L'acide nitrique a une pesanteur spécifique moindre que l'acide sulfurique, et plus grande que celle de l'acide muriatique. Il est bien utile de connoître la spécificité relative des corps. C'est sur cette connoissance qu'un pharmacien multiplie les ressources de son art. Je suppose qu'il lui soit impossible de se procurer d'autre acide nitrique que celui du commerce ; la connoissance qu'il aura de son degré de légèreté ou de pesanteur lui indiquera naturellement le procédé qu'il devra employer pour le séparer de l'acide muriatique avec lequel il seroit mêlé.

Le premier moyen de purification de l'acide nitrique du commerce, consiste à le distiller au bain de sable par un feu gradué, jusqu'au tiers seulement de la totalité de la liqueur. Le premier produit distillé, est l'acide muriatique : ce qui reste dans la cornue est l'acide nitrique, plus ou moins altéré par de l'acide muriatique que l'on n'a pu lui enlever par la seule distillation. Nous dirons ailleurs la manière de le purifier complètement.

L'adhérence de l'acide nitrique à sa base, soit calcaire, soit alcaline, est si foible, que le moindre intermède, aidé du calorique, suffit pour l'en séparer. On croyoit autrefois que l'argile contenoit de l'acide sulfurique, et que c'étoit à la présence de cet acide qu'étoit due la décomposition du nitrate ; mais l'argile la plus pure, le sable même, en poudre

_____

(2) Il ne faut pas confondre l'eau-forte seconde avec l'eau seconde des peintres, qui est une eau alcaline.

très-fine, produisent le même dégagement de l'acide, à l'aide du calorique.

On se sert aussi dans les fabriques d'eau-forte, de sulfate de fer desséché, pour intermède, mêlé avec le nitrate de chaux ou de potasse. Ce qui reste dans la cornue est une matière d'une couleur rouge intense, d'une si grande dureté, que pour l'obtenir à part, il faut casser les vaisseaux auxquels elle adhère fortement. C'est avec cette matière réduite en poudre fine que l'on donne le dernier poli aux glaces.

L'acide nitrique du commerce est d'un grand usage dans les arts; mais pour s'en servir avec avantage dans les diverses opérations de pharmacie et de chimie, les pharmaciens sont indispensablement obligés de se le procurer le moins altéré possible par de l'acide muriatique, et pour certaines opérations délicates, dans son état de plus grande pureté.

ACIER. L'acier est un métal qui dérive du fer; il est un produit de l'art. On doit le considérer comme du fer qui a beaucoup de carbone, c'est-à-dire, comme un véritable carbure de fer, sans aucun mélange de matières étrangères.

La manière dont on convertit le fer en acier, explique naturellement la théorie de cette opération vraiment chimique. Les ouvriers fabriquent l'acier d'après des recettes qui leur sont communiquées assez mystérieusement. Les uns emploient du *bistre* ou suie de cheminée, d'autres emploient du charbon de matières animales; mais le procédé le plus avantageux est celui que nous allons décrire :

On dispose des lames de fer de peu de longueur, de très-peu de largeur et épaisseur ; on les place dans un pot de terre long, en ménageant des espaces entre chaque lame; on remplit les intervalles avec des cornes d'animaux sciées et réduites en petits morceaux, de manière que les lames qui sont posées verticalement, soient recouvertes de cornes; on couvre le pot de son couvercle, on lute les jointures avec de l'argile, on soumet le pot à l'action du feu, et on l'y maintient pendant dix ou douze heures, jusqu'à ce que les lames commencent à se ramollir.

Dans cette opération, les cornes se convertissent en charbon; l'oxide de fer se réduit par la soustraction de l'oxigène qui se combine avec le carbone ; s'il reste du phosphure de fer, il se décompose entièrement, et le fer ramolli et dilaté, absorbe le charbon qui l'environne. On prouve que l'acier est du fer plus du carbone, par sa dissolution dans l'acide sulfurique, qui laisse du carbone sur le filtre.

On donne le nom d'acier de poule à celui qui présente à sa surface des petites boursoufflures.

Les ouvriers qui convertissent le fer en acier, lui donnent telle épaisseur d'acier qu'ils jugent à propos; ensorte qu'il est ou cassant, ou plus ou moins malléable, selon qu'il est plus ou moins pénétré de carbone. La dureté de l'acier lui vient de son réfroidissement plus ou moins prompt ou lent. On lui donne une trempe douce, lorsqu'on le plonge tout rouge dans du suif ou de la graisse, et une trempe dure, lorsqu'on le plonge dans l'eau, ou de l'eau glacée.

On détrempe l'acier en le faisant rougir de nouveau, et en le laissant réfroidir de lui-même.

L'acier est susceptible de prendre diverses couleurs en le faisant chauffer graduellement. Tout le secret consiste à le placer dans des mottes de tannée dont la chaleur est toujours égale, et à l'y maintenir le tems nécessaire pour le faire arriver à la nuance bronzée qu'on veut lui donner.

ACIOCA, feuilles d'une plante qui croît au Pérou, et que l'on substitue, au besoin, à l'herbe du Paraguay dont elles ont les propriétés.

On s'en sert en infusion théiforme. C'est un puissant stomachique.

ACONIT ou TUE LOUP. *Aconitum lycoctonum*, plante de la polyandrie trigynie de *Linneus*, et de la onzième classe (anomale) de *Tournefort*.

Cette plante pousse une tige qui s'élève à la hauteur d'environ deux pieds; elle est menue, ronde, s'inclinant un peu, se divisant en plusieurs rameaux : ses feuilles sont amples, rondes, découpées en lanières ou en beaucoup de parties; ses fleurs naissent en ses sommités; elles sont de couleur jaune pâle; chacune d'elles est composée de cinq pétales inégaux représentant, en quelque sorte, une tête couverte d'un casque; son fruit est composé de plusieurs pièces membraneuses réunies, lesquelles renferment des se- -mences anguleuses noirâtres : ses racines sont fibreuses noirâtres.

Cette plante croît sur les montagnes des Alpes, de la Laponie, de la Suisse, de l'Italie. Elle est un poison mortel, et on ne l'emploie qu'extérieurement en fomentation, ou en onguent pour détruire la vermine du corps, pour guérir la gale. Le suc épaissi, ou l'extrait de ses feuilles naissantes, employé extérieurement à la dose d'un ou deux grains, (5 ou 10 décig.) passe pour être très-propre à guérir les rhumatismes chroniques, la goutte sereine, et les ulcères rébelles. On fait dissoudre cet extrait dans une once d'eau. (30 gram.)

ACONIT SALUTIFÈRE ou ANTHORA. *Aconitum saluti-ferum, Anthora sive Antithora*, plante de la polyandrie tri-gynie de *Linneus*, et de la onzième classe (anomale) de *Tournefort*.

Cette plante pousse une tige qui s'élève à la hauteur d'un pied et demi ; (487 millim.) elle est anguleuse, ferme, un peu velue, garnie de beaucoup de feuilles rondes, rangées alternativement, découpées en lanières, et ressemblant à celles du pied d'a-louette ; leur saveur est âcre et amère. Les fleurs naissent au haut de la tige, en manière d'épi ; chacune d'elles re-présente une manière de tête couverte d'un casque de couleur jaune pâle, renfermant plusieurs étamines et cinq pistils, et d'une odeur qui n'est point désagréable. Son fruit est composé de plusieurs pièces membraneuses renfermant des semences anguleuses, ridées, noirâtres. Sa racine est com-posée de deux corps charnus, en forme de navet, de la grosseur à-peu-près d'une olive, de couleur brune ou jaunâ-tre en dehors, blancs en dedans, d'une saveur âcre et amère.

Cette plante croît sur les montagnes des Alpes, des Py-rénées, d'où l'on nous envoie sa racine sèche pour l'usage de la médecine.

Cette racine est le contre poison du thora, espèce de renoncule, et du napel dont l'usage interne excite des ver-tiges et même la mort.

Sa saveur est âcre et amère. On la fait sécher, et on s'en sert en infusion comme d'un puissant stomachique et sudorifique : elle est cathartique et anthelmintique, à la dose de 1 à 2 gros (4 à 8 grammes) dans 2 liv. d'eau (1 kilogramme.)

La racine d'aconit entre dans la composition de l'alcool général, de l'orviétan par excellence.

ACORUS FAUX, ACORUS ADULTERIN. *Gladiolus luteis liliis iris pseud-acorus. Acorus palustris.* Plante de la tryandrie mo-nogynie de *Linneus*, et de la neuvième classe (liliacée) de *Tournefort.*

C'est une espèce de glayeul à fleur jaune qui croît dans les marais et les lieux aquatiques.

La racine de cette plante est tubéreuse, blanche, remplie de suc, odorante, d'une saveur âcre, astringente. Le suc exprimé de cette racine est diurétique. On fait sécher la racine et on l'emploie comme astringente. On en fait usage dans l'hydropisie, dans les pertes et crachemens de sang.

La dose est de (4 à 16 grammes) 1 à 4 gros.

ACORUS VRAI, roseau aromatique, ou ACORUS ODORANT. *Acorus verus, calamus aromaticus.* Plante pérennuelle de l'hexandrie monogynie de *Linneus* et de la quinzième classe, (fleurs à étamines) de *Tournefort.*

Cette plante produit des feuilles longues, étroites, à peu près semblables à celles de l'iris, et des fruits qui ressemblent au poivre long.

La racine est grosse comme le doigt, noueuse, genouillée. Sa saveur est âcre, son odeur aromatique. On s'en sert en infusion comme d'un puissant stomachique. On en fait un extrait, un candi, un sucre. Elle entre dans la composition de la thériaque, de l'orviétan, de l'alcool général, et impérial, elle est d'un grand usage dans la parfumerie.

l'*Acorus verus* nous vient sèche de la Flandre autrichienne, de la Pologne, et de la Tartarie. La dose est (de 2 grammes) 37 grains dans une ou deux tasses d'eau.

ACTINOTE, espèce de pierre gemme que M. *Saussure* a nommée la *rayonnante.* M. *Lametherie* l'a appelé *Zillerthite*, et M. *Kirwan, Actynolite.*

On la trouve dans le Tyrol, dans les Alpes Piémontaises: surtout dans la vallée de Zillerthal. Sa pésanteur spécifique est d'après M. Hang de 33,335 : elle raie le verre, et elle est fragile dans le sens transversal. Sa forme primitive est à bases rhombes, dont les pans sont inclinés entr'eux d'environ 124 degrés et 55 degrés et demi. Cette substance est ordinairement enveloppée dans des masses de mica noir, ou dans un talc écailleux semblable à la craie de Briançon.

ADIANTE. *Adiantum*, plante de la cryptogamie, et de l'ordre des fougères de *Linneus*, et des plantes apétales, seizième classe de *Tournefort*, c'est-à-dire, qui portent les fruits sur le dos des feuilles.

L'adiante est une espèce de capillaire : *Voyez* Capillaire.

ADIPOCIRE DE BALEINE, espèce d'huile concrète que l'on retire de la cervelle du cachalot mâle de la baleine.

On est convenu de donner le nom d'Adipocire aux substances grasses dont la consistance est analogue à celle de la cire, et qui participent des propriétés physiques de l'axonge. L'adipocire de baleine a des caractères qui lui sont propres et qui la distinguent des autres huiles concrètes, soit animales, soit végétales.

Voyez blanc de baleine.

ADULARIA PINI, espèce de feld-spath du mont Saint-Gothard ; sa couleur est blanche, quelquefois jaune ou verte, veinée de rouge brun, tissu feuilleté, étincelante au briquet, insoluble dans l'eau.

Sa pesanteur est depuis 2,560, jusqu'à 2,569. M. *Vertrumb* en a fait l'analyse et y a trouvé :

Sulfate de baryte	2,000
Oxide de fer	14,000
Silice	62,000
Chaux.	6,500
Alumine.	17,500
Magnésie	6,000
Eau.	250
Perte	3,850
	112,100

L'adularia verdâtre et rayée contient un peu de cuivre et un peu plus de fer, seule différence qu'on remarque entre elle et la blanche.

AGALLOCHUM. C'est un des noms latins du bois d'Aloës. *Voyez* bois d'Aloës.

AGALMATOLITHE, variété du talc. *Daubenton* a appelé ce minéral, *pierre de lard. Voyez* ce mot.

AGARIC BLANC. *Boletus laricinus, Algaricus albus.* Excroissance fongueuse, légère et friable que l'on trouve sur le larix et le mélèze.

Les botanistes regardent l'agaric comme une plante. *Linneus* l'a compris dans sa cryptogamie, dans l'ordre des *fungus*, et *Tournefort* l'a placé dans sa dix-septième classe, c'est-à-dire, des plantes apétales sans fleurs ni fruits.

On peut tenir pour certain que l'agaric est le produit d'une excrétion forcée opérée par la piqûre d'un insecte, espèce de puceron. C'est le résultat d'une déviation du suc végétal qui a été piqué, lequel suc se porte au dehors, et y acquiert plus ou moins de volume, selon que la déviation du suc, pendant l'acte de la végétation, est plus ou moins longtems entretenue.

Pour bien concevoir le phénomène physique de cette déviation, il est nécessaire de remarquer que l'insecte puceron est armé d'une trompe plus ou moins fine, à l'aide de laquelle il se pourvoit de l'aliment qui lui convient : cet animal profonde sa trompe jusqu'à l'aubier du végétal qu'il pique; il en aspire le suc et détermine sa déviation ; aussitôt qu'il a donné le coup de piston de sa pompe aspirante, il retire sa trompe, et le suc végétatif a une direction qui le porte au dehors du végétal. Les gouttes du fluide aspiré et dévié se succèdent, le fungus augmente de volume, se solidifie par la vaporisation de l'humidité ; on remarque que l'excroissance est fongueuse et sans ramification distincte lorsque la fouille qu'a opérée l'insecte est très-fine, c'est-à-dire, du plus petit diamètre possible ; qu'au contraire la même excroissance est ramifiée lorsque la fouille est d'un plus grand diamètre. Delà la distinction inexacte d'agaric mâle et femelle.

Les deux espèces d'agaric que l'on trouve dans le commerce diffèrent donc entr'elles par la finesse de leurs molécules aggrégées. On les distingue en agaric blanc du Levant, et en agaric blanc de France et des Alpes.

Le premier est blanc, grenu, léger, sans ramification apparente, de couleur grise-rousse extérieurement ; quelques personnes ont prétendu que cette couche colorée extérieure étoit une écorce ; mais en examinant avec soin cette surface, on reconnoît qu'elle n'est point un corps distinct, qu'elle fait partie de la masse entière, et que cette couleur est due à son contact avec la lumière.

La saveur de l'agaric blanc est douce d'abord, puis âcre et nauséabonde.

Ce fungus est un purgatif drastique, amer, hydragogue. On s'en sert intérieurement pour faire mourir les sang-sues que l'on auroit avalées ; pour exciter la transpiration des phtysiques ; extérieurement pour arrêter les hémorrhagies, et en poudre pour sécher les ulcères.

L'agaric blanc entre dans beaucoup d'opérations de pharmacie. On en fait une poudre, des trochisques, un extrait, une résine, etc.

L'agaric blanc nous est apporté de Smyrne, par la voie de Marseille.

La seconde sorte, appelée improprement agaric femelle, nous vient des Alpes et de nos pays méridionaux ; il est plus pesant, plus compact, fibreux et inférieur en qualité. On le recueille sur le mélèze.

AGARIC DE CHÊNE. *Boletus igniarius. Agaricus quercus.* Excroissance fongueuse qui naît sur les vieux chênes, les noyers et autres arbres.

L'agaric de chêne est épais, fibreux, d'une ténacité de parties assez forte, d'une couleur roussâtre.

On le trouve sur le chêne, le tilleul, le hêtre. Il est placé

dans la même classe et ordre que le précédent. On le bat
sur un billot avec un maillet pour le rendre plus souple.

Ce fungus sert en chirurgie pour arrêter les hémorrhagies.

On en prépare le bolete pyrotechnique, ou amadou, en le
trempant dans une dissolution de poudre à canon, et en
le faisant sécher ensuite à l'étuve.

AGARIC MINÉRAL. Gurh de craie, farine fossile, lait
de lune, *lithomarga*. Espèce de carbonate calcaire à l'état
pulvérulent, de couleur blanche, qui est le produit des débris
des pierres à chaux. Lorsque cette matière est délayée dans
l'eau, elle prend le nom de lait de lune. Celui de lithomarga
lui a été donné de *litos* pierre, et de *marga* marne, comme
si l'on eût voulu exprimer une pierre marneuse.

On ramassait anciennement cette poudre blanche déposée
dans les cavités des carrières de moëlon ou pierre à chaux,
et on lui attribuoit la propriété de résoudre le sang caillé,
de consolider les chairs, et de dessécher les plaies : mais
aujourd'hui on sait que c'est du carbonate calcaire, et on
a négligé cette poudre pour recourir immédiatement au carbonate calcaire plus généralement connu sous le nom de craie.
Voyez Carbonate calcaire.

AGARIC DE SUREAU, ou OREILLE DE JUDA. *Boletus sam-
buci*, *auricula Judæ*. Espèce de fungus ou agaric que l'on
trouve sur les vieux pieds de sureau. Il est de couleur brune,
ayant la figure d'une oreille. On lui a donné le nom d'oreille
de *Juda* parce qu'on prétend que ce fût à un sureau que
cet apôtre se pendit de désespoir d'avoir trahi Jésus.

Cet agaric sert particulièrement à préparer l'amadou. On
le bat, on le fait sécher, on l'imprègne d'une dissolution
de poudre à canon, quelquefois d'une simple dissolution de
nitrate de potasse, et on la fait sécher à l'étuve. On s'en
sert pour les mêmes usages que ceux de l'agaric de chêne.

AGATE. *Achates*. L'Agate est une pierre de la nature
des cailloux ou pierres scintillantes qui doivent à leur extrême
dureté la propriété qu'elles ont de faire feu avec l'acier.

La silice est la terre principe qui constitue les diverses
espèces d'agate. La couleur des agates varie non-seulement
par la présence ou l'absence des oxides métalliques qui entrent
dans leur formation, mais encore par les accidens divers
qui ont accompagnés leur formation. On remarque que les
agates sont les unes et les autres de couleur blanche, grise,
rouge, brune, ornées de taches qui représentent tantôt des
arbres, tantôt des feuilles, tantôt des fleurs, tantôt des
fruits ; celles-ci portent le nom de *Dendrites*. Quelquefois

elles représentent des animaux ou des parties d'animaux, alors elles prennent le nom de *Zoo*.

Les espèces d'agates connues sont :

La *Cornaline*, l'*Arix*, le *Girasol*, la *Sardoine*, la *Calcédoine*, le *Jade* ou *Pierre divine*, la *Pierre néfrétique*, l'*Opale*, les *Pierres chatoyantes*, le *Cachalon*.

Ces espèces d'agates ne sont point attaquables par les acides minéraux, sinon par l'acide fluorique. Leur configuration est due à l'eau.

AGRA, bois de senteur qui nous vient de la Chine, et dont on distingue trois sortes également estimées pour leur bonne odeur.

L'arbre qui fournit ce bois ne nous est pas connu.

Les parfumeurs font entrer ce bois dans la composition de leurs parfums.

AGRAHALID. (feuilles d') Ce sont les feuilles d'une espèce de poirier sauvage qui croît en Égypte et en Éthiopie d'où on nous les apporte sèches. Elles chassent les vers étant prises en infusion théiforme.

AGRIPAUME. *Cardiaca. Leonarus foliis caulinis lanceolatis trilobis, marrubium cardiaca dictum.* Plante de la didynamie gymnospermie de *Linneus* et de la famille des labiées de *Tournefort.*

Cette plante ressemble au marube sauvage. Elle pousse plusieurs tiges qui s'élèvent à la hauteur d'un mètre ou environ. Ces tiges sont grosses, fermes, anguleuses, contenant une substance médullaire dans leur intérieur. Les feuilles sont presque rondes, découpées profondément, d'une couleur verte obscure. Les fleurs sont de couleur purpurine, blanchâtre, divisées en deux lèvres, velues, soutenues par un calice fort court, dur, épineux. A ces fleurs succèdent des fruits ou semences enfermés au nombre de quatre dans des capsules qui ont servi de calices. Les racines sont fibreuses.

Toute la plante a une odeur forte et une saveur amère : elle croît dans des lieux incultes, pierreux, aux pieds des murailles.

L'Agripaume est cordiale et a été nommée *Cardiaca* de *cardia*, *cor*, à raison de ses propriétés. On s'en sert dans les maladies hystériques, particulièrement des feuilles en infusion théiforme.

AGUSTINE ou AGOUSTINE, terre aride qui a été découverte par *Trommsdorf* dans le beryl de Saxe, et qui a reçu son nom de la propriété qu'elle a de former des sels sans goût, étant combinée avec des acides.

Cette terre existe dans la nature, mais non pas isolée ; elle y est constamment combinée ou unie à d'autres terres : on ne peut l'obtenir pure que par des moyens chimiques.

Voyez Agustine, page 32 du vol. 3 de mon ouvrage intitulé, *Cours élémentaire de pharmacie chimique, théorique et pratique.*

AIGREMOINE. *Agrimonia cupatoria, sivè cupatorium veterum.* Plante de la dodécandrie digynie de *Linneus*, et des rosacées de *Tournefort.*

Cette plante s'élève à la hauteur de deux tiers de mètre. Sa tige est menue, dure, velue, de couleur obscure ; ses feuilles sont oblongues, rangées comme par paires tout au tour de la tige, de couleur verte pâle, chargées d'un grand nombre d'utricules. Ses fleurs naissent depuis la moitié de la tige jusqu'à sa sommité ; les pétales en sont jaunes, disposés en roses. Le calice devient un fruit oblong, hérissé de pointes vers sa moitié, et renfermant quelques semences longuettes : la racine est longue, noirâtre, de moyenne grosseur.

Cette plante croît aux bords des prés, le long des chemins. Elle est détersive, astringente. On l'emploie en gargarisme dans les inflammations de gorge, en décoction dans les cours de ventre.

L'aigremoine entre dans la composition de l'eau vulnéraire, de la décoction détersive, de la décoction rouge, du catholicum double, et de l'onguent mondificatif d'ache.

AIGUE–MARINE, BÉRYL ou ÉMERAUDE. *Smaragdus pradesinus.* Pierre gemme d'une dureté moyenne, d'une couleur verte transparente, et qui réfléchit les rayons de la lumière d'une manière éclatante. Le nom d'émeraude qu'on lui a donné signifie brillant.

Cette pierre occupe un rang parmi les pierres scintillantes. L'aigue-marine renferme à présent le béryl et l'émeraude.

Sa couleur verte varie dans ses nuances ; il paraît qu'elle la doit à la présence des oxides métalliques. Sa forme naturelle est celle d'un prisme arrondi et cannelé. Elle nous vient du Pérou.

Trommsdorf a découvert dans le béryl de Saxe une terre particulière aride à laquelle il a donné le nom d'Agustine. *Voyez* Agustine.

M. Vauquelin a découvert dans le béryl ou aigue-marine et dans l'émeraude, une terre dont les propriétés diffèrent par un caractère qui lui est particulier : il a donné à cette terre le nom de *Glucine. Voyez* ce mot.

AIL. *Allium sativum.* Plante de l'hexandrie monogynie de *Linneus*, et de la famille des légumineuses de *Tournefort.* Les feuilles de cette plante sont longues, approchant en figures de celles du gramen, non fistuleuses comme celles de l'oignon : il s'élève d'entre elles une tige, à la hauteur d'un demi-mètre, ronde, unie, portant en son sommet une grosse tête sphérique, enveloppée d'une membrane blanche, laquelle, en mûrissant, se brise, et laisse paroître des fleurs légumineuses disposées comme en bouquet : à ces fleurs succèdent des fruits divisés en trois loges remplies de semences presque rondes.

La racine de l'ail est un bulbe presque rond composé de plusieurs tuniques blanches en tirant sur le purpurin, lesquelles enveloppent des turbercules oblongs, charnus, d'une odeur forte et d'une saveur âcre. Ces tubercules détachés prennent vulgairement le nom de côtes ou gousses d'ail. Les chimistes assurent que l'ail contient du phosphore.

L'ail est diurétique, diaphorétique, anthelmintique ; appliqué extérieurement, il est maturatif, et il excite la rougeur à la peau. Il entre dans la composition du vinaigre des quatre voleurs : il sert dans les cuisines.

Ce bulbe contient un principe aromatique extrêmement pénétrant qui masque les odeurs fétides, mais qui ne chasse pas le mauvais air comme plusieurs l'ont imaginé.

AIL SERPENTIN ou FAUX NARD. *Victorialis Allium anguinum ophioscorodon.* Plante de l'hexandrie monogynie de *Linneus.* C'est une espèce d'ail sauvage qui croît sur les montagnes des Alpes et en Italie. Elle pousse des tiges à la hauteur d'un demi-mètre, lesquelles sont grosses comme le petit doigt, rayées, vertes en haut, et purpurines en bas, fongueuses, portant chacune trois ou quatre feuilles oblongues, larges, nerveuses. Ses fleurs naissent aux sommités des tiges. Ses fruits sont divisés en trois loges remplies de semences presque rondes, noires.

La racine est oblongue, bulbeuse, entourée de petites fibres, et composée de tubercules charnus. On nous envoie cette racine, sèche. On doit la choisir grosse, bien nourrie, d'une saveur âcre, d'une odeur pénétrante. Elle est incisive, diurétique, propre pour lever les obstructions. On l'estime propre contre la morsure de la vipère et des autres serpens.

AIMANT. *Magnes*, *lapis Heraclius*, *lapis syderitis*, *lapis nauticus.* L'aimant est une mine de fer ochracée, très-dure, très-réfractaire, que quelques minéralogistes regardent comme très-voisin de l'état métallique.

On reconnoît l'aimant par la propriété qu'il a d'attirer le
fer et l'acier. Il est généralement pauvre en métal, et il
donne du mauvais fer. Ce fut un berger nommé *Maque*,
dont les souliers étoient cloués, et qui, avec le fer de sa
houlette, conduisant son troupeau sur le mont Ida, découvrit la propriété qu'a l'aimant d'attirer le fer : il se vit
forcé de marcher nu-pieds par la difficulté qu'il éprouvoit
de poursuivre son chemin. Cet événement extraordinaire
excita la curiosité, et donna lieu à des recherches et à des
expériences qui sont devenues la source des découvertes les
plus importantes pour la physique et la navigation.

Un nommé *Flavio*, napolitain, natif de Melphe, inventa,
en 1302, la boussole ou cadran de mer, dont l'aiguille ai-
mantée se tourne constamment vers les pôles, à la réserve
de quelques déclinaisons qu'elle fait en divers endroits. Sans
nous étendre sur la singulière propriété de l'aimant, nous
ferons remarquer que l'aiguille de la boussole doit être d'un
acier très-pur et fort mince ; que la partie que l'on veut
faire tourner au nord doit être touchée par le pôle dusud
de la pierre, et qu'au contraire celle qu'on veut faire
tourner au sud, doit être touchée au côté de l'aimant
qu'on nomme le nord.

Le tems et l'expérience ont fait reconnoître que le fer
étoit susceptible d'acquérir la propriété magnétique, que
l'aimant lui-même, armé de bareaux aimantés, acquiert une
plus grande force magnétique.

L'aimant est fort employé en physique. On l'a aussi recommandé comme moyen chirurgical et pharmaceutique. On
raconte qu'il a été employé pour tirer des paillettes de fer
qui avoient été accidentellement lancées à la surface de l'œil,
mais on peut, avec raison, douter de son efficacité en
pareil cas.

On l'emploie en pharmacie pour séparer les molécules de
fer, de cuivre ou de toute autre substance avec laquelle il
pourroit être mélangé. Réduit en poudre impalpable, il
entre dans la composition des emplâtres *opodeltoch* et *divin*.

On promène le barreau aimanté sur la limaille de fer
porphyrisée pour l'enlever et la séparer du fer oxidé.

On trouve l'aimant dans le département de la Haute-Loire,
dans l'Espagne, dans la Biscaye, dans la Suède et la Sibérie.
L'aimant le plus fort se trouve dans la Macédoine, la
Hongrie, l'Allemagne et l'Angleterre.

AIRAIN, BRONZE OU MÉTAL DE CLOCHE. Il est nécessaire de fixer les idées que l'on doit concevoir sur le compte de l'airain. Les divers auteurs de dictionnaires confondent l'airain avec le cuivre et le laiton. Souvent on dit *couler sur une plaque d'airain*, et l'on a l'idée du cuivre plané.

Ce que l'on doit entendre par *airain* proprement dit, est du cuivre allié avec l'étain : cet alliage porte aussi le nom de bronze et celui de métal de cloches. Quelquefois on y ajoute du zinc.

Ce métal de composition est aigre, cassant, dur, sonore: on l'emploie à faire des cloches, des canons, des statues, des pièces de monnoies : l'on varie les proportions des métaux suivant l'emploi auquel on le destine. Cet alliage est moins susceptible de s'oxider que le cuivre.

Poerner, qui a fait des alliages de cuivre et d'étain dans différentes proportions, a remarqué que l'état sonore est bien plus fort lorsque le cuivre domine, et que la malléabilité de l'alliage est également relative aux quantités respectives du métal qui domine, soit que ce soit le cuivre, soit que ce soit l'étain.

AIRELLE ANGULEUSE, MYRTILLE VRAI. *Vaccinium myrtillus, vitis idœa foliis oblongis crenatis, fructu nigricante.* Arbrisseau qui croît sur les montagnes et dans les pays froids. Ce végétal est de l'octandrie monogynie de *Linneus*, et de la vingtième classe de *Tournefort*.

Ses tiges et branches sont longues d'un pied environ, (325 millim.) anguleuses, verdâtres, garnies de feuilles oblongues, crénelées, et qui restent longtems vertes. Ses fleurs sont monopétales, en grelot, d'un pourpre très-foncé, et d'une très-légère odeur. Elles sont soutenues par un calice qui devient une baie grosse comme un grain de genièvre, d'un rouge foncé, brun, pleine d'un suc aigrelet, douceâtre et remplie de plusieurs petites semences. Ses racines sont traçantes.

On fait usage en médecine du fruit de cet arbrisseau, ou plutôt de son suc exprimé, dans les fièvres bilieuses, putrides, dans la diarrhée, le scorbut. Ce suc est acide, astringent.

On en prépare un syrop, un rob.

AIRELLE, CANNEBERGE ou CONFITUETE DES MARAIS. *Vaccinium oxicoccos.* Plante des mêmes classes que la précédente.

On prépare avec le suc exprimé des baies de cet arbrisseau un rob ou suc épaissi.

Le suc est acide, rafraîchissant. On en fait usage dans les fièvres aiguës.

AIRELLE PONCTUÉE. *Vaccinium vitis idæa, fructu nigro.* Arbrisseau des mêmes classes que les précédents. Ses rameaux sont grêles, couverts d'une écorce verte. Ses feuilles sont oblongues, grandes comme celles du buis, moins épaisses, légèrement dentelées en leurs bords, d'un goût astringent. Ses fleurs et son fruit sont comme ceux de l'Airelle angu-leuse.

Les baies de l'Airelle ponctuée sont astringentes. On les emploie aux mêmes usages.

AKANTICONE. Ce minéral raie le verre, et étincelle par le choc avec le briquet. C'est la même substance que l'épidote. *Voyez* Épidote.

ALABANDINE. C'est une pierre quartzeuse d'un rouge foncé, que les lapidaires classent entre le rubis et l'amé-thyste, quoiqu'elle n'en ait pas la dureté.

ALABASTRITE. C'est une pierre ou substance minérale solide qui participe de la nature du sulfate et du carbonate calcaire simultanément. Ce n'est conséquemment ni du sulfate calcaire, ni de l'albâtre complètement, mais bien tous les deux réunis.

L'alabastrite offre l'exemple d'un des phénomènes les plus curieux de la nature. Il est le produit de la conversion partielle du sulfate calcaire en carbonate calcaire. Pour avoir une idée juste de la décomposition qu'opère la nature, du sulfate calcaire, il faut remarquer que l'acide sulfurique de ce sulfate est décomposé à la longue, par le carbone des végétaux et des animaux dont les principes se dissocient par la putréfaction, que leur carbone s'empare de l'oxigène de l'acide sulfurique, déplace sa base (*soufre*) de l'acide car-bonique, lequel acide combiné de nouveau avec la terre calcaire, constitue le carbonate calcaire.

On trouve beaucoup d'alabastrite dans les carrières à plâtre, près Paris, sur la montagne de Montmartre, à Lagny.

On en fait des vases, des tables, et des ornemens sculptés.

ALATERNE. *Alaternus philica elatior.* Arbrisseau de la grandeur du troëne, couvert d'une écorce noire semblable à celle du cerisier. Cet arbrisseau est de la pentandrie mo-nogynie de *Linneus* et de la vingtième classe de *Tournefort.*

Son bois est jaune-pâle; ses feuilles sont oblongues par le bout, assez grandes, fermes, armées tout autour, sans ordre, de quelques petites épines, et rangées sur les bran-ches alternativement. Ses fleurs sont petites, de couleur blanche , odorantes , infundibuliformes , decoupées en étoile à cinq pointes , et réunies plusieurs ensemble. Ses fruits sont des baies de la grosseur de celles du sureau , disposées en grappes , molles , succulentes , noires lorsqu'elles sont mûres , renfermant chacune trois semences jointes ensemble, arrondies sur le dos , aplaties sur les côtés par où elles se touchent. Ses racines sont traçantes.

Cet arbrisseau croît dans les haies ; on le cultive dans les jardins.

On emploie les feuilles en gargarismes dans les inflammations de la bouche et de la gorge.

ALBARAZIN. Sorte de laine comprise dans le nombre des laines d'Espagne. Cette qualité nous vient d'Arragon : on la distingue en Albarazins fins et moyens.

ALBATRE, et ALABASTRITE, CARBONATE CALCAIRE, ET ALBATRE GYPSEUX. *Alabastrum , Alabastrites.* L'albâtre a tous les caractères des pierres ou carbonates calcaires , et doit être considéré comme un véritable carbonate calcaire. Sa formation paroît être due aux stalactites et stalagmites les plus pures , et qui ont été enfouies pendant longtems.

L'albâtre est d'une belle blancheur , lorsqu'il est pur ; il jouit d'une sorte de demi-transparence ; sa dureté est moindre que celle du marbre , cependant il est susceptible d'un poli assez vif , ou en forme des vases , des statues , des colonnes.

L'albâtre gypseuse ou alabastrite diffère de l'albâtre proprement dit , en ce qu'il tient simultanément du sulfate et du carbonate calcaire.

Les moyens qu'emploie la nature pour opérer la conversion du sulfate calcaire en albâtre , sont vraiment étonnans. Souvent on rencontre des carrières à plâtre , partie en pierres à plâtre , partie en alabastrite , et partie en albâtre. On seroit tenté de croire que les grandes masses d'albâtre que l'on rencontre , doivent leur origine au sulfate calcaire ou pierre à plâtre. Ce phénomène de décomposition de l'acide sulfurique combiné avec la chaux , et qui convertit le sulfate calcaire en carbonate calcaire , se fait remarquer dans d'autres minéraux , notamment à l'égard du sulfure de zinc ou blende qui passe à l'état de sulfate de zinc , et de celui-ci à l'état de carbonate de zinc. Dans ces circonstances , l'acide sulfurique se décompose avec le tems , son radical (le soufre) cède la place au carbone que fournissent les matières animales et végétales , et l'oxigène de l'acide , en se combinant avec le carbone, forme de l'acide carbonique, d'où il résulte des carbonates au lieu des sulfates.

Voyez carbonate calcaire.

ALBE ou ABLE, ALBETTE ou ABLETTE. *Alburnus.* Petit poisson blanc de rivière qui ressemble à l'anchoix, qui n'est d'usage sur nos tables que par accident, et dont la chair est apéritive. Sa tête est petite, ses yeux sont grands à proportion et rouges, son dos est verdâtre, et son ventre est blanc.

Ce poisson est utile à raison de l'écaille brillante qu'il a sous le ventre, et dont on prépare une poudre brillante argentine à laquelle on a donné le nom d'*essence d'Orient.*

Ce fut un nommé *Jaquin*, marchand de perles, qui le premier imagina de faire usage de l'écaille de ce poisson pour imiter les perles.

Pour obtenir l'écaille brillante de l'albe, on commence par laver le poisson dans plusieurs eaux; on le pile dans un mortier de marbre jusqu'à ce qu'il soit réduit en pâte; on exprime cette pâte dans l'eau; l'écaille étant plus lourde, occupe la place du fond : on sépare ce qui surnage par décantation, et on lave la poudre blanche restante jusqu'à ce qu'elle soit bien pure et bien brillante; ensuite on la fait sécher.

C'est avec cette poudre que l'on imite les perles : on la soufle dans l'intérieur des grains de verre enduits de colle de poisson, et on emplit le vide avec de la cire.

C'est avec cette même poudre que l'on prépare ces beaux globes qui ornent les appartemens.

ALBUM GRÆCUM. *Album canis*, *cynocoprus*. C'est un véritable phosphate calcaire, ou la partie blanche de l'excrément du chien, que l'on a séparée et fait sécher.

Il est bon d'observer qu'on ne trouve essentiellement d'*album græcum* que dans les excrémens des chiens qui se nourrissent d'os.

On estimoit autrefois l'*album græcum* propre pour l'esquinancie, la pleurésie, la colique, à la dose de (12 grains) six décigrammes; mais ce remède est tombé en désuétude. On peut l'appliquer extérieurement pour résoudre les tumeurs et guérir la gale.

ALBUMEN ou ALBUMINE. Le mot albumen est réservé pour désigner en latin, le blanc de l'œuf; et celui d'*albumine* est conservé pour exprimer un principe *sui generis* qui se rencontre abondamment dans les fluides animaux, et les sucs propres de certains végétaux.

On distingue donc l'albumine en végétale et animale.

Les caractères qui lui appartiennent et à l'aide desquels elle se fait reconnoître partout où elle se rencontre, soit qu'elle soit végétale, soit qu'elle soit animale, c'est qu'elle est toujours dans les corps organisés, sous l'état fluide ou demi-fluide, et qu'elle a la propriété de se concréter, c'est-à-dire de devenir solide, si on la met en contact soit avec le calorique, soit avec l'alcool ou un corps qui en contienne, soit avec un acide.

L'albumine animale se rencontre dans la chair musculaire dans le sang, dans la lymphe.

L'albumine végétale se rencontre dans le suc exprimé des végétaux. C'est à sa présence que l'on doit le *coogulum* qui se forme en exposant un suc de plante à l'action du calorique. Si l'on verse un acide sur ce suc exprimé, elle se précipite; les alcalis, au contraire, la dissolvent.

ALCALESCENT. On écrivoit anciennement *alkalescent.*

Nom que l'on donne à une substance quelconque dont l'odeur ou la saveur sont analogues à l'ammoniaque ou à l'alcali. C'est l'opposé d'acescent.

ALCALIS ou TERRES ALCALINES. Especes de terres; bases salifiables qui ont la propriété de former des sels neutres lorsqu'elles sont combinées jusqu'à parfaite saturation avec les acides, et qui ont pour caractère particulier de convertir les couleurs bleues végétales en vert, et de faire effervescence avec les acides lorsqu'elles sont combinées en partie avec l'acide carbonique.

Le mot alcali est dérivé de deux mots arabes, de *al* qui signifie *le* ou *la*, et de *kali* qui signifie *sel* ou *soude.*

Les chimistes ne reconnoissent plus aujourd'hui les alcalis comme des sels proprement dits. Il les considèrent seulement comme des bases salifiables.

Le nombre des alcalis connus actuellement est porté à sept, en y comprenant la magnésie et la chaux que l'on a nommées *terres subalcalines*, savoir la magnésie, la chaux, la baryte, la potasse, la soude, la strontiane et l'ammoniaque.

La nature nous a fourni les premiers modèles des alcalis ou terres alcalines; tel est entr'autres le natrum d'Egypte; la soude, la potasse, quoique produites par l'incinération des végétaux, sont comprises dans la matière medicale. Ce dictionnaire seroit incomplet, si nous ne faisions pas l'histoire abrégée de chacune de ces bases salifiables. On peut les consulter séparément chacune au nom qui lui appartient.

ALCARAZAS. Nom que l'on donne aux vases dans lesquels

on fait rafraîchir l'eau , en Egypte , en les exposant aux rayons du soleil.

Voyez cruches rafraîchissantes.

ALCEE. *Alcea. Alcea vulgaris major , flore ex rubro roseo; caule erecto , foliis multipartitis , scabriusculis.* Plante de la monadelphie polyandrie de *Linneus* , et de la première classe de *Tournefort*.

Cette plante croît jusqu'à la hauteur d'un mètre. Ses tiges sont droites, velues, rudes, remplies d'une moëlle flexible ; ses feuilles sont précédées d'un long pétiole, plus grandes que celles de la mauve, mais découpées profondément, et divisées en cinq ou six parties velues, de couleur verte brune. Sa fleur est de belle couleur de rose purpurine figurée en cloche ; le pistil devient un fruit divisé en plusieurs loges dans lesquelles sont des semences qui ressemblent à celles de la mauve. Sa racine est longue comme le doigt.

Cette plante croît dans les champs. Elle est émolliente, adoucissante. On s'en sert en lavementet en fomentation.

M. *Brugnatelli* a proposé pour réactif d'essais l'infusion de fleurs d'alcée, comme beaucoup plus sensible que celle de la violette, pour découvrir la présence d'un alcali ou d'un acide, quelque petite que soit leur quantité.

ALCOOL AQUEUX ou EAU-DE-VIE. L'Alcool aqueux, généralement connu sous le nom d'eau-de-vie, est un produit de la distillation du vin. On lui donne aussi le nom de *vin brûlé*. Je ne m'étendrai pas beaucoup sur l'art de distiller le vin pour en obtenir le principe alcoolique : cet art est actuellement porté à un très-haut degré de perfection. *Beaumé* en a fait mention dans sa pharmacopée, d'une manière extrêmement intéressante ; M. *Chaptal* a perfectionné la distillation du vin, en donnant au vaisseau distillatoire une configuration nouvelle, qui accélère singulièrement la distillation de son principe le plus volatil. La chaudière de son alambic est d'un très-grand diamètre, un peu évasée sur les côtés, et se rapprochant, dans la partie supérieure, de la paroi du fond qui est convexe intérieurement, concave extérieurement ; cette sorte de cône qui occupe la capacité du milieu, s'élève assez haut dans l'intérieur de la chaudière pour que l'action du calorique qui vient frapper toutes ses surfaces extérieurement, puisse se porter sur les parties les plus élevées du fluide qu'il contient, comme sur les parties inférieures. La seconde pièce de l'alambic est un chapiteau d'une grande capacité, armé de deux longs et larges tuyaux situés à sa base, pour donner issue aux vapeurs qui s'élèvent et qui vont se rendre dans un serpentin que l'on entretient toujours froid, en renouvelant sans cesse l'eau de la cuve dans laquelle il plonge : ce serpentin présente six à sept circonvolutions, en sorte que les vapeurs qui circulent dans l'intérieur des tuyaux, s'éloignent considérablement du foyer d'où elles partent, et étant condensées à mesure qu'elles parcourent ces circonvolutions, elles vont se rendre dans les récipiens à l'état liquide.

Tout l'art de la distillation se réduit à trois points essentiels ;

1°. Chauffer à la fois et également tous les points de la masse du liquide ;

2°. Écarter tous les obstacles qui peuvent gêner l'ascension des vapeurs ;

3°. En opérer la condensation la plus prompte.

On peut apercevoir par la description que nous venons de faire de l'appareil distillatoire, perfectionné par M. *Chaptal*, que ces trois conditions sont parfaitement bien remplies, sur-tout lorsqu'on saura que pour augmenter l'intensité du calorique et économiser le combustible, il porte son attention jusque sur la construction du fourneau. En effet, il recommande de faire circuler le feu tout autour de la chaudière, par la disposition même de la cheminée qui en parcourt toute la circonférence ; moyen d'autant plus ingénieux que le calorique qui se dégage du foyer qui contient le combustible allumé, est retenu par la maçonnerie du fourneau, et ne s'échappe pas directement, comme il arrive dans ceux dont la cheminée s'élève perpendiculairement à l'extrémité opposée de l'entrée du foyer.

J'observerai en outre, pour rendre la théorie de la distillation plus facile à comprendre, que la suppression du réfrigérant est d'autant mieux ordonnée, que les vapeurs accumulées dans l'intérieur du chapiteau, sont pressées de s'éloigner du centre d'où elles partent, qu'elles enfilent naturellement les tuyaux de dégagement, où elles se condensent aussitôt qu'elles y arrivent, par la fraîcheur de l'eau maintenue dans la cuve du serpentin ; en sorte qu'elles y sont comme attirées, et qu'elles ne sont pas sujettes à retomber en liquide condensé dans l'intérieur de l'alambic, comme cela arrive nécessairement, lorsqu'elles frappent perpendiculairement les parois d'un chapiteau à réfrigérant.

On charge les chaudières de 5 à 6 quintaux (25 à 30 myriagrammes) de vin et en huit à neuf heures la distillation est finie.

Les vins destinés à fournir de l'eau-de-vie, sont ordinairement des vins qui ne sont pas bons à boire, et qui ont éprouvé quelqu'altération. On en fabrique beaucoup dans le ci-devant Languedoc, avec des vins du pays. Les meilleures qualités d'eau-de-vie que nous ayons dans le commerce sont celles qui nous viennent de Cognac, d'Orléans, de Beaugency. Dans la ci-devant Bourgogne, on se garde bien de distiller le vin pour le convertir en eau-de-vie. Ce n'est pas, comme je l'ai entendu dire à quelques personnes, qui sont d'ailleurs très-instruites, parce que les vins de Bourgogne ne contiennent pas beaucoup d'alcool, c'est qu'il y a plus d'avantage à le vendre en vin qu'en eau-de-vie : celle que l'on fait dans ces départemens, est ce que l'on nomme eau-de-vie de marc, parce que c'est du petit vin, ou autrement du vin qui résulte de la fermentation du marc de raisin, avec suffisante quantité d'eau. Cette eau-de-vie de marc a une légère odeur d'empyreume, qui tient au vice de sa préparation. Si on distilloit ce vin dans l'appareil décrit ci-dessus, on obtiendroit une eau-de-vie d'une saveur très-agréable.

Les premiers produits de la distillation du vin sont très foibles en alcool, et ont une saveur présque insipide ; mais à mesure que la liqueur s'échauffe, qu'elle approche du degré de l'ébullition, l'alcool se sépare des principes qui l'enchaînoient, et s'élève avec l'eau du vin réduite en vapeurs. Quelques chimistes ont pensé que l'alcool n'existoit pas tout formé dans le vin, et qu'il étoit un produit de la distillation : ils se fondoient sur ce que l'alcool étant très-volatil de sa nature, s'il étoit tout formé dans le vin, il ne lui faudroit qu'une très-foible température pour s'élever et passer dans les récipiens ; mais cette objection ne doit pas tenir contre toutes les remarques qui tendent à prouver que l'alcool existe réellement dans le vin, dans des proportions différentes, suivant sa qualité. On rencontre ces preuves dans les divers degrés de légèreté des vins, dans leur saveur, qui se manifeste sensiblement au goût parmi ceux de ces vins qui fournissent le plus d'alcool à la distillation ; par les vapeurs alcooliques très-sensibles que l'on reconnoît à l'odorat après avoir agité dans une bouteille un vin de bonne qualité ; par le dégagement de l'alcool pendant la fermentation du moût du raisin, comme l'a éprouvé M. *Chaptal* ; enfin, la différence même des quantités d'alcool obtenu par la distillation de plusieurs qualités de vin, tend à prouver qu'il s'y rencontre tout formé. On remarque que les vins nouveaux en

3*

donnent plus par la distillation que les vins vieux. La nécessité d'une plus haute température pour l'obtenir, tient donc
à sa combinaison plus ou moins intime avec les autres principes qui constituent le vin.

La qualité de l'eau-de-vie dépend non-seulement de celle
qui appartient au vin, mais encore de la présence ou de
l'absence de l'acide malique dans ce fluide. On peut poser en
principe que plus un vin est riche en alcool, moins il contient
d'acide malique : aussi remarque-t-on que les vins de meilleures
qualités fournissent les meilleures eaux-de-vie. La saveur de
l'eau-de-vie dépend donc de plusieurs causes, savoir, de
la maturité du raisin, de la perfection de son suc exprimé
qui a été converti en vin, de la conduite de la distillation
du vin qui a été ménagée de manière que la partie extractive n'ait pas été brûlée pendant l'opération ; de l'union des
principes qui se sont volatilisés avec l'alcool par le fait même
de la distillation ; de l'arome du vin qui a été plus ou moins
bien recueilli par les produits distillés.

La couleur de l'eau-de-vie est naturellement blanche, ou
plutôt elle est incolore lorsqu'elle est nouvellement distillée ;
mais elle se charge de la partie extractive de la futaie qui
la renferme, et dans laquelle on doit la conserver au moins un
an avant de la mettre en bouteilles ; alors elle est d'une
couleur ambrée. Souvent on la colore avec du terra-mérita,
ou du safran, ou bien encore avec du caramel. On reconnoît
que cette couleur est factice, en versant sur cette eau-de-
vie un peu de potasse en liqueur ; aussitôt la couleur devient plus intense, et tire sur le rouge si elle est due
au safran ou au terra-mérita ; celle du caramel se reconnoit
à la saveur.

On reconnoît les degrés de légèreté de l'eau-de-vie par plusieurs signes ; 1º. par le nombre des bulles qu'elle montre
après l'avoir agitée dans une bouteille, et le tems que ces
bulles subsistent sans se dissiper ; c'est ce que l'on nomme
chapelet de l'eau-de-vie ; par sa promptitude à s'enflammer
à l'approche d'une bougie allumée : elle est réputée de première qualité, si elle enflamme la poudre à canon, en
finissant de brûler elle-même ; mais cette épreuve est inexacte,
parce que la liqueur enflamme ou n'enflamme pas la poudre,
selon la quantité d'eau-de-vie que l'on emploie. Il est constant
que plus on emploie d'eau-de-vie pour faire cette épreuve,
plus il y aura d'eau de résidu après sa combustion, et la
poudre alors ne s'enflammera pas.

Mais de tous les moyens proposés pour reconnoître la

quantité d'alcool qui constitue l'eau–de–vie, c'est de calculer ses degrés de légèreté comparativement à l'eau distillée, au moyen d'un instrument connu sous le nom d'aréomètre ou pèse–liqueur. Il faut aussi consulter la température de l'atmosphère, parce qu'il est bien certain que dans une température plus élevée, l'immersion de l'aréomètre se fait plus profondément dans l'eau–de–vie que lorsque la température de l'atmosphère est plus basse. Si l'aréomètre donne o étant plongé dans l'eau distillée à 10 degrés de température, tous les degrés au dessus de o que marquera le même aréomètre plongé dans l'eau–de–vie, seront autant de degrés de légèreté qui lui appartiendront. On a imaginé des aréomètres garnis en même tems du thermomètre, pour éprouver les eaux–de–vie : l'eau distillée doit servir de régulateur ou comparateur dans tous les tems, en sorte que l'on part toujours du degré que marque l'eau distillée pour calculer les degrés de légèreté de l'eau–de–vie.

L'eau–de–vie est foible à 16, 17 et 18 degrés : elle est bonne à boire et prend le nom d'eau–de–vie simple à 20, 21 et 22 degrés ; elle est réputée eau–de–vie double à 28, 30 et 32 degrés : elle prend le nom d'alcool ou d'esprit–de–vin, depuis 33 jusqu'à 36 ou 37 degrés.

Ce qui reste dans la cornue après la distillation du vin, est un mélange confus du tartre, du principe colorant, d'une matière extractive et d'eau ; on lui donne le nom de *vinasse*. On fait aigrir ce résidu pour le distiller et en obtenir un peu de vinaigre distillé, ou on le fait servir de ferment pour convertir le vin en vinaigre. Si on fait sécher ce résidu, on peut en extraire par la combustion un alcali analogue au salin de Bourgogne, c'est – à – dire, la potasse carbonatée.

Les eaux–de–vie de cidre, de poiré, de bière, de farine fermentée, ont une saveur âpre, acerbe, qui est due à la présence de l'acide malique. Il est extrêmement difficile de corriger cette saveur désagréable, et on ne parvient à l'atténuer que par des distillations très–soignées, et en se décidant à ne retirer que la liqueur la plus volatile. Il se fabrique actuellement beaucoup d'eau–de–vie de grain, que l'on débite dans le commerce sous le nom d'eau–de–vie. Le travail de cette eau–de–vie s'est perfectionné ; les fabricans qui la préparent en grand, accélèrent et dirigent la fermentation de la farine délayée dans de l'eau, en y ajoutant de la levure, et en échauffant ce mélange légèrement pour développer le mouvement fermentiscible : dès qu'ils commencent à se manifester, ils distillent aussitôt; ensuite ils rectifient le produit distillé sur du charbon sec et réduit en poudre : ils ajoutent, dit-on, de l'acide nitrique; mais, quel que soit le procédé qu'ils emploient, cette eau-de-vie n'est jamais de bonne qualité.

L'eau-de-vie de vin est devenue une liqueur de table généralement adoptée; elle entre dans un grand nombre de préparations pharmaceutiques.

Alcool ou esprit-de-vin.

On distingue avec raison l'alcool proprement dit, de l'alcool aqueux, communément eau-de-vie. En effet, l'alcool est un produit de la distillation de l'eau-de-vie, à la température du bain-marie. C'est la partie la plus légère du vin; celle, en un mot, qui garantit les autres principes du vin de la putridité. Cette remarque qui est parfaitement vraie, prouve en faveur des chimistes qui regardent l'alcool comme tout formé dans le vin par suite de la décomposition du principe sucré du moût du raisin, opérée par la fermentation.

L'alcool s'obtient par la distillation immédiate de l'eau-de-vie, à la chaleur moyenne du bain-marie. Lorsque le principe alcoolique du vin a été séparé des autres principes qui l'enchaînoient dans le vin, il jouit alors de toute son élasticité, et il suffiroit de sa seule exposition à l'air libre, pour qu'il se volatilisât, et se séparât de l'eau et du principe extractif avec lequel il se trouve encore combiné dans l'eau-de-vie; mais pour l'obtenir à part, on met de l'eau-de-vie dans la cucurbite d'un alambic, on monte l'appareil distillatoire, et on distille à la température du bain-marie. On pousse la distillation jusqu'à ce que l'eau de la chaudière de l'alambic sorte en vapeurs par l'interstice qui existe entre ses rebords supérieurs et ceux de la cucurbite d'étain qui sont juxta-posés. L'alcool qui est passé dans les récipiens, n'a pas tous les degrés de légèreté auxquels il peut être amené; il a besoin d'être, ce que l'on appelle, rectifié. Il reste dans la cucurbite une liqueur louche, lactescente, ayant l'arome de l'eau-de-vie, mais non pas sa saveur piquante; cette liqueur n'est plus inflammable, et sa saveur est un peu âcre, légèrement acide.

Rectification de l'alcool.

La rectification de l'alcool s'opère par les distillations réitérées toujours au bain-marie.

Cette opération est fondée sur la légèreté spécifique de ce fluide, comparée à celle de l'eau. Les premiers produits qui distillent sont autant dépourvus d'eau qu'il est possible. On fractionne les produits, afin de mettre à part les premiers comme plus secs. On rassemble les derniers distillés, pour les distiller de nouveau, et recueillir le premier tiers du produit distillé. On continue la distillation et on conserve les derniers produits pour des objets qui n'exigent pas une déflegmation absolue.

Plusieurs chimistes ont tenté de porter l'alcool par la rectification, à son état le plus sec possible, et chacun a donné son procédé. Tous ont opéré en conséquence du même principe, c'est-à-dire, qu'ils ont ajouté à l'alcool des matières plus ou moins propres à retenir l'eau qu'il avoit enlevée lors de sa distillation. Les uns emploient pour intermède la potasse sèche carbonatée ; d'autres, la chaux vive ; quelques-uns, la chaux éteinte à l'air ; enfin, il en est qui ont recommandé la mie de pain bien desséchée, le son, la craie ou carbonate calcaire : chacun de ces intermèdes présente un inconvénient qui doit en écarter l'usage ; le sulfate de soude en efflorescence est jusqu'ici le seul intermède qui paroît devoir mériter la préférence en ce qu'il n'altère aucunement l'alcool, et qu'il a beaucoup de tendance à s'unir à l'eau et à augmenter sa gravité spécifique. On ajoute de ce sulfate effleuri à de l'alcool déjà rectifié ; on agite la bouteille ou le flacon qui contient ce mélange : on laisse reposer ; on décante, et on distille de nouveau jusqu'à deux grands tiers : on obtient un alcool qui marque 38 degrés à l'aréomètre de *Baumé* (1).

Cet alcool de vin est d'une odeur vive, pénétrante, agréable : sa saveur est forte, brûlante, en ce qu'il est très-avide de l'humidité. Il a la propriété de précipiter l'albumine animale ; de dissoudre l'extractif colorant non oxigéné, les huiles volatiles, le camphre, les corps résineux ; il brûle avec une flamme blanche tirant sur le bleu, et il noircit un peu les corps blancs que l'on expose au dessus de sa flamme. C'est un composé de beaucoup d'hydrogène, d'une quantité moindre de carbone et de très-peu d'oxigène.

L'alcool bien déflegmé sert à la préparation des divers éthers.

Les propriétes chimiques de l'alcool à l'égard des corps avec lesquels il y a de la tendance à la combinaison, sont

---

(1) On a proposé depuis peu le muriate calcaire desséché.

d'autant plus actives, qu'il est plus déflegmé, et qu'il est dans l'état d'une plus grande expansion. Nous rappellerons à ce sujet l'expérience qui a été faite de la dissolution du souffre par l'alcool, lorsque ces deux corps sont en contact à l'état de vapeur.

La belle expérience de la combustion de l'alcool dans les vaisseaux fermés, dans laquelle il se forme de l'eau avec augmentation d'un huitième en poids, prouve en faveur de la chimie pneumatique; elle prouve aussi la présence de l'hydrogène dans l'alcool.

L'alcool sert aux pharmaciens, aux parfumeurs, aux distillateurs liquoristes, aux fabricans de vernis : c'est un dissolvant particulier d'un grand intérêt dans les arts chimiques. Il accélère la crystallisation du tartre dans les tonneaux remplis de vin, celle des sels neutres en agissant comme alcool libre, et en s'emparant de leur eau surabondante; il dissout quelques-uns des sels neutres, la potasse caustique; il sépare le sucre des corps qui le contiennent, en le dissolvant.

On se servoit autrefois de l'alcool dans les cabinets d'histoire naturelle pour conserver les corps animaux; mais on a remarqué qu'il altérait sensiblement leur tissu cellulaire, et on lui préfère la dissolution du sulfate d'alumine, ou celle du muriate de mercure sur-oxigéné.

Les liqueurs alcooliques autres que celles que l'on obtient de la distillation du vin, et dont nous avons déjà fait mention aux articles précédens, sont les alcools

de cidre . . . . } obtenus de la distillation de
de poiré . . . . } ces liqueurs vineuses.
du genièvre qui conserve l'odeur de ce fruit.
du sirop de sucre connu sous les noms de *rhum* et *taffia*.
de la partie séreuse du lait.
du lait de jument, qui porte le nom de *rack*.
de merise . . . . ou kirche-waser.
de prunes . . . . ou karche-waser.
de la bière . . . . ou alcool de bière.
de la farine . . . . ou esprit de grain.
du riz fermenté . . . . appelé arack.

On en obtient encore des figues, des pois, de la carotte, de la betterave, etc.

Toutes ces espèces d'alcools, amenés par des distillations réitérées, à un état de pureté parfaite, sont réputés identiques; mais ils exigent beaucoup de travail pour les priver de l'arome qui leur est propre. Cette identité alcoolique est dans les possibilités physico-chimiques ; mais il n'y auroit pas d'avantage à la justifier par des expériences en grand.

ALCOOLOMÈTRE ou ALCOHOLOMÈTRE. Espèce de pèse-liqueur inventé par M. *Richter* pour mesurer la pésanteur spécifique de l'alcool.

Voyez Aréomètre.

ALCYON. Production à polypier qui sert de nid ou d'habitation à certains polypes ; telle est la figue de mer qui, lorsqu'on l'ouvre, laisse apercevoir une multitude de particules jaunâtres, et qui contient une grande quantité de petits polypes.

C'est un produit des vers Zoophites.

ALCYONIUM MOL ET RAMEUX. Zoophyte en forme de mains ou de doigts parsemés de petits trous. Habitation des vers zoophites.

ALGUE. *Alga augusti folia vitriariorum. Fucus marinus primus.* Plante de la cryptogamie et de l'ordre des Algues, de *Linneus.* Cette plante croît le long des bords de la mer méditerranée. Ses feuilles sont longues, étroites, molles, faciles à rompre, d'un vert obscur, ressemblantes à des courroies ou aiguillettes.

On fait sécher cette plante, et elle sert dans les emballages des verriers et autres. On en tire par l'incinération et la lixiviation, du carbonate de soude et de muriate de soude : cette cendre sert, de même que la soude, à faire du verre.

On prétend qu'elle fait mourir les puces et les punaises.

ALKALIGENE. Ce mot a été proposé par M. *Fourcroy* pour être substitué à celui d'azote, parce qu'il regarde ce corps simple comme la base des alcalis.

L'opinion de ce chimiste tend à se confirmer chaque jour de plus en plus : *Pelletier* l'avoit manifestée dans plusieurs circonstances : M. *Vauquelin* assure qu'ayant élevé à une très-haute température de la potasse caustique très-pure et du charbon, et qu'ayant projetté ce mélange dans de l'eau distillée, il avoit remarqué une odeur très-sensible d'ammoniaque. La formation instantanée de cette ammoniaque sembleroit due à l'azote constituant la potasse, et à l'hydrogène de l'eau.

ALKEKENGE ou COQUERET. *Physalis alkekengi, halicacabum vesicarium.* Plante de la pentandrie monogynie de *Linneus* et de la seconde classe de *Tournefort.*

Cette plante pousse plusieurs tiges grêles, rondes, rougeâtres, se divisant en plusieurs rameaux, et qui s'élèvent à la hauteur d'un demi-mètre. Ses feuilles ressemblent à celles de la Morelle, mais elles sont beaucoup plus grandes : ses fleurs sont monopétales infundibuliformes, divisées en cinq pointes de couleur jaunâtre, soutenues chacune par un calice particulier. Le pistil devient un fruit mou, charnu, rouge lorsqu'il est mûr, ressemblant à une cerise, enfermé dans une vessie membraneuse grosse comme une noix médiocre, d'abord verte, et qui devient rouge en mûrissant. Le fruit renferme plusieurs semences aplaties et presque rondes, qui sont disséminées dans une substance pulpeuse succulente.

L'alkekenge croit dans les pays vignobles, et dans les lieux ombragés. On emploie le fruit dont la saveur est aigrelette et un peu amère, comme diurétique et minoratif.

On en fait une eau distillée, des trochisques, et on le fait entrer dans la composition du syrop de chicorée.

ALLIAIRE ou HERBE DES AULX. *Alliaria, hesperis allium redolens*. Plante de la tetradynamie siliqueuse de *Linneus* et de la cinquième classe (crucifères) de *Tournefort*.

Cette plante pousse plusieurs tiges à la hauteur d'un pied et demi, ou de deux ; elles sont menues, un peu velues : ses feuilles sont larges, pointues, presque rondes, vertes, dentelées, d'une saveur et d'une odeur d'ail, quand on les écrase ; ses fleurs sont petites, blanches, composées de quatre pétales disposés en croix. Ses fruits sont des silicules anguleuses ; ils renferment des semences oblongues, menues, noires. Sa racine est longue, menue, blanche, ayant l'odeur de l'ail.

L'alliaire croît le long des haies ; elle est incisive, atténuante, détersive et apéritive. On s'en est servi en décoction dans quelques cas de dysenterie et d'affections hystériques.

ALMANDINE. C'est la même pierre que l'alabandine, ainsi nommée par *Aldovrande*.

M *Valerius* l'a décrite comme un quartzhyolin d'un rouge noirâtre. Quelques auteurs la rapportent au grenat dont elle diffère cependant par sa forme.

ALOES. *Aloë succotrina augusti folia spinosa, flore purpureo. Aloë perfoliata spicata. Aloë vulgaris.* L'Aloës est une plante de l'exandrie monogynie de *Linneus* et des liliacées de *Tournefort*.

On en compte de beaucoup d'espèces qui présentent autant de variétés quoiqu'elles appartiennent toutes aux mêmes classes. Nous avons désigné au titre les espèces principales les plus connues et les plus généralement cultivées.

Les feuilles de l'aloës vulgaire partent immédiatement de la racine qui est pivotante. Elles sont longues, larges, fort épaisses, charnues, pleines de suc, garnies de quelques piquans, et de couleur verte pâle. Il s'élève de leur milieu une tige qui soutient en sa sommité des fleurs jaunes disposées en lys. A ces fleurs succèdent des fruits oblongs divisés chacun dans sa longueur, en trois loges remplies de semences plates.

Cette plante est pérenne, elle croît dans les pays chauds, tels que l'Arabie., l'Egypte, la Perse, l'Espagne et l'Italie. On en cultive en France, comme objet de curiosité.

C'est avec les diverses espèces que l'on prépare le suc épaissi d'aloës que l'on trouve dans le commerce.

M. *Guyton* de l'Institut, et M. *Fabroni* ont observé que les feuilles de cette espèce d'Aloës contiennent un suc très-riche en principe colorant, lequel peut donner une belle teinte violette aux soies, et former avec l'acide tungstique, des laques très-solides.

ALOES. (SUC D') L'Aloës est de deux sortes, savoir naturel, et artificiel.

L'aloës naturel est un produit excrétoire que l'on obtient au moyen des incisions que l'on fait aux feuilles des espèces d'aloës. Ce suc extractif naturel exsude à l'endroit des incisions, et se concrète sur les feuilles mêmes. Il se présente en petites larmes granulées, transparentes, de couleur rouge, brune obscure, il porte le nom d'*Aloës lucide*. Cet aloës est très-rare et ne se rencontre guère que dans les cabinets d'histoire naturelle.

L'aloës du commerce est distingué en trois sortes, savoir : l'aloës succotrin, hépatique et caballin.

La première sorte ainsi nommée de l'île de Succotra, d'où elle nous venoit anciennement, seroit mieux appelée *aloës citrin*.

La seconde nommée *hépatique* parce qu'on en a mal-à-propos comparé la couleur à celle du foie, seroit mieux appelée *aloës jaune*.

La troisième très-impure, nommée *aloës caballin*, parce qu'on l'avoit recommandée pour les chevaux, ne doit jamais être employée.

Ces trois sortes d'aloës sont des produits d'une seule opération. On réunit les feuilles de toutes les espèces d'aloës ; on les pile, on y ajoute de l'eau pour en extraire le suc ; on fait bouillir le marc exprimé, dans de nouvelle eau, pour en extraire tous les principes extractifs ; on coule la décoction ; on la laisse déposer, on décante ; on la mêle avec le suc exprimé préliminairement.

Alors on fait chauffer le tout : la chaleur opère la séparation du parenchyme du suc de ces plantes. On coule de nouveau, et on fait évaporer dans de grandes chaudières, jusqu'à consistance d'extrait. On coule cet extrait encore chaud, dans de grands baquets, et on laisse réfroidir paisiblement. Toutes les matières d'interposition vont se déposer au fond du vase en suivant la loi des gravités spécifiques.

Les premières couches, comme plus légères, offrent l'aloës le plus transparent, et il retient le nom d'aloës succotrin ou citrin.

Les couches moyennes ou secondaires présentent un peu plus d'opacité, la couleur en est plus obscure, on les désigne sous le nom d'aloës hépatique ou *jaune*.

Les couches inférieures sont chargées de tous les corps étrangers qui n'etoient que suspendus dans l'extrait encore chaud. Cet aloës est plus compact, d'une couleur brune ; il est spécifiquement plus pesant que les deux autres, c'est l'aloës caballin ou mieux l'*aloës noir*.

L'aloës épaissi nous est apporté des pays chauds de l'Amérique et de l'Espagne.

L'aloës est d'une saveur amère, d'une couleur rouge obscure. Celui qu'on distribue dans le commerce est l'aloës hépatique dont on ne fait point de distinction, sinon avec l'aloës dit *Caballin*.

Il est soluble dans l'eau et dans l'alcool, c'est un véritable extractif, et non pas une gomme résine. Il est stomachique et purgatif.

L'aloës entre dans la composition des élixirs de vie, de *Garus* et de celui dit de *propriété*. On en prépare des pilules simples ou composées ; il entre dans quelques onguens ou emplâtres ; on en fait une teinture à l'eau-de-vie, à l'alcool ; on en fait un extrait à l'eau, pour être sûr de sa pureté.

ALOUETTE. Oiseau du genre des passereaux subulirostres, c'est-à-dire, dont le bec est grêle, en poinçon ou en alène.

L'Alouette a le doigt postérieur droit et très-long, la langue fourchue. On en distingue plusieurs espèces.

L'alouette des champs, qui a le bec et les pieds noirâtres, le corps roussâtre, le col d'un blanc sale, avec des taches noirâtres.

On l'élève dans des cages à cause de sa facilité à imiter le chant des autres oiseaux. Cet oiseau s'élève perpendiculairement, à perte de vue, toujours en chantant ; c'est celle que l'on prend au filet, dans les champs, et que l'on sert sur les tables, sous le nom de *mauviette*. Les autres espèces d'alouettes sont, l'alouette des prés ou farlouse ; elle est d'un vert brunâtre ; elle niche sur la terre.

L'alouette des bois ou *cujelier* ; elle vit sur les arbres, et elle vole en troupes, elle chante la nuit.

L'alouette hupée ou *cochevis* ; elle a la tête ornée d'une huppe.

ALPISTE, graine de Canarie. *Phalaris canariensis.* Plante de la diandrie monogynie de *Linneus.* Ses tiges sont au nombre de trois ou quatre, en forme de tubes, et s'élèvent à la hauteur d'un demi-mètre. Ses feuilles ressemblent à celles du bled, mais sont plus petites ; ses fleurs sont blanches à étamines courtes ; ses semences sont blanches, grises ou brunes, luisantes comme le millet ; oblongues comme celles du lin.

L'alpiste est originaire des îles Canaries. On la cultive dans les pays chauds de l'Europe.

La semence sert d'aliment aux oiseaux. On en fait une farine qui est apéritive.

ALQUIFOUX. Espèce de mine de plomb minéralisé par le soufre. C'est la troisième sorte de galène *dite* à grandes facettes. Elle ne paroît pas formée de cristaux réguliers ; mais elle est toute composée de grandes lames. Cette mine est très-pauvre en argent.

Elle sert à fournir du plomb par les procédés ordinaires de la métallurgie. Les potiers de terre s'en servent pour vernisser leur poterie. *Voyez* Galène.

ALTERNE. Terme de cristallographie. On nomme ainsi un cristal lorsqu'il a sur ses deux parties, l'une supérieure et l'autre inférieure, des faces qui alternent entr'elles, mais qui se correspondent de part et d'autre. Tel est le quartz alterne. (Hauy)

Alterne, en botanique, se dit lorsque les feuilles d'une plante sont placées sur une tige droite et à gauche alternativement en suivant l'échelle ascendante.

ALUMINE ou TERRE ALUMINEUSE. *Alumina sive terra aluminosa.* Espèce de terre placée par les chimistes au rang des terres ou bases salifiables arides.

Cette terre existe toute formée dans l'argile, et paroît être le résultat de la décomposition des végétaux. Elle n'existe pas pure dans la nature ; on ne peut l'obtenir telle que par une opération chimique. Elle est blanche, sans saveur, douce au toucher, et happant à la langue : sa pesanteur spécifique est moindre que celle de la silice ; elle est infusible au feu, et insoluble dans l'eau. Elle fait la base des couleurs et elle sert à les fixer. *Voyez* pag. 25, vol. 3 de mon Cours élémentaire de pharmacie-chymique.

ALUN DE GLACE , DE ROME OU DE ROCHE.
*Alumen crudum rupeum; sulfas Aluminœ acidulus cum po-
tassa*. L'Alun est un sulfate avec excès d'acide , et qui participe
de la nature de deux bases , savoir l'alumine et la potasse.

L'acide sulfurique est l'agent principal de cette combinaison trisule. Il ne faut pas confondre l'alun que l'on
extrait des aluminières avec l'espèce d'alun que l'on fabrique
dans les atteliers et les laboratoires particuliers : ce dernier
participe d'une base de plus qui est l'ammoniaque.

La nature nous offre les matériaux immédiats qui forment
l'alun , ou dont on peut l'extraire, dans les terres aluminières , les ardoises , les schistes alumineux qui sont des
espèces de pyrites. Il seroit bien curieux de remonter à
l'origine de ce sel qui se forme dans le sein de la terre.
L'explication des phénomènes qui donnent lieu à cette combinaison naturelle, est digne du physicien philosophe qui ne
se contente pas de connoître les corps par leurs surfaces,
mais qui desire encore approfondir la cause de leur création.

Il est bien démontré maintenant que l'alun est le produit
de la combinaison de l'acide sulfurique avec l'alumine et
e[potasse. Il n'est pas moins démontré que les terres aluminières , que les schistes alumineux sont accompagnés de
pyrites , ou sont des espèces de pyrites : or il n'existe pas
de pyrites sans que le soufre et le fer n'en soient les corps
essentiels. Si l'on peut prouver que le soufre , que le fer ,
que l'alumine , la potasse , sont des produits de la décomposition isolée et simultanée des végétaux et des animaux,
(et cette preuve ne reste plus à acquérir) si d'un autre
côté on peut démontrer que l'acide sulfurique a pour principe acidifiable l'oxigène , et pour radical , le soufre ; que
la fabrication naturelle de l'acide sulfurique s'opère par la
décomposition de l'eau , laquelle fournit au soufre l'oxigène
nécessaire pour le convertir en acide , on n'aura pas de peine
à concevoir la cause de l'existence 1°. du soufre, 2°. de l'alumine , 3°. de la potasse , 4°. du fer , et en second lieu ,
celle de la formation des pyrites , de la décomposition de
l'eau par ces pyrites , ou sulfure pyriteux , de la formation
de l'acide sulfurique , de la combinaison de cet acide avec
l'alumine et la potasse , du produit qui en doit résulter ,
qui est de l'alun ou sulfate d'alumine potassé. Toutes ces
vérités seront démontrées successivement en traitant chacun
de ces articles en son lieu. Mais *Voyez* sulfate acide d'alumine potassé.

ALUN DE PLUME. *Alumen plumeum. Alumen scissile.*
Le véritable alun de plume est un sel qui présente une variété de l'alun sulfate d'alumine potassé, et que l'on distingue par une configuration qui lui est propre. On lui donne
le nom d'alun fibreux parce qu'il est disposé en filamens
réunis en forme de faisceaux. Ces filamens ressemblent à
une barbe de plume dont chaque tuyau seroit fortement
appliqué l'un contre l'autre, et laisseroit apercevoir distinc-
tement les brins quoique comprimés.

On confond dans le commerce l'alun de plume avec l'ar-
beste ou l'amianthe, d'autant plus mal à-propos que ce dernier est une espèce d'argile soyeuse.

L'alun de plume se trouve en Égypte, en Macédoine ;
le plus beau que l'on ait rencontré, est celui de la grotte
de Milo, découvert par *Tournefort.* Cet alun est fort rare
et ne se trouve que dans les cabinets d'histoire naturelle.

On a encore donné le nom d'alun de plume, assez improprement, au sulfate de zinc natif; parce qu'il est cristallisé en filamens appliqués les uns sur les autres.

ALYPUM MONTIS CETI ou TURBITH BLANC. *Thymelæa
foliis acutis capitello succisæ. Frutex terribilis.* (Bauh.) Petit
arbrisseau de la tétrandrie monogynie de *Linneus.*

Ce végétal croît à Cette, dans les environs de Montpellier.
On nous envoie de ce pays les feuilles sèches de cet arbrisseau. Les habitans du lieu substituent ces feuilles au séné ;
ils en font prendre aux animaux. C'est un violent purgatif.

AMADOU. C'est particulièrement avec l'espèce de fungus
ou agaric qui naît sur les vieux pieds du sureau, que l'on prépare cette sorte de mèche pyrotechnique à l'aide de laquelle
on peut se procurer du feu par le choc du caillou avec
l'acier.

Ce fungus est noir, plus mince que l'agaric de chêne,
moins fibreux, conséquemment plus flexible. On brise sa
texture en le frappant sur un billot avec un maillet; ensuite on l'imprègne d'une dissolution de poudre à canon ;
quelquefois on se contente d'une simple dissolution de nitrate de potasse. On fait sécher, et on a soin de tenir cet
amadou dans un lieu sec.

AMALGAME ou ALLIAGE DU MERCURE AVEC LES
MÉTAUX. On donne le nom d'amalgame à l'union du mercure avec un métal quelqu'il soit. Ce nom d'amalgame a
une signification plus exacte que celui d'alliage.

Un métal amalgamé avec le mercure ne perd de ses propriétés physiques que l'adhèrence de ses molécules qui se

trouvent écartées par le mercure qui remplit en quelque sorte à son égard, la fonction de dissolvant. On peut très-aisément séparer, le mercure du métal avec lequel il étoit amalgamé; il suffit pour cela d'une température capable de le volatiliser; tandis que les métaux alliés, proprement dit, ont contracté une union, ou plutot une combinaison telle que chacun des métaux a perdu sa véritable propriété phy-sique, pour en acquerir une nouvelle de toute autre nature, et qu' l'on ne parvient que par le secours de l'analyse très-compliquée à ramener ces métaux alliés à leur premier état.

La nature nous offre le mercure dans l'etat d'amalgame avec d'autres métaux tels que l'or, l'argent, l'arsenic, le cuivre, etc.

Les orfèvres, les doreurs, les miroitiers tirent un très-grand parti de la propriété qu'a le mercure de s'amalgamer avec les métaux.

AMANDE DOUCE ET AMERE. *Amygdala*, *sativa*, *dulcis et amara*. Fruit d'un arbre connu sous le nom d'aman-dier, en latin *amydalus*.

L'arbre qui porte ce fruit se cultive dans les jardins. Il appartient à l'icosandrie monogynie de *Linneus*, et aux rosacées de la 21eme classe de *Tournefort*.

L'amandier s'élève assez haut, sa tige est droite, perpen-diculaire à l'horison; ses feuilles ressemblent à celles du pêcher; elles sont un peu plus tenaces et pliantes : sa fleur est blanchâtre, rosacée, son fruit est pulpeux, émulsif, enfermé dans une boîte ligneuse, laquelle est recouverte d'une membrane velue, verdàtre, charnue.

On distingue deux espèces d'amandes, l'une douce et l'autre amère. C'est la différence de leur saveur qui a fait naître cette première distinction. Il y a plusieurs variétés dans les espèces d'amandiers. Nous nous attacherons aux deux plus essentielles qui se rapportent aux amandes douces. La pre-mière comprend les amandes à coques dures; la seconde, celles à coques fragiles. Celles-ci sont d'usage sur les tables; et sont débitées dans le commerce avec leurs coques.

Les amandes à coques dures sont ou oblongues, ou pres-que rondes; celles-ci sont appelées *amandes princesses*; elles sont débitées dans le commerce ordinairement cassées et mon-dées de leur enveloppe ligneuse.

Tous les climats ne fournissent pas des amandes également bonnes à être conservées sèches et à fournir de l'huile. Les amandiers que l'on cultive dans le nord de la France, ne fournissent que des amandes dont les principes sont plus aqueux qu'huileux ; aussi les consomme-t-on presque toutes dans leur fraîcheur ; il est rare qu'on les fasse sécher. Les amandes que nous voyons dans le commerce nous viennent sèches de la Barbarie, de nos départemens méridionaux, de la ci-devant Tourraine et du Comtat-Venaisin, près d'Avignon ; celles de ce dernier lieu sont les meilleures.

On doit choisir les amandes pleines, entières, bien nourries, sèches et bien saines. Elles sont sujettes à être attaquées par les insectes ou rongées par les animaux, et à se rancir, lorsqu'elles sont esposées à une atmosphère humide. Il faut les garder dans un lieu sec. On peut les conserver pendant deux ou trois ans. C'est avec les amandes garnies de leurs cosses, bien frottées dans un linge rude pour en séparer une poussière jaunâtre utriculaire, que l'on doit préparer l'huile d'amandes-douces, soit par la percussion, soit par le moulinage, et ensuite par l'expression, afin d'obtenir une huile qui ne contienne point d'eau, et ne se rancisse pas aussi promptement.

Les amandes sont au nombre des fruits émulsifs. Si on les pile après les avoir mondées de leurs cosses, avec de l'eau ajoutée peu-à-peu, il en résulte une émulsion ou lait d'amande, qui est composé d'huile et de mucilage étendus dans l'eau. Ce lait d'amande est la base des loochs blancs et du sirop d'orgeat. Les cosses d'amandes sèches font la base des poudres de couleur des parfumeurs, et l'amande leur sert à faire la pâte de ce nom pour les mains.

Les amandes sont employées par les confiseurs qui les habillent de sucre et en font des dragées. On en fait aussi des alimens d'offices, autrement gâteaux d'amandes.

AMARANTHE, PASSE VELOURS, FLEURS DE JALOUSIE ou D'AMOUR. *Amaranthus maximus, flos amoris, circœa.* (Pl. XVIII, *fig.* 101) Plante dont il y a plusieurs espèces, que *Linneus* a placées dans sa monoécie pentandrie, quoiqu'elles soient presque toutes de la triandrie, et qui est de la sixième classe (rosacées) de *Tournefort.*

Cette plante est belle et fait l'ornement des jardins. Sa tige s'élève à la hauteur de près de deux pieds, (650 mill.) csa couleur approche du purpurin. Ses feuilles sont faites comme celles de la blette, mais plus pointues et plus unies, d'un vert brun, rougeâtre par les bords, d'une saveur fade. Ses fleurs sont belles, de couleur d'écarlate, disposées en épis, composées chacune de plusieurs pétales figurés en rose. Son fruit est petit, membraneux, de forme ronde, s'ouvrant en travers, comme une boîte à savonette. Il renferme des semences presque

rondes, unies, noires, luisantes. Sa racine est grosse, succulente, comme celle de la blette, d'un rouge blanchâtre.
L'amaranthe n'est point usitée en médecine.

AMBRE BLANC. Espèce de succin de couleur blanche
transparente. Le nom d'ambre vient d'*ambra* expression arabe.
Voyez succin.

AMBRE GRIS. *Ambarum cineritium.* L'ambre gris est une
matière concrète, d'une consistance tenace comme la cire,
d'une odeur suave, lorsqu'on la chauffe ou qu'on la frotte.
Cette substance a fait long-tems l'objet des recherches des
naturalistes, curieux de connoître son origine. On l'a prise
pour un bitume, pour une écume de mer desséchée au
soleil, pour un amas de rayons de cire et de miel long-
tems exposés au soleil et convertis en ambre, pour des
excrémens d'oiseaux, etc. Enfin, il y a eu jusqu'à dix-
huit opinions d'énoncées sur le compte de l'ambre; celle
de sa formation originaire du miel et de cire a eu pour
partisans le célèbre *Lemery*, et a été adoptée par *Formey.*
Ce qui l'a beaucoup accréditée, c'est une circonstance singulièrement remarquable et dont l'événement se présente journellement dans les pharmacies; un pot qui contenoit du miel
et qui s'est trouvé découvert, est devenu la proie des fourmis;
ces insectes ont aspiré toute la partie sucrée et ont mis à
nu la partie purement extractive qui répand une odeur douce
d'ambre extrêmement suave; c'étoit assurément bien capable
de faire présumer que l'ambre devoit son origine au miel
et à la cire. Mais M. *Schewédiaur*, médecin anglais, a fixé
les opinions par le rapport des observations qu'il a publiées.
Il dit que l'ambre gris se trouve dans le canal alimentaire
du cachalot, que *Linneus* a appelé *physetère macrocephalus*,
et que M. *Daubenton* dit être d'une espèce différente de
celui du Groenland. L'opinion de *Schewédiaur*, est fondée
sur ce que l'ambre gris renferme des os de sèche, des arrêtes de poissons qui ont servi de nourriture à ce cétacé;
il le regarde comme un excrément endurci ou comme une
espèce de bézoard; son opinion est encore fondée sur ce
que les excrémens des vaches, des porcs, exhalent lorsqu'ils
sont secs, une odeur d'ambre.

Ce qu'il y a de certain, c'est qu'on trouve dans l'espèce
de cachalot, que l'on prend sur les côtes de la Nouvelle
Angleterre et aux Bermudes, des boules d'ambre gris, qui
ont jusqu'à un pied de diamètre, et qui pèsent jusqu'à vingt
livres.

On trouve l'ambre gris flottant sur la mer, aux environs

des îles Moluques, de Madagascar, de Sumatra, sur les côtes de Coromandel, du Brésil, d'Afrique, de la Chine et du Japon. On en distingue de plusieurs variétés et couleurs, et les différences qu'il présente, tiennent à sa pureté plus ou moins altérée par des matières qui sont étrangères, et avec lesquelles il se trouve mêlé. L'ambre gris est insipide et écailleux ; il n'exhale aucune odeur à moins qu'il ne soit frotté ou échauffé ; on reconnoît qu'il est pur aux signes suivans : il surnage l'eau, et il se fond à la flamme d'une bougie, sans donner de bulles ni d'écumes. L'alcool n'a point d'action sur l'ambre gris à froid ; mais il le dissout très-bien à chaud, et il forme ce qu'on appelle la teinture d'ambre ; si on distille cette teinture, le produit distillé prend le nom d'essence ; l'ambre gris entre dans un très-grand nombre de compositions de pharmacie. On l'estime stomachique, cordial et aphrodisiaque ; mais son plus grand usage est pour les parfums ; on le mêle avec le musc dont il tempère la vive odeur.

AMBRE JAUNE. Le nom d'ambre jaune est encore con-servé par beaucoup de personnes par préférence à celui de succin. Mais il importe de ne pas confondre cette matière qui est un véritable bitume, avec l'ambre gris qui en diffère essentiellement, comme il est facile de s'en assurer en con-sultant l'article qui précède. *Voyez* succin.

AMBRE NOIR. Tout ce qui avoit la propriété électrique par frottement étoit compris par les anciens au rang des espèces d'ambres ; ensorte que beaucoup de substances dif-férentes entr'elles portoient ce nom qui devenoit générique.

Ce que l'on reconnoît actuellement comme ambre noir, est une résine appelée autrement Ladanum ou Labdanum. *Voyez* ce mot.

AMBRETTE. Semence odorante ainsi nommée à cause de son odeur qui approche de celle de l'ambre. *Voyez* Abelmose.

AMBRETTE SAUVAGE. *Jacea nigra pratensis latifolia.* Plante de la syngénésie polygamie égale de *Linneus* et de la 12ᵐᵉ. classe des fleurs à fleurons de *Tournefort.* Elle est plus connue sous le nom de Jacée des prés. *Voyez* ce mot.

AMBROISINE, THÉ DU MEXIQUE. *Chenodopium ambro-sioides, Botrys mexicana.* Plante de la pentandrie monogynie de *Linneus,* et de la 15ᵐᵉ. classe (fleurs à étamines) de *Tournefort.*

On se sert particulièrement de la feuille. *Voyez* Botrys.

AMETHISTE ou QUARTZ HYALIN VIOLET. L'Améthiste

est une pierre transparente de couleur violette, et de la nature du quartz. Elle a la propriété de faire feu avec l'acier. Sa couleur est due à des oxides métalliques, et sa dureté le rend propre à recevoir le poli.

On a donné à cette pierre le nom d'améthiste, de l'*a* privatif des Grecs, et de *metuo*, je m'enivre, parce qu'on la regardoit comme un préservatif contre l'ivresse, étant portée aux doigts ; mais on sent combien cette prétendue vertu est imaginaire.

Les améthystes d'Europe sont moins dures et moins estimées ; celles de Catalogne passent pour être les plus belles ; celles d'Auvergne sont les moins estimées.

On les taille, on les polit et on en fait des bijoux.

AMIANTE. Filet minéral, soyeux, incombustible, rangé dans l'ordre des micas. *Voyez* Arbuste.

AMIANTHOIDE. Minéral qui n'est point encore classé. Il a d'abord été nommé *Asbestoïde*, puis *Byssolite*. Il est formé de filamens verts, jaune ou bruns, luisans et élastiques. M. *Vauquelin* en a fait l'analyse, et l'a trouvé composé de

Silice	47,0
Chaux	11,3
Magnésie	7,3
Oxide de fer	20,0
Oxide de manganèse	10,0
	95,6
Perte	4,4
	100,0

On le trouve près d'Oisan, dans le ci-devant Dauphiné.

AMIDON. *Amylum*. L'Amidon est un principe immédiat des végétaux de la nature des fécules proprement dites.

L'amidon existe naturellement dans les graines céréales. On ne parvient à le séparer du gluten et des autres matières auxquelles il est uni, que par le moyen d'un travail particulier qui appartient aux amidonniers.

Les pharmaciens le séparent du gluten de la farine de froment, en malaxant de la pâte de farine sous un filet d'eau.

Les amidonniers le retirent des recoupettes et des gruaux, et des blés gâtés. *Voyez* Amidon, pag. 261 de mon ouvrage, intitulé Cours élémentaire de pharmacie-chimique etc.

AMMI DE CANDIE. *Ammi parvum foliis foeniculi.* (**Pl.** V, *fig.* 28) Semence menue presque ronde, de couleur grise brune, d'une saveur et d'une odeur aromatique qui approche de celle de l'origan ou du thim.

Cette semence produit une plante assez haute, rameuse, appelée *amioselinum*, dont les feuilles ressemblent à celles de l'aneth. Les rameaux portent en leurs sommités des petites fleurs blanches rosacées, soutenues chacune dans un calice particulier et par des péduncules réunis qui s'élèvent en divergeant, ensorte qu'elles représentent une ombelle. Le calice devient un fruit à deux petites graines canelées et rayées : la racine est grosse, ligneuse. Cette plante est de la pentandrie dyginie de *Linnæus* et de la 7me. classe de *Tournefort.* On la cultive en France, mais la semence qu'elle produit est inférieure en qualité à celle qui nous arrive de Candie : c'est cette dernière que l'on doit préférer.

L'ammi entre dans la composition de l'électuaire de baies de laurier et de la thériaque.

Cette semence est stomachique et carminative.

AMOME EN GRAPPE. *Amomum racemosum.* C'est le fruit d'une plante rameuse de la monandrie monogynie de *Linneus*, et de la classe des ombellifères de *Tournefort.* Ce fruit est formé de coques rondes, grosses comme un grain de raisin, placées triangulairement sur un pédicule commun. Elles contiennent dans leur intérieur des grains purpurins presque carrés, séparés par une petite membrane fort mince. La saveur de ces grains est âcre, leur odeur forte, pénétrante. On sépare la coque comme inutile.

On lui donne le nom d'*Amomum racemosum* à cause de la disposition du fruit qui est rangé tout au tour d'un filet commun sans être précédé d'un péduncule, ensorte qu'il représente une grappe.

La tige de la plante est rougeâtre, odorante, les feuilles en sont longuettes, étroites, et les pétales de ses fleurs sont blancs.

L'amomum nous est apporté des grandes Indes, en coques et non pas en grappes. On doit le choisir le plus récent et le plus odorant possible. Son nom lui vient de *præstans*, remède par excellence. C'est un puissant stomachique, carminatif et emménagogue. Il entre dans la thériaque et l'électuaire béni laxatif.

AMOMI. Nom que les anglais donnent à un fruit qui nous vient des Indes, et qui est connu en France sous celui de poivre de la Jamaïque. *Voyez* ce mot.

AMOMUM *Plinii* , *Sonlanum fruticosum Bacciferum*. Fruit rouge de la grosseur d'une petite cerise qui renferme plusieurs petites semences disséminées dans une substance pulpeuse succulente.

Ce fruit appartient à un petit arbrisseau que l'on cultive dans les jardins, et dans des caisses ou pots comme plante d'ornement. Le végétal qui le produit est de la pentandrie monogynie de *Linneus*. Il n'est d'aucun usage en médecine.

AMORPHE. Nom que les minéralogistes donnent aux substances minérales dont la cristallisation est confuse, vague, indéfinissable, et qui ne présente aucune forme extérieure, aucun caractère géométrique qui puisse servir à les classer.

AMPELITE. Argille schisteuse graphique qui contient du fer, et souvent du sulfure de fer. *Voyez* Pierre ampélite.

AMPHIBIOLITES. Terme générique qui s'applique particulièrement aux animaux que l'on regardoit anciennement comme amphibies, c'est-à-dire, comme vivans sur terre et dans l'eau, et qui ont été pétrifiés par accident dans l'intérieur de la terre.

Les amphibiolites comprennent particulièrement les animaux crustacés pétrifiés, telles sont les gammarolites, ou crabes pétrifiées, les cancrites ou cancres pétrifiés.

AMPHIBOLE. Ce mot signifie *équivoque ou ambigue*. On l'a donné à l'horn-blende minéral composé de bases salifiables et de fer dans des proportions qui ne sont pas constantes, d'où il résulte plusieurs variétés. *Voyez* Horn-blende.

AMPHIGENE. Ce mot signifie qui a une double origine. *Delille* a nommé ce minéral *grenat* d'un blanc cristallin : *Daubenton* le nommoit *grenalite leucite*.

L'amphigène est une pierre dure, infusible au chalumeau : elle raie difficilement le verre. Sa pesanteur spécifique est de 2,4684.

Ses cristaux se trouvent principalement parmi les déjections volcaniques : ils sont communs aux environs de Naples et dans les diverses autres contrées de l'Italie.

M. *Klaproth* en a fait l'analyse et y a trouvé

Silice . . . . 53 à 54
Alumine . . . . 24 à 25
Potasse . . . . 20 à 22

AMPHIHEXAEDRE. On nomme ainsi un cristal, lorsqu'en mesurant les surfaces suivant deux directions différentes, on a deux contours hexaèdres, tel que l'*oxinite amphihexaèdre*.

AMYGDALOÏDE. Terme technique des naturalistes, des minéralogistes, des artistes, pour exprimer une substance parsemée de corps blancs qui imitent les amandes disséminées sur le nougat. C'est ainsi qu'en parlant du benjoin parsemé de larmes blanches, on lui donne le nom de benjoin *amygdaloïde.*

Les minéralogistes nomment de même les pierres qui renferment des especes de noyaux ou de globules enchatonnés dans la masse ; tels que les poudings d'Angleterre ou de France.

ANACARDE. *Semecarpus anacardium.* Fruits d'un arbre de la pentandrie – trigynie de *Linneus,* qni croît dans les Indes Orientales, le Malabar et les îles Philippines.

L'Anacarde a la figure du cœur d'un oiseau qui porte ce nom, d'où il a été ainsi nommé. Il est de la grosseur d'un pouce environ, couvert d'une membrane épaisse, coriacée, noirâtre ; il renferme une amande blanche nourrissante, assez bonne à manger, et de nature huileuse.

Les feuilles de l'arbre qui porte ce fruit, sont longues d'un pied, ses fleurs sont petites et blanches, les fruits sont charnus et portent à l'extrémité le noyau qui est à proprement parler l'anacarde.

L'anacarde est peu d'usage actuellement en France. On se sert dans les Indes, du suc âcre qui a adhéré à la partie intérieure de l'écorce, en le combinant avec la chaux vive, pour marquer le linge en caractère d'un brun noir, indélébile. Ce même suc mêlé avec de l'huile et du sucre est employé dans le pays, dans les maladies syphilitiques : on le donne aussi dans la mélancolie. On assure qu'il est propre à fortifier la mémoire.

L'amande est nutritive.

ANACARDE ANTARTIQUE. *Swietenia mahogani.* ACAJOU. Fruit d'un grand arbre des Indes Occidentales de la décandrie monogynie de *Linneus,* connu sous le nom d'acajou. *Voyez* noix d'acajou.

ANALOGIQUE. Terme de cristallographie. On désigne sous ce nom un cristal lorsque sa forme présente plusieurs analogies remarquables, tel que le carbonate de chaux analogique.

ANALCIME. Ce mot signifie sans vigueur. M *Hauy* a donné le nom d'*Analcime* à un minéral qu'a decouvert *Dolomieu* dans les îles Cyclopes près de Catane, parce que ce minéral s'électrise très-foiblement par le frottement.

Dolomieu l'avoit nommé Zéolithedure.

On rencontre l'analcime dans les laves : sa forme est trapézoïdale , ayant pour origine le cube : il raie légèrement le verre. Sa pesanteur spécifique est à-peu-près égale à 2. Sa cassure présente des ondulations ; il se fond au chalumeau en un verre et demi transparent. Ses cristaux sont tantôt opaques , tantôt diaphanes.

ANAMORPHIQUE. Terme de cristallographie que l'on applique à un cristal , lorsqu'on ne peut lui donner la position la plus naturelle , sans que celle du noyau ne se trouve renversée. Tel est le stilbite anamorphique. (*Hauy*).

ANANAS. *Bromelia ananas.* L'Ananas est le fruit d'une plante que l'on cultive dans l'Amérique méridionale , à cause de son goût délicieux.

La plante qui donne l'ananas est pérenne , et appartient à l'hexandrie monogynie de *Linneus* et aux liliacées de *Tournefort.*

On compte cinq espèces d'ananas. La première appelée ananas commun : c'est l'*ananas aculeatus , fructu pyramidato , carne aureâ.*

La seconde est l'*ananas aculeatus , maximo fructu conico.*

La troisième est le gros ananas blanc. *Ananas aculeatus , fructu ovato , carne albitâ.*

La quatrième l'ananas pomme de renette. *Ananas aculeatus fructu ovato , carne aureâ.*

La cinquième , l'ananas pitte. *Ananas non aculeatus , pitta dictus.* On confond cette espèce avec le caraguata. Il est également bon à manger.

La première espèce est celle que l'on cultive par préférence. La racine en est grosse , fibreuse ; elle pousse de son collet plusieurs feuilles semblables à celles du roseau , longues de deux à trois pieds , (1 mètre) de couleur vert-gay , quelquefois parsemées de pourpre , fermes , creusées en goutière , garnies de dents aiguës , courtes et roides.

Du centre de ses feuilles s'élève une tige haute de deux pieds, (650 mill.) de la grosseur du doigt , ferme , cassante et garnie de quelques feuilles pareilles à celles du bas , mais plus petites. Cette tige soutient à son sommet une rose formée de plusieurs feuilles très-courtes et pointues , de couleur de feu ou de cerise , lesquelles cachent le fruit qui grossit peu-à-peu , prend quelque tems après la forme de pin , et enfin se trouve chargé de plusieurs fleurs bleuâtres , d'une seule pièce, à trois pointes, et longues d'un demi-pouce : (13 milli.) elles sont soutenues chacune par un embryon triangulaire qui ressemble à l'écaille d'une pomme de pin. Cet embryon devient un fruit dont la chair est aussi ferme que celle d'un citron, jaunâtre en dehors, blanchâtre en dedans, d'une odeur et d'un goût très-agréable pareil à ceux du meilleur melon et de l'abricot le plus exquis : son suc est légèrement acide et rafraîchissant. Les semences qu'il renferme sont moitié plus petites que celles de la lentille, elles sont applaties et roussâtres. Ces embryons sont étroitement unis ensemble, et sont creusés légèrement à l'endroit où posoit la fleur. Le sommet de ce fruit est garni d'un paquet de feuilles colorées qui étant mises à terre, poussent et produisent une nouvelle plante.

Nous ne jouissons pas de ce fruit, dans nos pays, dans son état récent : on le cultive dans les serres chaudes; mais il n'y acquiert pas le bon goût qui distingue l'ananas de l'Amérique méridionale. On nous l'envoie confit au sucre : il est analeptique et emménagogue. On prépare dans le pays, avec son suc, un vin qui vaut le malvoisie.

ANATASE, SCHORL-BLEU, OCTAÉDRITE, OISANITE. Minéral qui cristallise en octaèdre. Il a la propriété de rayer le verre, et il est sensiblement électrique par communication, ce qui a fait soupçonner à M. *Hauy* qu'il contenoit une substance métallique. Sa pesanteur spécifique est de 3,8171.

L'anatase est infusible au chalumeau; mais il se fond à l'aide du borax qu'il colore en vert émeraude; en brun hyacinthe, en bleu ou blanc, suivant le degré de feu qu'on lui fait subir. On soupçonne qu'il contient du chrome.

L'anatase se trouve à Vaujain près d'Allemont, sur les montagnes voisines du bourg d'*Oisans*, d'où il a été nommé *Oisanite*.

ANCOLIE. *Aquilegia vulgaris, flore simplici.* Plante de la polyandrie tétragynie de *Linneus* et de la 11ᵐᵉ classe (anomale) de *Tournefort*.

L'ancolie est une plante annuelle dont la tige s'élève à la hauteur d'un pied et demi : (492 mill.) cette tige est menue, ferme, un peu velue, rougeâtre, rameuse; ses feuilles ressemblent à celles de la grande Chélidoine, elles sont un peu plus ronde, de couleur verte, et précédées de longs pétioles; ses fleurs sont panachées, composées de deux sortes de pétales dont cinq sont plats, et cinq sont creux, semblables à un cornet, entremêlés de couleur bleue, et quelquefois rouge.

Le pistil devient un fruit à plusieurs loges ou capsules déposées en manière de têtes, et remplies de semences menues, ovales, aplaties, noires, luisantes : sa racine est grosse, blanche, garnie de fibres, d'une saveur douceâtre.

Les feuilles servent dans les maladies de la peau , dans la jaunisse.

Les semences sont mucilagineuses et huileuses ; elles entrent dans la composition des pilules d'ancolie auxquelles cette plante a donné le nom.

ANDRÉARBERGOLITHE. Nom donné par M. *Lamétherie* à une pierre blanche cruciforme que M. *Hauy* appelle *Harmotome. Voyez* Harmotome.

ANDRÉOLITHE. Pierre blanche cruciforme , la même que la précédente. *Voyez* Harmotome.

ANÉMONE. *Anemone silvestris alba.* On en distingue deux espèces , l'une cultivée , l'autre sauvage. On cultive l'anémone à cause de la beauté de sa fleur. Elle appartient à la classe des rosacées de *Tournefort* , et à la syngénésie polygamie nécessaire de *Linneus.*

La fleur de cette plante est généralement connue. Son pistil devient un fruit composé de plusieurs graines ramassées en manière de tête. Sa racine est tubéreuse et contient un peu de camphre.

On se sert de cette plante extérieurement dans les errhines , dans les collyres pour les ulcères des yeux.

L'anémone , est aussi rangée dans les dicotylédones , polypetales , étamines hypogines , c'est-à-dire , les étamines sous le pistil.

ANET. *Anethum graveolens.* Plante de la pentandrie dyginie de *Linneus* et de la famille des ombelliféres de *Tournefort.*

Cette plante est annuelle et a beaucoup de ressemblance avec le fenouil : son odeur est moins agréable , ce qui lui a fait donner le nom de fenouil puant.

Les tiges de l'anet s'élèvent à la hauteur de trois à quatre pieds; (1 mètre 325 mill.) ses feuilles sont découpées en filamens et menus , odorantes ; ses fleurs naissent en ombelles aux sommités des tiges : elles sont jaunes , disposées en roses à cinq feuilles. Le calice devient un fruit à deux graines plates , ovales et de médiocre grosseur ; elles sont canelées sur le dos avec une bordure assez déliée , leur saveur est âcre , et leur couleur devient jaunâtre en séchant.

On prépare en pharmacie une huile par macération avec les sommités de l'anet , une huile par expression et par distillation avec les semences.

Les sommités et la semence entrent dans plusieurs compositions de pharmacie.

Toute la plante est carminative , hypnotique , et lactifère

On emploie la semence dans les coliques, dans le hoquet, le vomissement.

ANGELIQUE. *Angelica seu archangelica.* Plante de la pentandrie digynie de *Linneus*, et de la classe des ombellifères de *Tournefort*.

Son nom lui vient de ses propriétés qui sont éminentes. Sa tige s'élève à la hauteur de trois pieds; (1 mètre) elle est grosse', d'un vert rougeâtre principalement à sa base, creuse et odorante. Ses feuilles sont grandes, dentelées et rangées sur une côte branchue qui est terminée par une feuille. Les fleurs naissent aux sommités des tiges en ombelles, de couleur blanchâtre; chacune d'elles à cinq pétales disposées en rose à l'extrémité du calice : celui-ci devient un fruit à deux graines, longues et de médiocre grosseur. La racine est une tête assez grosse à laquelle adhèrent plusieurs fibres longues d'un demi-pied, (162 mille) noirâtres en dehors, blanches en dedans. Toute la plante a une odeur et une saveur aromatique tirant sur le musc.

L'angélique est stimulante, carminative, sudorifique; elle excite la salivation; on l'emploie dans les foiblesses d'estomac, dans les flatuosités.

Toute la plante est d'usage en pharmacie. On prépare une eau distillée avec les feuilles, les fleurs, les semences, la racine sèche. On prépare une conserve, un extrait avec la racine. Cette dernière, ainsi que la semence, entrent dans plusieurs compositions de pharmacie.

ANGUSTURA. *Brucea ferruginea. Voginoos.* Ecorce d'une couleur rouillée de fer, qui nous est apportée de l'île de la Trinité et de la Floride. L'arbre qui produit cette écorce est encore inconnu : il croît dans l'Abyssinie, au rapport de *Miller*. On lui a donné le nom de *Brucea ferruginea*, de celui de *Bruce* qui le premier nous l'a fait connoître. Son nom de pays est celui de *Woginoos*.

La principale vertu médicinale de l'angustura est d'être anti-dysentérique. C'est mal-à-propos qu'on l'a confondu avec les espèces de quinquina.

ANIL. *Nil inodorum color. Herba roris marini facie. Indigofera tinctoria.* Plante de la diadelphie décandrie de *Linneus*, que l'on cultive dans l'Inde et dans l'Afrique.

La tige de cette plante s'élève à la hauteur de deux pieds (650 mille) ou environ; il naît, tout au tour, des feuilles courtes, épaisses, qui ont beaucoup de ressemblance à celles du romarin, qui sont sans odeur : à ces feuilles succèdent des fleurs papillonacées, rougeâtres, lesquelles sont suivies de fruits à gousses longues recourbées, contenant des semences oblongues par les deux extrémités, de couleur d'olives. Toute la plante a une saveur amère. Son usage le plus important est de fournir une matière colorante connue sous le nom d'indigo. *Voyez* ce mot.

L'anil nous vient sec des Indes et de l'Afrique : il est vulnéraire, détersif ; il convient dans les maladies pédiculaires, étant employé extérieurement. On en fait usage intérieurement pour arrêter la diarrhée, et les lochies trop abondantes.

ANIMAUX. (DES) On donne généralement le nom d'*animal* à tout corps organisé qui a vie, et qui a de plus la faculté de se mouvoir spontanément. Les philosophes comprennent l'homme parmi les animaux ; mais ils le placent dans une classe particulière et de suprématie, parce qu'il surpasse en dignité tous les êtres matériels et organisés ; qu'il est doué d'une intelligence immatérielle qui est émanée de la divinité elle-même, à qui il doit son origine, qui l'anime, l'éclaire, lui donne l'empire sur tous les êtres créés, et lui mérite le surnom de *raisonnable*. L'histoire de l'homme appartient au naturaliste chargé d'écrire ou d'enseigner l'histoire générale de la nature. Un penchant secret nous presse de travailler de tout notre pouvoir à nous bien connoître nous-mêmes, avant de porter nos regards sur les êtres que nous sommes fondés à considérer comme inférieurs à nous ; mais pour avoir une belle description de l'homme, il faut consulter l'immortel *Buffon*, le premier et le seul grand peintre de la nature ; les historiens qui ont écrit après lui, ont senti la difficulté de dire mieux ; cependant on prolonge sa jouissance, on ajoute à sa première instruction, en prenant le livre du célèbre *Daubenton*, où il a consigné l'histoire naturelle de l'homme, et en la lisant avec une attention réfléchie.

Lorsque nous examinons les végétaux, nous reconnoissons que ce sont des corps vivaces ; mal-à-propos on tenteroit de chercher en eux des caractères ou des principes organiques qui leur fissent supposer quelqu'analogie avec les animaux ; il y a, quoiqu'on en ait osé dire, autant de différence entre les animaux et les végétaux, qu'il y en a entre l'un ou l'autre de ces corps organisés avec les minéraux. Je sais très-bien que l'on voudra absolument admettre la prétendue analogie que je récuse, en me présentant, pour objet de comparaison, d'abord l'organisation d'un végétal, qui est composée de vaisseaux communs, propres, aériens, secrétoires et excrétoires, que l'on me donnera pour exister à-peu-près de même dans les animaux ; je sais que l'on me citera, pour système d'analogie, l'acte de la génération, et les moyens de multiplications qui s'opèrent d'une manière presque uniforme dans les deux ordres végétaux et animaux ; mais arrêtons-nous d'abord à l'organisation, et examinons si en effet il y a quelqu'analogie entre ces deux genres de corps organiques. J'aperçois dans les animaux, non pas seulement des vaisseaux, mais une multitude d'organes, des viscères dont les fonctions sont toutes essentielles, toutes indispensables à la vie ; j'aperçois dans les animaux du mouvement, des sens physiques dont l'absence d'un seul est une imperfection dans l'individu à qui il manque ; j'y rencontre des parties fluides molles et dures ; j'y reconnois deux fluides qui se prêtent un secours mutuel, qui se maintiennent dans un heureux équilibre qui constate une saine vigueur, qui partent d'un centre commun pour se porter à toutes les extrémités, en se distribuant dans une infinité de rameaux, et qui, par un prodige étonnant, viennent se rendre au point d'où ils étoient partis, pour s'en éloigner de nouveau, sans que ce jeu d'oscillation soit jamais interrompu pendant tout le cours de la vie animale ; le mécanisme animal ressemble-t-il à celui d'un végétal, et peut-on dire que les fonctions animales soient aussi les mêmes ? Bien certainement il y a une dissemblance frappante ; et, comme nous l'avons deja dit, il y a loin d'un corps vivace à un corps vivant. Les végétaux s'alimentent d'hydrogène et expirent l'oxigène, tandis que les animaux, excepté la classe des vers, s'alimentent d'oxigène et expirent l'hydrogène. Un caractère bien frapant qui distingue encore les animaux des végétaux, c'est que les premiers recèlent de l'azote, tandis qu'il n'y a que quelques végétaux qui, par une exception particulière, en contiennent, et qui donnent de l'alcali volatil ou de l'ammoniaque, par la fermentation putride. L'irritabilité et la sensibilité sont encore des facultés qui appartiennent exclusivement aux animaux. On ne peut pas raisonnablement dire qu'un végétal soit irritable ni sensible ; il n'est, d'après l'opinion du plus grand nombre des physiciens, que contractile et soumis à la loi de l'attraction.

Toutes les fonctions des animaux se réduisent à huit genres, qui concourent simultanément à former ce que l'on entend par animal parfaitement organisé. Ces huit genres comprennent la respiration, la circulation, la sécrétion, la digestion, la nutrition, la génération, l'irritabilité et la sensibilité. Tous les animaux ne jouissent pas également complétement des avantages que produit la réunion de ces huit genres de fonctions physiques animales, et c'est sur le plus ou le moins de ces fonctions réunies dans les espèces, que les naturalistes et particulièrement M. *Daubenton*, ont établi leur méthode de classification des animaux. L'homme réunit toutes ces fonctions avec le plus d'énergie. Viennent ensuite les quadrupèdes, les cétacés, les oiseaux, les quadrupèdes ovipares, les poissons, les insectes, les vers et les polypes. Ces deux dernières classes ne les réunissent pas toutes, et parmi les premières on remarque des différences sensibles dans leurs degrés d'activité. Nous avons placé la respiration la première de toutes les fonctions animales, parce que sans elles toutes les autres ne peuvent plus avoir lieu. Ici, nous empruntons la diction du célèbre *Fourcroy*, dont la précision des définitions, et le charme du style sont l'un et l'autre difficiles à atteindre. Le lecteur me saura gré, sans doute, d'avoir puisé dans une source aussi pure et aussi correcte.

De la respiration.

La respiration, considérée dans tous les animaux, est une fonction destinée à mettre le sang en contact avec le fluide au milieu duquel ils existent. L'homme et les quadrupèdes ont à cet effet un organe que l'on nomme poumon ; ce viscère est un amas de vesicules creuses, qui ne sont que les expansions d'un canal membraneux et cartilagineux, nommé trachée–artère, et de vaisseaux sanguins qui se répandent en formant un grand nombre d'aréoles à la surface des vésicules bronchiques ; ces vésicules et ces vaisseaux sont soutenus par un tissu cellulaire, lache et spongieux, qui forme le parenchyme du poumon. L'air distend ces vésicules dans l'inspiration ; l'oxigène de l'atmosphère se combine avec le carbone, dégagé du sang, et forme l'acide carbonique qui s'exhale avec l'azote ; une certaine quantité d'hydrogène se dégage aussi du sang veineux, et en s'unissant à l'oxigène atmosphérique, forme de l'eau qui s'exhale avec l'air expiré ; souvent il arrive qu'une portion d'hydrogène se combine avec l'azote et forme de l'ammoniaque, ce qui occasionne une haleine fétide, insupportable, sur–tout aux personnes qui mangent beaucoup plus de matières animales que de végétales ; une autre portion d'eau provenant immédiatement de la transpiration pulmonaire, se dissout dans l'air de l'expiration. Le calorique séparé du gaz oxigène, s'unit au sang et lui redonne la température de 32 à 33 degrés. Ainsi l'usage de cette fonction consiste dans la formation du sang, dans la production de sa température et dans la perte de plusieurs principes surabondans qui surchargent ce liquide par l'addition du chyle et les changemens qu'il éprouve en circulant dans tout le corps. Sans cette fonction de la respiration, il n'y auroit point de circulation. C'est le calorique du gaz oxigène qui se combine avec le sang, lui donne sa température et entretient sa fluidité ; c'est la quantité d'air et la vitesse avec laquelle il est inspiré, qui fait que le sang est plus ou moins chaud. Le sang est à une température plus élevée dans les hommes et tous les animaux à poumons, dans les climats froids et les saisons froides, que dans les climats et les saisons dont la température est plus élevée, parce que le viscère du poumon reçoit une plus grande quantité d'air inspirable, sous un volume égal, à raison de l'état de condensation dans lequel il se rencontre.

Dans les cétacés, la fonction de la respiration se fait de la même manière que dans l'homme et dans les quadrupèdes ; seulement comme il y a une communication immédiate entre les deux oreillettes, ces animaux peuvent rester quelque tems sans respirer.

La fonction de la respiration paroît beaucoup plus étendue dans les oiseaux. Les anatomistes ont découvert dans le ventre des animaux, des organes spongieux, vésiculaires, qui communiquent avec leurs poumons, et ces derniers s'étendent jusques dans les os des ailes, qui sont creux et sans moële, par un canal placé au haut de la poitrine, et qui s'ouvre dans la partie supérieure et renflée de l'humérus. Cette belle découverte due à Camper, nous apprend que l'air passe des poumons des oiseaux dans leurs ailes, et que ce fluide, raréfié par la chaleur de leurs corps, les rend très-légers et favorise singulièrement leur vol. L'étendue de l'organe pulmonaire fait connoître aussi pourquoi la température du sang des oiseaux est plus élevée que celle du sang de l'homme, des quadrupèdes et des cétacés. La nature de ce fluide doit aussi en recevoir les modifications particulières, auxquelles sont dues des différences que l'on trouve dans leur chair et dans tous leurs organes solides.

Les poissons ont des ouïes ou branchies au lieu de poumons ; ces organes sont formées de franges membraneuses, disposées sur un arc osseux et chargées d'une très-grande quantité de vaisseaux sanguins. L'eau entre par l'ouverture de la bouche des poissons ; elle passe à travers les franges qui s'écartent les unes des autres ; elle presse et agite le sang, et elle ressort par des ouvertures situées aux deux parties latérales et postérieures de la tête, sur lesquelles sont placées

deux soupapes osseuses, mobiles, nommées opercules et soutenues par la membrane branchiale. *Duverney* pensoit que
les branchies séparoient l'air contenu dans l'eau ; mais *Vicq-
d'Azir* qui s'est beaucoup occupé de l'anatomie des poissons,
pensoit que l'eau faisoit fonction d'air dans les branchies
de ces animaux. Il est certain que comme les poissons ne
respirent point d'air, conséquemment il n'y a point formation d'acide carbonique, leur sang n'a point le degré de
chaleur que le gaz oxigène de l'air atmosphérique communique aux animaux qui respirent ce fluide élastique ; il ne
paroît pas non plus être de la même nature que le sang
de l'homme, des quadrupèdes et des oiseaux.

La respiration s'opère chez les insectes par intus - sus-
ception, au moyen de deux canaux ou trachées placées
tout le long du dos, auxquels aboutissent, de chaque coté,
d'autres canaux plus petits qui se terminent à la partie
latérale de chaque anneau, par une petite fente nommée
stigmate.

Les stigmates paroissent destinés à expirer quelques fluides
élastiques au moins autant qu'à la respiration de l'air. Ces
animaux ne meurent pas promptement dans le vide, tandis
que si on les enduit d'huiles ou de vernis, ils ont des convulsions et meurent au bout de quelques instans.

Les vers ont une organisation encore moins parfaite ; on
ne connoît aucune espèce de respiration dans les polypes
qui sont moins parfaits pour cette fonction que les végétaux
dans lesquels on aperçoit des trachées.

De la circulation.

La circulation est une des premières et plus importantes
fonctions de la vie ; c'est elle qui l'entretient ; lorsqu'elle
cesse, l'animal meurt sur-le-champ les organes qui y président sont le cœur, les artères et les veines.

Le cœur est un muscle conique, qui a dans son fond
deux cavités que l'on nomme ventricules. A sa base sont deux
sacs creux nommés oreillettes ; du ventricule gauche sort
une grosse artère, nommée aorte, qui distribue le sang
dans tout le corps ; du ventricule droit part aussi une artère
d'un égal volume, appelée artère pulmonaire, parce qu'elle
se ramifie dans les poumons ; l'oreillette droite reçoit le sang
qui revient de tout le corps par les veines caves; ce fluide
passe de l'oreillette droite dans le ventricule droit, de ce
dernier il est versé dans les poumons par l'artère pulmo-

naire, et il est ramené par les veines pulmonaires dans l'oreillette gauche ; de celle-ci, il passe dans le ventricule gauche
puis dans l'aorte qui le porte à toutes les parties. Ce mouvement
qui se passe ainsi dans l'homme, constituent deux espèces de
circulation, celle de tout le corps et la circulation pulmonaire ;
cette dernière a été connue avant l'autre dont on doit la
découverte à l'illustre *Harvée*, médecin anglais.

Dans les quadrupèdes, les cétacés et les oiseaux, cette
fonction est absolument la même que dans l'homme.

Dans les poissons, le cœur n'a qu'un ventricule, et les poumons ou les ouïes ne reçoivent point de sang par une cavité
particulière du corps.

Dans les reptiles, elle s'exécute comme dans les poissons.

Les insectes et les vers ont un cœur formé par une suite
de nœuds qui se contractent les uns après les autres ; leurs
vaisseaux sont très-petits ; leur sang est froid et incolore.

Les polypes n'ont ni cœur ni vaisseaux ; on ignore si ils
sont constitués de manière à opérer cette fonction.

De la sécrétion.

La sécrétion est une fonction par laquelle il se sépare du
sang, dans différens organes, des sucs destinés à des usages
particuliers, comme la bile dans le foie, etc. Cette fonction
est une des plus répandues dans tous les animaux ; elle s'opère
dans toutes les classes ; mais il est impossible de la parcourir
sans entrer dans des détails très-étendus. Il nous suffira d'observer que dans tous les animaux chez lesquels il y a une
véritable circulation, la sécrétion suit les mêmes lois que dans
l'homme, et qu'elle paroît même se faire dans la plupart des
animaux qui n'ont point de cœur. Outre l'analogie qu'il y a
nécessairement entre l'homme et les animaux qui jouissent
des mêmes organes que lui, relativement à la fonction dont
il s'agit, chaque classe d'animaux offre très-souvent des sécrétions particulières qui ne se rencontrent pas dans l'homme ;
tels sont le musc et la civette dans les quadrupèdes, le blanc
de baleine et l'ambre gris dans les cétacés, le suc huileux
destiné à enduire la plume des oiseaux, l'humeur virulente
de la vipère, le fluide gluant des écailles de poissons, les
sucs àcres et acides des buprestes, des staphilins, des fourmis,
des guêpes parmi les insectes ; le mucilage visqueux des limaces,
le suc colorant de la pourpre, et un grand nombre d'autres
que l'histoire naturelle de chaque animal en particulier fait
connoître.

De la digestion.

La digestion est la séparation de la matière nutritive contenue dans les alimens, et son absorption par des vaisseaux particuliers nommés *chyleux* ; elle s'opère dans un canal continu depuis la bouche juqu'à l'anus, et qui dans l'homme se renfle vers le haut de l'abdomen. Ce renflement est appelé estomac ou ventricule. Le canal alimentaire se rétrécit ensuite ; il se contourne en différens sens, et prend le nom d'intestins. Ce long tube qui est formé de fibres charnues et de membranes, est destiné à arrêter les alimens, de manière à en extraire tout ce qu'ils contiennent de substance nutritive : il y a , en outre, aux environs de l'estomac, d'autres organes glanduleux dont l'office est de préparer des fluides propres à stimuler l'estomac et les intestins, et à extraire la partie nutritive des alimens ; ces organes sont le foie, la rate, le pancréas. La bile et le suc pancréatique coulent dans le premier intestin nommé duodenum, et se mêlent aux alimens. Avant ce mélange, les alimens sont dissous dans l'estomac par le suc gastrique.

Tout le trajet des premiers intestins est rempli de bouches vasculaires destinées à pomper le chyle. Ces vaisseaux le portent dans le réservoir lombaire, dans le canal thorachique, et le fluide chyleux est versé dans la veine souclavière gauche, dans laquelle il se mêle au sang. Tels sont en peu de mots, le mécanisme et les phénomènes de la digestion dans l'homme.

Les quadrupèdes diffèrent beaucoup entr'eux par la forme de leurs dents, de l'estomac et des intestins. Il est de ces animaux qui n'ont point du tout de dents, comme le fourmilier et le pholidote, qui ne mangent que des alimens mous ; d'autres n'ont que des dents molaires, tels que le paresseux et le tatou ; quelques uns, comme l'éléphant et la vache marine, ont des molaires et des canines ; enfin, le plus grand nombre ont les trois genres de dents, molaires canines et incisives ; mais leur nombre, leur position, leur force, varient singulièrement. Ce qu'il y a de plus frappant dans cette disposition diverse des dents, c'est que d'après la remarque faite par Aristote, Galien, etc. ; il y a un rapport constant entre le nombre et la position de ces os et la forme de l'estomac. En effet, tous les quadrupèdes qui ont des dents incisives dans les deux machoires, comme le cheval, le singe, l'écureuil, le chien, le chat, etc. , n'ont qu'un ventricule membraneux, comme l'homme. Les anatomistes nomment ces animaux, *monogastriques;* la digestion s'exécute chez eux, absolument de la même manière que chez l'homme. Les quadrupèdes qui n'ont des dents incisives qu'à la machoire inférieure, sont polygastriques et ruminans, comme le chameau, la girafle, le bouc, le bélier, le bœuf, le cerf et le chevrotin.. Ces quadrupèdes sont ordinairement bisulques et armés de cornes ; ils ont tous quatres estomacs. Le premier est nommé dans le bœuf, la panse, l'herbier ou double ; il est le plus grand et il est divisé en quatre autre sacs ; il reçoit les alimens en même tems que le second ou le chapeau, bonnett, réseau, qui s'ouvre dans la panse par un large orifice ; les alimens herbacés contenus dans ces organes s'y dilatent, l'air s'y raréfie, ils stimulent les nerfs de ces viscères et ils excitent un mouvement anti-péristaltique qui les porte dans l'oésophage et dans la bouche, où ils sont, de nouveau, broyés par les dents molaires ; réduits en une espèce de pâte molle par cette opération, ils sont, ainsi que la boisson, conduits par une nouvelle déglutition dans le troisième estomac, le feuillet ou pseautier, *omasus*, à l'aide d'un demi canal creusé depuis l'oésophage jusqu'à ce ventricule ; enfin, ils passent bientôt du feuillet dans la caillette ou franche mulle, où ils éprouvent la véritable digestion. Les intestins des ruminans sont aussi beaucoup plus étendus que ceux des quadrupèdes monogastriques.

Les cétacés ressemblent entièrement à ces derniers pour le mécanisme de cette fonction.

Les oiseaux diffèrent entr'eux par la structure de leur estomac ; dans les uns il est membraneux, et dans les autres il est charnu ou musculeux. Les premiers, que l'on peut appeler *hyménogastriques*, sont carnivores ; tous les oiseaux de proie sont de cette espèce ; leur estomac contient un suc très-actif, capable de ramollir les os, suivant les expériences de Réaumur ; leur bile est aussi très-âcre. Les seconds qui méritent le nom de *myogastriques*, ne vivent que de grains ; leur estomac est formé d'un muscle quadrigastrique, revêtu d'une membrane dure et épaisse, propre à la trituration. Ces oiseaux ont aussi un cœcum (1) double.

Les poissons ont un estomac membraneux, alongé, garni de beaucoup d'appendices. Les intestins sont en général courts. On y trouve un foie et point de pancréas.

Les serpens ou reptiles présentent la même structure, leur estomac se distend d'une manière étonnante. On voit souvent des serpens avaler des animaux entiers beaucoup plus gros qu'eux.

_____

(1) Gros boyau.

Les insectes ont un estomac et des intestins bien organisés. *Swammerdam* et *Perrault* assurent que le taupe-grillon ou la courtillière des jardiniers, a quatre estomacs. C'est un estomac renflé et divisé en quatre poches, comme on peut s'en convaincre en disséquant cet insecte, très-commun dans les couches et très-redouté des cultivateurs.

Les vers ont un estomac très-irrégulier; on y trouve aussi de petits intestins. Le polype semble n'être qu'un estomac, car il digère très-vîte. La même ouverture lui sert de bouche et d'anus.

Dans tous les animaux, l'appareil de la digestion présente constamment un suc destiné à dissoudre les alimens et à les convertir en chyle. Cette fonction peut être regardée comme une véritable dissolution animale.

De la nutrition.

La nutrition est une suite de la digestion et de la circulation. Les solides perdant toujours par le mouvement qu'ils exécutent, doivent être réparés, et ils le sont par la nutrition. Dans le premier âge de la vie, ils acquièrent du volume et l'animal prend son accroissement. On regarde ordinairement le tissu cellulaire comme l'organe de cette fonction, et la lymphe comme l'humeur propre à rétablir les solides. Cependant, il paroît que chaque organe se nourrit d'une matière propre et particulière, qu'il sépare ou du sang ou de la lymphe, d'un autre fluide quelconque qui l'arrose. Par exemple, les muscles se nourissent de la matière fibreuse qu'ils séparent du sang; les os extraient de la même humeur, du phosphate calcaire et une matière gélatineuse; la lymphe pure se dessèche en plaque dans le tissu cellulaire; l'huile concrescible se dépose dans ces plaques, pour donner naissance à la graisse; chaque viscère a donc sa manière particulière de se nourrir, et la nutrition de chacun d'eux est une véritable sécrétion. Le système des vaisseaux absorbans paroît concourir puissamment à l'exercice de cette fonction.

Les quadrupèdes et les cétacés ressemblent parfaitement à l'homme par les phénomènes de la nutrition. Chez les oiseaux, elle paroît s'exécuter aussi de la même manière. Chez les poissons, elle se fait beaucoup moins vîte; aussi ces animaux vivent-ils très-longtemps, et ne sait-on même pas l'âge de quelques-uns. En général, plus la nutrition et l'accroissement sont lents, plus la vie est longue.

Les insectes n'ont rien de particulier pour cette fonction; seulement, ils ne croissent que sous la forme de larves, et non sous celle de chrysalides et d'insectes parfaits. *Swammerdam*, *Malpighy* ont démontré que la larve contient sous plusieurs peaux, l'insecte parfait tout formé ; la chenille renferme aussi le papillon, dont les ailes et les pattes sont repliées.

Dans les vers et les polypes, la nutrition s'exécute dans le tissu cellulaire.

De la génération.

La génération considérée dans tous les animaux, se fait de beaucoup de manières différentes. La plupart ont besoin de l'accouplement et se rapprochent par les deux sexes distincts ; tels sont l'homme, les quadrupèdes et les cétacés.

Les femelles des quadrupèdes ont une matrice séparée en deux cavités, *uterus bicornis*, et des mamelles en plus grand nombre que la femme ; elles n'ont point de flux menstruel ; la plupart font plusieurs petits à-la-fois, et dans ce cas, la durée de leur gestation est plus courte. Plusieurs ont une membrane particulière destinée à recevoir l'urine du fœtus ; cette membrane est nommée allantoïde.

La génération des oiseaux est très-différente. Les mâles ont un organe génital très-petit et imperforé, qui est souvent double. Chez les femelles, la vulve est placée derrière l'anus : il y a des ovaires sans matrice et un canal destiné à conduire l'œuf de l'ovaire dans l'intestin. On nomme ce canal *oviductus*. L'œuf de la poule fécondé et non fécondé, a offert des faits innatendus aux physiologistes qui ont examiné les phénomènes de l'incubation. *Malpighy* et *Haller* sont ceux de ces observateurs qui ont fait les découvertes les plus importantes. Le dernier a trouvé le poulet tout formé dans les œufs non fécondés.

Chez les poissons, il n'y a pas d'accouplement décidé. La femelle dépose ses œufs sur le sable : le mâle passe dessus et y darde la liqueur séminale, appelé laite ou laitance, qui est propre sans doute à les féconder ; ces œufs éclosent ensuite au bout de certain tems.

Les mâles de plusieurs quadrupèdes ovipares on un organe double ou fourchu.

Les serpens naissent aussi par suite de l'accouplement, de la fécondation des œufs et de l'insolation. La vipère est vivipare ; mais l'incubation de l'œuf se fait dans la matrice de la vipère, au lieu de se faire sur le sable par la chaleur du soleil, et l'animal ne jouit de sa liberté qu'au moment de sa sortie de la matrice, dont le passage est trop étroit pour permettre son issue avec l'enveloppe de l'œuf qui le recéloit et qui se brise dans le passage.

Les insectes offrent eux seuls toutes les variétés qui se rencontrent chez les autres animaux. Il en est qui ont les deux sexes dans deux individus séparés, c'est même le plus grand nombre. Chez d'autres la reproduction se fait avec ou sans accouplement, comme dans le puceron. Il faut lire ce qu'a écrit *Charles Bonnet*, d'après les expériences qu'il a faites. Un de ces insectes, renfermé seul sous un verre, produit un grand nombre d'autres pucerons. L'organe des insectes mâles est renfermé dans le ventre ; on le fait sortir en pressant légèrement l'extrémité de cette partie ; il est ordinairement armé de deux crochets destinés à saisir la femelle. La place de ces organes est très-variée ; aux uns il est au haut du ventre et près du corcelet, comme dans la famille de la demoiselle, *libellula* ; d'autrefois il est à l'extrémité de l'antenne, comme dans l'araignée mâle. Les insectes multiplient prodigieusement ; ils sont presque tous ovipares, excepté le cloporte.

Les vers sont androgynes ; chaque individu a les deux sexes, et l'accouplement est double, ainsi qu'on l'observe dans le ver de terre, le limaçon.

Adanson ajoute que les bivalves, animaux à coquilles ou à conques, n'ont point d'organe de la génération, et reproduisent leurs petits sans accouplement ; ces vers sont vivipares. Les univalves ou limaçons sont ovipares ; les petits sortis ou du ventre de la mère ou des œufs, ont leur coquille toute formée.

Les polypes sont les animaux les plus singuliers pour la génération ; ils produisent par boutures : il se sépare, de chaque polype en vigueur, un bouton qui s'attache à quelque corps voisin, et y prend de l'accroissement ; il se forme aussi à leur surface des polypes, comme les branches que poussent les troncs d'arbres.

Les phénomènes de la génération sont encore sous le voile du mystère. Tout ce que les savans naturalistes ont dit pour les expliquer ou résoudre, ne sont que des systèmes qui laissent beaucoup à desirer. On peut consulter la Physiologie de *Haller*, la Vénus physique de *Maupertuis*, l'Histoire naturelle de *Buffon*. *Charles Bonnet* est un des physiciens qui s'est le plus étendu sur cet objet, dans ses Considérations sur les corps organisés. Il paroît que dans tout le règne animal, les œufs préexistent dans la femelle, et que la liqueur fécondante du mâle ne fait que donner le premier mouvement, d'où dépend le développement de toutes les parties de l'animal. Cette liqueur fécondante est tellement bien combinée dans ces principes, qu'elle conserve toute sa propriété active, quoique délayée dans l'eau, comme on le voit dans le sperme de la grenouille.

De l'irritabilité.

L'irritabilité est la propriété qu'ont certains organes, appelés muscles, de se contracter, c'est-à-dire, de se raccourcir par l'action d'un stimulus quelconque qui les touche. Les muscles de l'homme, des quadrupèdes, des cétacés et des oiseaux, se ressemblent; ils sont tous également rouges, formés de fibres réunies par faisceaux de différentes formes, recouverts et garnis de membranes argentées, nommées aponévroses, et terminés par des cordes plattes ou arrondies, nommées tendons.

Chez les poissons, les muscles sont blancs et beaucoup plus irritables que ceux qui sont rouges. Dans les quadrupèdes ovipares et les serpens, l'irritabilité est encore plus forte; elle dure long-tems après la mort de l'animal. On remarque que les animaux à sang-froid conservent plus long tems cette propriété que les animaux à sang chaud, chez qui elle se perd, à mesure que ce fluide se refroidit.

Les insectes ont leurs muscles placés dans l'intérieur de leurs os, qui sont creux et de la nature de la corne. On peut l'observer dans la cuisse renflée de la sauterelle verte, nommée sauterelle à sabre.

Les muscles des vers sont très-pâles et très-irritables; ils sont même très-forts, sur-tout dans les vers recouverts, qui ont une coquille pesante à mouvoir.

Les polypes sont très-irritables, ils se contractent et se resserrent en un seul point, ils meuvent leurs bras avec une agilité singulière, ils les replient très promptement; cependant leur structure ne paroît pas musculeuse.

C'est à l'irritabilité que l'on attribue le pouvoir qu'ont les animaux de se transporter d'un lieu dans un autre, et d'exécuter un grand nombre de mouvemens, pour écarter les choses nuisibles, et se procurer celles qui leur sont utiles. Peu importe, qu'elle soit la cause de l'irritation qu'éprouve l'animal, qu'elle soit véhémente, moyenne ou foible, elle existe ou par la volonté, ou par le contact, ou par la puissance d'attraction. J'ai été témoin oculaire d'un fait qui prouve que l'irritabilité peut s'exercer par la force d'attraction. Un serpent étoit dans le bas d'un fossé, la gueule ouverte, haletante, dans une direction rectiligne à l'égard d'un crapaud qui étoit éloigné de plus de dix pieds; cet animal jettoit des cris d'épouvante, tout en se rendant malgré lui dans la gueule de son ennemi ; nous interceptâmes la puissance d'attraction, en coupant la colonne d'air ; le crapaud s'élança de côté aussitôt, et échappa à la mort qui étoit inévitable pour lui, si nous n'eussions rompu la puissance d'attraction.

C'est donc à l'irritabilité ou à son absence, que l'on doit rapporter l'action ou le repos. La station ou le marcher, le saut, le vol, les pas des reptiles, le nager sont autant d'actions combinées, ou de résultats de contraction musculaire, propres à chaque classe d'animaux. L'exposition détaillée des divers mouvemens opérés par les diverses expèces de contractions musculaires des animaux, exigeroit l'examen des muscles extenseurs de la cuisse de l'homme pour la station ; celui des membres, de la forme du corps, de la face alongée et aiguë, du thorax comprimé latéralement des quadrupèdes, pour le saut ; de la structure des plumes, du sternum, des muscles pectoraux, du bec, de la queue et de la texture intérieure des os des oiseaux, pour le vol. Il faudroit aussi considérer en détail les anneaux musculaires, les écailles ou les tubercules qui tiennent la place de pieds, dans les serpens ou reptiles ; la forme du corps, la structure des nageoires, celle de la vessie natatoire, et sa communication avec l'estomac, dans les poissons ; dans les insectes, la structure, le nombre et la position des pattes, les appendices des tarses, la forme, la position et la nature des ailes, des balanciers, etc. Ces détails appartiennent complètement aux physiologiste, et non au naturaliste.

De la sensibilité.

La sensibilité naît de la disposition des sens à recevoir les impressions que font sur eux les objets avec lesquels ils sont en contact. Nous ne parlerons pas ici de la sensibilité morale ; elle est tout à la fois sublime et étonnante : cependant, l'affection qu'éprouve nos sens est véritablement physique, quoique son origine découle d'une cause qui soit métaphysique. Cette faculté, la sensibilité, qui distingue les animaux de tous les autres corps organisés, et qui leur fait éprouver des sensations, soit de plaisir, soit de douleur, varie dans ses degrés, selon la nature de l'animal, et parmi ceux de la même espèce, suivant la texture plus ou moins fine de leurs organes. Les sens dépendent du cerveau, de la moëlle alongée, de celle de l'épine du dos et des cordons nerveux ou paires de nerfs, qui partent en grand nombre de ces trois foyers. Sans ces organes, il ne peut y avoir de sensibilité. On peut, pour mieux concevoir le mécanisme de cette fonction, diviser en trois régions, ces organes qui sont contigus et semblent n'en faire qu'un, que quelques physiologistes ont nommé l'homme sensible; ces trois régions sont le foyer compris dans le cerveau, le cervelet et la moëlle alongée, la partie moyenne ou de communication, qui forme les cordons nerveux, et l'expansion sensitive ou l'extrémité dilatée des nerfs. Cette extrémité ou cette expansion présente une forme très-variée dans les différens organes ; tantôt elle est membraneuse et réticulaire, comme dans l'estomac et les intestins; tantôt elle est molle et pulpeuse, comme au fond de l'œil et dans le labyrinthe de l'oreille interne ; ici elle offre la forme de papilles, comme sous la peau, à la langue, à la couronne du gland, etc.; là, elle est répandue en longs filets, mous et plats, comme sur la membrane nasale.

Le cerveau de l'homme est le plus volumineux et le mieux organisé; cette conformation est d'accord avec la force de son intelligence. Chez les quadrupèdes, il est beaucoup plus petit ; mais en récompense, les nerfs sont plus sensibles et les sens plus aiguisés, surtout celui de l'odorat, dont l'organe est très-dilaté et comme multiplié par le nombre des lames ethmoïdales (1). La peau épaisse et couverte de poils, enlève la sensibilité et détruit le tact. Le goût est très-fin chez ces animaux ; l'ouïe offre le même appareil que chez l'homme.

Les cétacés n'ont presque point de cerveau, relativement à la masse de leurs corps; cet organe est entouré d'un fluide huileux et épais; leurs sens sont obtus.

Le cerveau des oiseaux n'a plus la même structure et le même appareil de replis, d'éminences et de concavités, que celui de l'homme et des quadrupèdes. La belle structure des yeux de ces animaux, leur grandeur, la sclérotique ou tunique épaisse et cartilagineuse, la paupière intérieure mue par des muscles particuliers, la masse du cristallin et du corps vitré, la bourse de matière noire continue à l'extrémité du nerf optique, l'enduit brillant de la choroïde ou tunique interne de l'œil qui est sous la cornée, autrement uvée, tout annonce une organisation compliquée, un soin pris par la nature pour rendre la vue des oiseaux perçante, et pour pourvoir, à ce qu'ils puissent reconnoître de loin leur proie, et éviter les dangers que la rapidité de leur vol auroit fait naître sans cesse; en un mot, pour favoriser l'agilité et la mobilité qui semblent être le partage de ces animaux, l'ouïe est moins parfaite chez eux que la vue, et les sens de l'odorat et du

----

(1) Cribriformes.

goût ne sont pas non plus ce qu'ils ont de bien délicat ; la situation des trous des narines et la membrane dure qui enduit le bec, explique très-bien ces phénomènes.

Dans les quadrupèdes ovipares et les serpens, la sensibilité est très-peu étendue. Le cerveau est très-petit, les nerfs n'ont point de ganglions (1) ; les sens paroissent en général peu actifs.

Les poissons ont un cerveau très-petit, et leur crâne est rempli d'une substance huileuse. Leurs sens, et surtout leur vue et leur ouïe, sont assez délicats.

Les insectes n'ont point de cerveau, mais une moëlle alongée, cylindrique et chargée de nœuds qui parcourt toute la longueur de leur corps. Il part de cette moëlle des filets nerveux qui accompagnent la division des trachées. Parmi les organes des sens, on ne connoît que les yeux des insectes. *Swammerdam* a décrit un nerf optique qui se divise sous la cornée des yeux à réseau, en autant de filets qu'il y a de facettes dans cette membrane. On ne sait point s'ils ont un organe de l'ouïe.

Dans les vers, on ne trouve presque plus de traces de l'organe de la sensibilité. *Swammerdam* a trouvé un cerveau à deux lobes et mobile dans le limaçon, des yeux posés ou à la base ou à la pointe des tentacules, et le nerf optique contractile, ainsi que ces espèces de cornes. *Adanson* assure que, dans les vers, les yeux manquent quelquefois, ou qu'ils sont couverts d'une peau opaque.

Les polypes n'ont aucun organe des sens, quoiqu'ils paroissent chercher la lumière.

La sensibilité est, d'après tout ce qui vient d'être dit sur les organes des sens des animaux, la fonction dont l'homme jouit dans une beaucoup plus grande étendue que tous les autres animaux.

Il étoit indispensable d'assigner à chacun des ordres des animaux, les caractères essentiels à l'aide desquels on peut les distinguer les uns des autres. Ces premières considérations font nécessairement partie du cours élémentaire de la troisième partie de l'histoire de la nature ; mais l'application de ce cours à l'étude de la matière médicale, nous oblige de suivre une autre route que celle qui est fréquentée parmi les naturalistes. Ce n'est ni l'animal vivant, ni ses mœurs, ni ses habitudes, ni le rang qu'il tient parmi les autres animaux, qu'il

(1) Assemblage de plusieurs nerfs qui se réunissent en forme de pelotons, d'où partent plusieurs branches qui se distribuent de coté et d'autres à plusieurs parties.

importe le plus essentiellement à un pharmacien de parfaitement bien connoître, à moins que l'animal ne soit lui-même en
son entier une substance médicale, tel que nous en trouvons
des exemples dans les reptiles, les insectes et les vers, mais
bien ses parties distinctes dont les propriétés pharmaceuto-chimiques et médicinales sont dissemblables et plus ou moins
propres à l'art de guérir. Cependant nous n'atteindrions que
très-imparfaitement le but que nous nous sommes proposés,
si nous ne faisions l'histoire abrégée de quelques-uns de ces
animaux qui nous fournissent des produits recommandables en
médecine et en pharmacie, et qui semblent devoir être exceptés
de la loi que nous nous imposons de garder le silence sur le
général, soit parce qu'ils ont une manière d'exister ou de vivre,
qui n'est pas commune à tous, soit encore parce qu'ils sont
doués d'une intelligence qui fait l'objet de notre admiration
et de notre amusement.

A tout ce qui vient d'être dit, nous croyons devoir ajouter
que la classification des animaux qui a été donnée par le célèbre *Daubenton*, classification qu'il avoit basée sur la perfection et le plus grand nombre d'organes, en partant du plus
parfait pour arriver au moins parfait, a été succédée d'une nouvelle distribution méthodique qui paroît infiniment plus facile
à étudier et à se caser dans la mémoire des jeunes élèves.

Cette nouvelle méthode appartient au professeur *Lamark*,
au Musée d'histoire naturelle. Ce savant divise les animaux en
deux ordres seulement, savoir :

1°. Animaux vertébrés ou ayant des vertèbres.

2°. Animaux invertébrés ou sans vertèbres.

Les animaux vertébrés sont suffisamment caractérisés par la
présence des vertèbres. Ils se divisent en deux grandes classes
d'après la chaleur du sang, et le nombre des ventricules du
cœur. La première comprend les animaux vertébrés à sang
chaud ; la seconde les animaux vertébrés à sang froid.

Les vertébrés à sang chaud se divisent en deux ordres,
savoir : les vivipares mammifères, et les ovipares sans mamelles;
les oiseaux.

Les vertébrés à sang froid comprennent les reptiles, les
poissons.

Les invertébrés comprennent les mollusques, les crustacés,
les arachnides, les insectes, les vers, les radiaires et les polypes.

Animaux classés d'après la méthode de M. *Cuvier.*

Huit ordres. L'homme ; les mammifères ; les oiseaux ; les
reptiles ; les poissons ; les mollusques ; les insectes et les vers ;
les zoophytes.

ANIMAUX CONSERVÉS (DES). La nature et l'art nous offrent séparément des corps d'animaux réservés, en tout ou en partie. Les moyens qu'employe la nature n'appartiennent qu'à elle, et ne sont pas susceptibles d'une véritable imitation. (*Voyez Pétrification.*) Ceux qui appartiennent à l'art sont de plusieurs genres. Il est tel corps animal que l'on desire conserver avec toutes ses formes, tout son extérieur, tel qu'il se présentoit dans son état de vie; d'autres, que l'on conserve dans leur entier, sans égard pour l'apparence extérieure : les moyens ne peuvent pas être les mêmes, et c'est ce que nous allons faire connoître. Les anatomistes sont parvenus, à l'aide des injections colorées en rouge et en bleu, à conserver des corps humains, avec les couleurs qui appartiennent aux veines et aux artères; les naturalistes conservent la forme des animaux, en remplissant leur peau de paille et de camphre; ils conservent les chenilles en les vidant et les soufflant; certains animaux entiers, comme des fœtus, des reptiles, dans l'alcool, et mieux encore, dans une eau qui tient en dissolution du sulfate d'alumine acide jusqu'à saturation à froid.

M *Chaussier* a lu, il y a quelques années, à l'Institut et à la Société de médecine, un mémoire sur les moyens propres à conserver les pièces anatomiques et même les corps entiers; d'après un grand nombre de recherches et d'expériences dont il a fait voir les résultats, il a indiqué comme un excellent moyen conservateur, la dissolution, dans l'eau distillée, de muriate de mercure sur-oxigéné. Après avoir fait connoître le mode d'action de ce sel sur les substances animales, il a annoncé qu'il continueroit ses expériences et publieroit un ouvrage sur cet objet qui intéresse également la science et l'ordre social.

On peut conserver les papillons dans leur entier, en les fixant sur du liége ou sur du bois, avec une pointe d'acier.

Les pharmaciens font des embaumemens à l'imitation de ceux des Egyptiens, connus sous le nom de momie, et dont nous allons donner une idée succincte.

Les premières momies embaumées ont été trouvées en Egypte. Les Egyptiens avoient une grande vénération pour les corps morts de leurs parens. Riches et pauvres, tous employoient divers moyens pour les conserver. Le lac Memphis leur fournissoit du natrum, espèce de carbonate de soude, mêlé de muriate de soude avec lequel ils consumoient les chairs qui tendoient naturellement à se putréfier. On a trouvé sous terre des lits de charbons, sur lesquels étoient des cadavres recouverts de nattes, avec plusieurs pieds de sable par-dessus; c'étoit apparemment la manière dont les pauvres conservoient les restes de leurs parens. Les Egyptiens aisés s'y prenoient différemment, et mettoient plus ou moins de somptuosité dans leurs embaumemens. On commençoit par enlever de l'intérieur des cadavres, les intestins, les fluides, les parties grasses ; on lavoit tout l'intérieur, et on faisoit macérer le corps pendant soixante-dix jours dans une dissolution de natrum, puis on le faisoit sécher ; alors on le farcissoit d'aromates en poudre, comme racines aromatiques, bois odorans, feuilles aromatiques ; on y ajoutoit de la myrrhe, de l'aloës, du storax, du bitume de Judée, du muriate de soude décrépité ; on cousoit les chairs pour retenir toutes ces matières, et on enveloppoit le corps de bandelettes de toiles de coton imprégnées des matières résineuses et balsamiques pour le préserver extérieurement. Les tombes où l'on renfermoit ces corps embaumés étoient unies ou sculptées de bois ou de porphyres ; elles renfermoient des vers, des hyéroglyphes, des amulettes ; d'autres étoient placées sous des pyramides.

La momie d'Egypte est fort rare ; celle que nous voyons dans le commerce, n'est autre que des cadavres embaumés par les juifs, et même par d'autres sectaires, qui les vident, les font sécher et les aromatisent avec les matières que nous avons dénommées. Le nom de momie vient de celui de *mumia*, dérivé de *mum*, mot arabe qni signifie *cire*, que quelques-uns disent signifier corps embaumé et desséché ; d'autres le font dériver d'*amomo*, parfum, remède par excellence. Ce fut un médecin juif qui introduisit l'usage de la momie, en vantant ses propriétés, sur-tout pour guérir les coups, orbes ou contusions, les meurtrissures, parce qu'elle prévient, dit-on, la gangrêne, en empêchant que le sang se caille. On s'en sert très-peu à présent.

ANIMÉ. Suc résineux blanc, sec et friable, qui nous est apporté de l'Amérique, et que l'on distribue sous le nom de gomme ou de résine animée. *Voyez* Résine animée.

ANIS ÉTOILE ou SEMENCE DE BADIANE, ANIS DE LA CHINE. *Illicium anisatum fructus.* C'est la semense d'un fruit à capsule qui est figuré en étoile, lequel naît sur un beau et grand arbre de la polyandrie polyginie de *Linneus.* Le bois de cet arbre a l'odeur de l'anis, d'où on lui a donné le nom de *bois d'anis* ; et la semence ayant également l'odeur de l'anis, a pris pour analogie le nom d'*anis* ; et le surnom d'*étoilé*, à cause de sa configuration stellaire.

La semence proprement dite a la forme et la grosseur de la semence de coloquinte ; sa couleur est tannée, son odeur est plus forte que celle de l'anis. Chaque semence est enfermée dans une capsule épaisse et dure composée de sept rayons qui figurent une étoile.

L'arbre qui produit cette semence que l'on nomme aussi *badiane*, croît dans la Chine, les îles Philippines et la Tartarie. C'est de ces pays qu'elle nous arrive en France.

L'anis étoilé est stimulant, stomachique, carminatif et expectorant. On s'en sert en poudre, en infusion théiforme, et si on en ajoute à du thé, ce dernier est plus agréable et plus stomachique. Il entre dans la composition du vinaigre prophylactique.

ANIS VERT. *Apium anisum dictum semine suaveolente majori. Pimpinella anisum.* (Pl. VI, fig. 32) Plante de la pentandrie digynie de *Linneus*, et des ombellifères de *Tournefort*.

On cultive l'anis dans les jardins; mais tous les climats et tous les terreins ne sont pas également propres à sa culture. Outre la bonne qualité de la terre qui doit être du bon humus de jardin, il faut encore des lieux dont la température soit telle que la plante puisse arriver par l'acte de la végétation à une élaboration parfaite. Les lieux qui se rapprochent du midi conviennent parfaitement à sa culture. Sa tige s'élève à la hauteur d'environ un pied; (325 milli.) elle est ronde, velue, creuse, rameuse; ses feuilles sont découpées profondément, d'un vert blanchâtre, odorantes, semblables à celles du persil. Ses sommets soutiennent des ombelles larges, garnies de petites fleurs blanches qui ressemblent à celles de la pimprenelle saxifrage; c'est de là que lui a été donné le nom de *pimpinella anisum*. Le calice devient un fruit à deux petites graines canelées ou rayées, de couleur verdâtre, d'une odeur et d'une saveur aromatiques, d'abord sucrée et ensuite âcre : sa racine est menue.

On prépare une eau distillée avec toute la plante. Mais c'est sur-tout la semence qui est employée en pharmacie et en médecine. L'anis vert nous vient sec du pays de Tours; le meilleur nous est apporté de Malte, d'Alicante.

Cette semence est stimulante, carminative, résolutive, et propre à faire venir du lait aux nourrices.

On s'en sert en poudre, en infusion, on en tire une huile mixte par expression, une huile volatile par distillation; on en fait des ratafias, des huiles liquoreuses, un alcool incolore par distillation : les confiseurs l'habillent de sucre et en préparent les anis *dits* de Verdun; on en introduit dans le pain et jusque dans les pâtes de fromage.

L'anis vert entre dans la composition du lénitif, du catholicum double.

ANNULAIRE , terme de cristallographie. Cristal formé par un prisme héxaèdre à six facettes marginales disposées en anneau autour de chaque base : telle est l'éméraude annullaire.

ANSERINE FÉTIDE. *Chenopodium vulvaria.* Plante de la pentandrie digynie de *Linneus*, et de la quinzième classe (fleurs à étamines) de *Tournefort.*

Cette plante pousse des tiges de la longueur d'un pied ou environ, (320 à 330 milli.) rameuses, couchées à terre, revêtues de feuilles semblables pour la forme, et la couleur à celles de l'atriplan , mais plus petites et plus blanches ; sa fleur est à plusieurs étamines soutenues par un calice découpé jusqu'à la base. A cette fleur succède une semence menue, presque ronde et aplatie , enfermée dans une capsule qui a été formée du calice.La racine est menue , fibrée. Toute la plante a une odeur fétide comme de poissons pourris. Elle est hystérique et anti – spasmodique. Elle croît dans les lieux incultes, dans les cimetières et contre les murailles.

On l'emploie en lavemens et en fomentations.

ANTHIPATE , improprement CORAIL NOIR. Espèce de lythophyte *vulgò*, *Pierra planta.* Véritable production à polypiers que l'on a regardé pendant long-tems comme une espèce de corail noir , mais qui diffère essentiellement des coraux par tous les caractères qui lui sont propres.

L'anthipâte est indissoluble dans les acides ; il est flexible ; il brûle sans laisser de cendres; il exhale, en brûlant, une odeur de corne brûlée, et donne, aussi en brûlant, un charbon friable comme celui des animaux. Il n'est d'aucun usage en médecine ni en pharmacie.

ANTHORA , en français ACONIT , mot latin de la plante appelée aconit. Le nom de *thora* lui a été donné de la propriété qu'a cette plante de servir de contre-poison au thora. *Voyez* aconite salutifère.

ANTHRACITE, minéral noir, incombustible, transparent, pesant, brillant, comme l'oxide de manganèse. Il paroit composé de charbon , de silice et d'oxide de fer. Il est formé par couches, ce qui prouve qu'il a été tenu en dissolution, ou tout au moins en suspension. Sa pesanteur spécifique est 1 , 8 ; il est friable et électrique par communication.

Quelques savans lui ont donné le nom de charbon minéral ; mais il n'a aucune des propriétés physiques qui caractérisent les charbons.

Il porte encore les noms de plombagine charboneuse , d'anthracolite, de kohl-en-blende.

ANTHRACOLITE. Minéral noir incombustible que l'on a pensé être un charbon minéral. *Voyez* Anthracite.

ANTIENNÉAEDRE, terme de cristallographie. On donne ce nom à une variété de la tourmaline dans laquelle les deux sommets sont à neuf faces, et le prisme à douze pans, au lieu qu'ordinairement c'est le prisme qui est annéaèdre ou à neuf faces.

ANTIMOINE, métal. L'antimoine est un métal cassant, facilement oxidable, d'une couleur blanche, brillante, assez semblable à celle de l'étain, qui paroît composée de lames appliquées les unes sur les autres, et qui présente à sa surface une sorte de cristillisation en étoiles, ou feuilles de fougères. La configuration étoilée qu'affecte ce métal, et que les anciens chimistes regardoient comme une perfection, dépend de deux causes : la première, de la manière dont le métal cristallise, en se refroidissant, et la seconde, du volume du métal qui a été mis en fusion. Ce n'est que dans les laboratoires de chimie, où l'on opère sur des masses peu considérables, que la surface du métal, qui est toujours convexe, présente une étoile régulière, lorsque le refroidissement de la fusion s'est opéré lentement et tranquillement. Ce refroidissement commence par les bords, et la matière fluide étant rejetée du centre à la circonférence, produit cette cristallisation. Lorsqu'au contraire on agit sur de grandes masses, l'ondulation de la matière partant de plusieurs centres, au lieu d'une étoile, on trouve des configurations en forme de feuilles de fougère, qui se cristallisent sous différens angles.

Ce métal se rencontre rarement natif; il a été découvert par Antoine *Shwab*, à Sahlber, en Suède, en 1748. *Schreiberg*, directeur des mines dans un de nos départemens méridionaux, en a trouvé, dont il a envoyé un échantillon à M. *Sage*. Le quartz lui sert de gangue : cet antimoine natif est blanc comme l'argent, et offre de larges facettes; il a toutes les propriétés de l'antimoine que l'on extrait de sa mine, avec cette différence pourtant qu'il contient de l'arsenic. On le regarde comme une mine d'antimoine arsénicale; les chimistes qui, comme *Bergman*, ne considèrent pas l'arsénic comme minéralisateur, lui donnent le nom d'antimoine natif adultérin.

La pesanteur spécifique de l'antimoine est de 67,021 d'après *Brisson*.

Ce métal, qui fut proscrit en 1609, et qui attira à *Paulnier* de Caen, médecin et chimiste habile, l'ignominieuse radiation de son nom de la liste des médecins, fut rétabli dans toute sa réputation, comme substance médicamenteuse héroïque, en 1624. *Basile Valentin* plaida sa cause avec chaleur, dans un ouvrage intitulé *Currus triumphalis antimonii*, et le célèbre *Lemery* fit un gros volume des préparations chimiques que l'on en pouvait faire. Il jouit aujourd'hui d'une grande considération en médecine comme en pharmacie, et nous citerons, au nombre de ses opérations distinguées, les oxides gris et b'anc, l'oxide demi-vitreux et vitreux, l'oxide d'antimoine hydro-sulfuré rouge, sulfuré orangé, le tartrite d'antimoine, etc. etc. dont il a été fait mention dans mon ouvrage sur la pharmacie chimique.

On faisoit anciennement avec ce métal, des tasses ou gobelets, qui servoient pour toute une famille : on y versoit du vin blanc qui, du soir au matin, acquéroit une propriété purgative, et faisoit l'effet d'une médecine drastique. On en préparoit aussi par la fusion et le moule, des balles qui portoient le nom de pilules perpétuelles, que l'on avaloit et qu'on lavoit après les avoir rendues, pour servir de nouveau ; mais les effets étoient ou purgatifs ou vomitifs, tantôt foibles, tantôt violens, jamais constans, et presque toujours dangereux. On en a cessé heureusement l'usage.

L'antimoine métal s'allie avec le fer, l'étain, le cuivre, et en forme des métaux cassans, qui portent encore le nom de *régules* : il donne de la dureté à l'étain ; on le fait entrer dans la composition d'alliages de métaux propres à faire des miroirs de télescopes, et dans celles des caractères d'imprimerie.

L'antimoine se trouve dans l'intérieur de la terre, sous quatre états : 1°. sous forme de métal, mais très-rarement, comme nous l'avons dit plus haut ; 2°. combiné avec l'arsenic ; nous l'avons déjà désigné sous le nom de mine d'antimoine arsénicale. Il nous reste à l'examiner dans son état de combinaison avec le soufre, et dans son état d'oxide.

ANTIMOINE CRU ou SULFURE D'ANTIMOINE. L'antimoine est minéralisé par le soufre, ou du moins c'est l'espèce de mine de ce métal que l'on trouve le plus abondamment répandue dans la nature, et celle qui est la plus généralement connue dans le commerce. Il se présente sous trois ou quatre variétés bien distinctes qui ont fixé l'attention des minéralogistes. Nous nous contenterons de citer la plus connue. Ce minéral, qui porte le nom d'antimoine, et que l'on doit appeler sulfure d'antimoine pour le distinguer de l'antimoine métal, est d'une couleur grise, tirant sur le bleu. Ses masses sont formées d'aiguilles fragiles, plus ou moins longues, appliquées les unes sur les autres, et que les cristallographistes re-

gardent comme des prismes minces, oblongs, hexaèdres, ter+
minés par des pyramides tétraèdres.

. Ce minéral, que tous les dispensaires recommandent de tirer
par préférence de Hongrie, est le même dans quelque pays
qu'il se rencontre. Nous en possédons plusieurs mines sur le
sol de la France, notamment dans les provinces qui étoient
ci-devant dénommées l'Auvergne, le Poitou, le Bourbonnais,
le Languedoc, le Vivarais.

Le sulfure d'antimoine, tel que nous l'offre la nature, n'est
point traité dans ses mines pour en séparer le métal pur. On se
contente de le purifier de sa gangue et des autres matières métalliques, auxquelles il peut être uni. Cette opération est extrêmement simple et facile. Pour opérer la purification de la mine
d'antimoine, voici comment on s'y prend. '

On dispose plusieurs rangs de pots de terre, dont le fond est
plat, du diamètre environ de 4 pouces (12 centimètres) ; ces
pots sont placés dans des trous pratiqués en terre, dans un espace
circonscrit ; la partie supérieure des pots est à fleur de terre.
On place sur chacun de ces pots destinés à servir de récipiens,
d'autres pots de la même forme et du même diamètre, qui
sont percés dans leurs fonds de plusieurs petits trous, et qui
recouvrent immédiatement la surface des premiers : on en lutte
les jointures avec de la terre argileuse détrempée dans l'eau ;
alors on emplit tous ces pots supérieurs avec la mine d'antimoine bocardée, lavée et ressuyée ; on les couvre ; on lutte
les jointures des convercles, et on entoure tout cet appareil de
combustible, auquel on applique le feu. On ne donne qu'une
chaleur douce dans le commencement, parce que cette mine est
très-fusible ; sur la fin, on augmente le feu, afin de retirer tout
le minéral. Lorsque la liquation s'est faite tranquillement, et
que le refroidissement s'est opéré lentement, on trouve dans
les récipiens un culot recouvert d'une couche de scories qui
contient des métaux étrangers, notamment du fer, et des terres
ou pierres qui sont placés dans l'ordre de leur pesanteur spécifique. On sépare ces scories du minéral par quelques coups de
marteau. Le sulfure d'antimoine offre dans sa cassure un brillant métallique argentin, tirant sur le bleu ; ses molécules aggrégées représentent des aiguilles appliquées les unes contre
les autres, comme nous l'avons dit ci-dessus. C'est de ce minéral que l'on obtient l'antimoine qui portoit anciennement le
nom de *régule*, par une opération ultérieure que nous allons
décrire.

Réduction de l'antimoine.

On fait un mélange de quatre parties de sulfure ou mine d'antimoine, avec trois parties de tartre et une partie et demie de nitrate de potasse très-pur. On projette ce mélange en poudre, dans un grand creuset rouge et entouré de charbons ardens. Il se fait une détonation et oxidation de l'antimoine. On pousse ensuite le tout à la fusion ; et lorsque la matière est bien fondue, on la verse dans un cône de fer chauffé et graissé ; on frappe légèrement le cône pour que le métal en remplisse exactement la capacité ; on laisse refroidir, et on trouve le métal qui en occupe le fond, et qui est recouvert de scories que l'on sépare au moyen d'un coup de marteau. Voyez ce que nous avons dit plus haut à l'article *antimoine*, à l'occasion de sa configuration étoilée, ou représentant la feuille de fougère.

Il seroit bien important de connoître les quantités exactes de soufre et d'antimoine qui constituent le sulfure d'antimoine, afin d'être assuré des résultats que l'on doit obtenir dans certaines opérations chimiques, et notamment dans celle de l'oxide d'antimoine hydrosulfuré rouge. Nous entrerons dans quelques détails à ce sujet, en traitant des opérations où l'antimoine entre pour quelque chose. Nous allons parler des oxides demi-vitreux et vitreux d'antimoine, qui font partie de la matière médicale.

Oxide d'antimoine sulfuré demi-vitreux, foie d'antimoine, crocus métallorum.

Préparation d'antimoine, présentant une masse opaque d'un brun rougeâtre, cassante comme du verre, lisse et brillante dans la cassure, et ressemblant assez à de l'émail brun. C'est un véritable oxide d'antimoine sulfuré, demi-vitreux, dont la transparence est troublée par la présence du soufre qu'il contient.

On doit la perfection de cette préparation d'antimoine, ainsi que celle du verre du même métal, à un parent du célèbre chimiste *Fourcroy*, qui portoit le même nom, et qui avoit un établissement à Paris, où il fabriquoit en grand ces sortes de préparations antimoniales.

La manière de préparer l'oxide sulfuré demi-vitreux d'antimoine, a d'abord été indiquée par *Hulland* ; mais ce chimiste faisoit entrer dans son procédé, parties égales de nitrate de potasse et de sulfure d'antimoine, et il oxidoit ce métal par la détonation , ensuite il portoit cet oxide à la fusion à l'aide du calorique.

Le procédé de *Fourcroy*, parent du chimiste , à qui la chimie moderne a de si grandes obligations, est beaucoup plus simple. Ce n'est que de l'antimoine désoufré par la calcination , et ensuite poussé à la fusion, en augmentant l'action du calorique. Dans le commencement de la calcination du sulfure d'antimoine, on ménage assez le degré du calorique, pour ne pas le faire entrer en fusion, et ne faire que lui enlever son soufre ; à mesure qu'il est dépourvu de soufre, il devient moins fusible ; c'est alors que l'on peut progressivement augmenter le calorique jusqu'à ce qu'il entre dans une demi-fusion. Dans cet état , on le coule dans des moules de métal ou de terre cuite chauffés et graissés.

On faisoit usage anciennnement de cet oxide sulfuré dans la préparation du tartrite d'antimoine ; mais on ne s'en sert plus, parce que ses effets ne peuvent jamais être bien constans, à raison des différences de quantité de soufre qu'il retient. Son plus grand usage actuellement est pour la médecine vétérinaire , particulièrement pour les maladies des chevaux. Il purge à la dose d'une once (36 grammes), réduite en poudre.

Dans le tems qu'on employoit cette préparation en médecine , on réduisoit cet oxide sulfuré en poudre ; on le lavoit, et il prenoit le nom de safran des métaux , *crocus metallorum*. Il est encore connu sous ce dernier nom , quoique non lavé , et sous celui de foie d'antimoine , à cause de sa couleur comparée mal-à-propos à celle du foie des animaux.

Oxide d'antimoine sulfuré vitreux, ou verre d'antimoine.

Cet oxide est transparent, semblable à du verre , et de couleur d'hyacinthe plus ou moins jaune ou rougeâtre. Son intensité de couleur lui vient de la plus ou moins grande quantité de soufre qu'il retient lors de la vitrification.

Le procédé pour faire le verre d'antimoine est absolument le même que celui que nous venons d'indiquer pour l'oxide sulfuré d'antimoine demi-vitreux. La seule différence consiste en ce qu'on enlève le plus de soufre possible au sulfure d'antimoine, lorsqu'on le convertit en oxide gris. Souvent il arrive que l'oxidation est portée si loin , qu'on a beaucoup de peine à faire entrer en fusion l'oxide, et il seroit déplacé de pousser au-delà l'augmentation du calorique. L'antimoine devient d'autant plus réfractaire , qu'il est plus oxidé. Lorsque l'on s'aperçoit que la matière refuse d'entrer en fusion on y ajoute un peu de sulfure d'antimoine ou de soufre même ; l'un et l'autre étant très-fusibles, facilitent la fusion de l'oxide. On maintient cette fusion dans le creuset jusqu'à ce qu'elle présente une parfaite transparence. Alors on la coule sur une plaque de cuivre chauffée, et elle acquiert la forme vitreuse par le refroidissement.

Ce verre exposé à l'air, perd de sa transparence avec le tems. Il se couvre de petits points blancs, sa surface se ternit, et cette altération est occasionnée par l'oxigène de l'air qui oxide davantage cette matière déjà oxidée.

Le verre d'antimoine est employé par les pharmaciens, pour préparer le tartrite d'antimoine connu sous le nom d'émétique. On le fait entrer aussi dans la composition des verres de couleurs.

Rubine d'antimoine, ou magnésie opaline.

Masse vitreuse d'une brun peu foncé, qui est un véritable verre d'antimoine sulfuré que l'on obtient, en fondant dans un creuset, parties égales de muriate de soude décrépité, de nitrate de potasse desséché, et de sulfure d'antimoine. Cette fonte a lieu sans détonnation, parce que la combustion du soufre est empêchée par le muriate de soude qui intercepte le contact de l'air.

La rubine d'antimoine n'est point d'usage en médecine : on s'en sert pour faire des cachets gravés, des bagues et autres bijouteries.

Verre noir d'antimoine, ou régule médicinal.

Ce verre est noir, luisant, très-opaque, très-dense, n'ayant nullement l'aspect métallique. Il a été improprement appelé régule médicinal, puisque c'est un véritable oxide d'antimoine sulfuré vitreux. On le prépare en fondant un mélange de quinze onces (458 gram.) de sulfure d'antimoine, douze onces (367 gram.) de muriate de soude décrépité, et trois onces (92 gram.) de tartrite blanc terreux, acidule de potasse.

Ce verre n'est plus d'usage en médecine, et ne sert que dans les arts du jouaillier et du graveur.

ANTOLFE DE GÉROFLES, MÈRE DES GÉROFLES. *Antophilly.* Ce sont les gérofles que l'on a laissés mûrir sur l'arbre pour servir à la plantation. On peut les regarder comme les fruits du géroflier lui-même. Ces fruits ne tombent qu'au bout de deux ans de dessus l'arbre ; ils sont beaucoup plus gros et moins odorans que les gérofles ordinaires.

L'antofle de gérofles n'est guère d'usage en pharmacie ; on lui préfère les gérofles ou embryons naissans du fruit. Quelquefois il nous en arrive de confits au sucre, mais c'est très rare.

ANTROPOLITES. C'est le nom qu'on donne aux pétrifications humaines ; elles sont fort rares, sur-tout celles qui sont entières. On a trouvé dans des mines où l'on avoit anciennement travaillé, des cadavres enfouis par quelques accidens, et minéralisés. A Québec, en Canada, en fouillant par dessous la ville, l'on trouva un sauvage pétrifié, avec ses flèches et son carquois bien conservé.

AOUARA ou AYERA. C'est un fruit gros comme un œuf de poule, qui naît avec plusieurs autres en manière de bouquet. Ces fruits sont enfermés dans une grande gousse que porte une espèce de palmier très-haut et épineux, qui croît aux indes occidentales, à Cayenne et au Sénégal.

Lorsque la gousse est mûre, elle s'ouvre et laisse paroître un bouquet de fruits qui, étant mûrs, sont charnus et de couleur dorée. Les indiens en mangent ; son péricarpe charnu renferme un noyau de la grosseur d'un noyau de pêche, ayant trois trous dont deux sont plus petits. L'enveloppe de ce noyau a deux lignes d'épaisseur, l'amande qu'il renferme est blanche. Sa saveur paroît d'abord agréable, puis elle semble piquante et approchante de celle du fromage de sassenage. C'est avec cette amande que l'on prépare l'huile de Palme. *Voyez* huile de Palme.

L'aouara est adoucissant, astringent, et convient dans les cours de ventre.

APALACHINE ou CASSINE. *Viburnum foliis ovatis cassine vera, perquam similis arbuscula, phyllirea foliis antagonistis.* Arbrisseau de la pentandrie trigynie de *Linneus.* Les feuilles de cet arbrisseau sont oblongues au pied du végétal, elles sont ovoïdes au milieu de sa hauteur, et lancéolées à sa partie supérieure.

Ce sont les feuilles du milieu que les apalaches font sécher, et qu'ils nous envoient ainsi préparées. Ces feuilles sont un peu brunes, fermes et cassantes, longues d'un pouce, (27 millim.) sur trois à quatre lignes (9 millim.) de largeur. Elles sont dentelées sur les bords ; leur saveur approche de celle du Thé. On les emploie en infusion. On assure qu'elles conviennent dans la goutte et la néphrétique.

Le nom d'apalachine leur a été donné de celui des apalaches, qui en font beaucoup d'usage.

L'arbrisseau qui donne ces feuilles croît dans l'Amérique septentrionale ; on nous les apporte sèches du Mississipi.

APALITE. Phosphate de chaux qu'on trouve en Saxe, en Bohême dans les mines d'étain. Sa pesanteur spécifique est 3,0989 à 3,2, il est infusible au chalumeau, il se dissout sans effervescence dans l'acide nitrique ; il ne raie pas le verre, et il cristalise en prisme hexaèdre.

M. *Klaproth* a analysé cette pierre, et y a trouvé :

Chaux 55
Acide phosphorique 45
                                   ___
                                   100

Cette pierre a beaucoup de rapport avec la chysolite.

M. *Hauy* assure que les molécules de ces deux substances ne diffèrent pas entre elles de la moindre quantité appréciable.

APHRIZIT DE DANDRADA. Nom sous lequel M. *Schérer* décrit la tourmaline, *Nono-duo-décimale*.

On trouve cette variété dans l'île de Langoe en Norwège.

APHRONATRON. Carbonate de soude mêlé de carbonate de chaux. Ce sel se trouve en Hongrie et en Egypte. *Voyez* natron.

Il ne faut pas confondre cette substance avec l'aphronitrum.

APHRONITRUM, NITRE OU SALPÊTRE DE HOUSSAGE. C'est du nitrate de potasse ou salpêtre natif, que l'on trouve attaché contre les murailles et sur des rochers. On le sépare en houssant les lieux avec des balais, d'où lui est venu le nom de salpêtre de houssage.

La formation de ce sel natif, n'est plus problématique depuis que l'on connoît les principes qui constituent l'acide nitrique, et que l'on sait que ces principes existent dans les animaux et l'air atmosphérique, savoir, le gaz azote et le gaz oxigène ; que ces deux gaz combinés donnent naissance à cet acide qui se combine avec la base calcaire de potasse ; d'où il résulte du nitrate de chaux ou de potasse, suivant la nature de la base salifiable.

APIOS. *Euphorbia umbella quinque fida : bifida, involucellis obcordatis. Tithymalus tuberosâ pyriformi radice. Tithymalus tuberosâ radice* Plante de la dodécandrie trigynie de *Linneus*, dont les loges sont rondes, rougeâtres, se couchant souvent par terre. Ses feuilles sont petites, courtes; ses fleurs naissent aux sommités; elles sont petites, faites en godet, découpées en plusieurs parties, de couleur jaune pâle. Le fruit se divise en trois loges ou capsules; chacune d'elles renferme une semence oblongue, sa racine est tubéreuse; elle a la figure d'une poire plus mince en bas qu'en haut, noire en dehors, blanche en dedans, impregnée d'un suc résineux laiteux. Cette plante croît en crête, dans les pays chauds et les lieux montagneux.

C'est particulièrement de la racine dont on fait usage; elle purge par haut et par bas; on lui a donné le nom d'*apios* d'un mot grec qui signie poire, à cause de la forme de sa racine.

APLOME. Substance nouvellement connue, et non encore classée. On la trouve en cristaux dodécaèdre rhomboïdaux. Le décroissement de ces lames est si sensible et indique si bien le cube pour forme primitive, que M. *Hauy* lui a donné le nom d'*aplome* qui veut dire *simplicité*, parce qu'il n'a pas trouvé de cristaux qui démontrassent mieux la formation du dodécaèdre.

La pesanteur spécifique de cette pierre est 3,4444 : elle raie le verre, et elle est scintillante. Ses cristaux sont bruns, opaques, et présentent une cassure terne et inégale. On ne l'a point encore analysée.

APOCIN. *Apocinum scandens, salicis folio flore amplo plano.* (*Pl.* V, *fig.* 27) Herbe de la houette. Plante de la pentandrie monogynie de *Linneus*, et des monopétales en cloches de *Tournefort.* Cette plante pousse plusieurs tiges droites qui s'élèvent à la hauteur de trois pieds ou environ (1 mètre). Ses feuilles sont longues, larges et épaisses, opposées le long des tiges; elles sont blanches et remplies d'un suc laiteux, âcre et amer; ses fleurs sont en cloches, découpées et purpurines; elles naissent aux sommités des tiges en manière de bouquet. Les fruits sont gros comme le poing, oblongs, attachés deux à deux à une grosse queue dure, courbée. Le fruit de l'apocin est appellé en Égypte *Beidelfar*, c'est-à-dire en langue arabique *oeuf de ossar.* Il est couvert de deux écorces, dont l'une est membraneuse verte; la seconde ressemble à une peau mince, lisse, de couleur safranée. Ces écorces contiennent une matière filamenteuse semblable à de la mousse d'arbre; toute la capacité est remplie d'un duvet cotoneux très-fin, très-mollet et très-blanc, que l'on nomme houatte d'apocin. On peut en bourrer des matelats et fourer des habits. Mélée avec du coton, de la filoselle et la soie, on la file pour fabriquer des étoffes. Ce fruit nous est apporté de l'Egypte.

On cultive actuellement cette plante en France.

APOPHANE. Terme de crystallographie. On nomme ainsi un cristal lorsque certaines facettes ou certaines arêtes offrent quelque indication utile, pour reconnoître la position du noyau qui sans cela seroit difficile à deviner, ou même pour déterminer soit la direction, soit la mesure des décroissemens, comme le feld-spath apophane, le sulfure d'argent antimonié apophane, le cuivre gris apophane, (*Hauy*).

APULUM. Nom que M. *Tom* a donné à un prétendu métal qu'il dit avoir retiré de l'alumine. Ce chimiste napolitain et M. *Jawik*, qui reclament la même découverte assurent que ce métal traité avec l'acide sulfurique, redevient de l'alumine pure. Il est permis de douter d'un fait aussi surprenant.

APYRE. On donnoit autrefois ce nom aux substances qui n'éprouvoient aucun changement lorsqu'elles avoient été soumises à l'action du calorique, au plus haut degré de température. Mais alors on ne connoissoit pas le moyen d'accumuler le calorique par le contact du gaz oxigène. Aujourd'hui on ne connoît aucun corps qui soit fixe ou apyre absolument.

ARACHIDE, ARACHINE ou PISTACHE DE TERRE. *Arachis hypogaa arachidna quadrifolia villosa*, *flore luteo*. LINNEUS. Plante hypocarpogée (1) de la diadelphie décandrie de *Linneus*, et de la famille des papillonnacées ou légumineuses de *Tournefort*.

Cette plante n'est bien connue que depuis 1798, premier août, qu'elle a été décrite par *Pierre - Hypolite Bodart la Jacopierre* docteur en médecine de la faculté de Pize, actuellement résident à Paris.

L'arachis est originaire de l'Amérique, d'où on l'a transplantée et cultivée en Espagne, et elle est maintenant introduite en France, où on essaie de la multiplier et de la cultiver de manière à en tirer tout le parti qu'elle donne à espérer.

Cette plante est vraiment curieuse par la manière dont elle produit ses fruits, et digne des soins du cultivateur par les services qu'elle peut offrir. Elle a reçu des dénominations diverses à raison des lieux où elle croît, et aussi à raison de la configuration de son fruit, et de l'usage que l'on peut en faire. On la nomme *mani* chez les espagnols américains; *halcaca-hualt*, chez les naturels du mexique; *cacahuate*, chez

---

(1) Qui ont la propriété d'introduire leurs fruits en terre.

les espagnols du Mexique ; *juchik*, chez les naturels du Pérou, notamment à Quito ; *mandobi* ou manobi, chez les naturels du Bresil et par les portugais qui y habitent ; *manubi*, chez les quaraniens ; *nacquis*, chez les chiquires ; *curuquières*, chez les maures, et *yoliques*, chez les imbayas. Enfin c'est à raison de la forme de ses fruits, analogues à celle des pistaches vraies, et à la propriété qu'ils ont de végéter sous terre, que ces derniers ont pris le nom de pistache de terre.

Je suivrai M. *Bodard*, dans la description qu'il donne des parties distinctes de cette plante, et de son port, par préférence à ce qu'en ont dit *Nissole*, *Lamark* et *Xuarez*, par la raison que le premier la décrit telle qu'il la vue, au nombre de plus de quatre mille dans le jardin de botanique de l'abbé *Radel*, à Rome.

1. *Racine.*

La racine est contournée en S, enfoncée en terre à la profondeur de sept à huit pouces (15 à 18 millim.), dans une direction horizontale.

2. *Tige.*

La tige s'élève de 20 à 32 pouces (541 à 865 millim.), en y comprenant la partie cachée sous terre, jusqu'à la racine (1). Cette tige est d'une couleur de rouille foncée, depuis la base jusqu'à la moitié de sa hauteur, et d'un vert-pomme, depuis cette moitié jusqu'au sommet. Elle est cannelée dans l'espace qui se trouve depuis l'insertion d'un pétiole jusqu'à l'autre, à la naissance des stipules ; mais la direction de chaque cannelure est totalement interrompue par une espèce d'articulation ou de nœud que forme chacune de ces stipules : la cannelure qui suit, se trouvant en sens contraire de la première, conformément à la direction des feuilles qui sont alternes, donne à la tige l'apparence d'une forme quarrée ; mais cette apparence n'a lieu que depuis la moitié de sa hauteur jusqu'au sommet, car l'autre moitié inférieure est arrondie.

Les pétioles communs à leur issue de la stipule, sont tous d'un brun violet et de la même teinte que les pétioles partiels des folioles, et cela à la distance seulement d'environ une ligne et demie ou deux lignes (2 à 4 millim.), en proportion de la force de la feuille. Cette circonstance, jointe au pli que forme

---

(1) M. Bodard observe que si l'on veut que cette plante fructifie beaucoup, il faut que la semence soit enfoncée de 8 à 9 pouces en terre. (216 à 244 millim.)

brusquement en dehors le même pétiole, immédiatement à sa sortie de la stipule, lui donne, à cet endroit, l'apparence d'une articulation.

3. *Feuilles.*

Les feuilles sont alternes ailées, sans impaires, et composées chacune de quatre folioles ovales, disposées par paires dans la partie supérieure d'un pétiole commun. De ces deux paires de folioles qui composent chaque feuille, l'une est termiale, et l'autre est située au dessous à peu de distance de cette paire supérieure. Chaque pétiole commun est long de deux pouces (54 millim.)

Toutes les folioles des feuilles sont portées sur un pétiole particulier, long d'une ligne et demie ou deux lignes (2 à 4 millim.) remarquable par sa couleur d'un brun violet foncé.

Les folioles de la paire terminale de chaque feuille sont rapprochées côte à côte par leurs bords et tendent à la direction perpendiculaire par rapport à la tige principale, tandis que la seconde paire est exactement ailée dans une direction horizontale.

Les folioles des feuilles radicales sont absolument cordiformes et plus racourcies que celles des feuilles caulinaires qui sont *ovato–cuneiformes*, c'est-à-dire, en forme de coin à leurs bases, et ovales au sommet, qui est terminé par une pointe, *obtusum acumine.*

La surface supérieure et inférieure de ces feuilles, est nue, on remarque seulement que la partie supérieure est d'un vert moins claire que l'inférieure.

Enfin toutes ces folioles sont garnies tout au tour, d'une bordure ou ourlet, qui est aussi saillant en dessous de la feuille, que les autres nervures dont il est la continuation. Cette bordure que l'on peut appeler nervure marginale, est garnie dans toute sa circonférence de poils plus fins et plus rapprochés que ceux du reste de la plante, un peu inclinés les uns vers les autres, à partir de la base jusqu'au sommet.

4. *Fleurs.*

Les fleurs sont papillonacées et diadelphes, c'est-à-dire, dont les étamines sont rassemblées en deux paquets, par des filamens. *Linneus* les a placées dans son ordre de la décandrie, c'est-à-dire qu'elles sont composées de dix étamines. Mais une remarque extrêmement importante, c'est que ses fleurs sont situées d'une manière bien distincte, les unes à la partie supérieure du végétal, les autres à sa partie inférieure; les peduncules de ces fleurs supérieures sont incomparablement plus foibles que ceux des fleurs inférieures ; ils sont grêles, délicats et plus courts ; on voit que leurs parties mâles sont destinées à féconder les parties femelles des fleurs qui sont au dessous, et que le pistil qui les accompagne, s'oblitère bientôt ainsi que l'ovaire qui ne semble qu'ébauché et qui ne prend jamais d'accroissement.

Les péduncules inférieurs, au contraire, forts et vigoureux annoncent le vœu de la nature, et l'énergie qu'elle déploye pour la reproduction et la conservation de l'espèce, eux seuls sont chargés de fournir à l'ovaire, les sucs nécessaires à son accroissement et à sa perfection.

5me. *Fruit.*

Lorsque la fleur est tombée, le pistil reste attaché le long du péduncule fructifère, qui est armé à son extrémité d'une pointe en forme d'épine. A cette époque ce péduncule s'incline et enfonce cette pointe en terre, en y traînant avec lui les pistils qui y sont adhérens, et ces derniers ne manifestent jamais de principe d'intumescence, que cette même pointe ne soit bien enfoncée, et que tous ne soient bien enterrés. Cette marche explique comment les tiges de l'arachide n'ont pas besoin d'être couchées et rampantes pour cacher leurs fruits en terre.

La forme du fruit est une gousse plus large à la base qu'au sommet, étranglée au milieu quand elle contient deux semences, globuleuse oblongue seulement, quand elle n'en renferme qu'une, et terminée par une pointe courbe en forme de bec crochu, qui est le reste du pistil.

Cette gousse est garnie en dedans d'une pellicule soyeuse, jaunâtre, luisante et très-fine. Les semences sont de véritables fèves tronquées obliquement d'un côté, arrondies et plus étroites de l'autre, enveloppées d'une pellicule de couleur de chair. Lorsque la gousse est parvenue à sa maturité, les semences qu'elle renferme s'en détachent d'elles-mêmes, et font l'effet de la sonnette lorsqu'on l'agite.

Usages et propriétés de l'arachide.

Les américains appèlent *mani* les fruits de l'arachide ; ils les torréfient légèrement dans leurs gousses mêmes, et ils en font des pralines, des dragées, des tartes au sucre, comme nos confiseurs font avec les amandes, les pistaches vraies et les pignons doux. Mais la fève de l'arachide est plus agréable et plus délicate.

Les mêmes en préparent une émulsion ou espèce de julep qu'ils nomment *pipian*; ils en tirent aussi par expression une huile qui ne le cède en rien aux huiles d'olive et d'amande douce; mais alors ils la font torréfier un peu plus pour la débarrasser du principe mucilagineux qu'elle contient et mettre plus à nu son suc huileux.

Lamark et *Bomare* attribuent à l'arachide la propriété aphrodisiaque; elle est en effet légèrement échauffante, et propre à donner du ton aux estomacs foibles. *Guillaume Pison*, médecin hollandois, assure que le lait ou émulsion d'arachide un peu rôtie, réussit très-bien aux étiques et aux pleurétiques.

L'abbé *Xuarez* a justifié, par sa propre expérience, l'assertion du père *Bonaventure Suarez*, qui assure que l'arachide est propre à faire du chocolat. En effet, il a pris deux tiers en poids de cette graine rôtie, et un tiers de cacao ordinaire; il a ajouté un quart moins de sucre que pour le chocolat ordinaire, et en procédant de la même manière que pour la pâte de cacao, il a obtenu un chocolat d'excellentes saveur et qualité. (1)

J'invite mes lecteurs à consulter le neuvième volume des annales de l'agriculture françoise; on y trouvera un excellent mémoire de *M. Tessier* sur l'arachide. Cet auteur rapporte tout ce qu'ont écrit de plus intéressant sur le fruit de cette plante, *MM. Bodard* et *Gilbert*, le premier en Italie, le second en Espagne : il rend hommage à *M. Machin*, préfet du département des Landes, qui n'a rien négligé pour se procurer de la graine de cette plante par la médiation de *Lucien Bonaparte*, ambassadeur de France en Espagne, à l'effet d'en propager la culture dans son département. Tous les savans de ce département ont secondé le zèle et les vœux de ce préfet philantrope, et d'heureuses tentatives nous donnent lieu d'espérer que la culture de l'arachide deviendra par la suite une nouvelle source de prospérité pour le commerce et les arts, par l'importance et l'utilité de ses produits.

ARACHNIDES ET **ARAIGNÉES**, animaux du troisième ordre des invertébrés.

Ces invertébrés ont des stigmates et des trachées pour la respiration, des pattes articulées : ils engendrent plusieurs fois dans le cours de leur vie; ils ne subissent point de métamorphoses. On les divise en palpistes et antennistes.

---

(1) M. Bodard recommande la farine de chataigne légèrement torréfiée à dose égale de tablette de chocolat, ou d'un tiers seulement de cette dernière, si on la prépare au lait, comme aliment très-propre aux convalescens.

Les arachnides palpistes n'ont point d'antennes, ils n'ont que des palpes ou antennales. Leur tête est confondue avec le corcelet; le corps est muni de huit pattes, la bouche garnie de mandibule et de machoires.

Parmi les arachnides palpistes on compte le scorpion, l'araignée, le faucheur, la pince, l'hydrachné, la mite.

1º. Le *scorpion* a les pattes antérieures armées de pinces et le ventre terminé par une queue longue et noueuse, dont le dernier anneau renferme une aiguillon vénimeux. Le scorpion d'Europe se trouve dans nos départemens méridionaux : il n'y en a pas dans les pays froids.

2º. L'*araignée*. Ses yeux sont au nombre de huit, rangés en rond, en carré, en demi-cercle, en trapèze (1), en parallélipipède (2); enfin de plusieurs autres manières selon les espèces.

Sa bouche est armée de fortes machoires avec lesquelles l'araignée saisit et tue sa proie.

L'araignée n'a pas d'antennes; les palpes ou antennulles du mâle sont terminés par un bouton qui renferme les organes de la génération.

Les mamelons placés à l'extrémité du ventre, ont la surface inférieure garnie d'autant de filières par lesquelles sort une liqueur qui devient solide comme la soie sur le contact de l'air, et dont le tissu de leur toile est composé. Cette toile a des contours différens suivant les espèces. Ordinairement elle est tendue perpendiculairement et formée de fils rangés en spiral autour d'un centre commun où l'insecte se tient un embuscade. Les araignées domestiques placent leur toile horizontalement dans les encoignures des murs et des fenêtres.

Les araignées de caves tapissent d'une toile le trou qui leur sert de retraite, et ne filent que quelques soies au dehors.

Les araignées d'eau attachent sur les plantes aquatiques de légers fils.

Quelques araignées vagabondes et sauteuses courent après leur proie sans lui tendre de filets.

L'araignée des jardins est une des plus grandes. C'est toujours au centre de la toile que chacune d'elles se tient : l'araignée, avertie par le plus léger mouvement, accourt; si l'insecte est petit, elle l'emporte dans son trou; s'il est gros, elle le garotte avec quelques fils, le dévore sur la place, et travaille après à réparer le dégât.

Les araignées se font souvent une guerre cruelle, elles s'em-

(1) Quadrilatère dont les côtés ne sont point parallèles.

(2) Six parallélogrammes dont les côtés opposés sont parallèles.

parent réciproquement de leur toile, et se dévorent mutuellement. La femelle dépose dans son nid des œufs ronds renfermés dans une coque de soie. Ils éclosent promptement, et les petits se mettent à filer aussitôt après leur naissance.

Le nombre des araignées décrites jusqu'à présent s'élève à plus de cent cinquante espèces.

On a cru que la morsure de l'espèce appelée *tarentule*, et qui se trouve dans les pays chauds, causoit la mort, si on n'avoit recours au charme de la musique. Cette opinion est une fable.

3°. Le *faucheur* ressemble beaucoup à l'araignée ; mais il n'a que deux yeux : ses antennes forment un angle aigu ; il a de plus deux longs barbillons semblables à des antennes. Il a de très-longues pattes que la nature semble lui avoir données pour courir dans les prés, dessus les herbes. Ces pattes se détachent aisément. Il y a plusieurs espèces de faucheurs.

4°. La *pince*, les antennules sont terminées par des pinces. L'espèce la plus commune est le chélifère cancroïde.

5°. L'*hydrachné*. Les arachnides qui composent ce genre ont des antennules, arquées, articulées, terminées par des pièces inégales et en pinces, un corps globuleux sans distinction d'anneau ; elles vivent de larves aquatiques, et nagent en tournoyant : on en connoît un grand nombre d'espèces.

6°. La *mite* à huit pattes, a une trompe plus courte que les antennes ; elle n'a pas de corcelet distinct. Les espèces de ce genre échappent à la vue par leur petitesse ; elles s'attachent aux animaux vivans ; on les trouve dans la pustule de la gale et dans plusieurs substances en putréfaction. La mite du fromage s'appèle *ciron*.

Il n'y a point de doute que les araignées ont, comme toutes les autres espèces d'animaux, des propriétés qui leur sont essentielles, et que, placées dans le grand tout de la création, elles peuvent offrir des services réels qui échappent à nos recherches et à notre intelligence. La toile qu'elles ourdissent, et qui leur sert de filet pour surprendre les autres insectes dont elles se nourrissent, a donné l'idée de la tisseranderie. Les brins de soie qui constituent cette toile et les cocons qui leur servent de retraite ont été soumis à l'art de la filature.

Cette soie n'est plus un objet de commerce ; mais elle a été un objet de spéculation en même tems que celui de l'industrie de quelques fabricans qui ont imaginé de la filer pour en faire des étoffes ou autres ouvrages ; et ce seroit une lacune dans l'histoire des différentes espèces de soie, que l'on nous reprocheroit avec raison d'avoir faite, si je ne rapportois ici celle de cet insecte.

M. *Bon* ancien premier président de la cour des comptes, aides et finances de Montpellier, dans les années de 1720 à 1730, est le premier à qui l'on soit redevable de la découverte de la filature de la soie d'araignée. Il publia à ce sujet une dissertation extrêmement intéressante et savante en même tems. Mais le célèbre *Réaumur* a jeté le plus grand jour sur les prétendus avantages que peut offrir la soie d'araignée.

La soie des araignées, dit ce célèbre auteur, est de beaucoup inférieure à celle des vers à soie ; elle n'en a ni le lustre ni la force, et elle fournit moins à l'ouvrage. Comme les toiles qu'elles tendent pour prendre des insectes, sont d'un tissu trop délié pour être de quelque usage, il faut recourir à un fil plus gros et contourné lâchement autour de la coque où elles déposent leurs œufs. Le fil de leur toile ne soutient que le poids de deux grains sans se rompre, et le fil de leur coque en soutient environ trente six : on peut donc supposer raisonnablement que ce dernier, qui est dix-huit fois plus fort, est dix-huit fois plus gros, ou du moins à peu de chose près ; si on compare le fil de la soie d'araignée à celui du ver à soie, on voit qu'il est cinq fois plus foible, puisqu'un fil de véritable soie soutient un poids de cent quatre-vingts grains sans se rompre ; il faut donc cinq fils de soie d'araignée pour égaler un seul fil de ver à soie. Or, cinq fils réunis en un seul n'auront jamais la même opacité qu'un fil qui sera unique et dont toutes les parties ne forment qu'un tout parfaitement identique, d'où l'on peut conclure que la soie d'araignée ne peut avoir ni le lustre, ni la solidité de l'autre. Mais ce qui confirme cette vérité, c'est que les fils de soie d'araignée ne peuvent se dévider, qu'il faut nécessairement les carder pour les filer ensuite, en sorte qu'il est impossible de compter sur l'égalité du fil dans toute sa longueur, ce qui contribue beaucoup à la force et au lustre.

Les coques d'araignées ne pèsent qu'un grain, c'est-à-dire, treize fois moins que celle des vers à soie, et étant nettoyées de tous corps étrangers, elles perdent plus des deux tiers de leur poids ; ainsi, il faut le travail de douze araignées pour égaler celui d'un seul ver, et une livre de soie demande tout au moins 27,648 araignées. Mais comme les coques sont l'ouvrage des seules femelles, si l'on admet qu'il faille un mâle à chacune, il faut s'engager à nourrir plus de 55,296 araignées pour avoir une livre de soie, car il est bon d'observer qu'il n'y a que l'espèce d'araignées à jambes courtes qui fournissent cette quantité de soie ; celles des jardins, qui sont très-grosses, font douze fois moins de soie, et l'on ne pourroit pas répondre qu'il ne s'en introduisît de toutes sortes d'espèces dans les habitations qu'on leur auroit destinées. J'ai cru devoir entrer dans tous ces détails, pour prévenir les tentatives de mauvais spéculateurs qui voyent tout en beau et qui se ruinent faute des connoissances les plus essentielles. Néanmoins on voit avec plaisir des ouvrages de soie d'araignées ; ils prouvent jusqu'où peut aller l'industrie humaine.

ARAPABACA. *Spigelia quadri folia fructu testiculato.* Plante de la pentandrie monogynie de *Linneus*, qui a été ainsi nommée par les habitans du Brésil où elle croît. On la nomme en français *la brinoiller.*

La tige de cette plante est simple, herbacée ; ses feuilles terminales sont au nombre de quatre, lancéolées ; les autres feuilles caulinaires sont opposées deux à deux : il s'élève de chaque aisselle des feuilles caulinaires un rameau unique semblable à la tige, terminé par quatre feuilles disposées en croix comme dans la tige. Les fleurs sont composées de cinq étamines et d'un pistil. Les fruits sont arrondis, ayant la forme d'un testicule.

On a donné à cette plante le nom de *la brinoiller*, à cause de sa propriété narcotique qu'elle porte jusqu'à occasionner la mort, comme pour perpétuer la mémoire odieuse de cette femme signalée dans l'histoire par les assassinats qu'elle a commis avec des poisons de ce genre.

L'arapabaca croît en Cayenne et dans le Brésil. C'est de ces pays qu'on nous envoie ses feuilles sèches, avec lesquelles on prépare un sirop qui passe pour un remède infaillible contre les vers.

La manière de préparer le sirop d'arapabaca n'étant consignée nulle part, du moins que je sache, ainsi que l'usage que l'on doit en faire pour chasser les vers, j'ai pensé que l'on me sauroit gré d'indiquer l'un et l'autre.

SIROP D'ARAPABACA.

2. *Des feuilles sèches d'arapabaca, une once* (32 grammes).

Faites infuser dans une livre (cinq hectogrammes) d'eau bouillante : prolongez l'infusion pendant six heures, dans les vaisseaux fermés, à une température de 30 à 40 degrés au thermomètre de *Réaumur.* Coulez ensuite à travers un linge avec une légère expression ; laissez reposer la liqueur, décantez, ajoutez sucre blanc une livre (cinq hectogrammes) clarifiez avec des blancs d'œufs, et faites cuire en consistance du sirop.

Usage.

On doit éviter de faire prendre ce sirop le matin, et on doit

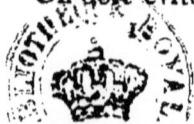

7.

n'en faire usage que le soir, une demi-heure après souper. La dose doit être proportionnée à l'âge. On en fait prendre une cuillerée à bouche aux enfans d'un an à un an et demi ; deux cuillerées à ceux de l'âge de deux à deux ans et demi ; trois cuillerées depuis trois jusqu'à quatre ans et demi. On augmente la dose d'une cuillerée seulement pour les enfans depuis cinq jusqu'à douze ou quinze ans. On en fait prendre cinq à six cuillerées aux grandes personnes.

L'usage de ce sirop doit être suivi pendant trois soirées de suite.

Le quatrième jour, on fait prendre le matin, à jeun, 3 ou 4 cuillerées d'huile d'olives. On donne pour certain, que les vers ne résistent pas à l'usage de ce sirop, comme il vient d'être prescrit. On prétend, mais probablement sans aucun motif valable, que ce remède est beaucoup plus sûr, lorsqu'on en fait usage au déclin de la lune.

Remarque.

Le sirop d'arapabaca est sujet à fermenter lorsqu'il est en vidange dans les bouteilles qui le contiennent. On lui restitue son premier état, en le faisant légèrement bouillir. Il faut, autant qu'il est possible, le tenir dans des bouteilles qui en soient pleines.

ARBOUSIER. *Arbutus foliis ovatis integris petiolis laxis longitudine foliorum. Epigœa. Linneus.* Arbrisseau ou petit arbre de la décandrie monogynie de *Linneus*, et de la vingtième classe (fleurs monopétales) de *Tournefort.*

Le tronc de cet arbrisseau est couvert d'une écorce rude, crevassée ; il pousse beaucoup de rameaux rougeâtres en haut ; ses feuilles sont oblongues, larges comme celles du laurier, lisses, vertes, dentelées en leurs bords. Ses fleurs sont monopétales, disposées en grelot. Ses fruits sont partagés en cinq loges qui renferment des semences oblongues ; leur forme est sphérique, à peu près semblable à celle des fraises ; leur substance est charnue ; leur couleur est jaune avant leur maturité, et d'un beau rouge lorsqu'ils sont mûrs ; leur saveur est austère, astringente.

Le fruit de l'arbousier est nommé en latin *memecylum* ou *anedo*, et en françois *arboux*. Cet arbrisseau croît dans les bois, sur les montagnes. Celui qui naît en Candie, dans la Virginie, dans le Canada, s'élève si haut qu'il égale les grands arbres : son fruit est plus gros, et sa saveur est plus agréable.

La feuille, l'écorce et le fruit sont astringens : on s'en sert dans les cours de ventre, et en gargarisme pour les maux de gorge.

ARCANSON. Matière résineuse de couleur citrine et comme vitreuse qui est le résidu de la distillation de la térébenthine dont on a obtenu l'huile volatile.

Le nom d'arcanson lui a été donné par les luthiers à cause qu'ils en frottent les crins de leurs archets pour tirer un son plus net des instrumens à corde. *Voyez* Colophane.

ARDOISE. *Ardosia.* Pierre feuilletée alumineuse de couleur bleue tirant sur le noir dont on couvre les toits des maisons : il y en a de plusieurs sortes. *Voyez* Argille schisteuse.

AREC ou FAUFEL. *Areca frondibus pinnatis, foliolis replicatis, oppositis præmorsis. Avellana indica versicolor.* L'arec est le fruit d'une espèce de palmier connu sous le nom de *mimosa catechu*, qui appartient à la polygamie monoécie de *Linneus.*

Ce fruit est de la grosseur d'une grosse aveline et contient dans son intérieur une matière pulpeuse d'une saveur légèrement amère, styptique, de laquelle on extrait le cachou. *Voyez* Cachou.

ARÉOMÈTRE ou PÈSE-LIQUEUR. Instrument destiné à mesurer la densité ou la pesanteur spécifique comparative des fluides.

Cet instrument est composé de trois parties distinctes, dont la réunion forme un tout d'une seule pièce. C'est un tube de verre cylindrique, d'un très-petit diamètre, dont la partie supérieure a environ cinq à six pouces d'élévation, et est fermée hermétiquement.

Cette partie, qu'on nomme la *tige*, est divisée par degrés parfaitement égaux.

La partie inférieure de cette tige, est renflée et présente à l'œil un petit globe de verre creux, dont le diamètre, en s'opposant à l'immersion de la tige, de droite ou de gauche, dans les fluides, contribue à la maintenir dans une position verticale. Au dessous, est un petit prolongement du tube qui se termine par un second globe de verre dans lequel est renfermé du mercure qui sert de leste à l'instrument.

Cet instrument tel que je viens de le décrire, prend le nom d'*aréomètre*, lorsqu'il est destiné pour déterminer les degrés de légèreté de l'eau-de-vie et de l'alcool ; il prend le nom d'*oïnomètre* ou *pèse-vin*, pour mesurer les degrés de légèreté des espèces de vins, ou leur pesanteur spécifique, et celui de *pèse-acide*, *pèse-sels*, et *pèse-sirops*, lorsqu'il est question de connoître la densité de ces trois sortes de fluides.

On conçoit que la différence des usages établit nécessairement celle de leur échelle de graduation, et la disposition qu'ils ont à se plonger plus ou moins profondément dans l'eau, ou dans tout autre fluide.

On fait des aréomètres avec des substances métalliques telles que l'argent et le cuivre, mais ils ne peuvent servir que pour déterminer la pesanteur spécifique des fluides qui n'exercent aucune action sensible sur ces métaux, et il est bien peu de ces fluides qui ne cèdent une partie de leurs principes composans à l'un et l'autre de ces métaux ; l'eau même la plus pure peut altérer leur brillant métallique à la longue, et une des conditions nécessaires aux aréomètres, est qu'ils soient parfaitement lisses dans leurs surfaces.

On attribua longtems l'invention de cet instrument à *Hypatie*, philosophe platonicienne, aussi célèbre par sa science que par sa beauté, et que le peuple d'Alexandrie, soulevé contre elle par St. Cyrille, massacra l'an 415 de J.-C. Cet origine de l'aréomètre est consignée dans l'encyclopédie méthodique : (physique, tome I, page 257.)

M. Eusèbe Salverte a relevé cette erreur. Après avoir rapporté un passage intéressant de *Rhemnius-Fannius Palaemon*, auteur du poëme *de ponderibus et mensuris*, qui décrit parfaitement bien l'aréomètre et la manière de s'en servir, il prouve par un autre passage du même *Rhemnius*, que le pèse-liqueur est de l'invention d'*Archimède*.

Les ouvrages les plus importans à consulter, sur l'aréométrie, sont ceux de *Beaumé*, de MM. *Guyton*, *Gattey*, *Ramsdam*, *Nicholson*, et les savans mémoires de M. *Hasenfratz*, insérés dans les annales de chimie, tome 26.

Les pèse-liqueurs de verre sont ceux auxquels on doit donner la préférence, quelque soit la liqueur dont on veuille connoître la pesanteur spécifique, par la raison que le verre n'est pas susceptible d'éprouver aucune altération par l'action des acides ou des alcalis, si on en excepte l'acide fluorique.

Nous avons dit plus haut que les aréomètres différoient entre eux en conséquence des fluides dans lesquels on se proposoit de les plonger pour connoître leur pesanteur spécifique. Nous voyons en effet que l'instrument généralement connu sous le nom d'*aréomètre*, est destiné à mesurer les degrés de légèreté de l'alcool aqueux ou eau-de-vie, et de l'alcool sec ou rectifié : on devroit donner à cet instrument le nom d'*alcoolomètre*.

L'instrument à mesurer les degrés de légèreté du vin, est construit de la même manière et d'après les mêmes lois physiques, c'est-à-dire, qu'il s'enfonce plus ou moins profondément dans ce fluide. La seule différence qu'il présente, si on le compare à l'aréomètre, c'est que sa tige supérieure est plus longue et que les degrés de l'échelle de graduation sont plus espacés, en sorte qu'ils sont beaucoup plus sensibles; que d'autre part le premier signe de comparaison est déterminé par *zéro*, et que tous les degrés inférieurs sont autant de degrés de pesanteur spécifique, comparativement à celle de l'eau distillée qui doit servir de comparateur.

Ce que l'on nomme pèse-acides pèse-sels et pèse-sirops, est un aréomètre en sens inverse des deux premiers ; c'est-à-dire, que moins il se profonde dans un fluide, plus ce fluide a de pesanteur spécifique comparativement à celle de l'eau.

Avec l'aréomètre et l'oïnomètre, on se propose de connoitre les degrés de légèreté des fluides ; avec le pèse-acide, au contraire, on a pour objet de connoître les degrés de pesanteur, parce que les fluides que l'on mesure, en ce cas, sont nécessairement plus pesans que l'eau. Aussi, l'échelle de graduation, dans ce genre d'aréomètre, est elle précisément inverse, c'est-à-dire, que le nombre le moins élevé est, dans le pèse-acide, à la sommité de sa tige, tandis que dans l'aréomètre c'est le nombre le plus inférieur. Le premier chiffre placé au-dessus de la boule de l'aréomètre, marque *dix*, qui est le degré de l'eau distillée à la température de dix degrés du thermomètre de *Réaumur* ; et le dernier degré à la sommité de sa tige marque *quarante* et même *quarante-deux* de légèreté à l'égard de l'alcool.

Le premier nombre placé immédiatement au-dessus de la boule du pèse-acide, marque *cinquante*, qui signale la plus grande pesanteur spécifique comparativement à celle de l'eau, et le nombre placé à la sommité de la tige, marque *quinze*, qui est le moindre degré de pesanteur spécifique que doit avoir un acide, un sel, comparativement à l'eau qui, quelque soit la pesanteur spécifique qui lui appartienne, doit marquer *dix degrés.*

La pesanteur spécifique des liqueurs, quelles qu'elles soient, se mesurent donc par la comparaison que l'on en fait avec l'eau, soit que ce fluide soit plus léger, soit au contraire qu'il soit plus pesant. Or, il a fallu déterminer la pesanteur spécifique qui appartient à l'eau, et pour qu'elle fut la même en tout pays, on a pris l'eau distillée pour comparateur, et on a construit les aréomètres de manière que, par le poids de leur leste, ils plongeassent dans l'eau distillée, verticalement, et marquassent dans les deux suppositions que nous avons indiquées, soit pour la légèreté, soit pour la densité, constamment le nombre *dix*, à la température de dix degrés au thermomètre de *Réaumur*.

La différence dans la température apporte, comme on peut le pressentir, quelque changement dans la profondeur de l'immersion d'un fluide quelconque, l'eau distillée elle - même, étant spécifiquement plus légère, lorsque sa température est plus élevée que lorsqu'elle l'est moins.

La plupart des aréomètres modernes sont accompagnés d'un thermomètre, de manière que si l'on mesure les degrés de légèreté de l'eau-de-vie et de l'alcool pendant les grandes chaleurs de l'été, on n'est pas étonné de voir l'instrument marquer plus de degrés lors de son immersion que si la température n'étoit qu'à dix degrés.

Une des conditions nécessaires lorsqu'on veut faire usage de l'aréomètre, est qu'il soit bien net et bien lisse, afin qu'en plongeant dans le liquide il ne soit retenu par aucun obstacle.

Toutes les conditions ci-dessus posées, étant réunies, l'aréomètre à alcool peut servir à faire reconnoître la pesanteur spécifique des eaux potables, crues, minérales-salines, comparées entre elles à l'égard de l'eau distillée. Tous les degrés que l'instrument laisse apercevoir au dessous de *dix* indiquent la pesanteur spécifique de ces eaux, et leur différence de pesanteur.

Si, au contraire, le fluide dans lequel on plonge l'aréomètre est spécifiquement plus léger, tel que le vin, l'eau-de-vie, l'alcool, l'instrument se profondera dans ce fluide, et les degrés qu'il marquera au-dessus de *dix* seront autant de degrés de légèreté.

L'ether sulfurique bien rectifié manifestant jusqu'à cinquante-quatre degrés de légèreté, a besoin d'être mesuré dans un aréomètre à plus haute tige que celle de l'aréomètre ordinaire.

L'échelle de graduation de l'œnomètre ou pèse-vin étant plus sensible, on le préfère à l'aréomètre pour mesurer les degrés de légèreté des espèces de vins.

La théorie des pèse-sels et acides est établie sur la même loi physique, mais en sens inverse, comme je l'ai dit plus haut. Tous les degrés au dessous de *dix* indiquent les degrés de pesanteur spécifique : l'instrument, au lieu de s'enfoncer dans le liquide, s'y tient plus élevé.

Il est encore un instrument de ce genre nécessaire à connoître, c'est le gravimètre. *Voyez* Gravimètre.

ARETE-BŒUF ou BUGRANE. *Ononis* ou *ononis spinosa flore purpureo, sive resta bovis vulgaris, purpurea et alba spinosa, remora aratri.* (*Pl.* XIII, *fig.* 74) Plante de la diadelphie decandrie de *Linneus*, et de la dixième classe (fleurs légumineuses) de *Tournefort*.

On en distingue deux espèces, l'une vraie, dont il sera

d'abord question, et l'autre appelée *arète-bœuf jaune*, dont nous ferons mention immédiatement après.

La première pousse plusieurs tiges qui s'élèvent à la hauteur d'un pied et demi ou deux pieds (649 millim.); ces tiges sont grêles, rondes, ligneuses, velues, rougeâtres, difficiles à rompre, armées d'épines longues et dures.

Ses feuilles sont oblongues, assez semblables à celles du pois chiche, noirâtres, velues, dentelées en leurs bords, visqueuses au toucher, d'une odeur qui n'est point agréable, et d'une saveur légumineuse.

Ses fleurs sont purpurines ou incarnates, rarement blanches, papilonacées, soutenues dans des calices dentelés.

Ses fruits sont des petites gousses qui renferment des semences de la figure d'un petit rein, et ayant le goût de la vesse.

Ses racines sont longues, ligneuses, fibreuses, blanches, pleines, serpentantes ou traçantes, flexibles, arrêtant souvent les charrues des laboureurs, d'où la plante a été appelée *remora aratri et resta bovis*.

L'arète-bœuf croît par-tout dans les champs, le long des chemins.

C'est principalement de la racine dont on fait usage en médecine. Cette racine est de la grosseur d'une plume de cygne : les droguistes la mêlent quelquefois avec la salsepareille; mais il est facile de reconnoître cette fraude, en ce que l'arète-bœuf est pleine dans son intérieur, et ne se fend pas longitudinalement en deux parties égales comme la salsepareille.

La racine d'arète-bœuf s'emploie sèche et en poudre. Elle est propre dans les tumeurs dures des testicules, dans l'hydrocèle, la jaunisse, la rétention d'urine. La dose en poudre est de 1 gros 3 grains (4 grammes) et en decoction de 4 gros 12 grains (16 grammes) pour une livre (cinq hectogrammes) d'eau.

La seconde espèce d'arète-bœuf est désignée sous le nom d'*anonis viscosa spinis carens*, *lutea major*. Elle diffère de la première par ses tiges qui sont sans épines, par ses feuilles qui sont plus pâles et alternes, par ses fleurs qui sont jaunes, semblables à celles du genèt, et par ses gousses qui sont plus longues et plus grèles.

Ononis ab *onos* mot grec, en latin *asinus*, parce que l'âne aime cette plante.

ARGENT. *Argentum.* L'argent est un métal d'un blanc brillant et éclatant, qui n'est point altérable par la lumière ; lorsqu'il est absolument pur ou exempt de tout autre alliage métallique, qui n'a ni odeur, ni saveur, et qui jouit éminemment de la propriété malléable et ductile; il est difficilement altérable par le feu, et n'est pas susceptible de se convertir en oxide ni en verre, par les procédés ordinaires de la calcination et de la vitrification.

La pesanteur spécifique de l'argent est de 101,752, selon *Brisson*, c'est-à-dire, qu'il perd environ un onzième de son poids dans l'eau, en sorte qu'il pèse dix fois plus que ce fluide.

La ténacité des parties de l'argent est telle, qu'un fil d'un dixième de pouce, soutient un poids de 270 livres sans se rompre; c'est à cette même ténacité que se rapporte sa ductilité, qui permet qu'on le tire par la filière, en fils aussi déliés que les cheveux les plus fins.

Ce métal n'est pas moins malléable qu'il est ductile; le poids d'un grain (5 centigr.) suffit pour faire un vase capable de contenir une once d'eau (30 gram.), et si l'on porte son extension plus loin sous le marteau, en le frappant enfermé dans de la baudruche, il se réduit en lames si fines, que le moindre souffle peut les tenir suspendues dans l'air. Ces feuilles d'argent sont placées dans des petits livrets de papier joseph, et servent aux pharmaciens pour argenter les pilules; elles servent bien plus encore aux argenteurs sur bois et sur métaux, soit à la colle, soit amalgamées avec le mercure, pour argenter les métaux; ce que les ouvriers appèlent *argent haché*.

Pour réduire l'argent en poudre très-fine, on broye ces feuilles d'argent avec du miel, sur un porphyre, et on sépare ensuite l'argent du miel, par le moyen de l'eau.

L'argent est volatil à l'aide du calorique; si l'on présente une lame de cuivre au-dessus de l'argent contenu dans un creuset soumis à l'action d'un feu très-vif, cette lame de cuivre se trouve insensiblement couverte d'argent à toute sa surface.

Ce métal, le plus sonore des métaux après le cuivre, est susceptible de s'écrouir par le martelage; mais il suffit de le chauffer pour lui rendre sa malléabilité. Les pharmaciens ne font usage de l'argent que dans son plus grand état de pureté; il est connu sous le nom d'*argent de coupelle*. C'est avec cet argent qu'ils préparent le nitrate d'argent, connu généralement sous le nom de *pierre infernale*. Mais pour les usages de l'orfévrerie et de la bijouterie, l'argent est toujours allié avec du cuivre, et ce sont les proportions de ce dernier métal avec lequel il se trouve allié, qui font la différence de son titre ou de son degré de finesse. Le titre de l'argent, pour être conforme à la loi, doit être de onze parties d'argent fin sur une de cuivre : on divise donc un tout en douze parties, chaque partie prend le nom de *deniers*, en sorte que si l'argent contient un douzième de cuivre, il est à onze deniers de fin; si il contient deux douzièmes, il est à dix deniers, etc. etc. Pour essayer le titre de l'argent, on a recours à la coupellation. Nous en parlerons plus bas.

Les ustensiles d'argent sont, sans contredit, préférables dans les laboratoires comme dans les cuisines, pour toutes les préparations médicamenteuses et alimenteuses; mais ils ne sont pas sans inconvénient; il seroit dangereux d'y laisser séjourner des médicamens ou des alimens, parce que la portion de cuivre qui en fait l'alliage n'est pas assez défendue pour ne pas se verdegriser.

L'argent est susceptible de prendre une forme cristalline régulière, par la fusion et le refroidissement artistement ménagé.

La nature nous offre l'argent sous plusieurs états, savoir: dans l'état natif, dans l'état salin, dans l'état de sulfure, minéralisé par le soufre et l'arsénic, ou enfin uni à plusieurs autres métaux. Nous allons passer en revue ces divers états sous lesquels l'argent se rencontre dans le sein de la terre.

Des divers états de l'argent dans le sein de la terre. De l'argent natif ou vierge.

On donne ce nom à l'argent que l'on trouve dans la terre, jouissant de toutes ses propriétés métalliques. Il se présente sous un grand nombre de variétés pour la forme. On le trouve en rameaux composés d'octaèdres implantés les uns sur les autres; les minéralogistes lui donnent le nom d'argent vierge en végétation. D'autrefois il se présente en filets minces, flexibles, capillaires et contournés. Il paroit que cette variété est produite par la décomposition des mines d'argent rouge ou vitreuse. On peut en effet l'imiter en calcinant lentement l'une de ces mines. Enfin, on trouve encore l'argent natif, en lames, en réseaux, imitant la toile des araignées, d'où les Espagnols l'ont appelé arande, ou bien en petites masses dispersées dans une gangue quartzeuse.

L'argent natif se trouve dans toutes les parties du monde, même en France. Les femmes, les enfans en ramassent des paillettes le long de la rivière du Rhône. Mais les endroits où il se trouve le plus abondamment, sont: le Pérou, le Mexique, la Norwège, la Saxe, Sainte-Marie, Allemont, etc.

Mine d'argent corné, ou muriate d'argent.

La nature ne nous offre pas d'argent dans l'état d'oxide; mais elle nous le présente combiné avec l'acide muriatique, et un peu d'acide sulfurique.

Cette mine est une combinaison naturelle de l'argent avec l'acide muriatique, et un pou d'acide sulfurique, au rapport de *Woulf*. Elle est d'un gris jaunâtre, sale, molle, s'écrase et se coupe facilement ; elle se fond à la flamme d'une bougie. On la trouve cristallisée en cubes, mais le plus souvent en masses irrégulières, particulièrement en Sàxe, à Sainte-Marie, en Espagne et à Allemont, dans un de nos départemens du midi.

Mine d'argent vitreuse.

C'est une des plus riches mines d'argent dans laquelle, au rapport des minéralogistes, le soufre se trouve le minéralisateur. Cette mine est très-pesante, elle a la couleur, la mollesse et la fusibilité du plomb ; elle contient les trois quarts d'argent. On parvient à l'imiter en combinant du soufre et de l'argent par la fusion dans un creuset. On la trouve dans le Potosi, au Pérou.

Mine d'argent rouge, ou rosiclaire, rosi-clero.

Le soufre et l'arsenic sont simultanément les minéralisateurs de l'argent, dans cette espèce de mine. Sa couleur est plus ou moins rouge, elle est quelquefois cristallisée en cubes, dont les bords sont tronqués ; elle est très-pesante et se fond facilement comme les précédentes. Il paroît que l'arsenic domine dans cette espèce de mine ; elle contient aussi un peu de fer, et fournit les deux tiers de son poids en argent. Si on l'expose à l'action d'un feu bien ménagé, capable seulement de la faire rougir, le soufre et l'arsénic se volatilisent, et l'argent présente une végétation capillaire semblable à l'argent natif. Les habitans du Potosi lui donnent le nom de *rosi-clero* ou *rosiclaire*.

La mine d'argent la plus curieuse est celle de Salseberyt en Suède ; celles qui sont les plus riches sont en Amérique, surtout dans le Potosi.

Nous ne rappelerons pas ce que nous avons eu occasion de dire en parlant des autres métaux qui tiennent argent, telles que les mines de plomb de Pompéan, la mine de cuivre appelée *falhertz*, etc. etc. Il nous suffit de dire que l'argent se trouve uni à plusieurs autres métaux.

De l'exploitation des mines d'argent.

Les travaux en grand pour extraire l'argent de ses mines et l'obtenir pur, peuvent se réduire à trois procédés. Le premier, se rapporte à l'argent natif. On triture l'argent vierge avec du mercure, ensuite on lave cet amalgame pour en séparer toute la terre, alors on le fait passer à travers une peau de chamois ; dans cet état, on distille cet amagalme à la cornue ; le mercure passe dans le récipient, et l'argent reste dans les cornues. On le fond et on le coule dans les lingotières.

Le second procédé se rapporte aux mines d'argent minéralisé par le soufre et l'arsénic. Il consiste à faire d'abord griller la mine ; ensuite on la mêle avec le plomb pour affiner le métal par la coupellation. Ce procédé est mis en usage principalement pour les mines d'argent riches.

Le troisième procédé qui s'applique aux mines d'argent pauvres, consiste à les fondre sans grillage préliminaire, avec une certaine quantité de pyrites ou sulfure de cuivre. Il résulte une masse de cuivre tenant argent, que l'on traite ensuite par la liquation avec le plomb. (*Voyez* Exploitation des mines de cuivre au mot *Cuivre.*)

De la coupellation.

La coupellation est une véritable opération chimique, à la faveur de laquelle on parvient à purifier l'or et l'argent, et à séparer ces métaux des autres métaux avec lesquels ils se trouvent alliés. La description de cette opération doit trouver place ici pour compléter l'histoire de l'exploitation parfaite des mines d'argent.

Elle consiste à faire fondre l'argent avec d'autant plus de plomb, que l'on soupçonne ce métal précieux allié avec plus de métaux qui lui sont étrangers. Les proportions les plus ordinaires sont trois parties de plomb sur une d'argent. Lorsque ce nouvel alliage est opéré par une première fusion, on distribue la masse dans des vaisseaux plats et poreux faits avec des os calcinés et de l'eau, auxquels on a donné la forme d'une coupe, d'où ils ont pris le nom de coupelles. Il faut avoir en le soin de bien laisser sécher ces coupelles avant d'en faire usage. On place ces vaisseaux garnis de l'alliage, dont il est fait mention, dans une moufle posée sur des barres de fer, dans un fourneau de réverbère de forme carrée. L'orifice de la moufle est fermé par un registre qui s'applique immediatement à la bouche du laboratoire du fourneau. Alors on échauffe les vaisseaux par un feu gradué que l'on pousse successivement jusqu'à l'incandescence. Le plomb entrant le plus facilement en fusion, et passant ensuite à l'état de vitrification, fait fondre les métaux alliés à l'argent, les vitrifient. Ce fer en fusion s'enfiltre dans la coupelle ; à mesure que l'argent devient plus pur, il paroît plus brillant, et l'artiste est assuré que l'opération est achevée et parfaite, lorsque la surface de l'argent est pure, éclatante de lumière, présentant comme une sorte d'éclair ou de fulguration. On laisse refroidir le fourneau, et on trouve dans la coupelle, un bouton métallique, ayant une forme convexe. C'est de l'argent très-pur, mais allié avec un peu d'or avec lequel il se trouve presque jours uni dans sa mine.

Pour séparer l'or de l'argent, on a recours à une opération ultérieure, connue sous le nom de *départ;* cette opération consiste à dissoudre cette masse d'argent dans de l'acide nitrique ; l'or reste intact On sépare l'or de la dissolution, ensuite on précipite l'argent de sa dissolution, en versant dessus de l'acide muriatique; il en résulte du muriate d'argent, anciennement *lune cornée,* et au moyen de la fusion dans un creuset, on chasse l'acide muriatique et l'on coule l'argent, qui est le plus pur possible, c'est-à-dire, à douze deniers.

ARGENT DE CHAT ou MICA BLANC. On donne le nom d'argent de chat, à une espèce de mica blanc, qui est d'un blanc argentin, et qui a le brillant de l'argent. C'est une espèce de terre lamelleuse, flexible et élastique, que l'on connoît sous le nom de verre de Moscovie, on s'en sert pour mettre sur l'écriture. *Voyez* mica.

ARGENT VIF. Nom que l'on a donné au mercure, à cause de son brillant métallique, qui approche de celui de l'argent, et de la mobilité de ses molécules, qui semblent fuir sous la main, ou lorsqu'il est posé sur un plan incliné. *Voyez* mercure.

ARGENTINE. *Argentina pentaphylloïdes, argenteum alatum, seu potentilla anserina.* Plante de l'icosandrie polyginie de *Linneus,* et des rosacées de *Tournefort.* C'est une espèce de pentaphylloïde, ou plante qui pousse de sa racine des feuilles approchant de celles de l'aigremoine. Elles sont rangées par paires, le long d'une nervure, dentelées à leurs bords, unies et vertes par dessus ; garnies par dessous d'une infinité de petites utricules ou trachées, qui sont toutes autant de vaisseaux inhalans ou organes absorbans, et qui font paroître cette surface comme lanugineuse, blanche; il naît entre ces feuilles, d'autres feuilles plus petites; et de la même forme. Il part de sa racine des tiges menues et nues qui rampent sur la terre, qui y prennent racine et portent des feuilles.

Ses fleurs naissent sur d'autres petites tiges velues, qui s'élèvent d'entre les feuilles. Elles sont assez grandes, disposées en rose, composées chacune de cinq pétales, jaunes, arrondis, ayant plusieurs étamines et un seul pistil.

Le pistil devient un fruit composé de plusieurs graines,

ramassées en manière de tête, et renfermées dans le calice de la fleur.

La racine est longue et menue.

Cette plante est astringente, febrifuge. On en fait une eau distillée, une décoction.

ARGILE ou ALUMINE. L'alumine ou argile pure s'obtient par la précipitation de la base du sulfate d'alumine, par le moyen de l'ammoniaque; on la lave et on la calcine ensuite, pour la dégager de l'ammoniaque qu'elle auroit pu retenir.

L'alumine se reconnoît par sa pesanteur, qui est moindre que celle de la baryte, de la silice et de la chaux; elle hape à la langue, se boursoufle au feu; elle est très difficilement fusible, s'imprègne d'eau facilement, et se combine avec les acides, avec lesquels elle forme des sels neutres, pour la plupart déliquescens; sa couleur est d'un blanc mat.

L'alumine est d'un grand usage dans la composition des couleurs; elle entre dans celle du bleu de Prusse, pour diminuer son intensité. On la trouve originairement dans l'argile.

Argille naturelle.

L'argile est une terre qui paroit être un produit de la décomposition des végétaux. La nature emploie un tems assez considérable pour perfectionner cette espèce de terre : on en compte de plusieurs sortes, qui offrent des variétés assez remarquables.

Les caractères essentiels de l'argille sont de ne point faire effervescence avec les acides, de se laisser imprégner par l'eau, de faire pâte avec elle, et de se durcir au feu. La propriété qu'elle a d'être infusible, et de prendre une retraite relative à l'action du calorique, à laquelle on la soumet, a donné l'idée à *Wedgwod*, de la société de Londres, d'en composer son pyromètre (1).

On distingue les argiles :

En argile blanche; celle-ci est la plus pure, se durcit au feu, au point de faire feu avec l'acier.

En argile à potier; elle est mêlée de terre silicieuse, et sert à faire la porcelaine.

En argile colorée; elle est mêlée de silice et d'oxide de fer; c'est ce que l'on nomme bols, ou terres bolaires.

En argile marbrée ou bleue : elle sert de base aux lits

---

(1) Instrument qui sert à mesurer les degrés de chaleur au delà du verre en fusion.

d'ardoise ; elle est colorée par divers oxides métalliques. On s'en sert dans les distilations d'eau-forte, ou acide nitrique.

En argile à foulon ; qui est grise, et sert à fouler les étoffes ;

Et en argile stérile, ou pierre pourrie : celle-ci a perdu son gluten et sert à polir les métaux : elle vient d'Angleterre.

Le tripoli est encore une espèce d'argile qui a été durci par des feux souterrains. Elle est souvent ochracée ; elle est de la nature des schites ; on la trouve à Polygni, département d'Ille-et-Vilaine. Elle sert aux lapidaires et aux orfèvres, etc, pour polir leurs ouvrages.

L'argile se trouve répandue presque partout. Elle est d'un grand usage pour la construction des fourneaux, des creusets, des poteries de tous les genres.

C'est avec l'argile blanche que l'on purifie le sucre, les espèce de tartre blanc ou rouge, le borax et le blanc de baleine.

Pour purifier ces trois derniers, il faut les réduire en pâte avec l'argille, et les laisser dans cet état pendant un certain tems; ensuite, par l'intermède de l'eau bouillante et des filtration réitérées, on parvient à une dépuration parfaite.

C'est avec les espèces d'argile que l'on prépare les terres sigillées et les bols argilleux. *Voyez ces mots.*

ARGILE SCHISTEUSE. Ce genre contient plusieurs variétés.

1º. Argile-schisteuse tabulaire. Ce sont les belles ardoises noires et dures, dont on fait des tableaux pour les mathématiciens, ou des tables à écrire ; on la trouve en Suisse.

2º. L'argile schisteuse tégulaire. C'est l'ardoise dont on couvre les édifices : elle se divise en feuillets minces. Il y en a de piriteuse qui fournit de l'alun par la laxiviation : celle-ci n'est pas propre aux couvertures des maisons.

3º. L'argile schisteuse graphique, connue sous le nom des crayon des charpentiers : cette pierre est noire, tendre, friable, et devient rouge par l'action du feu.

4º. L'argile schisteuse novaculaire, ou pierre à rasoir : elle est composée de deux couches, l'une noirâtre, et l'autre jaunâtre.

On trouve des ardoises fort belles, près d'Angers, de Mézières, et de Brest.

ARISTOLOCHE. (*Pl.* XVI, *fig.* 74) Plante dont on reconnaît quatre sortes, savoir : l'aristoloche ronde, longue, clématite et petite.

Ces quatre sortes appartiennent à la gynandrie-hexandrie de *Linneus*, et à la troisième classe (les personnées) de *Tournefort*.

Il importe de bien décrire chacune dé ses espèces, pour les bien connoître et ne pas les confondre.

La première, l'aristoloche ronde, est de deux sortes.

L'une appelée *aristolochia prima*, est l'aristoloche ronde vraie, en latin *aristolochia rotunda vera, flore ex·purpura nigro*.

Cette plante pousse plusieurs tiges foibles, pliantes, à la hauteur d'environ un pied et demi, revêtues alternativement de feuilles presque rondes, molles, d'un vert pâle, d'un goût amer, précédées de pétioles forts courts, et entourant en partie les tiges. Il s'élève des aisselles des feuilles, des fleurs en tuyaux irréguliers, coupés en languettes, de couleur purpurine, si foncée, qu'elle approche du noir. Le calice de ces fleurs devient un fruit membraneux, ovale, vert, mais qui brunit en mûrissant ; divisé en six loges, remplies de semences aplaties, minces, noires, posées les unes sur les autres.

Sa racine est ronde, assez grosse, charnue, garnie de fibres, grise en dehors, jaunâtre en dedans, d'une saveur très-amère.

C'est la racine de cette sorte, qui est d'usage en médecine et en pharmacie. On la fait entrer dans la composition de l'alcool général, de l'orviétan, de la thériaque diatessaron, de la poudre chalibé, de la poudre arthritique amère des trochisques hystériques, de l'onguent des apôtres, de l'huile de scorpion composée, des emplâtres diabotanum, divin, styptique, gris ou beaume vert, *manus dei*.

Elle est stimulante, stomachique, emménagogue, résolutive.

Les semences entrent dans la composition du hiéra-diacolocynthidos.

On prépare avec la racine, un extrait.

L'autre est l'aristoloche ronde à fleur blanche purpurine. Elle diffère peu de la précédente. Ses tiges sont plus nombreuses et plus courtes ; ses feuilles sont plus grandes, oblongues, attachées à des pétioles plus longs ; sa fleur est blanche purpurine, brune en dedans, sont fruit est plus long, formé en poire ; sa semence est plus menue, de couleur rousse, et l'écorce de sa racine est jaunâtre. Cette plante croit dans les champs, entre les bleds. On lui préfère la précédente.

La seconde sorte est l'aristoloche longue, *aristolochia longa radice pollicis crassitudine*.

Cette espèce offre quelque différence qui la fait distinguer de l'aristoloche ronde. Ses tiges sont longues d'environ un pied et demi, (487 millim.) quarrées, foibles, se couchant à terre; ses feuilles sont molles, moins arrondies, terminées en pointe, et garnies d'un pétiole. Les fleurs sont semblables à celles de la première espèce ; le fruit à la forme d'une petite poire ; il contient des semences plattes, noires. Sa racine est longue d'environ un pied (325 mi'lim.), quelquefois grosse comme le poignet, habituellement, comme le pouce ; ayant la couleur, l'odeur, la saveur de l'aristoloche ronde.

On connoît une seconde sorte d'aristoloche longue, qui est appelée *aristolochia hispanica*. Celle-ci diffère peu de la précédente. Sa fleur est purpurine en dedans, et sa racine est plus courte. Elle croît abondamment en Espagne, dans les pays chauds, entre les vignes.

ARISTOLOCHE CLEMATITE ou SAZAZINE. *Aristolochia clematitis vulgaris*. Cette espèce est des mêmes classes et ordres que les précédentes. Sa tige s'élève à la hauteur de deux pieds (640 millim.) elles sont droites, fermes ; ses feuilles sont cordiformes ; précédées de longs pétioles, assez grandes, et d'un vert pâle. Ses fleurs naissent en grand nombre dans les aisseles des feuilles, elles ressemblent à celles des précédentes, mais sont plus petites ; elles sont de couleur jaune pâle. Le fruit est souvent plus gros, ayant la forme d'une poire ; il est rempli, comme les autres, de semences plattes et noires. Sa racine est menue, fibrée, grise, d'une odeur qui n'est point agréable, d'une saveur âcre et amère.

Cette plante croit dans les champs, dans les bois, dans les pays chauds.

La racine de cette plante est très-employée en médecine et en pharmacie. Elle est stimulante, stomachique, emménagogue, résolutive. On l'emploie dans les pâles couleurs, dans la cachexie, dans les maladies opiniâtres et malignes, dans la fistule, le sarcome.

Cette racine entre dans la composition de l'onguent mondificatif d'ache, de l'emplâtre diabotanum, de l'alcool général.

Les feuilles et les sommités entrent dans l'eau vulnéraire.

ARISTOLOCHE CLÉMATITE SECONDE. *Aristolochia clematitis non vulgaris, anguicida*. Cette seconde espèce pousse des tiges sarmenteuses, menues, canelées, rameuses, de la hauteur de trois à quatre pieds (1 mètre 300 millim. environ), lesquelles s'entrelacent au tour des plantes voisines.

Les feuilles en sont larges pointues, vertes, lisses en dessus, purpurines, blanchâtres en dessous, précédées par de longs pétioles. La fleur est jaune ou purpurine, noirâtre, et garnie en dedans d'une laine fine ; la racine est longue , sarmenteuse, composée de grosses fibres , de couleur pâle , d'une saveur astringente. Toute cette plante est odorante ; elle croît principalement en Espagne, dans les buissons et dans les vignes.

On fait usage de son suc exprimé, que l'on injecte dans les plaies occasionnées par la morsure des serpens.

ARISTOLOCHE PETITE. *Aristolochia tenuis , pistolochia dicta , plures radices spargens.* C'est la plus petite de toutes les aristoloches : elle pousse plusieurs tiges menues, foibles, rameuses, se répendant à terre. Ses feuilles sont faites comme celle du lierre , mais petites , pâles ; soutenues par des pétioles menus. Ses fleurs sont semblables à celles des autres aristoloches, plus petites, quelquefois brunes , quelquefois d'un vert jaunâtre : son fruit a la forme d'une petite poire. Ses racines sont fort déliées, filamenteuses, jointes ensemble par une petite tête au centre commun , en forme de chevelure ou de barbe , longue d'un demi pied (162 millim.), de couleur grise , tirant sur le jaune, d'une odeur aromatique fort agréable, d'une saveur amère et âcre.

Cette plante croît sur les collines pierreuses , sèches, dans les pays chauds, comme en Languedoc, en Provence.

La racine d'aristoloche petite, est celle que l'on préfère pour la composition de la thériaque.

Elle excite la transpiration. chasse la pituite, facilite la respiration. On doit la choisir bien nourrie, récemment séchée , de couleur jaunâtre, d'une odeur aromatique, d'une saveur amère.

Il est une seconde espèce d'aristoloche petite, que l'on nomme *pistolochia cretica*, qui diffère peu de la précédente. On la distingue par sa fleur , qui est d'un rouge moins brun , attachée à un long pédicule, et par son fruit qui est plus petit. Ses racines sont plus déliées , les fibres en sont plus menues.

Toutes les espèces d'aristoloches nous viennent sèches, de nos départemens méridionaux.

Le nom d'aristoloche est dérivé de deux mots grecs, *aristos lochia*, très-bon pour les lochies, *purgamenta quæ post partum egrediuntur. Dioscorides* attribue aux aristoloches, la propriété de faire couler les lochies.

Clématite de *clema , palmes virga.* Parce que les tiges sont sarmenteuses.

Polyrrhizon, *multum radix.* Qui a beaucoup de racines.

ARMOISE ou HERBE DE LA SAINT-JEAN. *Arthemisia vulgeris, major, caule et flore purpurascentibus.* (*Pl.* XVI. *fig.* 91). Plante de la syngénésie polygamie superflue de *Linneus*, et de la douzième classe, fleurs à (fleurons réguliers,) de *Tournefort*.

L'armoise est une plante rameuse ligneuse, dont les tiges sont médullaires, un peu velues, ordinairement de couleur un peu rougeâtre, quelquefois d'un vert blanchâtre, qui s'élèvent à la hauteur d'environ quatre pieds (1 mètre 325 millim.). Ses feuilles sont profondément découpées comme celles de l'absinthe, un peu plus larges, verdâtres en dessus, blanchâtres en dessous, odorantes, d'une saveur douceâtre, tirant sur l'âcre : ses fleurs sont petites, rangées le long des sommités des branches, velues, blanchâtres ou rougeâtres, odorantes ; sa racine est longue, ligneuse, entourée de fibres, grosse comme le doigt.

On se sert particulièrement des feuilles et des sommités de l'armoise. On remarque que la partie inférieure de ces feuilles, qui paroît blanche, est recouverte d'une infinité de petites trachées, qui constituent les organes d'absorption. Ces trachées sont plus ou moins longues et comme cotonneuses.

On prépare avec l'armoise une eau distillée, un sirop simple et composé ; on l'emploie verte et sèche, en poudre et en infusion. Elle est vulnéraire, stomachique et emménagogue.

ARNIQUE. *Arnica montana alisma*. Plante de la syngénésie polygynie superflue de *Linneus*, et de la quatorzième classe, (fleurs radiées) de *Tournefort*. On lui donne aussi le nom de *bétoine de montagne*.

L'arnique a beaucoup de ressemblance avec le daronic ordinaire : ses fleurs sont plus grandes et d'une couleur d'or plus foncée. On nous les apporte sèches de l'Allemagne, accompagnées de feuilles ; celles-ci sont ovales, entières, nerveuses. La plante croit sur les montagnes des Alpes. Son odeur est vireuse, sa saveur est âcre, aromatique, amère.

Toute cette plante a des propriétés importantes en médecine : elle est fortifiante, diurétique, emménagogue, vulnéraire, anti-septique, résolutive et sternutatoire.

La racine employée en poudre, convient dans la diarrhée, la dysenterie, la fièvre quarte, continue ; on s'en sert extérieurement dans les ulcères malins, la gangrène.

On fait usage de la fleur, dans l'asténie, les douleurs de rhumatisme, dans les contusions occasionnées par des chûtes violentes, dans la goutte sereine, et la paralysie de la vessie.

La dose de la racine en poudre est de six à douze grains (trois à six décigrames), celle des fleurs, depuis trois jusqu'à quatre grains (d'un à deux décig.).

ARROCHE, BONNE DAMÉ, PRUDES FEMMES, FOLLETTES. *Atriplex hortemis alba, sive pallide virens.*

Plante de la pentandrie dyginie de *Linneus*, et des staminées ou quinzième classe de *Tournefort*.

On connoît plusieurs espèces d'arroche. Nous nous contenterons de décrire les deux principales. La première, qui est designée au titre, croît à la hauteur d'un homme; elle porte des feuilles larges, pointues, ressemblantes à celles de la blete, mais plus petites et plus molles, de couleur verte pâle ou blanchâtre, d'une saveur fade. Elle porte aux sommités de ses branches un grand nombre de petites fleurs staminées jaunâtres, auxquelles succède une semence ordinairement plate et ronde, enveloppée d'une écorce mince. C'est de cette semence dont on fait principalement usage en médecine.

La semence d'arroche, à laquelle on a conservé le nom de semence d'atriplex, entre dans la composition de la poudre anti-spasmodique et de celle de guttéte; elle est humectante et rafraîchissante.

On cultive cette plante dans les jardins; on emploie les feuilles dans l'économie domestique, dans les potages.

La seconde espèce est l'*atriplex sativa, folio rubicundo*. Elle ne diffère de la précédente qu'en ce que sa feuille et sa fleur sont rouges ou purpurines.

ARSÉNIATE DE PLOMB NATIF ou PLOMB ARSÉNIÉ. Espèce de mine de plomb rouge connu sous le nom de plomb rouge de Sybérie, qui a été décrite en 1766 par le docteur *Lehman.* C'est un produit naturel qui provient de la combinaison de l'acide arsénique avec le plomb: c'est un arséniate de plomb avec excès d'oxide. Sa poussière ressemble au carmin. C'est dans cette mine que M. *Vauquelin* a découvert l'existence d'un nouveau métal auquel il a donné le nom de *chrôma*.

ARSENIC, métal. Distinguons bien l'arsénic pur, jouissant de ses véritables propriétés métalliques, de l'arsénic blanc que l'on distribue dans le commerce, et qui n'est qu'un oxide d'arsénic ou acide arsénieux.

L'arsénic métal est d'une couleur grise noirâtre, réfléchissant les couleurs d'Iris, très-pesant, et ayant si peu d'adhérence dans ses parties, qu'il peut se briser par le moindre effort. Quelquefois on en trouve de natif, principalement dans la Bohême, la Hongrie, en Saxe, à Sainte-Marie-aux-Mines; mais il est sous diverses formes, tantôt il est disposé en lames appliquées les unes sur les autres, représentant de petites écailles, et il prend le nom d'*arsénic testacé*; dans cet état, il est assez facile à reconnoître; mais lorsqu'il est composé d'écailles plus fines, et qu'il offre dans sa cassure des grains fins très-serrés, et que sa couleur est noire, on ne le reconnoît que par

8*

sa pesanteur spécifique, et par l'odeur d'ail qu'il exhale, ainsi qu'une fumée blanche, lorsqu'on le jette en poudre sur des charbons allumés.

L'arsénic a été long-tems méconnu, parce qu'il se trouvoit confondu avec la mine du cobalt, d'où on le tiroit dans l'état d'oxide, par le grillage de cette mine, et ensuite par la sublimation de la suie qui résultoit de ce grillage. Nous entrerons plus bas dans quelques détails à ce sujet. Mais la réduction de l'oxide blanc d'arsénic a levé toutes les idées de confusion entre l'arsénic proprement dit, et le cobalt, et il est bien démontré que ce sont deux métaux distincts, dont les propriétés physiques sont très-différentes.

On parvient à obtenir le métal arsénic, en le séparant de l'oxigène, avec lequel il forme un oxide blanc. Pour opérer cette réduction, on réduit en poudre de l'oxide blanc d'arsénic, et on en fait une pâte avec du savon noir; on introduit ce mélange dans un matras, que l'on place sur un bain de sable. On chauffe d'abord modérément, pour faire dissiper toute l'huile jusqu'à ce qu'elle soit reduite en charbon; alors on augmente le feu, et l'arsénic, qui est volatil, se sublime dans la partie supérieure du matras, avec son brillant métallique, d'un gris brillant, comme l'acier, présentant une forme de cristaux, que *M. Delille* regarde comme des octaèdres, à-peu-près semblables à ceux de l'alun; ce métal, exposé à l'air, se noircit promptement. Le moindre disciple en chimie, conçoit la théorie de cette réduction métallique, qui est la même pour toutes les réductions des oxides. Le charbon de l'huile qui constituoit le savon noir, s'empare de l'oxigène de l'oxide d'arsénic, forme de l'acide carbonique, qui se perd dans l'atmosphère, et le métal étant mis à nu, se porte à la voûte supérieure du ballon, avec toutes ses propriétés métalliques, parce qu'il est volatil.

L'arsénic n'est point soluble dans l'eau; sa pesanteur spécifique, comparée à l'eau distillée, d'après les expériences de *Brisson*, est de 57,633; en sorte qu'à volume égal, l'arsénic pèse près de cinq fois plus que l'eau distillée, dont la pesanteur spécifique est par-tout la même, ce qui la rend un comparateur fidèle et exact pour connoitre la gravité de tous les corps, soit simples, soit composés.

Ce métal s'allie, par la fusion, avec la plupart des métaux; aussi est-il regardé comme un des grands minéralisateurs des substances métalliques. Mais il est une remarque à faire, bien importante dans ses divers alliages; les métaux qui sont ductiles deviennent cassans lorsqu'ils sont alliés à l'arsénic; il rend plus fusibles ceux qui entrent difficilement en fusion, et réfractaires ceux qui sont naturellement très-fusibles. Les métaux qui tirent sur la couleur jaune ou rouge, blanchissent lorsqu'ils sont alliés à l'arsénic.

L'arsénic a une grande tendance à la combinaison avec l'oxigène, et il produit cette substance blanche demi-vitreuse, connu sous le nom d'oxide blanc d'arsénic, par les chimistes, et d'arsénic blanc dans le commerce. Cette tendance, qu'il a à se combiner avec l'oxigène est telle, qu'il peut outre-passer l'état ordinaire d'oxide, et former un acide qui prend le nom d'*acide arsénique*. Mais l'oxide blanc d'arsénic étant un objet qui appartient à la matière médicale, trouvera sa place immédiatement au-dessous de cet article.

La nature et l'art nous offrent aussi des combinaisons de l'arsénic avec le soufre, que les chimistes désignent sous le nom de sulfure jaune et rouge d'arsénic, et que l'on connoît dans le commerce sous les noms d'orpin ou orpiment jaune, et de réalgar ou rizigal; nous en ferons mention, comme faisant partie de l'histoire naturelle de l'arsénic. Il nous reste à examiner si l'arsénic, *métal*, est un poison. Non, l'arsénic n'est pas plus un poison que le cuivre, tant qu'il jouit complètement de ses propriétés métalliques, par la raison qu'alors il est insoluble dans l'eau; mais on doit le regarder comme un métal très-suspect, parce que sa facile oxidation, par le seul contact de l'air ou avec tous les corps qui contiennent de l'oxigène, l'amène très-promptement à l'état salin, et le convertit en un poison très-dangereux.

Arsénic blanc, acide arsénieux ou *oxide blanc d'arsénic.*

L'oxide d'arsénic, plus connu dans les arts et dans le commerce, sous la seule dénomination d'arsénic, est une matière blanche, pesante, ayant un coup d'œil vitreux, une saveur âcre; il est en masse plus ou moins volumineuse, qui paroît être formée par des couches successives qui s'appliquent les unes sur les autres, et qui adhèrent entre elles par une sorte de fusion, occasionnée par l'action du calorique que l'on emploie, lors du grillage de mines qui contiennent l'arsénic métal.

Les caractères particuliers qui servent à le faire reconnoître, sont sa saveur, sa volatilité lorsqu'il est exposé à l'action du calorique, la fumée blanche qu'il répand lorsqu'on l'applique sur des charbons allumés, l'odeur d'ail qu'il fait sentir en brûlant, et sa dissolubilité dans l'eau, dans les proportions de quatre-vingts parties d'eau sur une, à la température de douze degrés, et de quinze parties d'eau, à la température de quatre-vingts degrés.

L'arsénic est, comme nous l'avons déjà dit, un des grands

minéralisateurs des métaux. Il se trouve conséquemment très-répandu dans la nature, non pas dans l'état d'oxide (1), mais bien dans l'état métallique ou celui de sulfure. Les pyrites arsénica es, autrement appelées marcassites d'argent, et les mines de cobalt, sont les matières minérales qui fournissent le plus abondamment l'oxide d'arsénic.

Dans tous les minéraux métalliques, dont l'arsénic est un des minéralisateurs, il est toujours nécessaire de faire griller le minéral pour le séparer de l'arsénic qui rend presque toujours le métal plus réfractaire ou moins apte à la combinaison avec les acides; et si l'on opéroit ce grillage dans des cheminées tortueuses, on pourroit en obtenir l'oxide d'arsénic. Mais l'extraction de cet oxide se fait particulièrement en Suède et dans la Saxe, soit en grillant les pyrites arsénicales, soit, mieux encore, en torréfiant la mine de cobalt, dont le métal arsénic est le minéralisateur.

On dispose la mine du cobalt en tas amoncelés sur de grands grils de fer, dans un large foyer de cheminée à grand manteau, peu élevé, figurant la hotte renversée. Le tuyau de la cheminée est construit horizontalement, et a aux environs de cent pieds de longueur (32 mètres 473 millimètres). Le feu placé sous les grils, l'arsénic en se brûlant, s'empare de l'oxigène de l'air, et se volatilise sous forme de fumée blanche, qui est un véritable oxide, lequel adhère aux parois du tuyau de la cheminée. Les couches s'y appliquent successivement et éprouvent un commencement de fusion qui en forme des masses aggrégées, ayant une apparence vitreuse. Lorsque tout le grillage est fini, on ramasse cet oxide, et on l'enferme dans des caisses ou barriques pour les usages du commerce.

Cet oxide d'arsénic est un poison des plus dangereux; on le réduit en poudre et on en fait une pâte avec du vieux fromage de Gruyère, des amandes grillées, ou bien des amandes pilées et de la graisse, et cette pâte prend le nom de mort-aux-rats; quelquefois on se contente de mêler cette poudre avec de la farine.

Le plus grand usage de l'arsénic est pour les teintures dans les fabriques de toiles peintes, façon indienne. On s'en sert aussi comme d'un fondant dans les verreries, ou dans les travaux docimastiques; on le fait entrer aussi dans la composition de quelques vernis.

L'oxide d'arsénic du commerce n'est jamais parfaitement

_____

(1) On trouve à Sainte-Marie-aux-Mines, de l'oxide, d'arsenic en poussière et mêlé à quelques terres

pur; on aperçoit souvent dans sa cassure, des veines rougeâtres qui sont dues à un peu de soufre qui se sublime pendant le grillage. Pour l'avoir pur, on le sublime de nouveau, en le mêlant, soit avec la chaux vive, soit avec la potasse, qui forment avec le soufre, des sulfures qui ne se subliment pas.

Les accidens qui résultent de l'usage interne de l'oxide d'arsénic, sont terribles lorsqu'ils ne conduisent pas à la mort. Des gens peu instruits ont osé le prescrire à très-petites doses pour guérir des fièvres intermittentes opiniâtres; mais les malades sont toujours victimes de cette trompeuse guérison, et finissent par mourir de la phtisie ou d'autres maladies de langueur.

On trouve dans l'estomac et dans les intestins grêles, des personnes empoisonnées par l'arsénic, des taches rouges, noirâtres, livides, enflammées et gangreneuses. Quelquefois l'arsénic s'y rencontre en substance mêlé avec les alimens. On le reconnoît, en en jetant sur les charbons ardens, par l'odeur d'ail qui se fait sentir.

Les contre-poisons de l'oxide d'arsénic, sont la potasse en liqueur, les savons médicinaux, les sulfures de potasse ou de soude, et mieux encore, le sulfure de potasse martial, proposé par le docteur *Navier*, médecin à Châlons, dans les proportions d'un gros (4 grammes) par pinte d'eau.

ARSENIC JAUNE, ROUGE. Sulfure d'arsenic ou combinaison du soufre et de l'arsénic natif jaune ou rouge.

Celui que l'on distribue dans le commerce, pour la peinture, est l'ouvrage de l'art.

Voyez Sulfure d'arsénic jaune ou rouge.

ARTICHAUD. *Cinara sive scolymus cinara hortensis foliis non aculeatis.* Plante potagère de la syngénesie polygamie égale de *Linneus*, et de la douzième classe, ou fleurs à fleurons, de *Tournefort.*

On distingue plusieurs espèces d'artichauds, dont deux principales, auxquelles on peut ajouter l'artichaud à la poivrade, qui est le *cinara capite rubento*; l'artichaud, qui donne le cardon d'Espagne, dont il sera fait mention au mot *cardon d'Espagne*, et l'artichaud sauvage ou cardonnette. *Voyez* ce mot.

L'artichaud domestique ou de potager, que l'on cultive dans les jardins. pousse de sa racine des feuilles longues d'un pied et et demi (489 millimètres), larges, amples, découpées profondément, de couleur verte-cendrée ou blanchâtre, sans aucune épine. Il s'élève, du milieu de ses feuilles, une tige qui parvient à la hauteur de deux pieds (649 millimètres), canelée, cotoneuse, grosse, moëlleuse, en dedans de laquelle il part plusieurs rameaux qui soutiennent chacun à sa sommité un calice imbriqué qui renferme les organes de la floraison et de la fructification. C'est ce calice imbriqué qui constitue ce que l'on connoit sous le nom d'artichaud. Si on laisse le végétal parcourir toutes les phases de la végétation, ce calice s'ouvre et laisse paroître une fleur en manière de bouquet, composée d'un grand nombre de fleurons bleuâtres, évasés par le haut et découpés en lanières : à ces fleurs succèdent des semences oblongues, garnies chacune d'une aigrette. La racine est médiocrement longue et grosse.

La seconde espèce principale diffère de celle qui précède en ce que ses feuilles sont garnies d'épines, et en ce que les écailles imbriquées du calice sont plus dures et plus piquantes.

On doit choisir l'artichaud dont les lames sont les plus rapprochées, plus arrondies, et moins évasées.

L'artichaud, ou plutôt le calice de la plante de ce nom est un excellent légume. On le mange cuit et assaisonné de diverses manières. Il est cordial, apéritif et nourrissant.

L'espèce d'artichaud surnommé *à la poivrade*, a un calice imbriqué beaucoup plus petit que les précédens, et est plus tendre ; il se mange sans être cuit, comme aliment hors-d'œuvre.

On conserve les culs d'artichauds par la dessication ; on conserve les artichauds dans leur entier, dans la saumure, après les avoir fait cuire à moitié pour rendre leur pulpe plus pénétrable par le sel marin ou muriate de soude.

On multiplie cette plante par des drageons enracinés.

Cinara à *cinere* cendre, parce que cette plante croît par préférence dans les terres légères, ou dont la cendre a servi d'engrais.

ARUM, nom latin de la plante appelée *pied-de-veau.*

Cette plante est très-fréquemment désignée dans les boutiques sous le nom d'*arum*. *Voyez* Pied-de-veau.

ASARET. *Asarum europæum.* CABARET, NARD SAUVAGE, OREILLE D'HOMME, OREILLETTE. Plante de la dodécandrie monogynie de *Linneus*, et de la quinzième classe, ou fleurs staminées, de *Tournefort.*

L'asaret ou asarum est une petite plante basse dont les feuilles sont semblables à celles du lierre, mais plus petites, plus rondes et plus tendres, lisses, d'un vert luisant, précédées d'un pétiole assez long. Ses fleurs naissent près de la racine ; elles sont soutenues par des pédicules courts qui partent de l'extrémité inférieure des pétioles. Chacune de ces fleurs est à cinq ou six étamines purpurines qui s'élèvent du fond d'un calice découpé en trois parties. Le calice devient un fruit taillé le plus ordinairement à six pans, et divisé selon sa longueur en six loges qui renferment des petites semences oblongues, brunes, remplies d'une moëlle blanche un peu âcre au goût. Ses racines sont traçantes, à ras de terre, menues, anguleuses, rampantes, nouées, recourbées, filamenteuses, gri es, d'une odeur forte et agréable, d'une saveur âcre et un peu amère.

Cette plante est pérennel ; ses feuilles demeurent toujours vertes ; elle croît sur les montagnes et dans les jardins. C'est principalement de la racine dont on fait usage en médecine et en pharmacie.

On nous apporte la racine d'asaret sèche, de nos départemens méridionaux. On doit la choisir grise, d'une odeur pénétrante, agréable, d'une saveur âcre, un peu amère, bien nourrie, bien entière, mondée de ses fibres radicales, et de la grosseur d'une plume de cygne.

Cette racine est émétique, purgative, sternutatoire, emménagogue. La dose est depuis 10 jusqu'à 30 grains (5 à 15 décigrammes), on en prépare une poudre céphalique en mêlant 4 grains (2 décigrammes) de cette poudre avec du sucre en poudre.

Avec les feuilles on prépare une poudre sternutatoire.

On fait avec la racine une teinture à l'alcool. Cette racine entre dans la composition de l'alcool général, des gouttes anglaises anodines, de l'électuaire de psyllium, de l'orviétan, du hierapicra, des trochisques hédicros, hystériques, et de l'emplâtre diabotanum.

On lui a donné le nom de cabaret, parce que les buveurs mâchoient la feuille pour vomir le vin qu'ils avoient bu de trop au cabaret; et celui d'oreille d'homme à cause de la forme auriculaire de la feuille.

ASBESTE, AMIANTE, LIN INCOMBUSTIBLE. Filet minéral soyeux, incalcinable, fusible à un feu violent, formé de fibres entrelacés à la manière d'un tissu.

L'asbeste est regardé par quelques minéralogistes comme une argile fausse. M. *Hauy*, dans sa classification des matières minérales, le range dans l'ordre des substances terreuses, dans la composition desquelles il n'entre que des terres unies quelquefois à des alcalis.

Cette matière varie relativement à la solidité de ses parties, depuis la flexibilité du coton jusqu'à la faculté de rayer le verre. L'asbeste flexible est celui qui est en filamens déliés; on donne le nom d'asbeste *tressé* à celui dont les filamens sont plus épais et entrelacés ; et on appèle asbeste *ligniforme*, celui dont les filamens ont la roideur et la consistance du bois.

L'asbeste se file avec de la laine et du coton. C'est avec ce fil dont on brûloit anciennement le fil végétal et animal, que l'on fabriquoit des toiles et des chemises. C'est dans ces toiles que l'on brûloit les corps morts des souverains dont on desiroit conserver la cendre.

On fait avec ce filet minéral des mêches qui sont presque indestructibles.

C'est mal à propos que dans le commerce on donne le nom d'alun de plume à l'asbeste. *Voyez* Alun de plume.

ASCARIDES ou VERS RONDS. Les vers qui appartiennent à ce genre ont le corps cylindrique ; les extrémités sont inégales, ils sont très-communs, et tourmentent tous les animaux.

Celui qu'on trouve le plus ordinairement dans les intestins des hommes est l'ascaride vermiculaire. Il cause à l'approche du soir des chatouillemens incommodes, et se multiplie avec une grande promptitude. Quelques espèces d'ascarides ne se rencontrent que dans les intestins des poissons ; il y en a des espèces très-petites : on a confondu mal à propos les ascarides avec les *lombrics*.

ASCARIDE VERMICULAIRE. Ce sont des vers ordinairement très-petits qui naissent à l'extrémité de l'intestin *rectum* vers l'anus. Ils ont le corps cylindrique et les extrémités inégales. Ces vers sont très-communs et tourmentent tous les animaux ; ils causent vers le soir des chatouillemens incommodes : cette espèce se multiplie avec une grande promptitude.

Quelques espèces d'ascarides ne se rencontrent que dans les intestins des poissons. On les a confondus mal à propos avec le *lombric*.

ASCLEPIADE. *Asclepias vincetoxicum*. Plante de la pentandrie digynie de *Linneus*, et de la première classe de *Tournefort*.

C'est de la racine de cette plante dont on fait usage en médecine. *Voyez* Dompte-venin.

ASPERGE. *Asparagus officinalis, Perennis, hortensis*. Plante de l'hexandrie monogynie de *Linneus*, et des rosacées, sixième classe, de *Tournefort*.

L'asperge, pousse dans le commencement du printems, des tiges qui deviennent de plus en plus grosses, lorsqu'elles ont passé plus de trois ou quatre ans en terre, et si l'on a eu le soin de les couper à ras de terre avant de la laisser monter en graine. Ces tiges s'élèvent d'abord à la hauteur d'un pied (325 millim.); elles sont droites, fermes, sans feuilles, mais accompagnées de boutons à feuilles, vertes dans le commencement, puis blanches à la partie inférieure à mesure qu'elles parviennent à leur maturité relative. C'est à cette époque qu'elles sont bonnes à couper pour servir d'aliment sur nos tables. Si on laisse ces tiges parcourir toutes les phases de la végétation, elles s'élèvent jusqu'à la hauteur de trois pieds (1 mètre) et au delà, et elle se divise en rameaux garnis de feuilles menues, aussi déliées que les cheveux, et de beaucoup de petites fleurs pâles et rosacées, divisées en six parties. Le pistil devient un fruit mou, sphérique, de la grosseur d'un pois rougeâtre, renfermant plusieurs semences noires, dures, cornées. Les racines sont nombreuses, fibreuses, menues, adhérentes à un centre commun, grises en dehors, blanches en dedans, d'une saveur douce et glutineuse.

On se sert en médecine de la semence et de la racine d'asperge.

Les asperges qui viennent dans les pays chauds sont épineuses, on les a nommées *corrudes*.

La racine d'asperge est apéritive : elle entre dans la composition du sirop des cinq racines, de celui de guimauve de *Fernel*. La semence entre dans la composition de l'électuaire beni laxatif; elle est diurétique.

L'asperge communique à l'urine une odeur fétide, que l'on corrige par l'addition d'un acide.

ASPERGULE, MUGUET DES BOIS ou HÉPATIQUE DES BOIS. *Asperula odorata, flore albo, sive rubeola montana odora.* Plante de la tétandrie monogynie de *Linneus*, et de la première classe (des campaniformes) de *Tournefort*.

Cette plante pousse plusieurs tiges à la hauteur de presque un pied (325 millimètres). Ses feuilles sont disposées au nombre de six ou sept autour de chaque nœud des tiges, comme en étoiles : elles sont semblables à celles du grateron, mais un peu plus larges et moins rudes, plus fermes. Les fleurs naissent aux sommités des tiges, attachées à des pédicules; chacune d'elles est un petit godet de couleur blanche, découpé en quatre parties : le calice devient un fruit sec qui contient deux petites semences collées ensemble, presque rondes, un peu creuses vers le milieu. La racine est menue, fibreuse, traçante. Lorsque la plante est en fleurs, elle répand une odeur douce, agréable : elle croît dans les bois.

On emploie la feuille et la fleur en infusion aqueuse ou vineuse. Elle est diurétique, et propre pour lever les obstructions appliquées extérieurement ; elle est vulnéraire.

ASPHALTE, ou BITUME DE JUDÉE. Cette matière bitumineuse, connue aussi sous les noms de gommes de funérailles, karabé de Sodôme, poix de montagne, et baume de momie, est noire, solide, pesante et brillante dans sa cassure. L'asphalte reçoit son nom du lac Asphaltide, ou mer-morte de Judée, près duquel étoient les anciennes villes de Sodôme et de Gommorhe, d'où on le tiroit anciennement. Celui dont on fait usage actuellement en France, nous vient de Neufchatel en Suisse, où on en a découvert une mine.

L'asphalte qui vient surnager les eaux du lac Asphaltide est d'abord dans l'état d'huile épaisse empyreumatique ; il exhale une odeur si forte que les oiseaux qui traversent cette atmosphère infecte, y périssent et tombent morts dans le lac. Cette odeur se perd à mesure que le bitume prend de la consistance, en sorte qu'il n'a point d'odeur sensible lorsqu'il est tout-à-fait solide, et qu'il n'en reprend en partie que par le frottement, et mieux encore en le chauffant.

Les naturalistes conservent encore des doutes sur l'origine de l'asphalte. Quelques-uns veulent que ce soit un produit minéral, formé par un acide uni à une matière grasse dans l'intérieur de la terre ; mais quelle est la substance qui auroit fourni la matière grasse ? seroit-ce un végétal ? seroit-ce un animal ? D'autres prétendent que ce sont des matières résineuses végétales, enfouies et altérées par les acides minéraux ; enfin, l'opinion la plus accréditée, est que ce bitume dérive du succin qui a éprouvé l'action d'un feu souterrain, lequel a enlevé à ce dernier son huile légère, et l'a amené à l'état d'huile mêlée à une plus grande quantité de carbone. Je crois devoir appuyer cette opinion en rapportant les expériences que j'ai faites.

Quelques chimistes dont j'estime beaucoup les talens, ont fait une objection assez spécieuse pour infirmer l'origine de l'asphalte attribuée au succin. Ils ont dit que ce bitume ne donnoit point d'acide succinique, ni d'huile légère comme le succin, lors de son analyse ; mais assurément il ne peut pas donner ce qu'il n'a plus, ce qu'une analyse naturelle lui a enlevé. J'ai distillé à la cornue du succin, j'ai obtenu son huile légère, son sel acide, une portion de son huile épaisse, j'ai arrêté la distillation, et j'ai trouvé dans ma cornue une matière solide, noire, à facette unie et luisante, fortement adhérente aux parois de mon vaisseau distillatoire ; lorsque le tout a été refroidi, je l'ai soumise de nouveau dans une autre cornue, à l'analyse, au degré de feu supérieur à celui de l'eau bouillante, et je n'ai plus retiré ni esprit acide, ni huile légère, ni sel acide : cela devoit être, j'avois déjà obtenu ces produits directement du succin. J'ai analysé en même tems l'asphalte naturel, et j'ai obtenu de chacune des deux distillations, une huile absolument égale, et il est resté dans mes cornues un charbon pareil qui, brûlé à l'air libre, m'a donné un résidu terreux, avec cette différence que le résidu de l'incinération du charbon de l'asphalte ne m'a pas présenté de fer, en passant par dessus le barreau aimanté.

Il est bon, à ce sujet, de faire une remarque très-importante, c'est que l'asphalte naturel n'est pas celui qui est le plus répandu dans le commerce ; que celui qu'on y rencontre le plus abondamment est réellement le résultat de l'analyse du succin dont il existe des mines dans la Hongrie, et dont les Hollandois se sont rendus propriétaires. Ce succin n'étant pas d'une belle qualité, ils le distillent, et ils en retirent le sel acide, l'huile légère, une partie de l'huile épaisse qu'ils vendent aux maréchaux sous le nom d'*huile d'ambre*, et ils font passer dans le commerce le résidu charboneux mêlé d'huile épaisse de succin, pour l'asphalte ou bitume de Judée.

L'asphalte mêlé avec un dixième de poix noire, forme un mastic impénétrable à l'eau. On s'en sert pour luter les jointures des pierres dans les bassins, et sur les terrasses.

Ce bitume se fond dans l'huile, et forme un vernis que l'on applique sur les plateaux, les cabarets, pour imiter le vernis de la Chine. On l'applique aussi sur les ouvrages en fer, tels que les tringles, les espagnolettes, les serrures, etc.

L'asphalte entre dans la composition des feux d'artifice qui brûlent sur l'eau. Il entre dans la composition de la thériaque.

Les égyptiens pauvres s'en servoient pour embaumer les corps. Les arabes et les indiens emploient l'huile d'asphalte pour carener les vaisseaux.

ASPIC. Dénomination triviale par laquelle on désigne le SPIC, *Lavendula spica*. Plante, espèce de lavande, connue sous le nom de *lavendula major*. Cette plante est de *l'ennéandrie monogynie* de *Linneus*, et de la famille des labiées de *Tournefort*.

On en tire une huile par distillation, qui, dans le commerce, porte le nom d'*huile d'aspic*, et dont on se sert dans les arts. Voyez *lavande grande*.

* L'aspic est, sous une autre acception, un animal de l'ordre des serpens, de la classe des ophidiens. Ce serpent est une espèce de vipère, qui a trois rangées de taches brunes sur le dos. L'aspic est un serpent très-venimeux, long de quatre à cinq pieds (1 mètre 299 à 624 milli.), qui se trouve communément en Egypte, le long du Nil, en Afrique, en Espagne,

et qui habite les lieux ombrageux. On doit employer contre sa
morsure les mêmes remèdes que contre celle de la vipère. On
prétend que c'est de cette espèce de serpent que Cléôpâtre
se servit pour se donner la mort.

ASSA – FOETIDA ou mieux ASA, *Ferula asa - foetida* ,
stercus diaboli. Suc gommo-résineux , qui découle par incision
du collet de la racine et de la racine elle - même , d'une
plante férulacée de la pentandrie digynie de *Linneus*

La plante qui fournit cette gomme résine , croit dans la
Syrie , la Lybie , dans la Perse , dans la Médie.

C'est sur la fin de la belle saison , lorsque la plante a parcouru toutes les phases de la végétation , que l'on pratique
les incisions pour obtenir ce suc immédiat.

L'asa-fœtida est de deux sortes. Le premier prend le nom
d'asa-fœtida en larmes, le second est celui que l'on nomme
asa-fœtida en sorte. Ces différences sont remarquables par
celle de leur volume , de leur netteté ou plus grande pureté ,
et de leur couleur plus ou moins foncée.

Cette dénomination d'asa-fœtida en larmes, est de simple
analogie et non pas littérale, elle lui a été donnée à raison
de la configuration, de ce que les fragmens sont distincts et
détachés, et d'un très–petit volume. Cette qualité d'asa-fœtida
offre des petites masses granulées d'une couleur un peu obscure, d'une demie transparence, d'une saveur piquante,
d'une odeur forte, qui tire sur celle de l'ail : c'est principalement cette qualité que l'on doit préférer pour tous les
usages pharmaceutiques.

La seconde qualité dite en sorte, est en morceaux plus
volumineux, d'une consistance moins sèche, d'une couleur
plus foncée, d'une odeur plus forte et plus fœtide.

Toutes ces différences suffisamment établies participent
beaucoup du moment où l'exsudation du suc gommeux résineux
a été forcée. Lorsque la température de l'atmosphère a été
plus élevée, la vaporisation de l'humidité, a été prompte et
rapide, et la substance excretée ayant été moins longtems
exposée au contact de la lumière, s'est présentée naturellement en morceaux détachés et moins colorés. La seconde
qualité, au contraire, ayant été excrétée dans une saison plus
humide, offre des masses plus volumineuses, moins sèches,
plus colorées par l'action de la lumière, et se trouve mêlée
à d'autres corps qui altèrent sa pureté.

Les allemands ont donné à cette gomme résine, le nom de
stercus diaboli, à cause de son odeur fétide.

L'asa-fœtida contient deux parties de gomme sur une de

résine, ce qui a été reconnu d'après l'analyse qui en a été faite. C'est un stimulant anti-spasmodique, un excellent anthelmintique, caminatif, emménagogue, désobstructif, et résolutif : on en fait usage dans la colique venteuse, dans les convulsions hystériques. On en fait usage intérieurement et extérieurement. La dose en poudre est depuis dix grains (cinq décigrames), jusqu'à cinquante-quatre grains (trois grames.)

On prépare avec l'asa-fœtida, une poudre par trituration, une teinture, des pilules : on le fait entrer dans la composition de l'alcool hystérique, des trochisques de myrrhe, des trochisques hystériques, du baume hysterique, de l'essence hystérique, des pilules hystériques, de l'orviétan.

ASSOUROU. Expression très-ancienne des indiens, et que l'on trouve consignée dans le tarif des droits d'importation, comme synonime du bois d'inde, destiné à l'usage de la teinture. *Voyez* bois d'inde.

ASTERIE. Nom que l'on donne aux différens corps dont la configuration est stellaire. Ce mot s'applique à plusieurs substances de nature fort différente.

On nomme astérie, une sorte de pierre gemme ou caillou transparent, qui appartient au troisième genre des pierres vitrescibles, désigné sous le nom de *télésie* (1). C'est une espèce de saphir, dont les reflets forment une étoile à six rayons. Les graveurs emploient quelquefois ces pierres dans leur art.

Astérie est encore un mot qui s'applique à une espèce de vers achinodermes, du genre des radiaires, qui n'ont ni cerveau, ni centre de circulation : ils vivent vaguement dans la mer.

L'astérie rouge est connu sous le nom d'étoile de mer, à cause de sa figure étoilée : l'anus est confondu avec la bouche. Le nombre de ces pointes, plus ou moins grosse, garnies d'épines et leurs dispositions présentent une grande multiplicité de formes, selon les espèces. Toutes ont dans leur centre, une ouverture à plusieurs valves, c'est la bouche. De chaque rayon, sortent sur plusieurs rangs, une multitude de suçoirs, que l'animal allonge et retire à volonté. Les rayons amputés se séparent.

ASTROITES, ENTROQUES, TROCHITES, ASCRINITES. Sortes des pétrifications, dont la configuration représente une étoile à six rayons.

---

(1) Télésie, mot qui signifie corps pesant. C'est le nom que l'on a donné à un genre qui contient plusieurs gemmes désignés anciennement sous le nom de pierre orientale. C'est la pierre la plus dure, après le diamant.

Ces pétrifications proviennent d'un zoophite, nommé palmier marin. On comprend dans cette classe, les entroques, les trochites et les encrinites : ceux-ci reçoivent leurs noms de la différence de leur configuration.

Il paroît que ces fossiles ont été modelés sur les débris de la charpente osseuse du palmier marin, en qui l'on compte jusqu'à vingt-six mille vertèbres ou articulations.

La connoissance de ces matieres animales pétrifiées, appartient plus à l'histoire naturelle, qu'à la pharmacie médicale ; on peut les considerer comme des carbonates calcaires ; mais ces pétrifications donnent lieu à de sublimes idées sur la formation du globe, et sur son origine qui semble être due d'abord à la decomposition des animaux.

AVANTURINE. Espèce de quartz hyalin, qui est rouge ou noirâtre, brillant par les reflets de quelques morceaux de quartz pur disséminé dans la masse.

Ce nom lui vient de l'avanturine des bijoutiers, ou qui est dû au hazard.

AVANTURINE DES BIJOUTIERS. Mélange de limaille de laiton en feuille, ou clinquant coloré de toutes sortes de couleurs.

Ce mélange qui est dû au hazard, est devenu un objet de commerce et d'industrie.

Les bijoutiers, les tabletiers en font des ouvrages d'ornement.

AUBEPIN, AUBEPINE, EPINE BLANCHE. *Oxyacantha*, *mespilus apii folio*, *silvestris*, *spinosa*. Espèce de néflier ou arbrisseau de l'icosandrie digynie de *Linneus*, et de la vingt-unième classe, (fleurs en rose) de *Tournefort*.

Le tronc de cet arbrisseau est d'une grosseur moyenne, très-ferme, rameux, armé d'epines fortes et piquantes, couvert d'une écorce rougeâtre ou brune noirâtre ; ses feuilles ressemblent à celles de l'ache ; ses fleurs sont blanches, d'une odeur suave, disposée en rose, rassemblées par bouquets, attachées à des pedicules. Ses fruits sont un peu plus gros que des bayes de mirthes, ronds, rougeâtres quand ils sont mûrs, disposés comme en ombelles, pendant à leur pédicules, et ayant chacun une petite couronne de couleur noire ; ce fruit est pulpeux, mou, glutineux, renfermant une ou deux semences dures, blanches ; sa racine est longue, pivotante.

Le bois et le fruit de l'aubepin sont astringens et propres pour arrêter les cours de ventre et les pertes de sang.

Les fleurs sont recherchées pour leur bonne odeur. On prétend que cette odeur fait corrompre le poisson.

AUBIFOIN. *Cyanus.* Plante de la syngénésie polygamie vaine de *Linneus*, et des fleurs à fleurons de *Tournefort. Voyez* Bluet.

AVÉLANEDE. C'est la petite coupe ou calice dans lequel est engagé le fruit du chêne, connu sous le nom de *gland.*

On recueille ce calice à part du fruit, pour en faire un objet de commerce particulier. Les corroyeurs en font usage pour passer leurs cuirs. Ce calice contient du tanin, qui a la propriété de précipiter la gélatine animale et de la concreter ; c'est ce qui donne de la force au cuir.

AVELINE. *Corylus avellana, nux avellana.* (Coudrier ou noisetier). L'aveline est un fruit émulsif ou huileux, qui appartient à un arbrisseau que *Linneus* a rangé dans sa monœcie polyandrie, et *Tournefort* dans sa dix-neuvième classe, ou arbres à fleurs à chatons, autrement amantacées.

Cet arbrisseau connu sous les noms de coudrier ou noisetier, croît dans les bois, dans les haies, dans les lieux incultes ; on le cultive aussi dans les jardins. Il pousse plusieurs tiges ou rameaux longs, plians, sans nœuds, couverts d'une écorce mince ; son bois est tendre, blanc ; ses feuilles sont larges, plus grandes et plus ridees que celles de l'aune, dentelées à leurs bords, pointues, de couleur verte en dessus, blanchâtre en dessous ; ses fleurs sont des petits chatons à plusieurs feuilles jaunâtres, écailleuses, qui ne laissent après elles aucun fruit ; les fruits qui naissent sur les mêmes pieds, mais en des endroits séparés, prennent le nom de noisettes ou avelines, à raison de leurs formes et de leurs qualités. Les avelines sont presque rondes, tandis que les noisettes sont oblongues.

Les avelines et noisettes sont des fruits pulpeux, émulsifs ou huileux, dicotylédons, enveloppés chacun dans un premier péricarpe membraneux, ordinairement frangé par les bords. Immédiatement au dessous de cette enveloppe, est un péricarpe plus immédiat, qui est dur, ligneux, blanchâtre ou rougeâtre, et renferme une amande presque ronde, rougeâtre et d'un excellent goût.

Jussieu range le noisetier dans les dicotylédones apétales idiogynes (1). La racine de cet arbrisseau est longue, grosse et forte.

Les avelines sont les plus estimées ; on les préfère, en pharmacie, aux noisettes. Dans le commerce, on les distingue

---

(1) C'est-à-dire que les étamines sont séparées du pistil.

en lacadières et communes : ces dernières approchent un peu, pour la forme, des noisettes ordinaires.

Les unes et les autres nous viennent de nos pays méridionaux, enfermées dans leurs coques ligneuses et séchées.

Les pharmaciens tirent des avelines, une huile par expression. Les confiseurs les habillent de sucre, pour en faire des dragées rondes.

Les branches ou tiges de coudrier, sont propres à faire des cerceaux.

AVELINE PURGATIVE ou NOISETTE PURGATIVE. Fruit d'une espèce de ricin, connu en latin sous le nom de *ricinoïdes arbor folio multifido*, qui croît en Amérique. L'arbre qui produit ce fruit est de la monœcie monadelphie de *Linneus*. Son fruit ressemble à la noix de ben, mais il est beaucoup plus gros. Il purge à la dose de un demi à 1 gros (deux jusqu'à quatre grammes.)

L'arbre qui porte ce fruit est appelé médicinier d'Espagne.

AUNE. *Alnus rotundi folia glutinosa viridis.* L'aune est un arbre haut et droit, de la monœcie tétrandrie de *Linneus*, et des amentacés ou conifères, fleurs à chatons, dix-neuvième classe de *Tournefort*, lequel croît dans les lieux humides et marécageux.

Son tronc est couvert d'une écorce rabotteuse, fragile, noirâtre. Celle de ses branches est grise en dehors, jaunâtre en dessous ; elle contient de l'acide gallique ; on s'en sert pour préparer la teinture en noir avec le sulfate de fer. Son bois est souple, rougeâtre, léger, d'une texture fine et serrée, et se corrompt difficilement dans l'eau ; on s'en sert pour les fondations des édifices dans l'eau, pour les corps de pompes, pour les chaussures en bois. Ses feuilles ressemblent à celles du coudrier, mais elles sont plus rondes, dentelées au tour, vertes, luisantes, visqueuses ; ses chatons sont composés de plusieurs pelotons de fleurs attachées à un filet, et qui sortent d'un calice à quatre pointes : les fruits naissent sur le même pied de l'arbre, mais dans des endroits séparés des chatons ; ce sont des fruits écailleux, gros comme une mûre, rougeâtre, qui s'ouvrent en plusieurs parties d'écailles, et laissent voir dans les fentes, quelques semences aplaties, rougeâtres : ce fruit est amère et acerbe ; mais la semence n'a point de saveur sensible.

On emploie les feuilles en décoction, dans les tumeurs enflamées, et pour faire mourir les puces.

L'écorce et le fruit sont astringens.

AUNE NOIR, BOURGÈNE ou BOURDAINE. *Alnus nigra*

barcifera, *rhamnus frangula*. L'aune noir est un arbrisseau
de la pentandrie monogynie de *Linneus*, et de la ving-unième
classe, (fleurs en rose,) de *Tournefort*.

Cet arbrisseau pousse des tiges à la hauteur de neuf à dix pieds
(3 mètres à 2 mètres 247 millim.), grosses comme le pouce,
droites, lesquelles se divisent en plusieurs rameaux. Son écorce
est noire en dehors, et jaune safranée en dedans ; son bois est
blanc et flexible ; ses feuilles ressemblent à celles de l'aune
ou du cerisier, mais plus rondes et plus foncées en couleur ;
ses fleurs sont petites, disposées en rose, supportées par le
calice, qui est un godet évasé, découpé en pointe. Les fruits
sont des bayes rondes, molles, de couleur verte au commencement, puis rouge, et enfin noire, partagées par une fente
qui les fait paroître comme unie deux à deux ; elles renferment
chacune deux ou trois semences plates.

La seconde écorce des tiges est utile en médecine. Sa saveur
est amère et styptique. On l'emploie en poudre, dans l'hydropisie, contre les vers, et dans les maladies psoriques. C'est
un purgatif drastique. La dose est depuis dix-huit grains
jusqu'à un gros (un jusqu'à quatre grammes). Les feuilles
donnent du lait aux vaches.

AUNÉE, ÉNULE CAMPANE. *Inula helenium*, *inula
campana*, *helenium*, *aster omnium maximus*, *helenium dictus*.
Plante de la syngénésie polyginie superflue de *Linneus*, et
de la quatorzième classe, (fleurs radiées) de *Tournefort*.

C'est une espèce d'aster ou plante qui pousse de sa racine des feuilles que l'on nomme radicales, lesquelle sont
plus longues et plus larges que celles du bouillon blanc, et
qui sont précédées de pétioles très-courts. Ces feuilles sont
couchées à terre, pointues, molles, crenelées en leurs bords,
de couleurs verte pâle en dessus, blanche en dessous ; elles
sont destinées par la nature, à élaborer les sucs aspirés
par les organes suçoirs de la racine, pour les transmettre
aux tiges qui s'élèvent d'entr'elles et fournir le suc propre
à l'aliment et à l'accroissement de toute la plante. Les tiges
s'élèvent à la hauteur de quatre ou cinq pieds (un mètre
624 millimètres), elles sont droites, rougeâtres, velues,
creuses en dedans, jettant quelques rameaux revêtus de feuilles
sessiles. Ses fleurs qui naissent aux sommets des tiges et des
rameaux sont grandes, larges, orbiculaires, radiées, jaunes,
un peu odorantes ; composées chacune d'un amas de fleurons,
environnés d'une couronne formée par des demi fleurons. A ces
fleurs succèdent des fruits en forme de têtes larges, chargés de
semences oblongues, grèles, qui portent chacune un aigrette.

Sa racine, est longue, grosse, charnue, roussâtre en dehors, blanche en dedans, d'une odeur forte, d'une saveur aromatique, amère et âcre.

Cette plante croît dans les lieux ombrageux, dans les prés, sur les montagnes; on la cultive dans les jardins.

C'est principalement de la racine dont on fait usage. Elle contient une huile volatile, du camphre, et un principe extractif soluble dans l'eau.

La racine d'aunée est fortifiante, stomachique, anthelmintique. On l'emploie récente et sèche. Ses propriétés sont plus éminentes lorsqu'elle a été séchée convenablement.

On retire de cette racine sèche, une huile volatile, une eau aromatique par distillation; on en prépare un extrait, une conserve, une huile par macération, un vin médicinal. Cette racine entre dans la composition des sirops d'erysimum et d'armoise composé, de l'alcool thériacal, général, de l'opiat de salomon, de l'orviétan vulgaire et sublime, de l'onguent martiatum, de l'emplâtre diabotanum, de vigo simple, etc.

AVOCATIER. *Persea americana laurus foliis venosis ovatis coriaceis perennantibus, floribus corymbosis.* Plante arbre, espèce de laurier qui croît dans l'Amérique méridionale. Cet arbre est de l'ennéandrie monogynie de *Linneus*; il s'élève à la hauteur d'un poirier : il est grand et toujours vert. Ses rameaux sont d'un vert pâle. Ses feuilles qui ressemblent à celles du laurier à larges feuilles, sont vertes par dessus, de couleur cendrée par dessous, fermes, nerveuses, d'une odeur et d'une saveur agréables, piquant la langue avec astriction. Ses fleurs sont en grand nombre, presque semblables à celles du laurier, ramassées en grapes, pâles, composées de six petites feuilles : son fruit ressemble d'abord à une prune, puis il devient long comme une poire, noir, et de bon goût; il renferme un noyau qui a la forme d'un cœur, et la saveur des chataignes ou amandes.

On nous envoie les feuilles de l'avocatier, (en françois et en latin *persea*) de l'Amérique. Elles entrent dans la composition de l'élixir américain de *Courcelles*. Ces feuilles sont stomachiques, carminatives, résolutives, propres dans les maladies pédiculaires, la jaunisse et la colique hystérique.

AVOINE ou AVEINE. *Avena sativa alba.* (*Pl.* II, *fig.* 9). Plante de la triandrie digynie de *Linneus*, et de la famille des graminées à fleurs étaminées, ou quinzième classe de *Tournefort*.

Cette plante porte des tiges menues, creuses et noueuses, distinguées sous le nom de *chaume*, garnies de quelques feuilles étroites à peu près semblables à celles du chien-dent; ses fleurs naissent dans des épis soutenus par des pédicules très-minces :

chaque fleur est composée de trois étamines et de deux pistils contenus dans un calice à écailles. Lorsque cette fleur est passée, il succède une semence longue et menue, enveloppée dans les feuilles du calice et disposée en épi. Cette semence est ce que tout le monde connoît sous le nom d'avoine.

L'avoine est la nourriture de prédilection des chevaux, et des animaux de basse-cour : on peut en faire du pain dans les tems de disette. On enlève l'écorce de ce grain à l'aide des meules préparées exprès, et on en fait de la farine ou gruau. *Voyez* Gruau.

L'avoine est détersive, émolliente ; on en fait des cataplasmes à l'eau, au vinaigre pour les douleurs de côté : on en fait des décoctions pour boisson, gargarisme et lavement.

Il est une autre espèce d'avoine qui est noire, laquelle ressemble à la précédente, mais qui est moins nourrissante.

AURONE. *Abrotanum mas angustifolium majus, arthemisia abrotanum.* Plante de la syngénésie polygamie superflue de *Linneus*, et de la douzième classe (fleurs flosculeuses) de *Tournefort.*

On distinguoit l'aurone en mâle et femelle ; mais on reconnoît aujourd'hui l'inexactitude de cette distinction, d'autant mieux que ces deux espèces d'aurone mâle et femelle sont deux plantes bien distinctes l'une de l'autre, et que chacune d'elle contient les organes des deux sexes.

L'aurone grande à feuille étroite, celle dont il est ici question, est une plante rameuse qui s'élève à la hauteur de 4 à 5 pieds (1 mèt. 299 mil. à 1 mèt. 624 mil.). Il part de sa racine plusieurs tiges dures, rougeâtres, fragiles, remplies d'une moëlle blanche. Ses feuilles sont étroites ou découpées menues, d'une odeur forte, aromatique, d'une saveur amère, âcre, ses fleurs et ses semences sont semblables à celles de l'absinthe, de couleur un peu jaune ; sa racine est ligneuse : on cultive cette plante dans les jardins.

L'aurone est stimulante, stomachique, emménagogue, anthelmintique.

On prépare avec ses sommités une huile par macération dans l'huile d'olive, on fait entrer les feuilles dans l'alcool général, dans l'onguent martiatum.

Ce que l'on nomme l'aurone champêtre a beaucoup de ressemblance avec l'armoise.

AURONE FEMELLE ou GARDE-ROBE. *Abrotanum fœmina foliis teretibus santolina chamœ cyparissus.* Plante de la syngénésie polygamie égale de *Linneus*, et de la douzième classe (fleurs flosculeuses) de *Tournefort.*

Cette plante pousse de sa racine plusieurs tiges ligneuses à la hauteur d'un pied et demi (487 millimètres), grêles, rameuses, couvertes d'un duvet blanc et léger : ses feuilles sont petites, longuettes, fort étroites, crenelées, blanchâtres; ses rameaux portent chacun à leur sommet, une fleur qui représente un bouquet à plusieurs fleurons jaunes, ramassés en boule, évasés en étoile sur le haut, portés chacun sur un pédoncule, séparés les uns des autres par des folioles ou bractées roulées sur elles-mêmes, et soutenus par un calice écailleux. Chaque fleuron laisse après lui une semence sans aigrette, un peu longue, rayée de couleur obscure : sa racine est ligneuse.

Toute la plante a une odeur forte, et une saveur assez agréable. Elle est fortifiante, carminative, anthelmintique.

On lui donne le nom de *santolina*, herbe sainte, à cause de ses vertus; celui de *chamæ-cyparissus*, petit cyprès, et celui de *garde-robe*, parce qu'elle chasse et tue les vers qui se mettent dans les habits.

AUTOUR, espèce d'écorce que l'on tire du Levant. L'arbre qui produit cette écorce n'a pas été décrit par les botanistes : nous ne connoissons cette écorce que par ses propriétés physiques. Elle est légère, spongieuse, sans odeur, sans saveur, d'une couleur citrine, pâle en dessus, plus foncée en dedans. On la faisoit entrer anciennement dans la composition du carmin; mais il paroît aujourd'hui qu'on l'a totalement réformée.

AUTRUCHE ou CERF OISEAU. *Struthio*. L'autruche est un oiseau du genre des gallinacées brévipennes, c'est-à-dire, dont les ailes sont trop courtes pour le vol. Cet oiseau ne se trouve qu'en Asie et en Afrique dans les contrées les plus chaudes ; il est haut de six à sept pieds (1 mètre 95 centim. à 2 mètres 273 millim.) : sa tête est petite, son col est long, son bec court, son corps assez gros, ses jambes hautes ; ses cuisses sont grandes, grosses et charnues, sans plumes; sa queue est blanche. Il porte, aux extrémités de chaque aile, deux aiguillons qui lui servent comme d'éperon pour accélérer sa course.

L'autruche, ainsi que plusieurs autres oiseaux, avale du sable, du fer, et autres corps durs qui servent à triturer les alimens dont elle se nourrit ; on a supposé qu'elle digéreroit du fer, delà le proverbe, *estomac d'autruche*.

Les femelles pondent jusqu'à douze ou quinze œufs, lesquels sont bons à manger ; elles ne les couvent pas comme les autres oiseaux pour les faire éclore, elles les couvrent de sable pendant le jour, pour recevoir les rayons du soleil qui les élèvent à la température qui leur est la plus favorable, et elles les couvent pendant la nuit pour les entretenir chauds et favo-

riser la naissance des petits. Ces œufs sont d'une grosseur prodigieuse ; on en voit dans les cabinets d'histoire naturelle, qui
sont de la grosseur de la tête d'un enfant. Leur coquille est fort
épaisse ; on peut s'en servir comme d'un vase de porcelaine.

Les produits de l'autruche sont, le *fin* d'autruche que l'on
emploie dans la fabrique des chapeaux communs de Caudebec ;
le *gros* d'autruche que l'on file. Ces deux qualités de duvet se
trouvent sur la tête et le col de l'oiseau. Le *gros* d'autruche filé
sert à faire les lisières de draps noirs les plus fins.

Les plumes de la queue sont recherchées des plumassiers,
elles sont susceptibles de prendre toutes sortes de couleurs.
Celles des mâles sont les plus estimées.

Les plumes de dessous le ventre sont frisées ; elles prennent
le nom de *petit gris* ; on en fait des fourrures, des aumusses,
des manchons, etc.

AXONGE ou GRAISSE(1). L'axonge ou graisse est une substance extraite des animaux, qui est insoluble dans l'eau et dans
l'alcool, quoiqu'elle soit enflammable, et qui est le résultat de
la combinaison intime de l'hydrogène, du carbone et de l'oxigène dans des proportions différentes, d'où naissent les différences qui existent entre elles. On fait dériver le mot *graisse*
de celui de *gras*, et celui-ci de *crassus*, qui signifie la même
chose en françois. Le caractère physique de la graisse est d'être
douce au toucher et de pénétrer les étoffes et tissus de manière
à y faire tache en s'étendant beaucoup, sans pouvoir être enlevée à moins que par un intermède. Cette substance particulière se dépose dans les différentes parties du corps des animaux ;
on la trouve sous la peau, aux environs des reins, adhérente
aux côtes, on en trouve jusque dans l'intérieur des os, et même
dans leur tissu feuilleté. Chez les cétacés, on la rencontre dans
la cavité du crâne et des vertèbres ; dans les reptiles, elle accompagne les viscères du bas-ventre. Les fonctions de la graisse
dans les corps vivans animaux sont assez importantes ; elle est
destinée à entretenir la vie des animaux qui sont forcés à une
longue abstinence, et à entretenir la peau dans une souplesse
et une fraîcheur veloutée qui fait le charme du bel âge,
chez les femmes surtout, lorsque l'exsudation n'en est pas par
trop abondante, et que la couleur en est d'une agréable

---

(1) AXONGE autrefois AXUNGE. Ce mot, ainsi qu'on le lit dans Pline, est composé du latin *axium ungun* et signifie littéralement l'*enduit pour les essieux*. C'est
par abus que l'on a donné à cette dénomination une acception générique, pour
désigner les graisses ou huiles animales, et il convient par la suite de rejetter du
vocabulaire de Pharmacie et de matière médicale, cette expression qui a été adoptée
sans réflexion, et que l'on trouve répétée encore dans les ouvrages les plus récens,
sans faire attention à son véritable sens. *Note de l'Éditeur*

blancheur. La couleur de la graisse varie à raison des âges, ainsi que sa consistance. Celle-ci est aussi dépendante de la qualité de l'aliment dont se nourrissent les animaux. Elle est blanche, liquide dans les enfans, ferme et jaunâtre dans les adultes, d'une couleur plus foncée dans les vieillards ; sa consistance est variée. La saveur et l'odeur de la graisse sont généralement fades, cependant celle des vieillards est d'une odeur plus forte ; celle des animaux feroces est d'une odeur insupportable.

La graisse de l'homme, des quadrupèdes, celle des oiseaux, des cétacés, des poissons, des reptiles, présente des variétés dans la couleur, dans l'odeur, dans la consistance ; circonstances sur lesquelles il importe de s'entendre. On a remarqué que les animaux qui ne se nourrissoient que de végétaux, et que l'on désigne sous le nom d'*herbivores* ou *frugivores*, avoient une graisse blanche et d'une consistance ferme ; que ceux qui sont en même tems herbivores et carnivores avoient une graisse d'une consistance moyenne, et qu'enfin ceux qui sont carnivores avoient une graisse demi-fluide. Une autre remarque non moins importante, relativement à la consistance des graisses, c'est qu'elle varie encore à raison des lieux où celles - ci sont situées, et selon le degré de la température de l'air.

La graisse est toujours plus ferme l'hiver que l'été, aux environs des reins et sous la peau, que dans le voisinage des viscères mobiles. La graisse de l'homme est d'une consistance moyenne, celle des quadrupèdes est ou de consistance égale à celle de l'homme. lorsqu'ils sont herbivores ou carnivores, ou de consistance demi-fluide lorsqu'ils sont carnivores. La graisse des oiseaux est généralement plus fine et moins solide ; celle des cétacés et des poissons est demi-fluide ; cependant, cette dernière est comme les huiles grasses végétales, de deux manières, demi fluide et consistante ; celle qui est plus solide prend le nom d'*adipo-cire*, c'est-à-dire, graisse de consistance de cire.

La graisse des reptiles est peu abondante, presque toujours fluide, et elle est placée plus particulièrement dans les viscères du bas-ventre.

Ces premières observations conduisent à d'autres, auxquelles invitent les connoissances que l'on a en chimie. La consistance des graisses est toujours relative à la quantité de carbone et à celle d'oxigène qu'elles ont absorbé, ou plutôt qui entre dans leur combinaison avec l'hydrogène. Moins de carbone, moins d'oxigène et plus d'hydrogène, constituent les graisses fluides ; plus de carbone, plus d'oxigène au contraire, et moins d'hydrogène, constituent les graisses solides. Delà naît une remarque qui intéresse le pharmacien, pour lui faire connoître les degrés de tendance qu'ont les graisses à se combiner avec l'oxigène, à former avec ce fluide acidifiant, l'acide sébacique (1), dont elles contiennent la base radicale, et par une conséquence nécessaire, le tems que les graisses peuvent se conserver sans altération. On peut poser pour principes généraux, que plus une graisse est fluide, moins elle contient de carbone et d'oxigène, et qu'en conséquence elle se conserve plus long-tems sans devenir rance. Les graisses d'une consistance moyenne contiennent un principe muqueux qui détermine la formation d'un acide par sa combinaison avec l'oxigène, et la réaction de cet acide sur la substance adipeuse, lui donne l'odeur et la saveur rances qui manifestent sensiblement son altération. Ces sortes de graisses ne peuvent se conserver saines que trois ou quatre mois au plus. Les graisses solides, quoique contenant plus d'oxigène, se rancissent moins promptement que les dernières, parce qu'elles sont naturellement dans un état plus prochain de saturation avec ce gaz, et que l'aggrégation de leurs parties étant plus constante, elles offrent moins de surfaces en contact avec l'air et son humidité. La blancheur des graisses s'altère à la lumière; elles y deviennent légèrement citrines.

Nous avons dit que les graisses étoient insolubles dans l'alcool et dans l'eau; cependant, lorsqu'on les lave, ou si on les fait bouillir dans l'eau, ce fluide perd de sa transparence et offre à l'œil un état lactescent; si on fait évaporer l'eau, on obtient un extrait muqueux, qui prouve que l'eau a dissout une portion de ce principe de la graisse; mais elle en retient assez pour y démontrer sa présence.

Les graisses se liquefient à une douce chaleur, et reprennent par le refroidissement et le repos, une consistance pareille à celles qu'elles avoient auparavant; leurs molécules, qui avoient été écartées par le calorique, semblent prendre, en se rapprochant, un arrangement symétrique.

Toutes les graisses ne jouissent pas dans un degré aussi éminent de la propriété inflammable. Plus elles contiennent de principe muqueux, plus elles fournissent de charbon lors de leur combustion. Il existe des graisses qui se liquéfient par la chaleur, et qui ne peuvent servir à l'usage des lampes, parce que pour les enflammer il faut qu'elles soient élevées à une température plus forte que celle qui est ordinaire à la lampe; la cause de cette incombustibilité apparente vient de ce que le principe muqueux qui abonde dans ces graisses, et la portion

(1) Cet acide est aujourd'hui reconnu pour de l'acide acétique.

qui s'y rencontre déjà saturée d'oxigène, forment obstacle à la combustion de la partie de la graisse qui est inflammable. Je suis parvenu à dégager une graisse de cette sorte de ses principes étrangers à ses facultés combustibles, en la traitant avec de la chaux vive.

Dans un dictionnaire de matière médicale, on ne doit pas épargner les détails qui peuvent faire mieux connoître une substance, quelle qu'elle soit; je réserve, en conséquence, l'explication des propriétés physiques et pharmaceutiques des graisses, en citant particulièrement celles qui sont d'usage en médecine et en pharmacie.

Graisse de porc, ou sain-doux.

Tout le monde connoît le porc, cet animal brut, dont toutes les habitudes sont grossières, dont les sensations semblent se réduire à une gourmandise excessive et brutale, qui le porte à dévorer tout ce qui se présente devant lui et qu'il peut avaler, même ses petits, au moment où ils viennent de naître. Cet animal, plus généralement connu sous le nom de cochon, et que l'on élève et engraisse dans les campagnes, fournit deux qualités de graisses qui sont très-recherchées dans l'économie domestique; l'une, qui est sous la peau et qui est l'espèce la plus ferme, porte le nom de *lard*; la graisse proprement dite, que l'on nomme *panne*, telle qu'elle est levée de dessus l'animal, est enfermée dans une membrane réticulaire qui adhère aux côtes internes et se répand jusques sur les intestins et l'épiploon. Elle est d'une consistance moyenne, et c'est l'espèce qui est à l'usage des cuisines, que les charcuitiers vendent après l'avoir purifiée, sous le nom de sain-doux, et que les pharmaciens ont grand soin de préparer eux-mêmes. On a introduit dans le commerce de cette graisse, une distinction établie sur sa consistance plus ou moins ferme, qui est purement hypothétique et qu'il convient de réduire à sa juste valeur. On donnoit le nom d'axonge mâle à celle qui est plus ferme, et celui d'axonge femelle à celle qui est plus molle. Ne perdons pas de vue ce que nous avons dit dans l'article général de la graisse, que sa solidité dependoit de la qualité des alimens dont l'animal s'étoit nourri, et des lieux ou parties du corps où étoit située cette graisse. Nous voyons que le porc nous fournit trois espèces de graisses, l'une solide, l'autre demi-fluide, et la troisième plus molle que les deux premières; que ces trois qualités sont dépendantes des lieux où elles se trouvent situées dans l'animal; si on ajoute à cette remarque celle de la nourriture fournie à l'animal, et dont la qualité apporte des variations si essentielles à sa graisse, on ne dira plus que celle-ci est ou mâle ou femelle, mais on saura la choisir à raison de ses degrés de consistance.

Préparation de la graisse de porc.

Un pharmacien doit préparer cette substance lui-même pour être certain de sa pureté, pour l'avoir d'une belle blancheur et afin qu'elle ne contienne point d'eau. On coupe la panne par morceaux, on en sépare les morceaux de chair qui y adhèrent, ainsi que les vaisseaux sanguinolens ; on la lave dans plusieurs eaux, jusqu'à ce que la dernière en sorte très-claire ; alors on la met sur le feu, dans une bassine de cuivre bien propre et bien étamée ; (mieux vaut une bassine d'argent) ; on n'y ajoute qu'une très-petite quantité d'eau, seulement ce qu'il en faut pour recevoir la première impression du feu, et opérer un commencement de liquéfaction de la graisse, sans que celle-ci éprouve d'altération. A mesure que la graisse se fond, et lorsqu'elle paroît claire dans la bassine, on la coule dans des pots à travers un linge bien blanc et sans expression. On continue de faire fondre la graisse, en la pressant légèrement dans la bassine, sur le feu, avec une spatule de bois ou d'ivoire.

On coule une seconde fois à travers le linge, sans expression : ces deux colatures donnent une graisse très-blanche. Celle qui leur succède, éprouvant un degré de chaleur plus fort pour la séparer de sa membrane, est quelquefois un peu colorée ; on la met à part pour l'employer dans la friture ou pour en faire des onguens colorés. On coule les dernières portions avec expression : et quand l'opération a été bien conduite, on a tout au plus deux onces de déchet par livre (61 grammes par 5 hect.).

Pour s'assurer que les premières collatures de la graisse ne contiennent point d'eau, on ratisse les surfaces lorsqu'elle est froide, jusqu'à ce que l'on ait atteint le fond du vase qui la contenoit, et on sépare l'eau qui peut s'y rencontrer ; alors on la fait fondre de nouveau sur un feu très-doux ou au bain-marie ; on la coule dans les mêmes pots bien essuyés auparavant, et on la laisse refroidir tranquillement. Elle prend dans son refroidissement un arrangement de parties qui fait apercevoir à la surface comme des rayons qui partent du centre, et se divergent à la circonférence. Ce procédé est préférable à celui dans lequel on attend que toute l'eau soit évaporée avant que de couler la graisse à travers le linge pour la purifier. Dans cette manière d'opérer, on reconnoît que la graisse ne contient plus d'eau, lorsqu'en en jettant sur des charbons allumés, elle prend feu tout de suite sant pétillement. Il importe que la graisse n'éprouve pas l'action immédiate du feu, si l'on veut qu'elle se conserve plus long-tems sans se rancir.

La graisse de porc est d'un grand usage dans les cuisines. Elle est d'un plus grand usage en pharmacie et en chimie ; elle est dissoluble dans les huiles, et elle dissout parfaitement bien les résines et le principe colorant des végétaux ; elle est l'excipient des onguens, des emplâtres. Sa tendance à se combiner avec l'oxigène, est telle qu'il suffit qu'elle soit exposée à l'air pour s'en saisir et acquérir une odeur et une saveur rance ; on peut lui enlever cette odeur par l'intermède de l'alcool ou une eau alcaline, et les lotions dans l'eau. Si l'on fait bouillir de la graisse avec de l'acide nitrique, elle s'empare de l'oxigène de cet acide, elle acquiert de la consistance, une couleur citrine, et forme ce que l'on appelle de la graisse oxigénée.

La graisse oxide les métaux, lorsque ceux-ci sont en contact avec elle et avec l'air atmosphérique en même tems ; elle s'empare de l'oxigène des oxides métalliques, et s'acidifie au point de dissoudre la portion des métaux non désoxidée, comme il arrive dans les emplâtres savonneux métalliques. Si l'on fait brûler la graisse sur un oxide métallique, elle se convertit en charbon, et son carbone désoxidant le métal, le ramène à l'état métallique, ou bien il se dissout dans la graisse qui n'a pas été carbonifiée, comme il arrive dans l'onguent de la mère. Enfin, la graisse distillée à la cornue et à feu nu, fournit les mêmes produits que les matières animales, et son charbon contient du phosphate calcaire.

Graisse de blaireau.

La graisse du blaireau est d'une consistance moyenne. Elle est un des produits de l'animal de ce nom qui habite les montagnes de l'Italie, de la Suisse ; il en existe dans la ci-devant Normandie. Cet animal est lourd, paresseux et frileux. Il a les jambes courtes et très-fortes, le corps alongé, couvert d'un poil très-épais, presque blanc par dessus, et presque noir par dessous. Sa tête est marquée de bandes alternativement noires et blanches ; sa mâchoire est très-forte, ainsi que ses dents. Cet animal se pratique des trous tortueux avec les ongles de ses pieds, qui sont fort longs et fermes ; il habite dans ces trous, et il n'en sort que pour aller chercher sa nourriture. Il mange des œufs d'oiseaux, se saisit des nids de bourdon dont il emporte le miel, des jeunes laperaux, des lézards, des serpens, des sauterelles. On élève des bassets pour en faire la chasse. Il fournit au commerce sa fourrure, sa chair et sa graisse.

Il est assez difficile de se procurer de la graisse de blaireau qui ne soit pas rance ; elle est d'un blanc sale un peu jaunâtre ; elle entre dans la composition du baume nerval.

Graisse d'oie.

Graisse de consistance moyenne que l'on tire du volatile de ce nom, qui est généralement connu, et qui est plus employée dans les cuisines que dans la pharmacie. Cependant elle entre dans la composition de l'onguent martiatum.

Graisse de cheval.

Cette graisse se retire des os du cheval. On lave bien ces os, et on les fait tremper pendant vingt quatre heures dans l'eau ; ensuite on les fait bouillir dans une autre eau ; il en sort une graisse qui surnage cette dernière et se fige par le refroidissement ; on l'enlève, et on la fait servir pour l'usage des lampes. J'ai fait avec cette huile ou graisse et d'excellent savon. On brûle les os mêmes pour servir de combustibles sous les chaudières, dans lesquelles on fait bouillir d'autres os pour en avoir la graisse.

Graisse de vipère.

La graisse de vipère est peu abondante dans ce reptile. Elle est située particulièrement dans les viscères du bas-ventre. Sa consistance est demi-fluide, sa couleur est d'un blanc sale, son odeur est un peu sauvagine. On a attribué des propriétés médicinales à la graisse de vipère, qui tenoient du merveilleux, parce qu'on en supposoit beaucoup à la vipère elle-même; mais actuellement on sait à quoi s'en tenir. La graisse de vipère entre dans la composition du beaume nerval; on l'estime propre pour les rhumatismes. Pour purifier la graisse de vipère, on se contente de la faire liquéfier au bain-marie, et de la passer chaude à travers un linge fin.

Graisse d'ours.

La graisse d'ours est demi-fluide, d'une couleur légèrement citrine, et d'une odeur assez forte. Elle se conserve long-tems sans se rancir. On la regarde comme infiniment propre pour faire croître les cheveux et pour les douleurs de rhumatisme.

On pourrait extraire la graisse d'un beaucoup plus grand

nombre d'animaux; celle de l'homme entr'autres, a été anciennement très-recommandée en médecine et en pharmacie; mais nous pensons que toute cette multitude de graisses peut être reduite à celles que nous avons consignées.

AYAPANA. *Jacobea*, *cenecionis flore*, *zeglanica odorata.* Plante de la syngénésie polygamie égale de *Linneus.*

Cette plante qui a été trouvée sur les bords de la rivière des Amazones, est actuellement acclimatée en France, où on la cultive avec soin. Sa tige s'élève à la hauteur de deux pieds ou environ (650 millimètres); elle est brune, carrée, ligneuse, ses feuilles sont épaisses, de la grandeur de l'ongle, un peu arrondies, d'une couleur verte-brune, d'une odeur aromatique très-agréable, qui approche de celle de l'hysope. Ses fleurs sont labiées.

Cette plante nous est envoyée sèche, de l'Ile de France. On l'estime cordiale, stomachique, carminative, sudorifique; on assure qu'elle est propre à réparer les forces épuisées par les jouissances abusives.

On la prend en infusion théiforme, à la dose de quatre à cinq feuilles, pour deux tasses d'eau bouillante, avec un peu de sucre.

AZEDARACH. Nom arabe que l'on a conservé en latin et en français, pour désigner un arbre à feuilles de frêne, originaire de la syrie, et que l'on cultive actuellement en Europe.

Cette arbre qui appartient à la décandrie monogynie de *Linneus*, est plus connu sous le nom de faux sycomore. *Voyez* sycomore faux.

AZEROLIER ou POMETTE. *Azarolus mespilus*, *apii folio*, *laciniato.* Arbre, espèce de néflier, de l'icosandrie digynie de *Linneus*, et de la vingt-unième classe, fleurs en rose, dont le calice devient un fruit à noyau, d'après la méthode de *Tournefort.*

Cet arbre porte des feuilles semblables à celles de l'aubepin, mais plus grandes, rougissant un peu avant leur chûte. Ses fleurs sont en grappes, de couleur verdâtre, disposées en roses, et soutenues par un calice découpé en plusieurs pièces. Ce calice devient un fruit presque rond, charnu, plus petit que la néfle ordinaire, garni d'une manière de couronne, formée par les pointes du calice. Ce fruit est au commencement vert et dur; mais il devient rouge en mûrissant; sa saveur est douce, aigrelette, fort agréable au goût; il renferme dans sa pulpe, trois osselets ou semences fort dures. Ce fruit se nomme *azérole.*

On cultive l'azérolier en Italie, dans le Languedoc, et dans plusieurs autre pays chauds ; on lui donne dans ces pays, le nom de *pomette*.

L'azérole est astringente, fortifie l'estomac ; arrête le vomissement, les cours de ventre, étant mangé crue ou confite au sucre.

AZUR, BLEU D'AZUR, SMALTH ou BLEU D'ÉMAIL. Oxide bleu et vitreux, du cobalt. Cet oxide bleu est un produit de l'art chimique. On l'obtient en mélangeant une partie de saffre ou oxide gris de cobalt, avec trois parties de sable fin ou quartz, réduit en poudre, et une de potasse. On introduit le tout dans un creuset, et on procède à la fusion et vitrification : il s'y rassemble une matière métallique, que les allemands nomment *speifs* : la substance vitrifiée prend le nom de smalth.

Pour obtenir du bleu de divers degrés de finesse, on prend le smalth qui a été pilé, tamisé, et réduit en poudre impalpable, au moyen des meules renfermées dans des tonneaux, avec de l'eau, on l'introduit dans d'autres tonneaux presque pleins d'eau, et on agite fortement. Ces tonneaux sont percés à trois hauteurs différentes. Chaque ouverture, en laissant échapper le bleu suspendu dans l'eau, quand on les ouvre, donne de l'azur dont la finesse des molécules est relative à leur degré de légèreté ou de pesanteur spécifique. On les distingue par les noms d'azur de première, seconde et troisième eau.

L'azur sert dans l'apprêt des toiles, batistes, linons, mousselines, fils, etc. On en colore l'amidon ; on s'en sert pour peindre sur la faïence, sur la porcelaine, pour colorer les verres, les crystaux, les émaux et dans la peinture à fresque.

Les azurs grossiers servent pour sabler les plateaux.

Un chimiste a profité de la mine de cobalth découverte dans les pyrenées, pour former un établissement de bleu d'azur : il peut fabriquer jusqu'à six mille quintaux de cet oxide bleu, et il a fait tomber les fabriques de la Bohème et de la Saxe, en appropriant cette substance au commerce de la nation française.

AZUR DE CUIVRE, CRYSOCOLLE BLEUE ou BLEU DE MONTAGNE. Espèce de mine de cuivre, à l'état d'oxide, cette substance d'une couleur bleue foncée, qui prend le nom d'azur de cuivre, lorsqu'il est crystallisé en prismes rhomboïdaux, terminés par des sommets dihèdres. Ces cristaux sont d'un beau bleu, susceptibles de s'altérer à l'air. Il paroît que cet oxide de cuivre a été précipité des dissolutions du sulfate de cuivre natif, par l'intermède des terres calcaires qui ont été pénétrees par les eaux de dissolutions.

M. *Sage* a pretendu que l'ammoniaque entrait pour quelque chose dans la formation de l'azur de cuivre. Mais M. *Guiton Morveau* pense que la différence du bleu au vert de montagne, n'est due qu'à l'oxigène qui est en moindre quantité dans le premier.

On ne doit se servir de l'azur de cuivre, en médecine, qu'extérieurement comme médicament détersif et desicatif. Son plus grand usage est pour la peinture.

On prépare l'azur de cuivre par la trituration dans l'eau, la tamisation et ensuite la porphyrisation.

L'azur de cuivre diffère de la pierre d'armenie, en ce que celle-ci est un oxide vert de cuivre, uni à du carbonate, ou du sulfate de chaux. *Voyez* pierre d'arménie.

B

BACILLE. *Crithmum foliolis lanceolatis carnosis.* Plante de la pentandrie digynie de *Linneus*, et de la famille des ombellifères de *Tournefort. Voyez* Passepierre.

BADIANE. Fruit d'un arbre qui croit dans la Chine. Ce fruit ou semence a la forme d'une étoile à sept rayons, et a une odeur qui approche beaucoup de celle de l'anis. *Voyez* Anis étoilé.

BAGUENAUDIER ou FAUX SÉNÉ. (*Pl.* XIV, *fig.* 79.) *Colutea vesicaria, arbor foliolis ovalis, floribus luteis.* Le baguenaudier est un arbuste de la diadelphie decandrie de *Linneus*, et de la XXIIe. classe (fleurs légumineuses) de *Tournefort.*

La tige de cet arbuste est creuse en dedans à peu près comme celle du sureau, mais plus dure et sans moëlle : elle est revêtue d'une double écorce cendrée en dessus, verte en dessous. Ce végétal porte beaucoup de feuilles, neuf ou onze attachées à une même côte, ressemblantes à celles du séné, mais un peu plus grandes, plus molles, plus arrondies, lisses en dessus, et plus vertes que celles du sené, blanchâtre en dessous, d'une saveur amère. Sa fleur est légumineuse, de couleur jaune ; son fruit est une gousse membraneuse, enflée comme une vessie, luisante, ordinairement rougeâtre, formée de deux cosses entre lesquelles se trouvent plusieurs semences réniformes, jaunes avant leur maturité, presque noires lorsqu'elles sont mûres, d'une saveur de pois ou de fèves.

On cultive cet arbuste, dans les jardins, comme plante d'ornement. On attribue aux feuilles et aux fruits une propriété purgative ; mais on n'en fait point usage en pharmacie. Les enfans pressent la gousse remplie d'air pour la briser avec éclat.

BAILLOQUE. Plumes d'autruches mêlées naturellement de brun obscur et de blanc.

Ces sortes de plumes ne sont point mises en couleur ordinairement : on se contente de les savoner pour les lustrer et les débarasser des insectes qui en sont les destructeurs, ainsi que des œufs qu'ils y ont déposés.

On nous les apporte de Levant par la voie de Marseille et de Rouen ; elles font partie du commerce du plumassier, et servent d'ornement sur les chapeaux et les meubles d'appartemens.

BAIKALITE. Minéral ainsi nommé, parce qu'il a été trouvé par M. *Patrin* près le lac Baïkal.

On le trouve aussi au Saint-Gothard. Ses cristaux sont blancs, en aiguilles fasciculées, engagées dans du carbonate de chaux. C'est une variété de la grammatite de M. *Hauy*.

Voyez Grammatite.

BALANCE. Instrument propre à déterminer la pesanteur absolue des corps.

Cet instrument est trop connu pour en donner la description. Il porte le nom de balance sans autre désignation, lorsqu'il ne s'agit que de l'instrument qui sert à peser les corps, à l'air libre : quelquefois, on lui donne le surnom *d'aréo-statique*, pour le distinguer de la balance *hydro-statique*.

On doit avoir des balances de plusieurs grandeurs, et dont la puissance du fléau et la capacité des bassins soient proportionnées aux volumes des corps que l'on a à peser.

Pour qu'une balance soit exacte, il faut, 1°. que le point de suspension soit placé précisément au centre de gravité; 2°. que l'axe soit d'acier bien trempé, bien poli et très-mobile dans la châsse qui le reçoit; 3°. il faut que la châsse elle-même soit d'une matière très-dure et très-polie; 4°. que les bras du fléau soient parfaitement égaux, et d'une longueur suffisante pour que la différence, entre les masses que l'on pèse, soit très-sensible.

Une balance destinée à peser jusqu'à quinze ou vingt livres (978 grammes) sans fatiguer le fléau, doit être sensible à un demi-grain (2 centigram.)

Celle destinée pour dix-huit à vingt onces (400 grammes), doit trébucher à un douzième de grain (5 millig.)

La balance que l'on nomme *balance d'essai*, et dans laquelle on ne doit pas peser au delà du poids d'un gros (38 décig.), doit trébucher à un centième de grain.

Les grandes balances à peser des quintaux doivent trébucher à un gros près (38 décig.).

BALANCE HYDRO - STATIQUE. Instrument destiné à connoître la pesanteur spécifique des corps. Cet instrument est construit comme une bonne balance ordinaire ; mais sous ses bassins sont soudés deux petits crochets auxquels on suspend par le moyen d'un fil, les corps que l'on veut peser dans l'eau : la chappe dans laquelle se meut le fléau, est portée sur une tige qui s'élève et s'abaisse à volonté pour plonger les corps et les retirer à volonté. On commence à peser un corps dans l'air, et l'on tient note du poids absolu qu'il donne. On l'ajuste ensuite sur un des bassins, au moyen d'un fil qui le soutient, et que l'on fixe au crochet ; alors on abaisse la tige pour que ce corps plonge dans l'eau. Le poids qu'il perd est égal au poids de l'eau qu'il déplace, et la différence que l'on trouve dans le poids de ce corps pesé de ces deux manières, détermine sa pesanteur spécifique. *Voyez* Pesanteur spécifique.

BALAUSTES. *Punica granatum. Balaustia, seu punica flore plano, majore.* Fleurs du grenadier qui ne porte point de fruit, et que l'on cultive dans les jardins, particulièrement dans les pays qui s'éloignent du Midi. Ces fleurs sont pleines, diposées en roses, d'une belle couleur rouge, pourvues d'un plus grand nombre de pétales que celles qui portent fruit, et ne renferment aucun des organes de la fructification. On les fait sécher pour les conserver, et s'en servir dans les usages pharmaceutiques.

Les balaustes contiennent un principe astringent analogue à la galle de chêne, c'est-à-dire, qu'elles recèlent de l'acide gallique, et qu'elles précipitent en noir la dissolution du sulfate de fer.

On se sert des balaustes en infusion dans l'eau ou dans le vin rouge, en fomentation, en gargarisme, en injection, dans les relâchemens de la matrice, dans les écoulemens gonorrhéens, et intérieurement dans la diarrhée.

La dose est d'une once (30 grammes) dans une livre (cinq hectogrammes) d'eau ou de vin rouge.

BALEINE ou CÉTE. *Balœna, cetus.* La baleine est un monstre de mer, ou un animal mammifère qui habite les mers du Nord.

Cet animal tient le second rang parmi les animaux d'après les divisions qu'a établies le célèbre *Daubenton*. Il est doué des organes propres à la respiration, et il engendre ses petits vivans : cette faculté lui est commune avec tous les animaux mammifères, et le distingue essentiellement des poissons avec lesquels on le confondoit anciennement, qui sont privés de l'organe du poumon, et dont la réproduction de l'espèce s'opère par le dépôt des œufs des femelles sur le sable, et que les mâles fécondent en les arrosant de liqueur séminale nommée *laite* ou *laitance*.

La baleine, cet énorme mammifère que l'on prendroit sur les eaux pour une île flottante, a quelquefois jusqu'à 92 pieds (30 mètres) de long, environ. Sa tête est d'un volume et d'une grandeur extraordinaire; sa bouche est garnie de fanons ou côtes de la longueur de près de 15 pieds (5 mètres), à la machoire supérieure, lesquels s'enchâssent dans des alvéoles qui sont situés à la mâchoire inférieure : ces fanons ou côtes sont d'une matière analogue à celle de la corne, du diamètre de trois pouces (8 centimètres) plus ou moins, finissant en franges semblables par le bout aux soies de pourceau et rangées en ordre selon leur différente grandeur, comme le manteau d'un oiseau. Ces franges soyeuses servent de filets pour retenir les insectes dont l'animal se nourrit. La queue de la baleine est grande, ample, large, située horizontalement, douée d'une telle force que lorsqu'elle la fait mouvoir, elle est capable de soulever un vaisseau : cette queue lui sert de gouvernail, et les nageoires dont elle est pourvue, lui tiennent lieu de pieds pour se soutenir et aller ou venir dans les eaux.

La capacité des poumons de la baleine est telle qu'elle permet une longue inspiration, en sorte que ce monstre de mer peut demeurer très-long-tems plongé dans l'eau, sans être obligé de renouveler sa respiration, aussi fréquemment que les autres animaux. Les organes de la respiration de la baleine sont situés sur le front : ce sont deux ouvertures dont l'une est destinée à recevoir l'air, et l'autre que l'on nomme *évent* ou *soupirail*, sert à la rejetter assez lâchement, comme une bruine, ressemblant à de la fumée, ce qui les fait remarquer lorsqu'elles viennent en haut pour respirer. Les pêcheurs donnent le nom de *bonnes baleines* à celles dont ils tirent le plus d'huiles ; ces bonnes baleines sont femelles et n'ont qu'un seul évent.

Les baleines qui éjaculent et font réjaillir l'eau en l'air comme par une seringue, se nomment *pyselères* ou *souffleurs*. On doit bien distinguer les baleines mâles des femelles : les baleines mâles ont la bouche armée de dents.

Le nombre des animaux cétacés est beaucoup moins étendu que celui des quadrupèdes. Les naturalistes modernes, et particulièrement *Brisson*, en ont fait quatre ordres qu'ils ont établis sur l'absence, ou la présence des dents, et sur leur disposition à l'une ou à l'autre machoire supérieure ou inférieure, ou sur l'une et l'autre en même tems. C'est ainsi que l'on distingue, 1°. les cétacés qui n'ont point de dents, telle que la baleine femelle, *balœna*; 2°. les cétacés qui n'ont des dents qu'à la machoire supérieure, tel est le *cachelot*; 3°. les cétacés qui n'ont des dents qu'à la machoire inférieure, tel est le *narval* ou *licorne de mer*; enfin, les cétacés qui ont des dents aux deux machoires, tel que le dauphin, *delphinus*.

La baleine femelle dont nous avons commencé l'histoire, engendre ses petits vivans; quelquefois sa portée est de deux petits à la fois : chaque baleinon peut avoir dix pieds (3 mètres 24 centimètres) de long; on assure qu'il y en a jusqu'à trente-trois pieds (11 mètres).

Les nageoires de la baleine lui servent de bras pour soutenir ses petits et les allaiter; elles sont couvertes d'un cuir épais, noir, ainsi que la queue et tout le reste du corps, excepté la peau du ventre qui est blanche. Ces petits sont constamment sous les ailerons de la mère jusqu'à ce qu'ils soient sevrés. Les femelles n'ont point de pis quoiqu'elles ayent du lait en abondance, et qu'on en ait tiré jusqu'à deux barriques de leurs mamelles.

Les baleines habitent la mer glaciale du nord pendant tout l'été, et elles courent en flotte vers le pôle du sud lors de l'équinoxe de l'automne pour jouir d'un jour continuel de six mois, car elles aiment la lumière et le soleil. C'est dans les mois de juin et de juillet qu'elles entrent en chaleur, et qu'elles s'accouplent avec les mâles. Quand deux mâles se rencontrent près d'une femelle, ils se livrent un combat terrible; ils frappent si rudement des ailes ou nageoires et de la queue contre la mer, qu'il semble que ce soit deux navires qui sont aux prises à coups de canon.

Les ennemis de la baleine sont : le dauphin, le tonin, l'orke et le poisson noir, lequel tâche de lui ouvrir le ventre avec son bec qui a la forme d'une scie, ou bien entrer dans sa bouche pour lui emporter la langue.

La pêche de la baleine peut être d'un grand rapport, ou devenir la ruine de celui qui l'entreprend. S'il réussit, il est riche des produits qu'il en retire; s'il échoue dans son entreprise, il est ruiné par les frais qu'entraîne la poursuite de cet animal. C'est dans les mers du Groënland que les hollandois ont tenté les premiers la pêche de la baleine; les français ont entrepris cette pêche à leur tour, et ont su la rendre plus utile par la manière et le moment où ils dépècent cet animal.

L'instant le plus avantageux pour la pêche de la baleine est dans les mois d'avril et mai. On se met en mer dans un navire qui renferme tout l'équipage propre à cette entreprise ; le harponneur, qui est le plus robuste et le plus adroit des pêcheurs, se tient au bout de la pinasse (espèce de bâtiment de charge qui va à voiles et à rames, et qui est destiné pour le service du navire), il commande le gouverneur ainsi que les rameurs ; c'est lui qui lance rudement le harpon (1) sur la tête de la baleine, en sorte qu'il perce le cuir, le lard, et entre bien avant dans la chair. Il laise filer la corde prestement, et il s'éloigne non moins rapidement. L'animal s'agite impétueusement d'abord, et ensuite cale à fond. Lorsqu'elle se représente en haut pour respirer, le harponneur saisit cette occasion pour la blesser de nouveau, quoiqu'à la longue elle dût mourir de sa première blessure par la raison que jamais le sang ne s'étanche, ni les plaies ne se consolident dans l'eau. Alors les autres pêcheurs l'approchent par les côtés, et lui poussent sous les nageoires une longue lance ferrée dans la poitrine à travers les intestins, et alors la baleine est aux abois, et fait réjaillir le sang par la fistule de l'évent : le cadavre flotte sur son lard, les pêcheurs le poussent à terre comme un vaisseau, ils le dépècent et ils en séparent les divers produits.

Ces produits sont la chair, l'huile, les tendons, les os, les fanons; ceux du cachelot sont le blanc de baleine, l'ambre gris, le priape ou membre génital.

Un nommé *François Soupite* a trouvé le moyen de cuire et fondre les graisses de la baleine, à flot et en pleine mer. Il fit construire un fourneau sur le second pont du navire, et les grillons et mare de la première cuite lui ont servi de combustible au lieu de charbon pour la seconde.

La chair de la baleine fraîchement tuée n'est pas mauvaise, sur-tout celle voisine de sa queue.

Le lard se convertit par la liquéfaction en une huile qui se mange, se brûle, qui sert à liquéfier le brai pour enduire et psalmer les navires, aux drapiers pour préparer les laines, aux corroyeurs pour apprêter les cuirs, aux peintres pour certaines couleurs, aux foulons pour faire du savon, aux architectes et sculpteurs pour faire un mastic avec la céruse ou la chaux, lequel durcit, est propre à remplir les inégalités des pierres et en lisser les surfaces.

(1 Harpon, espèce de dard ou grand javelot forgé de fer battu, long de cinq à six pieds, (1 et demi ou 2 mètres.) ayant la pointe acérée, tranchante et triangulaire, en forme de flèche. A l'extrémité opposée est un anneau où est attachée une corde qu'on laisse filer prestement après avoir blessé la bête, afin d'éviter les mouvemens impétueux qu'elle fait lorsqu'elle se sent blessée, et la laisse se tapir et caler à fond. Au bout de la corde tient une calebasse vide et sèche qui suit la baleine, surnage l'eau et sert d'indice ou de bonneau.

Les fanons et le priape servent à faire des montures de para-
plies et parasols, des bois d'éventails, des cannes et baguettes,
des corsets, des busques pour les femmes, et à plusieurs ouvrages de tourneurs et de couteliers, etc. etc.

Voyez Blanc de baleine et ambre gris séparément pour connoître leurs usages, et leurs propriétés.

BALISIER ou CANNE D'INDE. (*Pl. I , Fig.* 1). *Cannacorus
latifolius , vulgaris, arundo indica floride.* Plante de la monandrie monogynie de *Linneus*, et de la famille des liliacées de
Tournefort.

Elle pousse de sa racine plusieurs tiges à la hauteur d'environ
quatre pieds (1 mètre 33 centimètres), grosses comme le doigt,
nouées d'espace en espace comme les roseaux : ses feuilles sont
larges, amples, nerveuses, pointues à leur extrémité, de couleur verte-pâle, d'une saveur herbacée acrimonieuse. Les fleurs
naissent aux sommités, ayant la forme d'un tube découpé profondément en six ou sept parties inégales, d'une belle couleur
rouge. Cette fleur, avant qu'elle soit bien ouverte, représente
les pattes d'une écrevisse, d'où on lui a donné le nom de *flos
cancri.* Aux fleurs succèdent de petits fruits membraneux à trois
angles arrondis, gros comme celui du ricin, divisé en trois
loges qui renferment des semences sphériques, de couleur brune
noirâtre. Sa racine est noueuse, entourée de grosses fibres.

Cette plante ne croît qu'aux lieux chauds, entre les tropiques
de l'Amérique ; le froid lui est fort contraire.

Souvent la résine élémi nous est envoyée enveloppée avec les
feuilles de cette plante.

On fait usage de la racine sèche pour faire passer le lait. Elle
est détersive, apéritive. *Cannacorus* : moyenne entre la canne
et l'acorus.

BALLOTE. *Marubium nigrum.* Plante de la didynamie
gymno-spermie de *Linneus*, et de la famille des labiées de
Tournefort. Voyez Marrube noir.

BALSAMINE DES JARDINS. *Balsamina amygdaloides
impatiens pedunculis unifloris sub aggregatis, foliis lanceolatis
superioribus alternis, nectariis flore brevioribus.* Plante de la
syngénésie monogamie de *Linneus*, et de la onzième classe
(fleurs anomales) de *Tournefort.*

Cette plante fait l'ornement des jardins, et n'est point d'usage
en médecine. Ses tiges sont rameuses, droites, succulentes,
souvent un peu rougeâtres par le bas. Ses feuilles sont oblongues, pointues comme celles du saule, légèrement dentelées
en leurs bords. Les fleurs sortent des aisselles des feuilles, attachées à des péduncules rougeâtres ; chacune de ses fleurs est

à quatre pétales inégaux d'une belle couleur rouge. Le pétale supérieur est voûté, l'inférieur est un cône renversé; les deux pétales latéraux tombent en devant en manière de rabat, et sont garnis chacun d'une oreillette. A la fleur succède un fruit figuré en poire, rude, velu, jaune quand il est mûr, composé de pièces assemblées comme les douves d'un tonneau. Ce fruit s'ouvre de lui-même avec effort, et laisse paroître des semences presque rondes, ressemblant aux lentilles. La racine est fibreuse et blanche.

Cette plante est vulnéraire détersive.

BALSAMINE JAUNE. *Noli me tangere, impatiens pedunculis solitariis multi floris. Balsamina lutea.* Plante de la syngénésie monogamie de *Linneus*, et des anomales de *Tournefort*.

Les feuilles de cette plante sont alternes, semblables à celles de la mercuriale, mais un peu plus grandes, dentelées en leurs bords. Les fleurs ressemblent à celles de la balsamine des jardins; les pétales en sont jaunes marqués de points rouges; elles sont supportées par des pédicules longs, menus, inclinés vers la terre, qui se divisent en trois ou quatre pédicules qui soutiennent chacun une fleur. Les fruits sont longs, menus, noueux, d'un blanc verdâtre, rayés de lignes vertes. Ces fruits s'ouvrent en mûrissant, et pour peu qu'on les touche ou qu'ils soient agités par le vent, ils élancent des semences oblongues, cendrées, rougeâtres, ce qui lui a fait donner le nom de *noli me tangere.*

Cette plante est diurétique, étant prise en décoction; elle est résolutive, détersive et vulnéraire, appliquée extérieurement.

BAMBOU ou CANNE D'INDE. *Arundo calicibus multi floris, spicis ternis sessilibus arundo, arbor. Tabaxir et mambu arbor.* Espèce de roseau des Indes qui croît à la hauteur d'un arbre. Cette plante arbre appartient à la triandrie digynie de *Linneus*.

Ce roseau croît dans les Indes, vers Coromandel, le long des rivages. Son bois est creux et moëlleux en dedans : ses rameaux sont la plupart relevés en haut; mais les plus beaux et les plus longs d'entr'eux sont des jets courbés, séparés les uns des autres par des nœuds. Ses feuilles ressemblent à celles de l'olivier, mais plus longues, éloignées les unes des autres, de couleur pâle. Les racines poussent plusieurs tiges.

Il sort des nœuds du bambou une liqueur épaisse, blanche, laiteuse; si l'on comprime la branche, on en exprime beaucoup plus. Les indiens font évaporer cette liqueur et ils en font une espèce de sucre, auquel ils donnent le nom de *tabaxir.*

Le bois du bambou, quoique creux dans son intérieur, est d'une extrême dureté. Les indiens s'en servent pour bâtir des maisons, pour construire des bateaux, des meubles : deux morceaux de bambou frottés l'un contre l'autre produisent des étincelles.

La racine est diurétique et emménagogue. Le bois est estimé sudorifique.

C'est avec les jets de bambou qu'on fait les cannes appelées *bamboches*.

Les mots *bambou*, *bambus*, *mambu*, sont des noms arabes.

Tabaxir est un mot persien qui signifie suc ou humeur laiteuse concrète. Ce nom a été donné au sucre.

BANANIER. *Musa sive ficus indica*, *palma humilis*, *longis latisque foliis*. Espèce de palmier dont la tige est ordinairement grosse comme la cuisse d'un homme, couverte de longues et larges feuilles raffermies chacune par une côte ou nervure qui règne tout du long au milieu. Le sommet de cette plante jette un seul rameau gros comme le bras, terminé en haut par une tête formée en pomme de pin, et garnies de fleurs rouges ou jaunâtres : ce rameau, qui se nomme *régime*, est divisé en plusieurs nœuds qui produisent chacun douze ou quatorze fruits ; ce fruit porte le nom d'*amusa*, *musa* ou *banam* ; il est oblong, et de la grandeur d'un de nos concombres, couvert d'une peau qui se sépare aisément en trois parties. La substance pulpeuse de ce fruit est molle comme du beurre, d'une saveur agréable et fort bonne à manger.

Le bananier croît dans l'Asie, l'Afrique et l'Amérique : il appartient à la polygamie monoécie de *Linneus*, et aux monocotylédones (1) étamines épigynes (2) de *Jussieu*.

Les égyptiens mangent les bananes ; ils en font une décoction pour le rhume.

BANCA. Espèce d'étain qui nous vient de l'île de ce nom.

La banca se distingue du malac par la forme de ses lingots qui sont oblongs, et par leur poids qui est de quarante livres (19 kilogrammes) *Voyez* Étain.

BARBEAU. *Cyanus*. Plante de la syngénésie polygamie de *Linneus* et de la douzième classe (fleurs à fleurons) de *Tournefort*. *Voyez* Bluet.

BARBE DE BOUC. *Tragopogon pratense luteum majus*, *barba hirci*. Plante de la syngénésie polygamie égale de *Linneus*, et de la treizième classe (fleurs à demi-fleurons) de *Tournefort*. Elle pousse une tige à la hauteur d'un pied et demi (487 millimètres) ou environ, ronde, pleine, se divisant en plusieurs branches ; ses feuilles sont oblongues, étroites, pointues, res-

---

(1) Monocotylédones : plantes à un seul cotylédon.
(2) Étamines sur le pistil.

semblantes à celles du safran, mais plus courtes et plus larges ; ses fleurs sont des bouquets à demi-fleurons jaunes, soutenus par des calices assez longs, mais simples, et fendus en plusieurs parties jusqu'à la base : ces fleurs naissent aux sommités des branches ; il leur succède des semences oblongues, canelées, cendrées, rudes et aigretées. La racine est longue, grosse comme le petit doigt, noire en dehors, blanche en dedans, renfermant un suc laiteux. Cette plante croît aux lieux humides, dans les prés.

Les feuilles de la barbe de bouc sont vulnéraires, pectorales, propres pour la toux et la strangurie (1).

Les racines sont apéritives, stomacales.

BARBE-RENARD ou ÉPINE DE BOUC. *Tragacanthum astragalus tragacantha.* Arbrisseau épineux qui croît dans le Levant, notamment en Syrie, autour d'Alep, en Candie.

Cette plante est de la diadelphie décandrie de *Linneus.* Elle est rameuse, les branches sont dures, couvertes de duvet et garnies d'épines blanches, roides, fermes ; ses feuilles sont très-petites, menues, rangées par paires, sur une côte terminée par une épine de couleur blanchâtre : ses fleurs sont papillonacées, purpurines, rayées ; elles naissent aux sommités des branches, jointes plusieurs ensemble. Il leur succède des gousses divisées chacune en deux loges remplies de semences réniformes, de la grosseur des grains de moutarde. La racine est grosse comme le doigt, blanche, ligneuse.

C'est de la racine et du tronc de cet arbrisseau que l'on tire par incision la gomme connue sous le nom de *gomme adragant.*

BARBOTINE, XANTOLINE, SANTOLINE. *Arthemisia santonica.* Plante de la syngénésie polygamie superflue de *Linneus*, laquelle croît dans les prés au royaume de Boutan. C'est cette plante qui nous fournit la semence connue sous le nom de *semen contra vermes.* Les feuilles de cette plante sont très-petites; la semence est menue, oblongue, verdâtre, d'une odeur désagréable, d'une saveur amère et aromatique ; on nous l'envoie sèche de la Perse. *Voyez* Semen contra.

BARDANE ou GLOUTERON, ou HERBE AUX TEIGNEUX. *Aretium, lappa major, bardana, personata.* Plante de la syngénésie polygamie égale de *Linneus*, et de la douzième classe (fleurs à fleurons) de *Tournefort.*

On en distingue de deux sortes, l'une grande, l'autre petite. La 1re. est la bardane majeure; elle s'élève à la hauteur de 3 à 4 pieds (1 mèt. à 1 m. 299 mil.) ; ses tiges sont droites, anguleuses,

___
(1) Évacuation de l'urine par goutte.

lanugineuses, rougeâtres; ses feuilles sont grandes, larges, vertes brunes endessus, blanchâtres et lannugineuses en dessous. Sa fleur est de couleur purpurine, flosculeuse; son calice est composé de plusieurs écailles dont l'extrémité est un crochet qui s'attache aux habits : à cette fleur succèdent des semences aigretées, fort courtes, et qui sont enlevées facilement par le vent. La racine est longue, grosse, noire en dehors, blanche en dedans, d'une saveur douceâtre. Cette plante croit sur les chemins, dans les haies, dans les cimetières.

On fait usage en médecine des feuilles, de la racine et de la semence. La racine est diurétique, altérante; on s'en sert en décoction dans les maladies cutanées, syphillitiques, arthritiques. Elle entre dans la composition du vin anti-scorbutique, de l'onguent martiatum, de l'emplâtre diabotanum.

Les feuilles sont émollientes et tempérantes, appliquées extérieurement; elles entrent dans la composition de l'onguent populeum. Les semences sont cathartiques.

La seconde espèce de bardane ne diffère de la première que parce que ses têtes et leurs crochets sont envelopés d'un duvet blanc semblable à la toile d'araignée.

Le nom de bardane tire son origine de deux mots grecs, en latin *via*, parce qu'on la rencontre par tous les chemins.

Lappa, de *capere*, parce que les têtes de cette plante se prennent aux habits.

Personata, parce qu'on se servoit autrefois de la feuille pour se masquer le visage.

BARRAS ou ENCENS DE VILLAGE. Sorte de résine d'une consistance plus ou moins sèche, que l'on trouve sur les pins, larix et sapins, à la suite de l'exsudation de la térébenthine, opérée naturellement ou après les incisions que l'on a faites à ces arbres.

Le barras est blanc ou marbré; il se présente en larmes détachées et sèches; sa couleur naturellement blanche peut devenir marbrée, soit par la nature du suc résineux qui exsude de l'arbre, soit encore par la coloration que ce suc résineux peut acquérir par son contact plus ou moins prolongé avec la lumière.

On lui a donné le nom d'*encens de village* ou *marbré*, parce qu'il servoit dans les paroisses de village au lieu de l'encens pour parfumer les autels.

Le barras a beaucoup d'analogie avec le galipot; mais il en diffère en ce qu'il s'est concrété sur l'arbre même, tandis que le galipot est un produit de l'évaporation de la térébenthine. *Voyez* Galipot.

BARYTE ou TERRE PESANTE. La baryte ou terre pesante ne se rencontre pas pure dans la nature ; elle est ordinairement combinée soit avec l'acide sulfurique, soit avec l'acide carbonique, et elle forme des sulfate et carbonate de baryte.

La baryte pure est le produit de la décomposition chimique du sulfate ou du carbonate de baryte ; *Voyez* mon ouvrage sur la pharmacie chimique, vol. III, page 39.

Les caractères physiques qui distinguent la baryte des autres terres simples, sont sa pesanteur spécifique qui est plus grande que celle des autres terres simples, sa saveur qui est âcre, brûlante, sa causticité qui est plus grande que celle de la chaux vive, et sa couleur qui n'est pas d'une parfaite blancheur.

Ses caractères chimiques sont de verdir le syrop de violettes, d'être très-avide d'eau, de la solidifier, d'être dissoluble dans l'eau froide, dans les proportions d'un quatrième de son poids et dans celles de moitié de son poids dans l'eau chaude.

La baryte est plus avide d'acide carbonique que l'eau chaude ; c'est un excellent réactif pour reconnoître la chaux, partout où elle se rencontre. Cette terre combinée avec les acides nitrique et muriatique, forme des nitrate et muriate de baryte. Si on brûle de l'alcool sur du muriate de baryte, la *flame* paroît bleue.

BARYTE CARBONATÉE. Combinaison naturelle de la baryte avec l'acide carbonique. *Voyez* carbonate de baryte.

BARYTE SULFATÉE. C'est un produit de la nature qui participe de la combinaison de la baryte, ou terre barytique avec l'acide sulfurique. *Voyez* sulfate de baryte.

BASALTES (des). Les basaltes sont des produits volcaniques, considérés par les naturalistes modernes, comme des laves dont le refroidissement s'est opéré brusquement par la présence de l'eau, et qui à raison de la retraite qu'elles ont éprouvée, se sont divisées par colonnes.

On peut donner, pour carractère distinctif des basaltes, une forme régulière, une opacité parfaite, une dureté considérable, telle qu'ils font feu par le choc avec l'acier.

On distingue les basaltes en laves lithoïdes, c'est-à-dire, qui offrent l'apparence d'une pierre ; et en laves basaltiques, celles qui sont cristallisées en prismes à 3, 4, 5, 6 pans et plus.

Ces pierres singulières forment la chaussée des géans, dans le comté d'Autrim, en Irlande : c'est une multitude de colonnes appliquées les unes à côté des autres ; elles partent du haut de la montagne et se prolongent jusqu'au bords de la mer : les plus hautes colonnes ont jusqu'à quarante pieds (treize mètres). On peut les distinguer par une espèce d'articulation, qui est plus ou moins éloignée et très-bien emboîtée, mais que l'on peut séparer assez facilement.

Les basaltes peuvent servir de pierre de touche pour l'or et l'argent ; on en fait des bouteilles, par la fusion, à l'instar de celle du verre.

BASALTINE. Minéral qui a beaucoup d'analogie avec le basalte, par la nature de sa composition, et qui a été trouvé parmi les produits volcaniques. *Voyez* horn-blende.

BASÉ. Terme de crystallographie. M. *Hauy* appelle ainsi les cristaux, lorsque la forme primitive étant un romboïde, ou un assemblage de deux pyramides, les sommets sont interceptés par des faces perpendiculaires à l'axe, et faisant les fonctions de bases. Tels sont le carbonate de chaux basé, le soufre basé.

BASILIC. *Basilicum, ocymum cariophyllatum majus, foliis ovatis glabris, calycibus ciliatis.* Plante annuelle de la didynamie gymnospermie de *Linneus*, et de la famille des labiées de *Tournefort.*

Cette plante s'élève à la hauteur d'un demi-pied ; (162 millimètres) ; elle est toufue, se divisant en beaucoup de petits rameaux carrés, velus, tirant un peu sur le rouge, garnis de feuilles petites, étroites, d'une odeur forte, aromatique, très-agréable : ses fleurs sont verticillées et disposées en épis assez longs, peu serrés aux sommités des branches, de couleur blanche, tirant sur le purpurin, et fort odorantes : ces fleurs représentent un tuyau découpé en deux lèvres ; il leur succède une capsule qui renferme des semences oblongues, menues, noires, lesquelles sont destinées à reproduire l'espèce. La racine est fibreuse, ligneuse et noire. On cultive le basilic dans les jardins.

On connoit beaucoup d'autres espèces de basilic, entr'autres le petit basilic, dont la feuille est ovale et blanche.

Le grand basilic est l'espèce dont on fait usage en médecine. On se sert des feuilles et de la semence, tant intérieurement qu'extérieurement.

Toute la plante est vulnéraire, nervale, carminative, propre pour faciliter la respiration et la digestion.

On obtient du basilic, par la distillation, une huile volatile, une eau essentielle aromatique, une eau odorante ; les feuilles entrent dans la composition de l'alcool général, de l'alcool

hystérique, de l'alcool de menthe composé, de l'eau vulnéraire à l'eau, et alcoolique, de l'acool carminatif de *Silvius*.

Toute la plante, excepté la racine, entre dans la composition du sirop d'armoise, de l'onguent martiatum ; la
semence entre dans la composition de la poudre diarrhodon,
de la poudre létifiante.

BATATES. *Batates, camotes hispanorum, convolvulus indicus, vulgò patates dictus.* Plante de la pentandrie monogynie de *Linneus*, et des infundibuliformes, classe deuxième
de *Tournefort*.

Cette plante est cultivée par les espagnols et les portugais,
à Malaga, à Cadix et à Lisbonne, à cause de sa racine, qui
leur sert de nourriture, étant rôtie ou confite au sucre. Il
part de sa racine plusieurs branches unies, remplies de suc,
qui se répandent à terre comme celle du concombre sauvage ;
ses feuilles ressemblent à celles des épinards ; elle sont charnues, d'un vert blanchâtre : ses fleurs sont en entonnoir,
vertes en dehors, blanches en dedans, et ne portent que
rarement des semences. Les racines sont longues et grosses
comme des raves, attachées plusieurs ensembles à un centre
commun ; elle sont de couleur rougeâtre on purpurine, où
pâle, ou blanche ; la substance pulpeuse en est blanche,
remplie d'un suc laiteux, agréable au goût. La meilleure
espèce de racine de batate est celle qui est en dehors, de
couleur rougeâtre ou purpurine.

La plante se multiplie par les racines.

BATONS DE CASSE CONFITS, CANEFICE. *Canificium.*
On confit les gousses du caneficier, tandis qu'elles sont encore
tendres et vertes, au moyen du sucre, et on nous les envoie
ainsi préparées, du Levant et de l'Egypte, par la voie de
Marseille.

On mange de ce fruit confit quand on veut se lâcher le
ventre ; mais l'usage en France, en est tombé en désuétude.

BATATE DE VIRGINIE. Racine tubéreuse d'une espèce
de *solanum esculentum*, originaire de Virginie, et que l'on
cultive en France, sous le nom de pomme-de-terre.

Il est encore bien des personnes qui ont conservé le nom
de *Batate*, à cette racine. *Voyez* pomme-de-terre.

BAUDRUCHE. La baudruche est la pellicule bien dégraissée
du boyau du bœuf. Son principal usage est pour les batteurs
d'or, qui en forment les deux derniers moules dans lesquels
ils battent l'or et l'argent. Ce sont les mégissiers et les par-
cheminiers qui préparent cette pellicule. *Voyez* bœuf.

BAUME DE L'AMÉRIQUE. Surnom que l'on donne au baume de tolu, parce que l'arbre qui le produit croît en Amérique. *Voyez* baume de tolu.

BAUME DE CANADA. *Balsamum Canadense.* C'est une résine liquide, improprement appellé *baume*, puisqu'elle ne contient pas l'acide benzoïque, que donnent à l'analyse les baumes proprement dits.

Ce baume est une sorte de térébenthine, qui découle naturellement et mieux encore par les incisions que l'on fait à une espèce de sapin, qui croît dans le Canada, et que l'on connoît sous le nom d'*abies canadensis, fructu brevi, abies minor, pectinatis foliis, virginiana, conis parvis, subrotundis.*

Cet arbre est de la monœcie monadelphie de *Linneus*, et de la dix-neuvième classe (fleurs à chatons) de *Tournefort.*

Le baume de canada est plus ou moins liquide, selon qu'il est plus nouveau ou plus ancien : il est très-limpide, sans presque d'odeur, ayant une saveur douce de térébenthine. Il se colore par son contact avec la lumière, et il acquiert de la consistance avec le tems, en se combinant avec l'oxigène.

· On le fait prendre par goutte sur du sucre, ou délayé dans du jaune d'œuf, pour les abcès internes, les maux de poitrine, et dans les écoulemens vénériens.

BAUME DE CARTHAGÈNE. Surnom donné au baume de tolu, parce que l'arbre qui le produit, croît à Carthagène. *Voyez* baume de tolu.

BAUME DE COPAHU ou **DU BRÉSIL.** *Balsamum copahu.* On trouve, dans le commerce, deux espèces de baume de copahu ; l'une qui découle par incision du tronc d'un arbre appelé *copaïva* ; l'autre que l'on obtient par la décoction des rameaux de l'arbre.

Le *copaïva* ou *copaifera* est un grand arbre remarquable par sa grosseur et la couleur rouge de son bois, qui croît dans les forets du Brésil ; il appartient à la décandrie monogynie de *Linneus.* Lorsqu'il est parvenu à sa maturité positive, on fait des incisions à son tronc, et il en découle une résine liquide, d'un blanc jaunâtre, d'une saveur âcre, amère, d'une odeur désagréable, fluide comme de l'huile lorsqu'elle est nouvelle, mais qui se colore à la lumière, et qui s'épaissit avec le temps, en se combinant avec l'oxigène : c'est l'espèce la plus estimée. Quelquefois cette résine découle dans les quantités de douze livres (6 kilogrames environ), dans l'espace de trois heures.

· La seconde sorte s'obtient par la décoction des rameaux de l'arbre. On la sépare de cette décoction et on la recueille dans des calebasses vides, que l'on bouche soigneusemement pour la faire circuler dans le commerce : cette seconde qualité est d'une couleur rougeâtre, d'une odeur désagréable, d'une saveur âcre, amère repoussante·

Le baume de copahu est employé extérieurement et intérieurement. L'une et l'autre espèce sont propres pour déterger et consolider les plaies, pour fortifier les nerfs, pour les fractures et les dislocations.

On l'emploie intérieurement par gouttes sur du sucre, en émulsion par l'intermède du jaune d'œuf, pour arrêter les écoulemens blancs et rouges des femmes, et les gonorrhées.

BAUME D'EGYPTE. Surnom que l'on a donné à la résine liquide, qui découle de l'arbre appelé baumier, lequel croissoit autrefois dans la vallée de Jéricho, en Galaad, dans l'Arabie heureuse, et que le grand sultan, après avoir conquis la terre sainte, a fait transplanter dans ses jardins du Grand Caire. *Voyez* baume de Judée.

BAUME DU GRAND CAIRE. Ce nom conviendroit parfaitement bien actuellement à la résine liquide, connue sous le nom de baume de Judée. Attendu que le petit arbre, d'où il découle, est cultivé au grand Caire. *Voyez* baume de Judée.

BAUME DES JARDINS. Espèce de menthe, que l'on cultive dans les jardins et que l'on connoît généralement sous le nom de menthe poivrée. *Voyez* menthe poivrée.

BAUME DE JUDÉE, BAUME D'ÉGYPTE ou DU GRAND CAIRE, BAUME DE LA MECQUE, BAUME DE MECCA. *Balsamum Judaicum. Balsamum de Mecca, opobalsamum verum, balsamum gileadense.* Résine liquide, à laquelle on a donné improprement le nom de *baume.*

Cette résine liquide découle par incision d'un arbre appelé baumier, lequel croissoit originairement dans la valée de Jéricho en Galaad, dans l'Arabie heureuse, et que l'on cultive actuellement en Egypte, dans les jardins du grand Caire.

L'arbre baumier, qui fournit cette résine liquide est un grand et bel arbre, qui appartient à l'octandrie monogynie *Linneus.*

Les caractères qui font reconnoître le baumier, sont les suivans : sa fleur est composée d'un calice divisé en cinq parties ; la corolle est formée de cinq pétales égaux, de couleur rouge ; dix étamines longues sont insérées sur le calice ; il y a un pistil, un style ; le stigmate est obtus, les feuilles bipinnées, les folioles lancéolées.

Lorsque le baumier est arrivé à sa maturité positive, c'est-à-dire, qu'il a atteint l'âge de vingt-cinq à trente ans, on facilite l'excrétion de sa résine liquide, au moyen des incisions que l'on fait à son tronc.

Cette résine est d'un blanc jaunâtre, fluide comme de l'huile lorsqu'elle est récente, d'une odeur aromatique agréable, d'une saveur âcre un peu amère.

Il ne nous arrive en France du baume vrai de Judée, que par présens de la part du grand sultan, qui est très-jaloux de cette production de ses etats, et a laquelle on attribue des propriétés qui tiennent du merveilleux, mais que l'on est fondé à révoquer en doute.

Ce baume vrai, donné par le sultan, est enfermé dans des vases de calebasse d'une forme cylindrique, renflés par le milieu, et un peu étranglés à l'orifice, bien scellés et munis de son cachet.

Il est recommandé dans les écoulemens blancs, dans la phthisie, les maladies lymphatiques, les taches de la peau ; il entre dans la composition de la thériaque, du mithridate, des trochiques hédicroï, de vipère.

Le baume de Judée, que l'on rencontre dans le commerce, est obtenu par la décoction des feuilles et des rameaux de l'arbre baumier. Les droguistes l'imitent avec la térébenthine fine et la résine-mastic en larmes : quelquefois ils se servent du baume de Canada, au lieu de térébenthine, comme ayant une odeur moins forte.

On peut juger d'après tout ce qui vient d'être dit, combien il est difficile de compter sur la nature vraie de ce prétendu baume.

On a proposé, pour reconnoitre le vrai baume de Judée, d'en verser quelques gouttes sur de l'eau : il y fait, dit-on, la nape, et il se précipite au fond du vase : mais ce procédé n'est pas tres-certain, puisque cet effet n'a pas lieu pour peu que le baume soit déjà ancien.

BAUME DE LA MECQUE. *Balsamum de Mecca.* Nom que l'on donne au baume de judée, parce que l'arbre qui le produit est originaire de la Mecque. *Voyez* baume de Judée.

BAUME DE MOMIE. Surnom donné à l'asphalte, espèce de bitume, parce qu'on le faisait servir à l'embaumement des corps animaux. *Voyez* asphalte.

BAUMES NATURELS. Les baumes naturels sont des sucs de nature inflammable qui découlent de certains arbres, sans incision et par incision. Ils ont quelqu'analogie avec les huiles essentielles; mais il diffèrent des unes et des autres par des caractères qui leur sont particuliers, et qui sont tranchans. Ceux d'entre les baumes qui sont fluides, ont beaucoup plus de consistance que les huiles essentielles, et par la même raison qu'ils sont fluides, ils en ont beaucoup moins que les résines proprement dites. Cependant ce caractère n'est pas suffisant, puisqu'il est des baumes secs qui ont la solidité des résines. C'est donc ailleurs que nous devons chercher ce caractère tranchant que nous avons à annoncer. La connoissance en est due aux découvertes des chimistes modernes. C'est à l'aide de l'analyse exacte, que l'on est parvenu à séparer des véritables baumes, un acide concret et particulier, connu actuellement sous le nom d'acide benzoïque. Cet acide peut s'obtenir, soit par la sublimation, soit par la dissolution dans l'eau et la cristallisation. Les huiles essentielles, au contraire, paroissent contenir les matériaux propres a former du camphre, et les résines ne fournissent aucuns principes qui soient analogues à ceux des baumes et des huiles essentielles Le coté par lequel on trouvait quelqu'analogie entre les baumes, les huiles volatiles et les résines, c'étoit leur dissolubilité, à peu de chose près égale, dans l'alcool; les anciens naturalistes désignoient indistinctement sous le nom de *baumes* toutes les excrétions fluides végétales, odorantes; ils ne les avoient pas assez examinées pour les classer convenablement. Ils s'étoient arrêtés à un caractère qui leur en imposoit. Plusieurs de ces prétendus baumes du genre des térébenthines, soumis à l'ébulition dans l'eau, acquérant une spissitude dont la consistance approchoit de celle des résines, ils se croyoient fondés à croire que les baumes étoient des résines liquides; et les vrais baumes solides étoient d'après cette opinion, par rapport à eux, de véritables résines. Pour concilier la connoissance de ces corps naturels avec les vrais principes chimiques, nous rangeons parmi les baumes, ceux de ces corps qui méritent justement d'en porter le nom ; et ceux qui s'y trouvoient compris sans en avoir le caractère, forment une classe à part, sous le titre de *résines liquides*. Ce n'est que par une juste application des mots que l'on peut avoir une juste idée des choses.

BAUME DU PÉROU, NOIR. Espèce de baume du Pérou, d'une couleur brune noirâtre, que l'on obtient de la décoction des feuilles et des branches du *myroxylon perviferum*, arbre de la décandrie monogynie de *Linneus*. Ce baume surnage l'eau de la décoction ; on le ramasse avec des cuillers, et on le met dans des bouteilles. C'est le baume du Pérou le plus commun : il est d'une consistance de térébenthine épaisse, d'une couleur brune noirâtre, d'une odeur douce très agréable analogue à celle du storax , et d'une saveur un peu âcre.

Il est à l'usage de la médecine et de la parfumerie. Ses propriétés médicinales sont analogues à celles du baume du Pérou sec.

BAUME DU PÉROU SEC. *Balsamum Peruvianum.* Baume naturel, proprement dit, qui découle par incision , du tronc d'un petit arbre , qui croît dans l'Amérique méridionale , et que l'on connoît sous le nom de *myroxylon perviferum*. Ce petit arbre est de la décandrie monogynie de *Linneus.*

Le baume qui découle au moyen des incisions que l'on a faites au tronc et aux rameaux de l'arbre , est reçu dans de cuillers, et ensuite introduit dans des cocos vides, où on le laisse sécher en l'exposant à l'air libre, à une température convenable , pour faire vaporiser le fluide volatil, qui lui donnoit de la liquidité. Les portions du même baume qui demeurent adhérantes à l'arbre , se sèchent naturellement d'elles-mêmes, et prennent insensiblement une couleur ambré, à raison de leur contact avec la lumière.

Le baume du Pérou sec , entre dans la composition de la thériaque céleste, de l'orviétan , des baumes Leucatel , apoplectique, des pastilles odorantes pour fumigation , de l'onguent martiatum , des pilules balsamiques de Morton.

On peut en obtenir par la sublimation de l'acide benzoïque, ce qui le caractérise baume proprement dit. Ce baume est soluble dans l'acool : il est employé intérieurement et extérieurement.

Le baume du Pérou sec, convient dans l'atonie de l'estomac, dans les spasmes , dans le relachement des corps glanduleux , dans les engorgemens lymphatiques, dans la phtysie, dans les ulcères internes. Il est employé extérieurement dissous dans l'alcool, pour guérir les playes occasionnées par des instrumens tranchans.

BAUME DE POIX. Espèce d'huile de térébenthine, d'une consistance moyenne . noircie par du carbone, qui surnage la poix noire que l'on a reçue dans des baquets à mesure qu'elle a flué des filtres qui ont servi à la purification de la térébenthine, et que l'on a brûlé dans des fours destinés à la préparation de la poix.

On ramasse cette résine liquide , et on la met dans des vases convenables , pour l'usage.

On se sert de ce baume de poix, improprement nommé, comme d'un très-bon vulnéraire, que l'on ne doit employer que par gouttes, au nombre de cinq à six, dans une boisson appropriée.

BAUME DE SAINT-THOMÉ. *Balsamum thamaum.* Ce baume très-analogue au baume de tolu, reçoit son nom de Saint-Thomé, d'où les anglais nous l'apportent en France. Il a l'odeur, la consistance, la couleur et les propriétés du baume de tolu.

BAUME DE TOLU, D'AMÉRIQUE, DE CARTHAGÈNE. *Balsamum tolutanum.* Baume qui découle par incision d'un arbre appelé *toluifera*, lequel croît dans l'Amérique méridionale.

Le toluifère appartient à la décandrie monogynie de *Linneus.*

Ce baume tient le milieu pour la consistance, entre les baumes liquides et les baumes secs. On le reçoit à mesure qu'il découle dans des cuillers de cire noire, et on le verse dans des coques de callebasses ou des cocos, que l'on bouche avec des épis de maïs ou blé de Turquie, et dans lesquels ils nous arrive.

Les négocians français tirent, en tems de paix, presque tout le baume de tolu qui est répandu dans le commerce de l'Angleterre. Ce baume est d'une consistance molle, sa couleur est d'un jaune doré, son odeur est suave, tirant sur celle de l'ambre; sa saveur est agréable, aromatique. On le fait entrer dans la composition du baume nerval, de celui du commandeur; on en fait une teinture à l'alcool, dont on vernit le taffetas d'Angleterre; on en fait un sirop qui retient son nom; un ratafia d'une saveur exquise; on en tire une huile épaisse par la distillation à la cornue.

Ce baume est vulnéraire, il convient dans la phtysie, dans les maladies lymphatiques, les ulcéres, etc.

BAUME DE VANILLE. Ce baume exude naturellement des gousses de la vanille, qui étant très-mûres, se fendillent et laissent échapper ce fluide balsamique : il nous est apporté du Mexique.

Le baume de vanille est d'une odeur extrémement agréable : il est très-cher et fort rare en France; on nous l'apporte du Mexique.

C'est un puissant stomachique et cordial : on l'emploie par gouttes sur du sucre.

BAUME VERT. *Mentha viridis, mentha spicata.* Plante de la didynamie gyrano-spermie de *Linneus,* et de la famille des labiées de *Tournefort*. C'est une espèce de menthe, nommé par *Swediaur*, baume vert.

Cette plante croît dans les lieux incultes. Ses épis sont oblongs, ses feuilles sont lancéolées, nues, dentelées, sessiles ; les étamines sont plus longues que la corolle ; les pétales sont de couleur blanche-rougeâtre : il leur succède quatre semences nues, renfermées dans le calice.

Toute la plante est aromatique. Elle est carminative, détersive, vulnéraire et emménagogue.

BAYES DE GENIÈVRE. *Baccœ juniperi communis , juniperus vulgaris fruticosa*. Ce sont des petits fruits à bayes grosses comme des pois, rondes, vertes avant leur maturité, puis d'une couleur noirâtre lorsqu'elles sont mûres ; contenant un peu de pulpe rougeâtre, succulente, huileuse, aromatique ; d'une saveur âcre, amère, légèrement sucrée : ces bayes renferment trois ou quatre semences oblongues, triangulaires ou anguleuses, qui sont disséminées dans la substance pulpeuse.

La plante qui produit ces fruits est un petit arbrisseau de la diœcie monadelphie de *Linneus*, et de la dix-neuvième classe (fleurs à chatons) de *Tournefort*.

Le tronc de cet arbrisseau est menu, couvert d'une écorce rude ; son bois est dur tirant sur le rougâtre lorsqu'il est sec, d'une odeur agréable, et répandant celle du cèdre lorsqu'il brûle. Il pousse une grande quantité de rameaux garnis de petites feuilles étroites, pointues, dures et épineuses, toujours vertes : ses fleurs sont des petits chatons qui ne produisent point de fruits ; les fruits que nous avons fait connoître plus haut, naissent entre les feuilles en grande quantité. Cet arbrisseau croît dans les champs, dans les bois.

Il ne faut pas confondre l'arbrisseau genevrier ou genèvre, avec l'arbre du même nom, d'où découle le sandarach.

On fait usage en pharmacie et en médecine, du bois de genevrier, et de ses bayes.

Les bayes de genièvre s'emploient récentes ou sèches : lorsqu'elles sont séchées convenablement, elles offrent des produits plus avantageux : elles sont estimées céphaliques, stomachiques, diurétiques, carminatives, propres pour la toux invétérée, pour la colique néphrétique. On l'emploie en décoction, et en infusion.

On prépare avec les bayes de genièvre, un extrait d'une saveur douce, sucrée, qui est un puissant stomachique ; on en fait, par l'intermède de la fermentation, une liqueur vineuse, d'où l'on obtient par la distillation, l'eau-de-vie et l'alcool de genièvre. On en prépare un ratafiat qui retient son nom.

On tire par la distillation des bayes de genièvre, une huile volatile odorante : on fait entrer ces fruits dans la composition de l'alcool thériacal, général, prophylactique, dans celle de l'opiat de salomon, de l'orviétan, des trochisques odorants, de l'huile de scorpion, de l'emplâtre opodeltoch.

Les confiseurs habillent de sucre ces bayes, pour en faire des dragées dites de *Saint-Roch*, auxquelles on attribue la propriété anti-contagieuse.

On porte des bayes de genièvre sèches, dans une boîte de poche, afin d'en mâcher trois ou quatre le matin, pour se donner une bonne bouche.

On en brûle pour parfumer l'air, et masquer la mauvaise odeur des chambres des malades.

Le bois de genièvre est sudorifique ; on l'emploie en infusion prolongée dans l'eau ; on le brûle aussi pour parfumer l'air ; mais ces sortes de fumigations ne sont pas propres à désinfecter l'air, comme on l'a pensé fort longtems.

BAYES DE LAURIER. *Baccæ lauri*, *laurus major s've lati folia*, *laurus vulgaris*, *laurus nobilis*, (laurier franc). Les bayes de laurier sont les fruits de l'arbre de ce nom. C'est mal-à-propos qu'on leur a donné le nom de bayes, puisque ces fruits ne contiennent qu'une seule semence, renfermée dans un péricarpe sec, et que cette semence est pleine et de nature pulpeuse et huileuse.

L'arbre qui donne ce fruit appartient à l'ennéandrie monogynie de *Linneus*, et à la vingtième classe, (corolles monopétales) de *Tournefort*.

Cet arbre s'élève à une moyenne hauteur dans les climats tempérés, et devient plus haut et plus fort dans les pays chauds, comme en Italie, en Espagne. Sa tige est unie, sans nœuds ; son écorce est peu épaisse ; son bois est poreux et foible. Il pousse des rameaux longs ; ses feuilles sont longues comme la main, larges de deux ou trois doigts, pointues, dures, toujours vertes, contenant peu d'eau de végétation ; elles sont nerveuses, lisses, odorantes, d'une saveur âcre, aromatique, un peu amère, précédées d'un pétiole assez court. Ses fleurs son monopétales, découpées en quatre ou cinq parties, de couleur blanche ou jaunâtre. Ses fruits sont oblongs, de la grosseur d'une petite cerise, verts dans leur naissance, prenant une couleur noire en mûrissant. On trouve sur leur péricarpe, une coque assez dure, qui renferme dans son intérieur, une semence oblongue, pulpeuse, contenant une huile grasse concrète. Les racines sont grosses, inégales : on cultive le laurier franc dans les jardins.

Les feuilles et les fruits sont d'usage en médecine. Les feuilles sont toniques, stomachiques, carminatives, résolutives, anti-vermineuses ; on les emploie en infusion théiforme.

Les fruits sont employés à la préparation d'une huile connue sous le nom d'huile de laurier, laquelle on obtient soit par la décoction, soit par l'expression, soit encore par distilla-tion. On nous apporte les fruits sous le nom de bayes de laurier, de l'Espagne, de l'Italie, et de nos départemens méridionaux.

Les feuilles de laurier entrent dans la composition de l'orvié-tan, de la décoction aromatique pour fomentation, de l'on-guent martiatum, de l'emplâtre de bétoine.

Les fruits entrent dans la composition de l'eau thériacale alcoolique, de l'alcool général, de la thériaque diatessaron, de l'orviétan, du baume fioraventi, de l'emplâtre diabotanum, de l'alcool de silvius et de wedellius.

BAYES DE MIRTHE ou MIRTILLES. *Myrtilli mirtus communis.* Fruits d'un petit arbre ou arbuste dont on dis-tingue plusieurs espèces qui diffèrent entr'elles par la gran-deur de leurs feuilles et par la couleur de leur fruits.

Le myrthe commun est l'espèce qu'il importe le plus de connoître : c'est un petit arbre qui appartient à l'icosandrie monogynie de *Linneus*, et à la vingt-unième classe, (fleurs en rose), de *Tournefort.* Il pousse des petits rameaux flexibles, garnis de beaucoup de feuilles qui ressemblent à celles du buis, mais plus petites, plus pointues, douces au toucher, vertes, luisantes, d'une odeur agréable : ses fleurs naissent entre les feuilles ; elles sont disposées en rose, blanches odorantes, composées chacune de cinq pétales, soutenues par un calice découpé en cinq parties. Ce calice devient un fruit ovale ou oblong, garni d'une espèce de couronne formée par les découpures du calice lui-même.

Les bayes de mirthe sont vertes en naissant, et noircissent en mûrissant : elles sont partagées intérieurement en trois loges remplies de semences dures, réniformes, de couleur blanche.

Toute la plante a un goût astringent. On cultive le mirthe dans les pays chauds.

Les feuilles sont toniques et stomachiques ; les bayes sont astringentes, on s'en sert dans les flux de ventre, dans les écoulemens blancs.

On prépare avec les sommités du mirthe, une eau distillée, odorante. On fait avec les sommités sèches, une huile par infusion ou macération, un sirop. On prépare une huile par macération avec ses bayes.

On nous aporte les bayes de mirthe sèches, de l'Espagne, de l'Italie, de nos pays méridionaux. Elles sont ridées et noirâtres ; ces rides qu'elles font apercevoir sont occasionnées par la dessication.

BAYES DE NERPRUN ou bourg-épine. *Rhamnus catharticus, solutivus, sive spina cervina.* Fruit d'un arbrisseau de la pentandrie monogynie de *Linneus*, et de la vingtième classe, fleurs (campaniformes) de *Tournefort.*

Cet arbrisseau croît à la hauteur d'un arbre. Sa tige est d'une médiocre grosseur, couverte d'une écorce semblable à celle du cerisier, son bois est jaunâtre ; ses branches son garnies de quelques épines semblables à celles du poirier sauvage ; ses feuilles sont assez larges, vertes, plus petites que celles du pommier, dentelées en leurs bords. Ses fleurs sont petites, campaniformes, de couleur herbacée ; il leur succède des bayes molles, grosses comme celles du genièvre, vertes au commencement, noircissant à mesure qu'elles mûrissent : elles deviennent luisantes, remplies d'un suc noir, tirant sur le vert, d'une saveur amère ; ces bayes contiennent quelques semences jointes ensembles, arrondies sur le dos, et dont l'écorce est comme cartilagineuse.

Le nerprun croît dans les lieux incultes ; il se plaît dans les terreins humides et près des ruisseaux.

On cueille les bayes de nerprun dans les mois de septembre et octobre ; c'est le moment où elles sont mûres. On doit les choisir grosses, luisantes, abondantes en suc. On en prépare un sirop, un extrait ou rob, une matière colorante verte, appelée vert de vessie.

Le suc des bayes de nerprun est cathartique, diurétique ; il purge les sérosités. On l'emploie dans l'hydropisie, la cachexie, les maladies syphilitiques.

BAYES DE SUREAU. *Granna actes, sambucus nigra, sambucus fructu in umbellâ nigro.* Fruit d'une plante arbre et arbrisseau de la pentandrie trigynie de *Linneus*, et de la vingtième classe, (fleurs campaniformes) de *Tournefort.*

Le sureau est tantôt un arbre, tantôt un arbrisseau, dont les branches sont longues, rondes, remplies d'une moëlle blanche, et ayant le bois peu épais : ses branches sont vertes extérieurement dans leur naissance, et deviennent grises en vieillissant ; son tronc est couvert d'une écorce rude, crevassée, de couleur cendrée ; celle des rameaux est un peu rude au toucher : c'est sous cette première écorce que l'on trouve la couche corticale ou utriculaire, qui porte le nom de seconde écorce de sureau , et dont on fait usage en médecine. Le bois de sureau est solide , jaunâtre , mais facile à couper. Ses feuilles sont attachées cinq ou six le long d'une cote , comme celle du noyer , mais plus petites , dentelées en leurs bords , et d'une odeur forte : ses branches soutiennent en leur sommet , des fleurs en rose disposées en ombelles , soutenues chacune sur un calice particulier , appuyé sur un pedicelle également particulier. Chaque pedicelle adhère à un peduncule commun , d'où les uns et les autres partent et s'élèvent en divergeant, et figurant un parasol. Les fleurs sont formées de cinq pétales blancs, d'une odeur douce, agréable. A ces fleurs succèdent des petits fruits à bayes, grosses comme celles du genièvre, rondes, vertes au commencement, qui deviennent noires en mûrissant , remplie d'un suc rouge foncé, et garnies de trois petites semences oblongues. On lui a donné le nom de *grana actes*, du grec *acte* , qui signifie sureau. Chaque calice devient un fruit.

On se sert en médecine , des sommités tendres du surcau , de la seconde écorce des jeunes branches, des fleurs et des bayes.

On se sert des sommités tendres de sureau , dans l'hydropisie , dans les maladies psoriques. On leur préfère la seconde écorce des rameaux, et mieux encore celle des racines.

Les fleurs sont cordiales, carminatives , hystériques , sudorfiques , résolutives et anodines. On s'en sert en infusion intérieurement et extérieurement. On emploie cette infusion dans les maladies des yeux, dans les maladies érésypelateuses.

Les bayes de sureau conviennent dans la dysenterie.

On conserve les fleurs de sureau sèches. On en prépare une eau distillée, une huile par macération , un vinaigre nommé *surad*, un alcool odorant.

On prépare avec le suc exprimé de ses fruits, un extrait connu sous le nom de *rob de sureau*.

Les feuilles de sureau entrent dans la composition de l'onguent martiatum , de celui pour la brûlure.

Les fleurs entrent dans celle de la décoction aromatique , pour fomentation , de l'alcool général , vulnéraire , du baume tranquille.

Les bayes entrent dans la composition de l'alcool hystérique.

La seconde écorce entre dans la composition de l'onguent pour la brûlure.

Les fleurs et les feuilles de sureau réunies et placées dans les greniers ou magasins à blé, en chassent les charençons ou empêchent leur approche. *Voyez* Sureau.

BAYES D'HYEBLE. *Baccæ ebuli. Sambucus ebulus, sambucus humilis.* Plante, espèce d'arbrisseau de la pentandrie trigynie de *Linneus*, et de la vingtième classe (fleurs monopétales) de *Tournefort.*

On donne à cette plante le nom de *petit sureau*; elle ne diffère du sureau ordinaire qu'en ce qu'elle est beaucoup plus basse. Sa tige est anguleuse, nouée, rameuse, contenant dans son intérieur une substance médullaire; ses feuilles ressemblent à celles du sureau, mais elles sont un peu plus longues, pointues; et d'une odeur forte. Ses fleurs sont monopétales, disposées en bassins à cinq quartiers, de couleur blanche, odorante, et formant des ombelles; ses fruits naissent dans le calice; ce sont des bayes rondes qui deviennent noires en mûrissant, et remplies de suc : elles renferment quelques semences longuettes : sa racine est longue, traçante, grosse comme le doigt. Cette plante croît dans les lieux incultes.

Toutes les parties de la plante sont utiles en médecine.

Les feuilles sont employées en décoction pour fomentation afin de fortifier les nerfs, dans les rhumatismes, les maladies psoriques.

Les fleurs sont propres aux mêmes usages.

La seconde écorce de sa tige, sa racine et sa semence sont purgatives, hydragogues, et sont propres dans la paralysie.

Le suc de ses fruits convient dans les fièvres.

On fait avec le suc exprimé du fruit d'hyèble, un extrait connu sous le nom de *rob d'hyèble.*

La semence entre dans la composition de la poudre hydragogue.

La racine récente entre dans celle de l'emplâtre de Vigo.

BARGENDGE. Galle rougeâtre de la grosseur d'une noisette, dont les turcs font usage pour teindre en écarlate : ils la mêlent avec la cochenille et le tartre pour préparer leur teinture.

Cette galle est peu connue en France.

BDELLIUM. *Bdellium.* Le bdellium est une gomme résine qui découle par incisions, d'un arbre épineux appelé *bdella*, lequel croît en Arabie et en Afrique.

Cet arbre n'est point connu des botanistes, ou du moins il n'est décrit dans aucun ouvrage de botanique. *Lémery* dit que cet arbre porte des feuilles semblables à celles du chêne, et que son fruit ressemble à la figue sauvage, que ce fruit est d'un assez bon goût. Les caractères de cette plante-arbre, n'étant pas connues, on doit la réputer encore ignorée.

Le bdellium considéré en tant que gomme résine est d'une couleur roussâtre. On en distingue de deux sortes ; l'une en petites larmes sèches, friables ; l'autre, en masses agglomérées de différentes grosseurs un peu moins sèches.

On doit préférer la première sorte pour les usages pharmaceutiques : elle doit être nette, transparente, rougeâtre, odorante, d'une saveur amère. On nous l'apporte de l'Arabie, de la Médie, des Indes.

Le bdellium est digestif, maturatif : il s'emploie intérieurement et extérieurement. Il entre dans la composition du mithridate, des trochisques odorans, de l'onguent des apôtres, des emplâtres diabotanum, styptique, diachylon gommé, divin, *manus dei*, gris ou baume vert, de mélilot composé.

BEC DE CIGOGNE ou **DE GRUE**. *Geranium robertianum*. Plante de la monadelphie décandrie de *Linneus*, et de la sixième classe (rosacées) de *Tournefort*.

C'est une espèce de *geranium* à laquelle on a donné le nom de *bec de cigogne*, et *de grue* à cause de la forme de son fruit qui ressemble à un bec. *Voyez* Geranium.

BÉCONGUILLE. *Beguquella*. Nom que l'on donne à l'ipécacuana gris. Ce nom paroît dérivé de *bexugillo*, terme espagnol, dont on a fait le mot latin *beguquella*, en français *béconguille*. *Voyez* Ipécacuana.

BEDEGUAR. *Spongia bedeguaris*, *cynips rosæ*. Espèce de gall-insecte qui naît sur les troncs et les branches du rosier sauvage. *Voyez* Eponge d'églantier.

BÉDEILSAR. Fruit de l'apocin, plante de la pentandrie monogynie de *Linneus*, et des monopétales campaniformes de *Tournefort*.

On donne à ce fruit le nom de *bédeilsar*, en Égypte, c'est-à-dire, en langue arabique, *œuf de ossar*. *Voyez* Apocin.

BEHEN BLANC. *Behen*, *centaurea-behen*. Plante de la syngénésie polygamie vaine de *Linneus*, et de la huitième classe (caryophyllées) de *Tournefort*.

C'est principalement de la racine de cette plante dont on fait usage en médecine. Celle qui nous est apportée du Mont Liban et autres lieux de la Syrie, nous arrive sèche. Elle est longue et grosse comme le petit doigt, de couleur grise cendrée en dehors, blanche en dedans, d'une saveur amère. Elle est propre contre les vers et contre les convulsions.

Le behen blanc de notre pays que l'on substitue souvent à celui du Levant, est la racine d'une plante que *Gaspard Bautrin* a appelée *lichnis sylvestris*. Ses tiges s'élèvent à la hauteur de deux pieds (649 millimètres) ; elles sont grèles, rondes, tendres, nouées, se divisent en rameaux vers le haut. Ses fleurs sont composées de cinq pétales disposés en œillet, garnis chacun de deux ou trois pointes, qui réunis les uns aux autres, forment une couronne au milieu de cette fleur. La couleur de ces fleurs varie : elle est quelquefois rougeâtre, herbacée et blanche, d'autrefois blanche, jaune, d'un blanc purpurin ; son milieu est garni d'étamines purpurines ; le pistil devient le fruit qui renferme des semences presque rondes.

BEHEN ROUGE. *Statice limonium*, *limonium maritimum majus*. Plante de la pentandrie pentagynie de *Linneus*, et de la famille des caryophyllées de *Tournefort*.

La racine de cette plante est la partie du végétal dont on fait usage en médecine. On doit la choisir d'une belle couleur rouge, d'une saveur styptique, aromatique.

Cette racine est anthelmintique, astringente : elle convient dans les hémorrhagies.

Nota. Le béhen rouge est une plante différente du béhen blanc. *Voyez* Statice.

BELEMNITE. Coquille droite en cône allongé qui appartient aux mollusques conchylifères.

Cette coquille est fossile ou pétrifiée ; elle est d'une très-grande dureté : souvent elle est agatisée. On la trouve dans toute sorte de lits de terre, de pierre, de sable, de marne. On lui a donné le nom de *pierre de foudre* ou *de tonnerre*, parce qu'on supposoit qu'elle se formoit dans les nuages et qu'elle tomboit avec la foudre. On conçoit combien cette supposition étoit mal imaginée.

BELLADONE ou BELLE-DAME. (*Pl. IV. fig.* 23). *Belladona*, *atropa belladona*, *solanum lethale*, *solanum furiosum*. Plante de la pentandrie monogynie de *Linneus*, et de la première classe de *Tournefort*.

La belladone pousse des tiges qui s'élèvent à la hauteur de 4 pieds (1 mètre 300 mill.) ; elles sont grosses, rondes, rameuses, velues, de couleur rougeâtre brune, garnies de fleurs qui ressemblent à celles du solanum ordinaire, mais plus grandes, plus larges, oblongues, molles, non anguleuses, un peu velues. Les fleurs sortent des aisselles des feuilles, leur couleur est purpurine, obscure, figurées en cloches, découpées en cinq parties, et soutenues par un calice d'une seule pièce, dentelé en ses bords. Son fruit est presque rond, gros comme un gros grain de raisin, d'un noir luisant, rempli de suc et de plusieurs semences ovales. Sa racine est longue, grosse, blanchâtre, se divisant en plusieurs rameaux.

Toute cette plante est narcotique, et ne doit jamais être employée intérieurement ; elle exciteroit le sommeil et même la mort.

La belladone entre dans la composition du baume tranquille, de l'onguent populeum.

On l'emploie extérieurement dans les tumeurs squirrheuses, les cancers, la fistule, les douleurs de rhumatismes, les ulcères malins.

Les dames se servent de son suc exprimé et dépuré pour s'embellir la peau.

Depuis quelques années on prépare, avec le suc dépuré de belladone, un extrait dont l'usage est devenu d'un grand intérêt pour la chirurgie. Cet extrait a la propriété de dilater la pupille et la dispose à subir l'opération de la cataracte.

BELLE-DE-NUIT. (*Pl.* IV, *fig.* 20). *Convolvulus jalappa.* Plante de la pentandrie monoginie de *Linneus*, et de la seconde classe (fleurs infundibuliformes) de *Tournefort.*

Cette plante a été nommée *belle-de-nuit*, parce que sa fleur ne s'épanouit que la nuit. Sa racine est en usage en médecine ; elle est généralement plus connue sous le nom de *jalap. Voyez* Jalap.

BEN. *Nux ben, glans unguentaria balanus myrepsica, guilandina moringa.* Fruit d'un arbre qui croît dans l'Afrique et les Indes orientales.

L'arbre qui produit ce fruit appartient à la décandrie monogynie de *Linneus.* La noix de ben est grosse comme une noisette ; elle est oblongue, triangulaire, couverte d'une écorce mince, tendre, unie, grise ou blanche : elle renferme une amande blanche, huileuse, d'une saveur douce. C'est de ce fruit que l'on obtient par l'expression, l'huile dite de *ben*, si estimée par les horlogers, parce qu'elle se rancit difficilement.

Les naturalistes pensent que le bois néphrétique appartient à cet arbre.

BENJOIN. *Benzoinum. Styrax benzoinum. Belzoe laurus, arbor virginiana citreæ vel limonii folia, benzoinum fundens. Terminalia benzoina.*

Le benjoin est un baume naturel qui découle par incision

d'un grand arbre, espèce de laurier à feuille de citron ou de limon, lequel croît dans la Virginie, dans l'île de Java, de Sumatra, à Siam et aux Indes.

L'arbre qui produit le benjoin, appartient à l'ennéandrie monogynie de *Linneus*.

On distingue dans le commerce de la droguerie deux sortes de benjoin.

La première sorte, qui est la meilleure qualité, est connue sous le nom du benjoin amigdaloïde ; ce benjoin est de couleur grise, en masse aglomère, sur laquelle sont parsemées des larmes blanches, sèches, ayant une forme oblongue, disposées comme les amandes sur le nouga, d'où on lui a donné le nom de *benjoin amigdaloïde*. C'est l'espèce la plus pure, et celle à laquelle on doit donner la préférence.

La seconde sorte est d'un rouge brun plus foncé, en masse plus mollasse, et d'une odeur un peu moins suave : on la nomme *benjoin en sorte*.

Les caractères qui distinguent le benjoin, et qui le placent au rang des baumes vrais naturels, c'est qu'il contient un acide particulier, auquel on a donné le nom d'*acide benzoïque*, uni à une matière résineuse, qu'il est plus odorant que les résines proprement dites, qu'il est dissoluble en partie dans l'eau, à la faveur de son acide, et qu'il est totalement soluble dans l'alcool.

Le benjoin est un médicament précieux pour les maladies de poitrine, pour l'asthme ; il est tonique, nerval, et il facilite l'expectoration. On en parfume les appartemens, en en brûlant un peu sur des charbons allumés. Les parfumeurs le font entrer dans leurs parfums.

On prépare avec le benjoin les fleurs de ce nom, dites *acides benzoïques*, soit par sublimation, soit par cristallisation. On en fait une teinture à l'alcool avec laquelle on fait l'eau virginale à l'usage de la toilette des dames, et dont on peut faire aussi un sirop balsamique : la même teinture sert à la préparation du taffetas gommé.

Le benjoin entre dans la composition de l'alcool général, du miel odorant, de l'huile de scorpion, des pastilles odorantes, du baume apoplectique, du commandeur, de la pommade blanche pour la peau, de l'emplâtre stomacal.

BENOITE, GALIOTE, GARIOT, CARYOPHILLÉE, RECISE. *Caryophillata geum urbanum*. Plante de l'icosandrie poligynie de *Linneus*, et de la sixième classe (rosacées) de *Tournefort*.

Cette plante pousse de sa racine des tiges menues, rameuses, un peu rudes au toucher, garnies de feuilles alternes, oblongues, velues comme celles de l'aigremoine, mais plus rudes, plus dures, d'un vert plus obscur, dentelées en leurs bords, disposées par paires le long d'un nerf, les unes plus grandes, les autres plus petites. Ses fleurs naissent aux sommets des tiges ; elles sont de couleur jaune, disposées en rose.

Le fruit est arrondi en manière de tête, chevelu, rude, composé de plusieurs semences oblongues, terminées chacune par une queue assez longue.

La racine est oblongue ou presque ronde, entourée de fibres, de couleur obscure, d'une odeur de gérofle. On doit la récolter au printems.

Cette plante croît dans les lieux sombres, contre les haies. C'est particulièrement de la racine dont on fait usage en médecine et en pharmacie. Elle contient un principe astringent et un peu d'huile volatile : elle est fortifiante, anti-septique, et rivalise le quinquina. Elle entre dans la composition de l'alcool général et de l'alcool épileptique.

Quelques personnes assurent que la racine de benoite, autrement le *caryophyllata*, coupée menue, enveloppée dans un nouet, et jettée dans un tonneau qui contient de la bière, empêche celle-ci de s'aigrir. Cette expérience est facile, et il est constant que cette racine ne peut point altérer cette boisson.

BERBERIS. *Spina acida*, *sive oxyacantha*. Nom latin que l'on a francisé pour exprimer le fruit de l'épine-vinette.

Voyez Epine-vinette.

BERCE ou FAUSSE BRANC-URSINE. *Sphondylium vulgare hirsutum*. Plante de la pentandrie digynie de *Linneus*, et de la septième classe (des ombellifères) de *Tournefort*.

Elle pousse une tige qui s'élève à la hauteur de deux ou trois pieds (649 millimètres ou 1 mètre), droite, ronde, nouée, velue, canelée, creuse en dedans ; ses feuilles sont larges, découpées en plusieurs parties, garnies des deux côtés d'un duvet assez doux : ses fleurs sont composées de cinq pétales, de couleur ordinairement blanche, disposées en ombelles.

Chaque calice devient un fruit composé de deux semences aplaties, ovales, échancrées par le haut, rayées sur le dos, lesquelles se séparent facilement de leurs enveloppes, marquées de deux raies noires à l'endroit où elles se touchent, d'une odeur désagréable, et d'une saveur âcre. Sa racine est simple, longue, grosse, ridée, charnue, blanche, imprégnée d'un suc jaunâtre, d'une saveur douce mêlée d'âcreté. Cette plante croît dans les lieux humides, dans les champs, dans les prés.

Les feuilles de la berce sont émollientes, résolutives, apéritives, on s'en sert en décoction pour des lavemens ; on en fait des cataplasmes.

Sa semence est incisive, propre pour l'asthme.

La racine récente écrasée et appliquée sur les callosités, les dissipe.

On lui a donné le nom *sphondylium*, à cause de sa mauvaise odeur analogue à celle de l'insecte spondyle ; et celui de *fausse branc-ursine*, à cause de la forme des feuilles qui ressemblent aux pieds d'un ours.

BERCE GRANDE. *Sphondylium majus panax heracleum verum ficulneo folio.* Plante de la pentandrie digynie de *Linneus*, et de la famille des ombellifères de *Tournefort*.

La tige de cette plante est haute, cotoneuse ; ses feuilles ressemblent à celles du figuier ; elles sont rudes au toucher ; ses fleurs et ses semences ressemblent à celles de la berce dont il vient d'être fait mention. La racine est longue, blanche, remplie de suc, odorante, et d'une saveur amère, couverte d'une écorce épaisse.

C'est de cette résine que découle, à l'aide des incisions, une liqueur blanche qui s'épaissit, se dessèche, et donne cette gomme résine connue sous le nom d'*opopanax. Voy.* Opopanax.

La grande berce croît sur les monts Appenins et dans la Sybérie.

BERGAMOTE. *Pyra bergamotta.* Fruit d'une espèce de citron d'Italie nommé *bergamotte*, que *Linneus* a placé dans son icosandrie pentagynie, et qui paroît tenir du citronnier et du poirier bergamote. On prétend que l'arbre qui porte ce fruit, doit son origine à un italien qui s'avisa de greffer une branche de citronnier sur un poirier bergamote ; il en résulta pour produit des fruits qui participèrent de la nature de chacun de ceux des arbres cités. C'est ainsi que dans notre pays on obtient des abricots pêches en greffant une branche de pêcher sur un abricotier.

Tournefort appèle le poirier bergamote, *pyrus sativa, fructu autumnali, sessili, saccharato, odorato, e viridi flavescente, in ore liquescente.*

La bergamote est en effet un fruit de couleur verte, tirant sur le jaune, d'une saveur sucrée, et d'une odeur très-agréable, laquelle réside dans son écorce.

On prépare, avec l'écorce extérieure de la bergamote, une huile volatile que l'on obtient par distillation, et qui est d'une odeur délicieuse. Cette huile est à l'usage des parfums.

On fait aussi avec l'écorce de ce fruit des bonbonnières.

BERIL. Pierre gemme d'une dureté moyenne, d'une couleur verte transparente, qui réfléchit la lumière.

Voyez Aigue-marine.

BERLE. *Berula, apium palustre foliis oblongis, sium erucæ folio.* Plante de la pentandrie digynie de *Linnæus*, et de la septième classe (fleurs en ombelles) de *Tournefort*.

Cette plante s'élève à la hauteur de trois ou quatre pieds (1 mètre ou 1 mètre 300 millimètres); les tiges en sont grosses, canelées, anguleuses, creuses; les feuilles sont rangées par paires sur une côte, et terminées par une seule feuille. Chacune d'elle est oblongue, pulpeuse, dentelée en ses bords. Les fleurs sont composées de cinq pétales disposées en rose, et formant des ombelles. A ces fleurs succèdent des semences unies deux à deux, menues, arrondies et canelées sur le dos, aplaties de l'autre côté. Les racines sont petites, fibreuses, noires.

Toute la plante a une odeur forte : elle croît aux lieux aquatiques, aux bords des ruisseaux.

La berle est apéritive, anti-scorbutique et propre pour la dysenterie.

On en prépare en pharmacie une eau distillée : les feuilles entrent dans la composition de l'eau anti-scorbutique.

BETE ou POIRÉE. *Beta alba vel palescens, quæ cicla officinarum.* Plante de la pentandrie digynie de *Linnæus*, et de la quinzième classe (fleurs staminées) de *Tournefort*.

Cette plante est cultivée dans les jardins potagers. Elle pousse de sa racine des feuilles grandes, lisses, luisantes, charnues, tendres, vertes tant qu'elle est en contact avec la lumière, et qui deviennent blanches, lorsqu'en les liant en faisceaux, elles ont été privées de ce contact. La côte de ces feuilles devient grosse et blanche lorsque les feuilles ont été liées ; elles portent le nom de *carde de poirée* ; on les fait cuire et on les assaisonne pour les faire servir d'alimens. Il s'élève d'entre les feuilles, une tige rameuse garnie tout le long de ses sommités, de petites fleurs staminées composées chacune de cinq étamines. A ces fleurs succède un fruit presque rond, raboteux, qui contient deux ou trois semences oblongues rougeàtres. La racine est longue, ronde, grosse comme le doigt, ligneuse, blanche en dedans.

La bete est sternutatoire : on applique les feuilles vertes sur les plaies occasionnées par les vésicatoires, pour les sécher. Les feuilles entrent dans la composition de la décoction émolliente, dans les bouillons rafraîchissans.

BETERAVE. *Beta radice rubra crassa, sive alba.* Plante potagère de la pentandrie digynie de *Linneus*, et de la classe des staminées de *Tournefort*.

Elle diffère de la précédente en ce que ses feuilles sont plus petites, et en ce que sa racine est fort grosse, ayant la figure d'une rave.

On distingue la beterave, en beterave blanche et beterave rouge. Ces deux sortes sont d'un grand usage dans les cuisines. On les fait cuire sous la cendre et on les assaisonne de toutes sortes de manières.

M. *Achard* de Berlin a publié un procédé à l'aide duquel il a obtenu une quantité assez considérable de sucre, de la beterave blanche.

M. *Deyeux* a perfectionné le procédé de M. *Achard*. Je les ai consignés tous les deux dans le 1er. volume, page 336, de mon Cours élémentaire de pharmacie-chimique.

BETOINE. *Betonica purpurea, sive officinalis.* Plante de la didynamie gymnosperme de *Linneus*, et de la famille des labiées de *Tournefort*.

Cette plante pousse de sa racine des feuilles oblongues, assez larges, vertes, crénelées en leurs bords, un peu rudes au toucher, d'une saveur un peu amère, précédées de longs pétioles, se répandant à terre : il s'élève d'entre les feuilles une ou plusieurs tiges simples, à la hauteur d'un pied et demi carrés (487 millimètres), un peu velues, portant quelques feuilles opposées deux à deux, mais avec beaucoup d'intervalles, à nu. Ses fleurs sont verticillées au haut de la tige, formant un épi assez gros, de couleur purpurine. Chaque fleur est en tuyau découpé par le haut en deux lèvres ; le fruit est une capsule qui a servi de calice ; celle-ci renferme quatre semences oblongues. Sa racine est composée de plusieurs fibres longues, qui adhèrent à un centre commun. Cette plante croît dans les bois, dans les prés, dans les jardins. Elle est vulnéraire employée intérieurement et extérieurement : les feuilles réduites en poudre sont sternutatoires. La racine de bétoine est émétique.

Les feuilles, les fleurs et la racine de cette plante sont utiles à la médecine et à la pharmacie.

On prépare avec les feuilles vertes une eau distillée ; on fait avec leurs sommités un sirop. On fait sécher ces feuilles et on les conserve pour l'usage : on les réduit en poudre pour en faire usage par le nez.

Les feuilles entrent dans la composition de l'emplâtre de

bétoine, auquel elles ont donné leur nom. Elles entrent encore dans la composition de l'eau vulnéraire, du sirop d'armoise, de la poudre contre la rage, de la poudre sternutatoire, de l'onguent mondificatif d'ache, de l'alcool général.

Les fleurs servent à préparer une conserve du même nom : elles entrent dans la composition du sirop de stoéchas, de l'alcool général et impérial.

BETOINE DES MONTAGNES. *Alisma.* Plante, espèce de doronic plus connue sous le nom d'arnique ou arnica.

C'est particulièrement de la fleur dont on fait usage en médecine : elle appartient à la classe des radiées de *Tournefort. Voyez* Arnique.

BEURE. *Butyrum.* Le beure est une substance huileuse, concrète, que l'on obtient de la crème par un mouvement très-rapide. Dans les sciences exactes, on doit être extrêmement précis et correct dans la définition des mots, et des choses surtout. Il s'en faut bien que la crème qui surnage le lait après quelque tems de repos, soit véritablement du beure. Cette matière blanche, d'une demi-consistance, d'une saveur si douce, si agréable, pourvue dans quelques pays d'un arome qui flatte infiniment le sens du goût, qui surnage le lait, n'est réellement qu'une émulsion animale dans laquelle le principe huileux qui la constitue en partie, se rencontre plus abondamment que dans le lait, et se trouve enchaîné par une quantité proportionnée de matière caseuse et de serum. Cette substance n'a aucune des propriétés physiques qui appartiennent aux corps gras, mais elle contient les élémens propres à être convertis en une substance oléagineuse, consistante et inflammable, ce qui me semble bien différent. Il est tellement vrai que la crème est très-éloignée du caractère qui constitue le beure, que non-seulement la saveur en est différente, mais qu'elle se dessèche par l'action du calorique au lieu d'acquérir de la fluidité, et qu'elle éteint un charbon allumé au lieu d'augmenter l'intensité de sa flamme comme fait le beure. On ne peut convertir la crème en beure, que par la séparation de sa partie caseuse et de son serum, et on ne commence à opérer cette séparation que lorsqu'elle a déjà subi un premier mouvement de fermentation. On agiteroit en vain de la crème nouvelle pour en faire du beure ; celui-ci ne se formeroit que lorsque la première fermentation auroit eu lieu.

Ce n'est guère que le troisième jour que la crème a été conservée dans les laiteries, et lorsque la température a été favorable, que l'on prend le parti de l'agiter dans la baratte pour en faire le beurre. Les chimistes modernes ont bien conçu la véritable théorie de cette opération. Le beure ne se forme réellement que par le contact de l'air et l'absorption de l'oxigène qui lui donne de la consistance et unit d'une manière plus intime l'hydrogène et le carbone. L'action de battre fait tous les frais de cette nouvelle combinaison. Voici comme cela se pratique : on met de la crême déjà un peu vieille dans un vaisseau fait de douves, plus étroit par le haut que par le bas, que l'on nomme *baratte*. Ce vaisseau est garni d'un couvercle de bois, percé dans son milieu d'un trou au travers duquel passe un bâton dont l'extrémité inférieure est en forme de boule, et qui porte le nom de *batte-beure*. On fait mouvoir ce bâton avec beaucoup d'agilité, et ce mouvement rapide, en renouvellant perpétuellement les surfaces de la crême, l'échauffe, détermine l'oxigénation de l'huile, opère la séparation de la partie caseuse et du serum. A mesure que le beure se forme, il prend de la consistance ; on le sépare du serum qui le surnage, et qui prend le nom de lait de beure ; ce sérum est jaune, aigre et gras. Le beure nouvellement fait est mou et blanchâtre ; on le rassemble en masses plus ou moins volumineuses qui portent le nom de beure en motte : il acquiert de la couleur et de la consistance avec le tems ; ou bien on le dispose en petites meules du poids d'une, deux, trois ou quatre livres (5, 10, 15 ou 20 hectogrammes.)

Le beure est susceptible de plusieurs qualités qui dépendent toutes de la nature de la crême qui a servi à le former. On préfère généralement celui qui est d'une consistance ferme, d'une saveur douce et d'une couleur légèrement citrine. Le beure naturellement blanc, est ordinairement plus mou, et s'aigrit très-facilement. Les lieux de la France qui fournissent les meilleures beures sont les ci-devant provinces de Bretagne et de Normandie. Le beure de mai, ainsi appelé parce qu'on le préparoit dans ce mois, étoit réputé le meilleur. Mais le tems où l'on s'approvisionne de beure, pour avoir du beure salé ou fondu, est dans le mois d'octobre.

Le beure fondu est celui que l'on fait fondre, que l'on a écumé, et que l'on a purgé de toute son humidité pour qu'il se conserve plus long-tems. Il peut se garder pendant quatre à cinq mois, dans une température froide.

Le beure salé est du beurre pétri avec du sel de cuisine, dans les proportions de quatre à six onces (12 ou 18 décag.) de sel par livre (5 hectogram.) de beure. Le beure frais

entre dans la composition de l'onguent de tuthie, de artha‑
nitâ, et de l'onguent de la mère.

BEURE DE GALÉ, ou GALAME, ou CIRE DE GALÉ.
Espèce de cire ou suif végétal, d'une consistance très‑ferme,
que l'on retire du fruit d'un arbre qui croît en Chine, et
qui porte le nom de *galé* ou *galame*.

Cet arbre est de la hauteur de nos cerisiers ; les feuilles sont
cordiformes, et d'un rouge vif, éclatant. Le fruit paroît en‑
fermé dans une coque, présentant trois portions de sphère
qui s'ouvrent par le milieu quand il est mûr, comme celle
de la chataigne, et qui découvre trois grains blancs de la
grosseur d'une petite noisette. C'est cette chair blanche qui
couvre le noyau ou la semence qui a toutes les propriétés
du suif. La couleur, l'odeur, la consistance, la combusti‑
bilité, tout en est parfaitement semblable. On en fait d'ex‑
cellentes chandelles après l'avoir purifiée : mais sa rareté est
telle que ce beure de galé n'est encore qu'un objet de cu‑
riosité.

BEZOARDS ou CALCULS ANIMAUX. Nous comprenons
dans le même article toutes les espèces de bezoards propre‑
mens dits, afin d'en rendre l'étude plus facile.

Les bézoards sont des concrétions dans l'état de carbonate
calcaire, formées par couches concentriques ou lamelleuses,
appliquées les unes sur les autres, que l'on rencontre dans
l'estomac, dans les intestins, dans le fiel, la vessie et les
reins de certains animaux frugivores, particulièrement de
ceux qui habitent les régions de l'Asie méridionale, et aussi
de l'Afrique et de l'Amérique.

On remarque, que l'on ne trouve que des égagropiles dans
les animaux des climats tempérés, et jamais de bézoards,
tandis que les animaux des pays les plus chauds ne donnent
que des bézoards. Ce nom de bézoard vient de celui de *pazan*
animal, espèce de bouc ou de chevreuil, qui a le poil court
et qui porte un bois semblable à celui du cerf. *Ménage* dit
que par corruption on prononça d'abord *pazar* pour pazan,
et qu'insensiblement on en composa le mot bézoard, qui en
langue persanne signifie *chasse-venin*. On attribuoit en effet
à ces concrétions la propriété par excellence de chasser les
humeurs malignes par la transpiration.

Il ne faut pas confondre les calculs biliaires des hommes
avec ceux des animaux, dont les propriétés physiques sont
bien différentes.

Ces sortes de concrétions bézoardiques ont joui autrefois d'une grande réputation en médecine. Si l'on consulte les anciennes prescriptions médicinales, on aperçoit qu'elles étoient en grande recommandation. Le dispensaire de Paris fait encore mention des bézoards l'oriental et l'occidental, de la pierre de Goa, des espèces de perles fines grosses et petites; ces dernières, surtout, entrent dans certaines compositions. La cupidité s'en est mêlée, et on a cherché à contrefaire les bézoards naturels pour en imposer à la crédulité confiante. Mais heureusement la médecine savante a mis fin à ce brigandage, en rendant justice aux bézoards en général; elle les a destinés à figurer seulement dans les cabinets d'histoire naturelle, comme objets de curiosité. Néanmoins nous les citerons par leurs dénominations particulières, pour les faire connoître, parce que dans le nombre il en est quelques-uns qui sont encore de quelque usage.

Bezoard oriental.

Le bézoard oriental est une concrétion de forme ordinairement globuleuse ovoïde, qui fait effervescence avec les acides, et que l'on regarde comme un carbonate calcaire. Les animaux du Levant, qui fournissent les bézoards orientaux, sont les chèvres, les gazelles, les moutons qui habitent sur les hautes montagnes de l'Asie. Celui qui est le plus recherché, est le bézoard de la gazelle, animal qui porte le musc. Il est petit, de forme ronde ou ovoïde, de couleur grise parsemée de jaune couleur d'or. L'épreuve que l'on indique pour reconnoître s'il est naturel, consiste à le frotter sur du papier enduit d'une couche de craie et de chaux, alors il devient jaunâtre; si le papier est enduit de céruse, le bézoard devient verdâtre. Ses propriétés médicales sont celles du carbonate calcaire, c'est-à-dire, qu'il est sudorifique et absorbant.

Bézoard occidental.

Ce bézoard est d'un volume beaucoup plus considérable que le premier, et lui est inférieur en qualité, du moins selon l'opinion des anciens naturalistes, car les modernes ne les estiment pas plus l'un que l'autre. Les animaux qui produisent celui-ci, sont les lamas et les alpacas, espèces de moutons du Pérou. Les chèvres et les gazelles de l'Afrique

donnent aussi un bézoard qui est moins estimé que celui des
mêmes animaux qui habitent les montagnes de l'Asie.

Bézoard factice.

Ce bézoard est une contrefaçon du bézoard naturel. On
réduit en poudre des serres d'écrevisses, des écailles d'huîtres
calcinées, on y mêle un peu de musc et d'ambre gris, on in-
corpore cette poudre avec un mucilage de gomme adragant,
et on en forme des boules que l'on recouvre d'une feuille d'or.
Ce bézoard vaut bien le premier.

Pierre de Goa.

C'est encore une composition qui paroît être formée avec
du bézoard vrai et des écailles d'huîtres calcinées.

Bézoards du castor,　　　⎫　Concrétions qui reçoivent
　　　du singe,　　　⎬　leurs noms de ceux de ces
　　　du porte-épic,　⎭　animaux qui les fournissent.

On les vendoit anciennement plus cher que l'or ; mais on
n'en fait aucun cas à présent.

Bézoard du fiel de bœuf.

Concrétion calcaire qui ne se rencontre dans le fiel du bœuf
que pendant l'hiver ou dans la saison des grandes chaleurs,
et qui se dissipe par le pâturage vert.

Des perles fines.

Les perles fines sont ou orientales ou occidentales, d'une
certaine grosseur, ou très-menues ; les dernières se nomment
semences de perles. Ce sont des concrétions calcaires formées
de lames ou couches concentriques que l'on trouve disséminées dans toutes les parties de l'huître nacrée, espèce de
ver marin testacé que l'on pêche dans l'île de Baharen, au
golfe Persique, au Cap de Comoran, dans l'île de Ceylan.
Celles-ci portent le nom de perles orientales. On les trouve
dans la tête, dans le voile qui la couvre, dans les muscles
circulaires qui y aboutissent, dans le ventricule, et générale-
lement dans toutes les parties musculeuses et charnues. Tout
porte à croire que ces concrétions sont destinées par la nature à fournir à l'écaille qui renferme ce ver, la substance
propre à augmenter son volume à mesure que l'animal grossit.
Ce qu'il y a de certain, c'est que l'on a remarqué que les

perles étoient d'une nature analogue à celle qui constitue ce que l'on connoît sous le nom de nacre de perle.

Les perles sont naturellement blanches et d'un brillant éclat. Il y en a de jaunes et même de noires, au rapport de *Tavernier*. Mais si cet auteur ne nous a point trompé, ou ne l'a point été lui-même, ces perles noires sont des perles d'accident qui se sont trouvées portées dans une cavité où le chyle se purifie et se débarrasse de ses parties les plus grossières, de manière que les perles en auront été tachées.

On distingue les perles à raison de leur forme ; savoir : en perles en pointe ou en poire, en perles rondes, perles ovales, perles barroques, c'est-à-dire, plattes d'un côté et rondes de l'autre ; enfin, en perles irrégulières, telles que les anguleuses, les bossues, les aplaties, etc. Les perles occidentales se rencontrent dans les huîtres de la Méditerranée, dans celles de l'Océan, en Ecosse. Tout le monde connoît l'usage des perles comme objet d'ornement et de bijouterie ; on les fait entrer en pharmacie dans la composition de la confection alkermès, de la poudre diarrhodon, de serres d'écrevisses, de la poudre létifiante. On en fait un acétite de perles et un magistère qui sert de blanc de fard.

Ce que l'on nomme perles imitées, ce sont des verroteries enduites intérieurement de colle de poisson chargée d'essence d'Orient, c'est-à-dire, de poudre argentine d'écaille d'albe, et remplies de cire. Ces perles furent inventées par un nommé *Jacquin*, il y a un demi-siècle ; on les nomme aujourd'hui *mirza*.

Pierre de carpe.

Sorte de concrétion calcaire que l'on rencontre dans la vésicule du fiel de la carpe. Elle n'est plus d'aucun usage.

Pierre d'hirondelles.

Petite pierre de forme lenticulaire que l'on trouve dans l'estomac des hirondelles nouvellement nées. Elles ressemblent beaucoup aux petites pierres d'agate que l'on trouve dans le sable sur la montagne de Sassenage. Elles sont, dit-on, propres à tirer les petites ordures de l'œil, en les promenant sur la conjonctive.

Pierres ou yeux d'écrevisses.

Concrétion dans l'état de carbonate calcaire, formée de

couches lamelleuses, appliquées les unes sur les autres, convexe d'un côté, et creusée de l'autre avec un petit rebord saillant, autour duquel règne un petit cordon de couleur rosette qui lui donne l'apparence d'un œil, d'où on lui a donné le nom d'*yeux d'écrevisses.* Cette pierre est située entre les deux membranes du ventricule de ce vers échinoderme, immédiatement au dessous de la tête, au nombre de deux, une de chaque côté, non pas vis-à-vis l'une de l'autre, mais dans une direction oblique. On ne trouve ces pierres dans les écrevisses qu'au printems et en automne, c'est-à-dire, dans le moment où elles changent de peau; et comme elles se détruisent peu à peu, à mesure que leur nouvelle enveloppe prend de la consistance, on croit, avec assez de vraisemblance, qu'elles servent à la reproduction de la substance calcaire qui fait la matière de leur peau crustacée.

Les plus belles pierres d'écrevisses nous viennent d'Astracan, à treize lieues de la mer Caspienne. Celles que nous trouvons en France sont extrêmement petites. Pour se procurer les pierres d'écrevisses, on met celles-ci en tas pour les faire pourrir, ou bien on les pile, ensuite on les agite dans l'eau ; les pierres tombent au fond ; on les frotte fortement pour les débarrasser d'un gluten animal qui les salit et leur communique une mauvaise odeur; lorsqu'elles sont bien nettes, on les laisse sécher à l'air, et on les introduit dans le commerce.

La pierre d'écrevisse est employée comme absorbant dans les aigreurs de l'estomac. On en fait des tablettes ou pastilles avec le sucre et le mucilage de gomme adragant.

Pierre d'écrevisse contrefaite.

La cupidité a fait imaginer la contrefaçon des pierres d'écrevisses. On est bien parvenu à leur donner la forme, mais elles n'ont ni la dureté, ni ce cordon rose qui appartiennent aux pierres d'écrevisses naturelles. On forme une espèce de pâte avec de l'argile blanche, de la craie et un mucilage, pour en faire des trochisques semi-orbiculaires.

Egagropile.

On donne ce nom à certaines pelottes ou boules composées de poils, et quelquefois de petites fibres de racines entremêlées et rassemblées à l'aide d'une substance muci-

BIE 185

lagineuse, lesquelles se trouvent dans les estomacs de plusieurs animaux ruminans, qui sont sujets à se lécher le poil, comme les bœufs, les chèvres, etc. Il ne faut pas confondre ces égagropiles avec les véritables bézoards, quoique la substance qui en lisse la superficie paroisse être d'une nature approchante de celle des bézoards.

BEZOARD FOSSILE ou MINÉRAL. Sorte de concrétion calcaire, espèce de pétrification de diverses formes, qui procède de matières organiques, soit végétales, soit animales, ou de quelqu'une de leurs parties.

On a donné aux concrétions de ce genre, le nom de bezoard minéral, parce qu'on leur supposoit des propriétés médicinales, analogues à celles des bézoards animaux. *Voyez* pétrifications.

On ne doit pas confondre ce genre de bézoards, dit minéral, avec celui du même nom, que préparent les pharmaciens, et qui est un oxide d'antimoine au dernier degré d'oxidation.

BIÈRE. *Cervisia, vinum hordaceum.* La bière est une boisson vineuse, préparée avec les graines céréales, telles que le froment, l'orge, l'avoine, et autres espèces de frumentacés; mais c'est principalement l'orge que l'on préfère en France, pour préparer cette boisson. Dans quelques lieux de nos départemens, on fait la bière avec l'avoine ou le seigle ; dans les Indes, on la prépare avec le riz, dans l'Amérique avec le zea-maïs ou blé de Turquie.

On peut poser en principe, que toutes les graines farineuses qui contiennent le principe mucoso-sucré sont propres à la préparation de la bière, si l'on a soin de leur faire subir une opération préliminaire, qui favorise le développement du principe muqueux sucré, indispensable à l'espèce de fermentation de laquelle il résulte une liqueur vineuse. La racine de chiendent contient aussi assez de principe muqueux sucré, pour éprouver le degré de fermentation propre à produire une liqueur vineuse égale à la bière.

Les Anglais parviennent, dit-on, à faire de la bière avec du pain ; ils le coupent en morceaux, de la grosseur du poignet, ils l'écrasent, et ils s'en servent comme de la drèche, avec ou sans houblon.

Dans le nord de l'Amérique, les Anglois et les Hollandois préparent une liqueur vineuse, à laquelle ils donnent le nom de bière de spruce, et que les François du Canada, nomment bière d'épine-vinette ou épinette blanche, avec les feuilles et les petites branches d'une espèce de pin à cônes très-petits:

ils mettent bouillir les feuilles et les jeunes branches de cette espèce de pin, autant qu'il peut en tenir dans les deux mains, dans quarante-huit pintes d'eau (46 litres environ), alors ils y ajoutent une livre (5 hectogrames) de sucre, et de la levure, pour exciter la fermentation ; et lorsque la liqueur a acquis l'odeur et la saveur vineuse, ils la font dépurer par le repos, et ils l'a mettent en bouteilles.

La bière que l'on prépare en France, se fait le plus ordinairement avec de l'orge. On fait tremper ce grain dans de l'eau jusqu'à ce qu'il soit bien gonflé, c'est-à-dire, prêt à germer : alors on le retire de l'eau, on le fait ressuier, et on lui fait épouver une légère torréfaction, pour interrompre la germination et le sécher rapidement : pour cela on le fait tomber à plusieurs reprises sur des plaques de métal chauffées, ou on le torréfie à la manière du café ; ensuite on le laisse bien sécher ; dans cet état il prend le nom de *drèche ou malte* ; on broie cette drèche, on la fait bouillir dans de l'eau, ou la coule à travers des linges, et on fait évaporer cette décoction jusqu'à réduction convenable ; on la met dans de grandes cuves, et on la brasse pour accélérer la fermentation, en y ajoutant un ferment approprié. C'est ordinairement de la levure de bière elle-même, que les brasseurs se prêtent les uns aux autres.

Pour donner une saveur amère agréable à cette boisson, et faire qu'elle se garde plus longtems, on lui ajoute une décoction plus ou moins forte de houblon ; cette décoction lui donne de la couleur et enchaîne la partie alcoolique par sa partie extractive.

La bière dans laquelle on ne fait point ou presque point entrer de houblon, prend le nom de bière blanche ; celle qui est chargée de houblon, est connue sous le nom de bière rouge.

La bière après avoir été brassée comme il vient d'être dit, n'est pas encore achevée ; on l'introduit dans des tonneaux où elle se perfectionne par une nouvelle fermentation : il sort par la bonde de chaque tonneau, une matière spumeuse roussàtre, que l'on recueille soigneusement, dont l'odeur et la saveur est aigre, et qui prend le nom de levure de bière. Cette levure sert à faire de nouvelle bière, et aux boulangers pour faire leurs petits pains mollets.

La bière, lorsqu'elle est nouvelle, n'est pas mousseuse, et n'a pas cette saveur piquante que l'on aime à rencontrer dans cette boisson : le mouvement tumultueux qu'elle manifeste, et que l'on peut comparer à celui du vin de cham-

pagne mousseux, est dû à la présence de l'acide carbonique
qui se forme successivement par suite de la combinaison qui
s'opère entre l'oxigène de l'eau de ce fluide, et celui qui
appartient au corps muqueux sucré lui-même, de la décoction d'orge et son carbone. La formation de ce gaz acide
carbonique est le résultat de la fermentation qui se prolonge,
et qui marche rapidement vers la décomposition totale des
principes qui constituent cette boisson, leur dissociation, et
la formation composés de nouveaux.

Le choix de la saison, pour préparer la bière, n'est pas
indifférent, et on ne peut la faire également dans tous les
pays.

Dans les pays chauds, dans ceux qui se rapprochent du
midi, on n'y brasse pas de bière, par la raison qu'il faut
pouvoir déterminer à volonté le mouvement de fermentation
nécessaire pour développer le produit vineux, et le retenir
le plus longtems possible.

Dans les pays dont la température est moyenne, on doit
préparer la bière dans les premiers tems ou sur la fin de
l'hyver, afin de n'avoir qu'une température qui n'excède
pas douze degrés, et cette température ne doit pas dépendre de
l'atmosphère du lieu, mais bien de l'agitation de la liqueur
par l'action qu'elle éprouve lorsqu'elle est brassée. Cette con-
dition est une des raisons pour laquelle les espèces de bières
que l'on fait en Suède, dans le Dannemarck, en plusieurs
lieux de l'Allemagne, en Flandres, en Angleterre, sont
beaucoup meilleures et se gardent plus longtems que celles
que l'on brasse en France.

Le houblon que l'on fait entrer dans la composition de la bière,
a été regardé avec raison, comme la plante la plus favorable pour
cette boisson, non-seulement parcequ'elle lui communique une
saveur d'une amertume agréable, mais encore parce qu'elle la
rend d'une garde plus longue. Cependant cette plante n'est pas
la seule dont on puisse faire usage, et il est des circonstances
où sa rareté et sa cherté rendent son usage plus dispendieux.
Quelques brasseurs se permettent de substituer le buis au
houblon ; mais cette substitution est une fraude que l'on doit
dénoncer à la surveillance publique : la saveur désagréable que
communique le buis à la bière, n'est pas le seul effet fâcheux
qu'il fait éprouver. La bière faite avec le buis, au lieu de
rafraîchir, est altérante, sudorifique, souvent purgative,
attaque les nerfs et occasionne de violens maux de tête. Mais
on a reconnu par expérience, que l'on pouvoit employer avec
avantage, au lieu de houblon, les feuilles d'une plante nommée

en anglais, *common buck - bean* , et en françois trèfle de marais.

M. *Blanche* , brasseur de Paris, prépare , d'après le procédé qui lui a été communiqué par *Charles-Louis Cadet* , une qualité de bière dans laquelle il fait entrer le quinquina au lieu du houblon , et qui est très-agréable au goût et utile à la médecine.

On peut aussi faire une excellente bière avec le bouleau , et qui est recommandable dans la néphrésie.

Le suc obtenu par les incisions faites à l'érable , au sicomore , est très-propre à faire de la bière.

Avec la bière ou fait du vinaigre de bière , et des bières médicinales, à l'instar du vinaigre de vin et des vins médicinaux.

BIÈVRE. Animal quadrupède , variété du castor.

L'espèce de castor que l'on trouve en Europe , se nomme *bièvre* ou castor terrier. Cet animal est très-rare en France , on n'en voit guères que dans les départemens du midi et dans les îles du Rhône. On remarque que les castors dont on admire l'industrie dans les contrées désertes, ne se réunissent pas , et ne construisent rien dans les lieux habités : ils demeurent comme le blaireau , dans des excavations sous terre, d'où leur est venu le nom de castors terriers, autrement castors solitaires.

Les fourures des castors terriers , ou bièvres, sont sales , les poils en sont rongés ; elles sont fort inférieures à celles des castors cabanés. *Vayez* Castor.

BI-FÈRE. Terme de cristallographie. C'est ainsi que M. *Hauy* nomme un cristal , lorsque chaque arête et chaque angle solide subissent deux décroissemens : tel est le cuivre gris bifère.

BI-FORME ou TRIFORME. M. *Hauy* donne ce nom à un cristal lorsqu'il renferme une combinaison de deux ou de trois formes remarquables, comme le cube, le rhomboïde, l'octaèdre , les prisme hexaèdre régulier. Tel est le sulfate d'alumine triforme.

BIGARADE ou ORANGE AMÈRE. *Arantia malus , arantia amara , citrus aurantium.* Fruit d'une plante arbre, variété de l'oranger que l'on cultive dans nos pays méridionaux, aux îles d'Yères, à Nice et à la Ciotat. Ce fruit est nommé officinalement, *bigarade* , ou orange amère. L'arbre qui le produit est de la polyadelphie icosandrie de *Linneus* , et de la vingt-unième classe , (fleurs en roses) de *Tournefort*.

Les botanistes modernes considèrent les bigarades comme des fruits à baies, et non pas à pepins. Cette variété de l'oranger produit des fruits plus petits que les oranges douces; leur écorce extérieure est de couleur jaune verdâtre, comme bigarée ; l'épiderme que l'on nomme aussi *zeste*, contient un peu d'huile volatile, odorante ; la substance pulpeuse est imprégnée d'un suc amer et acide.

Ce fruit entre en son entier dans la composition du sirop anti-scorbutique.

BIGARREAUX ou GUINES. *Cerasa sativa majora*, *bigarella*, *prunus cerasus*. Fruit d'une variété du cerisier, arbre qui appartient à l'icosandrie monogynie de *Linneus*, et à la vingt-unième classe, (fleurs en roses), dont le pistil devient un fruit à noyau, de *Tournefort*.

Cette espèce de cerise a la chair plus ferme que les autres espèces, elle est plus grosse, et sa saveur est douce : elle est extérieurement de couleur blanche et rouge. Elle renferme un noyau d'une grosseur moyenne, lequel renferme une amande pulpeuse émulsive.

L'espèce de bigarreaux qui est blanche, se nomme en latin *cerasa alba dulcis*. Elle est d'usage comme objet d'aliment, et non comme objet de médecine.

BI-GÉMINÉ. M. *Hauy* donne le nom de bi-géminé à un cristal qui offre une combinaison de quatre formes, lesquelles prises deux à deux, sont de la même espèce : tel est le carbonate de chaux bi-géminé.

BIJOU ou PERINET VIERGE. Résine liquide, qui découle sans incision, des tiges du pin. Ces noms lui ont été donnés par les paysans qui le recuille dans nos départemens méridionaux. Il est vulnéraire et digestif. On s'en sert intérieurement et extérieurement ; il a une odeur et une saveur qui approchent de celles de la térébenthine fine.

BINAIRE, BI-BINAIRE, TRI-BINAIRE, etc. Termes de cristallographie, que l'on applique à un cristal dans le cas d'un, de deux, de trois décroissemens, par deux rangées ; comme le fer oligiste binaire, le feld-spath bi-binaire.

BI-RHOMBOIDAL. Lorsque la surface d'un cristal est composée de douze faces, qui étant prises six à six, et prolongées par la pensée, jusqu'à s'entrecouper, formeroient deux rhomboïdes, il prend le nom de bi-rhomboïdal. Tel est le carbonate de chaux bi-rhomboïdal.

On dit, dans le même sens, tri-rhomboïdal.

BISALTERNE. Terme de cristallographie. On donne ce nom à un cristal lorsque l'alternative a lieu, non seulement entre les faces d'une même partie, mais encore entre celles des deux parties.

Tel est le carbonate de chaux bisalterne, le quartz bisalterne.

BIS - ÉMARGINÉ, TRI - ÉMARGINÉ. C'est ainsi que M. *Hauy* appelle les cristaux dont chaque arête est interceptée par deux ou trois facètes, tel que le grenat tri-émarginé.

BIS-ÉPOINTÉ, TRI-ÉPOINTÉ, QUADRI-ÉPOINTÉ. Terme dé cristallographie, qui s'applique aux cristaux lorsque chaque angle solide est intercepté par deux, trois ou quatre facettes, tels que l'analcime tri-épointé, le sulfure de fer quadri-épointé. (*Hauy*).

BISMUTH ou ÉTAIN DE GLACE. *Bismutum.* Le bismuth est un métal oxidable, cassant, d'une couleur blanche, brillante, tirant un peu sur le jaune ; cette couleur lui vient de la facilité qu'il a à s'oxider. Il paroit composé de cubes, formés par des lames appliquées les unes sur les autres. Sa pesanteur spécifique, étant fondu, est, d'après *Brisson*, de 98,227. Il est de tous les métaux cassans, après l'étain, celui qui entre le plus facilement en fusion. Si on le chauffe dans les vaisseaux fermés, il se volatilise en entier. M. *Bronguiart* est le premier chimiste qui ait bien réussi à le faire cristalliser régulièrement. Il peut servir comme le plomb, à la purification de l'or et de l'argent, par l'opération de la coupellation.

Si l'on pousse l'oxide de bismuth à la fusion, par l'action du calorique, il se convertit en verre de couleur violette, tirant sur le noir ; et ce verre est employé dans l'art de l'émailleur pour la fabrication de l'émail noir.

Le bismuth s'amalgame très bien avec le mercure et forme un alliage coulant qui peut passer à travers la peau de chamois, ce qui prouve que le moyen de purifier le mercure, en le passant à travers cette peau, n'est pas suffisant ; mais la propriété qu'il a de s'amalgamer avec le mercure, peut le rendre très-avantageux dans l'étamage des glaces. On commence par l'allier avec l'étain, par la fusion, et comme il rend ce dernier beaucoup plus dur, on en fait facilement une feuille extrêmement mince, sur laquelle on coule le mercure, et cette feuille adhère à la glace à raison des surfaces unies. Les miroitiers font un grand secret de cette manière d'employer l'étain pour le réduire en feuilles à volonté.

Le bismuth sert peu en pharmacie ; on en prépare cependant un oxide blanc, connu sous le nom de *Magistère de bismuth ou blanc de fard*, en le faisant dissoudre dans de l'acide nitrique bien pur, et en étendant cette dissolution dans beaucoup d'eau très-pure et très-claire.

Les potiers d'étain l'allient avec l'étain, pour faire la vaisselle de ce nom. Le bismuth que nous voyons en France est devenu très-rare; il nous vient des Indes. Nous allons désigner plus particulièrement les lieux où on le trouve, en parlant de ses mines.

Des mines de bismuth.

Le bismuth se trouve dans le sein de la terre, ou natif, ou minéralisé par le soufre, par l'arsenic, ou dans l'état d'oxide, ou dans l'état de carbonate. Quelques minéralogistes assurent qu'il s'y rencontrent aussi dans l'état de sulfate mêlé à de l'oxide.

Le bismuth natif n'offre que des échantillons pour les cabinets d'histoire naturelle.

Le sulfure de bismuth, ou la mine de bismuth sulfureuse, telle qu'elle a été décrite par *Cronstedt*, est d'un gris bleuâtre et brillant. Elle a souvent le tissu lamelleux de la galène à grandes facettes; ce qui lui a fait donner, par *Linneus* et *Valérius*, le nom de *galène de bismuth*. On l'a trouvé à Baïnaès, à Riddarrhitan, en Westmanie. Elle décrépite au feu, et il faut la réduire en poudre pour la torréfier sans perte.

On trouve à Schnecberg en Saxe, une mine de bismuth sulfureuse, compacte, d'une couleur obscure, et parsemée de petits points brillans.

La Peyrouse a découvert, 1773, sur les montagnes de Melles en Comminge, une mine de bismuth qui ressemble à une galène à petites écailes, minéralisée par le soufre dans la proportion de trente-cinq livres (17 kil.), par quintal.

Cronstedt parle aussi d'une mine de bismuth en grosses écailles cunéiformes, qu'il se dit rencontrer à Konsberg, en Norwège ; elle est sulfureuse martial.

La mine de bismuth arsénicale, ou d'un gris blanchâtre et brillant, et contient souvent du cobalt. Le jaspe lui sert de gangue; on la trouve à scheécberg.

Enfin le bismuth oxidé est d'un jaune verdâtre, ayant la forme d'une efflorescence granuleuse, et se trouve sur la surface des mines de bismuth.

Kirwan croit que cet oxide est uni à l'acide carbonique ; d'autres minéralogistes assurent qu'il y a du sulfate de bismuth mêlé à cette oxide.

La fusibilité de ce métal rend l'exploitation de ces mines

très-facile. On fait une fosse en terre, on la couvre de bûches, en ménageant des espaces pour faciliter leur combustion; le bois allumé, on jette par dessus la mine concassée, le bismuth se fond et coule dans la fosse. On le retire, on le fait fondre de nouveau, et on le coule dans des moules semi-orbiculaires.

BISTORTE ou BITORSE. *Polygonum bistorta colubrina, serpentaria*. Racine d'une plante connue sous le nom de bistorte, de l'octandrie trigynie de *Linneus*, et de la quinzième classe, (fleurs staminées) de *Tournefort*.

La bistorte pousse de sa racine, des feuilles longues, larges et pointues, qui ressemblent à celles de la patience, mais nerveuses, plus vertes en dessus qu'en dessous : du milieu de ces feuilles il s'élève des tiges hautes d'un pied et demi (487 millimètres), rondes, garnies de quelques petites feuilles, et qui soutiennent à leurs sommités des épis où sont attachés des petites fleurs staminées de couleur incarnate ou purpurine ; à ces fleurs succèdent des petites semences anguleuses, luisantes comme celles de l'oseille, renfermée dans une enveloppe qui a servi de calice.

La racine de bistorte est grosse comme le pouce, charnue, tortue, pliée et repliée doublement, ridée et rayée par anneaux, de couleur brune ou noirâtre en dehors, rouge en dedans, entourée de fibres, d'une saveur astringente.

La plante croît dans les lieux humides ; on récolte la racine en automne ; on nous l'apporte sèche de nos pays méridionaux.

On doit la choisir bien saine, bien sèchée, nouvelle, solide, d'une belle couleur, d'une saveur styptique. Elle est tonique et astringente. On s'en sert en poudre, en infusion, en décoction, dans les fièvres intermittentes, les écoulemens blancs et dans les dévoiemens.

La bistorte en poudre entre dans la composition de la poudre astringente, du diascordium, de l'orviétan, des pilules astringentes.

Bistorta, deux fois torse; *colubrina serpentaria, dracunculus*. parce que la racine est repliée comme un serpent.

BITUMES. *Bitumina*. Les bitumes sont des corps combustibles composés, que la nature nous présente sous trois états différens; savoir, fluides mous et solides, et que l'on rencontre, soit dans l'intérieur de la terre, soit sur la surface des eaux de la mer ou sur ses bords, soit encore suintant à travers les rochers, par une sorte de distillation naturelle.

Les caractères extérieurs et essentiels qui servent à les faire reconnoître, sont, outre les trois degrés de consistance que nous venons de citer, leurs couleurs, leur odeur et leur inflammabilité.

La couleur des bitumes varie en conséquence de leur plus ou moins grande pureté et des moyens qu'a employé la nature lors de leur formation ; leur odeur est pareillement plus ou moins forte et pénétrante, et toujours désagréable ; leur inflammabilité a quelque chose de particulier qui les distingue de celle des autres corps combustibles organiques ; la flamme des bitumes en ignition est rapide et élance une lumière extrèmement vive, lorsque leur combustion est accélérée par le contact de l'air lancé à l'aide d'un soufflet, tandis que si on les laisse brûler tranquillement, ils ne donnent point de flammes sensibles ou apparentes, du moins quant aux bitumes solides.

La ténacité des bitumes solides et leur presque indissolubilité dans l'alcool, sont encore des caractères physico-chimiques qui servent à les distinguer des résines auxquelles on a cherché à les comparer. Les bitumes solides ont une adhérence de parties telles, qu'il faut une puissance assez forte pour rompre leur aggrégation, et que plusieurs sont susceptibles de poli, tandis que les résines sont friables. L'alcool a peu d'action sur les bitumes solides, il n'en dissout qu'une très-petite portion, tandis que les résines sont totalement dissolubles dans ce fluide spiritueux.

La lumière apporte quelqu'altération sur les bitumes ; elle augmente l'intensité de couleur de ceux qui sont fluides ; le contact de l'air les épaissit en absorbant leur humidité, et leur odeur se dissipe à mesure qu'ils passent de l'état fluide à celui de mollesse et de solidité.

L'origine des bitumes a fait et fait encore l'objet des recherches des naturalistes. Les chimistes ont travaillé de leur côté à éclaircir les doutes, à fixer les diverses opinions des premiers, en soumettant ces matières à l'analyse ; mais il faut convenir que les produits que l'on obtient par l'analyse, au degré de feu supérieur à celui de l'eau bouillante, ne sont pas tellement simples que l'on puisse prononcer avec certitude sur la nature des principes qui constituent les bitumes. Aucun de ces produits, excepté l'eau ou le phlegme qui paroit le premier, n'est immédiat, ensorte qu'ils ne présentent qu'une sorte d'analogie avec les produits que l'on obtient des végétaux et des animaux, par le même moyen analytique. En effet, les bitumes donnent par l'analyse, d'abord du phlegme, ensuite un acide en liqueur, souvent sulfureux, une huile légère, qui ressemble beaucoup au pétrole ; un sel acide concret, connu aujourd'hui sous le nom d'*acide succinique*, et que *Bourdelin* pensoit être de l'acide muriatique uni à une terre particulière ; enfin, une huile épaisse, noire et d'une odeur forte, empyreumatique. Ce que l'on trouve dans la cornue est un charbon plus ou moins rare ou dense, suivant la nature du bitume. On a remarqué que le charbon de terre fournissoit dans l'analyse, beaucoup d'ammoniaque dans l'état de carbonate, et donnoit pour résidu un charbon plus abondant et plus compact que les autres bitumes.

Les chimistes ont conclu, d'après cette analyse, qu'en général l'origine des bitumes appartenoit aux corps organisés, enfouis et décomposés par la succession des tems, et que leur formation étoit due à la réaction des principes de ces corps décomposés les uns sur les autres, et à une combinaison nouvelle de ces mêmes principes déjà combinés avec des acides minéraux, et particulièrement avec l'acide sulfurique que leur fournissent les pyrites, décomposées d'abord par les feux souterreins et ensuite par l'eau. Ce qui accrédite fortement cette dernière opinion, c'est que l'on parvient à former des composés fort approchans des bitumes naturels, en combinant des huiles végétales avec des acides minéraux, et l'on peut croire que la seule différence des résultats tient à ce que la nature emploie des moyens plus exacts et plus lents dans ses combinaisons.

Pour dernier résumé, il paroît que les bitumes peuvent être considérés de deux manières ; les uns comme d'origine purement végétale, et les autres comme d'origine végétale et animale spontanément.

Nous avons dit que l'on distinguoit les bitumes en solides, mous et fluides. Ce ne sont, à proprement parler, que des sortes ou espèces et non des genres, parce qu'ils dérivent les uns des autres. Les premiers comprennent le succin, l'asphalte, le jayet et le charbon de terre ou de pierre ; la seconde sorte comprend le piss-asphalte, et la troisième, le pétrole et naphte.

Les bitumes servent dans les arts et dans la médecine. En faisant l'histoire des uns et des autres séparément, nous ferons connoître plus particulièrement leurs usages.

BITUME DE JUDÉE. Ce bitume a été ainsi nommé parce qu'il se trouve sur la surface du lac ou mer asphaltique, qu'on appelle autrement *mer morte*, laquelle est dans la Judée. *Voyez* Asphalte.

BITUMES LIQUIDES. Le premier état sous lequel se présentent les bitumes, est nécessairement celui de la fluidité : ce n'est que par degrés qu'ils passent de l'aggrégation fluide à l'aggrégation molle, et de celle-ci à l'aggrégation solide.

L'origine des bitumes est actuellement bien connue et bien démontrée ; on ne doute nullement qu'elle procède de la désorganisation des corps organiques, comme tout ce qui compose la masse du globe, mais ces produits ne sont pas le résultat d'une désorganisation absolue, ce sont au contraire, des produits immédiats et médiats, minéralisés.

Pour donner une juste idée de l'origine et de la formation des bitumes, il est bon d'observer que l'on ne rencontre de ces matières réunies en masses plus ou moins volumineuses, que dans les terreins qui, outre la présence des corps organisés tant végétaux qu'animaux, qui s'y sont trouvés anciennement enfouis, sont abondamment pourvus de sulfures tant métalliques que calcaires. La décomposition de ces sulfures, opérée par l'eau, donne naissance 1º., à un dégagement de calorique, lequel augmente d'intensité à mesure que la masse d'eau décomposée devient plus volumineuse.

2º. Il s'opère des combinaisons nouvelles, par suite de cette décomposition de l'eau : l'oxigène de ce fluide, en se combinant avec le soufre des sulfures, forme de l'acide sulfurique ; cet acide une fois formé, réagit sur l'organisme végétal et animal, et ne tarde pas à être décomposé par le carbone et l'hydrogène de ces deux ordres de corps, d'où il résulte du soufre à nu. C'est ainsi que les corps simples naturels, passent successivement à l'état des corps combinés, et que ceux-ci par suite de nouvelles rencontres, et conformément aux diverses lois d'attractions chimiques, s'isolent à leur tour en partie, pour passer à de nouvelles combinaisons.

3º. L'organisme végétal et animal, soumis à l'action simultanée de l'acide sulfurique et du calorique, ayant lui-même exercé sur l'acide, une telle action qu'il en est résulté une décomposition et formation d'un nouveau combiné, il a dû s'opérer nécessairement une distillation des principes fluides, d'une part, et un premier degré de combustion, de l'autre.

Le premier produit, c'est-à-dire, celui de la distillation naturelle, qui s'opère à l'aide du calorique, dans l'intérieur des terres, est le bitume liquide ; c'est sous d'autres expressions, une huile médiate, minérale, ou si on l'aime mieux, minéralisée.

Le second produit plus fixe, qui demeure dans l'intérieur des terres, à de plus ou moins grandes profondeurs, est ce que l'on nomme bitume charboné, ou charbon minéral,

13*

Les bitumes liquides sont le naphte qui est blanc, le pétrole qui est coloré, et le pis-sphate qui est noirâtre et d'une consistance moyenne, entre les bitumes solides et les fluides proprement dits.

Ces bitumes d'abord fluides, qui ne s'élèvent pas au dessus de la couche extérieure de la terre, acquièrent avec le tems, de la consistance, et donnent naissance aux espèces de bitumes solides, connus sous les noms de karabé ou succin. *Voyez* Naphte, Pétrole, piss-asphalte, succin et charbon de terre.

Le carractère qui distingue particulièrement les bitumes, est, comme nous l'avons déjà dit plus haut, à l'article bitume, la propriété qu'ils ont de donner par la distillation à la cornue, un acide particulier, connu sous le nom d'acide succinique; mais tout ce qui est compris dans la classe des bitumes, ne jouit pas de cette propriété caractéristique, tels sont entr'autres l'asphalte et le jayet, ainsi que le charbon de terrre. On peut donc regarder ces derniers comme des bitumes qui sont dans un état de charbon commencé et non comme des bitumes proprement dits.

BLAIREAU, TAISSON ou GRISART. *Taxus sive melis.* Animal mammifère de l'ordre des carnassiers plantigrades (1).

Le blaireau a quatre pieds; il est grand comme un renard : son museau ressemble à celui de l'ours, ses dents son très-aiguës, son dos est large, et ses jambes sont courtes; ses pieds ressemblent à ceux du cochon : son poil est dur, de couleur grise, d'où on lui a donné le nom de *grisart*. Le poil et la peau du blaireau conservent une odeur désagréable malgré les divers apprêts auxquels ont soumet l'un et l'autre.

Le corps du blaireau est allongé; il est surtout reconnoissable par les bandes noires et blanches dont sa tête est accompagnée : sa queue est courte, et il a par dessous une ouverture, de laquelle il suinte une liqueur huileuse qu'il aime à sucer.

Cet animal se creuse, dans les bois sombres, une demeure tortueuse à plusieurs galeries, laquelle n'a qu'une seule issue; jamais il n'y souffre aucune ordure. Souvent le renard s'empare, par adresse, de cet asile propre et commode, et le blaireau en creuse patiemment un autre pour se loger.

---

(1) Qui marchent sur la plante des pieds. Ces animaux ont généralement une démarche lente, une vie triste et nocturne : ils se plaisent dans les lieux souterrains et obscurs, beaucoup sont engourdis dans l'hyver.

La femelle habite ordinairement un autre asile que celui du mâle : elle met bas en été trois ou quatre petits ; mais sur la fin de la gestation elle se prépare ainsi qu'à ses futurs petits, un lit tendre et commode avec des herbes qu'elle coupe, qu'elle traîne entre ses deux jambes, et dont elle fait un monceau dans le fond de son terrier. Lorsqu'elle a mis bas, elle prend un grand soin de ses petits, elle les allaite jusqu'à ce qu'ils soient assez grands pour recevoir des alimens plus forts ; alors elle va pendant la nuit, déterrer des nids de guêpes et dérober leur miel, avec lequel elle les nourrit ; elle fait aussi la chasse aux sauterelles, aux lapereaux, aux mulots, aux oiseaux qu'elle leur donne à manger et dont elle se nourrit elle-même, ainsi que son mâle.

Le blaireau ne sort que la nuit ; c'est aussi le moment de le chasser : les bassets attirés par son odeur, le poursuivent jusque dans son terrier ; pour se défendre de leur poursuite, il fait ébouler la terre afin de leur fermer l'entrée de sa retraite ; mais les chiens qui ne lâchent pas prise, le forcent jusque dans ses derniers retranchemens : les chasseurs découvrent son gîte, le saisissent avec des tenailles, le musellent pour l'empêcher de mordre, et le tuent pour en recueillir la fourure, le sang et la graisse.

Cet animal se défend avec courage : s'il est surpris en plaine par les chiens, il se couche sur le dos, et il leur fait avec ses dents et ses griffes des blessures profondes ; sa vie est tenace, et il la défend jusqu'à la dernière extrémité.

La chair du blaireau n'est pas mauvaise, elle a le goût de celle du sanglier. On se sert de son poil pour faire des pinceaux pour les peintres ; on fait avec sa peau et son poil des fourrures communes ; on fait sécher son sang, que l'on réduit ensuite en poudre, et que l'on estimoit beaucoup anciennement pour faire chasser les humeurs par transpiration.

La graisse du blaireau est le produit qui intéresse davantage le pharmacien, à raison de ses usages et de ses propriétés relatives à la médecine. Cette graisse est d'une consistance moyenne, un tant soit peu moins solide que celle de porc, d'une couleur blanche-sale, d'une odeur et d'une saveur animale bien prononcée. On doit la choisir la plus récente possible, et parfaitement pure ; on la fait entrer dans la composition du baume nerval. Cette graisse est propre pour la goutte sciatique, pour les gerçures des mammelles, pour dissiper les taches de rousseur, et prise en lavement, pour la colique néphrétique.

On trouve le blaireau sur les montagnes, en Italie, en

Suisse, en Normandie. On lui a donné le nom latin *melis*, parce qu'il est très-friand de miel.

BLANC DE BALEINE, ou ADIPOCIRE DE BALEINE. *Sperma ceti.*

Le blanc de baleine est, à proprement parler, la substance médullaire du cerveau et de la moëlle épinière du cachalot, espèce de cétacé que l'on regarde comme le mâle de la baleine. Cette matière est grasse, onctueuse, douce au toucher, d'une consistance ferme, et susceptible de prendre par le refroidissement, lorsqu'elle a été fondue auparavant, une configuration régulière ou symétrique. Elle a quelque chose de particulier qui la distingue des graisses solides ordinaires. Le véritable blanc de baleine se trouve dans une cloison particulière de la tête du cachalot, où il y est renfermé comme le miel, dans de petites cellules, dont les parois ressemblent à la pellicule intérieure d'un œuf. A mesure qu'on enlève le blanc de baleine qui est dans cette cloison, il se trouve remplacé par celui que verse le canal de la moëlle épinière. Ce canal, situé près de la tête, est gros comme la cuisse d'un homme ; et lorsqu'on dépèce le corps du cachalot, pour en trancher le lard, on évite avec soin de couper ce canal, de peur que le blanc de baleine ne s'en écoule et ne se perde. Souvent il arrive que dans la même opération, on confond l'huile de poisson et le blanc de baleine ; mais ce dernier étant plus pesant, occupe la place du fond, et comme il acquiert une consistance ferme, par le refroidissement, il ne s'agit que de décanter l'huile qui le surnage, pour l'obtenir à part. Dans ce premier état le blanc de baleine est coloré par une matière muqueuse, extractive, rougeâtre, dont on le débarrasse par des liquéfactions et purifications réitérées, à l'aide d'une très-douce chaleur ; et pour lui donner la dernière blancheur, on le purifie avec de l'argile blanche et de l'eau, en faisant bouillir ce mélange, et en le clarifiant par les procédés ordinaires.

Ce qui distingue le blanc de baleine des graisses ordinaires, ce sont les caractères qui lui sont propres, et dans le détail desquels il est bon d'entrer pour le bien faire connoître. Si on le distille à feu nu, il ne donne point d'esprit acide, et il passe tout entier dans les récipiens. L'acide sulfurique le dissout, et l'eau précipite cette dissolution comme celle du camphre ; il se dissout de même par l'alcool, à l'aide d'une température elevée, et se précipite par l'addition d'eau ; il se dissout très-facilement dans les huiles fixes et volatiles, et si on le combine avec les alcalis caustiques, il forme du savon. Si on le fait fondre à une douce chaleur, il se liquéfie, et il prend en se refroidissant une configuration lamelleuse, ressemblant à des cristaux. On en fait à Bayonne et à Saint-Jean-de-Luz, des chandelles qui brûlent à la manière de la bougie.

Cette substance, que l'on peut appeler singulière, acquiert facilement une odeur rance, qui en rend l'usage désagréable dans les médicamens internes; cependant il est recommandable dans les maladies catharrhales, les érosions, les ulcères du poumon, des reins, etc. On en fait beaucoup usage en pommade cosmétique, ou pour adoucir la peau. Il faut le choisir le plus récent possible. On peut le dérancir en l'agitant dans de l'alcool.

On a donné le nom *d'adipocire* à cette substance grasse, parce qu'elle a une consistance analogue à celle de la cire; mais ses propriétés chimiques autorisent à la regarder comme un corps *sui generis*.

BLANC DE BOUGIRAL. Terme technique à l'usage des peintres d'impression pour exprimer le blanc en forme de petits pains cylindriques connus généralement sous les noms de craie blanche ou blanc d'Espagne, et par les pharmaciens sous celui de *carbonate calcaire. Voyez* ce mot.

BLANC DE CERUSE. *Album cerusæ, cerussa.* Le blanc de ceruse, à l'usage des peintres, est un mélange d'oxide de plomb blanc et de carbonate calcaire ou craie blanche à parties égales ou environ.

Il est répandu dans le commerce en petits pains de forme conique du poids d'une livre (5 hectogrammes), enfermé dans du papier bleuâtre.

Ce blanc qui peut être utile et propre à l'usage de la peinture, ne convient nullement à l'usage pharmaceutique, par la raison qu'il contient du carbonate calcaire dont les propriétés chimiques sont diamétralement opposées à celles du véritable oxide de plomb blanc.

Lorsque, dans une opération de pharmacie, on recommande la ceruse, le pharmacien doit entendre l'oxide de plomb blanc très-pur.

On peut séparer le carbonate calcaire qui a été mêlé avec l'oxide de plomb blanc, en triturant ce mélange dans l'eau. On ajoute peu à peu beaucoup d'eau, on trouble ce mélance en agitant fortement : l'oxide étant spécifiquement plus pesant, occupe le fond du vase; on laisse reposer, ou décante l'eau, on enlève les couches supérieures, et il reste au fond du vase, l'oxide de plomb à nu.

BLANC DE FARD. On se servoit anciennement de l'oxide blanc de bismuth, connu dans les dispensaires sous le nom de magistère de bismuth, pour donner à la peau le ton de blancheur qui fait le charme du bel âge ; mais souvent on étoit déçu dans ses prétentions : ce blanc imposteur, outre le grand inconvénient qu'il portoit avec lui de détruire le velouté de la peau, étoit sujet à un inconvénient bien capable de désespérer les femmes qui empruntoient les secours de l'art pour paroître fraiches et belles.

Cet oxide, ce blanc séducteur qui n'étoit que d'emprunt, devenoit jaune, et successivement noir pour peu qu'il fût en contact avec le gaz hydrogéno-sulfuré de quelque manière que l'air en fût chargé, et de belle et jeune que paroissoit une femme qui en avoit fait usage, elle paroissoit bientôt affreuse. Le blanc de fard aujourd'hui n'est autre chose que de la craie de Briançon en poudre très-fine incorporée dans un peu de blanc de baleine et d'huile d'amandes douce. *Voyez* Craie de Briançon.

BLANC D'ŒUF. *Albumen ovorum.* Partie de l'œuf, substance analogue aux laits des mammifères, et qui sert de premier aliment au fœtus dès le moment qu'il a vie par suite de l'incubation.

Le blanc d'œuf considéré pharmaceutiquement, contient de la gélatine, de l'albumine, du soufre, du muriate de soude, du phosphate de chaux, et du carbonate de soude.

Le blanc d'œuf est employé cru et cuit en pharmacie.

Le blanc d'œuf cru peut servir de vernis pour protéger les couleurs de tableaux : il sert à préparer un lut pour luter les jointures dans les appareils distillatoires.

Si l'on fait un mélange de deux parties de blanc d'œuf, deux parties de jaune d'œuf et une quatrième partie de chaux carbonatée ou éteinte à l'air, on obtient un lut mol susceptible d'être soumis à la meule pour en faire des vases et qui se durcit avec le tems.

Le blanc d'œuf fouetté sert à clarifier les sirops, le vin rouge. Il entre dans la composition de la pâte de guimauve, du sucre d'orge.

Le blanc d'œuf se durcit par la chaleur. Il sert à préparer l'espèce de savon de myrrhe improprement appelé *huile de myrrhe.*

C'est avec le blanc et le jaune d'œuf que l'on prépare

B L É 201

le vernis noir pour les souliers, en y mêlant du noir de fumée.

BLANC DE PLOMB EN ÉCAILLES. C'est le véritable oxide de plomb blanc que l'on a enlevé par écailles de dessus les lames de plomb que l'on a exposées à la vapeur du vinaigre pour les oxider. *Voyez* Oxide de plomb blanc.

BLANQUETTE. Terme d'ouvrier que l'on donne vulgairement à la soude.

BLAVEOLE. *Lejanus.* Plante de la syngénésie polygamie vaine de *Linneus*, et des fleurs à fleurons de *Tournefort.* *Voyez* Bluet.

BLÉ ou FROMENT. *Triticum hibernum aristis carens.* Le blé ou froment est la graine ou le fruit proprement dit d'une plante de la famille des graminées que *Linneus* a placée dans sa triandrie trigynie, et *Tournefort* dans sa quinzième classe (fleurs apétales, staminées).

On distingue le blé en blé d'été et blé d'hiver, *triticum œstivum, triticum hibernum.*

Le blé d'hiver est le plus estimé et celui qui fournit davantage : on l'appèle aussi blé d'automne, parce que c'est dans cette saison qu'on le sème. La plante qui produit cette espèce de blé pousse plusieurs tiges ou tuyaux qui s'élèvent à la hauteur de trois ou quatre pieds (1 mètre ou 1 mètre 300 millimètres). Ces tiges sont grèles, droites, nouées d'espace en espace, creuses en dedans, garnies de quelques feuilles longues, étroites comme celles du gramen, et portant à leurs sommités des épis longs où naissent des fleurs par petits paquets, composées de trois étamines et trois pistils renfermés dans un calice extérieur à deux bales.

Lorsque la fleur est passée il succède une graine oblongue, obtuse à chacune des extrémités, arrondie sur le dos, sillonnée de l'autre côté, de couleur jaune en dehors, contenant dans l'intérieur une matière blanche, d'une saveur mucilagineuse sucrée, pulpeuse lorsqu'elle est nouvellement mûre, et farineuse lorsqu'elle est sèche, propre à faire du pain. Ses racines sont menues, filamenteuse : on cultive le blé dans les terres fortes.

Les caractères qui servent à reconnoître le blé d'une belle qualité, sont qu'il soit bien mûr, sec, récent, compact et pesant, d'un jaune brillant à l'extérieur.

Le blé d'été est un blé de ressource : on le sème dans le printems lorsque par des accidens quelconques les blés d'hiver ont manqué : celui-ci est de beaucoup inférieur en qualité au premier ; les grains en sont plus petits, l'écorce en est d'un jaune pâle, et la pulpe n'en est ni aussi blanche, ni aussi sucrée.

Les maladies du blé sont la rouille, la coulure, la nielle, le charbon, l'ergot ou le clou. Ses ennemis dans les greniers sont les charansons, les teignes, les mulots, les rats, les souris.

Les principes qui constituent le blé sont le son qui réside dans l'écorce, la matière pulpeuse qui constitue la farine. Cette matière pulpeuse ou farineuse est composée de gluten et d'amidon.

Le blé n'est bon à être converti en farine, et propre à faire du pain que lorsqu'il est bien sec : il gagne beaucoup en qualité par une bonne dessication : lorsque le blé a été séché convenablement, il conserve la faculté de reproduire même après trente ans.

On fait, avec le blé, de la farine ; avec celle-ci, du pain, des pâtes sèches, des cataplasmes, etc.

BLÉ LOCULAR ou FROMENT ROUGE, SPEAUTRE ou ÉPEAUTRE. *Zea, frumentum loculare.* Espèce de froment qui est commun en Egypte, en Grèce et en Sicile, et que l'on cultive comme les autres espèces de froment.

Sa tige pousse comme le blé ordinaire à plusieurs tuyaux menus, à la hauteur d'environ deux pieds (649 millimètres); ses feuilles sont étroites ; ses épis sont disposés à peu près comme ceux de l'orge ; ils contiennent une semence menue, de couleur rouge brune ; sa racine est fibreuse.

Cette espèce de blé sert à faire de la bière : on peut aussi en faire du pain, mais il est noir et d'une saveur âpre.

BLÉ MÉTEIL. Nom que l'on donne au mélange du blé et du seigle à partie égale. On nomme gros méteil celui où il y a plus de blé que de seigle ; et petit méteil, celui où il y a plus de seigle que de blé.

BLÉ NOIR. *Fagopyrum vulgare, erectum.* Espèce de grain originaire d'Afrique, mais actuellement très-commun en France, et qui est généralement connu sous le nom de sarrasin. *Voyez* Sarrasin.

BLÉ DE TURQUIE ou MAÏS. *Mays granis aureis milium seu fromentum indicum, turcicum, mays dictum.* Plante de la monoécie triandrie de *Linneus*, et des fleurs staminées, (quinzième classe) de *Tournefort*.

Cette plante, originaire des Indes, fut apportée en Turquie, et delà dans les diverses contrées de l'Europe, de l'Afrique et de l'Amérique. On la cultive actuellement dans toutes les parties de la France. Elle pousse des tiges à la hauteur de six ou sept pieds (2 mètres ou 2 mètres 273 millimètres), semblables à celles des roseaux, rondes, grosses comme le pouce, solides, fermes, articulées par plusieurs nœuds, purpurines en bas, et diminuant de grosseur à mesure qu'elles s'élèvent, remplies d'une moëlle blanche qui, lorsque la plante est dans sa vigueur, a une saveur sucrée. Ses feuilles sont semblables à celles des roseaux, longues d'un pied à un pied et demi (325 à 487 millimètres), assez larges, nerveuses, un peu rudes en leurs bords. Ses fleurs naissent aux sommets des tiges, et elles sont composées de trois étamines blanches ou jaunes, ou purpurines; les fruits naissent sur le même pied, mais à des endroits séparés des fleurs : ce sont des épis gros et longs chargés de petits grains ronds, enveloppés de feuilles roulées en gaîne.

Le blé de Turquie est de plusieurs sortes : il y en a de blanc, de jaune, de rouge, de violet et de bleu. Le jaune est le plus estimé; on le mange rôti au feu; on en fait de la farine dont on fait de la bouillie au lait, et qui porte le nom de *gaude* dans quelques pays.

La farine de blé de Turquie séparée de son épiderme par le moyen d'un blutoir, est blanche et peut servir à faire du pain.

La tige du maïs ou blé de Turquie récolté lors de sa maturité relative, c'est-à-dire, avant la floraison commençante, contient une moëlle sucrée dont on peut tirer une très-grande quantité de sucre. *Voyez* l'excellent mémoire du professeur *Deyeux*, Journal de Pharmacie, page 53, 2ᵉ. année.

Les épis naissans du blé de Turquie se confisent au vinaigre de la même manière que les cornichons.

Enfin, le blé de Turquie fait la nourriture de beaucoup de peuples en Amérique et en Turquie. Les habitans de nos campagnes en font un très-grand usage comme aliment, tant rôti qu'en farine cuite en bouillie avec du lait.

Dans les Indes, on donne habituellement au grain de cette plante, le nom de *mil des Indes*.

BLENDE, FAUSSE GALÈNE, SULFURE DE ZINC. *Sulfuretum zinci*. Le sulfure de zinc, plus généralement connu sous le nom de *blende*, est la véritable mine de zinc. Il est aisé de voir, par sa première dénomination, que le soufre est son minéralisateur. Le mot *blende* est un mot allemand, qui signifie *qui aveugle*, *qui trompe*, parce que lorsqu'on la fondoit pour tirer le plomb qu'on lui soupçonnoit, à cause de sa forme et de sa couleur qui ont beaucoup de ressemblance avec la galène, tout le zinc se volatilisoit, et on n'obtenoit rien.

Le sulfure de zinc est ordinairement disposé par écailles; quelquefois il est cristallisé en octaèdre, d'autrefois en tétraède. Les modifications de ces formes cristallines sont très-variées. Ce sont presque toujours des polyèdres, dont la forme est indéterminée; de là naissent les blendes à grandes ou petites écailles, la blende triée ou compacte; leur couleur varie de même. Il y en a de jaunes, de rouges, de noires, de demi-transparentes.

Toutes les blendes exhalent, lorsqu'on les frotte, ou qu'on les dissout dans un acide, une odeur sensible de gaz hydrogène sulfuré. On trouve à Ronsberg, en Norwège, à Goslard et à Sainte-Marie, une espèce de blende qui est jaune, demi-transparente. Quelques-unes sont phosporiques, lorsqu'on les frotte dans l'obscurité; il en est même qui le sont à tel point qu'il suffit de les frotter avec un cure-dent pour développer cette propriété.

Il y a plusieurs procédés pour essayer une mine de zinc ou blende. *Monnet* la dissout dans l'acide nitrique, le soufre s'en sépare, et il obtient par la distillation de l'oxide de zinc, qu'il réduit ensuite. *Bergman* sublime une partie du soufre de la blende, fait dissoudre le résidu dans différens acides, ensuite il précipite le métal. *M. Sage* distille la blende avec trois parties d'acide sulfurique, le soufre se sublime, et il obtient du sulfate de zinc mêlé d'un peu de sulfate de fer et d'autres matières étrangères. Pour avoir des idées bien précises sur la docimasie humide, j'invite mes lecteurs à consulter les Opuscules chimiques de *Bergman*, traduits par M. *Morveau*.

On n'est pas dans l'usage d'exploiter les mines de zinc pour en retirer le métal; c'est en fondant les mines de plomb mêlées de *blende*, que l'on retire du zinc sous la forme d'oxide, connu sous le nom de *thutie* ou cadmie des fourneaux, et une autre partie de ce métal, par les précautions que nous allons indiquer.

Voici comment on s'y prend à Remmelsberg, près de Goslard, dans le Bas-Hertz. On met de la mine de plomb tenant de la blende, sur l'aire d'un fourneau, on place le feu par-dessous; la chaleur fait fondre le plomb, et volatilise le zinc qui s'oxide et adhère à la partie supérieure de la cheminée du fourneau.

Pour obtenir le zinc dans l'état de métal, on rafraîchit la partie antérieure du fourneau, qu'on nomme la *chemise*. Le zinc réduit en vapeur, qui vient y adhérer, se condense, et retombe en grenailles dans la poudre de charbon, dont on a couvert une pierre placée au bas de la chemise, dans le fourneau. Cette pierre prend le nom d'*assiette du zinc*. Ce métal est garanti de l'oxidation par la poudre de charbon : on le fond de nouveau et on le coule en saumon.

Ce zinc est toujours altéré par un peu de plomb, et n'est pas aussi pur que celui qui nous vient des Indes sous le nom de *toutenague*.

Les anglais retirent le zinc en grand par la distillation de la pierre calaminaire ; mais leur appareil ne nous est pas connu.

BLETTE. *Blitum*. (*Pl.* I , *fig.* 2). Plante très-commune qui croît dans les terres-grasses ; il y en a deux espèces générales, l'une blanche, l'autre rouge ; la première s'élève à la hauteur de quatre pieds (1 mètre 300 millimètres) ; sa racine est longue et grosse comme le pouce, et d'un goût fade, sa tige est ferme, blanche et rameuse, ses feuilles semblables à celles de la poirée, ses fleurs sont petites, à étamines, verdâtres ; il leur succède des semences oblongues qui ont beaucoup de rapport avec celles de l'arroche.

La seconde espèce est rouge, et un peu noire ; elle ne diffère, pour ainsi dire, de la première que par la couleur et la petitesse, de ses feuilles qui sont quelquefois semblables à celles du solanum.

Cette plante est humectante, rafraîchissante et émolliente.

BLEU D'ÉMAIL. Oxide bleu et vitreux du cobalt, ainsi nommé, parce qu'il sert à colorer l'émail en bleu. On s'en sert aussi pour les desseins et la peinture sur la porcelaine. *Voyez* Azur.

BLEU DE MONTAGNE. Espèce de mine de cuivre à l'état de l'oxide bleu. *Voyez* Azur de cuivre.

BLEU DE PRUSSE NATIF. Variété de mine de fer dont l'acide prussique est le minéralisateur.

Le prussiate de fer natif se rencontre sous la forme d'une poussière bleue plus ou moins foncée, mêlée particulièrement aux terres végétales, et surtout aux tourbes.

Ce prussiate de fer natif existe naturellement tout formé dans les feuilles des végétaux ; c'est à lui que celles-ci doivent leur couleur verte dont les nuances varient à l'infini en conséquence des proportions qui existent entre le prussiate bleu et l'oxide jaune de fer, d'où il résulte du vert.

Cette vérité que j'ai énoncée dans un mémoire sur la feuillaison et l'effeuillaison des végétaux, a été confirmée par le célèbre *Vauquelin*, lequel a démontré, par des expériences chimiques, la présence du prussiate de fer dans les feuilles des végétaux. On ne doit donc plus s'étonner de rencontrer du prussiate de fer natif; et quoique cette variété de mine ne semble d'abord qu'un objet de pure curiosité, elle tend à jeter un grand jour sur l'origine du fer, sur celle des autres métaux, sur celle du globe, et sur les grandes révolutions auxquelles il a été soumis.

BLUET, BARBEAU, BLAVEOLE AUBIFOIN, PEROOLE. *Cyatus segetum, cyanus foliis ell'pticis dentatis rigidis, floribus cœruleis oblongis.* Plante de la syngénésie polygamie vaine de *Linneus*, et de la douzième classe (fleurs à fleurons) de *Tournefort.*

Cette plante pousse plusieurs tiges à la hauteur d'un pied et demi ou de deux pieds (487 ou 650 millimètres) : elles sont anguleuses, creuses, lanugineuses, blanchâtres, rameuses ; ses feuilles sont oblongues, étroites, découpées profondément, velues d'un vert blanchâtres : ses fleurs naissent aux sommets des tiges, grandes, larges, belles, orbiculaires, composées chacune de plusieurs fleurons découpés les uns plus profondément que les autres, d'une belle couleur bleue réjouissante, quelquefois rouge ou blanche, mais rarement ; le calice qui soutient la fleur est écailleux, et chaque fleur laisse après elle une semence oblongue aigretée. La racine est menue, ligneuse, garnie de fibres qui remplissent les fonctions d'organes suçoirs.

On se sert de la fleur en médecine : elle est astringente et rafraîchissante ; on en prépare une eau distillée recommandée pour les maladies des yeux.

BLUETTE DU RHIN. Espèce de laine qui vient d'Allemagne. Le nom de bluette lui a été donné dans le commerce pour la distinguer des autres sortes de laine qui viennent du même pays.

Cette laine n'est pas d'une excellente qualité ; cependant on l'emploie dans beaucoup de fabriques d'étoffes de laine.

BŒUF. *Bos.* Le bœuf est un quadrupède de l'ordre des animaux ruminans, placé dans la huitième division des mammifères adoptée par le professeur *Cuvier.*

On doit distinguer le bœuf du taureau qui est le véritable

mâle dans cet ordre d'animaux, en ce que le premier a été privé du principal organe de la génération, par une opération que l'on nomme *castration*. Une double intention détermine à faire subir aux mâles de cette espèce d'animaux, l'opération dite *castration*. La première est d'en diminuer le nombre, parce qu'un seul peut suffire à féconder plusieurs femelles ; la seconde, parce que le taureau étant naturellement fort, fier et indomptable, on parvient à le rendre plus docile sous le joug, sans lui faire perdre beaucoup de sa force, en le privant de la faculté de reproduire son semblable, qu'alors il augmente en hauteur, en grosseur et en graisse, qu'il est plus habile au service du labour, et qu'après avoir été utile à l'agriculture pendant un certain nombre d'années, sa chair, après quelque tems de repos, devient plus succulente, et convient mieux à l'usage de nos tables.

Le bœuf a les pieds bifurqués, deux sabots à chacun d'eux : il est herbivore, il n'a point de dents incisives à la machoire supérieure, et il a quatre estomacs. Le premier se nomme *panse*, le second est appelé *bonnet*, le troisième *feuillet*, le quatrième, *caillette*. Quoique sa machoire supérieure n'ait pas de dents incisives, il mange vite et la nature l'a pourvu de quatre estomacs pour suppléer au défaut de la mastication. La rumination est donc une action nécessaire à l'existence des animaux de cet ordre : elle consiste à faire passer successivement les alimens dans les quatre estomacs. Les alimens mal machés d'abord entrent dans la panse et passent ensuite dans le bonnet ; après un séjour suffisant, ils reviennent dans la bouche, et l'animal les mâche une seconde fois, alors ils passent dans le feuillet, et delà dans la caillette.

Le bœuf a ordinairement le corps couvert d'un poil couleur de rouge briqueté ; quelquefois il est gris, tacheté de noir. Sa tête est armée de cornes creuses, pointues, en forme de croissant. L'été on le laisse paturer dans les prairies, l'hiver on le nourrit dans des étables avec du foin.

Souvent on rencontre dans la vessie du fiel de bœuf, une concretion biliaire qui a la forme, la grosseur, la couleur d'un jaune d'œuf cuit dur, disposée par couches lamelleuses concentriques appliquées les unes sur les autres : on a donné à cette concretion le nom de *bézoard de bœuf*, et on lui attribuoit la propriété sudorifique, apéritive, celle de résister au venin, etc. mais on ne croit pas aujourd'hui à ces propriétés merveilleuses.

On trouve aussi dans son estomac une manière de balle

ou pelotte de figure orbiculaire un peu aplatie, percée dans son milieu, de couleur grise obscure, à laquelle on a donné le nom d'*égagropile*. C'est un amas de poils agglutinés les uns contre les autres que le bœuf en se léchant a avalé. On a attribué à cette pelote la propriété d'arrêter les hémorrhagies, les cours de ventre, étant réduite en poudre et prise à la dose de 12 à 36 grains (de 6 à 18 décigrammes) et appliquée extérieurement pour dessécher les plaies.

Un bœuf peut vivre vingt ans et au delà.

Les produits distincs du bœuf sont ou extérieurs ou intérieurs. Parmi les premiers, on comprend les appendices ou cornes dont les tabletiers font de très-jolis ouvrages de toute sorte de formes; le poil ou la bourre qui est à l'usage des bourreliers; la peau ou cuir à l'usage des cordonniers; les sabots des pieds que l'on brûle avec la potasse pour fabriquer le prussiate de potasse, et par suite celui de fer, autrement le bleu de Prusse.

Parmi les produits intérieurs, on compte la chair musculaire qui est succulente, alimentaire; le sang que l'on fait servir à la clarification du sucre, du salpêtre, que l'on fait sécher, et qui, dans cet état, sert aussi à la fabrication du bleu de Prusse, la graisse ou le suif dont on fait la chandelle, avec lequel on prépare des onguents, des amplâtres; la moëlle des os dont on fait les pommades; les membranes du cœcum ou gros intestin dont on prépare la baudruche qui sert aux batteurs d'or, que l'on emploie pour la guérison des coupures, dont on fait aussi des petits aérostats; les os qui servent aux tabletiers, dont on tire la gélatine animale, dont on prépare une huile animale pour les reverbères, dont on prépare les os brûlés à blancheur, dont on peut obtenir le phosphate acidule calcaire, et par suite le phophore; les viscères abdominaux dont on prépare la colle forte, dont on fait des décoctions pour des bains émolliens, des lavemens; enfin l'urine dont on peut retirer de l'acide benzoïque, et que l'on fait servir dans l'apprêt des indiennes.

La vache fournit de plus le lait, la crême. *Voyez* Vache.

BOIS D'ACAJOU. *Swietenia mahagoni.* L'arbre qui produit le bois d'acajou croit dans la mer méridionale. Il appartient à la décandrie monogynie de *Linneus.* Son bois est très-recherché par les menuisiers ébénistes. *Voyez* Acajou.

BOIS D'AIGLE, CALEMBOUC, ou BOIS DE TAMBAC COMMUN. *Calambac, lignum, aloëxylum verum.* C'est la troisième espèce de boisd'aloës. L'arbre qui le fournit croît au Mexique, d'où il nous est apporté en France.

Ce bois est léger, peu résineux, d'une odeur agréable, d'un brun verdâtre, et d'une saveur un peu amère.

On fait usage de ce bois dans la marqueterie, pour des ouvrages de sculpture, pour ceux du tour : on en fait des chapelets et autres ouvrages de tabletterie. Ce bois est très-rare. On lui substitue le santal citrin.

BOIS D'ALOES. *Lignum aloes, xulo aloes, agallochum. Aloexylum verum.* On distingue trois espèces de bois d'aloës, savoir : le bois d'aigle ou calambac, le bois d'aspalath, et le vrai bois d'aloës, qui est celui-ci appelé en latin *aloexylum verum.*

L'arbre qui produit ce bois, croît dans la Cochinchine : il est un peu plus grand que l'olivier ; son fruit ressemble à nos cerises. L'écorce de cet arbre est épaisse, son bois dur, compact, de couleur brune tannée, luisante, jaspée, parsemée de veines grises et tacheté. Il est résineux, d'une saveur amère, d'une odeur douce, agréable, lorsqu'on le brûle.

On distribue le bois d'aloës en morceaux plus ou moins gros : on le reconnoît aux signes que nous venons de décrire. Si on le pique avec un fil de fer rougi au feu, celui-ci le pénètre facilement, parce qu'il fond la substance résineuse.

Le bois d'aloës est stupéfiant, anthelmintique. On le prend en poudre à la dose de vingt grains (10 décigrammes). On en prépare une résine par l'intermède de l'alcool ; on en obtient une huile volatile par la distillation.

Le bois d'aloës entre dans la composition des gouttes anodines angloises, de l'alcool général, du sirop de vipères, de l'opiat de Salomon, de la confection alkermès, de la poudre létifiante, de celle d'ambre, des trochisques odorans, des trochisques hédichroi, du baume fioraventi, des pastilles odorantes pour fumigation, de l'élixir de vitriol.

BOIS D'ANIL, ou D'ANIS. *Illicium anisatum.* Bois d'un arbre qui croît dans les îles Philippines, en Asie et dans la Chine. L'arbre qui donne ce bois appartient à la polyandrie polyginie. On lui a donné le nom de bois d'anis à cause de son odeur qui approche de celle de l'anis. C'est le même arbre qui produit la semence de badiane connue sous le nom d'*anis étoilé. Voyez* Anis étoilé.

Le bois d'anis est d'une couleur grise : on nous l'apporte

des Indes en grosses bûches, dépouillées de leur écorce : on l'emploie dans les ouvrages de tour, de marqueterie.

BOIS D'ASPALATH. *Lignum aspalathi.* C'est la seconde espèce de bois d'aloës. L'arbre qui le produit est de la diadelphie décandrie de *Linneus*, et croit au Cap de Bonne-Espérance : il croît aussi dans la Cochinchine.

Ce bois est compact, résineux, odorant, un peu moins pesant que le vrai bois d'aloës : sa couleur est purpurine marbrée. Quoique ce bois soit très-rare, il l'est encore moins que le véritable bois d'aloës auquel on le substitue au besoin.

BOIS DE BAUME. *Xilobalsamum. Balsamum judaïcum, balsamea meccanensis.* Ce bois appartient au baumier que l'on cultive dans les jardins du grand Caire, et qui étoit connu anciennement sous le nom de *baumier de Judée.*

L'arbre qui produit ce bois est de l'octandrie monogynie de *Linneus*. Il s'élève à la hauteur de nos noyers : ses feuilles sont bipinnées, ses folioles lancéolées; le calice de la fleur est partagé en cinq parties; la corolle est formée de cinq pétales égaux, de couleur rouge; dix étamines sont insérées dans le calice; il y a un pistil supere, un stile portant un stigmate obtus.

Ce sont les jeunes rameaux de cet arbre, dépouillés de leurs feuilles et secs, que l'on nous apporte actuellement du Levant.

Le bois de baume est un peu rougeâtre extérieurement, grisâtre intérieurement, d'une odeur douce, agréable. Il est sudorifique, alexipharmaque; il entre dans la composition de la thériaque.

C'est du même arbre que l'on obtient le fruit du baumier, appelé *carpobalsamum*, et une résine liquide appelée *baume de Judée* ou *de la Mecque.*

BOIS DE BRÉSIL, ou DE FERNAMBOUC. *Lignum brasilianum, cœsalpinia caule foliisque inermibus, foliolis obovatis integerrimis.* Ce bois est rougeâtre; il est tiré d'un grand arbre du Brésil, appelé par les indiens *ibirapitanga*. Il est de la décandrie monogynie de *Linneus*. Son écorce est rougeâtre; ses rameaux sont longs, chargés d'un grand nombre de petites feuilles ressemblantes à celles du buis; ses fleurs sont petites, monopétales, odorantes, d'une belle couleur rouge, ressemblantes à celles du muguet; ses fruits sont plats, rougeâtres, contenant chacun deux semences faites comme celles de nos citrouilles, mais rouges-luisantes.

Le meilleur est celui qui nous vient de Fernambouc, ville du

Brésil. On le choisit pesant, compact, bien sain, rougeâtre, et d'une saveur douce.

Le bois de Brésil, dit de Fernambouc, est particulièrement destiné pour l'usage de la teinture : on en fait un bain de teinture en le faisant bouillir dans l'eau avec de l'alun ou sulfate acide d'alumine.

On prépare avec la même décoction rapprochée par l'évaporation avec de la craie ou carbonate calcaire une matière colorante rougeâtre qui porte le nom de *rosette*, c'est un faux stil de grain.

Le bois de Brésil ou de Fernambouc peut être aussi employé à divers ouvrages du tour.

Les bois de Sappan, du Japon, de Lamon, de Ste. Marthe, des îles Antilles, diffèrent peu du bois de Brésil.

Voyez Bois de Sappan.

BOIS DE BOUIS ou BUIS. *Buxus semper virens arborescens.* Le buis est un petit arbre de la monoécie tétrandrie de *Linnæus*, et de la dix-huitième classe (fleurs staminées) de *Tournefort.* Son tronc est souvent gros comme la cuisse d'un homme ; son bois est dur, compact, jaunâtre, susceptible de poli.

Les feuilles du buis sont petites, oblongues, arrondies, dures, épaisses, toujours vertes, lisses, luisantes, d'une odeur forte, assez agréable : ses fleurs sont à trois étamines : les fruits naissent sur le même pied, mais à des endroits séparés. Chaque fruit ressemble à une marmite renversée : il est divisé intérieurement en trois loges, dans chacune desquelles est une capsule cartilagineuse qui, par sa contraction, pousse ordinairement avec violence des semences assez loin de la plante : ces semences sont longuettes, luisantes et brunes.

Il est une seconde espèce de bois que l'on nomme buis de parterre, en latin *buxus humilis*, qui est connu de tout le monde, et qui n'est point d'usage en médecine.

Le bois de buis est employé dans les ouvrages de tour; on se sert en médecine de sa rapure, en décoction, comme sudorifique et apéritif; on en tire par la distillation à la cornue une huile médiate légèrement colorée qui est propre pour brûler la carie des dents.

Les feuilles du grand buis sont purgatives. C'est assez mal à propos qu'on les substitue au houblon dans la préparation de la bière. *Voyez* Bière.

BOIS DE CALAMBAC. Troisième espèce de bois d'aloës qui nous est apporté du Mexique.

Ce bois est plus connu dans le commerce sous le nom de bois d'aigle. *Voyez* Bois d'aigle.

BOIS DE CALAMBOUC. Ce nom est synonime de calambac, espèce de bois d'aloës. *Voyez* Bois d'aigle.

BOIS DE CALAMBOURG. Le bois de calambourg est un bois odorant qui nous vient des Indes, en grosses buches assez longues : sa couleur tire un peu sur celle du vert.

On en fait des ouvrages de tour et de tabletterie. Les barbiers-étuvistes en font bouillir dans l'eau pour donner à leurs bains une odeur agréable.

Ce bois est-il le même que celui dit de calambouc ou calambac ? c'est ce que l'on ignore.

BOIS DE CAMPÊCHE. *Lignum campechianum.* Le nom systématique de l'arbre qui produit ce bois, est *hœmatoxylum* : il appartient à la décandrie monogynie de *Linneus.* On lui donne le nom de bois de campêche, parce qu'il nous vient de l'île de Campêche : il est plus généralement connu sous le nom de *bois d'Inde. Voyez* Bois d'Inde.

BOIS DE CANELLE. Surnom que l'on a donné au bois de sassafras, à cause de sa couleur et de son odeur qui approchent un peu de celles de la canelle. On conçoit combien cette dénomination est impropre. *Voyez* Bois de sassafras.

BOIS DE CÉDRA ou DU POIRIER BERGAMOTE. Bois d'un arbre d'une espèce de citron d'Italie, nommé bergamote.

L'arbre qui produit ce bois est appelé en latin *pyrus bergamotta*, il est de l'icosandrie pentagynie de *Linneus* ; il tient du citronnier et du poirier.

Tournefort nomme cet arbre *pyrus sativa, fructu authumnali, sessili, saccharato, odorato, è viridi flavescente, in ore liquescente.* On prétend que son origine est dûe à un italien qui imagina d'enter une branche de citronnier sur le tronc d'un poirier bergamote d'où il résulta un fruit qui participa de la nature des deux arbres. Ce phénomène de la végétation est actuellement bien connu des cultivateurs, qui ont trouvé le moyen de multiplier les fruits en formant des alliances d'espèces à espèces par le moyen de la greffe.

C'est l'espèce de végétal qui nous donne le fruit appelé *cédra*, dont on tire l'essence par expression.

Le bois de cédra est employé dans les ouvrages de tour et de marquéterie ; il est d'une couleur tirant sur le citrin. On nous l'apporte d'Italie.

BOIS DE CÈDRE. *Cedrus conifera foliis laricis, cedrus libani.* Ce bois appartient à un arbre qui s'élève à une grande hauteur, gros à proportion, et droit, en forme de pyramide.

Cet arbre est de la monœcie monadelphie de *Linneus*, et des amentacées de *Tournefort*. Son écorce est unie, son bois est fort dur, résineux et comme incorruptible. Ses feuilles sont petites, articulées, rondes, pointues et en faisceaux. Ses fleurs sont à chatons, et ne laissent aucuns fruits après elles: ses fruits sont en cônes, ressemblants aux fruits du pin. Ils renferment sous leurs écailles des semences feuillées; ils naissent sur le même pied, mais en des endroits séparés des fleurs.

Le cèdre croît dans la Syrie, sur les montagnes du Mont-Liban; on le cultive aussi en Angleterre. On le regarde comme un des premiers et des plus grands arbres du monde. Il en découle pendant les chaleurs de l'été, une résine connue sous le nom de résine de cèdre.

Le bois de cèdre est supérieur à tous les bois de construction soit comme bois de charpente, soit comme bois de marine, d'une part par sa légèreté, et de l'autre par la difficulté qu'il a de se corrompre.

On en fait aussi de jolis ouvrages de tabletterie et de marquetterie.

Les anglais font des espèces de petits barils, qui sont de douves moitié bois de cèdre, et moitié de bois blanc; ils y font séjourner du punch ou autres liqueurs fortes qui y acquièrent une saveur et une odeur très-agréable.

BOIS DE CERISIER SAUVAGE ou MERISIER. *Cerasus major ac silvestris fructu subdulci, nigro colore inficiente.* Bois plus connu dans les arts sous le nom de bois de Sainte-Lucie. *Voyez* Bois de Sainte-Lucie.

BOIS DE CERF. Terme technique employé par les tablettiers et les tourneurs pour exprimer la corne de cerf.

Les motifs qui les déterminent à préférer le mot *bois* à celui de *corne*, sont fondés sur ce que la corne de cerf est pleine au lieu d'être creuse, qu'elle jouit d'ailleurs d'une très-grande dureté, tandis que les cornes des mammifères bisulces, qui sont simples au lieu d'être rameuses, sont creuses. *Voyez* Cerf.

BOIS DE CHANDELLE. Bois d'une espèce de laurier, appelé en latin *laurus citrum*, en français *bois de citron*. Il reçoit son nom de l'usage qu'en font les indiens qui s'en servent pour s'éclairer la nuit. *Voyez* Bois de citron.

BOIS DE LA CHINE. Bois rougeâtre, tirant sur le violet. *Voyez* Bois violet.

BOIS DE CHYPRE ou CYPRE. Surnom donné au bois de Rhode, parce que l'arbre qui le produit, croît aux îles de Chypre ou Cypre. *Voyez* Bois de Rhode.

BOIS DE CITRON. *Jasminum arborescens racemosum, foliis lauri.* Le bois de citron appartient à un très-bel arbre, espèce de jasmin à feuilles de laurier, de la didynamie angio-spermie de *Linneus.* L'arbre qui produit ce bois, croît dans l'Amérique méridionale.

On a donné à ce bois le nom de bois de citron, à cause de son odeur qui approche de celle du citron, et celui de bois de jasmin, parce que la fleur qui naît sur l'arbre, a une odeur de jasmin. Les indiens s'en servent la nuit pour s'éclairer, d'où on lui a donné le nom de *bois de chandelle.*

Le bois de citron est d'un beau jaune, et il est fort recherché pour les meubles d'appartement, les ouvrages de tour et de marqueterie; il est susceptible d'un beau poli. Ce bois si recherché, à raison de sa belle couleur et de son vif poli, est cependant sujet à un inconvénient qui éloigne beaucoup le desir d'en faire usage pour les meubles d'une certaine étendue : une température sèche, un peu prolongée, lui fait éprouver une retraite sur lui-même en sens opposé jusqu'à tel point qu'il en résulte une solution de continuité de parties, et qu'il se fendille.

BOIS DE CITRONIER. *Citrus medica.* Le citronnier est un petit arbre toujours vert, qui appartient à la polyadelphie icosandrie de *Linneus.* Son tronc est d'une moyenne grosseur, son écorce est verte et unie, son bois est blanc, dur et propre à la marqueterie.

Nous nous réservons à faire la description physiologique de ce végétal, à l'article citron. *Voyez* Citron.

BOIS DE COPAHIER, DE COPAHU, BOIS ROUGE ou BOIS DE SANG. *Copaifera officinalis.* Le copahier est un beau et grand arbre, qui croît dans les forêts du Brésil, aux îles Antilles, et dans l'Amérique méridionale.

C'est de cet arbre que découle, à l'aide des incisions que l'on y fait, cette espèce de résine liquide, connue sous le nom de *Baume de copahu. Voyez* ce mot.

Le copahier, appelé aussi en latin *copaiva, coapoiba,* est de la decandrie monogynie de *Linneus*; son bois est dur, compact, d'un rouge foncé, et parsemé de taches qui sont d'un rouge fort vif, comme celui du vermillon. Il est très-recherché des menuisiers-ébénistes, pour les ouvrages de marqueterie : il sert aussi à la teinture.

BOIS DE CORAIL. *Lignum corrallinum.* Bois rouge ressemblant au corail, lequel on apporte des îles du Vent en Amérique.

L'arbre qui produit ce bois, n'est pas connu : on peut soupçonner, par analogie, que c'est le bois du copahier. Il est recherché dans les ouvrages de menuiserie et d'ébénisterie.

BOIS COULEUVRÉ. *Lignum colubrini strychnos colubrina foliis trinerviis ovatis binatis. Fructus orbicularis major juccus striatus.* C'est le bois de la racine d'un arbre qui croît dans les Indes orientales, et que *Linneus* a placé dans sa pentandrie monogynie. Il paroît que ce bois, ou l'arbre qui le produit, a été appelé couleuvré, soit à cause des taches brunes ondulées et striées, qui recouvrent l'enveloppe du fruit, soit à cause de la propriété que l'on attribue au bois de la racine, contre la morsure des serpents.

Le bois couleuvré est très-peu usité en médecine : sa saveur est amère, âcre ; il est émétique, sudorifique, anthelmintique ; on l'emploie dans les fièvres intermittentes, contre les vers et contre la morsure des serpents.

La dose est de douze grains à quarante-huit (6 décigrames jusqu'à 24), en poudre.

BOIS DE COULT. Nom que les indiens donnent au bois du *guilandina moringa*, arbre de la décandrie monogynie, qui produit le bois néphrétique. *Voyez* bois néphrétique.

BOIS DE CRABE, BOIS DE GÉROFLE, CANELLE GÉROFLÉE ou CAPELET. *Cortex caryophillatus.* Seconde écorce des jeunes tiges, ou rameaux d'un arbre qui croît dans l'île de Saint-Laurent, où il est connu sous le nom de *Ravend Sara.* Cet arbre a été nommé par *Sonnerat*, *agatophillum aromaticum* : on soupçonne que c'est le *laurus pecurium* de l'énéandrie monogynie de *Linneus.* C'est ce même arbre qui produit le fruit aromatique, connu dans le commerce de la droguerie, sous le nom de *noix de gérofles* ou de *Madagascar.*

Le bois de crabe ou canelle géroflée, ainsi nommé parce que cette écorce a la forme et la couleur approchante de celle de la canelle, et l'odeur du gérofle, doit être choisi très-odorant et récent ; il est stomachique, cordial et stimulant. On s'en sert sur la fin de la dysenterie, dans la diarrhée, les coliques. La dose est dix grains (5 déci-grammes), en poudre, avec du sucre. Le bois de crabe ou cannelle gérofflée est désigné dans le dispensaire de Paris, sous le nom de *cassia caryophillata.*

BOIS DE CRANGANOR ou DE MANGATE. Ce bois appartient à un petit arbre, connu sous le nom de *pavetta*, en français, pavate, lequel croît le long des rivières appelées Cranganor et Mangate. *Voyez* Bois de pavate.

BOIS DE CYPRE. Nom que l'on donne au bois de Rhode, parce que l'arbre d'où on le tire, croît principalement aux îles de Rhode et de Cypre. *Voyez* bois de Rhode.

BOIS DE DENTELLE. *Daphne lagetto.* Bois d'une espèce de thymélée qui croit aux îles Philippines et Manilles.

Ce bois est fort léger et spongieux, tendre, un peu blan-châtre. Ses libers sont nombreux et délicats : lorsqu'ils sont détachés de l'aubier, ils présentent un réseau semblable à de la dentelle.

Les dames de Manille en font la garniture de leurs voiles. C'est un bois de pure curiosité.

BOIS D'ÉBÈNE ou D'ÉBÉNIER. *Ebenus.* Le bois d'ébène est le produit d'un gros et grand arbre qui ressemble à nos vieux chênes par le cœur et l'aubier, mais qui en diffère par la couleur qui est fort noire, et parce qu'il est susceptible de recevoir un très-beau boli.

Les feuilles de l'ébénier ressemblent à celles du laurier, et portent, entre deux, un fruit comme un gland précédé d'un petit péduncule.

On assure que l'aubier de ce bois, infusé dans l'eau, purge les humeurs lymphatiques et guérit les maladies syphillitiques : ce qui a fait croire à *Mathiole,* que le gayac étoit une espèce d'ébène.

On fait un grand commerce de l'ébène, à Madagascar. Cependant depuis que l'on est parvenu à donner une couleur noire et durable à plusieurs sortes de bois durs, l'usage du véritable bois d'ébène, est devenu beaucoup plus rare en France.

Si l'on parcourt les différentes relations des voyageurs, on trouve des descriptions d'arbres et d'arbrisseaux à bois noirs, qui se rapporte à des palmiers, à des cytises, ou à d'autres genres différens. On trouve dans la Candie, un petit arbuste que les botanistes ont distingué sous le nom d'*ebenus cretica,* et que *Linnéus* a placé dans sa diadelphie décandrie.

Il ne faut pas confondre ces espèces d'arbres ou arbrisseaux avec l'ébénier, qui nous fournit le bois d'ébène noire; proprement dit.

La meilleure ébène est celle qui est noire sans aucunes veines, qui est pesante, d'une saveur vive, piquante. Elle répand sur les charbons ardents, une fumée d'une odeur agréable. Si on la présente au feu, quoique récente, c'est-à-dire, nouvellement séparée de terre, elle s'allume très-promptement à raison de la matière resineuse dont elle abonde. Un des caractères qui sert à la faire reconnoître, c'est que, quelque sèche qu'elle soit, elle va au fond l'eau. Si on la frotte contre une pierre, elle devient rousse. Son nom lui vient de l'hébreux *eben*, qui signifie *pierre*; en effet, l'ébène coupée s'endurcit comme une pierre. Les habitans de Madagascar, selon le rapport de *Tavernier*, ont soin d'enterrer le bois d'ébène peu de tems après l'avoir coupé, pour le rendre plus noir.

L'ébène noire est employée dans les ouvrages de marqueterie, et de mosaïque. Nos tabletiers et nos ebénistes donnent aux meubles faits, avec le bois de poirier, et autres bois durs, une apparence d'ébène, en répandant sur le bois, une teinture noire toute chaude, faite avec le sulfate de fer, le bois d'acide et la noix de galle. Ils frottent la pièce avec une brosse rude, et avec la cire ils donnent le clair et le poli de l'ébène.

On connoît deux autres sortes de bois d'ébène qui diffèrent de celui dont il vient d'être question, par la couleur, savoir: l'ébène rouge ou grenadille, qui est très-connu des tablettiers, et l'ébène verte ou bois d'évilasse, dont on fait usage non seulement dans la marquéterie et la mosaïque, mais encore en teinture. Celle-ci donne un très-beau vert naissant. Cette dernière nous vient de Sainte-Maurice, des Antilles, et surtout de l'île de Tabago.

Ce fut *Pompée* qui, le premier, apporta l'ébène à Rome, après avoir vaincu Mithridate.

BOIS ÉPINEUX DES ANTILLES. Ce bois appartient à un petit arbrisseau qui croît aux Antilles. Son écorce est noirâtre en dehors, son bois est d'un beau jaune et donne une belle couleur comme celle de safran.

L'arbrisseau qui donne ce bois, n'est pas connu par ses caractères de botanique.

BOIS D'ÉVILASSE. Espèce de bois d'ébène vert, que l'on nous apporte de Sainte-Maurice, des Antilles et de l'île

de Tabago : il sert à la marquéterie, à la mosaïque, et
aussi à la teinture. Il donne un très-beau vert naissant.
Voyez Bois d'ébène.

BOIS DE FER. *Lignum ferri.* Ce bois est celui d'un gros
et grand arbre qui croît dans les îles de l'Amérique, d'où
il nous est apporté en grosses buches.

Les feuilles que porte cet arbre, sont aussi grandes que
celles du noyer. On ne sait pas précisément à quelle classe
il appartient.

C'est l'extrême dureté de ce bois qui lui a fait donner le
nom de bois de fer. L'écorce qui le recouvre est d'une couleur grise cendrée, fort épaisse, rougeâtre en dedans, sans
odeur, d'une saveur astringente. Les indiens rapent cette
écorce et l'emploient avec succès pour la goutte sciatique, les
rhumatismes, les scrophules, pour arrêter les cours de ventre.

Le bois sert dans les ouvrages de menuiserie et de marquéterie : il est d'une couleur rougeâtre, et il est susceptible
d'un vif poli. Les indiens lui donnent le nom de *l'être.* C'est
avec ce bois qu'ils font des instrumens tranchans, tels que
des coins, des haches, des cognées : ce qu'il y a de remarquable, c'est qu'ils taillent ces instrumens avec des pierres
dures, de nature siliceuse.

La dureté de ce bois, le poli dont il est susceptible, qui
devroient en faire un bois précieux pour les constructions,
ne le défendent pas suffisamment contre les agens extérieurs.
Les poux de bois l'attaquent, le percent, et rompent l'aggrégation de ses molécules, qui fait tout le mérite de sa
dureté.

BOIS DE FERNAMBOUC. Qualité de bois de Brésil, supérieure à toutes celles du même genre. L'arbre qui le produit
se nomme *cesalpinia*; il est de la décandrie monogynie de
Linneus. Voyez Bois de Brésil.

BOIS DE FUSTET. *Rhus foliis simplicibus obovatis. Cotinus
foliis obverse ovatis. Cotinus coriaria, cocconilea sive coccygria.*
Le bois de fustet appartient à un arbrisseau que *Linneus* a placé
dans sa pentandrie trigynie.

Cet arbrisseau s'élève à la hauteur de six à sept pieds
(deux mètres à deux mètres 325 millim.); il jette des rameaux ronds, couverts d'une écorce rougeâtre, obscure :
ses feuilles sont larges, veineuses, presque rondes, unies et
vertes : ses fleurs naissent aux sommités des branches, disposées en grappes, molles comme de la laine, de couleur obscure, tirant sur le purpurin : chaque fleur est à cinq pétales

disposés en roses. A ces fleurs succèdent des graines clair-semées, grosses comme des lentilles, formées en cœur; de couleur rouge-brune ou noire : sa racine est ligneuse.

Le fustet croît en Italie, en Hongrie, aux pieds des Apennins et en Provence.

Le bois de fustet est jaune et sert aux teinturiers dans la teinture du petit teint : il donne une couleur de feuille morte et de café. Ce Bois quelquefois agréablement veiné est employé par les ébénistes et les luthiers.

Le nom de *coccigria* que l'on donne au fustet, lui a été donné par analogie à ce que l'on entend vulgairement par le mot *coccigrue*, qui signifie rien ou presque rien ; en effet, si l'on considère la petitesse de la graine du fustet, c'est un rien en comparaison de la grandeur de l'arbrisseau.

Nota. Il paroît que ce que l'on a désigné dans le commerce des bois de teinture, sous le nom de fustok, n'est autre chose que le bois de fustet.

BOIS DE GAYAC ou BOIS SAINT. *Gacajacum flore cœruleo fimbriato, fructu tetragono, sive lignum sanctum.* Le bois de gayac, appartient à un arbre grand comme un noyer qui croît dans les Indes et en Amérique. *Linneus* a placé cet arbre dans sa décandrie monogynie.

Le gayac est recouvert d'une écorce grosse, de nature gommo-résineuse, de couleur grise-rousseâtre, laquelle se détache facilement de dessus le bois.

Le bois est dur, compact, pesant, de couleurs mêlées de brun, de roux et de noir. Il est si pesant, qu'on en voit des buches qui pèsent jusqu'à cinq cents livres (cinq quintaux).

Ses feuilles sont oblongues ou presque rondes, ses fleurs naissent en ombelles, de couleur bleue, attachées à des pédun-cules verts : il leur succède des fruits gros comme des petites châtaignes, ronds, solides, bruns, renfermant un petit noyau de couleur d'orange.

Les produits immédiats du gayac sont une gomme résine qui découle par les incisions que l'on fait à son tronc : on se sert de son écorce pour les mêmes usages que le bois : le bois est placé au rang des sudorifiques, et est employé en pharmacie et en médecine.

On doit choisir le bois de gayac séparé de son aubier, le plus résineux possible. Son plus grand usage est pour les ouvrages de tour. Les pharmaciens le rapent et en font des décoctions propres pour les maladies syphillitiques, pour la goutte vague, les rhumatismes goutteux, les maladies cu-tanées.

On en fait une teinture à l'alcool, à vingt-un degrés à l'aréomètre, laquelle est connu sous le nom d'eau-de-vie de gayac. Si l'on fait évaporer jusqu'à siccité, au bain marie, cette teinture, on obtient un extrait gommo-résineux, autrement la gomme résine de gayac.

Si l'on soumet le gayac rapé à l'action de l'alcool, à trente-sept degrés, on en extrait la résine que l'on sépare par les procédés chimiques.

Le bois de gayac soumis à la distillation, à une température supérieure à celle de l'eau bouillante, donne pour produit un phlegme, un esprit acide, une huile médiate, un charbon, lequel incinéré et lessivé, donne différens sels neutres.

La poudre de gayac entre dans la composition de la poudre arthritique purgative.

BOIS DE GENEVRE. *Lignum juniperi, juniperus arbor.* Le bois de genèvre appartient à l'arbre de ce nom, que *Linneus* a range dans sa diœcie monadelphie.

Le genèvre, arbre, s'élève à différentes hauteurs suivant les lieux où il naît. On le cultive principalement dans les pays chauds, comme en Italie, en Espagne et en Afrique. Il pousse à sa sommité beaucoup de rameaux garnis de petites feuilles un peu longues, étroites, dures, piquantes ou épineuses, toujours vertes. Ses chatons sont à plusieurs écailles, dont le bas est garni de plusieurs bourses pleines de poussière fécondante : ces chatons ne laissent aucuns fruits après eux ; ces derniers naissent en des endroits séparés, quoique sur le même pied ; ce sont des baies grosses comme des noisettes, un peu charnues ; chacune d'elle contient trois osselets durs, voûtés sur le dos, et aplatis sur les autres faces : ces osselets renferment chacun une semence oblongue.

Le genèvre laisse découler par le moyen des incisions que l'on fait à son tronc, une résine connue sous le nom de vernix ou sandarac : on peut consulter les articles *baies* de genièvre et sandarac séparément.

Le bois de genèvre est diurétique, stimulant, sudorifique, carminatif ; on l'emploie en décoction dans l'asthme, le catarrhe, les maladies de la peau.

On en obtient par la distillation à la cornue un esprit acide, une huile médiate que l'on distribue dans le commerce comme huile de cade.

BOIS GENTIL, MEZÉREON, SAIN-BOIS, FAUX GAROU. *Daphne mezereum.* Bois d'un petit arbrisseau, espèce de lauriole qui croît dans les pays chauds, dans les environs de la Rochelle, de Lyon, de Bugey.

Le daphné mézéreon est de l'octandrie monogynie de *Linneus*, et de la vingtième classe (campaniformes) de *Tournefort*.

Cet arbrisseau pousse ordinairement trois tiges qui s'élèvent à la hauteur de quatre pieds (1 mètre 300 millimètres) : ces tiges sont flexibles, difficiles à rompre : elles sont recouvertes d'une écorce cendrée, blanchâtre extérieurement, verdâtre intérieurement : elles portent à leurs sommités un grand nombre de feuilles oblongues, larges, charnues, lisses, d'un vert foncé, luisantes, semblables à celles de laurier, mais plus petites, rassemblées par touffes. Les fleurs sont monopétales, disposées aux sommités des branches comme en bouquets, de couleur verte-jaunâtre : à ces fleurs succèdent des baies grosses comme celles du genèvre, de forme ovale, vertes à leur naissance, et noires lorsqu'elles sont mûres, chacune d'elles renferme une semence oblongue, dure, remplie d'une substance pulpeuse blanche : la racine est longue, grosse, ligneuse, se divisant en plusieurs branches, et se profondant bien avant en terre.

Cet arbrisseau croît dans les lieux incultes, dans les bois. Toutes les parties de ce végétal, telles que les feuilles, les fruits et l'écorce, sont âcres et brûlantes : elles purgent violemment les humeurs séreuses, étant prises en poudre ou en infusion.

C'est particulièrement de l'écorce du daphne mézéréon appelé bois gentil, dont on fait usage tant en pharmacie qu'en médecine.

On doit choisir le bois gentil d'une moyenne grosseur, le plus droit possible, garni de toute son écorce, récent, c'est-à-dire, ayant au plus un an.

On emploie l'écorce de ce bois beaucoup plus à l'extérieur qu'à l'intérieur. On l'applique sur le bras ou autres parties du corps pour remplir l'effet d'un vésicatoire, et exciter une légère suppuration. Dans ce cas, on coupe le bois en travers, de la longueur d'un pouce (27 millimètres) ou environ ; on fait une incision longitudinal avec un instrument tranchant, et on en lève l'écorce qui recouvre le bois dans toute sa circonférence. Alors on le trempe dans un peu de vinaigre pour lui donner de la souplesse, et on l'applique sur la partie désignée.

On fait encore une décoction de cette écorce, pour faire des embrocations sur les ulcères malins, les maladies cutanées syphillitiques.

Avec la même décoction et la mie de pain, on fait des cataplasmes pour appliquer sur les tumeurs squirrheuses.

Les pharmaciens préparent avec la poudre de cette écorce et la graisse de porc ou le cérat sans eau, une pommade épispastique plus douce dans ses effets que celle dans laquelle on fait entrer les cantharides. Les proportions sont depuis un demi-gros jusqu'à un gros (2 à 4 gram.) par once (32 gram.) de pommade.

BOIS DE GÉROFLE. Seconde écorce des tiges d'un arbre appelé *ravendsara*, qui croît dans l'île de Saint Laurent, et qui a l'odeur du gérofle. *Voyez* Bois de crabe.

BOIS DE GUY DE CHÊNE ou GUY DE CHÊNE. *Viscus quercinus, vescum quercum, lignum sanctœ crucis.* Le guy est une plante parasite de la diœcie tétrandrie de *Linnœus*. Il naît sur le tronc ou sur les grosses branches de plusieurs espèces d'arbres, tels que sur le chêne, le pommier, le poirier, le saule, le tilleul, le peuplier, le néflier, le cognassier, le chataignier, le prunier sauvage, le sorbier, le coudrier, l'églantier, l'aube-épine, l'acacia d'Amérique, le hêtre, etc.

C'est une espèce d'arbrisseau qui croît à la hauteur d'environ deux pieds (649 millimètres). Il est le seul de tous les végétaux dont la tige prenne une direction qui aille de haut en bas.

Les grives sont fort friandes de son fruit; elles l'avalent, et elles le rendent par les voies excrémentitielles sur les branches des arbres où elles sont perchées, ce qui donne lieu à de nouvelles productions, la graine s'attachant aux branches à la faveur de la glu qui l'accompagne.

Les tiges de guy sont ordinairement grosses comme le doigt, dures, ligneuses, pesantes, de couleur brune rougeâtre en dehors, blanche jaunâtre en dedans; elles poussent beaucoup de rameaux ligneux, plians, s'entrelaçant les uns dans les autres; ses feuilles sont opposées deux à deux, oblongues, épaisses, dures, assez semblables à celles du grand buis, mais un peu plus longues, nerveuses, arrondies par le bout, de couleur verte jaunâtre ou pâle. Ses fleurs naissent aux nœuds des branches; elles sont petites, jaunâtres; les fruits naissent sur d'autres branches, quelquefois sur des pieds différens : ce sont des petites baies rondes ou ovales, molles, blanches, ressemblantes à nos petites groseilles blanches, remplies d'un suc visqueux, dont les anciens se servoient pour faire la glu. Ce fruit renferme une semence fort aplatie et échancrée en cœur.

Le guy n'a point de racine apparente; elle se confond dans la substance de l'arbre. On en trouve quelquefois en France;

mais il en naît beaucoup plus commmunément en Italie, entre Rome ou Lorette, où un seul chêne pourroit en fournir une charetée.

On cueillait le guy tous les ans, du tems des druides ou prêtres payens, avec une grande cérémonie. Sur la fin du mois de décembre, le chef des druides, accompagné de tout le peuple, des devins, d'un hérault, tenant en main le caducée, et d'autres druides, qui marchoient trois de front, montoit sur le chêne et coupoit le guy avec une faucille d'or ; les autres druides le recevoient, et le distribuoient le jour de l'an au peuple, comme une chose sainte, en criant *au guy l'an neuf* pour annoncer une année nouvelle.

De toutes les espèces de guy, c'est celui qui naît sur le chêne que l'on estime le plus. Il faut le choisir gros, bien sain, dur, pesant, et, s'il se peut, attaché à un morceau de chêne.

Le bois de guy a été en grande réputation pour les convulsions des enfans, pour les maladies épileptiques : il est sudorifique, vermifuge ; il convient dans la dysenterie : la dose en poudre est d'un demi-gros (2 grammes).

Le guy entre dans la composition de l'alcool général, de la poudre anti-spasmodique, de la poudre de guttete.

BOIS DE LA JAMAIQUE. Bois rouge que l'on tire d'un gros et grand arbre appelé en latin *hœmatoxylum campechianum*, lequel croît dans les îles de la Jamaïque.

Ce bois est destiné à l'usage des teinturiers et des ébénistes. *Voyez* Bois d'Inde.

BOIS DU JAPON. Bois du Brésil qui nous vient du Japon. *Voyez* Bois de Sappan.

BOIS DES ILES ANTILLES ou BRESILLET. Bois rouge de teinture de qualité inférieure. *Voyez* Bois de Sappan.

BOIS D'INDE. DE CAMPÉCHE, DE LA JAMAIQUE ou ASSOURU. *Lignum indicum, lignum campechianum. Hœmatoxylum campechianum.* Ce bois reçoit ses différens noms des divers lieux d'où il nous est apporté. L'arbre qui le produit est de la décandrie monogynie de *Linneus* ; c'est un grand arbre qui croît en Amérique, et qui y est connu sous le nom de laurier aromatique. Toutes les parties de cet arbre sont utiles soit à la médecine, soit aux arts. Ses feuilles ressemblent à celles du laurier, et elles ont une saveur de gérofle ; elles sont estimées céphaliques, stomacales, propres pour résister à la malignité des humeurs. Ses fruits sont gros comme des pois, d'une saveur âcre et d'une odeur de gérofle : il est connu dans le com-

merce de la droguerie sous le nom de graine de gérofles.
Voyez ce mot.

L'écorce de l'hæmatoxylum se nomme *costus corticosus*, en
françois canelle blanche, et est employée en médecine. *Voyez*
canelle blanche.

Le bois est dur, compact, d'un beau brun marron, tirant
sur le violet ou le noir : on en fait des meubles très-précieux,
parce qu'il prend un très-beau poli, et qu'il ne se corrompt
jamais : il nous est apporté en grosses bûches. Les luthiers en
font des archets.

Lorsque ce bois est destiné pour la teinture, on le hache,
et c'est lorsqu'il est ainsi divisé en copeaux, qu'on le fait
bouillir dans de l'eau : sa décoction est d'un très-beau rouge,
si on y ajoute du sulfate d'alumine, et sans cette addition,
elle est au contraire jaunâtre, elle passe successivement du violet au noir comme de l'encre. On s'en sert pour adoucir et ve-
louter les noirs ; c'est ce velouté qui fait tout le mérite des noirs
de Sédan.

La même décoction donne à l'encre à écrire une couleur
noire plus intense.

BOIS INDIEN. Surnom que l'on donne au bois de gayac.
Voyez Bois de gayac.

BOIS DE LAMON. Espèce de bois de Brésil qui a reçu son
nom de celui du lieu d'où il nous est apporté. *Voyez* Bois de
Sappan.

BOIS DE LENTISQUE. *Pistacia lentiscus.* Ce bois appartient à un arbre fort rameux, tantôt grand, tantôt petit, espèce
de pistachier connu vulgairement sous le nom de *lentisque.*

Le lentisque est de la diœcie pentandrie de *Linneus.* Ses
branches sont grosses, pliantes, flexibles, couvertes d'une
écorce, de couleur cendrée. Ses feuilles sont semblables à
celles du myrte, rangées par paires sur une côte rougeâtre terminée par deux feuilles opposées ; elles sont toujours vertes,
tendres, d'une odeur forte, mais non désagréable, d'une saveur
aigrelette, astringente. Quelquefois il naît sur ces feuilles des
vésicules qui ont été occasionnées par la piqûre des moucherons
qui y ont déposé leurs œufs, d'où il résulte une liqueur excrétoire destinée à servir d'aliment aux petits moucherons à mesure qu'ils éclosent.

Les fleurs sortent des aisselles des feuilles ; elles sont disposées
en grapes, rouges, ou de couleur herbeuse pâle, tirant sur le
purpurin.

Les fruits naissent sur des pieds différens de ceux qui portent les fleurs. Ce sont des petites bayes rondes qui noircissent en mûrissant. Leur saveur est acide; elles renferment un petit noyau oblong, dur, noir, contenant une moëlle blanche ou verte : on tire de cette moëlle, en Italie, une huile concrète, de la même manière que l'on tire l'huile de laurier, dans nos pays méridionaux.

Le lentisque croît en Italie, dans l'île de Chio, aux Indes, en Égypte, dans le ci-devant Languedoc et la Provence. C'est du lentisque, que l'on cultive dans l'île de Chio, que l'on obtient, à l'aide des incisions, une résine connue sous le nom de *mastick*.

Le bois de lentisque nous est apporté sec. On doit le choisir nouveau, difficile à rompre, pesant, gris en dehors, blanc en dedans, bien sain, et d'une saveur astringente.

Le bois de lentisque est employé comme masticatoire pour fortifier les gencives, pour les douleurs de dents; on en fait aussi des fumigations pour les douleurs de rhumatismes : on en obtient, par la distillation à la cornue, une huile médiate souveraine pour ronger la carie des dents.

BOIS DES LETTRES, BOIS DE LA CHINE, TSÉTAN ou LETTER-HOUT. L'arbre qui produit ce bois n'est pas connu par ses caractères de botanique.

C'est un bois rougeâtre tirant sur le violet, tacheté de manière à figurer comme des espèces de lettres, d'où il a reçu son nom : il appartient à un arbre qui croît dans la Guiane, en Amérique.

Ce bois nous arrive en France par la voie des Hollandois. Il est très-recherché des ébénistes et des tourneurs à cause de sa dureté et du vif poli dont il est susceptible.

Les tourneurs en font des montans de chaises, des bois de fauteuils : les ébénistes l'emploient dans leurs plus beaux ouvrages de marqueterie où il fait un effet très-agréable.

Il paroît que son véritable nom est *letter-hout*, et que celui de *tsétan* est un terme du pays.

BOIS DE MAHALEB ou DE SAINTE LUCIE. *Prunus floribus corymbosis, foliis ovatis.* Bois que l'on tire du tronc d'une espèce de cerisier sauvage appelé *mahaleb*, lequel croît dans la Suisse et dans la Lorraine.

L'arbre qui produit ce bois est de l'icosandrie monogynie de *Linnæus* : ses feuilles ressemblent à celles du bouleau, ou à celles du peuplier noir, mais elles sont plus petites, un peu moins larges que longues, crénelées au bord, veineuses, de couleur verte; ses fleurs ressemblent à celles du cerisier ordinaire, mais sont plus petites, de couleur blanche, composées chacune de cinq pétales disposés en roses, d'une bonne odeur, précédées de pédicules courts qui sortent plusieurs d'un autre pédicule plus grand et rameux. A ces fleurs succèdent des petits fruits ronds, noirs, ayant la forme de nos cerises, amères, teignant les mains quand on les écrase, peu charnus, renfermant un noyau dans lequel on trouve une amande amère : ce petit fruit est appelé par quelques-uns *vaccinium*.

Le bois est gris, rougeâtre, agréable à la vue, compact, assez pesant, odorant, couvert d'une écorce brune tirant sur le bleu.

Il nous est apporté de la Lorraine où on le cultive Nos ébénistes en font de très-beaux meubles : les tabletiers, les tourneurs le recherchent à cause de son odeur agréable et de la facilité qu'ils ont à l'employer chacun dans son art. On remarque que plus ce bois vieillit, plus il acquiert d'odeur.

L'amande du noyau nous est apportée sèche; elle porte aussi le nom de *mahalep* ou *magalep*; elle a ordinairement une odeur assez désagréable de punaise : on prétend que les parfumeurs la font entrer dans la composition de leurs savonnettes.

BOIS DE MAUGATE. Ce bois est celui d'un arbrisseau nommé pavate qui croît le long des rivière de Mangate et de Cranganor. *Voyez* Bois de pavate.

BOIS MARBRE. C'est le bois de Rhode ou de rose qui a été ainsi nommé à cause qu'il est nuancé de diverses couleurs qui représentent comme des veines marbrées. *Voyez* Bois de Rhode.

BOIS MÉDICINAUX. Acception générale sous laquelle on comprend les diverses espèces de bois dont l'usage est applicable à la médecine et à la pharmacie.

Nous ferons remarquer que dans le nombre des bois destinés à l'art de guérir, il en est beaucoup dont les services s'étendent à d'autres arts tels que ceux du placage, de l'ébénisterie, du tour, de la sculpture, de la teinture, etc. et principalement ceux dont la texture est ample et solide, et qui sont colorés.

BOIS DES MOLUQUES ou DE PAVANE, BOIS PURGATIF ou CATHARTIQUE. *Croton tiglium*, *lignum moluccense, seu pavanæ*. Bois d'un arbre rameux qui croît aux îles Molusques, dans l'Inde. Ce sont les jeune rameaux du *croton tiglium*, ou à fruit analogue au ricin que *Linneus* a rangé dans sa monoécie triandrie.

Les feuilles de cet arbre sont ovales lancéolées, velues, et dentelées ; sa tige est rameuse. C'est cet arbre qui produit l'espèce de ricin petit, ou pignon d'Inde, connu dans les boutiques sous le nom de *grains de tilli*.

On a donné à ce bois le nom de bois des Moluques, parce que l'arbre qui le produit, croît aux îles Moluques (1).

Ce bois est un purgatif drastique. On le réduit en poudre et on le fait prendre à la dose de 36 grains à 1 gros (2 à 4 gram.). Il convient dans l'hydropisie, dans les maladies des jointures.

Le bois des Moluques est à peine connu des médecins et des pharmaciens : on n'en fait presque point d'usage.

BOIS NÉPHRÉTIQUE, DE COULT, ou BOIS DE TLA-PALCYPATHI. *Guilandina moringa.* Arbre de la décandrie monogynie de *Linneus.*

Cet Arbre croît dans l'Afrique et les Indes orientales : ses feuilles ressemblent à celles des pois chiches, ses fleurs sont grandes, son fruit est anguleux et est connu dans le commerce de la droguerie sous le nom de *noix de ben.*

Le bois néphrétique est pésant, d'un jaune rougeâtre : il nous est apporté de la Nouvelle-Espagne en gros morceaux sans nœuds. Les indiens lui donnent le nom de *bois de coult* et celui de *tlapalcypathy.* En Europe il porte le nom de bois néphrétique, parce qu'on croit sa décoction propre à briser la pierre des reins et de la vescie.

La décoction de ce bois présente un phénomène remarquable : si on la place entre l'œil et la lumière, elle paroît jaune ; si, au contraire, on place l'œil entre la lumière et la décoction, celle-ci paroît bleue. L'explication de ce phénomène est facile. Le principe colorant n'est que suspendu dans la décoction, et se laisse traverser par la lumière, d'où il résulte qu'elle ne présente point de couleur positive. Si on ajoute un acide à cette décoction, le principe colorant est rendu homogène, alors il y a réflexion des rayons de la lumière, et de quelque côté que soit vue la décoction, elle paroît jaune.

L'usage de ce bois est tombé en désuétude.

BOIS ODORANS. Le naturaliste physicien qui met à contribution tous ses sens, dans l'examen qu'il fait des divers corps qui lui sont offerts, a mille et mille occasions de remarques, d'observations toutes plus intéressantes les unes que les autres. La pesanteur spécifique lui paroît due à la force d'attraction moléculaire; mais la couleur, la saveur et l'odeur lui semblent devoir dépendre d'un concours de circonstances autres que la

---

(1) Les habitans du pays où croît cet arbre, en sont si jaloux qu'ils ne le laissent voir aux étrangers qu'avec grande peine : ils le nomment pavane.

15*

force d'aggrégation ; ou plutôt il remarque que les unes et les autres sont intimement liées et dépendantes de leur réunion.

Les bois odorans sont généralement d'une texture plus serrée, d'une couleur diversement modifiée ou nuancée, leur arome est plus ou moins sensible, leur pesanteur spécifique plus ou moins grande, et toutes les variétés qu'ils présentent dans ces divers attributs paroissent se rapporter à la nature des principes immédiats qui les constituent. Ce qu'il y a d'évident, c'est que plus les bois sont résineux, plus ils sont pesans, odorans, colorés et susceptibles de poli. Les bois de cette sorte peuvent offrir quelque service à la médecine ; mais ils sont bien plus recommandables dans les arts du tour et de la marquéterie.

BOIS D'OXYCÈDRE. *Cedrus baccifera oxicedrus.* Cèdre baccifère, petit cèdre, seconde espèce de genèvre rangé dans la diœcie monadelphie de *Linneus.*

Le bois d'oxycèdre est rougeâtre, d'une odeur de cyprès ; les feuilles sont étroites, pointues, plus dures et plus piquantes que celles du genèvre commun : elles restent toujours vertes, et elles ont beaucoup de ressemblance avec les feuilles de cyprès ; ses chatons sont à plusieurs petites écailles et portent à leurs extrémités inférieures des petites bourses remplies de pollen. Les fruits naissent sur les mêmes pieds que les chatons, mais à des endroits séparés : ce sont des baies qui deviennent jaunes en mûrissant, un peu charnues, odorantes, d'un goût agréable, contenant trois semences oblongues, renfermées chacune dans une boëte osseuse ou ligneuse arrondie sur le dos et éplatie sur les côtés.

L'oxycèdre croît en Italie, en Espagne, à Narbonne. Il sort du tronc de cet arbre une résine qui porte le nom de résine d'oxicèdre, vernix ou sandaraque ; c'est la même que celle qui découle du genèvre.

Le bois d'oxicèdre est sudorifique. C'est ce bois qui donne, par la distillation à la cornue, la véritable huile de cade.

BOIS DE LA PALILE. Ce sont des petits bâtons blancs, légers, recouverts de sang-dragon liquéfié. Les habitans du port Saint et de Madagascar préparent ces petits bâtons et les envoient en Europe. On en fait usage pour nétoyer les dents et fortifier les gencives.

Ce bois, plutôt à l'usage de la toilette qu'à celui de la médecine, est actuellement tombé dans une grande désuétude, surtout depuis que l'on a imaginé des poudres, des opiats, des eaux pour la toilette de la bouche, qui sont infiniment plus certains et plus commodes.

BOIS DE PALIXANDRE ou **BOIS VIOLET**. *Lignum polixandrinum, lignum violaceum.* Ce bois est compact, pesant, d'une belle couleur tirant sur le violet, d'une odeur douce et agréable tirant sur celle de la violette. Nous ne connoissons pas l'arbre qui le produit.

Les hollandois le tirent des Indes en grosses bûches, et nous l'envoyent en France, où il est employé pour faire des meubles d'appartement, des bureaux, des corps de bibliothèque, etc.

On doit le choisir d'une belle couleur enrichi de marbrure.

BOIS DE PAVAME. Nom que les indiens ont donné au bois de Sassafras. *Voyez* Bois de Sassafras.

BOIS DE PAVATE, DE MANGATE ou DE CRANGANOR. *Paveta indica arbor malabariensium, fructu lentisci.* Le bois de pavate appartient à un arbre qui s'élève à la hauteur de huit à neuf pieds (2 mètres 600 millimèt. à 3 mètres), lequel croît le long des rivières de Mangate et de Cranganor d'où il a reçu ses différens noms.

Le pavate appartient à la tétrandrie monogynie de *Linneus*; il est médiocrement rameux, de couleur grise; il porte très-peu de feuilles semblables à celles de l'oranger, sessiles et d'une belle couleur verte. Ses fleurs sont petites, blanches; composées de quatre pétales : du milieu de ces fleurs il s'élève un filet blanc qui finit par une pointe verte. Ces fleurs ont l'odeur de celles de chevre-feuille, et lui ressemblent de loin. Ses semences sont rondes, grosses comme celles du lentisque, vertes au commencement, noires lorsqu'elles sont mûres.

Les indiens se servent du bois et de la racine de pavate pour guérir les érysipèles. On l'emploie en poudre dans une décoction de ris, en fomentation et en boisson. On s'en sert aussi dans les inflammations du foie et les flux de ventre.

BOIS DE PERDRIX. L'arbre qui produit ce bois ne nous est pas connu. Il reçoit son nom des diverses couleurs dont il est nuancé, et qui sont à peu près semblables à celles des plumes de la perdrix.

Le bois de perdrix nous est apporté des Indes, en bûches de moyenne grosseur. Les tablettiers en font de jolis petits meubles de poches. Les éventaillistes en font des bois d'éventails : on l'emploie aussi dans les ouvrages de marqueterie.

BOIS POURRI. Corps ligneux de végétaux, qui a perdu sa propriété combustible, et la solidité de ses parties, par suite d'une décomposition ou désorganisation spontanée.

Les bois légers ou d'une texture peu serrée, sont plus sujets à la pourriture que les bois résineux. Pour qu'un bois puisse se convertir en bois pourri, il faut qu'il soit en contact avec l'air et dans une atmosphère humide ; il perd alors par une fermentation ente, presqu'insensible, ses principes immédiats ; de pesant et coloré qu'il étoit, il devient blanc et léger, et il répand, dans l'obscurité, une sorte de lumière, comme il arrive à tous les corps blancs.

Le bois pourri réduit en poudre, est propre à arrêter les hemmorrhagies, et à guérir les plaies occasionnées par des instrumens tranchans.

BOIS DE RHODES, DE ROSE, BOIS MARBRÉ ou DE CYPRE. *Lignum Rhodium genista canariensis, foliis ternatis tomentosis, petiolatis, ramis angulatis.* Bois d'un arbre très-haut et droit, qui croît à la Martinique, aux îles de Cypre, de Rhode et des Canaries. Ses feuilles sont molles, velues, blanchâtres : ses fleurs sont petites, disposées en bouquets, de couleur blanche : il leur succèdent des petites semences noires et lisses.

Le bois de Rhodes est couvert d'une écorce blanchâtre. La substance ligneuse proprement dite est marbrée ou jaspée de blanc, de noir et de jaune. Son odeur approche de celle de la rose, d'où on lui a donné le nom de *bois de rose* : on lui donne aussi celui de bois marbré, parce qu'il est veiné ; ses noms de bois de Rhode et de Cypre, lui viennent de ceux des lieux où croît l'arbre qui le produit. Cet arbre est de la diadelphie décandrie de *Linneus.*

Ce bois est très-recherché des ébénistes, qui en font de très-jolis meubles d'appartemens.

Les parfumeurs le font entrer dans la composition de leurs sachets odorans. Les Hollandois en tirent, par la distillation, une huile dont l'odeur approche beaucoup de celle de l'huile de rose.

L'infusion de ce bois rapé, mêlé avec un peu de fleur de sureau, donne au tabac une odeur de rose.

BOIS DE ROSE DE LA CHINE. Cette espèce de bois de rose, qui nous vient de la Chine, est d'une très-grande beauté. Il est d'un noir tirant sur le rouge, rayé et parsemé de veines très-fines, que l'on diroit avoir été peintes. Les ouvrages de ce bois sont si estimés, qu'ils se vendent plus chers que ceux auxquels on applique les vernis. On l'emploie dans la marquéterie. Tout porte à croire que ce bois est le même que celui appelé *bois des lettres. Voyez* ce mot.

BOIS ROUGE. Ces bois est ainsi nommé à cause de sa couleur qui est d'un rouge très-foncé. Sa grosseur et sa dureté le rendent très-propre à l'usage de l'ébénisterie. Il appartient au copahier du Brésil. *Voyez* Bois de copahier.

BOIS SAINT. En latin *lignum sanctum.* On lui a donné ce nom à cause de ses propriétés éminentes. C'est le synonime de gayac. *Voyez* Bois de gayac.

BOIS DE SAINTE-LUCIE. Terme technique, adopté par les ébénistes, les tabletiers, les tourneurs, pour exprimer le bois de l'espèce de cerisier, appelé mahaleb. *Voyez* Bois de mahaleb.

BOIS DE SAINTE-MARTHE. Ce bois destiné à l'usage de la teinture, est ainsi nommé parce qu'il nous vient de Sainte-Marthe. C'est une espèce de bois de Brésil. *Voyez* bois de sappan.

BOIS DE SANG. Bois ainsi nommé à cause de sa couleur analogue à celle du sang. L'arbre qui produit ce bois est le copahier ou copahu du Brésil. *Voyez* bois de copahier.

BOIS DE SANTAL. *Santalum pterocarpus santalinus.* On distingue trois sortes de bois de santal, savoir : le blanc, le citrin et le rouge. Ces trois bois réunis prennent le nom de *Santaux.*

Le santal blanc et le santal citrin paroissent être les produits du même arbre, avec la seule différence relative à l'âge ; tandis que le santal rouge est le produit d'un arbre d'un autre genre.

Le santal blanc est un bois dur, solide, pâle, d'une odeur et d'une saveur agréable, légèrement amère et aromatique. L'arbre qui le produit est baccifère ; ses feuilles sont pinnées ; ses fleurs d'un bleu d'azur foncé ; ses fruits de la grosseur des cerises. Quoiqu'il paroisse inconnu à *Linneus*, ce célèbre botaniste l'a néanmoins rangé dans son octandrie monogynie.

Le santal blanc nous vient des Indes orientales, notamment de l'île de Timor. Les indiens nomment *sercanda* ou *sarcanda*, l'arbre qui le produit.

Le santal citrin est d'une couleur plus foncée que le précédent, d'une plus grande densité et pesanteur, d'une odeur plus agréable et d'une saveur plus prononcée. Ses vertus sont plus éminentes. L'arbre qui le produit est également baccifère, et est aussi appelé *sercanda*, par les indiens. Le sentiment le plus généralement adopté est que cette espèce de santal est le produit de l'arbre plus âgé.

Le santal rouge n'a de commun que le nom, avec les deux premiers. C'est une espèce de bois de Brésil tinctorial ; l'arbre qui le produit a les feuilles pinnées, les fleurs légumineuses, le fruit à gousse, et les semences réniformes. *Swediaur* lui

donne le nom de *pterocarpus santalinus*, et place cet arbre dans
la diadelphie décandrie de *Linneus*; mais il paroît d'après
Linneus lui-même, que c'est une espèce de *cæsalpinia*, autrement le *pseudo santalum croceum*, qui appartient à la décandrie monogynie.

Le santal rouge croît dans la Caroline, la Jamaïque, le
Brésil. Il est astringent et propre à la teinture.

Les santaux blancs et citrins sont propres pour les maladies
du cœur, celles du foie, pour les vices de la lymphe. On s'en
sert en infusion. On donne la préférence au santal citrin.

Le santal blanc entre dans la composition de l'électuaire
de *Nicolaï*, de celui de suc de roses, dans la poudre des trois
santaux, dans les tablettes stomachiques.

On prépare, avec le santal citrin, une eau distillée, une
huile volatile. Il entre dans la composition de l'alcool général,
impérial, du sirop de chicorée composé, du sirop magistral
astringent, de ceux de vipères, de myrthe, des électuaires
diaprun, de suc de roses, de citron, de *Nicolaï*, des confections alkermès, d'hyacinthe, des tablettes stomachiques, de
la poudre diarrhodon, d'ambre, des trochisques odorans, des
pastilles odorantes, pour fumigation, de l'huile de scorpion
composée.

Le santal rouge entre dans la composition de l'électuaire
de suc de roses, du diaprun, de celui de *Nicolaï*, de la poudre
diarrhodon, des tablettes stomachiques, du baume de *Lucatel*.

BOIS DE SAPPAN, BOIS DE LAMON, BOIS DU
JAPPON, BOIS DE SAINTE-MARTHE, BOIS DES ILES
ANTILLES. *Lignum sappan. Cæsalpinia caule aculeato, o-
liolis oblongis in æquilateribus emarginatis.* Ce bois appartient
à un arbre du même genre, que celui qui donne le bois de
Brésil, de Fernambouc : il est pareillement de la décandrie
monogynie de *Linneus*.

Toutes ces espèces de bois de teinture ne diffère les uns
des autres que par les noms des pays d'où ils viennent ; leurs
propriétés sont les mêmes ; elles sont un peu inférieures à celles
du bois de Brésil.

Le bois de Brésil des îles Antilles se nomme aussi *Bresillet*.

BOIS DE SASSAFRAS, DE CANELLE, DE PAVAME.
Sasssafras ou *saxafras. Laurus sassafras foliis integris trilo-
bisque. Cornus mas odorata, folio trifido : margine plano,
sassafras dicta.* Le bois de sassafras appartient à un arbre
connu sous le nom de laurier des Iroquois : les Indiens lui

donnent le nom de *pavame*, les François et les Espagnols celui de sassafras.

L'arbre qui produit ce bois, est beau, grand, droit, de la forme et de la grosseur d'un pin médiocre, couvert d'une écorce épaisse, raboteuse, rude, rougeâtre, facile à rompre, plus odorante que le bois, et d'une saveur plus aromatique. Ses feuilles sont anguleuses, toujours vertes, d'une odeur agréable lorsqu'elles sont sèches. Ses fleurs sont jaunes, rassemblées en bouquets, formées de six pétales ovales, terminées en pointe, avec neuf étamines : son fruit est une petite baie qui noircit en mûrissant, et contient une semence unique. Cet arbre croît dans la Virginie la Caroline et la Floride ; il appartient à l'énéandrie monogynie de *Linnæus*.

Le bois de sassafras est d'une couleur citrine, tirant sur celle de la canelle ; et d'une odeur qui en approche en quelque sorte, d'où on lui a donné le nom de *bois de canelle*.

Il nous vient en morceaux, plus ou moins gros et longs, du Brésil et de la Nouvelle-Espagne. Chaque morceau est ordinairement de la longueur de deux à trois pieds (649 millim. à 1 mètre), et sa grosseur est à peu près égale à celles des tiges du pin. On doit le choisir odorant et recouvert de son écorce. Lorsque l'on veut en faire usage, on le rape avec une escouenne, ou rape à bois, afin de lui faire présenter plus de surface ; ce bois doit être soumis à l'infusion et non à la décoction, afin de retenir son arome dans lequel résident ses propriétés les plus essentielles.

Le sassafras est placé aux rang des quatre bois sudorifiques ; il est estimé propre contre les vices de la lymphe, le catarrhe, les humeurs arthritiques, les écoulemens blancs, les maladies cutanées.

On prépare, en pharmacie, avec ce bois, une eau distillée, une huile volatile ; il entre dans la composition de l'alcool général, de la décoction sudorifique, anti-vénérienne, laxative, de la tisanne dite *royale*, de la poudre d'ambre. L'écorce entre dans la composition des *gouttes* anglaises anodines.

BOIS SUDORIFIQUES. On comprend sous cette acception, les bois dont les propriétés médicinales excitent la transpiration.

Ces bois sont au nombre de quatre, dont deux proprement dits, tels sont les bois de gayac et de sassafras, et deux qui sont des racines, telles sont les racines de squine et de salsepareille. *Voyez* chacun de ces articles séparément.

BOIS DE TAMARISC ou TAMARIF. *Tamariscus*, *tama-rixus*, *tamariscus gallica*. Bois d'un arbre de moyenne hauteur, qui croît en Espagne, en Italie, et en France, dans les environs de Narbonne.

Cet arbre est de la pentandrie trigynie de *Linneus*. Ses feuilles sont longues, rondes, menues, approchantes de celles du cyprès, de couleur verte-pale. Ses fleurs naissent aux sommités des rameaux, sont disposées en grappes, petites, blanches et purpurines, composées chacunes de cinq pétales. Il leur succède des fruits lanugineux, renfermant des semences noirâtres.

La tige est d'une grosseur moyenne, revêtue d'une écorce rude, grise en dehors, rougeâtre en dedans.

Le bois de tamarisc est blanc, d'une saveur presque nulle, et sans odeur. On doit le choisir garni de son écorce. Ce bois est destiné à la médecine, quoiqu'il puisse être employé aux ouvrages de tour. On en fait des tasses, des gobelets, des petits barils dans lesquels on fait séjourner les boissons dont on se propose de faire usage, et qui y acquièrent une vertu désopilative.

L'écorce de tamarisc est aussi employé pour les maladies de la rate.

Toute la plante étant brûlée, fournit beaucoup de potasse.

BOIS DE TAMBAC. Terme de relation sous lequel on entend désigner le bois d'aigle. *Voyez* Bois d'aigle.

BOIS DE TEINTURE. Les bois destinés à l'usage de la teinture, présentent une série qu'il importe aux teinturiers de connoître, mais que la forme de dictionnaire ne permet pas d'offrir sous l'état synoptique.

Parmi les bois de teinture, on compte les bois de Brésil, épineux des Antilles, de fustet, celui des Indes, le bois rouge, etc., etc. *Voyez* chacun de ces bois séparément.

BOIS DE TLAPALCYPATHI. Nom que les indiens donnent au bois néphrétique que produit l'arbre appelé *Guilandina moringa*, lequel croît dans l'Afrique et les Indes orientales. *Voyez* Bois néphrétique.

BOIS VIOLET. *Lignum violaceum.* Le bois violet dont les tourneurs et les ébénistes font usage, a reçu son nom de sa couleur et aussi de son odeur, qui tire un peu de celle de la violette : il est beaucoup plus connu sous le nom de bois de palixandre ou polixandre. *Voyez* ce mot.

Il nous vient encore de Hollande, un bois violet, qui porte le nom de bois de la Chine : sa couleur est rougeâtre, tirant sur le violet : on assure que l'arbre qui le produit, ne croît que dans le continent de la Guyane.

Ce bois est employé aux mêmes usages que le bois de polixandre.

BOL D'ARMÉNIE. *Bolus armena*, *bolus orientalis*. Terre de nature argilleuse, mêlée d'oxide de fer et de silex.

Le bol d'Arménie, ou oriental, a été ainsi appelé parce qu'il nous étoit apporté du levant ; il a conservé son surnom quoiqu'il soit tiré de plusieurs lieux de la France, notamment des environs de Blois, de Saumure et de la ci-devant Bourgogne.

On distingue le bol d'Arménie par sa couleur ; il y en a de blanc, de jaune et de rouge : ce dernier est celui que l'on désigne plus particulièrement sous le nom de bol d'Arménie. Il nous est présenté dans le commerce, en masse plus ou moins volumineuse, et dans un état d'aggrégation assez solide.

Le bol d'Arménie a besoin d'être préparé pharmaceutiquement pour être employé utilement en pharmacie et en médecine. On lui donne la forme de petits bâtons, et il prend le nom de bol ou bille, ou celle de trochisque, et il prend celui de bol préparé.

Ce que l'on nomme bol blanc est une terre marneuse ou argillo-calcaire.

Le bol d'Arménie est astringent ; il entre dans la composition du diascordium, de l'orviétan, des poudres diarrhodon, astringentes ; des pilules astringentes, de la toile gauthier, de l'emplâtre de circine, de la pierre médicamenteuse.

BON HENRY ou ÉPINARD SAUVAGE. *Chenopodium folio triangulo*, *bonus Henricus*, *spinaceus olus silvestris*, *lapathum unctuosum*. Plante potagère de la pentandrie digynie de *Linneus*, et de la quinzième classe, fleurs staminées de *Tournefort*.

Cette plante pousse plusieurs tiges qui s'élèvent à la hauteur d'un pied (325 millimètres) ou environ, grosses, revêtues de beaucoup de feuilles triangulaires, semblables à celles de l'épinard, d'où on lui a donné le nom d'épinard sauvage. Ses fleurs sont disposées en épis aux sommités des tiges, elles sont composées de cinq étamines et deux pistils. La partie postérieure du calice devient le fruit ; c'est une manière de capsule qui renferme une semence presque ronde, aplatie. La racine est longue, grosse, divisée en plusieurs branches, de couleur jaune comme celle de la racine de patience.

Cette plante croît dans les lieux incultes, rudes, contre les murailles. On en fait usage, dans les cuisines, comme des épinards. Elle est estimée propre contre les vers : elle est rafraichissante et laxative. On l'applique extérieurement sur les ulcères qui viennent à la racine des ongles, et sur les varices de l'anus.

BON HOMME. Surnom de la plante, connue officinalement sous le nom de bouillon blanc. *Voyez* ce mot.

BONNE DAME, ARROCHE, FOLETTES. *Atriplex alba hortensis sive pallidè virens.* Plante potagère de la quinzième classe, (fleurs staminées) de *Tournefort*, et de la monandrie digynie de *Linneus.*

Cette plante est rameuse, et croît à la hauteur d'un homme : elle porte des feuilles larges, pointues, semblables à celles de la blète, mais plus petites et plus molles; de couleur verte-pâle ou blanchâtre ; d'une saveur fade. Ses fleurs naissent aux sommités des branches: elles sont composées d'une étamine et de deux pistils. Ses semences sont plates et rondes, renfermées dans la partie postérieure du calice. Sa racine est droite, garnie de fibres.

Il est encore une espèce de bonne dame, qui ne diffère de la précédente qu'en ce que sa feuille et sa fleur sont rouges ou purpurines; elle est appelée en latin, *atriplex hortensis rubra.*

On met les feuilles de ces plantes dans le potage. Elles sont rafraîchissantes. On s'en sert aussi en décoction, en lavement.

La semence de bonne dame est connue, dans les pharmacies, sous le nom de semence d'atriplex ; elle entre dans la composition des poudres anti-spasmodiques et de guttète.

BONNET DE PRETRE. *Evonimus.* Nom que l'on a donné à un petit arbre, plus connu sous celui de fusain, parce que le fruit de ce végétal a une configuration quadrangulaire, comme un bonnet quarré. *Voyez* fusain.

BORACITE ou MAGNÉSIE BORATÉE. Substance minérale saline, native, qui procède de la combinaison de l'acide boracique avec la magnésie.

Cette matière saline native, se rencontre dans l'etat opaque et dans l'état transparent : ce qui présente quelque différence dans la nature de ses combinés.

M. *Westrumb*, qui a analysé le boracite opaque, y a trouvé :

Acide boracique 68
Magnésie 13 05
Chaux. 11
Alumine. 1
Oxide de fer. 0 75
Silice 2

M. *Vauquelin* crut s'apercevoir que la chaux n'entroit point comme partie essentielle dans ce minéral salin.

Mr *Stromager* ayant donné à ce chimiste, du boracite parfaitement transparent, l'examen qu'il en fit, dans l'intention seulement d'y chercher la chaux, lui a démontré que le boracite transparent étoit simplement du borate magnésien, et que le boracite opaque n'avoit perdu sa transparence que par la présence de la chaux carbonatée, qui étoit interposée dans ses molécules.

BORATE DE SOUDE, BORAX BRUT, TINCKAL ou CRYSOCOLLE. *Boras sodæ alcalescens, borax.* Le borate de soude est le résultat de la combinaison de l'acide boracique avec la soude en excès. Ce nom est celui que lui ont donné les chimistes modernes; on en sent facilement la raison : mais dans le commerce, il conserve encore les noms de *borax*, *tinckal* ou *crysocolle*.

Ce sel nous est offert sous trois états : savoir, dans un état brut, en masses verdâtres, grasses au toucher, ou en espèces de cristaux opaques, d'un vert de porreau. Les morceaux de borax brut ont la forme d'un prisme à six pans, terminés par une pyramide dihèdre. Cette première sorte, qui est altérée par beaucoup d'impuretés, nous vient de Perse. L'origine du borax n'est pas parfaitement connu. On ne sait pas précisément s'il est un produit naturel. *Hoïfer*, directeur des mines de Toscane, est le premier qui nous ait parlé de l'acide boracique natif ; après lui, *Besson* prétend en avoir aussi rencontré. Mais en examinant de bien près le borax, on remarque que son acide n'a point d'analogue dans la nature, et qu'il est *sui generis*. Lorsqu'ensuite on considère la forme du borax brut, sa couleur, ses surfaces qui paroissent onctueuses et grasses au toucher, les lieux où on le ramasse par couches ; on est porté à croire que ce sel est formé par accident, et qu'il doit son origine à la décomposition simultanée des matières végétales et animales. Les voyageurs se rapportent à dire qu'on trouve cette première espèce de borax, dans le lac Necbal ou Kierkajou, situé dans le royaume de Thibet. Ce lac se remplit d'eau pendant l'hiver, et sert de retraite à une infinité d'animaux aquatiques qui y déposent leurs sécrétions. L'eau du lac se dessèche pendant l'été; il s'opère une fermentation qui, en décomposant les corps organiques qui s'y rencontrent, donne naissance à de nouveaux produits, du nombre desquels est le borax. Le célèbre *Baumé*, à qui la chimie et la pharmacie ont de grandes obligations, assure qu'un mélange par couches de graisse, d'argile et de fumier, arrosé avec de l'eau, et qui a éprouvé le troisième degré de fermentation, donne du borax par la lixiviation de cette matière fermentée. Cette assertion de ce chimiste confirme la première, et donne l'espérance de connoître un jour parfaitement la formation du borax. Le hasard est encore venu à l'appui de cette opinion énoncée sur l'origine du borax. Dans une blanchisserie de linge, où l'on faisoit beaucoup de savonage, on jettoit toutes les eaux de savon, et celles des lavures de vaisselles dans des tuyaux de terre cuite, pour conduire au dehors toutes ces eaux devenues inutiles, et au bout d'un certain tems, on trouva dans ces tuyaux engorgés, du borax tout formé.

La seconde espèce de borax est celle qui nous vient de la Chine. Celui-ci est plus pur que le précédent ; il est distribué en petites plaques cristallisées sur une de leurs surfaces, où l'on aperçoit des rudimens de prismes. Ce borax est mêlé d'une poussière blanche qui paroît argileuse. Enfin, la troisième espèce, qui est la plus pure et la plus blanche, est l'espèce de borax qui nous arrive tout purifié. Cette purification s'est d'abord faite à Venise, ensuite les hollandois se sont emparés de cette branche de commerce. Les sieurs *Lesguilliers*, pharmaciens bien recommandables, sont parvenus à purifier le borax, dans leur laboratoire, à Paris, aussi bien, pour ne pas dire mieux, que les hollandois. Pour ma part, j'ai tenté cette purification qui m'a très-bien réussi ; voici comme j'ai procédé.

J'ai pris partie égale en poids de borax brut et de terre argillo-calcaire, autrement appelée marne blanche. L'un et l'autre étant réduits en poudre, j'en ai formé une pâte, en pétrissant avec un peu d'eau. J'ai eu soin d'ajouter tous les jours un peu d'eau et de pétrir de nouveau, pendant huit jours de suite. Ensuite j'ai ajouté seize parties d'eau sur une de borax ; j'ai fait chauffer jusqu'à presque ébullition ; j'ai filtré la dissolution ; j'ai versé huit parties d'eau sur le résidu de cette première lessive ; j'ai fait chauffer de nouveau ; ensuite j'ai filtré la seconde lessive. Au moyen de l'évaporation lente et du refroidissement gradué dans une atmosphère chaude, j'ai obtenu une première cristallisation qui n'étoit pas d'une superbe blancheur ; mais en répétant les dissolutions, filtrations et évaporations, j'ai fini par obtenir des cristaux très-transparens en prismes héxaèdres, terminés par des pyramides trihèdres.

Le borax a une saveur styptique. Exposé à l'air, il se couvre à la longue d'une légère efflorescence qui trouble sa transparence.

Si l'on expose le borax à l'action du calorique, il se boursouffle, et il perd son eau de cristallisation. C'est ce que l'on nomme borax calciné. Si l'on pousse le feu, il prend une forme pâteuse, et finit par se fondre en un verre transparent d'un jaune verdâtre. Ce verre est soluble dans l'eau et s'effleurit à l'air.

Le borate de soude sert en pharmacie à préparer l'acide boracique sublimé ou cristallisé, connu sous le nom de sel sédatif d'Homberg. *Voyez* dans mon Manuel de pharmacie, acide boracique.

C'est avec ce borate, mieux encore avec l'acide boracique, que l'on parvient à rendre soluble le tartrite acidule de potasse. *Voyez* ce mot, même ouvrage.

L'usage du borate de soude est bien plus répandu dans les arts que dans la médecine. Il facilite la fusion des métaux. On s'en sert surtout dans les soudures. Il fait un assez beau verre avec le cilice; on le fait entrer dans la préparation des pierres précieuses artificielles.

Le borate de soude verdit les couleurs bleues végétales à raison de la base (soude) qui se rencontre en excès dans ce sel. Cette propriété en avoit imposé à *M. Halmeman*, qui l'avoit pris pour un nouvel alcali, auquel il avoit donné le nom de *pneum*.

BORARIT. Borate de magnésie natif. Les minéralogistes l'ont appelé quartz cubique, spath boracique. *Voyez* Boracite.

BOTRYS DU MEXIQUE, AMBROISIE ou THÉ DU MEXIQUE. *Botrys mexicana. Chenopodium ambrosioides mexicanum.* Plante de la pentandrie digynie de *Linneus*, laquelle croît au Mexique et dans la Lusitanie.

Cette plante pousse des tiges longues de 2 pieds (649 mill.), un peu rameuses, et qui ont beaucoup d'odeur; ses feuilles sont lancéolées, dentées, d'une couleur verte, et d'une odeur forte; ses fleurs sont staminées, ou apétales, composées de cinq étamines et de deux pistils; sa semence est fort menue. Ses racines sont fibreuses et quelquefois ligneuses.

On nous envoie du Mexique les feuilles du botrys sèches et propres à être employées. On doit les choisir d'une odeur agréable, d'une saveur âcre aromatique. On s'en sert en infusion dans l'asthenie nerveuse, dans les digestions laborieuses, dans les crachemens de sang.

La semence du botrys du Mexique est anthelmintique.

BOTRYS VULGAIRE ou DE PAYS. *Chenopodium foliis oblongis sinuatis, racemis nudis multi fidis. Botrys ambrosoides vulgaris.* Cette plante est de la pentandrie digynie de *Linneus*, et des apétales staminées de *Tournefort.*

C'est une plante basse dont la tige est droite, n'ayant qu'un demi-pied (162 millimètres) de hauteur ; elle se divise en plusieurs rameaux , lesquels sont chargés de feuilles laciniées et découpées profondement, un peu velues. Ses fleurs sont composées de cinq etamines et de deux pistils. Ses fruits sont de petites graines presque rondes, aplaties, enfermées dans une capsule qui a servi de calice à la fleur ; sa racine est ligneuse , fibrée , blanche , rougeâtre.

Toute cette plante a une couleur verte, jaunâtre ou pâle , une odeur agréable ; elle est imprégnée d'un suc visqueux ou gluant , en sorte qu'elle adhère aux mains de ceux qui la touchent. Elle croît dans les lieux humides; on la cultive dans les jardins. Ses propriétés sont analogues à la précédente.

BOUCAGE , GRAND , BOUQUETINE ou PIMPRENELLE BLANCHE. *Tragoselinum majus pimpinella saxifraga major , umbellâ candidâ.* Plante de la pentandrie digynie de *Linneus* , et de la famille des ombellifères (septième classe) de *Tournefort.*

Elle pousse des feuilles oblongues, attachées plusieurs le long d'une côte, dentelées en leurs bords , quelquefois découpées profondement, velues d'un côté, lisses de l'autre , de couleur verte obscure luisante : ses tiges s'élèvent à la hauteur d'environ 2 pieds (649 millimètres), rondes, canelées, sans être velues, creuses, rameuses, nouées, portant à leurs sommités des petites fleurs blanches composées chacune de cinq pétales disposés en rose et figurant une ombelle. A ces fleurs succèdent des semences jointes deux à deux , courtes, menues, arrondies sur le dos et canelées, aplaties de l'autre côté , d'une saveur âcre , et d'une odeur aromatique. Sa racine est longue, simple, blanche, grosse comme le doigt, garnie de quelques fibres d'une saveur brûlante, salivaire. Cette racine est apéritive, elle entre dans la composition de l'alcool général, de la poudre d'arum composée , de la poudre chalybée.

La semence excite le lait des nourrices.

BOUCAGE ou BOUQUETINE NOIRE. *Tragoselinum majus umbella rubente pimpinella saxifraga major flore rubente.* Cette plante appartient à la même classe que la précédente; elle n'en diffère qu'en ce que ces fleurs sont rouges et ses racines noirâtres.

La racine et la semence sont diurétiques, emménagogues, stimulantes, résolutives.

BOUCAGE PETIT. *Pimpinella saxifraga minor foliis sangui-sorbœ.* Plante de la pentandrie digynie de *Linneus* , et de la famille des ombellifères de *Tournefort.*

Ses tiges s'élèvent à la hauteur d'un pied et demi (487 mill.); elles sont couvertes d'un duvet lanugixeux, court, épais, elles sont canelées, creuses, rameuses; ses feuilles sont découpées en segmens très-étroits, dentelées en leurs bords, vertes brunes en dessus, vertes pâles en dessous.

Ses feuilles radicales ressemblent à celles de la pinprenelle. Sa racine est blanche : ses fleurs et ses semences ressemblent à celle du boucage grand. C'est cette espèce que l'on préfère pour les usages de la médecine. On emploie les feuilles, les semences et la racine.

Les propriétés sont les mêmes que celles des précédentes.

Les diverses espèces de boucage croissent dans les lieux in-cultes, dans les terres grasses.

BOUILLON BLANC, MOLLAINE, ou MOLÈNE, ou BON-HOMME. *Verbascum thapsus candela regia phlomos, vulgaris mas.* Plante de la pentandrie monogynie de *Linneus*, et de la seconde classe (infundibuliforme) de *Tournefort.*

Cette plante croît jusqu'à la hauteur de quatre à cinq pieds (1 mètre 300 millimètres à 1 mètre 624 millimètres) : sa tige est grosse, ronde, dure, ligneuse, rameuse, couverte d'un duvet lanugineux; ses feuilles sont grandes, longues, larges, molles, velues, cotoneuses, blanches, les unes éparses à terre, les autres attachées à leurs tiges alternativement; ses fleurs sont en rosette, monopétales, à cinq quartiers, terminées à leurs bases par un tube en forme d'entonnoir. Ces fleurs sont jointes les unes aux autres en touffe, jaunes, entourant la plus grande partie de la tige à son extrémité supérieure. A ces fleurs suc-cèdent des coques ovales, lanugineuses, pointues, divisées en deux loges, lesquelles renferment des semences menues, an-guleuses, noires. Sa racine est oblongue, grosse, ligneuse blanche. Cette plante croît aux lieux sabloneux, dans les champs, sur le bord des chemins.

On fait usage en médecine des feuilles et des fleurs du bouil-lon blanc.

Les feuilles sont placées au rang des plantes émollientes; on en fait des décoctions, on les applique en cataplasme; on les fait sécher pour en faire une poudre.

Les fleurs s'emploient récentes et sèches; on en fait des infu-sions, un sirop avec le sucre; elles sont pectorales, propres pour la toux.

On donne au bouillon blanc le nom de *candela regia*, parce que sa tige peut servir de mèche dans les lampes; celui de *phlomos* du grec *phlego* je brûle, parce qu'on allume cette tige pour s'éclairer la nuit ; et celui de *verbascum*, comme si c'étoit *herbascum*, parce que ses feuilles sont velues et comme drapées.

Il y a une autre espèce de bouillon blanc dit *verbascum fœminea flore luteo magno, seu verbascum nigrum*, que l'on peut substituer au bouillon blanc vulgaire.

BOUILLON SEC, EXTRAIT DE BŒUF, TABLETTES DE BOUILLON. On a imaginé d'extraire les principes de la viande et de les rapprocher assez par l'évaporation de l'eau qui a servi à leur extraction, pour leur faire acquérir une consistance assez ferme pour être transportés au loin avec facilité, et sans crainte qu'ils puissent s'altérer.

On épuise tous les principes de la viande par des ébullitions réitérées jusqu'à ce qu'elle n'offre plus qu'un squelette fibreux qui n'ait plus de saveur. Mais il est bon de remarquer que les viandes de bœuf, de mouton, contiennent très-peu de gélatine, par proportion à la quantité d'extractif qu'elles fournissent, et que, si on ne leur ajoutoit pas du veau qui abonde en gélatine, on n'obtiendroit qu'un véritable extrait de bœuf et de mouton qui attireroit l'humidité de l'air, laquelle déformeroit bientôt les tablettes, et les exposeroit à se couvrir de moisissure et ensuite à la putréfaction.

Voici quelle est la formule des tablettes de bouillon.
On prend pieds de veau. . . . . N°. 4.
　　　　Cuisse de bœuf. . . . liv. 12 — 6 kilog.
　　　　Rouelle de veau. . . . liv. 3 — 15 hectog
　　　　Gigot de mouton. . . liv. 10 — 5 kilog.

On fait cuire le tout dans suffisante quantité d'eau, dans des vaisseaux fermés, et par une ébullition légère toujours égale. On épuise tous les principes de la viande par des ébullitions réitérés ; on dégraisse toutes les liqueurs, on les clarifie, et on les rapproche jusqu'à ce qu'étant refroidies, elles aient acquis une consistance gélatineuse assez ferme ; alors on coupe par tablettes et on fait sécher celles-ci au grand air, dans un lieu sec, à l'abri des intempéries.

Elles deviennent très-solides, d'un facile transport, et elles peuvent se garder très-long-tems sans s'altérer. Une demi-once (15 grammes) de ces tablettes dissoutes dans l'eau, avec suffisante quantité de sel, forme un très-bon bouillon.

BOULEAU. *Betula alba.* Le bouleau est un arbre d'une moyenne hauteur qui appartient à la monoécie tétrandrie de *Linneus*, et à la dix-neuvième classe (aux amentacées) de *Tournefort.*

On lui donne le nom de bouleau blanc à cause de la couleur

blanche de son écorce. Les rameaux de cet arbre sont menus, flexibles, courbés ; l'écorce extérieure du tronc est grosse, rude, blanche, crevassée ; celle qui est au dessous est mince, lisse, unie et polie comme du parchemin ; on s'en servoit anciennement pour écrire avec un poinçon au lieu de papier. Le bois en est blanc, les feuilles sont pointues, dentelées en leurs bords, vertes, tendres, lisses, d'une saveur amère. Ses fleurs sont des chatons longs comme le poivre long ; ses fruits naissent en des endroits séparés sur le même pied ; ils commencent par de petits épis à plusieurs écailles, et prennent en grossissant une forme cylindrique.

Le bouleau croît dans les forêts, dans les lieux rudes humides.

Les feuilles servent dans les maladies érésipélateuses : on les emploie en infusion.

Le suc sucré ou le fluide séveux que l'on obtient par incision faite au tronc du bouleau, est employé dans les maladies de la peau, dans les affections scorbutiques ; on en obtient, par la fermentation, une liqueur vineuse odorante et savoureuse.

L'écorce extérieure du bouleau peut servir comme celle du jeune chêne pour la préparation du tan ; les lapons s'en vêtissent ; les canadiens en fabriquent des canots ; en Suède, on en couvre les maisons, on en fait des bouteilles ; les kamptchadales la cassent et la mangent avec le cavior.

Le tronc sert à faire des manches d'outils, des sabots.

Les branches du bouleau élevé en taillis servent à faire des cerceaux, des ouvrages de vannerie, des liens, des balais.

Le charbon du bois de bouleau est estimé pour les forges, pour les dessinateurs.

BOURDAINE ou BOURGÈNE. Surnom que l'on donne à l'aune noir. *Voyez* Aune noir.

BOURDON ou MOUCHE - GUÊPE, FRÉLON. *Vespa.* Le bourdon ou guêpe est un insecte tétraptère (1), qui a le corps lisse, les antennes brisées : cet insecte n'a point de trompe, mais il est armé d'un aiguillon à l'anus.

On distingue plusieurs espèces de bourdons ; les plus remarquables sont le bourdon ou guêpe-frélon ; la plus grosse espèce est la guêpe commune dont le corcelet porte trois rangées de points jaunâtres.

Les bourdons ou guêpes se construisent des habitations comme les abeilles : leurs cellules sont hexagones et contiguës ; mais

---

(1) à quatre ailes.

elles ne sont pas construites de cire ; leur substance ressemble à un papier brouillard brun et très-fort ; elle est formée de brins de bois et de fibres pourris imprégnés d'une liqueur gommeuse qui sort de leur bouche, et qui donne à cette matière quelque consistance. Les bourdons ou guêpes y déposent leurs œufs ; ceux-ci ne tardent pas à se changer en larves, ils les nourrissent d'un miel moins doux que celui des abeilles. Après avoir changé de peaux plusieurs fois, chaque larve se transforme en nymphe ; alors les bourdons ferment les avéoles avec une matière qui forme la calotte. Lorsque l'insecte est arrivé à sa perfection, il brise ce dôme, il sort, et il travaille aussitôt avec les autres.

Les bourdons vivent en sociéte au nombre de douze, de vingt, et quelquefois plus, mais non pas en nombre égal à celui des abeilles. Il en est quelques-uns de solitaires qui déposent leurs œufs dans une boule de terre, ou ceux-ci subissent toutes leurs métamorphoses.

On donne à ces insectes le nom de bourdons à cause d'un bourdonnement qu'ils excitent dans l'air en volant, et celui de *vespa* à *vesperi*, le soir, parce qu'il fait la chasse, le soir, aux mouches, pour sa nourriture.

On assure que les bourdons secs et pulvérisés, étant appliqués sur la tête, font croître les cheveux.

BOURG-ÉPINE. *Rhomus catharticus.* Arbrisseau de la pentandrie monogynie de *Linneus*, plus connu sous le nom de nerprun. *Voyez* Nerprun.

BOURGEON. *Gemma.* Les bourgeons sont les premiers rudimens des feuilles des végétaux ; c'est un prolongement de la couche corticale qui vient saillir au-dehors. Ils contiennent en infiniment petit tout ce qui constitue les feuilles entières ; la nature les pourvoit d'une espèce d'enduit résineux, épais et gluant, dès le moment qu'ils paroissent au-dehors de la tige, afin de les protéger contre l'intempérie des saisons et contre les attaques des insectes ; à mesure que le bourgeon se développe, on voit que son enduit s'eclaircit, qu'il s'étend, et il disparoît totalement lorsque la feuille est expliquée.

La matière médicale ne nous offre que deux espèces de bourgeons dont on fasse usage en médecine et en pharmacie, savoir : les bourgeons de peupliers et ceux de sapin.

Bourgeons-gemmes, ou *yeux de peupliers.*

Ce sont les boutons naissans ou premier rudiment des feuilles de l'espèce de peuplier, appelé *peuplier noir* (1). Ils sont oblongs, pointus, d'un vert jaunâtre, glutineux, s'attachant aux doigts, d'une odeur forte assez agréable, gros à peu près comme un bouton de fleurs d'orange. Ils sont émolliens, balsamiques pris en infusion, propres pour réparer les désordres d'une poitrine fatiguée, et légèrement soporifiques.

Les dispensaires prescrivent d'employer les bourgeons de peupliers récemment cueillis, pour les faire infuser dans la graisse de porc, à l'effet de composer par suite l'onguent de peuplier. Mais j'ai remarqué, comme tous mes collègues, que cette pratique étoit défectueuse. Le mucilage de ces bourgeons ne tarde pas à fermenter, la graisse se rancit, l'arome se dissipe, le mélange se garnit de moisissure, et l'onguent que l'on prépare ne jouit pas de l'arome que l'on desiroit lui communiquer. Il est infiniment plus avantageux de faire sécher les bourgeons de peuplier dans une étuve dont la température soit élevée à quinze degrés du thermomètre de *Réaumur* ; on a soin de les bien étendre, de renouveler souvent les surfaces, de les frotter legèrement pour séparer le corps muqueux, qui est devenu pulvérulent, de les cribler ensuite et de les conserver dans des bocaux ou dans des boîtes bien fermantes. Tous les mois on les crible de nouveau et on les sèche, s'il est besoin. Par ce moyen, on les conserve avec toute leur odeur et leurs propriétés. J'ai remarqué qu'en les faisant infuser dans la graisse, chargés de l'arome des plantes qui entrent dans la composition de l'onguent de peuplier, au moment où on le prépare, l'odeur de ces bourgeons se développoit sensiblement, et l'onguent jouissoit de toute sa perfection. On doit les choisir lorsqu'ils sont encore en boutons.

Bourgeons de sapin. *Gemmæ abietis*. (1)

Feuilles naissantes du sapin ; elles sont courtes, étroites, roides, piquantes, rangées autour d'un filet commun, figurant un cylindre qui se termine en cône. Le sapin croît dans les forêts, sur les hautes montagnes, particulièrement celle des Alpes, où il se plaît le mieux.

On se sert des bourgeons de sapin dans les affections scorbutiques, goutteuses, dans les rhumatismes, et comme stomachiques. On les emploie en infusion. On les conserve secs, et leur dessication s'opère comme pour les bourgeons de peuplier.

---

(1) *Populus nigra* de la dioécie octandrie de *Linneus*.

(2) *Pinus abies*. de la monoécie monadelphie de *Linneus*.

BOURRACHE ou BOURROCHE. *Borago floribus cæruleis.*
Plante de la pentandrie monogynie de *Linneus*, et de la seconde
classe (infundibuliformes) de *Tournefort.*

La bourrache est une des plantes les plus importantes à connaître à raison de son fréquent usage tant en médecine qu'en
pharmacie. Elle pousse de sa racine une tige qui s'élève à la
hauteur d'un pied et demi (487 millimètres) ou environ.
Cette tige est ronde, faible, creuse, tendre, rameuse, garnie
d'un duvet rude, piquant ; elle tend à s'incliner vers la terre,
et ne s'élève qu'avec peine.

Ses feuilles sont larges, oblongues ou presque rondes, velues, un peu piquantes, rudes au toucher, beaucoup plus amples du coté de la racine qu'aux sommités de la tige, diminuant
d'amplitude comme par progression à mesure qu'elles s'éloignent
de la racine, d'une odeur un peu vireuse, et remplie d'un suc
un peu épais et visqueux.

Ses fleurs sont monopétales, d'une couleur bleue tirant sur
le purpurin, quelquefois blanches, disposées en roue, semblables à la molette d'un éperon : elles sont situées aux sommités des tiges.

On remarque qu'à mesure que ces fleurs se multiplient et
approchent du terme de leur organisation complète, les feuilles
radicales deviennent caduques, et celles qui sont plus élevées
diminuent d'amplitude. Cette remarque tend à prouver ce que
j'ai dit dans mon mémoire sur la feuillaison et l'effeuillaison des
végétaux, que les feuilles ont leur maturité relative, et qu'elles
sont les réservoirs des sucs propres à l'organisation des fleurs et
des fruits.

Aux fleurs succèdent des fruits qui naissent dans le calice.
Ce sont quatre semences rassemblées; chacune de ces semences
a la figure de la tête d'une vipère, et est de couleur noire.

La racine est longue et grosse comme le doigt.

La bourrache est estimée propre pour tempérer les ardeurs
du sang, pour guérir les maladies cutanées; elle est diurétique
et apéritive : elle contient un suc de la nature de l'extractif; ce
suc est chargé d'une assez grande quantité de nitrate de potasse
et calcaire.

On prépare avec le suc exprimé et dépuré un sirop, un extrait ; on distille les feuilles sans eau ou par l'intermède de
l'eau.

Les fleurs sont comprises dans le nombre des fleurs cordiales.

On fait secher les feuilles et les fleurs de bourrache séparément, et on se sert des unes et des autres en infusion.

BOURSE A BERGER ou TABOURET. (*Pl.* XII, *fig.* 70).
Bursa pastoris major folio sinuato. Thlaspi siliculis obcordatis,
foliis radicalibus pinnatifidis.* Plante de la tétradynamie siliculeuse de *Linneus*, et de la famille des crucifères de *Tournefort*.

Cette plante est fort commune, mais très-peu employée en
médecine. Elle pousse d'abord des feuilles oblongues découpées
comme celles de la roquette, s'épanchant à terre : il s'élève
d'entre elles plusieurs tiges menues, rameuses, portant des
feuilles les unes entières, les autres découpées comme celles
d'en bas, mais plus petites. Ses fleurs sont petites, blanches, à
quatre pétales disposées en croix. Son fruit est une silicule
triangulaire qui a la figure d'une petite bourse semblable à celle
que les bergers portent à leur ceinture, d'où on lui a donné le
nom de *bourse à berger.*

Cette plante est vulnéraire, dessicative et astringente.

BOUSSEROLE. Nom synonime d'une plante de la décandrie
monogynie de *Linneus*, laquelle est plus connue sous le nom
de *raisin d'ours.* *Voyez* Raisin d'ours.

BOUTARQUE. Nom que l'on donne aux œufs salés du
muge, poisson de mer de l'ordre des poissons abdominaux,
c'est-à-dire, dont les nageoires ventrales sont situées en arrière des pectorales.

La boutarque est un aliment à l'usage des provençaux.

BOUTEILLES LÉGÈRES ou GARGOULETTES DU MOGOL.
Terra patnæ. Sortes de vases de toutes les formes connues, telles
que bouteilles, plats, pots, coupes et autres d'usage domestique que l'on prépare dans le Mogol avec une terre que l'on
nomme *terre de patna.* Cette terre est de la nature de l'argile,
sa couleur est grise tirant sur le jaune. Les vases que l'on en
prépare sont si légers qu'ils peuvent être soutenus dans l'air
par le souffle comme une bulle de savon.

Ces sortes de vases sont des objets de curiosité pour les cabinets d'histoire naturelle.

**BOUTON D'OR, AMARANTE JAUNE, IMMORTELLE
DORÉE.** *Clichrysum sto. chas citrina angustifolia. Gnaphalium
arenarium.* Plante de la syngénésie polygamie superflue de
Linneus, et de la douzième classe (fleurs à fleurons) de
Tournefort.

Cette plante pousse plusieurs tiges ligneuses qui s'élèvent à
la hauteur d'un pied et demi (487 millimètres). Ces tiges sont
velues, blanches, garnies de petites feuilles étroites, aussi velues et blanchâtres : ses fleurs naissent aux sommités des tiges,

rassemblées en manière de bouquets composés de plusieurs fleurons réguliers découpés sur le haut en étoiles, de couleur jaune citrine, et soutenus par des calices écailleux fort secs, jaunes et brillans comme de l'or. La graine est oblongue, rousse, aigretée, odorante, âcre.

La fleur peut se garder plusieurs années sans se flétrir, parce que son calice est fort sec; son odeur est forte et agréable. Cette plante croît aux lieux secs et chauds, et dans des terres sabloneuses.

Elle est incisive, apéritive et vermifuge.

BRANC-URSINE. Plante de la didynamie angiospermie de *Linneus*, et de la troisième classe de *Tournefort*.

Branca ursina, à cause de la ressemblance de sa feuille avec le pied d'un ours. *Voyez* Acante.

BRANDERTZ. Nom que les allemands donnent au cinabre natif qui a pour gangue une matière bitumineuse laquelle brûle parfaitement. Cette mine de mercure est à l'état de sulfure et n'est pas très-riche en métal; elle ne produit que six livres de mercure (29 hectogrammes) par quintal.

Voyez Sulfure de mercure natif rouge.

BRAUN-SPATH. Minéral composé de chaux et de manganèse. On le trouve dans les mines de Schemnitz et de Cremnitz, en Hongrie; dans le Hartz, en Suisse; la Saxe en fournit beaucoup dans les dictricts de Fregberg et de Lanaberg.

Ce minéral se présente en masses formées de lentilles ou rhombes, d'un blanc grisâtre ou jaunâtre. Sa cassure est feuilletée, offrant des surfaces nacrées: sa pesanteur spécifique est de 2,837. Il fait effervescence avec les acides quand il est en poudre; il brunit à l'air et noircit au feu. Si on le dissout dans les acides, on peut en précipiter le manganèse. *M. Berchem* le nomme *chaux manganésiée*.

BRAY GRAS ou PÉGLE. Espèce de résine qui participe du mélange de parties égales de colophone, de poix noire et de goudron. On met le tout dans une chaudière de fonte. On fait cuire ce mélange et on le coule dans des futailles, ou bien dans des moules.

Le bray gras sert pour goudronner les cordages des navires.

BRAY SEC. Résine sèche cassante que l'on obtient à la suite de la distillation de la térébenthine dont on a obtenu l'essence. *Voyez* Colophone.

BRINVILLER (la). Nom françois adopté pour exprimer ou traduire le mot latin *arapabaca*, plante narcotique et anthelmintique. *Voyez* Arapabaca.

BRIQUE. *Later.* Argile pétrie dans l'eau, séparée autant que possible des sables ou pierres qui s'y trouvent mêlées, réduite en pâte, à laquelle on donne la forme d'un carré long, en la mettant dans un moule, que l'on fait sécher à l'air, et que l'on fait cuire ensuite dans un four pour lui faire acquérir la dureté propre aux divers usages auxquels on la destine.

La brique bien cuite est d'un grand usage dans la construction des fourneaux ; on l'employoit aussi beaucoup anciennement dans les constructions des grands édifices ; elle sert constamment dans celle des cheminées.

La brique pilée et mêlée avec la chaux vive éteinte à l'eau, fait un ciment impénétrable à l'eau, et dont on remplit les jointures des pierres des terrasses et des bassins destinés à retenir l'eau ; la même brique pilée, mêlée avec la chaux également réduite en poudre et incorporée avec suffisante quantité d'asphalte ou bitume de Judée liquéfiée, forme un mastic incorruptible et solide, dont on se sert pour mastiquer les robinets des fontaines.

La brique chauffée et enveloppée d'un linge, sert à échauffer les pieds des malades, et même ceux des personnes en bonne santé qui ont habituellement les pieds froids.

La poudre de brique est dessicative, astringente, propre pour arrêter le sang, étant appliquée extérieurement. C'est avec la brique rougie au feu et l'huile d'olive que l'on prépare l'huile dite de *brique* ou *des philosophes.*

BRONZE ou AIRAIN, ou MÉTAL DE CLOCHES. *Aurichalium.* Le bronze est un métal de composition, ou si on l'aime mieux, un alliage de cuivre et d'étain : quelquefois on y ajoute du zinc.

Ce métal de composition est aigre, cassant, dur, sonore ; on l'emploie à faire des cloches, des canons, des statues. L'on varie les doses des métaux suivant l'emploi auquel on les destine. Cet alliage est moins susceptible de s'oxider que les métaux dont il est formé lorsqu'ils sont seuls. *Poerner,* qui a fait des alliages de cuivre et d'étain dans différentes proportions, a remarqué que l'état sonore est bien plus fort lorsque le cuivre domine, et que la malléabilité de l'alliage est également proportionnée aux quantités respectives du métal qui domine, soit que ce soit le cuivre, soit que ce soit l'étain.

BRONZE DES PEINTRES ou OREN COQUILLES. *Aurichalcum pictorum.* Le bronze des peintres est un alliage de cuivre et de zinc, autrement appelé *léton,* réduit en feuilles extrêmement minces et ensuite en poudre impalpable.

On soumet d'abord le léton à l'action du laminoir pour le réduire en lames très minces ; ensuite on le réduit en feuilles sous le maillet du batteur d'or ; alors on broye ces feuilles de leton avec un peu de miel, et on porte ce mélange sur le porphyre pour le broyer jusqu'à ce qu'il soit en pâte impalpable. Dans cet état on lave avec de l'eau très-limpide pour séparer le miel de la poudre métallique : celle-ci se précipite dans le fond du vase, on décante l'eau qui surnage, on rassemble le précipité et on le distribue dans des coquilles, c'est alors qu'il prend le nom d'*or en coquilles*.

Le bronze des peintres sert à bronzer les figures de plâtre ; il sert aussi aux peintres en miniature.

BRUN ROUGE D'ANGLETERRE. Espèce d'ocre de fer de couleur rouge brune que l'on apportoit autrefois d'Angleterre.

Les espèces d'ocres sont des mélanges de terre argileuse et d'oxide de fer sous divers degrés d'oxidation, ce qui constitue les ocres jaune, rouge, et rouge brun.

Les anglais venoient autrefois chercher en France notre ocre jaune, et ils le convertissoient en ocre rouge et brun successivement, en le soumettant à l'action du feu plus ou moins longtems, et ils nous vendoient très-cher ce qu'ils achetoient chez nous à un très-bas prix. Mais depuis que l'expérience nous a appris que le fer uni à l'argile pouvoit acquérir de l'intensité de couleur par un plus haut degré d'oxidation, on prépare en France le brun rouge *dit* d'Angleterre : on l'emploie pour la peinture.

BRUNELLE ou BONETTE. *Brunella major folio non dissecto. Consolida minor prunella flore minore vulgaris. Symphytum petrœum.* Plante de la didynamie gymnospermie de *Linneus*, et de la famille des labiées de *Tournefort*.

Les tiges de cette plante sont menues, rampantes à terre, anguleuses, un peu velues, de couleur tirant sur le purpurin. Ses feuilles sont oblongues, velues, rougeâtres, d'un goût un peu visqueux, tirant sur l'amer : ses fleurs naissent en épis aux sommets des tiges, formées en gueule ou tuyau découpé par le haut en deux lèvres ; les pétales sont de couleur bleue ou purpurine, rarement blanche. Les semences sont ovales, au nombre de quatre, enfermées dans le calice. La racine est menue, fibrée ou chevelue.

La brunelle croît dans les lieux pierreux, dans les bois, au bord des près. Elle est vulnéraire, astringente ; on s'en sert en infusion prolongée dans les maux de gorge, la squinancie, les hémorragies ; on en fait des gargarismes. Elle entre dans la composition de l'eau vulnéraire, du baume vulnéraire, du sirop de grande consoude, de l'onguent mondicatif d'ache.

Brunella de die buma, nom allemand qui signifie squinancie.

BRUYÈRE. (*Pl. VIII, fig.* 43) *Erica humilis, romanini foliis, unedonis flore, capsula cistoide.* Petit arbrisseau bas, de la décandrie monogynie de *Linneus*, et de la vingtième classe (fleurs monopétales) de *Tournefort*.

Ce petit arbrisseau pousse plusieurs tiges à la hauteur d'un pied ou un pied et demi (325 ou 487 millimètres), dures, ligneuses, rameuses, de couleur obscure, garnies de petites feuilles toujours vertes approchantes de celles du romarin. Ses fleurs sont monopétales, figurées en cloches, de couleur purpurine, quelquefois blanche, rangé le long des rameaux depuis le milieu jusqu'au haut, précédées par des petits pédoncules. Du fond de ces fleurs s'élève un pistil qui devient un fruit presqu'oval, lequel se divise en quatre loges qui renferment des semences fort menues. La racine est ligneuse et éparse.

Cet arbrisseau croît dans les landes sèches, dans les forêts.

Les feuilles et les fleurs s'emploient en médecine, en décoction ou infusion. Elles sont estimées propres pour exciter l'urine, pour les morsures de bêtes vénimeuses, pour briser la pierre des reins et la vessie.

BRYONE, COULEVRÉE, ou COLUVRÉE, ou VIGNE BLANCHE. *Bryonia alba vitis alba silvestris.* La bryone est une plante de la monœcie syngénésie de *Linneus*, et de la première classe (fleurs campaniformes) de *Tournefort*.

Cette plante pousse des tiges menues, rameuses, tendres, velues, croissant très-haut en peu de jours, garnies de vrilles à l'aide desquelles elles s'attachent aux plantes voisines; ses feuilles ressemblent à celles de la vigne, mais elles sont plus petites, velues, rudes, blanchâtres.

Ses fleurs sont petites, blanches, disposées en grape. Chacune d'elles est un petit bassin coupé en plusieurs parties soutenues par un calice auquel elles adhèrent si fortement qu'on ne peut les en séparer : ses fruits sont des petites bayes rangées en forme de grapes de raisins. Ces bayes sont de la grosseur de celles de genièvre, vertes au commencement, mais devenant rouges en mûrissant; ce fruit est rempli d'un suc jaunâtre d'une saveur désagréable, et de quelques semences ovales, pointues. Ses racines sont longues, plus grosses que les cuisses d'un enfant, blanches, jaunâtres, charnues, pleines de suc, d'un goût âcre amer.

On considère la bryone comme une plante monoïque, cependant *Jacquin* dit en avoir vu de dioïque.

La racine de bryone est la seule partie de la plante dont on fait usage en médecine.

On tire de la bryone rapée, et par l'expression, un suc d'une saveur âcre, amère, qui est très-purgatif : ce suc laisse déposer par le repos une fécule blanche qui, étant lavée à l'eau froide, a des propriétés analogues à l'amidon.

On prépare avec le suc exprimé et défoncé, un extrait très-purgatif. La racine sèche entre dans la composition de l'alcool général, et de l'alcool hystérique.

Cette racine est drastique, diurétique, anthelmintique, emménagogue. Employé extérieurement, elle est rubéfiante, résolutive.

On en fait usage dans l'hydropisie, l'asthme, la manie, les rhumatismes goutteux.

BRYONE DE L'AMERIQUE. Racine blanche, légère, qu'on nous apporte sèche et coupée par tranches d'une province de l'Amérique, nommée *mechoacan*. C'est l'espèce de racine connue sous ce nom, dans le commerce de la droguerie. *Voyez* Mechoacan

BUCCIN. Animal de l'ordre des invertébrés du genre des mollusque céphalés conchylifères.

Le buccin est oblong, renflé dans le milieu ; son ouverture est terminée à sa base par une échancrure oblique, sans canal sensible, ni rebord extérieur. En perçant l'extrémité de sa coquille, on s'en sert comme d'un cor pour se faire entendre de loin ; c'est la trompette de mer.

Le vert du buccin teinturier, fournit une liqueur rouge, analogue à la pourpre des anciens. La substance de la coquille est de nature crétacée et gélatineuse. Cet animal est hermaphrodite et ovipare ; dès la naissance du petit animal, la coquille est déjà formée et proportionnée à son volume, elle prend avec lui de l'accroissement sur ses bords et à la bouche.

On se servoit autrefois de la coquille de ces genres de mollusques, après l'avoir réduite en poudre impalpable, pour arrêter les cours de ventre ; mais aujourd'hui elle est reléguée dans les cabinets d'histoire naturereile.

BUGLE ou PETITE CONSOEDE. *Bugula, consolida media pratensis carulea, symphitum medium*. Plante de la didynamie gymnospermie de *Linneus*, et de la famille des labiées ou (fleurs en gueule), qui n'ont qu'une seule lèvre, de *Tournefort*. Elle pousse deux sortes de tiges, une quarré chargée de fleurs, et l'autre grêle et rampante : l'une et l'autre sont velues. Ses feuilles sont oblongues, assez large, plus grandes que celles de l'origan ;

molles, incisées légèrement autour, de couleur verte : tirant
quelquefois sur le purpurin, d'une saveur douceâtre d'abord,
puis un peu amère et astringente. Ses fleurs sont verticillées,
rangées par étage ou par anneaux, vers le haut de la tige;
chacune d'elle est à une lèvre de couleur bleue, rarement cendrée ou blanche. Il succède à ces fleurs, quatre
semences presque rondes, enfermées dans une capsule qui a
servi de calice à la fleur ; ses racines sont fibrées, d'un goût
astringent.

La bugle est vulnéraire, propre pour l'asthme, pour les
ulcères du poumon, pour purifier le sang. On s'en sert intérieurement et extérieurement.

On en fait une eau distillée ; les feuilles entrent dans l'eau
et le baume vulnéraire. Le suc entre dans l'emplâtre opodeltoch.

BUGLOSE. *Buglosum vulgari majus anchusa officinalis foliis
lanceolatis, spicis imbrigatis secundis.* Plante de la pentendrie
monogynie de *Linneus*, et des infundibuliformes de *Tournefort.*
Ses feuilles sont longues, médiocrement larges, velues, rudes
au toucher, de couleur vertes foncée, luisantes. Ses tiges s'élèvent à la hauteur de deux pieds (649 millim.) garnies de poils
piquans : elles se divisent, dans le haut, en petits rameaux
qui portent des petites fleurs de couleurs bleues ou rouge,
quelquefois blanche : chacune de ces fleurs est un entonnoir
à pavillon, découpé en cinq parties.

Il succède à chaque fleur, une capsule, laquelle a servi
de calice, et qui renferme quatre semences qui ont la figure
d'une tête de vipères : ces semences ont le goût d'amande.
La racine est longue, ronde, grosse comme le doigt, noirâtre en dehors, blanche en dedans. Toute la plante contient
un suc visqueux, analogue à celui de la bourrache ; elle est
humectante, apéritive, dépurative : on l'emploie récente ou
sèche. On fait des sucs par expresion, une eau distillée, un
sirop. Les fleurs sont cordiales; on en fait une conserve,
elles entre dans la composition du sirop d'érysimum.

BUGRANE. Nom vulgaire d'une plante plus connue sous
le nom d'Arète-bœuf. *Voyez* ce mot.

BUIS. (*Pl.* XVII *fig.* 99.) Plante de la monœcie tétrandrie
de *Linneus*, dont on distingue deux espèces, l'une grande
et l'autre petite. *Voyez* Bois de Buis.

BUISSON-ARDENT. *Pyracantha mespilus-pyracantha,
mespilus spinosa, foliis lanceolato ouatis crenots, calicibus
fructus obtusis. Oxyacautha Dioscoridis.* Arbrisseau épineux,

de l'icosandrie pentagynie de *Linneus*, et de la vingt-unième classe (rosacée) de *Tournefort*.

L'écorce de cet arbrisseau est noirâtre ; ses feuilles sont lancéolés , ovoïdes dentelées , un peu velues ; quelques unes sont rondes : sa fleur est composée de plusieurs pétales disposés en rose , de couleur rougeâtre : son fruit est de la grosseur de celui du berbéris , mais presque rond , de couleur dorée , tirant sur le rouge ; il est terminé par son calice qui forme une espèce de couronne : la saveur de ce fruit est aigrelette ; il renferme des semences longuettes.

Le fruit de cet arbrisseau est astringent , et propre pour appaiser la soif.

Le buisson ardent a reçu son nom de la couleur de sa fleur et de son fruit , qui sont rougeâtre l'un et l'autre.

Cet arbrisseau croît dans les hayes de l'Italie et de nos pays chauds.

BULBONAC. Plante de la tétradynamie siliculeuse de *Linneus*, et de la famille des crucifères de *Tournefort*, plus connue sous le nom de lunaire. *Voyez* Lunaire.

BUTOME ou BUTUA (*Pl.* VIII *fig.* 46). Terme indien , qui signifie *Bâton* , et que l'on a donné à la racine de paréirabrava, à cause de sa forme qui a beaucoup de ressemblance à celle d'un bâton. *Voyez* Paréirabrava.

BYSSOLITE. Substance minérale que l'on trouve au bourg d'Oisan , dans le ci-devant dauphiné : c'est la même substance que l'amianthoïde. *Voyez* Amianthoïde.

BISSUS. *Byssus gelatinosa fugax terrestris. Byssus , junipero innascens.* Espèce de lichen de la cryptogamie des algues de *Linneus*, que l'on trouve sur terre et sur le génévrier.

C'est la même substance végétal que le nostoc *Voyez* Nostoc.

C

CABARET. (*Pl.* IX *fig.* 51.) Plante de la dodécandrie monogynie de *Linneus*, qui a reçu son nom de l'usage qu'en faisoient anciennement les personnes qui avoient trop bu de vin au cabaret. *Voyez* Asaret.

CACAO. *Theobroma cacao foliis integerrimis.* L'arbre qui produit le cacao est nommé par les barbares *cacahun* ; on lui donc aussi les noms de *cocao cacavifera* , *cacavate* , et *cacahualt* : les espagnols lui ont donné par corruption , celui

de *cacao*, lequel a été adopté par les françois pour exprimer
le fruit, et ils ont donné à l'arbre qui porte ce fruit, le nom
de cacaohyer ou cacaotier.

Le cacaohyer est d'une moyenne grandeur ; il est originaire
du Brésil, et on le cultive actuellement dans les îles de l'Amérique méridionale aux Antilles.

Cet arbre a été placé par *Linneus*, dans sa polyadelphie
pentandrie ; il s'élève à la hauteur de quatre à cinq pieds
(un mètre 3oo millim. à un mètre 624 millim.). Son tronc
qui est de la grosseur de la jambe, est couvert d'une écorce
brune gersée ; il se divise en plusieurs branches qui se sou-
divisent en plusieurs rameaux ; lesquels sont chargés de feuilles
alternes, lisses, glabres ou sans poils, inclinées en bas, assez
semblables à celles du citronnier, longues de neuf à dix pouces
(244 à 271 millim.), sur quatre pouces (108 millim.) de
largeur : ses fleurs naissent par bouquets attachés aux branches, quelquefois au tronc ; elles sont composées de cinq
pétales d'un jaunes pâle, soutenues par un calice à cinq découpures, pâles en dehors et rouges en dedans. Le pistil qui
est environné de plusieurs étamines réunies, devient un fruit
de six pouces (162 millim.) de long, sur trois pouces (81 millimètres) de grosseur, relevé de dix crêtes, raboteuse extérieurement, d'abord verdâtre, ensuite jaunâtre, et enfin d'un
rouge tacheté de jaune. Le pédicule de ce fruit est oblong et
de la grosseur d'une plume à écrire. La forme extérieure de
ce fruit est analogue à celle du concombre ; il est blanc dans
son intérieur, et il renferme une trentaine d'amandes, de la
grosseur d'une olive, taillées en forme de cœur allongé,
luisantes, polies, d'un beau violet clair en dehors, blanches
en dedans, d'un goût d'amande lorsqu'elles sont sèches, accompagné de plus ou moins d'amertume.

On distingue, dans le commerce, quatre sortes de cacao,
qui se réduisent à deux principales, savoir : le gros et le petit
caraque, le gros et le petit cacao des Iles.

Les deux premières sortes nous viennent de la province
de Nicaraga ; les deux autres qualités croissent dans les îles
de la Martinique et de Saint-Domingue, d'où on nous les
envoie.

Le cacao le plus estimé est celui qui est désigné sous le
nom de gros caraque. On doit le choisir gros, nourri, pesant, de couleur brune en dehors, d'un rouge violet en
dedans, d'une saveur douce, agréable, et non moisi dans
l'intérieur.

Le cacao caraque subit un apprêt dans le pays où il naît, qui contribue à le perfectionner. Cet apprêt consiste à l'enfermer sous terre pendant trente ou quarante jours dans son péricarpe, pour lui faire perdre sa saveur âcre qui l'accompagne naturellement. Ce procédé prend le nom de *terrer*, et le cacao ainsi apprêté, est appelé *cacao terré*. La nature nous indique elle-même ce mode de préparation pour l'amélioration de certains fruits : c'est ainsi qu'elle s'y prend d'elle-même à l'égard de l'arachide ou pistache de terre, qu'elle achève d'élaborer en la profondant sous terre pour achever sa maturation. *Voyez* Arachide.

Quelquefois il arrive que le cacao terré est moisi dans son intérieur ; cet accident tient à ce qu'il a été terré avant sa maturité parfaite.

Le cacao caraque est plus sec, c'est-à-dire qu'il contient moins d'huile concrèt, que le cacao des îles que l'on n'est pas dans l'usage de terrer ; mais ce dernier n'est pas d'une saveur, ni accompagné d'un arome aussi agréable.

Le cacao est la base du chocolat : on doit employer deux parties de caraque sur une de cacao des îles, pour avoir une pâte de chocolat de bonne qualité.

L'écorce qui recouvre l'amande du cacao sert à faire des infusions théiformes, que l'on prend en déjeuner chaud avec du lait, pour les poitrines affoiblies. On tire de l'amande par l'expression une huile concrète, connue sous le nom de *beurre de cacao* : l'amande du cacao torréfié, entre dans la composition du sirop de tortues.

Voyez dans mon Cours élémentaire de pharmacie chimique *beurre de cacao* et *chocolat.*

CACHOLON. Variété du quartz agath, dont la substance est opaque ou demi-transparente, mêlée de bleue et de blanc.

La composition de ce genre de pierre est de plusieurs terres simples, parmi lesquelles la silice domine, unies à une terre alcaline.

Cette sorte de pierre appelé *pierre dure* par les bijoutiers, est inataquable par les acides, excepté l'acide fluorique qui en dissout la silice : elle a la propriété de faire feu avec l'acier. On s'en sert particulièrement dans l'art du graveur et du bijoutier : on en fait des cachets, on en monte des bijoux de toute espèce.

CACHOU ou TERRE DU JAPON. *Cutecus.* Suc épaissi de couleur marron un peu foncée, d'une légère amertume mêlée d'un peu d'astriction, et laissant sur l'organe du goût, une arrière saveur sucrée.

Ce suc épaissi est un extrait proprement dit, soluble dans l'eau et dans l'alcool : on en connoît de deux sortes dans le commerce, lesquelles ne paroissent différer entr'elles que par la couleur qui est plus ou moins foncée, et par la consistance qui est ou plus ferme, ou plus friable. Ces différences dépendent entièrement de la préparation, et du degré de rapprochement que l'on donne à cet extrait par l'évaporation.

Swediaur prétend que le cachou est l'extrait obtenu de la décoction du bois d'une espèce de *mimosa catechu* de la polygamie monœcie de *Linneus*; mais l'opinion la plus généralement reçue, est que ce suc provient de l'infusion du fruit d'une espèce de palmier, appelé, par *Linneus*, *Palma arecifera nucleo versicolore moschate simili, cujus fructus sessilis faufel dicitur*. On fait évaporer cette infusion à la manière des extraits.

On doit choisir le cachou en morceaux bruns, couleur de marrons un peu foncée, le plus pur possible. Les pharmaciens le font dissoudre dans l'eau, le clarifient, et font évaporer cette dissolution pour en faire un extrait plus convenable à l'usage de la médecine.

On prépare, avec le cachou, des trochisques, des tablettes aromatisées de toutes sortes d'odeurs. On le fait entrer dans la composition de la poudre astringente, de la poudre pectorale ou looch sec, dans celle des pilules astringentes, des tablettes absorbantes et fortifiantes.

Le cachou est stomachique, astringent, corrige la mauvaise haleine, il convient dans la dysenterie. On le prend à la dose de six à douze grains (3 à 6 décigrammes), dans la soupe, ou dans du vin.

CADE. *Juniperus major*. Espèce de genévrier, dont les fruits sont très-gros, roussâtres, et qui ont moins de saveur que les bayes de genèvre ordinaires.

On obtient l'huile de cade par la distillation de ce bois à la cornue : cette huile est la même que celle qu'on obtient du bois de genèvre. *Voyez* Bois de genèvre.

CADMIE ARTIFICIELLE ou CADMIE DES FOURNEAUX. *Placitis*. Terme ancien des chimistes, par lequel ils exprimoient l'espèce de suie métallique, qui s'attache contre les parois des fourneaux où l'on opère la fusion du métal de cloches. Cette prétendue suie, nommée cadmie, est un véritable oxide, connu officinalement sous le nom de tuthie. *Voyez* Tuthie.

CADMIE NATURELLE. Les anciens naturalistes ont donné le nom de cadmie naturelle à une espèce de mine de cobalt, qui ressemble à des scorie de verre. Cette espèce de mine de cobalt est à l'état d'oxide ; elle est compacte, et offre dans sa cassure des taches rosées : quelque naturalistes lui ont donné le nom de mine de cobalt vitreuse. *Voyez* mine de cobalt.

Nota. On donne aussi le nom de cadmie naturelle à la calamine. *Voyez* ce mot.

CAFE, CAFIER, CAHUÉE, CAHUC, CAHOUAC ou CAOUC. *Coffea Arabica occidentalis jasminum Arabicum, lauri folio, cujus semen apud nos café dicitur*. L'arbre qui produit le café est généralement connu sous le nom de *cafier*. Il paroît, d'après les connoissances que l'on a acquises de cet arbre, que l'on a cultivé dans le jardin des plantes de Paris, que l'on peut lui donner le nom de jasmin d'Arabie à feuilles de laurier portant le café. Cet arbre est de la pentandrie monogynie de *Linneus*. Zédia est le lieu de l'Arabie, à quelques journées de Moka, où on le cultive. Il paroît d'après les relation des voyageurs, que cet arbre s'élève jusqu'à la hauteur de quarante pieds (12 mètres 989 millim.), dans son pays natal, quoique le diamètre de sa tige n'excède pas quatre à cinq pouces (108 à 135 millim.).

Le grand usage que l'on fait du café, en Europe, rend l'histoire de l'arbre qui produit cette semence, assez intéressante pour exciter la curiosité, et mériter quelques détails.

Cet arbre a été apporté en Europe par les hollandois, en 1707, et il donna des fruits au jardin d'Amsterdam, en 1709. Jusqu'à cette époque, on n'avoit que des connoissances très-imparfaites sur les véritables caractères qui distinguent cet arbre, et les botanistes ne pouvoient pas lui assigner la véritable place qui lui convenoit parmi les autres végétaux. M. *Galland* est celui qui en avoit le mieux parlé dans une lettre qu'il imprima en 1699, à Caen, et qui contient une traduction d'un traité sur le café, composé par *Abdalcader ben Mohammer*, qui vivoit l'an 996 de l'égire, c'est-à-dire, en 1587 de l'ère chrétienne ; mais pour lever tous les doutes que l'on avoit sur le compte et de l'arbre et du fruit, on ne pouvait y parvenir que par la vue et la culture de cette plante.

Du jardin d'Amsterdam il en parvint un jeune pied en France, par l'entremise et le zèle de M. *De Resson*, lieutenant général de l'artillerie, lequel s'en priva en faveur du jardin des plantes de Paris : mais M. *Paucras*, bourguemestre-régent de la ville d'Amsterdam, en fit transporter, en 1714, un autre pied à Marly, où il fut présenté à Louis XIV, et delà, envoyé à

Paris, au jardin de sa majesté. Ce fut là que les botanistes purent le bien connoître par les caractères que firent apercevoir ses fleurs et ses fruits, qui parurent sur l'arbre dans la même année.

Nous ferons remarquer que le cafier ne s'élève pas dans notre climat à une hauteur égale à celle qu'il atteint habituellement dans l'Arabie, où il est originaire. Les hollandois ont à Batavia des cafiers qui ont près de quarante pieds (12 mètres 989 millim.) de haut, tandis que ceux qu'ils cultivent dans le jardin d'Amsterdam, ont tout au plus moité de cette hauteur : mais quelque soit leur hauteur, les caractère botaniques sont les mêmes, et nous pouvons en donner une description exacte.

Le cafier est garni de feuilles dans toutes les saisons : il jette beaucoup de branches dans la longueur de sa tige, lesquelles sont un peu horizontales, toujours opposées, et chargées, d'espace en espace, de feuilles opposées deux à deux, précédées d'un petiole fort court. La figure de ces feuilles est pareille à celles du laurier, avec cette différence qu'elles sont plus larges, plus pointues, d'un vert gai, luisant en dessus, plus pâle en dessous, et qu'elles n'ont qu'une saveur douce herbacée, sans arome particulier. De l'aisselle de la plupart de ces feuilles, naissent des fleurs jusqu'au nombre de cinq, soutenues par un pédicule fort court. Ces fleurs ont beaucoup de ressemblance avec celles du jasmin d'Espagne, mais leurs pétales sont blancs, leurs tubes plus courts, leurs découpures plus étroites ; elles ont cinq étamines et un pistil, tandis que le jasmin n'a que deux étamines et un pistil. L'odeur de ces fleurs est douce et agréable ; le pistil devient un fruit qui est renfermé dans un calice à quatre pointes. Ce fruit acquiert la grosseur d'un bigarreau moyen ; il est vert-clair d'abord, puis rougeâtre, ensuite d'un beau rouge, et enfin rouge obscur dans sa parfaite maturité. La pulpe de ce fruit est mince, blanchâtre, glaireuse, et d'une saveur assez fade ; cette saveur change en celle de nos pruneaux, lorsque la pulpe est desséché. Cette matière charnue ou pulpeuse sert d'enveloppe à deux coques minces, mais dures, étroitement unies, et qui présentent la configuration qui appartient à la semence qu'elles renferment.

La semence, connue généralement sous le nom de café en grain, est ovale, plate d'un côté, et creusée de ce même côté et dans son milieu, par un sillon assez profond, arrondie et voutée du côte opposé. Si une de ces semences avorte,

17*

celle qui reste occupe tout le fruit qui pour lors n'a qu'une loge.

Cette semence quoique dure et cornée, veut être mise en terre aussitôt qu'elle est mûre, autrement elle a peine à germer, et elle n'est pas propre à la reproduction de l'espèce. Cette observation disculpe les habitans du royaume d'Yemen, que l'on accusoit de tremper dans l'eau bouillante ou de passer au four tout le café qu'ils vendent aux étrangers, afin de le priver de la faculté reproductrice.

L'usage du café remonte au milieu du quinzième siècle de l'ère chrétienne. *Gémaleddin*, muphti d'Aden, ville et port fameux à l'orient de l'embouchure de la mer rouge, faisant un voyage en Perse, y trouva des gens de son pays, qui prenoient du café et qui vantoient cette boisson. De retour à Aden, il eut une indisposition, il prit du café, et il s'en trouva bien. Cette boisson fut reconnue propre pour inspirer de la joie, dissiper les maux de tête, empêcher de dormir, et les derviches pour prier la nuit, les gens de loi pour étudier, les artisans pour travailler, les voyageurs pour marcher la nuit, enfin tous les habitans d'Aden en prirent sur la recommandation de *Gémaleddin*. Delà il passa à la Mecque ; de l'Arabie heureuse, il fut porté en Egypte, au Caire, ensuite en Syrie, et delà à Constantinople. Quant à la France, c'est *Thévenot* le voyageur qui a le premier apporté le café à Paris.

Le nom café est originairement arabe. Les turcs le prononcent *cahueh* et les arabes *cahouah* ou *cahoué*, c'est de ce dernier qu'on a fait le mot *café* en changeant l'*u* arabe en *f*. *Cahouah* en arabe et en turc, signifie donner de la vigueur. Les mahométans connoissent trois sortes de cahoué ou cahouah, savoir : les vin et toutes les liqueurs vineuses ou alcooliques, le péricarpe ou enveloppe de la semence du café, et le café lui-même. D'autres auteurs ont avancé que l'étymologie du mot cahoua étoit tirée d'un verbe arabe, qui signifie *avoir du dégoût*, *n'avoir point d'appétit*, terme générique qui s'applique au vin et à toutes les boissons, lesquelles prises en excès ôtent l'appétit ; mais cette signification n'est pas proprement convenable à ces liquides, dont la véritable propriété est de donner du ton à l'estomac et d'accélérer la digestion lorsqu'elles sont prises avec modération et conformément à la disposition physique de l'estomac, qui n'est pas la même chez tous les individus.

On distingue dans le commerce, trois sortes de café. Le premier qui est le plus estimé est le café Moka ; il a une couleur jaunâtre, il est petit, et d'une bonne odeur. Le café de l'île de Bourbon, tient le second rang pour la qualité; il est blanchâtre, alongé, sans odeur. La troisième sorte est le café des îles; il est verdâtre et il a une saveur herbacée. Ce que l'on nomme *café mariné* est du café avarié par naufrage et qui a été mouillé par les eaux de la mer.

Il y a beaucoup de choix dans le café; ce choix ne se rapporte pas seulement aux qualités que nous venons de désigner à raison des lieux d'où il nous arrive, et de sa forme ou de sa couleur; elle se rapporte encore à la parfaite maturité du fruit lui-même, à la manière dont il a été conservé, et à son ancienneté.

Le café qui est ridé à la suite de sa dessication, démontre manifestement qu'il a été récolté un peu avant sa parfaite maturité, parce qu'il est de la nature de ce fruit d'être solide lorsqu'il a été suffisamment élaboré par l'acte de la végétation, et que les rides qu'il laissent apercevoir, annoncent une soustraction de beaucoup d'eau de végétation. On doit donc le choisir dur, sec, sonore et lisse. On a remarqué que le café acquéroit plus de propriété à mesure qu'il viellissoit; on doit donc le conserver dans des caisses où on puisse l'agiter librement à l'effet de renouveller les surfaces alternativement, en sorte que les parties qui occupent le fond de la caisse, soient exposées successivement au contact de l'air. La caisse doit être placée dans un lieu dont la température soit constamment sèche.

Le café vert à une saveur qui n'est point agréable; ce que l'on nomme café mariné porte plus loin encore cette saveur désagréable. On peut la diminuer beaucoup en laissant tremper ces sortes de café, dans de l'eau bouillante, pendant quelques minutes, et en le faisant sécher ensuite à l'étuve.

L'examen chimique du café tel qu'il est dans son état naturel, a fait reconnoitre qu'il contenoit un principe astringent analogue au tanin. Les médecins en recommandent la décoction dans l'eau, dans les maladies catarrhales, dans la diarrhée. Mais son plus grand usage est lorsqu'il a été légèrement torréfié, et il prend alors le nom de *café brûlé*.

La manière de brûler le café (en terme technique *torréfier*), n'est pas indifférente. Il importe essentiellement pour sa bonne qualité, que chaque grain subisse l'action du calorique d'une manière égale, et que la torréfaction soit tellement ménagée que le grain du café soit pénétré par le calorique, sans qu'aucunes de ses parties, tant internes qu'externes soient amenées à l'état de charbon. On brûloit anciennement le café dans des terrines presque plates, de terre vernissée; mais la torréfaction n'était jamais égale, parce qu'il étoit difficile de mettre en contact avec le calorique, chacun des grains de café, d'une manière uniforme. Depuis l'invention des cylindres à brûler le café, lesquels on fait mouvoir perpétuellement sur leur axe au dessus d'un fourneau qui contient du feu, on dirige à volonté la torréfaction de cette semence, et dès que le café paroît roussâtre extérieurement, on retire le cylindre de dessus le feu, et on continue de le tourner sans cesse, jusqu'à ce qu'il soit à moitié refroidi. Alors on l'étend sur des clayes d'ozier garnies de papier, ou sur des vans pour accélérer son refroidissement. Ensuite on le tient dans des boîtes bien fermantes pour le passer au moulin à café à mesure que l'on se propose d'en faire usage.

La torréfaction du café donne lieu au développement de son arome, à la combinaison plus intime de ses principes, à la formation d'un peu d'huile médiate, qui s'opère par la rencontre de l'hydrogène, du carbone et d'un peu d'oxigène; enfin l'extractif du café est mis à nu, et devient soluble dans l'eau et dans l'alcool.

La meilleure manière de préparer la boisson du café, est l'infusion dans l'eau, à froid. L'usage le plus généralement adopté est de faire infuser le café brûlé en-poudre, dans l'eau bouillante. On a imaginé des vases d'infusion extrêmement ingenieux et commodes à cet effet, qui sont garnis intérieurement d'une chausse qui laisse écouler l'infusion très-claire, à l'aide d'un robinet.

On donne au café en boisson, le degré de force que l'on juge à propos, en ajoutant plus ou moins de poudre de café à une quantité d'eau déterminée pour chaque tasse.

Outre l'usage du café à l'eau, au lait et à la crême, on en fait une infusion à l'eau-de-vie, et on en prépare ce que l'on connoît sous le nom de ratafia de café, en ajoutant du sucre à cette infusion, ce que l'on nomme crême de café, est la même infusion distillée au bain marie et mêlée avec du sirop de sucre très-blanc.

Le café en boisson doit être pris très-chaud, sans sucre ou avec du sucre. Il tient l'esprit éveillé, il donne de la gaîté, met le sang en mouvement, dissipe les migraines et l'ivresse. L'expérience a appris qu'il convient aux personnes qui ont de l'embonpoint, à celles qui ont la fibre lâche, et qu'il nuit à celles qui sont sèches, maigres, ou dont la fibre est très-irritable. Quelques médecins prétendent qu'il énerve les hommes et les rend inhabiles à la génération.

Quelques personnes ont imaginé de substituer au café, du seigle, de l'orge, des pois, des fèves, des glands de

chêne , etc., etc. On prépare un prétendu café dit de *chicorée*,
avec la racine de cette plante : mais toutes ces substitions sont
faciles à reconnaître : la saveur et l'odeur en sont totalement
différentes.

Le docteur *Pringle* recommande l'usage du café en boisson ,
dans l'asthme accompagné de spasme.

On assure que deux onces (61 grammes) d'infusion saturée
de café , mêlées avec deux onces (61 grammes) de suc de
citron, prises le matin à jeûn sont souveraines dans les fièvres
intermittentes.

CAHOUT-CHOUC, GOMME ou RÉSINE ÉLASTIQUE. *Ja-
tropha elastica*. Le cahout-chouc est une substance *sui generis*,
qui n'a point d'analogue, et que l'on ne doit pas plus se permettre de placer au rang des gommes qu'à celui des résines

C'est un suc laiteux, un principe immédiat, qui exude sous
forme liquide, de couleur blanche, laiteuse, à l'aide des incisions que l'on fait à un arbre de l'Amérique, que *Swediaur*
a désigné sous le nom de *jatropha elastica*, lequel appartient
à la monœcie monadelphie de *Linneus*. Les indiens du Para,
donnent à cet arbre le nom de *siringa*, et il est nommé hévé,
Hevea par les habitans d'Esmeraldas, province de Quito dans
le Pérou. Les naturels du pays nomment ce suc laiteux desséché *cahoult-chouc*, et c'est le véritable nom qui lui convienne.
Ce suc, lorsqu'il est sec, a la ténacité et l'élasticité du cuir.
Les indiens n'attendent pas qu'il soit sec, pour en faire usage;
ils en font toute sorte de vases, même des bottes et des souliers, en l'appliquant couche par couche sur des moules que
l'on puisse briser facilement lorsque les couches de suc laiteux
ont acquis de la ténacité par la dessication.

M. *De la Condamine* est le premier qui en ait fait mention dans un mémoire qu'il a inseré dans ceux de l'académie,
pour l'année 1751. Mais il ne nous l'a fait connoître que par
les propriétés qu'il a de rendre les étoffes de soie qui en sont
imprégnées, imperméables à l'eau.

Le cahout-chouc que l'on rencontre dans le commerce est
en morceaux épais comme du cuir, d'une couleur cendrée
tirant sur le roux : il est solide ou ténace et doué d'une grande
élasticité.

On a longtems ignoré quel étoit son dissolvant pour le rendre
habile à être employé. Les huiles volatiles, la cire, élevées à
une haute température, le dissolvent : les huiles volatiles unies
à l'alcool, le dissolvent plus aisément que lorsqu'elles sont
seules : l'éther nitrique a été pendant un assez longtems, le
dissolvant qui a paru lui mieux convenir. M. *Berniard* a fait

de la dissolution du cahout-chouc un objet de spéculation et a gardé son secret. J'ai résolu le problême de la dissolution du cahout-chouc, dans un mémoire que j'ai lu dans la séance publique de la société de medecine, en l'an 9. Ce mémoire est consigné dans le dixième volume du recueil périodique de la société, et le procédé pour operer cette dissolution est également rapporté dans mon ouvrage intitulé *Cours élémentaire de pharmacie chimique*, à l'article cahout chouc, page 293. On ramollit d'abord cette substance dans du camphre nitrique, ensuite elle se dissout très-facilement dans l'essence de térébenthine

On prépare avec la dissolution du cahout-chouc, des sondes, des bougies creuses à l'usage des chirurgiens, des seringues à injection.

C'est dans cette dissolution que l'on trempe des étoffes de soie pour les rendre imperméables à l'eau.

CAHOUT-CHOUC FOSSILE. Les minéralogistes placent le cahout-chouc fossile au rang des bitumes. Il paroît que c'est une matière d'origine végétale bituminisée, et qui jouit de la propriété élastique.

Ce minéral est opaque, de couleur brune-verdâtre : on le trouve en Angleterre près de Castleton, dans les mines de plomb sulfuré.

CAJEPUT (HUILE DE) *Melaleuca leucadendron*, huile volatile que l'on obtient par la distillation d'un arbre appelé en latin *Melaleuca leucadendron*, lequel croît dans les Indes orientales et particulièrement dans l'île de Sumatra. Cet arbre est de la polyadelphie polyandrie de *Linneus*. On lui a donné le nom de cajeput, de *cajo arbor* et de *puti alba*, c'est-à-dire, arbre dont l'épiderme est marqué de blanc.

L'huile de cajeput est d'une odeur aromatique assez semblable à celle du cardamome. Elle nous est apportée des Indes orientales.

On se sert de cette huile volatile intérieurement et extérieurement. Elle est stimulante anti spasmodique, carminative et emménagogue. Elle est estimée dans la colique venteuse, dans la suppression des règles, pour chasser le fœtus mort de la matrice. On l'emploie à la dose de trois gouttes, souvent dans le jour, sur du sucre.

Employée extérieurement, elle convient dans la douleur de dents, dans la paralysie de la langue.

CAILLETTE. C'est le nom du quatrième estomac des animaux mammifères ruminans. On comprend aussi sous le même nom, le lait aigri que ce ventricule du jeune veau qui tète, contient. C'est la même chose que présure. *Voyez* Présure.

CAILLE-LAIT. *Gallium verum* (*Pl.* II , *fig.* XII). Plante dont il y a deux espèces, l'une blanche, l'autre jaune : c'est le caille-lait jaune qui est le plus estimé en médecine.

Le caille-lait vrai ou jaune est de la tétrandrie monogynie de *Linnéus*, et des fleurs en godet, première classse de *Tournefort.*

Sa tige est droite et s'élève à la hauteur de quatre pieds (1 mètre 299 millim.); ses feuilles sont verticillées, ses fleurs sont petites, en forme de godet, de couleur jaune, très-nombreuses ; ses fruits sont composés de deux pièces jointes ensemble. Ses racines sont ligneuses, rouses en dehors, blanches en dedans, garnies de fibres.

Le caille-lait qui semble avoir reçu son nom de la propriété qu'on lui suppose de cailler le lait, n'a nullement cette propriété.

Cette plante est agréable à l'odeur, lorsqu'elle est récente, et d'une saveur astringente. Elle est actuellement beaucoup employée en médecine, comme anti-spasmodique et dépurative. On la fait sécher pour la conserver et pouvoir l'employer dans toutes les saisons. On en fait des infusions théiformes.

CAILLI. Espèce de cresson qui croît dans un lieu que l'on nomme *Cailli*, à quelques lieues de Rouen. *Voyez* Cresson d'eau.

CAILLOUX. Sorte de pierre siliceuse ou ignescente, d'une extrême dureté, qui a la propriété de faire feu par le choc avec l'acier.

Le caillou se distingue en caillou opaque, demi-transparent et transparent.

Le caillou transparent comporte les espèces de quartz *hyalin*, d'un mot grec qui signifie en françois *verre*, parce qu'il a la transparence du verre. Dans le nombre, on distingue les cailloux du Rhin, de Cayenne, de Médoc, de Beauce, ainsi nommé du nom des lieux d'où on les tire. Ils sont désignés par les modernes, sous le nom de quartz hyalin roulé. Ce sont en effet des cailloux transparens arrondis par le frottement.

On taille ces cailloux et on les monte en bijoux, tels que boucles de souliers, d'oreilles, bagues, bracelets, etc. *Dits* de pierres fausses.

CAIRO. Bourre rougeâtre, qui est située entre la première écorce et celle qui recouvre immédiatement le fruit appelé coco. Les malabarois donnent à cette bourre le nom de *Cairo*. On en fait des cables, des cordages de navires, lesquels ne so pourrissent point dans l'eau de la mer. On en calfeutre aussi les vaisseaux, et elle est plus avantageuse que la bourre de chanvre, parce qu'étant imprégnée d'eau, elle s'enfle et se resserre. *Voyez* Coco.

CALAMENT DES MONTAGNES. *Melissa calomintha.* Plante de la didynamie gymnospermie de *Linneus*, et de la famille des labiées de *Tournefort*.

Cette plante croît à la hauteur d'un pied (325 millimètres) ; sa tige est carrée et se divise en plusieurs rameaux ; ses feuilles sont presque rondes, un peu pointues, velues ou chargées d'utricules blanchâtres, rangées deux à deux vis-à-vis l'une de l'autre : ses fleurs naissent en bouquets dans les aisselles des feuilles : les pétales sont de couleur purpurine, découpées en deux lèvres, dont la supérieure est retroussée : à cette fleur succèdent des semences oblongues, noirâtres, nues, au nombre de quatre, contenues dans une capsule qui a servi de calice. La racine est fibreuse.

Le calament croît dans les lieux pierreux et montagneux. Toute la plante a une odeur agréable. Elle est stomachique, expectorante, résolutive, propre pour l'asthme. Elle entre dans la composition du sirop d'armoise, de la thériaque, de la poudre chalybée, de l'eau vulnéraire, de l'onguent martiatum, etc.

CALAMINE ou PIERRE CALAMINAIRE. *Calaminaris lapis.* On compte six variétés de calamine qui sont établies sur la couleur qui est blanche, ou grise, ou verdâtre, ou rougeâtre, sur sa compacité qui est plus ou moins solide, sur sa cristallisation. Je ne m'attacherai qu'à parler de l'espèce de calamine que l'on trouve le plus habituellement dans le commerce.

La calamine on pierre calaminaire est un véritable oxide de zinc. La nature paroît faire usage de deux moyens pour convertir le sulfure de zinc natif, ou blende, en oxide de zinc.

Le premier moyen est celui où le soufre de ce sulfure se dissipe sans se convertir en acide sulfurique, alors il est remplacé par de l'oxigène qui amène le métal à l'état d'oxide. On trouve à S. Sauveur des couches de cette sorte de calamine entremêlée de blende, et on peut facilement observer la transition de la blende à l'état d'oxide.

Le second moyen qu'emploie la nature, est la conversion du soufre de la blende en acide sulfurique, lequel forme, avec le métal, du sulfate de zinc. Ce nouveau sel est décomposé par du spath calcaire ; il en résulte un sulfate calcaire et un carbonate de zinc. On trouve dans les collections minérales du spath calcaire converti en calamine ou oxide de zinc à une des extrémités, et dans l'état de sulfate calcaire à l'autre.

La calamine cristallise en prismes tétraèdres rhomboïdaux, ou en pyramides hexaèdres : quelquefois elle est mammelonée, souvent vermoulue, d'autrefois spongieuse ou compacte : elle varie comme nous l'avons déjà dit, par sa couleur. Le comté de Sommerset en fournit de blanche, de verte, etc. Celle qui nous vient de Namur est toujours calcinée ; elle est de couleur rouge plus ou moins intense.

Le plus grand usage de la calamine est pour la composition du léton ou cuivre jaune.

En pharmacie, on la prépare en la lavant et en la triturant dans l'eau : on en sépare la poudre la plus légère ; on la fait sécher, et on la réduit en poudre impalpable par la porphyrisation.

La calamine est employée intérieurement comme astringente. Elle entre dans la composition de l'onguent dessicatif rouge, de l'emplâtre styptique, oppodeltoch, et *manus dei*.

CALAMINE BLANCHE. Nom que les anciens donnoient à l'oxide blanc de zinc à cause de sa resssemblance avec la calamine naturelle. *Voyez* Pompholix.

CALAMUS AROMATICUS. Nom latin d'une plante, espèce de roseau, de l'hexandrie monogynie de *Linneus*, et de la quinzième classe de *Tournefort*. Elle est reconnue aujourd'hui pour être l'*acorus vrai*. *Voyez* Acorus vrai.

CALBASSE DE GUINÉE ou D'AFRIQUE, MANGER DES OISEAUX. *macha-mona*. La calbasse de Guinée est un fruit qui ressemble à nos calbasses de France ; il est attaché par un péduncule assez fort, à un arbre de la hauteur et de la grosseur des plus grands chênes de notre pays. Cet arbre est rangé dans la classe de la monoécie syngénésie de *Linneus*, et dans celle des fleurs en cloches de *Tournefort*. Son fruit est de la grosseur de nos melons, son écorce est ligneuse et sert à une infinité d'ouvrages de tabletterie. L'intérieur du fruit est divisé par côtés, et renferme une chair de nature pulpeuse semblable à celle de nos citrouilles, d'une saveur aigrelette, styptique, au milieu de laquelle se trouvent disséminées plusieurs semences grosses comme des petits pignons, ayant la forme d'un rein, de couleur de chataigne. L'amande de ces semences est plus délicate au goût que nos amandes douces.

La calbasse croît particulièrement à Marpio, contrée de l'Amérique. Les habitans du pays lui donnent le nom de *macha-mona*, qui signifie *le manger des oiseaux*, parce que les oiseaux du pays, dont le bec est fort, parviennent à pénétrer l'écorce et mangent la pulpe dont ils sont fort friands.

On prépare, dans le pays, une liqueur avec la chair de ce fruit, laquelle est rafraîchissante et propre pour les cours de ventre. Si l'on fait sécher cette chair, elle acquiert la saveur du pain d'épice de Rheims.

On s'en sert aussi dans le pays pour faire cailler le lait, comme on se sert en France de la présure.

C'est avec la chair de ce fruit, cuit dans l'eau, que l'on prépare le sirop de calebasse que l'on nous envoie dans des bouteilles carrées dont la contenance est d'une pinte (un litre) ou environ, et qui est si vanté pour la poitrine.

Nous ne voyons en France de ce fruit que l'écorce, et le sirop que l'on en fait dans le pays.

CALCANTHE autrefois CHALCANTHE. Nom que les anciens donnoient au sulfate de cuivre natif. Le mot calcanthe signifie *fleur de cuivre*. On retiroit ce sel, selon ce que rapporte *Pline*, des eaux de certaines sources qui se trouvoient en Espagne.

Les eaux de cémentation de Saint-Bel, dans le Lyonnais, contiennent du calcanthe en dissolution.

CALCEDOINE. La calcédoine, aussi appelée chalcédoine, est un quartz agathe qui a une transparence nébuleuse, bleue, ou blanchâtre, d'un blanc mat. Elle est connue des graveurs sous le nom de *pierres dures* ; elle est employée dans la bijouterie et sur-tout à la gravure.

La calcédoine soumise à l'action d'un feu très-violent, se convertit en une espèce d'émail blanc demi-transparent, rempli de bulles de différentes grandeurs. Cette pierre doit sa fusibilité à une petite quantité d'argile qu'elle contient.

CALCINÉ. Oxides blancs de plomb et d'étain mêlés. Ces deux oxides réunis font la base des émaux blancs et des couvertes de faïence.

CALCITE ou CHALCITE. Pierre atramentaire ou sulfate de fer natif plus connu sous le nom de *colcothar natif. Voyez* Colcothar.

CALCULS ANIMAUX. Concrétions, à l'état de carbonate calcaire, que l'on rencontre dans l'estomac, dans les intestins, dans le fiel, la vessie et les reins de certains animaux frugivores. *Voyez* Bézoards.

CALENDRE ou CHARANSON. Espèce de larve qui ronge le froment et les fèves : il a la gueule et le gosier fort grands ; il se tient ordinairement sur la sabine, le lierre, sur les feuilles du noyer, de l'absinthe, de l'abrotanum, du nyella. Cette larve passe par les méthamorphoses qui appartiennent aux insectes ailés : avant d'arriver à l'état d'insecte parfait, il fait beaucoup de ravage dans les blés pendant qu'ils sont encore tendres, peu de tems après la moisson.

On le nomme en latin *curculio*, comme si l'on disoit *gurgulio*, parce qu'il a la gueule et le gosier si grands qu'on ne voit en lui presqu'autre chose.

Le nom de *chiranson* vient d'un verbe grec, au participe, qui signifie rongeant le blé.

On prétend que cet insecte brûlé et appliqué sur une plaie saignante en arrête le sang.

CAMÉLÉE. *Chamœlea tricoccos.* Plante de la triandrie monogynie de *Linneus*, et de la vingt-unième classe (fleurs en rose) de *Tournefort.*

C'est une espèce d'arbrisseau qui s'élève à la hauteur d'un pied et demi (487 millimètres): il pousse plusieurs tiges menues, rameuses, garnies de feuilles semblables à celles de l'olivier, mais plus petites et plus noirâtres. Ses fleurs naissent dans les aisselles des feuilles ; les pétales en sont petits, jaunâtres : à ces fleurs succèdent des fruits à bayes peu charnues, renfermant trois noyaux osseux, fort durs, qui contiennent chacun une semence ordinairement oblongue. Ces fruits étant cueillis et gardés quelque tems, noircissent, et deviennent oléagineux comme les olives : sa racine est dure, ligneuse.

Le camélée croît en Espagne, dans les terrains sableux de Narbonne, dans les lieux incultes et déserts de nos pays méridionaux.

Le fruit, les feuilles et l'écorce du tronc ont une saveur âcre, brûlante : toute la plante est un purgatif violent dont on se servoit anciennement, mais dont on ne fait plus d'usage qu'à l'extérieur pour déterger les vieux ulcères. On s'en sert en décoction.

CAMÉLÉON, ANIMAL. *Chamœleon.* Le caméléon est un quadrupède ovipare qui, d'après la méthode de *M. Brongniard*, le naturaliste, est placé parmi les reptiles quadrupèdes, dans l'ordre des sauriens (1).

Cet animal a beaucoup de ressemblance avec le lézard, avec cette différence qu'il a la tête plus grosse et plus large, le corps plus ramassé et chagriné: ses yeux sont gros et brillans; il a une crête sur le dos, un casque pointu sur la tête, quatre pieds dont chacun a trois doigts, une queue longue avec laquelle il s'attache aux branches des arbres aussi bien qu'avec ses pieds.

La couleur ordinaire de cet animal est d'un gris bleuâtre, lorsqu'il est en repos et à l'ombre. Il change de couleur quand on l'irrite ou lorsqu'il est malade ; mais il est faux qu'il prenne celle des objets sur lesquels il est placé : c'est cette supposition

_____

(1) *Sauriens.* Reptiles quadrupèdes dont les dents sont enchassées, et le corps couvert d'écailles.

qui l'a fait regarder comme le symbole de l'adulation. Ses poumons sont très-vastes, et lorsqu'il les enfle, son corps paroît transparent, ce qui a fait croire qu'il vivoit d'air. Mlle. *Scudery*, rapporte, à l'occasion de deux caméléons qui lui furent apportés d'Afrique, qu'elle les conserva pendant dix mois, sans que pendant ce tems ils ayent pris aucune nourriture ; mais il est bien reconnu que cet animal se nourrit de mouches qu'il attrape en dardant subitement sa langue qui est gluante, longue de dix lignes (22 milim.), large de trois (6 millim.), faite de chair blanche, ronde et aplatie par le bout où elle est creuse et ouverte, semblable, en quelque façon, à la trompe d'un éléphant : aussi quelques-uns l'appèlent-ils *trompe*.

Le caméléon est un animal paresseux, triste, muet ; il tient l'un de ses deux yeux immobile regardant le ciel, l'autre vers la terre. Les caméléons d'Egypte ont jusqu'à onze ou douze pouces (298 à 325 millimètres) de long ; ceux d'Arabie et du Mexique ont six pouces (162 millimètres) seulement. On en trouve en Afrique, en Asie et en Espagne.

On envoie cet animal desséché pour figurer dans les cabinets d'histoire naturelle.

La femelle dépose ses œufs sur la terre, et la chaleur du soleil les fait éclore : mais elle est fécondée auparavant par le mâle qui l'accouple réellement.

CAMÉLÉON BLANC, NOIR. Plante dont il y a deux espèces, l'une appelée *caméléon blanc*, l'autre *caméléon noir*. On lui donne aussi le nom de *chardonnerette*.

Cette plante appartient à la syngénésie polygamie égale de *Linneus*. Elle a été ainsi nommée parce que ses feuilles presentent des couleurs variées selon les diverses manières dont elles réfléchissent les rayons de la lumière. C'est particulièrement de la racine du caméléon blanc dont on fait usage en médecine ; elle est connue dans les pharmacies sous le nom de carline. *Voyez* Carline.

CAMELINE. *Myagrum verum thlaspi effigia*. Plante de la tétradynamie siliqueuse de *Linneus*, et de la famille des crucifères de *Tournefort*.

Cette plante est annuelle et ne s'élève guères plus haut que le lin. On sème sa graine dans les champs, particulièrement en Flandres, pour en tirer de l'huile par expression, sa tige est garnie de feuilles longuettes, pointues ; celles qui sont à la base embrassent la tige de manière que les deux cotés représentent deux appendices ou oreilles ; ses fleurs naissent aux sommités des branches ; elles sont petites, cruciformes, jaunâtres. Ses fruits sont des silicules en forme de poire, composées de deux panneaux qui s'appliquent contre une cloison mitoyenne à laquelle tiennent les semences.

On prépare avec ces semences une huile par expression, laquelle est propre à adoucir les âpretés de la peau.

CAMIADE. Espèce de poivre sauvage qui naît dans les grandes Indes sur une espèce de thymélée. Il est d'abord vert, puis rouge, et noir lorsqu'il est sec. Sa saveur est piquante comme celle du poivre, mais il est inférieur en qualité au poivre de l'île de Java. Les nègres s'en servent au lieu d'épices pour assaisonner leurs viandes.

CAMION. Bosses ou têtes de chardon les plus petites dont on se sert pour tirer la laine des étoffes les plus communes, telles que les sommiers, les revêches, etc.

CAMOMILLE. *Chamœmelum vulgare amarum, anthemis.* Plante de la syngénésie polygamie superflue de *Linneus*, et de la quatorzième classe (fleurs radiées) de *Tournefort*.

On distingue plusieurs espèces de camomille dont nous décrirons les principales. Celle dont il s'agit est la camomille vulgaire. Elle pousse plusieurs tiges menues qui s'élèvent à la hauteur d'un pied et demi (487 mil.) ou environ : ces tiges sont revêtues de feuilles laciniées ou découpées fort menues : ses fleurs naissent aux sommités des tiges, dispersées de part et d'autre et radiées. Le disque renferme les étamines et les pistils, et la couronne, formée des pétales, est blanche : elles sont soutenues par un calice écailleux ; après ces fleurs il succède des semences oblongues, nues. La racine est menue et filamenteuse. Toute la plante a une odeur qui est assez agréable.

On se sert particulièrement de la fleur : elle est stimulante, stomachique et carminative ; mais on lui préfère la camomille romaine.

CAMOMILLE FÉTIDE ou MAROUTE. *Chamœmelum foetidum anthemis, cotula.* Cette plante est des mêmes classes que la précédente. Ses tiges sont droites, branchues, garnies de feuilles plus épaisses, et d'une odeur désagréable. Elle croît naturellement dans les champs.

Elle est fébrifuge et résolutive.

Elle convient dans les maladies hystériques.

CAMOMILLE ROMAINE. *Chamœmelum nobile, parthemium nobile, anthemis nobilis.* Plante de la syngénésie polygamie superflue de *Linneus*, et de la classe des radiées de *Tournefort*.

Ses tiges sont courtes, couchées par terre, rampantes ; ses feuilles sont semblables à celles de la précédente, mais plus petites et plus blanchâtres ; ses fleurs sont aussi plus petites et plus

belles, d'une odeur forte et agréable ; on cultive particulièrement cette espèce dans les jardins lorsque les fleurs sont blanches et doubles, c'est-à-dire, complètement pétalées ou privées
des organes de la génération.

Toute la plante a une odeur agréable. On fait sécher les fleurs
pour en faire usage en médecine et en pharmacie. Les médecins
donnent à chaque fleur distincte, le nom de tête de camomille.

La camomille romaine est stomachique, carminative, anti-
spasmodique. On s'en sert en infusion theiforme.

On prepare avec les feuilles et les fleurs une eau par distillation. On fait avec les fleurs une huile par macération, un alcool
odorant.

Les fleurs entrent dans la composition de la décoction aromatique pour fomantation, dans celle de l'alcool général, de la
décoction vulnéraire, de l'onguent martiatum, de celui *de arthanita*, de l'emplâtre de *vigo*, de melilot composé, de l'élixir
vitriolique, de l'essence carminative de *Wedelhus*.

CAMPANE JAUNE, CAMPANETTE, AIRU. *Bulbo-
codium crocifolium flore magno albo fundo luteo.* Plante de la
tetradynamie monogynie de *Linneus*.

C'est une espece de narcisse sauvage. Ses feuilles sont longues,
étroites ; ses fleurs sont jaunes, dorées ; elles ont dans leur
centre une campane assez grande et pâle, garnie à la base
de six pièces jaunes. Le calice devient un fruit rond, relevé
de trois coins, lequel est divisé intérieurement en trois loges
contenant des semences presque rondes, noires. Sa racine est
bulbeuse, visqueuse au toucher et au goût, mêlée de douceur
et d'acrimonie.

La campane jaune croît sur les alpes de l'Italie, sur les bords
des champs, dans les pres, dans les jardins.

La racine est purgative et apéritive : elle évacue la pituite
visqueuse. La dose est de deux gros (8 gram.) en infusion.

CAMPANULE. *Campanula.* (*Pl.* III, *fig.* 18.) Nom d'un
genre de plante à fleurs monopétales, à suc laiteux, à fuilles
simples et alternes, et dont les fleurs ressemblent à de petites
cloches, d'un aspect agréable, et qui se flétrissent sans tomber :
il y a cinq étamines, le fruit est une capsule anguleuse, ovale
ou turbinée ou prismatique, divisée intérieurement en trois à
cinq loges polyspermes et qui s'ouvre sur les cotes par un pareil
nombre de trous.

CAMPANULE, GANTELEE, ou GANT NOTRE-DAME.
(*Pl.* IV, *fig.* 19). *Campanula vulgatior, foliis urticæ, vel
major et asperior.* Plante de la pentandrie digynie de *Linneus,*

Cette plante pousse plusieurs tiges qui s'élèvent à la hauteur de deux pieds (649 millimètres) ; ces tiges sont velues et garnies de feuilles alternes semblables à celles de l'ortie, mais plus pointues et garnies de poils : ses fleurs sortent des aisselles des feuilles ; elles sont figurées en cloches évasées et coupées sur leurs bords en cinq parties de couleur bleue ou violette, ou blanche, soutenue chacune par un petit calice découpé aussi en cinq parties.

Ce calice devient un fruit membraneux divisé en plusieurs loges, lesquelles renferment des semences menues, luisantes roussâtres : la racine est blanche et a le goût de celle de la raiponse. Toute la plante contient un suc laiteux : elle croît dans les prés, le long des vallées : elle est astringente, détersive, vulnéraire, propre pour les inflammations de la bouche et de la gorge.

Son nom de campanule lui vient de la forme de sa fleur qui ressemble à une petite cloche.

On la nomme en latin *trachelium*, qui dérive d'un mot grec que l'on traduit par celui de *asperitas*, parce que cette plante est rude au toucher.

On la nomme encore *wularia a vercla*, luette, parce qu'elle convient dans les maladies de la luette, et *cervicaria a cervice*, le cou, parce que cette plante est propre pour les maladies de la gorge.

CAMPHRE. *Camphora*. Le camphre est un produit immédiat des végétaux, un corps *sui generis*, qui est extrêmement répandu dans la nature, mais qui se rencontre plus abondamment dans le collet de la racine et dans la tige d'un arbre qui croît aux Indes, sur les montagnes maritimes, dans les îles de Bornéo, de Sumatra, en Asie et dans la Chine, et que *Linneus* nous a fait connoître sous le nom de *laurus camphora*, *foliis triplinerviis*, *lanceolato ovatis* de l'ennéandrie monogynie.

On doit distinguer le camphre en natif et artificiel, et en brut ou purifié.

Le camphre natif est celui qui exsude naturellement du végétal : cette sorte est très-rare et n'est qu'un objet de curiosité pour le naturaliste.

Le camphre artificiel n'est pas un produit de l'art, mais il s'obtient à l'aide de l'art, soit au moyen des incisions que l'on fait à l'arbre, soit par l'intermède de la distillation.

Ce que l'on nomme camphre brut est celui qui est tel qu'il est sorti de l'arbre par le moyen des incisions : il est granulé, sans adhérence de parties, d'une couleur grise sale, chargé de toute sorte d'impuretés.

Le camphre purifié·ou raffiné est celui qui a·été sublimé, et qui est distribué sous forme de pain sémi-orbiculaire.

Pour obtenir le camphre, on s'y prend de deux manières : la première, qui est la plus simple, consiste à faire des incisions au collet de la racine et le long de la tige du laurier camphorifère lorsque cet arbre a atteint sa maturité positive ; il découle de ces incisions une excrétion d'abord fluide, mais qui se concrète assez promptement.

La seconde manière appartient de plus près à l'art proprement dit : elle consiste à prendre les racines, les tiges, les feuilles du même arbre, à les placer dans des alambics de fer dont le chapiteau est garni intérieurement de paille de riz ; on verse par dessus de l'eau, et on procède à la distillation. Le camphre se sublime et vient adhérer en partie sur la paille, tandis qu'une autre partie passe dans le récipient. Le moyen de purification est le même pour les deux produits ci-dessus énoncés.

C'est alors que l'on rassemble tout le camphre que l'on a obtenu et que l'on s'occupe de sa purification. Ce sont les hollandois qui se sont emparés de ce procédé. Ils mettent ce camphre dans des vaisseaux sublimatoires, et ils y ajoutent une once (30 grammes) de chaux vive par livre (5 hectogr.) : le camphre se sublime à l'aide du calorique, et acquiert une configuration conforme à celle des vaisseaux sublimatoires.

Nous avons dit que le camphre étoit extrêmement répandu dans la nature; en effet, on peut le retirer du canellier, du laurier sassafras, du laurier-casse, du laurier commun, de diverses espèces de lauriers qui croissent en Amérique, de la zédoaire de Ceylan, de la menthe de la même île, du gingembre, du jonc odorant de l'Arabie et de la Perse, du poivre à queue, du génévrier, du cabaret, du roseau aromatique, de la camphrée de Montpellier, de la mille-feuille, de l'herbe de *mésué*, de l'auronc, du carvi, du fenouil, de l'aunée, de la valeriane, de la coquelourde ou pulsatille, du persil et de plusieurs plantes labiées telles que du thym, de la lavande, de la menthe poivrée, du romarin, de la sauge, de la sclarée, etc. Il se rencontre principalement dans les huiles volatiles de ces dernières plantes.

Les expériences analytiques, que j'ai faites sur le camphre, m'ont démontré que ce principe immédiat des végétaux étoit un composé de beaucoup d'hydrogène, peu de carbone, moins l'oxigène (1).

---

(1) Voyez Mémoire sur le camphre, recueil périodique de médecine, t. 10, p. 294. Voyez traité sur le camphre, par Graffenauer, an XI (1803).

Les propriétés physiques du camphre sont une extrême volatilité à tel point qu'il suffit qu'il soit en contact avec l'air, qu'il ne laisse point de traces après lui, et qu'il a une faculté combustible qu'il porte à un degré éminent.

Ses propriétés chimiques sont d'être solubles dans les huiles fixes et volatiles, dans l'éther, les diverses espèces d'alcool, les graisses, les acides minéraux. Il est miscible à l'eau, par l'intermède du jaune d'œuf, du savon : il communique son arome à l'eau, et il se combine avec l'oxigène de manière à former un acide dont il devient le radical, et qui porte le nom d'acide camphorique.

Le camphre n'est pas moins utile dans les arts que dans la médecine. Il facilite la dissolution du copal, du cahout-chout. *Voyez* mon Mémoire cité ci-dessus; *Voyez* mon Cours élémentaire de pharmacie chimique.

On place aujourd'hui le camphre au rang des remèdes héroïques; il convient dans les pyrexies, les phlegmasies, les exanthèmes avec fièvre, les douleurs, les affections spasmodiques, les visanies telles que la mélancolie, la manie, les flux, les maladies vermineuses, les tumeurs, les ulcères, la gangrène.

On prépare avec le camphre, l'eau-de-vie camphrée, l'alcool camphré, le camphre nitrique appelé improprement l'huile de camphre. On le fait entrer dans l'eau diurétique de *Fuller*, dans le vin diurétique du même auteur; il entre dans la composition du vinaigre anti-septique, des trochisques de blanc-rhasis, de myrrhe; dans celle de la poudre létifiante, du collyre fortifiant, de l'alcool prophylactique, hystérique, thériacale camphrée, de l'essence anti-hystérique, du baume de léitour, hypnotique, de la thériaque céleste, du baume nerval, opodeltoch, de l'onguent blanc-rhasis, dessicatif rouge, de l'emplâtre de savon, du camphre, diabotanum, styptique, odontalgique, de Nuremberg, enfin dans la composition de la pierre divine ou ophtalmique.

CAMPHRÉE. *Camphorata Monspeliensium, hirsuta. Camphorosma Monspeliensis.* Plante de la tétrandrie monogynie de *Linneus*, et de la sixième classe (rosacées) de *Tournefort*.

Cette plante pousse plusieurs tiges à la hauteur d'un pied et demi (487 millimètres), moyennement grosses, dures, ligneuses, rameuses, velues, blanchâtres, espacées par des nœuds de chacun desquels il sort beaucoup de petites feuilles entassées les unes sur les autres, longuettes, menues, velues, médiocrement dures ou roides, d'une odeur légère de camphre, quand on les presse entre les doigts, d'une saveur un peu âcre.

La camphrée fleurit au mois de septembre. Sa fleur est rosacée; elle renferme quatre étamines et un pistil. Ses semences sont oblongues, noires; sa racine est presqu'aussi grosse que le pouce.

Cette plante croît dans les terrains sabloneux : elle est très-commune aux environs de Montpellier d'où on nous l'envoie sèche. On doit la choisir bien saine récemment séchée et mondée de ses tiges. On l'emploie dans les maladies de la peau, dans celles des vers, en infusion théiforme. Elle est céphalique et astringente.

CAMPO. Laine d'Espagne qui vient de Séville et de Malaga. On distingue les campos, en fins et moyens; elles passent par la Rochelle pour les manufactures du Poitou.

CANCRE. Ver crustacé qui reçoit son nom du latin *cancer*, en françois écrevisse. *Voyez* Ecrevisse.

CANCRITES. C'est ainsi que l'on nomme les cancres ou écrevisses pétrifiées.

Les matières de ce genre ne sont pas pour le naturaliste observateur des objets de simple curiosité ; en les examinant avec attention et à l'aide des connoissances chimiques, il remarque que les pétrifications de ce genre sont à l'état de phospate au lieu d'être à celui de carbonate, et il n'est plus étonné de la variété dans la nature des diverses espèces de terres qui constituent le globe. Ses remarques vont plus loin encore, il reconnoît que le premier noyau du globe est d'origine animale.

CANEFICE. *Canificium.* Fruit du canéficier, arbre qui croît dans les Indes orientales et occcidentales, et qui produit ces fruits à gousses allongées connues sous le nom de casse en bâtons.

On donne particulièrement le nom de canéfice aux bâtons de casses jeunes et tendres que l'on a confit au sucre, dans le pays même où ils naissent. On les mange quand on veut se lâcher le ventre.

Il nous vient actuellement très-peu de canéfices en France. *Voyez* Casse.

CANELLE. *Laurus cinnamomum, cinammomum verum sive acutum.* Seconde écorce des tiges ou branches d'un arbre, espèce de laurier qui porte le nom de canellier, lequel croît particulierement dans l'île de Ceylan. Cet arbre appartient à l'ennéandrie monogynie de *Linneus*: il s'élève à la hauteur d'un saule, et il porte des feuilles semblables à celles que l'on counoît sous le nom de feuille indienne ou *malabathrum*, d'une odeur et d'une saveur de canelle.

Ses fleurs sont figurées en calices, blanches et odorantes, elles renferment neuf étamines et un pistil : il leur succède des fruits de la forme et de la grosseur des petites olives, verts au commencement, et qui noircissent en mûrissant. La racine est rameuse, assez forte ; on en tire, à l'aide des incisions, un principe immédiat qui est un véritable camphre.

Les feuilles du canellier sont cordiales et stomachiques, étant prises en poudre ou en infusion théi-forme.

On tire du fruit, par expression, un suc huileux, verdâtre, qui a l'odeur et la saveur de l'huile de canelle. Les habitans de l'île en font des bougies à brûler.

On distingue trois sortes de canelle, savoir : la canelle fine, la canelle moyenne et la canelle commune.

On a fait beaucoup de versions sur le compte de la canelle, et il importe de bien s'entendre pour ne pas perpétuer l'erreur dans laquelle on s'est laissé entraîner. Quelque soit le degré de finesse ou la qualité de la canelle, il est bien certain que c'est la seconde écorce des tiges d'un petit arbre appelé *canellier*, que l'on cultive dans l'île de Ceylan. On a prétendu qu'il existoit des canelliers cultivés et d'autres qui croissoient sans culture, et on disoit que la canelle moyenne et commune appartenoit au canellier non cultivé ; enfin, que la moins bonne en qualité nous venoit de la Chine, tandis que la canelle fine nous venoit de Ceylan.

Les naturalistes modernes ont levé toutes les incertitudes en ce genre. Le même canellier de Ceylan fournit les trois qualités de canelle. Elles dépendent de l'âge de l'arbre et de la grosseur des tiges desquelles on enlève l'écorce.

La canelle fine se tire des tiges des branchages du canellier, qui a tout au plus trois ou quatre ans. On choisit les tiges les plus droites, qui ont deux à trois pieds (649 millim. à 1 mètre) de hauteur. On fait aux deux extrémités une incision horizontale, et au milieu une incision longitudinale. L'épiderme extérieur se détache, on l'enlève ; la seconde écorce se sépare à son tour de la tige, on la déroule, on l'étend sur des linges placés sur le sol exposé aux rayons d'un beau soleil ; la dessication s'en opère très-promptement ; l'écorce se roule sur elle-même à mesure qu'elle se sèche.

On doit la choisir d'une couleur jaune rougeâtre, d'une saveur douce sucrée d'abord, un peu âcre et piquante sur la fin, d'une odeur très-suave et très-pénétrante. La texture de cette sorte de canelle est très-fine, et se rompt facilement. Il faut se défier d'une espèce de canelle fine que les hollandois introduisent dans le commerce après en avoir retiré une partie de l'huile essentielle par la distillation. Cette canelle est d'une couleur pâle et n'a presque pas d'odeur.

La canelle fine, telle que nous venons de la décrire, ne contient pas autant d'huile essentielle que les deux autres espèces. La raison en est sensible ; la jeunesse de l'arbre n'a pas permis, faute du tems, aux élémens qui composent les huiles essentielles, de s'accumuler et de se combiner pour en offrir une grande quantité ; mais l'huile que l'on obtient est infiniment plus suave et plus légère.

On doit préférer la canelle fine pour tous les usages médicinaux et pharmaceutiques. On en prépare en pharmacie une eau distillée simple, alcoolique, une teinture à l'alcool ; elle entre dans une infinité d'opérations de pharmacie. On s'en sert dans l'assaisonnement des mets, sur-tout dans les desserts et les préparations de l'office.

La canelle moyenne est plus épaisse que la première, parce qu'elle a été tirée des tiges plus fortes du canellier, ou parce qu'il étoit plus âgé. Les habitans de Ceylan qui la récoltent et la font sécher, en introduisent une partie dans les paquets qu'ils font avec la première espèce.

La canelle commune est tirée des grosses branches du canellier plus avancé en âge. Elle est rude, épaisse, d'une couleur jaune livide, d'une saveur âcre, mordicante, laissant une certaine viscosité dans la bouche, d'une odeur forte qui approche de celle de la punaise : elle fournit plus d'huile essentielle par la distillation, que les deux autres ; mais cette huile est plus pesante et d'une odeur beaucoup moins suave.

La canelle fine est stomachique, cordiale, carminative, elle accélère la digestion. La dose, en poudre, est de huit à douze grains (4 à 6 décigrammes).

Il est peu de substances dont l'usage soit aussi multiplié en pharmacie. On en fait une eau distillée, un alcool distillé de canelle, une teinture, un sirop, et elle entre dans une multitude de compositions pharmaceutiques qu'il seroit trop long de rapporter.

CANELLE BLANCHE. *Costus corticosus.* C'est la seconde écorce d'un gros et grand arbre qui croît dans les îles de la Jamaïque, de Campêche, et de Sainte-Croix en Amérique. Cet arbre est appelé en latin *hœmatoxylum campechianum*, c'est celui qui nous donne le bois de Campêche ou bois d'Inde : il appartient à la décandrie monogynie de *Linnœus*.

Voyez Bois d'Inde.

La canelle blanche est en gros rouleaux épais, d'un blanc sale, d'une odeur aromatique et d'une saveur qui tient de celle de la canelle, du gérofle et du gingembre. Les habitans de la Jamaïque s'en servent dans leurs ragoûts au lieu de poivre et de gérofles.

On confit cette écorce lorsqu'elle est dans sa verdeur, et on en fait usage avec succès dans le scorbut.

Il ne faut pas confondre cette espèce de canelle blanche avec l'écorce de *Winter*.

La canelle blanche aide à la digestion, convient dans le scorbut, chasse les vents, excite la transpiration, arrête le vomissement en fortifiant l'estomac.

La dose est de onze grains (6 décigr.) en poudre.

CANELLE GEROFLÉE. *Cassia caryophillata.* Seconde écorce des jeunes tiges ou rameaux de l'arbre appelé *ravend-sara*. On soupçonne que cet arbre est le *laurus pecurim* de l'ennéandrie monogynie de *Linneus*. *Voyez* Bois de crabe.

CANNAMELLE. Nom françois composé du latin *canna* et de *mel*, comme si l'on disoit *canne miellée*. Les anciens ont donné ce nom à l'*arundo saccharifera* ou canne à sucre, à cause du suc médullaire que contient ce roseau, dont la saveur approche de celle du miel. *Voyez* Sucré.

CANNE ou ROSEAU. *Arundo sativa quæ donax Dioscoridis.* Plante, espèce de roseau dont on distingue plusieurs espèces. Celle dont il s'agit pousse plusieurs tiges à la hauteur de huit à neuf pieds (2 mètres 600 millim. à 3 mètres), plus grosses que le pouce, fortes, creuses, nouées, jaunâtres : ses feuilles sont longues d'un pied et demi (487 millim.) environ, assez larges, roides, un peu rudes au toucher, enveloppant en partie leur tige. Ses fleurs sont staminées, de la quinzième classe de *Tournefort*, et de la tryandrie digynie de *Linneus* : elles naissent par paquets en ses sommités, petites, menues, molles, enfermées dans un calice à écailles, de couleur purpurine au commencement ; insensiblement ces paquets se développent, s'alongent, ils se répandent en manière de chevelure et prennent une couleur cendrée : à ces fleurs succèdent des semences. Sa racine est longue, grosse, charnue, d'une saveur douce et agréable.

On fait particulièrement usage de la racine de canne en médecine. On la monde de ses fibres radicales, on la coupe par tranches, on la fait sécher, et on en fait des décoctions pour faire passer le lait des femmes en couche ou des nourrices. On cultive cette plante dans les jardins.

CANNE-BAMBOCHE. Bambou, *tabaxir et mombu arbor. Arundo indica maxima cortice spinosa.* Espèce de roseau des

Indes, qui croît à la hauteur d'un arbre, quelquefois comme le peuplier.

Ce roseau est de la triandrie digynie de *Linneus*. C'est de cet arbre que l'on récolte les beaux jets si estimés, et dont on fait des cannes à main : il croît dans la province de Malabar, près de Coromandel, le long des rivages et en plusieurs autres lieux des Indes.

Il sort naturellement de chacun de ses nœuds une liqueur épaisse, blanche, laiteuse, dont on fait du sucre par évaporation, lequel sucre est appelé *tabaxir* par les indiens.

Le bois de l'arbre est d'une extrême dureté : il sert à bâtir des maisons, des bateaux, à faire des meubles. Deux morceaux de ce bois frottés l'un contre l'autre produisent du feu.

La racine de canne-bamboche est diurétique, et propre pour faire passer le lait des femmes en couche et celui des nourrices.

CANNE D'INDE (RACINE DE). Racine d'une plante connue sous le nom de balisier, lequel croît dans l'Amérique.

On fait usage de la racine de canne d'Inde en décoction, pour faire passer le lait des femmes en couche, ou qui sèvrent leurs nourrissons. On la préfère à celle de la canne de nos jardins. *Voyez* Balisier.

CANNE A SUCRE ou CANAMELLE. *Arundo saccharifera canna-mel.* Plante de la triandrie digynie de *Linneus*, et de la quinzième classe (fleurs staminées) de *Tournefort*.

C'est un roseau qui contient un suc médullaire dans son intérieur, dont on tire par l'expression, l'évaporation et la purification, le suc sucré connu sous le nom de sucre, et un sirop généralement appelé mélasse.

On cultive la canne à sucre dans le Brésil, dans les îles Antilles, dans nos colonies, particulièrement à Saint-Domingue.

CANNEBERGE. Plante de l'octandrie monogynie de *Linneus*, et de la vingtième classe de *Tournefort*.

C'est principalement du fruit de cet arbrisseau dont on fait usage : il est plus connu sous le nom d'airelle. *Voyez* Airelle.

CANNEPIN ou CUIR DE POULE. Peau très-mince ou épiderme qu'on lève de dessus la peau du chevreau ou du mouton qui a été passé en mégie.

Paris est après Rome l'endroit où l'on sait mieux lever le cannepin. Celui de chevreau est le plus estimé pour la ganterie. On lui donne le nom de *cuir de poule*, parce qu'il est parsemé de petits grains comme la peau d'une volaille déplumée.

On en fait des gants de femme.

Les chirurgiens s'en servent pour essayer leurs lancettes.

CANTHARIDES. *Lytta vesicatoria* (*Fabricius*). *Meloe*

vesicatorius. (*Linnæus*). *Vulgò cantharides.* Les cantharides
sont des insectes coléoptères, c'est-à-dire, dont les ailes sont
enfermées dans des étuis. Il y en a de plusieurs espèces qui
diffèrent entr'elles par la couleur et la grandeur ; mais dans
le nombre, on en distingue trois sortes, savoir : de grandes, de
moyennes et de petites. Ces dernières se rencontrent plus particulièrement dans les Indes orientales, et ne nous sont apportées que comme objets de curiosité. Les cantharides que nous
voyons en France, sont ou grandes ou moyennes, quoiqu'elles
soient errantes ou vagabondes ; cependant elles sont plus communes dans nos pays méridionaux. Ce sont celles d'une grandeur moyenne que l'on préfère pour l'usage pharmaceutique.
La nature les a parées des plus riches couleurs. Le bleu, le vert,
l'azur et l'or les rendent brillantes d'un éclat qui flatte singulièrement la vue : mais si d'un côté elles réjouissent celui de
nos sens qu'attire la lumière, elles affectent d'une manière bien
désagréable les sens de l'odorat, du toucher et du goût. L'odeur
qu'elles exhalent, qui est vireuse, et qui approche un peu de
celle de la souris, annonce leur voisinage, et sert à les découvrir lorsqu'on en cherche pour en faire provision. Souvent elles
volent en troupe, comme un essaim, et elles vont se reposer
sur les peupliers, les troënes, les rosiers, et par préférence
sur les frênes dont elles dévorent les feuilles. Malheur à ceux
qui s'endorment sous les arbres où elles sont rassemblées ; ils
éprouvent des ardeurs d'urine, et quelquefois des pissemens de
sang qui les rendent très-malades.

Les cantharides s'accouplent pendant les grandes chaleurs
du jour. Les femelles font les avances et prennent la place
du mâle. Lorsqu'elles ont été fécondées, elles déposent leurs
œufs à terre. La chaleur du soleil les fait éclore, et ils
passent successivement de l'état de larves à celui de nymphes,
et de celui-ci à l'état de cantharides proprement dit. On
ne va à la chasse des cantharides que le matin à l'aube du
jour. Ces insectes engourdis par la fraîcheur de la nuit, et
par la rosée qui retombe sur eux et qui les mouille, sont
presque sans mouvement. On étend au pied de l'arbre où elles
sont rassemblées, de grands draps ; on secoue l'arbre ou ses
branchages, et elles tombent sur ces draps. On a pris la précaution de se masquer le visage, et de se couvrir les bras
pour n'en être pas atteint ; dès qu'elles sont tombées, on les
enferme dans un linge, en forme de nouet, et on les suffoque à la vapeur du vinaigre : ensuite on les fait sécher dans
une étuve pour les conserver pour l'usage.

D'après l'analyse des cantharides, opérée par *Thouvenel*, les principes qui les constituent, sont un extrait jaune rougeâtre dissoluble dans l'eau, et un principe huileux qui surnage cet extrait ; une substance huileuse verte analogue à la cire, dissoluble dans l'éther, et un parenchyme insoluble dans l'eau et l'alcool. C'est dans l'huile verte que réside éminemment la vertu épispastique des cantharides.

On doit choisir les cantharides sèches les plus nouvelles et les plus entières. Il faut les conserver dans des lieux secs et dans des boîtes bien fermantes. On en fait une poudre, et cette poudre est la base des pommades, pâtes et emplâtres épispastiques ou vésicatoires. On en fait une teinture à l'alcool aqueux.

C'est particulièrement dans les mois d'août et de septembre que l'on récolte les cantharides.

On ne doit faire usage de cet insecte qu'extérieurement : son action sur la peau est telle que celle-ci s'enlève en manière de vessies remplies de sérocités.

Les cantharides prises intérieurement sont un poison qui attaque particulièrement la vessie, et y cause des ulcères mortels.

On prétend que les cantharides vivantes écrasées entre les doigts, et dont on a laissé sécher l'humidité à l'air, communiquent aux doigts la propriété de guérir les douleurs de dents par l'attouchement. C'est à l'expérience à confirmer cette assertion.

CAPELET. Surnom que l'on donne à la seconde écorce du ravend-sara : cette écorce est désignée dans le dispensaire de Paris sous le nom de *cassia caryophillata*. C'est la même chose que canelle géroflée ou bois de crabe. *Voyez* Bois de crabe.

CAPILLAIRE ou ADIANTE. (*Pl.* XX, *fig.* 117). *Ad anthum*, *capillus veneris*. Plante de la cryptogamie (ordre des fougères) de *Linneus*, et de la seizième classe (fleurs apétales) de *Tournefort*.

Les botanistes comptent dix-neuf espèces de capillaires. Les pharmacologistes en admettoiens cinq anciennement, savoir : le capillaire noir, le capillaire blanc ou capillaire de Montpellier, le politric, le cétérach ou scolopendre, la sauve-vie ou *ruta muraria*, *salvia vitæ*.

Nous ferons mention des trois derniers chacun à leur place.

Le capillaire blanc, dit de Montpellier, parce qu'il naît dans les environs de cette ville, pousse plusieurs tiges menues noirâtres, lesquelles s'élèvent à la hauteur d'un pied (325 millim.) Ces tiges sont garnies de beaucoup de petites feuilles semblables à celles de la coriandre, presque triangulaires, découpées, molles, tendres, douces au toucher, d'une odeur et d'une sa-

veur assez agréables. Les parties de la fructification sont situées
à l'extrémité des feuilles qui, après s'être allongées, se replient
sur elles-mêmes et couvrent plusieurs capsules sphériques qui
sont collés contre ces mêmes plis. Ces capsules renferment quelques semences présque rondes. La racine est fibreuse et noire.

Ce capillaire naît dans les lieux sombres, humides, pierreux,
contre les murailles, au fond des fontaines et des puits.

L'espèce de capillaire qui est la plus usitée dans les pharmacies, est celle que l'on désigne sous le nom de capillaire de
Canada, et est appelé en latin *adiantum*, *fruticosum brasilianum*. Sa tige est menue, dure, lisse, de couleur rouge
brune ou purpurine, tirant sur le noir, se divisant en plusieurs branches qui portent des petites feuilles semblables à
celles de l'adianthe ordinaire, mais obtuses, oblongues, dentelées d'un côté, entières de l'autre, molles, tendres, odorantes.

Le capillaire de Canada est celui qui est le plus estimé ; il
nous est envoyé sec. On doit le choisir d'un beau vert, bien
séché, et d'une odeur agréable.

Les capillaires sont incisifs, pectoraux, apéritifs. On en
fait des infusions et un sirop qui en porte le nom. Il entre
dans la composition du sirop de guimauve de *Fernel*, et de
l'électuaire de psillium.

CAPRES. Ce sont les boutons à fleurs du caprier. On a
grand soin de les récolter avant le commencement de leur développement, pour les faire confire au vinaigre. C'est alors
qu'ils sont ainsi confits qu'on les fait servir dans l'assaisonnement des cuisines.

CAPRIER. *Capparis spinosa fructu minore*, *folio rotundo*.
Petit arbrisseau que *Linneus* a placé dans sa polyandrie monoginie, et *Tournefort* dans sa sixième classe (rosacées).

Cet arbrisseau est garni d'épines crochues ; ses rameaux sont
un peu courbés ; ses feuilles sont rondes, d'un goût un peu
amer. Il pousse des rejetons ou petits pieds particuliers, portant en leurs sommités des petites têtes ou boutons verts que
l'on a soin de cueillir lorsqu'ils sont arrivés à leur grosseur parfaite, c'est-à-dire, un peu avant le développement des fleurs
dont ils sont les rudimens. Les fleurs sont disposées en roses,
composées de trois pétales blancs soutenus par un calice à trois
divisions : du milieu de cette fleur s'élève un pistil entouré
d'un grand nombre d'étamines ; ce pistil devient un fruit charnu
dont la figure approche de celle d'une poire. Ce fruit renferme
plusieurs semences logées chacune dans sa petite case. Ses racines sont longues et grosses : on en sépare l'écorce et on la fai-

sécher : on doit la choisir dure, épaisse, blanchâtre, difficile à rompre, d'un goût acerbe.

Le caprier est cultivé dans le midi de la France, principalement dans les environs de Toulon.

On confit au vinaigre les boutons à fleurs. L'écorce de la racine est estimée apéritive, propre pour lever les obstructions des viscères.

Capparis, à capite, parce que les boutons que l'on confit ont la forme d'une tête.

CAPSIQUE. Ce nom est dérivé du mot latin *capsicum*, qui signifie en françois poivre d'Inde ou de Guinée. *Voyez* Poivre d'Inde.

CAPUCINE. (*Pl.* VII, *fig.* 40). *Cardamindum minus nasturtium indicum tropœolum foliis peltatis orbiculatis*. Plante de l'octandrie monogynie de *Linneus*, et de la onzième classe (fleurs anomales) de *Tournefort*.

La capucine nous a été apportée de l'Amérique, et est actuellement très-commune dans les jardins. Sa tige est longue, déliée, ronde, rameuse, foible, s'entortillant autour des plantes voisines ou des bâtons que l'on plante à côté pour la soutenir : ses feuilles sont ordinairement rondes, quelquefois anguleuses, vertes, unies en dessus, un peu velues en dessous ; il s'élève d'entre elles des péduncules rougeâtres qui soutiennent des fleurs belles, agréables, odorantes, composées chacune de cinq pétales jaunes marqués de quelques taches rouges. Leur calice est d'une seule pièce découpée en cinq parties ; elle est terminée en bas par une longue queue qui a la figure d'un capuchon. Cette fleur a une saveur analogue à celle du cresson des jardins. Le fruit est formé de trois capsules qui renferment chacune une semence.

On mange la fleur mêlée à de la salade. On confit au vinaigre ses boutons encore verts, comme ceux des câpres.

CARABÉ. Espèce de bitume que l'on trouve sur les bords de la mer baltique et dans l'intérieur des terres, dans la Prusse ducale. *Voyez* Succin.

CARACTÈRES EXTÉRIEURS DES MINÉRAUX. Un corps naturel, quel qu'il soit, est d'abord soumis à l'empire de nos sens. Nous devons donc consulter chacun des organes que nous tenons de la nature pour distinguer, avec connoissance de cause, tous les corps minéraux que l'on peut nous présenter.

La vue nous les fait apercevoir par leur forme extérieure ; celle-ci est commune, particulière ou régulière.

On entend par forme commune, celle qui est en masse, informe, lisse ou granulée dans toutes les surfaces, ou à des distances inégales.

Une forme particulière est celle qui représente des objets auxquels on peut les comparer ; telle est la forme capillaire, tricotée, coralliforme, cellulaire, etc.

Une forme régulière appartient à l'ordre de la cristallisation. Elle représente un cube, un rhombe, un octahèdre, un tétrahèdre, un prisme, avec pyramides, etc. etc.

La vue nous fait encore apercevoir sous l'aspect extérieur d'un minéral, sa couleur, tel que le blanc, le gris, le noir, le bleu, le vert, le jaune, le rouge, le brun, et toutes les nuances de ces couleurs en particulier.

Sa surface qui est lisse ou rude, rayée en travers, en long, alternativement, etc.

Son éclat qui est plus ou moins intense,

Sa transparence plus ou moins lucide, et sa réfraction simple ou double.

Dans l'aspect intérieur d'un minéral, on remarque également son éclat, la forme de sa cassure et la figure de ses fragmens.

Par le moyen du tact, on considère sa pesanteur, sa dureté, sa flexibilité, sa ductilité, sa cohésion ou adhérence de ses parties, son onctuosité, sa température, son happement à la langue.

Par le moyen de l'odorat, on remarque son odeur.

Par le goût, sa saveur.

Et par l'ouïe, sa faculté sonore.

CARAGUE ou CARÈGUE. Produit excrétoire de nature résineuse qui découle par incision d'un arbre appelé *arbor insania, caragna nuncupata. Voyez* Résine carague.

CARAPACE. C'est ainsi que l'on nomme à présent l'enveloppe testacée supérieure de la tortue, autrement l'écaille voûtée qu'elle a sur le dos. Celle qui est sous le ventre et qui complette la maison de l'animal, est plate et porte le nom de plastron.

La carapace de la tortue caret, est l'ecaille dont nos tablettiers font ces jolis ouvrages de tabletterie, tels que bonbonnières, tabatières, peignes, etc.

CARAQUE. Surnom que l'on donne au cacao pour en désigner la meilleure qualité. *Voyez* Cacao.

CARBONATE DE BARYTE, PIERRE CONTRE LES RATS, ou WITHÉRITE. *Carbonas barytæ, terra ponderosa aerata.* (*Bergman.*) Matière saline qui participe de la combinaison de la baryte avec l'acide carbonique. *Bergman* l'a désignée sous le nom de pierre pesante, et elle a reçu le nom de *witherita*, de celui du docteur Withéring, qui l'adécou-verte. On l'a nommée encore pierre contre les rats, à cause de la propriété qu'elle a de faire mourir les rats.

Les premiers échantillons que nous ayons eu de ce carbonate, nous sont venus d'Anglezark, dans le Lanca-Shire, en Angle-terre.

M. *Patrin* dit avoir trouvé du carbonate de baryte dans les mines d'or et d'argent de Zmeof, dans les monts Altaï, entre L'Ob et L'Yrtiche, en Sibérie.

Le carbonate de baryte est strié, blanchâtre ou transparent. C'est un poison des plus violens, dont on ne peut se permettre l'usage que pour faire périr les rats et les souris.

Les chimistes traitent ce carbonate de baryte avec l'acide ni-trique, pour obtenir d'abord du nitrate de baryte, et ensuite la baryte caustique par la calcination.

CARBONATE CALCAIRE ou DE CHAUX, TERRES ET PIERRES CALCAIRES. *Carbonas calcis*. La nature nous pré-sente la terre calcaire combinée avec l'acide carbonique sous divers états d'aggrégation et de configuration, qui a donné lieu à quelques distinctions et à certaines dénominations particu-lières qu'il importe de faire connaître convenablement.

La première distinction que l'on a établie entre les variétés du carbonate calcaire, se rapporte à leur état d'aggrégation, faible ou forte, d'où naît naturellement la différence que l'on remarque entre ce que l'on nomme vulgairement *terres* et *pierres calcaires*.

Quelle que soit la force d'adhésion entre les molécules des unes et des autres, leur combinaison est essentiellement la même; elle participe de celle de l'acide carbonique avec la terre cal-caire. Mais les moyens dont s'est servi la nature pour opérer cette combinaison n'étant pas les mêmes, on n'est plus étonné d'apercevoir autant de variétés dans la forme et dans la force d'aggrégation moléculaire que l'on trouve dans ces sortes de terres et de pierres calcaires.

Le carbonate calcaire neutre est insoluble dans l'eau. Lors-qu'au contraire il se rencontre avec excès d'acide carbonique, il devient soluble dans ce fluide aqueux. La présence de l'acide carbonique, en excès dans sa combinaison avec la terre calcaire, donne lieu à des phénomènes chimiques qui sont aujourd'hui bien connus, et dont l'explication est devenue très-facile.

Établissons d'abord l'origine des terres calcaires, et nous conmettrons bientôt celles des pierres calcaires carbonatées d'aggrégation solide.

Les bancs de craie ou carbonate calcaire que l'on trouve à des profondeurs inégales dans l'intérieur de la terre, dans certains endroits à plus de 40 pieds, (13 mèt.) dans d'autres à 12 ou 15 pieds (4-5 mèt.) seulement au dessous de la couche supérieure du globe, sont actuellement bien reconnus pour être les débris des vers testacés et crustacés. La nature a eu peu d'efforts à faire pour mettre à nu le carbonate calcaire qui existoit tout formé dans l'enveloppe de ces vers, anciennement connus sous le nom de coquillage ; elle n'a eu qu'à en séparer le gluten animal, et il n'a fallu pour cela que la dissolution de ce gluten, opérée par l'eau : de là cet arrangement par couches ou bancs de craie, dont on trouve des masses à une étendue assez considérable dans la ci-devant Champagne, Bourgogne, et à Meudon, près Paris.

C'est avec cette craie que l'on prépare la craie fine, aussi nommée blanc d'Espagne et blanc de Bougival. Voici quelle est la manière dont cette craie se prépare. On la lave d'abord dans l'eau ; ensuite on la triture également avec de l'eau, pour obtenir la substance la plus légère. L'eau, ainsi troublée par la craie, est passée à travers un tamis de soie : la craie se dépose par le repos ; on décante l'eau qui surnage, on pétrit la substance craieuse, et on en forme de petites masses cylindriques du poids d'une livre (5 hectogrammes) ou environ, que l'on fait sécher pour l'usage.

Les matières les plus grossières de cette même craie sont réduites en masses du poids de seize à vingt onces (de 5 hectogr. à 5 hectogrammes 122 centigrammes), et servent à la peinture en détrempe.

La craie fine, ou carbonate calcaire terreux, sert à faire le mastic des vitriers. Les pharmaciens en dégagent l'acide carbonique par l'intermède de l'acide sulfurique : ils la font servir à la préparation du carbonate d'ammoniaque, etc.

On s'en sert pour nettoyer les glaces, les vitraux, les vases ou instrumens d'étain, de cuivre, d'argent, etc.

C'est avec la craie fine que l'on allonge l'oxide de plomb blanc dans les fabriques en grand de cet oxide, particulièrement à Montpellier, pour préparer les pains de plomb blanc connus sous le nom de céruse, et dont on fait usage dans la peinture à l'huile. *Voy. Céruse.*

L'origine de la terre calcaire une fois connue, sa combinaison avec l'acide carbonique qui l'amène à l'état de carbonate calcaire étant pareillement connue, le naturaliste observateur, aidé des lumières de la chimie, n'est plus en peine pour reconnoître la cause de la formation des pierres calcaires à l'état de carbonate, quel que soit leur espèce, leur nature, et leur état régulier ou irrégulier, opaque ou transparent.

La pierre calcaire ou carbonate de chaux à gros grains, connue sous le nom de *pierre à bâtir*, est l'ouvrage du tems : c'est un produit de la dissolution du carbonate calcaire qui constitue la substance solide des vers testacés ou animaux à coquilles, operée par l'eau, et à l'aide de l'acide carbonique en excès, qui a été fourni par suite de la décomposition simultanée des végétaux et des animaux. Cette pierre forme d'immenses carrières qui se trouvent répandues sur une infinité de points du globe. Elle n'offre point de régularité dans l'aggrégation de ses molécules, parce que celles-ci n'ont point subi les lois de l'attraction par un rapprochement lent et successif : on y distingue facilement, à la vue simple ou au microscope, des débris de coquilles marines, qui démontrent leur origine. Lorsque les blocs de cette pierre renferment beaucoup de ces coquilles, on les nomme *pierres calcaires coquillères*

La pierre dite de liais, que l'on trouve près de Paris et à Creteil, est un carbonate calcaire à grains fins, qui est très-propre à bâtir ; elle ne prend jamais le poli du marbre, mais celui dont elle est susceptible la rend propre aux ouvrages de sculpture : on en fait des statues, des chambranles de cheminées, des balustres, des carreaux de vestibules et de salles à manger. On remarquera que la pierre de liais qui est nouvellement extraite de sa carrière, est tendre sous le ciseau, et qu'elle durcit avec le temps, lorsqu'elle a été travaillée. Ce phénomène physique est dû à la vaporisation insensible de l'eau de crystallisation, et à la plus parfaite neutralisation entre l'acide carbonique et la terre calcaire.

Souvent il arrive que la pierre à chaux qui offre une de ses surfaces à l'air, s'égrène et tombe en poussière : elle prend alors le nom d'agaric minéral ou gurh de craie. *Voyez* Agaric minéral.

Le carbonate calcaire nous est encore offert dans la nature sous plusieurs états qui forment autant de variétés qu'il présente de modifications, soit dans l'arrangement de ses parties, soit dans ses combinaisons. C'est ainsi que l'on distingue les stalactites, les stalagmites, l'albâtre, le spath calcaire, le crystal d'Islande, les espèces de marbre, etc. etc. Il convient de consulter chacun de ces articles à la place qui lui appartient.

CARBONATE DE CHAUX BITUMINIFÈRE. C'est la chaux carbonatée unie à un bitume. Son odeur s'exhale par la chaleur : le feu la blanchit en détruisant ou brûlant le bitume auquel elle devoit sa couleur noire. Le marbre noir de Dinan, dont on pave les églises, les galeries et les portiques, est de cette espèce. Plusieurs monumens de Persépolis ont été exécutés avec cette chaux carbonatée.

CARBONATE DE CHAUX FÉTIDE, PIERRE DE PORC ou PIERRE PUANTE. C'est l'espèce de pierre dans l'état de carbonate, qui, lorsqu'on la frotte, exhale une odeur d'œuf pourri. Elle doit cette odeur à l'hydrogène sulfuré, et c'est à cette odeur qu'elle doit les noms de pierre de porc ou pierre puante.

Plusieurs monumens de sculpture du moyen âge sont faits avec cette chaux carbonatée, qui prend quelquefois le poli du marbre.

CARBONATE DE CUIVRE ROUGE NATIF. Sel métallique natif, qui procède de la combinaison du cuivre avec l'acide carbonique. Il se présente en poussière rouge.

Les caractères qui servent à le faire reconnoître, sont sa solubilité avec effervescence dans l'acide nitrique, qu'il colore légèrement en vert : il cristallise quelquefois en octaèdres ou en cubes.

On le distingue de l'argent rouge, en ce que celui-ci ne fait point effervescence avec l'acide nitrique.

On ne peut pas le confondre avec le cinabre, parce que ce dernier est volatil au chalumeau, tandis que le carbonate de cuivre se réduit en métal. On le trouve dans les monts Oural en Sibérie, à Moldava, dans le Bannat de Hongrie.

CARBONATE DE FER SPATHIQUE. Chaux carbonatée unie au fer. C'est une véritable mine de fer.

Voyez Mine de fer spathique.

CARBONATE DE NICKEL NATIF. *Daubenton* a ainsi nommé une mine de nickel que M. *Hauy* a classé sous le nom de nickel oxidé. Cette mine est verdâtre, non soluble dans l'acide nitrique, réductible par le chalumeau à l'aide du borax ; mais il n'est démontré par aucune analyse que ce soit un carbonate.

CARBONATE DE PLOMB NATIF, ou PLOMB SPATHIQUE. *Carbonas plumbi nativum.* C'est une combinaison de l'oxide de plomb, avec l'acide carbonique.

Cette mine varie beaucoup par la couleur : il y en a de blanche, de noire, de brune, de jaune et de verte, suivant l'état du fer qui l'altère. Elle prend le nom de spathique, parce qu'elle a le tissu et la cristallisation de certains spaths.

Cette mine fait effervescence avec l'acide nitrique, qui en dégage l'acide carbonique.

CARBONATE DE STRONTIANE. Le carbonate de strontiane est d'un blanc verdâtre ; il ressemble beaucoup au carbonate de baryte ; mais il est plus léger : sa cristallisation est plus régulière ; sa pesanteur spécifique est de trois fois et demie environ plus que l'eau distillée ; il donne à la flamme des corps combustibles, une couleur pourpre. Ce n'est point un poison comme le carbonate de baryte.

Pelletier a trouvé qu'il étoit composé de gaz acide carbonique.   30

     Strontiane.   62

     Eau.   8

                           100

On le trouve à Anglezarck et à Landhill.

CARBONATE D'URANE NATIF. On trouve le carbonate natif d'urane sous deux états, l'un qui est vert foncé très-brillant, et qui a été nommé *mica vert de Dans*, que l'on regarde encore comme un muriate de cuivre argilleux ; il a porté aussi les noms de *glimmer*, de *pierre d'airain* : l'autre d'un vert pâle. Ce dernier contient rarement de l'oxide de cuivre.

Ce carbonate est cristallisé en petites lames quarrées, à doubles bizaux sur leurs bords ; quelquefois, mais rarement en octaèdres complets. *Klaproth* dit en avoir trouvé en cubes.

CARBONATE DE ZINC NATIF. On trouve du carbonate de zinc dans le Brisgaw, en Angleterre, dans le duché de Limbourg, près de Namur et de Fribourg.

C'est une espèce de calamine blanche ou jaunâtre, transparente, insoluble dans l'eau, se dissolvant avec effervescence dans les acides minéraux.

CARBOUCLE. *Rubinus carbunculus*. Les anciens donnoient le nom de carboucle ou escarboucle à l'espèce de pierre gemme que l'on nomme aujourd'hui *grenat*.

Rubinus à rubro colore, parce que cette pierre a une belle couleur rouge.

Carbunculus, petit charbon, à cause qu'étant exposé au soleil, elle brille comme un charbon de feu.

CARBURE DE FER, PLOMBAGINE, CRAYON NOIR. Ce minéral, long-tems confondu par les naturalistes avec l'oxide de molybdène, qu'ils regardoient comme une mine de plomb, et que *Pott* a prouvé, par une suite d'expériences qu'il a publiées dans un mémoire particulier, être non-seulement d'une nature différente du molybdène, mais même ne point contenir de plomb, est actuellement bien connu.

Schéele est le premier chimiste qui se soit occupé de l'analyse exacte du plombagine ; et après lui, *Pelletier*, par une suite nombreuse de belles expériences, a fixé l'opinion des naturalistes. Il est démontré que le plombagine est un véritable carbure de fer natif. Ce minéral est luisant, d'un bleu noirâtre, gras au toucher, présente une cassure tuberculeuse, tandis que le molybdène la présente lamelleuse. Il tache les mains, et il laisse sur le papier un trait noirâtre, ce qui lui a fait donner le nom de crayon noir.

Le plombagine existe dans les montagnes, souvent entre des lits de quartz, de feld-spath, d'argile ou de craie en morceaux arrondis irréguliers, ou en forme de rognons de différentes grosseurs, dont les plus volumineux pèsent depuis huit jusqu'à dix et onze livres (4 à 5 kilogrammes) environ. Quelquefois il est disposé en couches ou en lits.

Les lieux où l'on trouve ce minéral, sont l'Angleterre, l'Allemagne, l'Espagne, l'Amérique et la France. Les endroits de la France où l'on rencontre le plombagine, sont à *Bleaux*, près de Curban, dans un de nos départemens du midi. Les habitans de ce hameau l'exploitent et le vendent aux négocians de Marseille ; *Morlaix*, *Langouelan*, dans nos départemens du nord, et près de Dijon, département de la Côte-d'Or.

L'usage du plombagine est assez considérable. On en fait des crayons pour les dessinateurs ; et ceux qui nous viennent d'Angleterre sont les plus estimés. Pour les préparer, on scie les rognons de blombagine en tablettes très-minces que l'on introduit dans des cylindres de bois à rainures ; de manière que la cavité en soit bien remplie. On réunit les deux moitiés des cylindres avec de la cole de Flandre. La sciure de ces rognons sert à frotter les rouages de certains instrumens pour adoucir les frottemens. Les Juifs préparent de mauvais crayons avec la même sciure qu'ils réduisent en pâte avec un mucilage, ou qu'ils font fondre avec du soufre ; et dont ils remplissent de pareils cylindres. On reconnoît facilement la supercherie, en trempant dans l'eau l'extrémité du crayon, ou en le présentant au feu. S'il est préparé à la gomme, il y a disgrégation de la poudre ; s'il est uni au soufre, il se liquéfie.

On se sert encore du plombagine pour garantir le fer de la rouille, et lui donner un ton de couleur brillant et uniforme.

Cet usage se pratique particulièrement pour les poëles de fonte, les plaques de cheminées, les cheminées prussiennes, etc. Mais cette couverte présente un inconvénient très-désagréable et même dangereux, surtout à l'égard des poëles qui éprouvent un grand degré de chaleur. Pour appliquer cette manière de vernis, on fait fondre de la graisse de porc. Sur huit livres, on ajoute quatre onces de camphre : lorsque ce dernier est fondu, on retire le vase du feu, et on y ajoute la quantité nécessaire de plombagine pour lui donner une couleur plombée. On fait chauffer fortement les pièces pour appliquer ce vernis. On peut substituer l'essence de térébenthine à la graisse, et supprimer le camphre si l'on veut : mais quel que soit le corps gras ou essentiel qui ait servi d'excipient au plombagine, l'action du calorique le brûle, le vaporise. Le carbone de ce minéral, en brûlant, forme du gaz acide carbonique qui se répand dans l'atmosphère de l'appartement, et on y éprouve des maux de tête, tout en respirant une très-mauvaise odeur.

On brunit le plomb pour la chasse avec le plombagine ; on en couvre les cuirs à repasser les rasoirs ; on en vernit la poterie de terre commune, à laquelle elle donne une couleur plombée. Elle sert à préparer ces creusets connus sous le nom de creusets d'Allemagne.

Pelletier nous a enseigné la manière de préparer un excellent lut pour enduire les cornues de verre. Il est composé d'une partie de plombagine en poudre, trois de terre argileuse, et un peu de bourré de vache coupée très-menue. Ce lut résiste à l'action du feu sans se déformer, quoique la cornue soit entrée en fusion.

Le plombagine doit être regardé comme une mine de fer trop pauvre pour être exploitée ; aussi n'en fait-on usage que comme minéral. Nous invitons le lecteur à consulter l'excellent mémoire de *Pelletier*, ouvrage en deux volumes, rédigé par M. *Sédillot* jeune, en 1798.

CARDAMINE, CRESSON DES PRÉS, PASSE-RAGE SAUVAGE. *Nasturtium pratensa, magno flore, cardamina pratensis.* Plante de la tétradynamie siliqueuse de *Linnœus*, et de la cinquième classe (les crucifères) de *Tournefort*.

Cette plante pousse de sa racine des feuilles oblongues arrondies, précédées de pétioles assez longs. Il s'élève de leur milieu une tige à la hauteur d'un pied (325 millimètres) ou environ, revêtue de feuilles découpées comme celles de la roquette, et portant en sa sommité des fleurs purpurines, composées chacune de quatre pétales disposées en croix. A ces fleurs succèdent des petites siliques ou silicules divisées chacune en deux loges , renfermant des semences presque rondes , très-menues. Sa racine est fibreuse.

Cette plante croît dans les prés et autres lieux humides. Les pétales sont anti-spasmodiques ; les feuilles sont anti-scorbutiques.

Cardamine vient de *cardamum* , qui signifie *cresson.*

CARDAMOME, MANIGUETTE, ou GRAINE DE PARADIS. *Cardamomum majus , malaguetta amomum , granum paradisi.* C'est une semence qui nous vient des Indes ; elle appartient à une plante de la monandrie monogynie de *Linneus.*

Cette semence est de la grosseur de celle de la violette , de forme triangulaire , de couleur rougeâtre tirant sur le purpurin , d'une saveur âcre et piquante , comme celle du poivre. Elle naît dans un fruit qui a la forme et la grosseur d'une figue, d'un assez beau rouge.

La plante qui produit ce fruit n'est pas parfaitement connue ; cependant *Rajus* , dans son histoire des plantes , fait mention du cardamome de Surinam , et la description qu'il en donne convient très-bien à la graine de paradis. *Linneus* appelle cette plante *amomum caule ramoso.*

Le cardamome nous est apporté du levant. C'est un puissant excitant : il est stomachique , et propre pour chasser les vents. Les sophistiqueurs le réduisent en poudre , pour allonger le poivre.

On le fait entrer dans la composition de l'électuaire béni laxatif , de la poudre d'ambre , de l'huile de safran.

CARDASSE. C'est un des noms françois que l'on donne à la plante sur laquelle on cultive la cochenille.

Voyez Figuier d'Inde.

CARDE DE POIRÉE. C'est la côte de la feuille de la plante appelée bète. Lorsque la feuille est arrivée à sa maturité , on la lie pour la priver du contact de la lumière , et l'étioler : alors elle devient blanche , plus tendre , et d'une saveur douce.

On sert la carde de poirée , cuite et assaisonnée , sur les tables , pour servir d'aliment.

Voyez Bète.

CARDINAL BLEU ou LOBÉLIE. *Lobelia syphillitica.* Plante de la syngénésie monogynie de *Linneus* , laquelle croît dans les Indes , particulièrement dans la Virginie.

Calice à cinq divisions , corolle à deux lèvres , cinq étamines dont les anthères sont réunies , un style , capsule biloculaire , s'ouvrant par le sommet.

La racine est d'usage en médecine. On s'en sert en décoction à la dose, d'une demi-once (16 grammes), en décoction dans 12 livres (6 kilogrammes) d'eau réduite à 8 livres (4 kilogrammes) dans la maladie syphillitique.

Cette racine est émétique, et violemment purgative.

CARDONETTE ou CHARDONETTE. *Cinara sylvestris latifolia.* C'est la fleur de l'artichaud sauvage à larges feuilles.

Cette fleur appartient à une plante de la syngénésie polygamie égale de *Linnæus*, et à la douzième classe (fleurs flosculeuses) de *Tournefort*. Elle est de couleur bleue lorsqu'elle est récente, et rousseâtre lorsqu'elle est sèche.

L'artichaud sauvage croît dans les environs de Narbonne, de Montpellier, dans les campagnes de l'Italie.

On nous envoie sa fleur sèche de Montpellier. Elle est apéritive : son principal usage est pour faire cailler le lait.

CARIE DE LA TEIGNE. *Teredo, tinea.* Ce que l'on nomme carie de la teigne est une poudre légère, que l'insecte de ce nom fait en rongeant le bois. Cette poudre passe pour être détersive et dessicative étant appliquée sur les plaies.

Nous prendrons occasion, en parlant de la carie de la teigne, de faire connoître cet insecte lui-même.

La teigne est un insecte lépidoptère, c'est-à-dire, à quatre ailes écailleuses. Ce petit lépidoptère a souvent les ailes rayées d'or et d'argent et émaillées des couleurs les plus vives. Les aigrettes et les franges dont quelques uns sont parés ajoutent encore à leur beauté.

La teigne passe par toutes les métamorphoses des insectes ailés, avant d'être un animal parfait : c'est lorsqu'elle est dans l'état de larve ou chenille, qu'elle exerce tous ces ravages. Son premier état est celui d'œuf, lequel devient une chenille ordinairement lisse et à huit pattes : cette chenille habite un fourreau qu'elle se compose de différentes matières, et qu'elle transporte avec elle. Quelques unes vivent entre les deux pédicules d'une feuille ; d'autres, qui sont appelées chenilles mineuses, vivent dans l'intérieur des fruits. Lorsque ces chenilles ont parcouru l'espace de leur vie, elles passent à l'état de chrysalide, et enfin à celui d'insecte lépidoptère.

Les teignes ont beaucoup de ressemblance avec les phalènes du mûrier, autrement vers à soie ; cependant on les distingue facilement par les antennes qui sont filiformes, et par le petit toupet avancé qu'elles ont sur le devant de la tête.

Les teignes dévastent les tapis, les vêtemens de laines, les fourrures, les plumes, les plantes, etc.

On parvient à les tenir éloignés, ou à les chasser des objets

que l'on vent protéger contre leurs ravages destructeurs, en
introduisant parmi ces objets, des corps qui exhalent une odeur
un peu forte, tel que du camphre ; de la fleur sèche de sureau enfermé dans un, sachet, du romarin, etc.

CARLINE, CAMÉLÉON, CHARDONNERETTE. *Car-
lina acaulis minore purpureo flore, chamœleon exiguus carduus acaulis calice glabro.* Plante de la syngénésie polygamie
égale de *Linneus*, et de la quinzième clase (où fleurs staminées)
de *Tournefort.*

On en distingue de deux sortes, l'une dite carline ou caméléon blanc, et l'autre carline ou caméléon noir. La première sorte pousse de sa racine de grandes feuilles longues,
larges, découpées profondément, couchées à terre, et rangées
en rond, garnies de pointes dures et fort piquantes, de couleur verte-pâle, ondée. Il naît entre ses feuilles, sur la racine
qui ne pousse point de tiges, une tête large, orbiculaire,
épineuse, garnie de feuilles, et soutenant des fleurs à étamines entourées de bractées ou feuilles florales plates, pointues,
blanches ou purpurines, disposées en rayons. A ces fleurs
succèdent des graines oblongues garnies de poils blancs, qui
représentent une brosse. Ces graines sont séparées l'une de
l'autre par des feuilles roulées en goutière. La racine est pivotante, longue de deux pieds (649 millim.) ou environ, grosse
comme le pouce, de couleur obscure en dehors, blanche en
dedans, d'une odeur forte, aromatique, d'une saveur assez
agréable.

La carline noire diffère de la première espèce, en ce que
sa tête est moins grosse et moins étendue, et qu'elle naît
seule au sommet d'une tige qui s'élève d'entre les feuilles
à la hauteur d'environ un pied (325 millim.).

La carline croît dans les lieux montagneux, sur les Alpes
et les Pyrénées.

C'est particulièrement de la racine dont on fait usage ; elle
nous est envoyée sèche par la voie du commerce. On doit
la choisir nouvellement séchée, grosse, bien nourrie, brune
et ridée en dehors, blanche en dedans, d'une odeur aromatique, et d'une saveur agréable. Elle est stomachique,
sudorifique, apéritive et carminative.

Elle entre dans la composition de l'alcool prophylactique,
général, de l'orviétan vulgaire, et sublimé de l'essence de
Wedellius.

Carline, *à carolo*, Charles, parce que cette plante fut
reconnue sous le règne de Charlemagne, propre contre la
peste.

CAROTE. *Daucus, carota daucus sativus radice lutea.* Plante de la pentandrie digynie de *Linneus*, et de la septième classe, (ombellifères), de *Tournefort.*

Les feuilles de la carote sont grandes, amples, découpées menu, vertes, velues, d'une odeur et d'une saveur agréable. Sa tige croit à la hauteur de trois à quatre pieds (974 millim. à 1 mètre 299 millim.) ; elle est droite, ronde, un peu velue, creuse, rameuse, chargée en ses sommités de fleurs en ombelles, composées chacunes de cinq pétales blancs inégaux, échancrés et disposés en fleurs de lys à l'extrémité du calice : ce calice devient un fruit composé de deux semences jointes ensembles, velues, rudes au toucher. Sa racine est longue d'un pied (325 millim.), grosse, charnue, pivotante, jaune ou blanche pâle, d'une saveur douce et sucrée.

On se sert des feuilles, des semences et des racines de cette plante en médecine.

Les feuilles sont vulnéraires et stimulantes.

Les semences sont carminatives, elles entrent dans la composition de l'orviétan.

Les racines contiennent beaucoup de sucre et un principe muqueux : elles sont apéritives. On s'en sert dans la strangurie. On les applique ratissés sur les ulcères malins, putrides et carcinomateux.

CAROTE SAUVAGE ou FAUX CHERVI. *Daucus vulgaris daucus agrestis.* Cette plante est de la pentandrie digynie de *Linneus*, et de la classe des ombellifères de *Tournefort.*

Ses tiges sont à la hauteur de deux pieds (649 millim.) ; elles sont canelées, velues, divisées en ailes ; ses feuilles sont découpées menu, velues, de couleur verte obscure : les fleurs sont disposées comme celles de la carote cultivée : ses semences sont oblongues, jointes deux à deux, garnies de poils, grises, et l'ombelle prend la forme d'un nid d'oiseau, ce qui a fait nommer la plante, par quelques auteurs : *nidus avis.* La racine est plus petite et plus âcre que celle de la précédente.

La semence de carote sauvage est apéritive, carminative et stimulante à des degrés moindres que celle du daucus de Crète.

CAROUBIER ou CAROUGE, PAIN DE SAINT - JEAN DES ALLEMANDS ET DES BELGES. *Ceratonia, siliqua edulis.* Le caroubier ou carouge est un arbre d'une moyenne grandeur, que *Linneus* a placé dans sa polygamie polyoécie. Cet arbre pousse des rameaux grands et fort étendus, garnis de feuilles arrondies, ressemblantes à celles du térébinthe, mais plus grandes, charnues, nerveuses, dures : ses fleurs sont staminées, composées ordinairement de cinq étamines, qui naissent des échancrures du calice : à ces fleurs succèdent des fruits à siliques, longues quelquefois d'un pied, larges d'un pouce, fort plates, de couleur rouge obscure, d'une substance médullaire et comme charnue, présentant dans la longueur de l'un des panneaux, des cavités dans chacune desquelles on trouve une semence plate, un peu plus petite que celle de la casse.

Cet arbre croît dans l'Apulie, la Sicile, la Crète, la Syrie, la Palestine, dans l'île de Cypre et dans tout le Levant.

Les feuilles du caroubier sont astringentes.

Les fruits ou gousses sèches sont apéritives, pectorales, et un peu laxatives.

Ceratonia à cornes, parce que le fruit à la figure d'une corne.

CARPOBALSAMUM ou FRUIT DU BAUMIER. *Balsamea meccanensis.* Fruit de l'arbre appelé *baume*, que l'on cultive actuellement dans les jardins du grand Caire, et qui est originaire de Judée. Cet arbre est de l'octandrie monogynie de *Linneus. Voyez* Bois de baume.

Ce fruit est une petite baye pointue par le bout, verte dans sa naissance, mais qui brunit en mûrissant. Il est attaché aux branches par un petit péduncule et un petit calice qui le précède.

On nous apporte ce fruit sec du Levant; il est à peu près gros comme du poivre ou comme des cubèbes. On doit le choisir le plus gros, le plus récent, d'une saveur un peu amere, et le plus odorant.

Le carpobalsamum est alexitère stimulant, stomachique. Il entre dans la composition de la thériaque et du mithridate.

CARTAME ou SAFRAN BATARD. *Carthamus officinarum cnicus sativus* (*Pl.* XV, *fig.* 86.). Plante de la singénésie polygamie égale de *Linneus*, et de la douzième classe, (fleurs flosculeuses) de *Tournefort*.

Cette plante pousse une tige unique, qui s'élève à la hauteur d'environ deux pieds (649 millim.) : elle est droite, ronde, dure, ligneuse, et se divise vers le haut en plusieurs rameaux : ses feuilles sont oblongues, médiocrement larges, pointues, véneuses, garnies tout au tour en leurs bords, de petites épines : ses sommités soutiennent des têtes écailleuses, grosses comme des avelines, blanchâtres, garnies chacune d'un chapiteau de feuilles. Ces têtes en s'épanouissant, laissent paroître chacune un bouquet de fleurs à plusieurs fleurons, découpés en lanières, de couleur rouge approchante de celle du safran. A ces fleurs il succède des semences oblongues, un peu plus grosse que des grains d'orge ; lisses, blanches, luisantes, couvertes d'une écorce dure, et remplies d'une moëlle blanche, douce, huileuse. Sa racine est annuelle, menue.

La fleur et la semence du cartame sont les produits de cette plante dont on fait usage et qui font partie du commerce de la droguerie.

Cette plante originaire d'Égypte, est cultivée en abondance dans l'Alsace et nos pays méridionaux.

La fleur prend dans le commerce, plusieurs noms, tels que ceux de *safranum*, *safran-bourg*, *safran-bâtard*, et fleurs de cartame. Elle nous est apportée sèche et séparée de sa tête écailleuse, de l'Alsace et de la Provence. Elle est recouverte extérieurement d'une matière extractive, jaune, que l'on est obligé de lui enlever, pour développer sa partie colorante, rouge. On la fait macérer dans l'eau pendant vingt-quatre heures, ensuite on l'enferme dans des sacs de toile, et on la piétine dans l'eau jusqu'à ce que le sac se teigne en rose. En cet état, on la retire des sacs, et on la fait sécher.

C'est avec cette matière sèche, que l'on prépare cette fécule rouge, connue sous le nom de *rouge de Portugal*. *Voyez* mon Cours de pharmacie chimique, vol. II, page 317.

La semence du cartame, pour être employée en médecine, doit être mondée de son enveloppe coriacée : elle est purgative. On lui donne aussi le nom de *graine de perroquet*. Elle entre dans la composition de la poudre arthritique purgative, et des tablettes diacarthami.

CARVI. *Carum pratense carvi officinarum* (Pl. VII, fig. 31). Plante de la pentandrie digynie de *Linneus*, et de la septième classe, (des ombellifères) de *Tournefort*.

Cette plante pousse plusieurs tiges, qui s'élèvent à la hauteur d'environ un pied et demi (487 millimètres). Ces tiges sont quarrées, nouées, vides, rameuses : ses feuilles naissent comme par paires, découpées menu, le long d'une côte : ses sommets soutiennent des ombelles, sur lesquelles naissent des fleurs, composées chacune de cinq pétales inégaux, disposés en fleur de lys, de couleur blanche. A ces fleurs succèdent assez promptement des semences longuettes, étroites, unies deux à deux, carrelées sur le dos, grises, d'une saveur d'anis un peu piquante. Sa racine est longue, charnue, assez grosse, ordinairement blanche, d'un goût de panais.

Le carvi croît dans les prés, dans les jardins. Sa semence est en usage en médecine : la meilleure nous est apportée sèche de nos départemens méridionaux. Elle est incisive, apéritive, carminative, propre pour augmenter le lait des nourrices : elle donne une bonne haleine étant mâchée.

On prépare avec la semence du carvi, une eau distillée ; on en tire une huile par expression, par distillation : elle entre dans l'alcool général, le clairet des six graines, l'électuaire de baye de laurier, le béni laxatif, l'essence de *Wedellius*.

CASCARILLE ou CHACRILLE, ECORCE CLEUTE-RIENNE, QUINQUINA AROMATIQUE. *Croton cascarilla, cortex cascarillæ, clentheriæ.* C'est la seconde écorce des branches et des jeunes tiges d'un arbre appelé par *Linneus*, *croton cascarilla*, lequel croît dans l'Amérique méridionale. Cet arbre appartient à la monœcie monadelphie. Les feuilles de cet arbre sont lancéolées, pointues, entières, pétiolées, velues par dessous.

Cette écorce, telle qu'elle nous est présentée dans le commerce de la droguerie, est roulée sur elle-même comme celle de la canelle, de la longueur et de la grosseur du doigt index, cendrée extérieurement, de couleur de rouille de fer intérieurement, d'une saveur amère et d'une odeur aromatique très-agréable lorsqu'on la brûle. On nous l'apporte du Paraguai. Quelques personnes en mêlent dans le tabac à fumer, pour corriger sa mauvaise odeur. Elle est fortifiante et stimulante : on en fait usage dans les digestions difficiles, dans la diarrhée, dans les fièvres intermittentes et remittentes billieuses.

On en fait une eau distillée, une teinture à l'alcool, on en extrait la résine ; on en fait un extrait à l'eau, un sirop avec le vin. Elle entre dans la composition de l'opiat de Salomon, des trochisques odorans.

CASOUAR ou CASOAR. *Emeu.* Oiseau de l'ordre des gallinacés brevipennes (1).

Le casouar a les pieds tridactyles et un casque corné, noir par devant, jaune dans tout le reste. Ce casque tombe tous les ans, au moment de la mue, et se renouvelle au même tems que les plumes. La tête et le haut du col sont presque nuds, et le col est accompagné de deux et quelquefois de quatre barbillons. Cet oiseau se trouve en Asie ; il est plus massif que l'autruche : il grogne comme le porc, et frappe la terre du pied comme le cheval. Il est hardi et courageux : il se nourrit de végétaux qu'il engloutit en entier. Ses œufs sont plus étroits et

_____

(1) Ailes trop courtes pour le vol.

plus longs que ceux de l'autruche : ils sont verts avec des points enfoncés blancs. Les gens du pays en mangent le jaune.

CASSAVE. Espèce de pain que les indiens font avec la racine d'une plante appelée *cacavi*, et que *Gaspard Baulin* a nommé manihot des Indes, ou *yuca* à feuilles de chanvre. *Voyez* Manioc.

CASSE EN BATON. *Castia fistula alexandrina siliqua Œgyptiaca.* Fruit du caneficier, arbre de la décandrie monogynie de *Linneus*, et de la vingt-deuxième classe de *Tournefort*.

C'est une gousse dure, longue d'environ un pied et demi (487 millimètres), cylindrique, ligneuse, de la grosseur d'un pouce, et de couleur sombre, quand elle est mûre. Ses deux cosses sont unies comme par deux sutures, dont l'une est plate, unie, et l'autre saillante, nerveuse. L'intérieur de cette gousse est garnie de petites cloisons membraneuses, qui renferment chacune une petite semence applatie d'un côté, ronde de l'autre, de couleur jaune, ainsi qu'une matière pulpeuse, noirâtre, d'une saveur douce, sucrée. L'arbre qui produit la casse se nomme *caneficier*. On voit jusqu'à douze et quinze gousses de casse réunies à la même branche par une queue flexible, et qui se heurtant par la force du vent, font un bruit plus ou moins considérable, et tombent enfin.

On distingue deux espèces de casse, l'une orientale et l'autre occidentale ; la première est la meilleure ; on la reconnoît en ce qu'elle est plus grosse, que les surfaces des bâtons sont unies, tandis que la casse d'Occident est plus petite, plus nerveuse, plus dure et raboteuse.

On doit choisir la casse la plus récente possible, bien pleine, la pulpe d'une consistance moyenne, et ne sonnant point, lorsqu'on la secoue. Celle qui est conservée dans un lieu humide, s'imprègne d'eau ; elle fermente, la pulpe se résout en eau et acquiert une odeur aigre et des qualités nuisibles qui doivent la faire rejeter. On doit conserver la casse dans un lieu qui ne soit ni sec, ni humide.

La casse nous vient du Levant, de l'Egypte, par Marseille, des îles Antilles, par Dieppe et la Rochelle.

On en fait une pulpe, un extrait ; elle entre dans la composition du lénitif, du catholicon double, de la confection hamech, de la marmelade de *Tronchin*. On en fait des boissons, des aposèmes. Elle est laxative.

CASSE PUANTE ou SENÉ D'OCCIDENT. *Pajomirioba. Senna occidentalis, odore opii viroso, orobi pannonii foliis mucronatis, glabra.* Plante de la décandrie monogynie de *Linneus*, et des légumineuses de *Tournefort*.

C'est un petit arbrisseau dont il y a deux espèces. La première pousse de sa racine plusieurs tiges longues d'environ trois pieds (1 mètre), ligneuses, vertes, noueuses, divisées chacune en beaucoup de rameaux. Chaque rameau porte huit ou neuf feuilles rangées vis-à-vis l'une de l'autre, par paires sur une côte, assez longues, pointues. Ses fleurs naissent aux sommités des rameaux, elles sont petites, composées chacune de cinq pétales semblables à ceux de la casse, mais plus petites et totalement jaunes. Ces fruits sont des gousses longues de cinq à six pouces (135 à 162 millimètres), rondes, un peu aplaties, courbées : elles prennent en mûrissant une couleur brune. La racine qui est longue et, a deux pouces (54 millimètres) de grosseur, est ligneuse, droite, jaunâtre en dehors, blanche en dedans, sans odeur ni saveur apparente.

La seconde espèce diffère par ses feuilles qui sont de forme ovale, plus étroites vers la queue, et plus obtuses à l'extrémité. Elles se rapprochent quand le soleil est couché, et semblent se faner ; mais elles reprennent leur vigueur le matin. Les fleurs sont semblables à celles de la première espèce ; les semences en diffèrent, en ce qu'elles sont plus menues, rondes et noires.

Cette plante croît sans culture dans le Brésil, dans la Jamaïque, particulièrement dans les lieux sablonneux, le long des rivages.

Leurs graines sont estimées analogues à celles de l'orobe.

Les feuilles sont purgatives dans un degré inférieur à celles du séné du Levant : elles fournissent une teinture à l'eau, par la décoction, dont l'odeur est nauséabonde.

Leurs racines sont estimées propres pour chasser les humeurs malignes pour transpiration.

Les semences infusées dans le vinaigre sont bonnes pour guérir la grattelle.

CASSE LUNETTE. *Cyanus.* Nom que l'on donne au bluet à cause de la propriété que l'on attribue à l'eau distillée de cette plante pour les maladies des yeux. *Voyez* Bluet.

CASSIA LIGNEA. *Cortex cinnamomi indici laurus cassia.* Variété de la canelle. Seconde écorce tirée des tiges anciennes et du tronc du canellier. C'est une véritable canelle, mais plus grossière que la canelle fine. Elle est roulée sur elle-même comme la canelle : sa texture est épaisse, sa couleur plus obscure, son odeur moins aromatique, sa saveur moins piquante, mais suave : elle laisse dans la bouche une certaine viscosité lorsqu'on la mâche. Toutes ces différences comparées à la canelle, ne procèdent que de la différence de l'âge du canellier, et des tiges d'où on enlève cette écorce : on nous l'apporte de Ceylan.

Le cassia lignea est stimulant, stomachique, alexitère : il entre dans la composition des trochisques odorans, d'hédicroï, du philon romain, du diascordium, de la thériaque, du mithridate, des tablettes absorbantes et fortifiantes, de la confection alkermès, de l'alcool hystérique.

CASSINE. Espèce de thé du Mississipi, d'un grand usage par les apalaches. *Voyez* Apalachine.

CASSIS ou POIVRIER. *Ribes nigrum vulgò dictum grossularia non spinosa fructu nigro majore.* Espèce de groselier non épineux, de la pentandrie monogynie de *Linneus*, et de la vingt-unième classe, (rosacée), de *Tournefort.*

Ce petit arbrisseau diffère du groselier ordinaire, par les tiges, qui ne sont point épineuses ; par ses fruits qui sont plus gros, noirs, d'un goût piquant et poivré, ce qui lui a fait donner le nom de poivrier.

Le fruit du cassis est du genre des fruits à bayes. Il est disposé en manière de grappe.

Les feuilles du cassis sont diurétiques : les fruits se mangent comme les groseilles : on en fait une liqueur de table très-agréable connue sous le nom de ratafia de cassis.

CASSONNADE ou CASTONNADE. Sucre non encore raffiné qui nous est apporté du Brésil, des Antilles et de Saint-Domingue, dans de grandes caisssses, que les allemands nomment *kast*, d'où est venu le nom de castonnade.

C'est de la moscouade purifiée par le moyen d'une lessive de cendre de bois neuf et de chaux, et clarifiée par le sang de bœuf.

On fait évaporer le sirop qui procède de la purification de la moscouade, jusqu'à la consistance d'extrait ; alors ou l'introduit dans des cônes renversés ; on l'agite pour troubler la crystallisation : lorsque le sirop est complètement refroidi, on met sur la surface des cônes une couche d'argile détrempé dans l'eau ; on débouche les extrémités du cône : l'eau en s'infiltrant à travers le sucre, entraîne la partie syrupeuse non concrescible ; ensuite on porte les cônes à l'étuve : lorsque le sucre est sec, on le sort des cônes ; on apperçoit trois nuances bien distinctes, qui constituent ce que l'on appelle la cassonade blanche, grise et brune : on en fait trois lots que l'on envoie séparement dans nos rafineries.

La cassonade imprime sur l'organe, du goût, une sensation sucrée qui se prolonge plus longtems que celle du sucre rafiné, ce qui a fait dire par quelques uns, que la cassonade sucroit plus que le sucre ; mais cet effet physique sur notre organe est dû à la présence du muqueux qui se trouve uni au sucre qui retarde sa solution : la vérité est que la cassonade contient une grande quantité de sucre de moins que le sucre parfaitement blanc, et qu'elle est susceptible d'éprouver la fermentation vineuse, tandis que le sucre proprement dit, n'en est pas suceptible.

La cassonade peut être propre à faire des électuaires, des marmelades, des confitures ; mais les pharmaciens préféreront toujours le sucre blanc pour la confection des sirops, surtout de ceux qui doivent être conservés pendant un certain tems, s'ils ne veulent pas les voir altérés par une fermentation inévitable, lorsqu'ils sont préparés avec la cassonade.

CASTINE. Espèce de marne ou de terre argillo-calcaire, mêlée d'un peu de silice, que l'on ajoute à la mine de fer et au charbon, pour faciliter la fusion de la gangue de ce métal, lorsqu'elle est de nature argilleuse.

La castine se rencontre près des mines de fer oxidé limoneux, dans les ci-devant provinces du Berry, de la Champagne et de la Bourgogne. C'est elle qui en se fondant avec la gangue de la mine, forme le laitier.

CASTOREUM. *Substantia unguinosa folliculi excretorii juxtâ anum, vulgò castoreum dictum.* Le castoreum est une substance résineuse, unie intimement à une matière extractive, par l'intermède d'un sel particulier, dont la nature n'est pas encore bien connue et qui met les deux premiers principes dans un état de combinaison analogue au savon. Cette matière est contenue dans deux grosses vésicules ou poches, situées dans la région inguinale, dont l'une est constament plus forte que l'autre, et que les anciens ont prises longtems pour les testicules de l'animal. Mais on s'est assuré qu'ils étoient en erreur, lorsqu'on a été convaincu que les castors femelles portoient ces deux poches comme les castors mâles et au même endroit. Le castoreum est onctueux, d'une consistance demi-fluide, tant que l'animal est vivant, d'une odeur forte, aromatique, et même fétide, d'une saveur âcre, amère. Il se durcit en l'exposant à l'air, enfermé dans ses membranes ou tuniques, ou bien en les suspendant dans les encoignures d'une cheminée où l'on fait du feu. Une remarque fort singulière, c'est que son odeur, qui est fétide de près, approche beaucoup de celle du musc, étant sentie de loin.

Le castoreum soumis à l'action de l'alcool, fournit une tein-

ture résineuse, qui devient laiteuse par l'addition de l'eau ;
l'éther le dissout pareillement, et si on ajoute de l'eau à cette
teinture, on voit surnager des gouttes, qui rassemblées,
forment ce que l'on appelle *huile de castoreum* Le castoreum
soumis à l'action de l'eau, fournit à ce liquide un mucilage
très-abondant, et un sel cristallisable, que l'on obtient par
l'évaporation. Ce sel a besoin d'être examiné pour être mieux
connu.

Tout porte à croire que cette matière est destinée à servir
d'enduit à la peau de l'animal, pour la défendre contre les impressions de l'eau froide, et pour nourrir et assouplir son poil.
Ce qu'il y a de certain, c'est qu'on ne trouve ces vésicules
remplies de castoreum que pendant l'hyver, et qu'au moment de la mue, qui a lieu dans l'été, elles sont flasques
et ridées.

On doit choisir le castoreum dans ses poches bien remplies,
d'une couleur brune-rougeâtre, d'une odeur forte et d'une
saveur âcre, amère. On l'emploie en poudre à petite dose,
et en teinture par gouttes. C'est un puissant anti-spasmodique
et anti-hystérique. On l'emploie aussi avec succès dans l'épilepsie et le tétanos (1). L'animal qui nous donne le castoreum
est du nombre de ceux dont l'industrie et les mœurs valent
bien la peine d'une description. Nous allons en donner une
histoire abrégée.

Histoire du castor.

Le castor est un animal qui tient de la nature des animaux
qui vivent sur la terre et de ceux qui vivent habituellement
dans l'eau, tels que les poissons. C'est un quadrupède vivipare, que l'on regardoit anciennement comme un animal
amphibie ; mais ce mot *amphibie* n'est plus reçu par les naturalistes modernes, qui ont établi les caractères qui appartiennent exclusivement aux animaux, dont le lieu du séjour
doit être nécessairement l'eau. Les parties antérieures du castor,
jusqu'au reins, ressemblent à celles des animaux terrestre,
non-seulement pour la contexture ; mais même jusqu'au goût
de la chair, et il paroît tenir des animaux aquatiques par ses
parties postérieures, qui d'ailleurs ont la texture, l'odeur,
la saveur et toutes les qualités de celles du poisson.

La tête du castor a la forme de celle d'un rat de montagne ; son museau est long, ses mâchoires sont presqu'égales,

___
(1) Convulsion où le corps se tient droit et roide sans pouvoir se pencher ni d'un
côté ni de l'autre.

garnies chacune de dix dents grandes et tranchantes, deux incisives et huit molaires; les incisives sont situées au bout du
museau, celles d'en haut sont longues d'environ huit lignes,
et celles d'en bas d'environ un pouce (18 et 27 millimètres). Ces
dents ne sont pas directement opposées, mais elles passent
les unes par dessus les autres, de sorte qu'elles agissent à
la manière des ciseaux. Les plus gros castors ont trois ou
quatre pieds (1 mètre à 1 mètre 299 millim.) de long, sur
douze ou quinze pouces (325 à 406 millimètres) de large
au milieu de la poitrine, et depuis une hanche jusqu'à
l'autre.

La peau qui les recouvre est revêtue de deux espèces de poils,
dont l'un est très-court, très-fin et très-fourni ; et l'autre plus
long, plus ferme, plus lustré, mais plus rare, recouvre ce premier vêtement, le défend des ordures, de la poussière, de la
fange. Les jambes de devant du castor sont beaucoup plus courtes que celles de derrière ; les doigts des pieds sont bien séparés
et divisés, et sont garnis d'ongles taillés de biais et creux en dedans comme une plume à écrire. Il s'en sert comme de mains,
pour tenir sa proie ou pour porter à sa gueule. Ses jambes de
derrière sont plus élevées ; les doigts des pieds sont unis par
une forte membrane, et lui servent de nageoires. Sa queue est
plate, ovale, couverte d'écailles, longue d'un pied (325 millimètres), épaisse d'un pouce (27 millimètres), et large de cinq
à six (135 à 162 millimètres) : elle lui sert comme d'un gouvernail pour se diriger dans l'eau. Les sens du castor sont très-
bons, l'odorat surtout très-fin. Cet animal a une grande aversion
pour la malpropreté et les mauvaises odeurs. Telle est la conformation, telles sont les qualités physiques du castor. L'amour de
la paix, un penchant décidé pour la société, des appétits mo -
dérés, de l'horreur pour la chair et le sang, l'art de construire
des ouvrages dont la beauté, la grandeur et la solidité étonnante
supposent un instinct rival de l'intelligence, voilà son naturel,
ses talens et ses mœurs.

C'est au mois de juillet ou d'août que les castors se réunissent
en société ; ils arrivent en nombre et de plusieurs côtés, et forment bientôt une troupe de deux ou trois cents. Le lieu du ren-
dez-vous est ordinairement celui de l'établissement, et c'est
toujours au bord des eaux ; ils préfèrent les rives des lacs, des
rivières et des autres eaux douces. Si ce sont des eaux plates
qui se soutiennent à la même hauteur, comme dans un lac, ils
se dispensent de construire une digue ; mais dans les eaux cou-
rantes ils établissent une chaussée, et par cette retenue ils forment une espèce d'étang ou de pièce d'eau, qui se soutient

toujours à la même hauteur. La chaussée traverse la rivière d'un bord à l'autre, comme une écluse ; elle a souvent quatre-vingt ou cent pieds (26 à 32 mètres 473 millimètres) de longueur, sur dix ou douze (3 à 4 mètres) d'épaisseur à sa base. Ils y emploient des arbres de différentes grosseurs ; ils en font une espèce de pilotis serré, dont ils remplissent encore les intervalles avec de la terre. Leurs instrumens sont leurs dents, leurs queues et leurs pieds de devant. Tous sont occupés à ce travail commun. Les uns rongent, coupent et ébranchent les arbres ; d'autres les amènent par terre ou par eau jusqu'au lieu de leur construction ; quelques-uns élèvent avec leurs dents le gros bout de ces arbres contre le bord de la rivière ou contre l'arbre qui la traverse ; d'autres plongent au fond de l'eau, pour y creuser avec les pieds de devant un trou, dans lequel ils font entrer la pointe du pieux, afin qu'il puisse se tenir debout. A mesure que les uns plantent ainsi leurs pieux, les autres vont chercher de la terre qu'ils gâchent avec leurs pieds et battent avec leur queue ; ils la portent dans leur gueule avec leurs pieds de devant, et ils en transportent une si grande quantité, qu'ils en remplissent tous les intervalles de leurs pilotis. Ce pilotis est formé de plusieurs rangs de pieux tous égaux en hauteur, et plantés les uns contre les autres, il est rempli et maçonné par tout. Les pieux sont plantés verticalement du côté de la chûte de l'eau ; tout l'ouvrage est, au contraire en talus, du côté qui en soutient la charge ; en sorte que la chaussée, qui a 10 ou 12 pieds (3 à 4 mèt.) à la base, se réduit à 2 ou 3 pieds (1 mèt.) d'épaisseur au sommet. Ainsi, elle a non-seulement toute l'étendue, toute la solidité nécessaire ; mais encore la forme la plus convenable pour retirer l'eau, en soutenir le poids, et en rompre les efforts.

Au haut de cette chaussée, c'est-à-dire, dans l'endroit où elle a le moins d'épaisseur, ils pratiquent deux ou trois ouvertures en pente, qui sont autant de décharges de superficie, qu'ils élargissent ou rétrécissent, selon que la rivière vient à hausser ou à baisser, et lorsque, par quelques inondations trop grandes et trop subites, il se fait quelques brèches à leur digue, ils savent la réparer, et travaillent de nouveau, dès que les eaux sont baissées.

Après avoir ainsi travaillé en corps à élever cette chaussée, les castors se dispersent par compagnies, pour édifier des habitations particulières. Ce sont des espèces de maisonnettes bâties dans l'eau, sur un pilotis, tout près du bord de leur étang, avec deux issues, l'une pour aller à terre, l'autre pour se jeter à l'eau. La forme de cet édifice est presque toujours ovale ou ronde ;

il y en a de plus grands et de plus petits, depuis cinq jusqu'à huit ou dix pieds (1 mèt. 624 millm. à 2 ou 3 mèt.) de diamètre ; il s'en trouve quelquefois qui sont à deux ou trois étages. Les murailles ont jusqu'à deux pieds (649 millimètres) d'épaisseur ; elles sont élevées à plomb sur le pilotis plein qui sert en même tems de fondement et de plancher à la maison. Lorsqu'elles n'ont qu'un étage, les murailles ne s'élèvent droites qu'à quelques pieds de hauteur, au-dessus de laquelle elles prennent la courbure d'une voûte en anse de panier. Cette voûte termine l'édifice et lui sert de couvert ; il est maçonné avec solidité, et enduit avec propreté en dehors et en dedans ; il est impénétrable à l'eau des pluies, et résiste aux vents les plus impétueux. Les parois sont revêtues d'une espèce de stuc si bien gâché avec leurs pieds, et si proprement appliqué avec leurs queues, qu'il semble que la main de l'homme y ait passé. Les matériaux qu'ils emploient sont des bois, des pierres, et des terres sablonneuses qui ne sont point sujettes à se délayer par l'eau. Les bois qu'ils emploient sont presque tous légers et tendres ; ce sont des aunes, des peupliers, des saules, qui croissent naturellement au bord des eaux, et qui sont plus faciles à écorcer, à couper, à voiturer, que des arbres dont le bois seroit plus pesant et plus dur. Ils coupent les arbres à un pied (325 millimètres) un pied et demi (487 millimètres) de hauteur de terre ; ils travaillent assis, et outre la commodité de cette situation, ils ont le plaisir de ronger continuellement de l'écorce et du bois, dont le goût leur est fort agréable.

C'est dans l'eau, et près de leurs habitations, qu'ils établissent leur magasin. Chaque cabane a le sien proportionné au nombre de ses habitans, qui tous y ont un endroit commun, et jamais ils ne vont piller leurs voisins. On a vu des bourgades composées de vingt ou vingt-cinq cabanes : ces grands établissemens sont rares, et la république n'est ordinairement formée que de dix ou douze tribus, dont chacune a son quartier, son magasin, son habitation séparés. Les plus petites cabanes contiennent deux, quatre, six, et les plus grandes, dix, vingt, et même jusqu'à trente castors.

Les castors se rassemblent, comme nous avons dit, au commencement de l'été ; ils emploient les mois d'août et septembre à construire leurs digues et leurs cabanes ; ils font leur provision d'écorce dans le mois d'octobre, ensuite ils jouissent de leurs travaux, ils goûtent les douceurs du repos et les plaisirs de l'amour. Chaque couple ne se forme point au hasard, mais s'unit par choix, et s'assortit par goût. Ils passent ensemble l'automne et l'hiver : heureux l'un par l'autre, ils ne se quittent

20*

guères, et s'ils sortent de leur domicile, c'est pour faire des promenades agréables et utiles ; ils en rapportent des écorces fraîches, qu'ils préfèrent à celles qui sont sèches ou trop imbibées d'eau.

Les femelles portent, dit-on, quatre mois ; elles mettent bas sur la fin de l'hiver, et produisent ordinairement deux ou trois petits. Les mâles les quittent à peu près dans ce tems, ils vont à la campagne jouir des douceurs du printems. Ils reviennent de tems en tems à la cabane, mais ils n'y séjournent plus ; les mères y sont occupées à allaiter, à élever leurs petits, qui sont en état de les suivre au bout de quelques semaines. Elles vont à leur tour se promener, se rétablir à l'air, manger du poisson, des écrévisses, des écorces nouvelles, et passent ainsi l'été sous les eaux et dans les bois. Ils ne se réunissent qu'en automne, à moins que les inondations n'aient renversé leur digue ou détruit leurs cabanes, car alors ils se réunissent de bonne heure pour en réparer les brèches.

Autant le castor en société est supérieur aux autres animaux, autant il leur paroît inférieur, lorsqu'il est isolé. Seul, il a peu d'industrie, encore moins de ruse, pas même assez de défiance pour éviter les pièges grossiers. Le plus grand plaisir dont jouissent ces animaux, c'est de respirer le frais, et de prendre un bain jusqu'à la moitié du corps, par les parties postérieures. L'eau leur est si nécessaire, qu'ils ne peuvent pas s'en passer. Les fenêtres de leurs cabanes leur servent de balcon, et ils s'y tiennent debout, la tête élevée, et le derrière plongé dans l'eau.

On va à la chasse des castors, particulièrement l'hiver. Ils se font une issue sous la glace, et vont quelquefois assez loin par dessous. C'est alors que d'un côté l'on attaque la cabane, et à quelque distance on pratique des trous à la glace, où ils se présentent pour respirer ; on les saisit facilement, et on en tire le castoréum et la fourrure, qui sont leurs produits les plus précieux. Les castors sont tout noirs dans les contrées les plus reculées du nord, et ce sont les plus beaux : il s'en trouve quelquefois de tout blancs, ou de blancs tachetés de gris, et mêlés de roux sur le chignon et sur la croupe : ils sont couleur de marron dans la partie septentrionale du Canada, châtains vers la partie méridionale, et jaunes ou couleur de paille chez les Illinois : ils sont très-rares en France, où l'on n'en voit guères que dans les départemens du midi, et dans les îles du Rhône.

Ce n'est que dans les pays libres, dans les contrées désertes, éloignées et presque ignorées, que les castors se livrent à leur instinct, et développent toute leur industrie. Dans les pays habités, ils ne se réunissent pas, ils ne construisent rien ; ils demeurent comme le blaireau dans des excavations sous terre, d'où leur est venu le nom de castors terriers. Tous nos bièvres d'Europe sont des castors solitaires terriers. Les fourrures des castors terriers sont sales, les poils en sont rongés ; elles sont fort inférieures à celles des castors cabanés. Quelques écrivains et voyageurs qui ont écrit sur les castors, ont entassé fables sur fables, rêveries sur rêveries, jusqu'à leur supposer un gouvernement, une police combinée d'après des réglemens réfléchis ; mais toutes ces belles histoires ne sont que les fruits d'une imagination exaltée, qui ne se plait que dans le merveilleux.

Propriétés du Castoréum.

On prépare avec le castoréum une teinture à l'alcool, une huile par macération, une huile distillée.

Le castoréum entre dans la composition de l'alcool général, épileptique, hystérique, de l'essence anti-histérique, de l'électuaire de bayes de laurier, du philon-romain, de la thériaque, du mithridate, du hiera-diacolocynthidos, des pilules hystériques, de cynoglosse, du baume hystérique, opodeltoch, de la poudre anti-spasmodique.

CATAIRE ou HERBE AUX CHATS. *Menta cataria, menta felina nepeta cataria*. Plante de la didynamie gymnospermie de *Linneus*, et de la quatrième classe (fleurs labiées) de *Tournefort*

La tige de cette plante s'élève à la hauteur de trois pieds (un mètre) ; elle est quarrée, velue, rameuse ; ses feuilles ressemblent à celles de la mélisse ; dentelées à leurs bords, pointues, lanugineuses, blanchâtres, d'une odeur forte, d'une saveur âcre; ses fleurs naissent aux sommités des branches, disposées en manière d'épis ; chacune de ses fleurs est un tuyau découpé par le haut en deux lèvres, dont la supérieure est retroussée et soutenue par un calice fait en cornet. La couleur du pétale est blanche ou purpurine ; les semences sont nues, ovales, au nombre de quatre ; la racine est ligneuse.

Cette plante croît dans les jardins et sur le bord des chemins. Les chats sont attirés par son odeur, et se roulent dessus; on l'emploie verte et sèche. Elle est nervale, emménagogue, anthelmintique : on en fait usage dans l'hystérie et les pâles couleurs.

Le népéta entre dans la composition de l'alcool général hystérique, des trochisques hystériques, du sirop d'armoise, de la poudre chalybée.

CATAPUCE ou ÉPURGE. *Euphorbia lathiris cataputia major et minor.* Plante ; espèce de tithymale de la dodécandrie trigynie de *Linneus*, et de la première classe (fleurs campaniformes) de *Tournefort.*

Cette plante croît à la hauteur d'environ deux pieds (650 millimètres) : sa tige est grosse comme le pouce, ronde, solide, rameuse dans la partie supérieure, garnie d'un grand nombre de feuilles longues de trois doigts, semblables à celles du saule, disposées en croix, d'un vert bleuâtre, lisses et douces au toucher : ses fleurs naissent en ses sommités ; elles sont petites, formées en godets découpés en quatre parties, entourées chacune de deux feuilles pointues, jaunâtres, qui semblent tenir lieu de calice. Ses fruits sont plus gros que ceux des autres tithymales ; ils sont divisés en trois loges dont chacune contient une semence de la grosseur du poivre, presque ronde, remplie d'une moëlle blanche ; elle est appelée *granum regium minus.* La racine est fibreuse.

La catapuce ou épurge contient un suc laiteux qui est âcre et brûlant : ce suc est un véritable dépilatoire.

Les feuilles et les semences de cette plante sont violemment purgatives, par haut et par bas.

CAVIAR. Pâte salée préparée avec les œufs de l'esturgeon.

Les hollandois se sont appropriés la préparation et le commerce du caviar : ils amassent les œufs d'esturgeon, ils les lavent dans du vin blanc, ils en séparent les ligamens et les pellicules qui leur servent d'enveloppe, ensuite ils les font sécher. Dans cet état, ils les mettent dans des vaisseaux percés de petits trous ; ils les salent, les écrasent, en font sortir toute l'humidité ; les œufs prennent une certaine consistance, c'est ce que l'on nomme *caviar.*

Les hollandois mettent ce caviar dans des barriques et en font un commerce considérable. Les moscovites trouvent ce mêt délicat et en consomment beaucoup.

CAYEU. Vers mollusque acéphale, conchylifère plus connu sous le nom de moule. *Voyez* Moule.

CÈDRE DU LIBAN. Arbre qui s'élève à une très-grande hauteur, gros à proportion, et droit, en forme de pyramide.

Il appartient à la monœcie monadelphie de *Linneus*, et à la classe des amentacées de *Tournefort.*

Cet arbre croît dans la Syrie, sur les montagnes du mont Liban : on le cultive en Angleterre. On pourroit le transplanter en France : il est fort estimé pour son bois, il fournit au moyen des incisions, une résine connue sous le nom de résine de cèdre.

Voyez Bois de Cèdre.

CÈDRE PETIT. *Cedrus baccifera.* Cèdre baccifère, seconde espèce de genèvre, rangée dans la dioécie monadelphie de *Linneus*. *Voyez* Bois d'oxycèdre.

CÉLERI ou **SCELERI.** *Apium dulce, celeri italorum.* Plante de la pentandrie trigynie de *Linneus*, et de la septième classe des ombellifères de *Tournefort*.

Cette plante est généralement connue, puisqu'on la mange en salade. On parvient à la rendre d'une saveur moins forte et plus agréable, par un procédé très-simple, à l'aide duquel on étiole sa tige et ses feuilles ; c'est ce que les maraichers appellent *blanchir*. Ce procédé consiste à lier les tiges de cette plante jusque près de la sommité ; ensuite on l'entoure de terre et de fumier, pour la priver du contact de la lumière. Les feuilles qui sont à la sommité, et qui n'ont pas été couvertes de paille de fumier, demeurent vertes, conservent leur odeur et leur saveur, tandis que celles qui ont été couvertes, blanchissent complétement. Ce phénomène d'étiolement prouve que la coloration des corps organisés est due à la lumière.

On mange les tiges et la racine de cette plante, qui prend le nom de tête de céleri.

Céleri est un mot italien francisé.

CENDRE BLEUE. C'est un mélange de carbonate ou sulfate calcaire, avec de l'oxide de cuive ammoniacal.

On obtenoit autrefois cette cendre d'un minéral connu sous le nom de pierre d'Arménie, par le moyen de la porphyrisation et des lavages ; mais les nuances de bleu qui résultoient de cette préparation, n'étant pas constamment uniformes, on a eu recours à l'art.

La cendre bleue des peintres se prépare en décomposant le sulfate de cuivre par la chaux. On prend une dissolution de sulfate de cuivre parfaitement transparente, on précipite le cuivre par le moyen de l'eau de chaux ; il résulte du mélange une précipitation du cuivre à l'état d'oxide, et du sulfate de chaux qui étant difficilement soluble dans l'eau, se précipite en même tems. Ce mélange donne une couleur verte, qui prend alors le nom de cendre verte ou vert d'eau.

Pour convertir cette matière en bleu, on ajoute de l'ammoniaque fluor qui dissout le cuivre, et lui fait acquérir une couleur bleue.

La cendre bleue sert à la peinture en détrempe, pour les décorations de théâtre.

CENDRE D'ÉTAIN. Premier degré de l'oxidation de l'étain. Le métal étain est si facilement oxidable, qu'il suffit de le tenir en fusion, en contact avec l'air, pour que sa surface se convertisse en oxide.

Les fondeurs de cuillers et de fourchettes font accroire au peuple que cette matière n'est qu'une crasse de l'étain; ils ont grand soin de la mettre à part pour la réduire en étain, en la traitant avec des corps gras ou résineux.

La cendre d'étain, soumise à l'action prolongée du calorique, acquiert un degré de plus d'oxidation, qui prend le nom de *potée. Voyez* Potée.

CENDRE GRAVELÉE. *Cinis clavellatus.* La véritable cendre gravelée est de la lie de vin qu'on a fait sécher.

On prend ce que l'on nomme la baissière, avec la lie de vin qui occupe la partie inférieure des tonneaux; on la coule avec expression à travers un linge, et on fait sécher ce qui reste dans le linge, soit au feu, soit au soleil. C'est la cendre gravelée proprement dite, et qui prend ce nom parce qu'elle ressemble, quant à la forme, à du gravier.

Les fabricans de bleu-de-prusse en font beaucoup d'usage; ils la mêlent avec du sang de bœuf desséché, pour préparer le prussiate de potasse.

On confond assez ordinairement, dans le commerce de la droguerie, la cendre gravelée proprement dite, avec le produit alcalin qui résulte de sa combustion. On brûle en effet cette lie sèche du vin dans des trous pratiqués en terre, ou dans de grandes chaudières de fer, jusqu'à ce qu'il ne s'en dégage plus de fumée : on donne un coup de feu assez violent pour opérer un commencement de fusion; il en résulte une sorte de potasse qui est blanche, verdâtre, poreuse, avec laquelle on prépare le salin.

CENDRE DU LEVANT. C'est le produit de l'incinération d'une plante appelée *eruca* en latin, et *roquette* en françois.

Cette cendre, de couleur grise, nous étoit autrefois apportée de Saint-Jean-d'Acre, dans un état pulvérulent. Elle servoit à la fabrication du verre et du savon; mais il s'en fait peu de commerce depuis que nous avons notre soude et notre potasse.

CENDRE DE PLOMB. Premier degré d'oxidation du plomb. Il suffit que le plomb soit en fusion et en contact avec l'air, pour que sa surface se convertisse en oxide gris. Sa couleur ressemble à celle de la cendre, d'où il a été appelé *cendre de plomb.*

Mêlé avec l'oxide gris, ou cendre d'étain, il entre dans la composition des émaux.

Les pharmaciens le font entrer dans la composition de l'onguent pompholix.

CENDRE DU SALICOR. Produit de l'incinération de la plante de ce nom, laquelle croît sur les bords de la mer. *Voyez* Salicor.

La cendre de salicor est une espèce de soude. *Voyez* Soude.

CENDRE VERTE. Oxide de cuivre uni à du sulfate ou du carbonate calcaire.

On tiroit autrefois la cendre verte, d'un minéral connu des anciens sous le nom de pierre d'Arménie ; mais à présent on la prépare directement en précipitant le sulfate de cuivre par l'eau de chaux. *Voyez* Cendre bleue.

La cendre verte sert à la peinture en détrempe pour les carreaux d'appartement, pour les décorations de théâtre.

CENDRE DE VOLCAN. Nom improprement donné à des matières terreuses mélangées, pulvérulentes, de diverses couleurs, qui ont éprouvé l'action vive du feu des volcans, et qui ont été lancées lors de l'éruption des volcans. On en distingue de deux sortes, savoir le lapillo et la pozzolane.
Voyez chacun de ces mots séparément.

CENTAURÉE BLEUE ou LA TOQUE. *Tertianaria, casiida palustris lysimachia cœrulea galericulata. Gratiola cœrulea. Scutellaria foliis cordato-lanceolatis crenatis, floribus axillaribus de Linnéus.* Plante de la dydynamie gymnospermie, et de la quatrième classe (fleurs labiées) de *Tournefort*.

Cette plante pousse des tiges à la hauteur d'un pied et demi (487 millimètres), quarrées, rameuses, foibles, s'inclinant vers la terre ; ses feuilles sont longues, étroites, pointues, dentelées en leurs bords, rudes, d'une saveur amère, précédées de pétioles courts ; ses fleurs sortent des aisselles des feuilles, opposées, ou deux à deux, l'une vis-à-vis de l'autre, petites, d'une seule pièce irrégulière disposée en gueule. Ces fleurs sont velues en dedans, de couleur violette tirant sur le bleu, marquées de petits points d'un bleu foncé. Ses semences sont au nombre de quatre, presque rondes, enfermées dans une capsule qui a servi de calice à la fleur, et qui ressemble à une tête couverte d'une toque, d'où lui est venu le nom de *la toque*. Sa racine est fibreuse, menue, serpentante, nouée, blanche.

La centaurée bleue croît vers les marais, dans les lieux humides ; son odeur est assez agréable.

Elle est astringente, vulnéraire : on l'emploie en infusion théiforme. On lui a donné le nom latin *tertianaria*, de *tertiana febris*, parce qu'on prétend qu'elle est bonne pour guérir la fièvre tierce.

CENTAURÉE ÉTOILÉE, CHAUSSE-TRAPE, CHARDON ÉTOILÉ, PIGNEROLE. *Centaurea calcitrapa. Centaurea stellata. Calcatreppolla calcitrapa. Carduus stellatus foliis papaveris erratici.* Plante de la syngénésie polygamie vaine de *Linneus*, et de la douzième classe (fleurs flosculeuses) de *Tournefort*.

C'est une espèce de chardon étoilé. Cette plante s'élève à la hauteur de deux pieds (649 millim.) ; sa tige est anguleuse, un peu velue, rameuse. Les premières feuilles sont pareilles à celles du coquelicot ; les autres, qui sont placées alternativement le long des tiges, sont étroites, petites et dentelées. Ses sommités sont terminées par des têtes grosses comme celles du bleuet, garnies d'épines roides, piquantes, disposées en étoile, et soutenant des bouquets de fleurons évasés par le haut, découpés en lanières, de couleur purpurine, quelquefois blanches. A ces fleurs succède des petites graines oblongues, garnies chacune d'une aigrette. La racine est longue d'un pied (325 millimètres), grosse comme le pouce, blanchâtre, d'une saveur amère. C'est particulièrement de la racine dont on fait usage en médecine : on l'emploie sèche. Elle est apéritive, propre pour le calcul du rein, pour lever les obstructions, pour exciter la transpiration, pour dépurer le sang. On s'en sert dans les fièvres intermittentes, dans les foiblesses d'estomac ; on l'emploie en poudre, à la dose de vingt-quatre grains (6 à 12 décigrammes).

La racine entre dans la composition de l'alcool général.

CENTAURÉE PETITE ou MINEURE. *Gentiana centaureum. Centaurium minus, flore purpureo.* Plante de la pentandrie digynie de *Linneus*, et de la deuxième classe (fleurs infundibuliformes de *Tournefort*.

Les tiges de cette plante sont anguleuses, lisses ; elles s'élèvent à la hauteur d'un peu plus d'un demi-pied. (162 millim.) Ses feuilles sont oblongues, semblables à celles du millepertuis, un peu plus longues ; les unes partent de la racine, les autres sont opposées deux à deux sur la tige. Sa sommité se divise en plusieurs petits rameaux, qui soutiennent des fleurs très-proches l'une de l'autre, en manière de bouquet, de couleur rouge tirant sur le purpurin ; son fruit est ovale ou oblong, gros comme un grain de blé, partagé en deux loges qui renferment des semences menues ; sa racine est petite, ligneuse.

La petite centaurée croît dans les terres sèches sablonneuses.

On se sert des fleurs et sommités de cette plante : elles sont stomachiques, anti-septiques, et anthelmintiques. On prépare en pharmacie, avec la petite centaurée, une eau distillée, un extrait. Les feuilles entrent dans la composition de l'alcool général ; de la poudre contre la rage , du baume vulnéraire.

Les sommités entrent dans la composition de la décoction amère, de l'onguent mondificatif d'ache , de la poudre arthritique amère, de la thériaque , de l'huile de scorpion.

On fait sécher la petite centaurée entre deux papiers, pour l'usage.

Centaurium, du centaure Chiron qui , le premier, en a fait usage.

CENTINODE RENOUÉE , ou TRAINASSE. *Polygonum oviculare centinodia, centumnodia , sanguinaria*. Plante de la diadelphie octandrie de *Linneus*, et de la quinzième classe (fleurs staminées) de *Tournefort*.

Cette plante pousse plusieurs tiges longues d'un pied et demi (487 millim.) environ , grêles , rondes , solides , tenaces , habituellement rampantes et couchées à terre , d'où elle a pris le nom de *trainasse*. Ces tiges sont chargées de nœuds assez près les uns des autres, revêtues de feuilles oblongues , étroites, pointues, vertes, précédées de pétioles fort courts, et rangées alternativement. Ses fleurs sortent des aisselles des feuilles, et sont petites, composées chacune de huit étamines blanches , ou purpurines , ou rouges, rassemblées en deux paquets par des filamens , soutenues par un calice coupé en entonnoir. Le calice devient un fruit assez gros , relevé de trois côtés , de couleur de châtaigne. La racine est longue , d'une grosseur moyenne, simple, dure , ligneuse, garnie de fibres d'une saveur astringente.

Cette plante croît dans les lieux incultes , le long des chemins. Elle est vulnéraire, astringente, propre pour arrêter les hémorragies , les diarrhées , la dysenterie , le vomissement , étant prise en décoction. On s'en sert aussi extérieurement pour les plaies.

On en fait une eau distillée. Les feuilles entrent dans la composition du sirop de grande consoude, de la décoction astringente.

Polygonum, multum genu. Plante à plusieurs genoux.

Centumnodia sive centinodia, beaucoup de nœuds.

Sanguinaria , parce qu'elle est propre à arrêter le sang.

CERSIFI ou SERSIFI. *Tragopogon purpureo cœruleum porrifolio , barbula hirci flore purpureo*. Plante de la syngénésie polygamie égale de *Linneus*, et de la treizième classe (fleurs sémiflosculeuses) de *Tournefort*.

Ses feuilless ressemblent à celle du porreau ; sa fleur a une couleur tirant sur le bleu ou sur le noir. On cultive ordinairement cette espèce dans les jardins , à cause de sa racine qui sert

.dans les cuisines. Cette racine est noire en dehors, blanche en dedans, imprégnée d'un suc laiteux, d'une saveur douce un peu sucrée, lorsqu'elle est cuite. C'est une racine légumineuse d'un très-bon goût, que l'on assaisonne de diverses manières, pour la servir sur nos tables.

Les feuilles du cersifi sont vulnéraires, consolidantes ; les racines sont apéritives et pectorales. Les racines séchées et réduites en poudre, contiennent près de demi-once (15 grammes) de sucre par livre (5 hectogrammes). On peut l'obtenir par l'intermède de l'alcool.

CERF. *Cervus.* Le cerf est un animal mammifère-bisulce, de l'ordre des ruminans, et dont les cornes sont rameuses. Il est grand comme un petit cheval, très-vif, léger à la course, d'un naturel doux et timide : il s'apprivoise aisément, mais il est craintif et fugitif lorsqu'on le poursuit. Ses sens sont exquis ; il a l'œil bon, l'odorat fin, l'oreille délicate. Sensible au son du chalumeau des bergers, il l'écoute avec plaisir. Les chasseurs ont quelquefois recours à cet artifice pour le rassurer.

La tête du cerf mâle est parée, plutôt qu'armée de cornes. Ces cornes sont pleines, rameuses, tendres lorsqu'elles sont nouvelles ; elles acquièrent beaucoup de solidité avec le tems. On remarque cependant que la nature du sol sur lequel l'animal vit, contribue beaucoup à la manière d'être de ses cornes ; qu'elles sont grandes, légères, tendres, dans les pays fertiles et humides, et dures, courtes, pesantes, dans les pays stériles. Les chasseurs et les artistes donnent aux cornes de cerf le nom de *bois de cerf*, par la raison que ces cornes sont pleines au lieu d'êtres creuses comme celle des bisulces à cornes simples, c'est-à-dire, qui ne sont point rameuses.

Le devant de la tête du cerf est plat, ses oreilles sont petites, son cou est long, sa queue est courte, et son pied est fourchu.

La femelle est appelée *biche*, en latin *cerva* ; elle est aussi grande que le mâle, mais elle n'a pas, comme lui, de cornes à la tête : elle a la vue fine, et elle court d'une grande vitesse.

Les amours du cerf sont dignes de remarques ; ils portent le désir de consommer l'acte de la génération, jusqu'à l'emportement le plus effréné. Le mâle et la femelle entrent en rut en même tems, dans le courant de septembre. Pendant ce tems, le mâle rait avec force (1); il donne la tête contre les arbres, et il paroît tout hors de lui, comme furieux. Nuit et jour il est sur pied; il va, il vient, il court, il combat et jouit. Les rivaux se précipitent

(1) Le cri du cerf se nomme *raire.*

les uns sur les autres, et se font des blessures profondes à coups d'andouillers : quelquefois leurs cornes s'entrelassent au point de ne pouvoir pas se démêler, et ils deviennent la proie des loups, qui les dévorent. Les cerfs les plus âgés se rendent les maîtres, et intimident les plus jeunes, qui ne jouissent des plaisirs de l'amour qu'à la dérobée. Ils sautent à la hâte sur la biche pendant que les vieux cerfs se livrent bataille, et ils s'enfuient ensuite au plus vite. Cette fureur amoureuse ne dure que trois semaines. Ils sont alors si fatigués, si maigres, qu'il leur faut du tems pour reprendre des forces. Quelques biches se dérobent à la poursuite des vieux cerfs, en faveur des plus jeunes, avec qui elles se retirent dans le fond des forêts, où elles se livrent en paix aux charmes de l'amour. Ces jeunes amans sont plus constans que les vieux, qui, plus ardens, ont souvent plusieurs biches a la fois.

Le temps de la gestation est de huit mois : au bout de ce tems elle met bas un seul petit, qui prend le nom de *faon*. Ce nouveau-né est long-tems marqué de taches blanchâtres, qu'on nomme sa *livrée*. La peau qui couvre son bois dans sa croissance, est garnie d'un poil serré, gris ; elle se détache comme une écorce, lorsque le bois a pris tout son accroissement. Tous les ans le cerf met bas ses cornes au mois d'avril environ. Il frotte sa tête contre les arbres, pour s'en débarasser plus promptement. Elles tombent d'autant plutôt, que l'hiver a été plus doux. Dans cet état, il se cache dans les taillis jusqu'à ce que de nouvelles cornes ayent poussé et pris la place des premières. L'accroissement du nombre de leurs ramifications indique l'âge du cerf jusqu'à dix ans. On prétend que la durée de la vie du cerf peut s'étendre jusqu'à trente-cinq et même quarante ans. Cet animal est si léger, et a les muscles si vigoureux, qu'il franchit des haies et des murs de plus de six pieds (2 mètres) de hauteur. Il devient familier, on l'élève dans des parcs, et se rend à la voix qui l'appelle.

Les cerfs se nourrissent de plantes, de fruits, et de jeunes branches d'arbres : ils habitent les forêts dans toutes les contrées de la France, particulièrement dans celles qui approchent du midi. Ces animaux vivroient en société sans leur fureur érotique; mais dès que l'hiver approche, ils se réunissent en troupes, se tiennent serrés les uns contrent les autres, et s'échauffent de leur haleine.

Le cerf porte le nom de *faon* jusqu'à un an, et il prend celui de *daguet* depuis un jusqu'à deux ans. *Voyez* Faon et Daguet séparément.

Les produits du cerf sont les cornichons de cerf, c'est-à-dire,

celles qui sont nouvellement sorties : on les appelle vulgairement tête ou cru de cerf, en latin *typhus cervi* : les grandes
cornes, qui sont à l'usage des pharmaciens et à celui de la tabletterie : la peau du cerf dont on fait une colle forte, appelée colle
de cerf : l'os de cœur de cerf, auquel on attribuoit la propriété
d'arrêter le crachement de sang, et de résister au venin ; propriétés reconnues aujourd'hui très-équivoques : la moëlle de
cerf, et sa graisse, qui sont d'un grand usage en pharmacie :
le sang desséché du cerf, le priape, totalement tombés en désuétude : la vessie, que l'on supposoit propre pour la teigne,
étant appliquée dessus : enfin on estimoit jus qu'aux larmes du
cerf, pour les maladies des yeux.

CERFEUIL. *Scandix cerefolium, chœrefolium.* Plante de la
pentandrie dyginie de *Linneus*, et de la famille des ombellifères
de *Tournefort*.

Cette plante potagère pousse de sa racine plusieurs tiges grêles, rameuses, tendres, arrondies, lisses, d'un vert blanchâtre
à la partie inférieure, quelquefois rougeâtre dans le haut : ses
feuilles ressemblent à celles du persil, mais sont plus petites,
découpées plus profondément, plus molles au toucher, vertes
dans leur premier âge, couvertes sur le dos de duvet très-fin,
pleines de suc : ses fleurs naissent au sommet en ombelles ; elles
sont composées de cinq pétales blancs, petits, inégaux, renfermant cinq étamines et deux pistils, soutenus par autant de
calices particuliers : ses semences sont au nombre de deux, renfermées dans un petit fruit oblong ; elles sont longuettes, menues, pointues, de couleur brune, les unes lisses, les autres
rudes : la racine est longue d'un demi-pied (167 millimètres),
droite, unie, grosse comme le doigt, pivotante, garnie de fibres.

Le cerfeuil sert dans l'assaisonnement des cuisines : il est
odorant, un peu aromatique : il est apéritif, et propre pour
faire passer le lait des nourrices.

On en fait une eau distillée : il entre dans la composition de
l'alcool général.

CERISES. *Cerasa.* L'arbre qui porte les cerises prend le nom
de cerisier, en latin *cerasus sativa, prunus cerasus*.

On distingue plusieurs espèces de cerises, conséquemment
plusieurs cerisiers.

Le cerisier, quelle que soit son espèce, appartient à l'icosandrie monogynie de *Linneus*, et à la vingtième classe (fleurs en
rose) de *Tournefort*.

Les cerises les plus communes sont appelées en latin, *cerasa
agriotta, cerasa acida et vulgaria*, en françois *aigriottes*. Elles
sont rondes, rouges, d'un goût aigrelet fort agréable ; elles

croissent sur un arbre d'une hauteur moyenne, dont les feuilles sont longuettes, pointues, dentelées en leurs bords ; la fleur composée de cinq pétales disposés en rose ; le fruit rond, rouge, d'une saveur acerbe, renfermant un noyau qui contient une amande. Ce cerisier est désigné sous le nom de *cerasus sativa*, *fructu rotundo*, *rubro et acido*.

Il est une autre espèce de cerises blanches et rouges, plus grosses, d'une chaire plus ferme, d'une saveur douce : on les nomme *bigarreaux* ou *guignes*. On en trouve aussi de noires à queues courtes ; les unes et les autres sont très-agréables au goût.

Les cerises sauvages noires, naissent sur un cerisier appelé en latin *prunus avium*, *sive cerasus major ac silvestris fructu subdulci*, *nigro colore inficiente*. Ces cerises prennent le nom de *merises*, et l'arbre qui les produit celui de *merisier*. Le fruit est empreint d'un suc doux et agréable, teignant les mains et la bouche en noir, ou de couleur pourpre.

On prépare avec les cerises acides un rob, par l'évaporation de leur suc ; on en fait un vin de cerises, des cerises à l'eau-de-vie, des confitures.

Avec le suc de merises, on prépare un alcool connu sous le nom de *kirch-waser*. On fait une eau distillée avec ses fruits et ses noyaux.

Les bigarreaux blancs et rouges, et noirs, sont à l'usage des tables.

Le cerisier a pris son nom de la ville de Ponte appelée autrefois *Cerasus*, aujourd'hui Cerasonte, d'où il fut apporté à Rome par *Lucullus*, capitaine romain.

CERNEAU. Nom que l'on donne à la noix dont la substance médullaire interne commence à être formée, mais qui contient encore trop d'humidité pour être à l'état émulsif proprement dit. La pellicule qui recouvre chaque quartier de la noix s'en sépare très-facilement ; la coque et le brou adhèrent fortement l'un à l'autre, et se laissent couper facilement à l'aide d'un instrument tranchant.

On fend la noix par le milieu, et on en sépare les deux moitiés. Alors, on cerne avec un couteau chacune de ces moitiés intérieurement, d'où leur est venu le nom de *cerneau*.

On remarque que cette matière pulpeuse de la noix verte, qui est d'une extrême blancheur lorsqu'elle est nouvellement ouverte, se colore très-promptement par son contact avec la lumière. Pour la conserver blanche, on la plonge dans l'eau qui est légèrement alunée.

Les cerneaux se servent sur les tables, au dessert : ils sont plus indigestes que la noix.

CÉRUSE. Terme de commerce sous lequel on comprend le mélange à parties égales de carbonate calcaire ou craie blanche, et d'oxide de plomb blanc proprement dit. *Voy.* Blanc de céruse.

CÉTACÉS. Animaux marins que l'on ne doit pas confondre avec les poissons proprement dits. Ce sont des animaux vivipares, dont l'organisation est analogue à celle des quadrupèdes. Ils occupent le second rang parmi les mammifères ; ils ont une tête, des narines, des oreilles, deux ventricules au cœur, le sang chaud ; ils inspirent et expirent de l'air au moyen de poumons, et les femelles sont pourvues de mamelles à l'aide desquelles elles allaitent leurs petits, qu'elles engendrent vivans.

Ces grands animaux habitent les mers, où ils se meuvent à l'aide des nageoires qui leur tiennent lieu de pieds, et d'une queue placée horizontalement à l'extrémité opposée à celle de leur tête, et qui leur tient lieu de gouvernail. Ils ont sur le haut de la tête deux grandes ouvertures, par lesquelles ils rejettent l'eau, à une hauteur plus ou moins considérable. Les naturalistes nomment ces conduits *évents*, en latin *spiracula*.

Le nombre des cétacés est beaucoup moins étendu que celui des quadrupèdes. *Brisson* les a distingués en cétacés qui n'ont point de dents ; telle est la baleine, *balœna :* en cétacés qui n'ont des dents qu'à la mâchoire supérieure ; tel est le cachalot, *monodon seu monoceros :* en cétacés qui n'ont des dents qu'à la mâchoire inférieure ; tel est le narval ou licorne de mer : enfin en cétacés qui ont des dents aux deux mâchoirs ; tel est le dauphin, *delphinus.*

CÉTÉRAC, HERBE DAURADE. *Ceterach officinarum asplenium.* Plante de la cryptogamie des fougères de *Linneus,* et de la seizième classe (fleurs apétales) de *Tournefort.*

Cette plante est une espèce de capillaire. Ses feuilles ressemblent à celles du polypode ; mais elles sont plus petites, profondément découpées, assez rondes et comme ondées. Leur revers est rougeâtre ou jaune, velu, couvert d'une poudre écailleuse qui, examinée au microscope, paroît contenir des petits fruits, garnis chacun d'un cordon à graine de chapelet. Ces fruits s'ouvrent en deux parties comme une boîte à savonnette, par la contraction qu'ils éprouvent, et répandent quelques semences menues. La racine est fibreuse.

Cette plante croît dans les lieux rudes, pierreux, sur les murailles, en Italie et dans nos pays méridionaux. Les Languedociens l'appellent vulgairement herbe daurade, comme qui diroit *dorée*, parceque les feuilles étant frappées des rayons du soleil, paroissent de couleur d'or.

On se sert de cette plante dans les maladies de poitrine et de la ratte.

Cétérac est un nom arabe. *Asplenium* vient du mot *splen*, qui signifie *ratte*, parce que cette plante est propre pour les maladies de ce viscère.

C'est une espèce de scolopendre.

CÉVADILLE, ou PETITE ORGE. *Cevadilla, semen sabadillœ. Veratrum sabadilla.* La cévadille est un petit fruit à gousse qui nous est apporté de la Nouvelle-Espagne. Ce fruit naît à une plante qui appartient à la polygamie monoécie de *Linneus.* Les semences renfermées dans les gousses, sont figurées comme des grains d'orge.

On se sert de la cévadille tant à l'intérieur qu'à l'extérieur. Sa saveur est amère, âcre, brûlante : elle est drastico-catarthique, diurétique, émétique, anthelminthique, pédiculaire.

On s'en sert extérieurement pour faire mourir les poux, pour ronger les ulcères malins, les chairs baveuses.

La dose pour les enfans de deux à quatre ans, est de deux grains (1 décigramme); de quatre à huit ans, quatre grains (2 décigrammes); de huit à douze, dix grains (5 décigrammes) ; et pour l'âge viril, de douze à seize grains (6 à 8 décigrammes). On fait prendre cette semence en poudre, mêlée avec d'autres purgatifs, tous les cinq jours, surtout pour les vers.

CEYLANITE. La ceylanite est une pierre que l'on trouve parmi les tourmalines roulées de Ceylan. Elle cristallise en octaèdre. Sa pesanteur spécifique ; d'après M. *Hauy*, est de 3,7931. Elle raie le quartz ; sa cassure est vitreuse. Dans l'état aggrégé, elle paroît noire, opaque ; quelquefois elle est demi-transparente et d'un blond de silex. Elle est infusible au châlumeau, et ne paroît pas même attaquée par le borax.

M. *Descotil*, qui l'a analysée, a reconnu qu'elle étoit composée de magnésie.. 0,12
Oxide de fer. 0,16
Silice. 0,02
Alumine. 0,68
Perte. 0,02
————
100

CHAA, TCHA ou FLEUR DE THÉ. *Thea.* Espèce de thé que l'on recueille sur un petit arbrisseau de la grandeur d'un groseiller, que l'on cultive avec soin au Japon. Cet arbrisseau appartient à la polyandrie monogynie de *Linneus;* ses feuilles sont plus petites, plus agréables au goût et à l'odeur que celles du thé ordinaire, d'où on leur a donné le nom de *fleurs de thé.* Celui de *tcha* est une expression mandarine dont on a formé le nom de *thé.* Les feuilles de ce thé sont de couleur verte, tirant sur le jaune. C'est un stomachique chaud, excitant, qui précipite vivement la digestion.

CHABASIE. Minéral que les naturalistes appellent zéolithe, qui est cristallisé en cubes. Sa pesanteur spécifique est de 2,7196 ; elle raie légèrement le verre. Elle est fusible au chalumeau, et se convertit en une masse blanchâtre spongieuse.

On la trouve en Allemagne, près d'Obestein.

CHACRILLE. Seconde écorce des branches et jeunes tiges d'un arbre appelé *croton cascarilla ;* lequel croît dans l'Amérique méridionale.

Voyez Cascarille.

CHAGRIN ou ROUSSETTE, SAGRÉ ou SAGRI. Espèce de chien de mer qui a beaucoup de ressemblance avec le requin. C'est un poisson de mer de l'ordre des chondroptérygiens, autrement poissons cartilagineux, c'est-à-dire, dont les nageoires sont soutenues par des cartilages.

La chair de ce poisson a une forte odeur de musc, et n'est mangeable qu'après avoir été longtems macérée. Son foie est regardé comme un poison, mais on en tire de l'huile. La peau de ce poisson est connue sous le nom de roussette ou chagrin. C'est la peau du derrière de ce poisson qu'on a préparée par le lavage, l'épilation, le tannage et l'application de la graine de moutarde. Cette peau est très-dure, très-serrée, et parsemée de petits grains ronds qui en font la beauté. Lorsqu'on a donné à la peau les premiers apprêts, et qu'elle est bien ramollie, on la saupoudre avec de la graine de moutarde, qui, par sa causticité naturelle, lui donne le grain. Lorsque cette graine n'a pas été bien appliquée, il reste des places unies que l'on nomme *miroirs*, et qui en diminuent la valeur. Les plus belles et les meilleures peaux de chagrin sont celles qui nous viennent de Constantinople : on emploie à leur défaut celles de Tunis, d'Alger ou de Tripoli. Le chagrin gris est le meilleur de tous ; il est susceptible de prendre toutes sortes de couleurs, le noir, le jaune, le vert et le rouge.

On prépare aussi en France du chagrin, avec les cuirs qui se tirent de la croupe des chevaux et des mulets. On le contrefait avec du maroquin passé en chagrin ; mais on reconnoît la différence en ce que celui-ci s'écorche, tandis que le vrai chagrin ne s'écorche pas.

Les peaux de chagrin doivent être belles, grandes, égales, à petits grains ronds bien formés, sans *miroirs.* Cette peau est excessivement dure quand elle est sèche, mais elle devient très-molle quand elle a été trempée dans l'eau, ce qui en facilite l'usage. Ce sont les gaîniers et les relieurs de livres qui en font le plus de consommation.

CHAIR FOSSILE. On a donné ce nom à l'asbeste tressé, *amiantus membranaceus*, parce qu'on a trouvé dans l'arrangement de ses fibres beaucoup d'analogie avec la manière dont sont composés les muscles et les membranes. Ce minéral est plus léger que l'eau.

CHAIR MUSCULAIRE. La chair est cette partie des animaux, molle et rouge, quelquefois pâle, qui fait la liaison et la composition de la plupart des autres parties du corps. Elle présente la réunion d'un grand nombre de muscles, composés d'une substance parenchymateuse et cellulaire, dans laquelle sont contenues différentes secrétions, soit fluides, soit consistantes. Ces secrétions sont de nature albumineuse, gélatineuse, oléagineuse ou adipeuse, et extractive, parmi lesquelles se trouve interposée une petite quantité de matière saline qui n'est pas encore parfaitement bien connue. Ce sont les quantités relatives de ces substances secrétoires qui constituent la chair des animaux plus ou moins nourrissante. Dans l'économie domestique, la chair des animaux prend le nom de viande. On la distingue en grosse et menue viande : la grosse viande comprend celle de boucherie, telle que la viande de bœuf, de mouton et de veau ; la menue viande comprend celle du gibier et la volaille. La chair des poissons est réputée plus légère que les autres espèces ; celle des poissons de mer est généralement plus estimée que celle des poissons d'eau douce. On estime la viande des jeunes agneaux comme très-délicate, mais elle ne contient que de la gélatine, et ne peut pas être considérée comme une viande faite. Celle du porc est lourde et pesante, et d'une digestion difficile.

La nécessité de rendre docile sous le joug, le taureau pour le rendre propre au labourage, a fait naître l'idée de le priver de la faculté de reproduire son semblable, en lui faisant une opération appelée *castration*. Dans cette opération on lui enlève les testicules, et on a remarqué que cet animal, naturellement fier, emporté, féroce et presque indomptable, devenoit non-seulement humble et soumis, mais que sa chair devenoit plus ample et plus succulente, surtout lorsqu'après avoir reçu de lui des services comme animal de tirage dans les terres de labour, on lui donnoit assez de tems pour se reposer et s'engraisser paisiblement. On a étendu les avantages de la castration au profit de la perfection de la chair des animaux, sur les jeunes agneaux qui deviennent moutons au lieu de devenir béliers, sur les jeunes porcs qui ne deviennent point verrats : on en conserve seulement ce qu'il est nécessaire pour multiplier les espèces. La même opération s'exerce sur les oiseaux de basse-cour. On enlève aux jeunes poules la grappe des œufs pour en faire des poulardes, et les testicules aux jeunes poulets, pour en faire des chapons.

Outre la privation des parties génitales des animaux, l'homme, qui s'est montré déjà bien cruel par excès de sensualité, a porté plus loin l'abus du droit qu'il s'est arrogé sur eux. Dans quelques pays on crève les yeux de la volaille, pour lui ôter le désir de courir, et on tient les espèces enfermées dans une cage étroite, pour les priver de tout exercice, et les engraisser plus promptement et plus sûrement. Dans certaines fermes, on met une volaille quelconque dans un sac de toile, assez capable pour la loger à son aise ; ses pattes sont repliées sur le ventre, et sa queue sur le dos. L'animal est placé perpendiculairement dans le sac, auquel on a pratiqué deux ouvertures, l'une dans le fond, pour laisser passer ses ordures, et l'autre dans la partie supérieure, pour laisser passer sa tête et son cou. On le tient suspendu ainsi enfermé dans le sac, et on lui donne à manger tout autant qu'il en veut. De tems à autre on le balance, et il n'a pas d'autre exercice. Il ne faut pas plus de huit ou dix jours pour en faire une volaille grasse et d'une chair tendre et délicate.

Cet art de perfectionner la chair des animaux est, il faut en convenir, tout à la fois cruel et extraordinaire, mais il démontre la supériorité de l'espèce humaine sur les autres espèces animales, et l'intention du créateur, qui a voulu que l'homme fût, sinon le plus fort, du moins le plus intelligent, et par une conséquence nécessaire, le maître absolu de tous les êtres créés qui semblent tous destinés pour son usage.

Nous avons dit que les chairs animales différoient entre elles, en conséquence des principes qui les constituoient. En effet, la chair du bœuf, celle du mouton, sont d'une consistance plus ferme, contiennent des principes alimenteux plus nourrissans, plus savoureux que la chair du veau, et celle-ci plus que celle de l'agneau. L'apprêt journalier des viandes dans les cuisines a été plus raisonné qu'on ne pense. On peut poser pour principe général, que les viandes que l'on nomme vulgairement *viandes faites*, c'est-à-dire, dans lesquelles l'albumine, la gélatine et la substance extractive se rencontrent dans des proportions relatives et dans un état de combinaison

intime, telles que celles du bœuf et du mouton, conservent
beaucoup de saveur et de principes nutritifs, quoique cuites
dans l'eau, parce que l'eau ne dissout qu'un peu de leur extractif, et très-peu de gelatine, par la raison que celle-ci est
défendue par l'albumine, qui est insoluble dans l'eau, et avec
laquelle elle se trouve combinée, tandis que les chairs de
l'agneau et du veau perdent totalement leur saveur, parce
que l'eau dissout toute la gélatine qu'elles contiennent, et qui
est pour ainsi dire le seul principe qui les constitue. On remarque encore que les mêmes chairs de bœuf et de mouton
que l'on fait rôtir, ont une saveur agréable, légèrement sucrée quand elles ont été rôties seulement dans leurs surfaces,
et que le calorique n'a pas pénétré trop vivement dans leur
intérieur, tandis que les viandes blanches, gélatineuses, doivent être, pour ainsi dire, rissolées; d'où est venu cet adage :
Veau brûlant, *bœuf et mouton saignant*. Cette saveur sucrée
que l'on trouve dans les viandes rôties, singulièrement dans
la peau rissolée par l'action du feu, démontre que les chairs
animales sont composées d'hydrogène et de carbone, et d'un
peu d'oxigène dans des proportions différentes, et que l'action
immédiate du feu rapprochant ces trois principes dans un
équilibre convenable, la saveur participe de celle du sucre,
selon que ses principes se trouvent plus analogues, quant à
leurs proportions, à celles qui constituent le sucre. Mais les
chairs animales contiennent aussi de l'azote, que l'on peut dégager par l'intermède de l'acide nitrique ; et ce qui prouve
évidemment que la chair animale contient de l'azote, et que
celui qu'on en obtient par l'acide nitrique n'est pas aux dépends de celui de cet acide, c'est que l'acide que l'on sépare
de la fibre animale qui reste dans la cornue, sature autant
de potasse qu'une quantité d'acide égale à celle que l'on a
ajouté à la chair pour en dégager l'azote, peut en saturer en
combinant ces deux réactifs directement.

La présence de l'azote dans les chairs animales, ainsi que
celle de l'hydrogène, se manifestent sensiblement lors de leur
fermentation putride, par le dégagement de l'ammoniaque,
qui s'opère jusqu'à ce qu'elle soit totalement achevée. Il est
assez ordinaire de voir la chair animale qui fermente, se couvrir d'une infinité de petits insectes vivans, qui naissent des
œufs qu'y ont déposé les insectes femelles du même genre.
Les anciens pensoient que ces animaux procédoient de la *pourriture* (c'est le nom qu'ils donnoient à la chair putréfiée);
mais ce système de génération, produite par la seule putridité des corps animaux, a été renversé dès qu'on a tenté de

lui opposer l'expérience. En effet, si l'on prend un morceau de chair de bœuf ou de tout autre animal nouvellement tué et habillé, et qu'on le place tout saigant sous une cloche de verre dont on aura exactement fermé tout accès aux animalcules quelconques, la chair se contagiera en absorbant l'oxigène de l'air contenu sous la cloche, et il n'y aura pas un seul petit animal vivant sous ce vase, tandis qu'un pareil morceau de chair placé à côté, à l'air libre, en sera couvert. Cette expérience, qui est à la portée de tout le monde, ne laisse aucun doute sur l'origine de ces animaux vivans qui sont éclos, et qui vivent aux dépends de la chair fermentante.

La prochaine disposition qu'ont les chairs animales à fermenter, est un des grands inconvéniens qui empêchent que l'on en fasse des provisions pour plusieurs jours de consommation, surtout dans les saisons dont la température est élevée à dix degrés et au dessus. Quels que soient les animaux auxquels elles appartiennent, elles ont toutes une plus ou moins forte tendance à la fermentation putride. De là ont été imaginés divers moyens pour les conserver, surtout pour les voyages de longs cours ; de là aussi naissent naturellement les distinctions des chairs animales en viandes fraîches, viandes salées, enfumées, et viandes sèches.

CHALCITE. Nom que l'on a donné au sulfate de fer natif rouge. *Voyez* Colcothar naturel.

CHAMAIRES. Plante de la famille des labiées, plus généralement connues dans les boutiques sous le nom de scordium. *Voyez* Scordium.

CHAMPIGNONS. *Fungus.* Les botanistes mettent les champignons au rang des plantes incomplètes ; ils font plus, ils en font une classe à part, qu'ils ont désignée sous le nom de *cryptogamie-fungus.* Ils prétendent avoir découvert les organes de la fructification dans ce genre de produit végétal, à l'aide du microscope.

Malgré ma vénération pour les savans dont l'autorité est d'un si grand poids, je persiste dans mon opinion, et je pense que les champignons sont véritablement des produits de la décomposition des végétaux, opérée par l'humidité, à l'aide de la chaleur. Il a plu aux botanistes d'en faire un genre de plante particulier, et ils se sont crus fondés dans leur prétention, parce qu'ils ont trouvé le moyen de multiplier les champignons dans leur substance même. Mais il s'en faut bien que ces moyens de multiplication appartiennent au caractère de la fructification ; les champignons n'ont point de sexe, conséquemment ne portent point de fruits. Doit-on les considérer comme des plantes, lorsqu'ils n'en présentent aucun des caractères? Ce ne sont pas des plantes avortées, ce sont des protubérances spongieuses, ordonnées par une suite nécessaire d'un commencement de désorganisation du végétal ; et ils n'existeroient pas, si le végétal n'avoit que tout juste la quantité d'eau nécessaire à la fermentation putride. Ce qui prouve cette assertion, c'est que du bois de bouleau coupé menu, épanché sur une couche de fumier de paille et de terreau, fournira ou ne fournira pas de champignons à volonté. Si on n'arrose pas souvent, le bouleau pourrira sans donner de champignons, tandis que par le moyen de l'irroration il en fournira de très-bons. On peut conclure de cette observation, que le végétal cité ne manifeste sa faculté végétante que par un dernier effort, dans le moment même de la destruction de ses principes.

Mais examinons ce qu'est cette prétendue graine de champignons : ce sont les premiers filets blancs qui paroissent sur la couche ou sur les crottins de cheval dont on a garni la couche de terreau, que l'on ramasse et que l'on fait dessécher pour les parsemer sur de nouvelles couches, ou bien ce sont encore les follécules desséchées du champignon lui-même, que l'on trouve dans l'intérieur de son chapiteau ; et les uns ou les autres, parsemés et arrosés, produisent des champignons en vingt-quatre ou trente-six heures. Là, on n'aperçoit aucune germination ; il n'y a ni plantule, ni radicule ; on ne voit qu'un pédicule qui s'élève d'abord en rond et en bouton, et ce dernier s'élargit et forme peu à peu un chapiteau spongieux, dont l'intérieur est garni de feuillets fistuleux, placés les uns à côté des autres. Tout ce beau travail de la nature n'est autre chose qu'un tissu d'eau engagé dans des fibres végétales, qui n'avoient pas été détruites dans leur principe. J'avoue qu'il m'est bien difficile d'accorder les attributs d'une plante à un corps qui n'en présente aucune des parties essentielles, et je regarderai les champignons, jusqu'à ce que l'on m'ait démontré que ce sont des plantes, comme des produits de la désorganisation des végétaux, et non pas comme des végétaux eux-mêmes.

Il y a bien du choix dans les champignons destinés à l'usage de nos tables. Pour peu qu'ils aient vieillis sur terre, ils deviennent, pour ainsi dire des poisons ; ceux mêmes qui sont réputés les plus salubres et les plus savoureux, sont de difficile digestion. Il est d'ailleurs très-facile d'être trompé par les apparences ; la forme des bons et des mauvais champignons est à peu de chose près la même. Nous indiquerons le choix en traitant des espèces ; mais nous devons indiquer d'avance le contre-poison, dans le cas où, malgré la surveillance des cuisiniers, on seroit exposé aux accidens qu'une erreur involontaire pourroit occasionner. On éprouve dans ces circonstances une grande pesanteur dans l'estomac, une chaleur brûlante, un gonflement dans la gorge, le visage et les yeux s'enflamment : le premier moyen curatif est l'usage du vinaigre affoibli par l'eau, du verjus, du suc de limon, en géneral de tous les acides végétaux ; le second moyen est d'exciter le vomissement d'une manière quelconque.

Champignons de couches.

Les champignons de couches sont ceux que l'on destine à l'usage des tables ; ils sont de meilleur goût et d'une odeur plus agréable que ceux qui croissent naturellement dans les champs. On fait au mois de juin, des couches de fumier et de terreau qui contiennent des crottins de cheval. Sur le fin de juillet, les crottins de cheval commencent à blanchir, et sont parsemés de petits filets blancs déliés, qui sont les premiers rudimens des champignons. L'extrémité de ces filets s'arrondit, forme un pédicule rond en bouton, qui s'agrandit et s'élargit peu à peu en chapiteau charnu, spongieux, blanc en dessus, rougeâtre en dessous, facile à rompre, d'une odeur agréable et d'une saveur douce. On doit les choisir plutôt petits que gros ; les plus gros sont moins savoureux : ceux qui sont très-blancs en dessus comme en dessous, et dont le chapiteau est volumineux, sont d'une mauvaise qualité. Pour s'en servir, il faut les dépouiller de leurs premières enveloppes, couper une partie du pédicule, et les faire tremper dans l'eau avant que de les assaisonner.

Voyez Mousseron, trufles, vesse de loup.

CHANVRE. *Cannabis sativa.* (*Pl.* XVIII, *fig.* 107.) Plante de la diœcie pentandrie de *Linnæus*, et de la quinzième classe, (fleurs staminées) de *Tournefort.* Sa tige est droite, quarrée, unique, velue, rude, creuse en dedans, couverte d'une écorce filamenteuse. Sa feuille est disposée en main ouverte, divisée en quatre ou cinq parties, dentelées ; vertes-brunes, rudes au toucher, d'une odeur désagréable.

La tige du chanvre mâle s'élève à la hauteur d'un homme ; elle porte des fleurs à cinq étamines un peu jaunes, qui naissent au milieu d'un calice composé de quelques feuilles disposées en étoiles.

La tige du chanvre femelle s'élève beaucoup moins haut, ne porte point de fleurs, mais produit beaucoup de petites coques, ou fruits couverts d'une manière de coiffe, renfermant chacun une petite semence presque ovale, de laquelle on tire une huile par expression, dont l'usage est pour celui des lampes. Cette graine sert aussi de nourriture aux oiseaux.

Le chanvre est une plante des plus utiles dans les arts et dans l'économie domestique, tant à cause de son écorce que de sa graine. On distingue le chanvre en mâle et femelle; mais les habitans de la campagne se sont toujours trompés sur la véritable application des deux sexes de cette plante. Ils donnent le nom de chanvre mâle à l'espèce qui porte graine, et celui de chanvre femelle à l'espèce qui porte des fleurs mâles; cette inversion du nom est excusable de leur part, ils n'en savent pas moins bien donner tous les apprêts nécessaires à cette plante pour en recueillir tous les produits.

Le chanvre croît par tous les endroits de la France; mais il se plaît beaucoup mieux dans nos départemens du Nord. La quantité de chanvre qui croît dans l'empire françois est plus que suffisante pour fournir à nos besoins, et la prévention qu'on a en faveur du chanvre du Nord, est démontrée abusive par l'expérience, d'autant qu'il se pourrit bien plus promptement que celui qui se cultive dans la ci-devant Bretagne et Normandie. Ce qui fait la différence de finesse dans le tissu fibreux de l'écorce de cette plante, c'est qu'en France on laisse passer le terme de sa vigueur, c'est-à-dire, qu'on n'arrache de terre les tiges du chanvre que lorsque l'espèce qui porte graine est arrivée à sa parfaite maturité; mais si l'on récoltoit l'espèce de chanvre mâle, dès que l'espèce femelle auroit été fécondée, et qu'on ne laissât pas sur pied, long-tems après le vœu de la nature rempli, son écorce seroit fine, souple, et n'acquéreroit pas cette solidité ligneuse qu'acquièrent toutes les plantes que l'on laisse trop long-tems en terre.

Lorsqu'on a arraché le chanvre de terre, on le fait sécher en petites bottes ou faisseaux pour séparer la graine et les feuilles; ensuite on porte ces bottes de chanvre dans une eau stagnante, où on les charge de pierres pour qu'elles soient surnagées par l'eau. Cette opération s'appelle *rouissage*. Elle se fait bien plus avantageusement dans une eau dormante que dans une eau courante; d'ailleur il seroit dangereux d'opérer ce rouissage dans une eau courante, au-dessous de laquelle on puiseroit pour l'usage domestique; cette eau tient en dissolution des gaz délétères, outre le corps muqueux de la plante qui attache les fils à l'écorce qui la rendoient d'un service extrêmement nuisible. Huit à dix jours d'immersion suffisent ordinairement pour le rouissage, lorsque la masse d'eau est proportionnée à la masse de chanvre à rouir, et lorsque la température de l'air est de douze degrés ou environ.

Dans cet état, on retire le chanvre de l'eau, on le fait sécher au soleil, ensuite on le bat. Sous la *maque*, la partie ligneuse se sépare, ou bien on le tille, et il ne reste à la main que la filasse, c'est-à-dire, les filamens de l'écorce. Pour obtenir ces fils plus fin et avec le plus d'avantage, quant au produit en quantité et qualité, on fait tremper dans des vases remplis d'eau cette première filasse, afin d'achever de dissoudre toute la partie gommeuse qui fait adhérer les fils les uns aux autres, on fait sécher de nouveau, et on les passe dans des peignes de fer que l'on nomme *sérans*. Ces scrans sont de plusieurs degrés de finesse, et donnent des qualités de filasse graduées. Le séran le plus fin donne le chanvre le plus doux et celui avec lequel on fait les fils les plus fins, propres à faire la dentelle. Voici a-peu-près les sortes de chanvre qui résultent des divers apprêts qu'on lui donne.

1°. Le chanvre cru ou en masse. C'est l'écorce du chanvre séparée de sa tige ligneuse par l'échanvroir.

2°. Chanvre proprement dit. C'est celui que l'on a passé successivement sur deux espèces de grandes cardes de fer, dont l'une est plus fine que l'autre, afin d'en séparer la filasse, le courton et l'étoupe. Cette qualité est propre à être filée et convertie en toile par l'art du tisserand.

3°. Chanvre sérancé. C'est celui qui a reçu ses derniers apprêts, c'est-à-dire que l'on a passé par les sérans les plus fins. On le noue en cordon pour éviter la confusion de ses filamens. C'est avec ce chanvre que l'on fait des fils fins et des toils fines.

4°. Le courton. Ce sont les filamens les plus courts qui restent après avoir passé le chanvre écru par l'échanvroir. On en fait des fils et toiles à torchons.

5°. Enfin, l'étoupe dont les fils sont plus courts que le courton, dont on se sert pour calfater les vaisseaux, pour faire des mêches de mousquets, des emballages. Si on la file, on en fait des toiles à papiers pour tentures, des serpillières.

M. *Brale*, d'Amiens, a inventé pour le rouissage du chanvre, un procédé dont l'utilité a été constatée par des savans distingués. Voici quel est son procédé. Il élève l'eau à une température de 72 à 75 degrés au thermomètre de *Réaumur*;

il y délaie du savon vert dans la proportion de 1 à 48 comparativement avec le chanvre en tige. Quant à l'eau, il faut en employer à-peu-près quatorze fois le poids du chanvre : on plonge le chanvre dans cette eau, de manière qu'elle surnage : on ferme le vase, et l'on cesse le feu. Deux heures de séjour suffisent pour que le chanvre soit roui.

Par ce procédé, il y a économie de tems, faculté de rouir en toutes saisons, richesse dans le produit de la filasse.

Le gouvernement persuadé de l'utilité de ce procédé, a souhaité qu'on en répandit la connoissance.

(Extrait de l'esprit des journaux. page 118. tome 6. an 13.)

CHAPERON DE MOINE. Nom que quelques botanistes ont donné à l'aconit, à cause de la forme de fleur qui ressemble à une tête couverte d'un heaume. (*Voyez* Aconit)

CHAPITEAU DE FLEURS. *Coronilla zeylanica siliquis fuscit hisutis pilosis flore albo.* Plante de la diadelphie décandrie de *Linneus.* C'est un arbuste ou un fort petit arbrisseau qui pousse des branches ligneuses. Du reste ses feuilles sont petites, oblongues, charnues, rangées ordinairement au nombre de cinq ou sept sur une côte : ses fleurs qui naissent aux sommités de ses rameaux sont petites, légumineuses, de couleur jaune, disposées en manière d'une petite couronne, ou d'un petit chapeau d'où la plante a reçu le nom de chapiteau de fleurs ou petite couronne. A ces fleurs succèdent des gousses assez déliées, composées de plusieurs pièces presque cylindriques, articulées bout à bout, et renfermant chacune une semence oblongue, noire, d'une saveur désagréable : sa racine est longue, assez grosse, dure.

Cette plante croît dans l'Inde, et en Espagne, où on l'appelle *Coronilla del Rey.*

On nous apporte les fleurs sèches. On s'en sert comme du mélilot, pour amolir, pour résoudre et chasser les vents. On les emploie en lavemens, dans les fomentations, et dans les cataplasmes.

CHAPON – CAPO. Oiseau de l'ordre des gallinacés alectrides, c'est-à-dire dont les ailes sont propres au vol.

Le chapon est un coq que l'on a rendu inhabile à l'acte de la génération en le privant de ses testicules par une opération connue sous le nom de *castration.*

Il faut une main habile et exercée pour enlever aux petits poulets cet organe de la génération. Ce sont ordinairement les femmes des fermiers qui se chargent de cette opération. Cette dernière est fondée sur une double intention : la première a pour but de supprimer le nombre des coqs, dont un seul peut suffire à la fécondation d'un grand nombre de poules rassemblées dans une basse-cour; le second, d'améliorer leur chair, de la rendre plus succulente, plus tendre, et plus propre à l'usage alimentaire.

On en prépare en pharmacie d'excellent bouillon pour les estomacs foibles, et les convalescens.

CHARANÇON, ou CHARANSON. Le charançon est un insecte de l'ordre des coléoptères, c'est-à-dire dont les ailes sont enfermées dans des étuis.

Cet insecte a les antennes en masse, coudées dans leur milieu, et posées sur une large trompe. Ce genre très-nombreux, peut se partager en plusieurs familles, à cuisses simples et à cuisses dentées; il contient des espèces très-belles et très-curieuses, mais dont les barres sont en général très-destructives. On redoute surtout le charençon du blé. Ce petit insecte brun a le corcelet presqu'aussi long que ses élytres, et la tête terminée par une trompe mince et allongée. Il dépose ses œufs dans les grains de blé. La larve qui éclot, dévore la substance farineuse et ne laisse que l'écorce. Lorsque l'animal est parfait, il perce cette enveloppe pour en sortir

Quelques charençons ont une trompe très-longue: on distingue entre autres le charençon du noisetier appelé vulgairement la *tête écorchée* parce que sa forme et sa couleur noire qui tranche avec celle du reste de l'animal qui est d'un rouge très-vif, lui donne l'air d'une tête écorchée.

Le charençon se nomme en latin *Curculio*. Il est du même ordre de l'insecte que nous avons fait connaître sous ce nom: peut-être aussi a-t-il des propriétés odontalgiques analogues: au reste c'est une expérience à faire et à consigner à côté de celle de M. *Graffenauer* docteur en médecine de l'école de Strasbourg, qui a donné la nomenclature des insectes odontalgiques. *Voyez Curculio.*

Le hazard a fait découvrir l'heureux moyen d'éloigner les charençons des magasins ou greniers à blé, ou d'empêcher leur approche: ce moyen extrêmement simple et facile, consiste à placer à côté du blé, des branchages de sureau garnis de fleurs et de feuilles. *Voyez* sureau.

CHARBON ANIMAL. Le charbon animal est le produit qui reste de l'analyse des animaux a une température supérieure à celle de l'eau bouillante, dans les vaisseaux fermés.

Cette sorte de charbon est du phosphate calcaire uni à une matière fuligineuse.

Le charbon animal est difficilement combustible, et n'est
point employé dans les usages économiques. On ne fait usage
que du charbon de cerf, d'ivoire, d'os, d'éponge, sous le
nom de noir de cerf, d'ivoire, d'os et d'éponge brulée. *Voyez*
ces mots.

CHARBON DE BOIS, ou CHARBON VÉGÉTAL. *Carbo.* Le
charbon est un produit du second degré de la combustion
des végétaux. C'est un corps mixte qui participe du carbone, d'une terre insoluble, de potasse carbonatée, et
autres sels neutres, selon la nature du végétal qui a servi
à sa confection.

Nous considérons le charbon comme étant dans un degré
moyen de combustion, parce qu'il est privé des principes
huileux et les plus prochains des végétaux, et parce qu'il
est un corps combustible *sui generis*, qui procède de la combustion des végétaux soumis à l'action du calorique portée
jusqu'à l'incandescence dans les vaisseaux fermés, et parce
que ce degré de combustion peut être suivi d'un troisième
qui est généralement connu sous le nom d'incinération.

Le charbon a beaucoup de capacité pour le calorique et
en est un très-mauvais conducteur. Cette faculté qu'il a de
retenir le calorique le rend d'un service bien important dans
le travail des mines métalliques, dans les arts chimiques,
et dans l'économie domestique. Celle au contraire qu'il a
d'être mauvais conducteur du calorique le rend très-propre
à garantir les matières végétales et animales, de la fermentation, ou tout au moins d'en retarder l'action. *Voyez* mon
mémoire sur le charbon, inséré dans le recueil périodique
de médecine, (cahier de fructidor an 13).

Le charbon de meilleure qualité est celui qui est sec,
sonore, léger et poreux.

Le meilleur charbon est celui qui est fait avec les jeunes
tiges des bois de hêtre et de chêne.

Le charbon de bois blanc est plus compact, plus pesant,
répand une flamme qui s'élève moins haut ; mais il est très-
avantageux pour servir de support dans les essais des mines
métalliques, dans les soudures, et pour les ouvrages qui se
pratiquent à la lampe des émailleurs.

Le charbon, en brûlant, s'empare de l'oxigène de l'air
qui détermine sa combustion, et il y a d'abord formation
d'acide carboneux, puis d'acide carbonique capable d'as-
phyxier les êtres vivants qui y sont plongés, et de leur donner la mort, si on ne renouvelle pas l'air promptement, et
si on ne leur donne pas les secours nécessaires en pareil

cas, tels que les ablutions d'eau, et la neutralisation de l'acide carbonique par l'ammoniaque fluor ou gazeux.

Le charbon a des propriétés physiques et chimiques très-étendues. La médecine et la chirurgie lui ont reconnu des vertus médicinales des plus importantes, à l'art de guérir.

Outre les usages du charbon comme combustible, il sert dans les travaux des mines en grand, pour la fonte et la réduction des métaux.

On mêle le charbon en poudre avec la mine de fer acidé argilleuse, pour en faire du fer de fonte.

C'est par le moyen du charbon que l'on réduit les acides de plomb, en métal.

On s'en sert, pour fabriquer les creusets, pour les essais des mines métalliques.

Le charbon décompose l'acide sulfurique, et le convertit en acide sulfureux. Il décompose tous les sulfates, et les convertit en carbonates.

On se sert du charbon pour purifier l'acide benzoïque, les huiles volatiles et médiates, colorées, le carbonate d'ammoniaque sali par une huile empyreumatique.

C'est avec le charbon que l'on dégage l'eau-de-vie de sa couleur étrangère.

C'est encore avec le charbon rouge de feu que l'on enlève à la viande fermentée, son odeur d'hydrogène carboné.

Le charbon entre dans la composition de la poudre à canon, dans les proportions de 15 parties et demie, sur 75 de nitrate de potasse bien pur et bien sec, et 9 et demie de soufre. Le charbon de bois de bourgène ou nerprun est celui que l'on préfère.

Les peintres et les graveurs se servent du charbon de bois de saule et de fusain pour faire des esquisses de leurs dessins. Ces charbons se préparent dans des vaisseaux fermés.

On prépare avec le charbon, des tablettes pour corriger la mauvaise haleine.

Le charbon est un stimulant, anthelmintique. On s'en sert extérieurement pour absorber les gaz putrides des plaies ichoreuses ; pour guérir la teigne, les dartres, les maladies herpétiques. On lave les parties affectées avec de l'eau de savon, à chaque pansement.

CHARBON DE TERRE, ou DE PIERRE, CHARBON FOSSILE, LITHANTRAK, HOUILLE. Le charbon de terre est un véritable bitume qui diffère de ceux dont il a été fait mention au mot bitume, en ce qu'il participe de la décomposition simultanée des végétaux et des animaux : il reçoit le nom de *Charbon*, de son usage à-peu-près analogue à celui du charbon de bois, et à raison aussi de sa couleur, et principalement à cause de sa propriété combustible.

Le charbon de terre est disposé par couches horizontales ou inclinées plus ou moins profondément en terre. On ob-observe souvent au-dessus de ce bitume des lits plus ou moins étendus de coquilles et de madrépores fossiles ; ce qui a fait penser à M. *Parmentier* que ce bitume avoit été formé dans la mer par le dépôt et l'altération des matières huileuses et graisseuses des animaux marins. Cette opinion est appuyée par l'analyse chimique de ce bitume qui donne de l'ammo-niaque.

La différence des noms de charbon de terre ou de pierre n'a été établie que sur l'adhérence de ses parties ; mais en gé-néral, on les comprend quels qu'ils soient sous le nom de *charbon de terre*.

Walérius en distingue trois espèces, d'après les phéno-mènes qu'ils présentent dans leur combustion.

Celui qui est écailleux reste noir après sa combustion ; celui qui est compact et feuilleté donne une matière qui ressemble à des scories ; celui qui est fibreux comme le bois, se réduit en cendre.

Le charbon de terre se trouve dans l'intérieur de la terre, au-dessous de pierres plus ou moins dures et de schistes alu-mineux et pyriteux.

Le charbon de terre tel qu'il est produit par la nature, con-tient une quantité d'huile inflammable qui lui fait éprouver un ramolissement évident lors de sa combustion, et qui fournit une fumée noire, épaisse d'une odeur singulièrement désa-gréable. Ce ramolissement présente à l'œil comme une demi-fusion qui en impose, et qui par cette raison, peut nuire à la fonte des mines. On est dans l'usage de lui enlever cette huile surabondante, en l'enflammant comme cela se pratique pour convertir le bois en charbon, et ensuite par l'étouf-fement. C'est ce que l'on nomme improprement *désoufrer* le charbon de terre ; car ce bitume bien pur ne contient point de soufre, et on le vend sous le nom de charbon de terre épuré.

En Angleterre, on distille ce bitume dans des vaisseaux fermés et on obtient l'huile empyreumatique qui sert au lieu de goudron, à carener les vaisseaux ; le carbonate d'am-moniaque que l'on obtient dans la même opération, sert dans les fabriques de muriate d'ammoniaque, et ce qui reste dans l'appareil distillatoire, est le charbon dépuré qu'ils nomment *coaks*.

On exploite les carrières de charbon de terre comme les mines, en creusant des puits, des galeries souterraines, et en détachant ce bitume à l'aide de pics ou de pioches. Il se dégage souvent de ces mines du gaz acide carbonique qui éteint la lumière et asphyxie les ouvriers, et il se développe aussi du gaz hydrogène mêlé d'azote, qui produit quelquefois des explosions très-dangereuses.

Le charbon de terre se trouve en Angleterre, en Ecosse, en Irlande, dans le Hainaut, le pays de Liége, la Suède, la Bohême, la Saxe, etc. On en trouve aussi beaucoup sur le sol de la France, dans la ci-devant Bourgogne, le Lyonnais, le Forez, l'Auvergne, la Normandie.

Ce charbon est singulièrement utile dans les usines et dans les arts. Il dégage beaucoup de calorique et de lumière ; sa flamme est rapide à l'aide du soufflet, et à peine sensible, si on ne le soufle pas. Il se conserve long-tems quoiqu'allumé, sans s'éteindre ni presque se consumer, son odeur n'est point dangereuse comme on l'avoit pensé ; et dans le tems où l'on ne pouvait pas se procurer du bois facilement, il a été d'une grande ressource dans les foyers que l'on avoit construits exprès pour les appartemens.

CHARBON DE TOURBE. La tourbe peut être convertie en charbon par deux procédés, savoir par l'analyse dans les vaisseaux fermés à une température supérieure à celle de l'eau bouillante, et par le moyen de l'étouffement.

Le premier procédé m'appartient, et je m'étonne que les auteurs, mes collègues, qui ont écrit sur cette matière, ne m'ayent point cité dans leurs ouvrages, comme le premier qui ait converti la tourbe en charbon, en très-grande quantité, par la voie d'analyse. Toutes les remarques, toutes les expériences sur le charbon, de tourbe ont été faites et publiées par moi ; je les ai consignées dans un mémoire imprimé en 1790 ; je les ai rapportées dans mes ouvrages, et notamment dans un rapport officiel que j'ai fait au préfet de police sur la carbonisation de la tourbe par l'étouffement, d'après le procédé perfectionné par les frères *Callias* et compagnie.

Ce second procédé de MM. *Callias* à qui j'ai du plaisir à rendre justice, est de la plus heureuse invention. Ils ont construit des fourneaux de forme cylindrique, qu'ils chargent de tourbe. Ces fourneaux sont garnis de registres tout au tour, qu'ils tiennent ouverts et fermés à volonté, en sorte qu'ils se rendent absolument maîtres de la combustion : ils peuvent l'activer, la ralentir, et l'arrêter comme et quand bon leur semble.

Le charbon qui résulte de cette opération, n'a pas autant de solidité, d'aggrégation que le charbon de bois; mais il a beaucoup plus de capacité pour accumuler le calorique que le dernier, et il n'a pas l'inconvénient d'écrouir les métaux.

Ce charbon donne une flamme moins haute, en brûlant, que le charbon de bois; mais si on l'active avec le soufflet, elle s'élève beaucoup plus. Il dégage en brûlant une légère odeur d'huile empyreumatique qui n'est point agréable; mais d'un autre côté, il ne porte pas autant à la tête que le charbon de bois.

On peut calculer qu'un volume de charbon de tourbe peut équivaloir, quant aux avantages de sa combustion, à deux volumes égaux de charbon de bois.

Le charbon de tourbe produit beaucoup de cendres qui contiennent de la silice, de l'alumine, du carbonate calcaire, et de l'oxide de fer. Ces cendres servent d'engrai pour les terres fortes.

CHARDON ARGENTIN ou CHARDON NOTRE-DAME, ARTICHAUD SAUVAGE. *Carduus marianus, carduus mariæ*. Plante de la syngénésie polygamie égale, de *Linneus* et de la douzième classe de *Tournefort*.

La tige de cette plante s'élève à la hauteur de trois ou quatre pieds; (1 mètre à 300 millimètres), elle est grosse comme le doigt, rameuse, blanchâtre, lanugineuse, ses feuilles sont longues, larges, pointues, épineuses, piquantes, marquées de taches blanches comme du lait, ses sommités sont chargées de têtes armées de pointes dures et très-aigües; elles soutiennent chacune un bouquet de fleurons evasés par le haut; découpés en lanières, de couleur purpurine; il leur succède des graines qui ressemblent à celle du cartame; sa racine est longue, grosse, bonne à manger. Cette plante croît aux lieux incultes; on la cultive aussi dans les jardins.

La racine est pectorale et apéritive; la semence est huileuse; les feuilles sont amères et toniques.

CHARDON BEAU. *Polyacanthus casabonæ acarnæ similis*. Plante de la syngénésie polygamie égale de *Linneus* et de la douzième classe, (fleurs flosculeuses) de *Tournefort*,

Cette plante s'élève à la hauteur de trois pieds (1 mètre): sa tige est ronde, blanche, douce au toucher: ses feuilles sont longues de près d'un pied (325 millimètres), étroites à proportion, pointues, vertes-brunes, luisantes en dessus, garnies en dessous d'un duvet blanchâtre, armées aux côtés d'épines

I.   22

mennes, longues, piquantes, jaunâtres, rangées, par intervalles, deux à deux, ou trois à trois, ou quatre à quatre : sa
fleur est à plusieurs fleurons purpurins, évasés par le haut,
découpés en lanières, et soutenus par un calice composé de
plusieurs pièces posées les unes sur les autres, et terminées
chacune par un piquant. Chaque fleuron devient après lui une
graine oblongue, noire, luisante, garnie d'aigrettes. On cultive cette plante dans les jardins : elle est apéritive et sudorifique. On lui a donné le nom de polyacanthe, à cause du
nombre de ses épines. *Casabona* étoit herboriste du duc de
Florence.

CHARDON AUX ANES ou HÉMORRHOIDAL. *Carduus
vinearum repens circium arvense, Sonchi folio radice repente, caule tuberoso.* Planté des classes précédentes. Sa tige est
haute d'un pied, (325 millim.) rarement droite, courbée, rampante, blanchâtre ; elle se divise à sa sommité en quelques rameaux ; ses feuilles ressemblent à celles du sonchus ; elles sont
longues, vertes, noirâtres en-dessus, blanches et lanugineuses
en-dessous, profondément découpées, garnies de piquans fort
légers. Ses rameaux portent en leurs sommets des têtes écailleuses, oblongues, un peu plus grosses que des glands de
chênes, sans épines, chargées chacunes d'un bouquet de petits
fleurons rougeâtres, ses semences sont aigrettées ; sa racine est
rampante noirâtre. Cette plante croît entre les vignes.

Elle est apéritive étant prise en décoction.

Ce que l'on nomme tête de chardon est une protubérance
une espèce de gall-infecte occasionnée par la piqûre d'une espèce de cynips qui vient y déposer ses œufs : cette galle est
propre pour guérir les hémoroïdes étant employé en poudre.

CHARDON BÉNI. *Cnicus silvestris hirsutior, sive carduus
benedictus.* Espèce de cnicus ou plante dont la tige s'élève à
la hauteur de deux ou trois pieds (650 millimètres à 1 mètre).
Elle est grosse, rameuse, partie droite, partie courbée, velue,
portant des feuilles longues, assez larges, découpées comme
celles du pissenlit, velues, garnies de pointes épineuses, d'une
couleur semblable à celle de la bourrache. Ses branches portent en leurs sommets des têtes écailleuses entourées de quelques feuilles, qui forment comme une sorte de chapiteau. Ces
têtes soutiennent chacune un bouquet de fleurs à fleurons découpés en lanières et de couleur jaune. Il naît en leur place
des semences oblongues, presque aussi grosses que des gérofles, grises ou jaunâtres, et aigrettées. Sa racine est petite et
menue.

Le chardon béni appartient aux mêmes classes que ceux qui précèdent. Il est sudorifique et anthelminthique : on l'emploie dans les fièvres intermittentes. C'est particulièrement du suc de cette plante dont on fait usage. La dose est d'une once ou deux (32 à 64 grammes), dans les cas d'obstructions des viscères, et de jaunisse ; on l'applique extérieurement sur les ulcères chancreux et putrides.

CHARDON A BONNETIER ou A CARDER. *Dipsacus, carduus fullonum.* Plante de la tétrandrie monogynie de *Linneus*, et de la douzième classe (fleurs flosculeuses) de *Tournefort*.

Cette plante pousse une tige qui s'élève à la hauteur de quatre ou cinq pieds (1 mèt. 299 millim. ou 1 mèt. 624 millim.) ; elle est grosse d'un pouce (27 millimètres), ferme, rameuse, canelée, garnie de quelques petites épines : ses feuilles sont longues, larges, opposées deux à deux le long de la tige et des branches, hérissées de pointes sur le dos et aux côtés, embrassant leurs tiges, et faisant, dans leurs aisselles, une cavité en forme d'un petit bassin, où se ramasse l'eau de la pluie ou de la rosée, laquelle humecte la plante. Il naît, aux sommités des branches, des têtes oblongues, grosses, épineuses, figurées comme une manière de ruche, composée de plusieurs feuilles pliées ordinairement en goutière, posées par écailles fermes, crochues à leur extrémité, et laissant des intervalles semblables à des cellules. Chacune de ces cellules contient un fleuron évasé par le haut, et découpé en quelques pointes, de couleur blanche tirant un peu sur le purpurin. A ces fleurs il succède des semences oblongues, à quatre angles, canelées : sa racine est unie, blanche. On cultive cette plante dans les champs et les jardins.

Le chardon à bonnetier est apéritif. Ses têtes sont à l'usage des bonnetiers, des couverturiers, des laineurs ou applaigneurs, pour lainer les étoffes de prix, comme draps, ratines, etc. Il y en a de plusieurs grosseurs et de degrés de force. Chaque fabricant choisit l'espèce qui lui convient. On monte ces têtes sur des fils de fer ou des manches de bois.

On se sert aussi de ces têtes ou bosses, pour nettoyer les vases de grès, les grosses bouteilles, etc.

CHARDON A CENT TÊTES, CHARDON ROLAND, ou PANICAUT. *Eryngium campestre centum capita.* Plante de la pentandrie digynie de *Linneus*, et de la septième classe (fleurs ombellifères) de *Tournefort*.

Cette plante s'élève à la hauteur de deux pieds (649 mil-

limètres) ; sa tige est ronde, cannelée, remplie de moëlle
blanche, divisée à sa sommité en beaucoup de rameaux : ses
feuilles sont larges, découpées profondément, dures, épineuses, rangées alternativement sur leur tige. Ses sommets
sont chargés d'un grand nombre de têtes épineuses, dont la
base est une couronne de petites feuilles pointues et piquantes
en leurs bords. Ces têtes soutiennent des fleurs blanchâtres
à cinq pétales disposés en roses. Il leur succède des graines
doubles et ovales. Sa racine est fort longue, grosse comme le
doigt, blanche, d'une saveur douce agréable. Cette plante
croît dans les lieux sablonneux, dans les champs, sur les rivages de la mer. On se sert en médecine de la racine : elle
est diurétique, propre pour la colique néphrétique. La dose
est d'une demi - once (16 grammes) par une livre (5 hectogrammes) d'eau.

CHARDON COMMUN, ARTICHAUD SAUVAGE, ÉPINE
BLANCHE SAUVAGE, ou PÉDANE. *Spina alba silvestris.*
*Carduus tomentosus acanthi folio vulgaris. Onopordum foliis
decurrentibus margine spinosis.* Plante de la syngénésie polygamie égale de *Linneus*, et de la douzième classe de *Tournefort.*

Cette plante pousse une tige qui s'élève à la hauteur de
quatre à cinq pieds (1 mètre 299 millimètres à 1 mètre 624
millimètres), plus grosse que le pouce, revêtue d'un duvet
blanc, et fort épineuse. Ses feuilles sont plus grandes que la
main, larges, sinueuses, épineuses, couvertes des deux côtés
de duvet blanc, semblables à celles de l'acanthe. Ses sommités
sont terminées par des têtes rudes, composées de plusieurs
feuilles posées les unes sur les autres, et terminées chacune
par un piquant. Ces têtes soutiennent des bouquets à fleurons
purpurins, quelquefois blancs, évasés par le haut, découpés
en lanières. Ses graines sont aigrettées, plus petites que celles
du *cnicus*, de couleur diversifiée, d'une saveur âcre, amère,
sa racine est tendre, blanche, d'une saveur douceâtre. Elle
devient ligneuse en vieillissant.

Cette plante croît dans les lieux rudes et incultes.

La racine est apéritive, résolutive, carminative, stomachique, prise en poudre ou en décoction. On la mâche pour
appaiser la douleur des dents.

Sa graine est propre pour les convulsions des enfans.

Les ânes mangent les feuilles de cette plante. On remarque
qu'elle fait entendre un petit bruit quand ils la mâchent,
d'où on lui a donné le nom de *pédane.*

Les feuilles de cette plante sont un spécifique contre les maladies chancreuses.

On applique extérieurement le suc nouvellement exprimé de ces feuilles, sur les tumeurs carcinomateuses, et principalement sur les ulcères chancreux de la figure.

CHARDON DORÉ *Spina solstitialis carduus stellatus luteus foliis cyani.* Plante de la singénésie polygamie égale de *Linneus*, et de la douzième classe, (fleurs à fleurons) de *Tourfort.*

Cette plante pousse une tige à la hauteur de trois pieds (974 millimètres), grêle, rameuse, velue, ses feuilles sont larges et ressemblent à celles du bleuet ; elles sont blanchâtres, velues : ses têtes sont grosses comme celles du bleuet, garnies d'épines longues, roides, jaune, disposées en étoiles, elles soutiennent chacune une fleur qui est un bouquet à fleurons jaunes, évasés par le haut, et découpés en cinq lanières, il leur succède des petites graines oblongues aigretées. La racine est moyennement longue, menue, ligneuse.

Cette plante croît plus ordinairement aux pays chauds : on la cultive dans les jardins : elle fleurit au soltice d'été, d'où on lui a doné le nom de *spina solstitialis.*

La racine est apéritive, sudorifique, résolutive, propre pour les obstructions de la rate et du mézentère. On en use en poudre ou en décoction.

CHARDON ÉTOILÉ. Plante de la syngénésie polygamie égale de *Linneus*, et de la douzième classe de *Tournefort.* appelée en latin, *centaurea calcitrappa.*

Voyez Centaurée étoilée.

CHARDON A FOULON. Plante de la tétrandrie monogynie de *Linneus* et de la douzième classe de *Tournefort*, dont les têtes sont à l'usage des foulons.

Voyez Chardons à bonnetier.

CHARDON HÉMORRHOIDAL. Plante de la syngénésie polygamie égale de *Linneus*, ainsi nommée à raison de la propriété qu'ont les têtes de cette espèce de chardon pour guérir les hémorrhoïdes. *Voyez* Chardon aux ânes.

CHARDON DES INDES OCCIDENTALES. *Echino-melocactos, melo-cactus Indiæ occidentalis. Echino melo-cactus, cactus humilis subrotundus sulcatus, et coronatus spinis confertis.* Plante de l'icosandrie monogynie de *Linneus.*

Cette espèce de chardon est curieuse et admirable. Sa tête est fort grosse, de figure ovale, garnie d'épines robustes, les unes droites, les autres courbés. Ces racines présentent l'assemblage de concombre, de melon, et de chardon, d'où on lui a donné le nom d'echino-melo-cactos. Son écorce est verte, divisée par côtes; sa chair est blanche, solide, épaisse, difficile à rompre, ayant une saveur de courge, et de difficile digestion : elle pousse une espèce de coton semblable à l'amianté, gris extérieurement, et très-blanc en dedans, contenant plusieurs petites épines menues, purpurines, qui s'élèvent peu à peu à sa superficie, et qui deviennent dures et piquantes. On trouve au bas de ce duvet cotoneux, des fruits ou folicules membraneuses de couleur de sang, remplies de semences menues, noires et luisantes comme celles de l'amarante.

Cette tête de chardon est employée dans les alimens. Elle est pectorale, adoucissante, apéritive, étant prise en décoction.

Ce chardon croit à la Jamaïque et dans l'Amérique méridionale.

CHARDON ROLAND. Plante de la pentandrie digynie de *Linneus*, et de la famille des ombellifères de *Tournefort*. *Voyez* chardon à cent têtes.

CHARDONNERETTE. Nom que l'on donne à la plante connue sous celui de caméléon, à cause des pointes dures et piquantes dont sont garnies ses feuilles : cette plante est plus connue sous le nom de *Carline. Voyez* Carline.

CHATEIGNE. *Fagus castanea silvestris.* Fruit du châtaigner sauvage, arbre de la monoécie polyandrie de *Linneus*, et de la dix-neuvième classe, (fleurs à chatons) de *Tournefort*.

Le châtaigner sauvage ou non cultivé est le même arbre que celui qui donne les marrons; il n'en diffère que parce qu'il s'élève moins haut, et qu'il donne un fruit plus petit.

La châtaigne est un fruit à deux péricarpes : le premier est dur, coriacé, armée tout au tour de pointes dont il est hérissé. Cette première enveloppe s'ouvre en trois ou quatre parties; elle est douce et mollette en dedans comme de la soie, elle renferme une ou plusieurs châtaignes dont le péricarpe immédiat est dur, coriacé, lisse en dehors, qui renferme une substance blanche, pulpeuse ferme ou solide, mais qui se ramollit par la cuite sous la cendre, ou dans l'eau, ou dans la poêle à rotir.

On doit fendre les châtaignes que l'on fait cuire sans eau pour éviter qu'elles fassent explosion.

On nous les apporte de nos départemens méridionaux. C'est l'aliment des pauvres.

CHATAIGNE D'ACAJOU. Ce fruit porte le nom de noix d'acajou, et celui d'anacarde antartique : il appartient à un beau et grand arbre qui est de la décandrie monogynie de *Linneus*. *Voyez* Acajou.

CHATAIGNE DE CHEVAL. Fruit du maronnier d'Inde. On a donné à ce fruit le nom de châtaigne de cheval, parce qu'il a quelque ressemblance avec la châtaigne, et que l'on en fait faire usage aux chevaux poussifs.
Voyez Marron d'Inde.

CHATAIGNE D'EAU, TRIBULE AQUATIQUE, MACRE, SALIGOT, CORNUELLE, CORNIOLE. *Tribulus aquaticus.* Ce fruit appartient à une plante aquatique de la tétrandrie monogynie de *Linneus*, connue sous le nom de tribule aquatique.

Cette plante pousse des tiges longues, grèles, remplies de suc, garnies de vrilles. Ces tiges grossissent à la superficie de l'eau, et produisent des feuilles larges, presque semblables à celles du peuplier et de l'orme, mais plus courtes, et ayant une forme arrondie : elles sont garnies de plusieurs nervures, crénelées en leur circonférence, précédées de pétioles longs et gros, ses fleurs sont petites, blanches, soutenues par un pédicule arrondi, solide, vert, couvert d'un petit duvet ; il leur succède des fruits qui ressemblent à des petites châtaignes, mais armés chacun de quatres grosses pointes ou épines dures, de couleur grise, couvert d'une membrane qui se sépare, ensuite il devient noir comme du jais, lisse, poli. Sa substance pulpeuse est blanche, ferme, d'une saveur de châtaigne. On peut en faire de la farine qui ressemble à celle de fève.

Ce fruit est astringent, rafraîchissant, propre pour les cours de ventre. On s'en sert en gargarisme pour les inflammations de la bouche et de la gorge ; on l'emploie en cataplasme pour adoucir et résoudre.

On mange beaucoup de ce fruit dans les campagnes : on le fait cuir dans l'eau, ou rotir comme les châtaignes.
La plante croît dans les rivières, dans les lacs.

CHATEPELEUSE. Insecte coléoptère, à qui l'on a reconnu des propriétés odontalgiques. *Voyez* Curculio.

CHATOYANTE. Variété du quatz agathe. Cette pierre présente des reflets blanchâtres qui partent d'un fond brun, gris ou verdâtre ; elle est presque entièrement composée de silice : on l'avoit regardée comme une variété de feld-spath, et on l'avoit appelée *OEil-de-chat.*

CHAUSSETRAPE. Plante de la syngénésie polygamie vaine, dont la racine est d'usage en médecine.

Voyez Centaurée étoilée.

CHAUX. *Calx.* La chaux est une terre sub-alcaline qui est extrêmement répandue dans la nature, mais que l'on n'y rencontre que très-difficilement et non moins rarement pure. Sa tendance à la combinaison avec une infinité d'autres corps, ne permet pas qu'on la trouve jouissant des propriétés physiques qui lui sont particulières. Il me paroît démontré, d'après un grand nombre de recherches que j'ai faites pour connoître l'origine de la terre calcaire, que cette origine est due aux matières animales. Cette terre doit être regardée comme une substance simple, *sui generis*, lorsqu'elle est parfaitement pure; mais, comme il vient d'être dit plus haut, la pureté absolue de la terre calcaire est nécessairement l'ouvrage de l'art.

Les divers états sous lesquels la terre calcaire nous est offerte dans la nature sont :

1°. Les pierres composées ou mélangées.

2°. Les carbonates calcaires; dans le nombre desquels on compte les stalactites, les stalagmites, les spath calcaires, cristallisés et en masse; les espèces de craie, les concrétions, les sédimens, les incrustations, les pétrifications du genre des testacés, la pierre à chaux, les marbres.

3°. Les sulfates calcaires, gypses ou pierres à plâtre.

4°. Les phosphates calcaires qui procèdent des os et des dents des animaux, pétrifiés ou non.

5°. Les fluates calcaires ou chaux fluorée.

6°. Les tungstates calcaires.

7°. La chaux magnésiée, le borate magnésio-calcaire, le borate calcaire ammoniacal.

La chaux, connue dans les arts sous le nom de *chaux vive*, s'obtient par la calcination des diverses espèces de carbonates calcaires soumis à l'action du calorique, dans des fours de forme carrée, nommés *fours à chaux* : les stalactites fournissent la chaux vive, la meilleure et la plus pure; mais c'est particulièrement de la pierre à chaux, autrement pierre de moëllon, que l'on fait usage pour préparer ce que l'on nomme la chaux.

Cette chaux convenablement calcinée, se reconnoît par la propriété qu'elle a d'absorber beaucoup d'eau, étant exposée à l'humidité. Si on la plonge rapidement dans ce fluide, elle s'y fendille avec bruit; si on la laisse s'éteindre dans le même liquide, il s'opère une grande émission de calorique : ce dégagement de calorique est due à la condensation de l'eau qui perd une portion de ce principe de la chaleur qui la maintenoit dans l'état liquide. On reconnoît encore la chaux vive à sa blancheur et à sa dureté.

La chaux que l'on éteint à l'air libre augmente considérablement de volume, sans manifester de différence sensible dans sa température ; elle est donc extrêmement avide d'eau, et elle ne l'est pas moins d'acide carbonique.

La pierre à chaux dont on porte trop loin la calcination, perd sa propriété caustique et celle dont il vient d'être fait mention ; elle prend le nom de chaux brûlée, terme extrêmement impropre, et que l'on ne devrait plus employer : c'est de la chaux qui a éprouvé un commencement de vitrification. Il est assez rare de rencontrer de la pierre à chaux qui ne soit mêlée avec d'autres terres plus ou moins fusibles ; aussi ces sortes d'accidens n'arrivent-ils jamais que lorsque la pierre à chaux est mélangée d'autres terres.

Le pharmacien ne doit pas regarder la chaux vive qui se débite dans le commerce comme une terre calcaire bien pure. Pour se la procurer telle, on prend du carbonate calcaire, autrement de la craie ; on la lave dans plusieurs eaux ; ensuite on la dissout dans du vinaigre distillé ; on filtre cette dissolution, et on précipite la terre calcaire par le moyen du carbonate d'ammoniaque : on lave le précipité et on le calcine pour en chasser l'acide carbonique que lui a fourni le carbonate d'ammoniaque. Ce qui reste dans le creuset est de la terre calcaire pure, que l'on enferme encore chaude dans des flacons vides d'air, et garnis de leurs bouchons de cristal.

La propriété qu'a la chaux de se dissoudre dans l'eau, la rend propre à faire de l'eau de chaux ; celle qu'elle a de se combiner avec l'acide carbonique, la rend d'un service bien avantageux pour priver les alcalis de cet acide qui en formoit des carbonates.

Ce que l'on nomme *lait de chaux* est de la chaux délayée dans de l'eau.

On prépare avec la chaux, de l'eau de chaux, des alcalis caustiques, du sulfure calcaire, du phosphure de chaux.

La terre calcaire pure est blanche, d'une saveur urineuse, âcre, brûlante ; elle verdit le sirop de violettes, et ne fait point d'effervescence avec les acides. Unie à du sable par l'intermède de l'eau, il en résulte un corps mixte qui acquiert beaucoup de solidité, et qui prend le nom de mortier.

C'est avec le sulfate de chaux à moitié calciné et la chaux vive

réduite en poudre , que l'on prépare la pâte de stuk avec lequel on imite les espèces de marbre. On lie ces deux poudres
avec de la colle de Flandre.

La propriété qu'à la chaux vive de solidifier l'eau , en déga-
geant le calorique qui la maintenoit à l'état liquide , a fait imaginer d'en faire usage pour échauffer des boules ou bassins d'é-
tain , afin de se tenir les pieds chauds dans le lit. On introduit de
la chaux vive dans ces bassins , et on verse par dessus de l'eau ;
on bouche exactement, et on obtient des degrés de température
relatifs à la quantité de chaux vive et d'eau employées.

CHAUX FLUORÉE. C'est un produit minéral naturel , à
l'état salin difficilement soluble, qui participe de la combinaison
de l'acide sulfurique avec la terre calcaire.

Voyez Fluate calcaire.

CHÉLIDOINE GRANDE, ÉCLAIRE , FELOUGNE. *Che-
lidonium majus. Hirundinaria major.* (*Pl.* X, *fig.* 60.) Plante
de la polyandrie monogynie de *Linneus* , et de la cinquième
classe (fleurs en croix) de *Tournefort.*

Cette plante pousse plusieurs tiges à la hauteur d'un pied et
demi (487 millimètres) ; elles sont grêles , rondes, nouées, rameuses , un peu velues. Les feuilles ressemblent à celles de la
renoncule des jardins; mais elles sont plus grandes , plus tendres , plus lisses, découpées et dentelées en leurs bords , rangées plusieurs sur une côte qui est terminée par une seule
feuille , de couleur de vert de mer. Ses fleurs sont composées
de quatre pétales disposés en croix. Ses fruits sont des silicules
semblables à des petites cornes , remplies de petites semences
jaunâtres, presque rondes. Sa racine est grosse comme le doigt ,
garnie de fibres. Toute la plante contient un suc propre , de
couleur saffranée , d'une odeur forte , d'une saveur âcre ,
amère. Elle croît dans les haies, dans les fentes des murailles.

La racine est diurétique résolutive. On en fait usage dans la
cachexie , la jaunisse , l'hydropisie , les maladies cutanées.

Le suc jaune ou propre des feuilles s'emploie extérieurement
pour les verrues , les dartres , les ulcères phagédéniques , les
excroissances membraneuses qui se forment sur la conjonctive.

Chelidonium, du grec *chelidon : hirundo*, parce qu'on a cru
que l'hirondelle s'en servoit pour rétablir la vue à ses petits.

Hirundinaria ab hirundina , hirondelle.

CHÉLIDOINE PETITE. *Chelidonia minor, sive scrophula-
ria minor ranunculus ficaria foliis cordatis angulatis petiolatis.
Testiculus sacerdotis.* Plante de la polyandrie polyginie de *Linneus* , et de la sixième classe (fleurs rosacées) de *Tournefort.*

C'est une espèce de renoncule, ou une petite plante qui pousse des feuilles presque rondes, vertes, lisses, luisantes, nerveuses, plus petites que celles du lierre et plus molles, marquées quelquefois d'une tache purpurine, précédées chacune d'un long pétiole, se couchant en partie à terre. Il s'élève, du milieu de ces feuilles, des petites tiges à la hauteur de quatre pouces (108 millimètres), blanchâtres en bas, purpurines en haut, portant en leurs sommets des petites fleurs semblables à celles des autres renoncules, disposées en rose, d'une belle couleur dorée éclatante. A ces fleurs, il succède un fruit arrondi en manière d'une petite tête verte-jaunâtre, remplies de semences oblongues. Ses racines sont des tubercules oblongs, auxquels adhèrent des petites fibres qui renferment les organes suçoirs. Ces tubercules sont gros environ comme de petits pignons.

Cette plante croît dans les marais et autres lieux aquatiques.

On se sert particulièrement de la racine, que l'on écrase et que l'on applique sur les hémorrhoïdes; elle les adoucit et les résout.

Son étymologie est la même que la précédente.

CHÊNE. *Quercus robur. Plataphyllos.* (*Pl.* XVII, *fig.* 102.) Grand arbre des forêts que *Linneus* a placé dans sa monoécie polyandrie, et *Tournefort* dans sa dix-neuvième classe (amentacée.)

Cet arbre est gros, droit, de longue durée, répandant des rameaux qui s'étendent latéralement et donnent beaucoup d'ombrage. Son tronc, lorsqu'il est jeune, est couverte d'une écorce grise, cendrée, un peu épaisse, avec laquelle on prépare une poudre connue sous le nom de *tan*. La même écorce de cet arbre devient rude, épaisse, raboteuse, crevassée, rougeâtre, à mesure que l'arbre vieillit.

Ses feuilles sont grandes, oblongues, larges, découpées en grandes dents ou à ondes profondes, précédées de pétioles courts; ses fleurs sont des chatons longs, composés de petits pelotons qui adhèrent à un péduncule menu : les fruits naissent sur le même arbre, mais à des endroits séparés. On donne à ces fruits le nom de *glands*; ils sont gros à peu près comme des olives, de forme ovale ou cylindrique, engagés par le bout qui tient à l'arbre, chacun dans une calotte dure, grise, appelée en latin *cupula*, *seu calyx*, parce qu'elle ressemble à une petite coupe. Ce gland est couvert d'une écorce dure, polie, luisante, verte au commencement, mais qui acquiert une couleur jaunâtre en mûrissant. Il renferme dans son intérieur une manière d'amande, composée de deux lobes, d'une consistance dure, d'une saveur âcre, et dont on fait la nourriture habituelle des porcs ou cochons.

Il naît sur les feuilles du chêne de nos départemens méridionaux des excroissances qui portent dans le commerce le nom de *galles* de chêne. *Voyez* Galles, lesquelles sont occasionnées par la piqûre d'un insecte ailé, appelé *cynips*.

Toutes les parties du chêne sont utiles. Le bois est propre à faire des charpentes de maisons, de vaisseaux, des meubles d'appartemens.

Son écorce et sa sciure servent à tanner le cuir ; elle est astringente, résolutive. *Voyez* Ecorce de chêne.

Les feuilles ont les mêmes propriétés médicinales que l'écorce.

L'amande du gland donne de l'huile par expression, fournit une fécule alimentaire que l'on obtient par l'art.

Voyez Gland de chêne.

La cupule du gland et les galles de chêne sont astringentes ; elles servent dans la teinture en noir, et autres ; elles donnent de l'acide gallique.

Le guy naît sur les branches de chêne.

Quercus à kerko, exaspero, parce que l'écorce est rude ; *plataphyllos, platos,* large ; et *phollor, folium,* feuille large.

CHÊNE (petit). Plante de la didynamie gymnospermie de *Linneus,* et de le famille des labiées de *Tournefort,* qui a reçu le nom de petit chêne, à cause que ses feuilles ressemblent à celles du chêne. *Voyez* Germandrée.

CHÊNE VERT, YEUSE, EOUSE. *Ilex.* (*Pl.* XVII, *fig.* 103.) Arbre (espèce de chêne) de la monœcie polyandrie de *Linneus,* et de la dix-neuvième classe (fleurs à chatons) de *Tournefort.*

Cet arbre est grand comme un poirier ou un pommier. Son écorce est brune, son bois est dur et compact, ses rameaux sont remplis de duvet blanc ; ses feuilles sont oblongues, dentelées en leurs bords, vertes en dessus, blanchâtres, cotonneuses en dessous, d'une saveur astringente ; ses chatons sont oblongs, garnies de petites fleurs mousseuses de couleur jaune. Ses fruits naissent sur le même pied, mais en des endroits séparés. Ce sont des glands ovales ou cylindriques, de grosseur moyenne, enveloppés par un bout dans un petit calice ayant la forme d'une calote. Le péricarpe de ce fruit est dur, coriace ; il renferme une manière d'amande divisée en deux lobes.

Cet arbre croît dans les pays chauds. On se sert en médecine de ses feuilles et de son fruit ou gland, comme astringens.

Il y a plusieurs espèces de chênes verts , qui diffèrent par les feuilles qui sont plus ou moins larges , et plus ou moins épineuses.

La graine d'écarlate ou chermes , naît sur une petite espéce de chêne appelé *ilex aculeata cocciglandifera*. C'est une espèce de gall-insecte.

Ilex de élon , mot hébreu qui signifie chêne.

CHENEVIS C'est la semence du *cannabis sativa* , plante de la dioécie pentandrie de *Linneus* , et des staminées de *Tournefort*.

On prépare avec cette grainé ou semence une huile par expression , à l'usage de la lampe. On s'en sert aussi pour la nourriture des oiseaux.

Voyez Chanvre.

CHENILLE (INSECTE). *Eruca*. On distingue un grand nombre d'espèces de chenilles , lesquelles sont , à proprement parler , les larves des insectes du genre des lépidoptères. Elles sont formées d'une tête et d'un corps qui a douze anneaux distincts. La tête porte deux calotes hémisphériques , ce sont les yeux. Elle est armée de mâchoires dures et aiguës , instrumens des ravages de l'insecte sur les fleurs , dans les potagers , dans les vergers. Au dessous de la tête est la filière , petit trou par lequel passe en effet le fil que l'insecte sait former. Les anneaux sont pourvus de stigmates par lesquels l'insecte respire. Ces parties sont à peu près les mêmes dans toutes les chenilles ; mais le nombre des pattes varie. Cependant jamais la chenille n'en a moins de huit , ni plus de seize. Les six premières sont toujours écailleuses ; elles contiennent les six pattes que doit avoir l'insecte parfait : les autres , appelées *pattes membraneuses* , sont couronnées par des crochets durs qui affermissent l'animal sur les différentes surfaces où il se pose. Ces pattes sont celles dont le nombre varie.

Les chenilles avancent ordinairement en formant des ondulations ; mais celles qui n'ont point de pattes intermédiaires , après avoir appuyé leurs six pattes écailleuses , tirent à elles le reste du corps en formant un anneau. Comme en s'allongeant et se déployant ainsi , elles semblent mesurer la terre , on les a nommées chenilles géomètres ou arpenteuses. Quelques chenilles n'ont pas de pattes postérieures.

L'enveloppe de la chenille est nue ou couverte de poils fins , serrés ou disposés par paquets. Les poils de quelques chenilles , en s'insérant dans la peau , y causent une démangeaison cuisante.

Les stigmates aboutissent chacun à un vaisseau aérien. Tous ces vaisseaux vont se réunir à deux longues trachées qui reçoivent et rendent continuellement l'air. Un long canal alimentaire qui s'étend de la bouche à l'anus, tient lieu à la chenille d'œsophage, d'estomac et d'intestins. Au dessus de ce canal est un vaisseau artériel qui remplace le cœur, et aux deux côtés, sont deux autres vaisseaux qui vont aboutir à la filière. Ils contiennent une liqueur transparente qui devient solide à l'air. C'est cette soie dont l'insecte forme sa coque. Le reste du corps est composé d'une matière graisseuse, de nombreuses couches musculaires, et de nerfs qui facilitent les métamorphoses de l'animal.

La chenille ou larve, change plusieurs fois de peau : on compte quelquefois jusqu'à huit de ces changemens successifs. Parvenue à son dernier accroissement, elle passe à l'état de nymphe. Mais avant de subir cette métamorphose, elle exécute un grand travail; elle s'enfonce dans la terre, ou roule des feuilles, ou file une demeure ovale d'une soie plus ou moins fine, plus ou moins entremêlée avec d'autres substances, et qu'on appelle coque.

La nymphe des lépidoptères se nomme *chrysalide* à cause de ses couleurs dorées, et *fève* à cause de sa forme. Elle passe de cet état, après un plus ou moins long-tems, à celui d'insecte parfait.

Il y a autant d'espèces de chenilles qu'il y a d'espèces d'insectes lépidoptères. Le nombre s'en élève à près de trois mille : on les divise en plusieurs genres, d'après la forme de leurs antennes, et la figure des parties de la bouche.

La chenille commune, si redoutable dans les vergers, multiplie beaucoup : on en voit pendant l'année deux générations. Ces petits paquets que l'on voit sur les arbres pendant l'hiver, sont les tentes qu'habitent ces insectes destructeurs. On doit avoir grand soin de les anéantir l'hiver. On place au pied des arbres un mélange de soufre et de charbon en poudre.

CHENILLE (PLANTE). *Corpioides buplevri folio, corniculis asperis magis in se contortis et convolutis.* Plante de la diadelphie décandrie de *Linneus,* et de la dixième classe (fleurs légumineuses) de *Tournefort.*

C'est une petite plante qui pousse plusieurs tiges ou rameaux longs d'environ un pied (325 millim.), anguleux, un peu velus, s'épanchant en large ou se couchant sur terre, de forme anguleuse, revêtus de quelques feuilles oblongues, semblables à celles de la percefeuille, mais plus épaisses et moins nerveuses, d'une saveur aigre. Ses fleurs sont soutenues sur de longs pédicules ; elles sont petites, légumineuses, jaunes ; il leur succède des gousses velues, ayant la forme d'une chenille roulée sur elle-même, de couleur obscure quand elles sont mûres. Chacune de ces gousses est étranglée d'espace en espace, et chaque espace renferme une semence ovale ou réniforme. Sa racine est menue. Cette plante croit dans les lieux secs et arides, dans nos pays méridionaux.

Le fruit de cette plante est vulnéraire, apéritif : il tire son nom de la forme de son fruit, qui ressemble à une chenille.

CHERMES ou **KERMES**, ou **GRAINE D'ÉCARLATE**. *Coccus* (*quercus*) *ilicis*. *Nidus cum insecto siccatus*. Espèce de coque ou gall-insecte rougeâtre, qui naît sur les feuilles d'une espèce de chêne vert appelé en latin *ilex aculeata*, *cocciglandifera*. Cet arbre appartient à la monoécie polyandrie de *Linneus* : il croît dans les environs de Narbonne, en Espagne, en Italie, dans le levant et la Judée.

Cette coque, ou gall-insecte, est de la grosseur d'un pois ; elle est occasionnée par la piqûre d'un insecte connu sous le nom de chermes, sur les feuilles de cette espèce de chêne vert.

Le chermes, insecte, a une trompe allongée qui sort du corcelet, entre la première et la seconde paire de pattes ; l'extrémité du ventre est garnie d'un filet. Le mâle a quatre ailes ; la femelle n'en a point : lorsqu'elle est jeune, on la prendroit pour un petit cloporte blanc qui auroit six pattes. Elle se fixe sur une partie de la feuille où elle vit ; elle y dépose ses œufs ; elle y demeure parfaitement immobile, et elle change de peau : elle croît beaucoup et meurt ensuite. Il ne reste plus qu'une coque solide qui renferme un suc rougeâtre et une matière féculante de même couleur, qui participe de la nature du végétal et de l'animal : ce suc contient les œufs qui y ont été déposés. Lorsque ce gall-insecte a acquis son volume, on en fait la récolte, avant que les œufs aient eu le tems d'éclore.

On tire du chermes, par l'expression, un suc rougeâtre chargé d'une matière féculante, dont on fait un sirop, en ajoutant un peu de sucre. Ce sirop est connu sous le nom de chermes; il nous est apporté de Montpellier ; les pharmaciens le dépurent pour en faire usage.

On conserve aussi le chermes en le faisant sécher, pour l'introduire dans le commerce ; on doit le choisir bien plein, d'une belle couleur rouge, et le plus récent possible. Il entre dans la composition de la confection alkermès.

Le chermes est astringent et excitant. On préfère celui de Montpellier à celui de Portugal.

CHERVI. *Sisarum germanorum siser vulgare. Sium foliis pinnatis, floralibus ternatis.* Plante de la pentandrie digynie de *Linneus*, et de la famille des ombellifères de *Tournefort.*

Cette plante croît à la hauteur de deux pieds (649 millim.) : ses feuilles sont attachées à une côte principale, comme au panais, mais plus petites, plus vertes, et plus douces au toucher, légèrement crénelées en leurs bords : ses fleurs naissent en ombelles aux sommets des tiges, petites, composées de cinq pétales blancs, disposées en rose, et odorantes. Il leur succède deux graines oblongues, un peu plus grandes que celles du persil, étroites, canelées sur le dos, de couleur obscure : ses racines sont napiformes, longues comme la main, ridées, grosses comme le doigt, tendres, faciles à rompre, adhérentes à un point central, d'une couleur blanche, d'une saveur douce sucrée.

On fait usage de ces racines dans les cuisines : c'est un très-bon manger. On les mange cuites à l'eau et assaisonnées, ou frites.

Les racines de chervi sont apéritives et vulnéraires.

CHERVI FAUX. Plante de la pentandrie digynie de *Linneus*, et de la classe des ombellifères de *Tournefort.*

Voyez Carotte sauvage.

CHEVAL. *Equus.* Le cheval est un animal qui appartient à la classe des mammifères solipèdes, c'est-à-dire, dont les pieds sont garnis d'un ongle d'une seule pièce et entier. La femelle se nomme en latin *equa*, et en françois *cavale* ou *jument*. Son petit est appelé en latin *equulus*, en françois *poulain*, et la jeune jument est appelée *equula*.

Le cheval est sauvage d'origine ; il en existe encore sous cet état dans quelques contrées de l'Asie ; mais sa domesticité remonte à la plus haute antiquité.

La forme du cheval est généralement connue ; nous nous dispenserons de la décrire.

Ses dents sont incisives, carrées et aplaties, ce qui lui donne la facilité de broyer l'herbe sèche, le foin et les graines dont il se nourrit. Les degrés successifs d'accroissement des dents incisives, jusqu'au nombre de huit, indiquent son âge pendant les huit premières années de sa vie ; passé ce tems, il est hors d'âge ; il ne marque plus, mais il rend encore des services importans.

La couleur la plus ordinaire du cheval est le brun et le noir ; mais elle varie beaucoup dans les différens individus.

On distingue le cheval, non seulement par le sexe, mais encore à raison de son état, soit naturel, soit mutilé par la main des hommes. Le cheval qui est pourvu de toutes les parties de la génération, se nomme cheval *entier ;* celui à qui on a enlevé les testicules par la castration, prend le nom de cheval *hongre.*

Le pas, le trot, le galop, sont les allures naturelles et régulières du cheval ; l'amble, l'aubin, l'entrepas, sont des allures vicieuses.

Le cri ordinaire du cheval se nomme *hennissement ;* cet animal hennit, montre les dents pour exprimer sa faim, sa joie, ses desirs, ses amours, et les autres sensations qu'il éprouve. Ses oreilles basses annoncent la fatigue ; l'une en avant, l'autre en arrière, désignent son naturel colère ; droites, elles se dirigent du côté du bruit et du mouvement. La bouche fraîche, écumeuse sous la bride, est le signe d'un bon tempérament. Les yeux enfoncés, ou de grandeur inégale, font reconnoître sa vue courte, mauvaise et délicate.

Parmi les différentes races des chevaux, la première et la plus estimée est celle des arabes ; les autres races ne sont que des variétés occasionnées par le croisement nécessaire des races.

Les beaux chevaux de selle et de chasse nous viennent de Barbarie, d'Angleterre et du ci-devant Limousin : ceux de cavalerie nous viennent d'Espagne, de Hongrie, de Danemark et de Normandie.

Les chevaux de trait et d'atelage viennent de Naples, de Danemarck, d'Espagne, de Hollande, des ci-devant provinces de Normandie, de Bretagne, de Poitou, de la Gascogne, du Boulonnois et de la Franche-Comté.

Le printems est la saison des amours. On a soin, dans les haras, de se procurer de belles races par le choix d'un bon étalon, qui joigne aux qualités extérieures les avantages d'un caractère docile et courageux.

On rassemble plusieurs jumens dans un même lieu, et on y introduit un cheval entier, autre que l'étalon destiné à la reproduction de l'espèce ; ce cheval reçoit toutes les ruades des jumens qui ne sont point amoureuses, et que l'on a déferrées par précaution. La jument amoureuse se laisse approcher ; le cheval, plein d'ardeur, se dispose à remplir le vœu de la nature ; déjà il touche au moment du triomphe, lorsqu'on l'éloigne malgré lui, et on lui substitue le véritable étalon. Celui-ci est conduit en grande cérémonie par deux pourvoyeurs. Arrivé dans le lieu où l'amour l'attend, ses désirs s'éveillent ; le hennissement et le souffle des nazeaux annoncent son ardeur amoureuse. Deux autres pourvoyeurs tiennent la jument, l'un par le licol, l'autre lui lève la queue : l'introduction s'opère avec grand soin, dans la crainte qu'un seul crin ne blesse l'étalon. Cet exercice se pro-

longe pendant trois mois, tous les deux jours : on lui fait couvrir plusieurs jumens en chaleur.

La femelle porte son petit dans son sein pendant onze mois ,
au bout duquel tems elle accouche debout. Le poulain tette jusqu'à sept mois au plus : on le sèvre avec du son , du foin, et
en le séparant de sa mère. Lorsqu'il ne donne plus de signes
d'inquiétude, on le mène au pâturage ; il y passe l'été , jour
et nuit, pour l'accoutumer à la fatigue. Depuis l'âge de dix-
huit mois jusqu'à deux et même trois ans, le moment de la castration est arrivé : cette opération se fait dans le printems et
l'automne. On lie les jambes du poulain ; on ouvre le scrotum ,
et on enlève les testicules : alors on met le poulain hongre en
liberté ; la plaie se referme ; on l'étuve pendant quelques jours
avec de l'eau fraîche.

Un cheval à quatre ans est bon pour la monture : cet animal
vit de vingt-cinq à trente ans; ses mœurs sont douces ; il est social, caressant, susceptible d'affection envers son maître, envers
ceux de son espèce avec lesquels il vit. Les services qu'il rend
pendant sa vie sont immenses : il a de la noblesse, de la fierté ,
du courage ; il court au combat, vole à la victoire ; il est ardent
à la chasse, infatigable dans les travaux domestiques. C'est l'a-
nimal le plus utile aux hommes. Le mors et l'éperon fléchissent
sa résistance ; sa bouche extrêmement sensible , le rend souple
et attentif aux mouvemens de la main qui le guide.

Après sa mort , le cheval nous offre des services d'un autre
genre. On mange sa chair dans des tems de disette ; son cuir sert
à faire des harnois ; le poil de la crinière et de la queue , que
l'on appelle *crin* , sert à faire des toiles, des tissus pour meubles d'appartemens, des tamis, des cordes, des archers d'instrumens, des boutons ; on en bourre des selles, des coussins ,
des matelats. On purifie sa graisse pour l'usage des lampes. On
brûle son sabot pour faire le bleu de Prusse , etc.

Le lait de la jument est la boisson de plusieurs peuples de
l'Asie. On le fait prendre avec succès dans la phthisie , la consomption , les maladies de langueurs.

CHEVAL MARIN , DE FLEUVE , ou HIPPOPOTAME. *Hippopotamus*. L'hippopotame, ou cheval marin , est un mammifère pachiderme, c'est-à-dire , à peau dure , épaisse. C'est un
animal à quatre pieds, grand comme un bœuf: sa tête a plus de
ressemblance à celle du veau qu'à celle du cheval : sa gueule est
longue d'un pied (325 millim.); ses mâchoires sont garnies de
dents incisives supérieures et inférieures, au nombre de quatre :
les inférieures saillent ; les angulaires ou canines sont aussi très-

saillantes, recourbées et obliquement tronquées. Les doigts des pieds sont au nombre de quatre, recouverts de petits sabots : ses jambes sont grosses et courtes ; son cou est fort court. Il est gros et gras partout ; sa queue est faite comme celle d'un cochon. Il est couvert d'un cuir noir, fort épais et fort dur ; il n'a de poil qu'au museau.

Cet animal est doux, si on ne l'irrite pas ; il plonge long-tems sous l'eau, mais il passe la nuit sur terre où il ravage les champs de canne, de millet et de riz. Sa colère est très-dangereuse. surtout quand il est blessé. Les Hottentots mangent sa chair. Ses dents servent aux tabletiers comme l'ivoire ; on en fait des rateliers postiches, ou dents artificielles.

Le cheval marin, appelé aussi hippopotame, seroit beaucoup mieux nommé *cheval de fleuve*, si l'on suivoit la signification littérale du mot hippopotame, composé de deux mots grecs, dont l'un signifie en latin *equus*, et l'autre *fluvius*. En effet, ce mammifère se rencontre ordinairement dans le Nil en Egypte, dans le Niger, et en plusieurs lieux de l'Afrique.

CHEVÊCHE. *Ulula.* La chevêche est le plus petit des oiseaux de proie. Cet oiseau est rangé dans l'ordre des rapaces plumicoles, c'est-à-dire, dont le col est couvert de plumes. C'est un oiseau nocturne, grand comme une poule, de couleur rougeâtre ou noirâtre : sa tête est grosse, ronde, garnie tout autour de beaucoup de plumes : son bec est court, recourbé en dessus, de couleur blanchâtre : ses yeux sont grands : sa queue a cinq rangées de taches blanches.

Cet oiseau se tient caché le jour et se promène la nuit. Il habite les rochers, les creux d'arbres, les bois, les champs : sa voix est plaintive et tient du hurlement : il se nourrit de chauve-souris, de rats, de sauterelles, etc.

On prétend que son fiel est propre pour consumer les cataractes des yeux.

CHEVEUX. Poils longs et déliés qui naissent sur la tête des hommes et des femmes, mais particulièrement dans l'âge de puberté. La beauté des cheveux consiste dans leur finesse, leur longueur et leur couleur. Les principales couleurs sont le noir, le blond, le blanc, le roux, le châtain, etc.

Le commerce des cheveux a été beaucoup plus considérable autrefois qu'il ne l'est aujourd'hui. Cependant, il l'est encore assez pour faire nombre parmi les objets d'un assez grand débit. Les cheveux des filles ou femmes sont plus recherchés que ceux des hommes, parce qu'ils sont généralement plus doux et plus flexibles. Cette garniture naturelle de la tête, si

utile en elle-même sous tous les rapports physiques qui peuvent contribuer au maintien d'une bonne santé, qui fait la
plus belle parure du sexe, devenir un objet de commerce,
excitera sans cesse la surprise. D'un côté, l'on voit des femmes
céder pour de l'argent, une partie de leur parure naturelle
qui attira de tout tems les regards de l'admirateur de la belle
nature; de l'autre, on voit des femmes faire des sacrifices
d'argent pour voiler leur propres charmes, en les ensevelis-
sant sous une perruque ridiculement tressée, qui donne à
leur physionomie un air de sévérité qui n'est supportable
que dans l'âge d'une prudence consommée. Mais c'est trop
m'éloigner de mon sujet. Les cheveux de meilleure qualité
se tirent de Flandres, de Hollande et des pays du Nord de la
France. Nous n'avons que nos départemens septentrionaux
qui nous en fournissent de passablement bons. Tous les cheveux
des pays chauds sont de mauvaise qualité. Le mérite d'un bon
cheveu est qu'il soit bien nourri, c'est-à-dire, qu'il ne soit ni
trop gros, ni trop fin, et long de vingt-quatre à vingt-cinq pouces. (649 millim.) Les cheveux blonds et les cheveux blancs sont
les plus estimés; viennent ensuite les cheveux châtains, les noirs;
les cheveux roux sont les moins recherchés. Avant d'employer
les cheveux, on leur fait subir un apprêt qui leur enlève le
corps muqueux qu'ils recèlent et qui attire les insectes. On les
roule sur des petits cylindres de bois après les avoir mouillés,
et on les enferme dans une pâte de farine et d'eau; alors on
les met dans un four dont la température est moyenne et telle
qu'elle puisse cuire la pâte. La chaleur moyenne qu'éprouvent les cheveux, dans l'intérieur de cette pâte, donne lieu
à l'exsudation du muqueux animal qu'ils contiennent. On
les lave dans plusieurs eaux; ensuite on les fait sécher et ils
sont en état de service.

L'art est parvenu à donner aux cheveux une couleur factice qui imite celle qui est naturelle. On donne aux cheveux
châtains la couleur blonde, en les exposant à la rosée, et on
rend les cheveux roux, d'un blond argenté, en les passant
dans une dissolution de bismuth.

Les cheveux sont des émonctoires nécessaires, surtout aux
jeunes enfans: ce sont des petits tubes capillaires qui favo-
risent les excrétions animales: il est bon d'en couper de tems
à autre les extrémités pour leur donner plus de force; mais
il est souvent dangereux de les raser complètement, surtout
dans une saison froide.

CHEVREFEUILLE. *Caprifolium*, *periclymenum*. Arbrisseau que *Linneus*, a placé dans sa pentandrie monogynie, et

qui appartient à la vingtième classe, (fleurs monopétales),
de *Tournefort.*

On distingue deux espèces de chèvrefeuille. La première
est appelée *periclymenum non perfoliatum germanicum, sive
caprifolium germanicum flore rubello, serotinum.* Ses feuilles
sont attachées aux nœuds des rameaux, opposées deux à deux,
de distance en distance, oblongues, pointues, médiocrement
larges, molles, vertes en dessus, un peu blanchâtres en dessous : ses fleurs sont ordinairement au nombre de six sur un
même pédicule, attachées à leurs calices, disposées en rayons
aux sommités de ses branches, belles, blanches purpurines,
agréables à la vue, et d'une odeur suave ; chacune d'elles est
un tuyau d'une seule pièce, évasé par le haut : le calice devient une baye grosse comme un grain de raisin, molle, qui
rougit en mûrissant, qui renferme des semences aplaties,
presque ovales, assez dures. Cette baye est désagréable au
goût. Sa racine est longue, rampante, ligneuse.

La seconde espèce est appelée *periclymenum perfoliatum.*
Ses feuilles sont plus rondes, opposés, et s'unissent souvent,
en sorte qu'elles paroissent ne faire qu'une ; elles sont percées
par leur tige ou branche, de couleur verte pâle, d'une saveur amère. Ses fleurs sont semblables à celles de la précédente espèce ; mais plus pâles.

On cultive les espèces de chèvrefeuilles dans les jardins,
près des autres arbres ou arbrisseaux ; on en forme des ber-
ceaux qui sont très-agréables. Ses branches sont rameuses et
s'entrelassent facilement autour des arbres ; leurs feuilles résistent à la rigueur des saisons et ne tombent qu'à mesure
qu'il en naît de nouvelles.

On a donné à cette plante le nom de chèvrefeuille parce
que les chèvres mangent ses feuilles et ses rejetons, et celui
de périclyménum de deux mots grecs exprimés en latin par
ceux de *circum* et *volvo* parce que ces branches embrassent
les arbres voisins.

Les fleurs de chèvrefeuilles sont recueillies par les pharmaciens qui en font un sirop par infusion. Elles sont béchiques,
propres pour la toux et les maladies de poitrine.

Le suc des feuilles enlève les taches du visage.

CHICORÉE SAUVAGE. *Cichorium silvestre intybum erraticum.* Plante de la syngénésie polygamie égale de *Linneus* ;
et de la treizième classe, (sémiflosculeuses) de *Tournefort.*

Cette plante pousse des feuilles longues entières, un peu
velues pendant la belle saison, et découpées jusque vers la

côte lorsque la température commence à devenir froide. Ses tiges sont tortues, grosses, rondes, velues, vides, rameuses ; ses fleurs naissent le long des rameaux, à leurs sommités. Elles sont composées chacune de plusieurs demi fleurons disposés en bouquet, de couleur bleue. Le calice devient un fruit qui renferme des semences angleuses, blanchâtres. Sa racine est longue, grosse comme le doigt, blanche ; toute la plante est empreinte d'un suc laiteux, amer. Elle croit le long des chemins, aux lieux incultes ; on la cultive dans les jardins.

Lorsque cette plante est levée nouvellement hors de terre, elle est tendre, d'une amertume agréable, et se mange en salade. Le moment où elle est propre à l'usage de la pharmacie, est celui où la feuille est en pleine vigueur, c'est-à-dire avant celui où la tige commence à s'élever.

Les feuilles et la racine sont les produits que cette plante fournit à la pharmacie et à la médecine.

On en prépare en pharmacie une eau distillée. On fait avec son suc exprimé et dépuré, un sirop, un extrait. Les feuilles entrent dans la composition du sirop d'érysimum composé. Les feuilles et la racine entrent dans la composition du sirop de chicorée composé : la racine entre dans celle du catholicon double, de la décoction rouge.

En médecine on se sert de la racine et de la feuille, ensemble ou séparément. L'une et l'autre sont stomachiques, diurétiques, anthelmintiques, désobstructives. On les recommande dans la jaunisse, dans les mauvaises digestions, dans l'atonie des viscères abdominaux.

CHICOTIN. Expression vulgaire par laquelle on a l'intention de désigner l'extrême amertume de la coloquinte.

Voyez Coloquinte.

CHIENDENT DES BOUTIQUES. *Triticum repens, gramen repens officinarum.* Plante de la triandrie trigynie de *Linneus*, et de la quinzième classe (fleurs staminées) de *Tournefort.*

On donne le nom de chiendent à une racine fibreuse, traçante, qui est fort employée en médecine, et généralement connue.

On en distingue deux espèces. La première appellée en latin *gramen caninum arvense, gramen loliaceum radice repente,* est une plante qui croît à la hauteur de deux ou trois pieds : (1 mètre) ses feuilles sont longues, étroites, pointues, tendres, vertes : il s'élève d'entre elles des tiges rondes que l'on nomme chaumes, lesquelles sont revêtues de quelques feuilles : ces tiges portent à leurs sommités des fleurs à étamines dont le calice est écailleux : à ces fleurs succèdent des graines oblongues, rougeâtres, peu farineuses. Les racines sont longues, menues, dures, rampantes, blanches, nouées de distance en distance, et à chacun des nœuds adhèrent des filamens qui deviennent à leur tour des racines principales. Ces racines sont flexibles, revêtues extérieurement d'un épiderme dur et amer ; elles contiennent, dans leur intérieur, une substance féculente sucrée, dans laquelle résident leurs propriétés.

La seconde espèce porte, outre le nom de chiendent, celui de *pied de poule* : elle diffère de la première par ses feuilles qui sont plus larges, plus pointues, et par ses épis qui sont plus étroits, disposés quatre ou cinq ensemble au haut du chaume, en manière d'étoile ou d'un pied d'oiseau, d'où lui est venu son nom.

On se sert des racines de l'une ou l'autre espèce indistinctement.

Le chiendent est apéritif et un peu laxatif.

On doit le choisir d'une moyenne grosseur, bien sain, bien nourri. Il convient de le ratisser avant d'en faire usage, ou de le laver dans plusieurs eaux chaudes afin de le dépouiller de la partie âcre contenue dans son écorce.

On en fait des tisannes, une décoction apéritive.

Le chiendent entre dans la composition du sirop de chicorée composé, du sirop de guimauve de *Fernel*, du clairet des six graines.

Gramen a gradiendo, marcher, parce que ses racines sont traçantes. Chiendent parce que les chiens mangent ses feuilles pour se purger.

CHINORRODON, CYNORRHODON, ROSE DE CHIEN, ÉGLANTIER, GRATECUL *Rosa canina, rosa silvestris, flore odorato incarnato, cynos batos*. Le chinorrodon est le fruit d'un arbrisseau connu sous le nom de rosier sauvage, lequel appartient à l'icosandrie polygamie de *Linneus*, et à la vingt-unième classe, (fleurs en rose) de *Tournefort*.

Cet arbrisseau est grand, épineux, et croît dans les hayes, dans les buissons. Ses feuilles, semblables à celles du rosier domestique, sont lisses ; sa fleur est une rose simple à cinq pétales, de couleur blanche, tirant sur l'incarnat, odorante, de peu de durée. Son fruit est oblong, gros comme un gland, vert dans sa naissance, d'une couleur rouge de corail lorsqu'il approche de sa maturité ; il est soutenu par un pédi-

dicule et terminé par son calice qui est devenu fruit. Le péricarpe de ce fruit est épais, charnu, ferme tant que le fruit
est encore un peu vert, et mou lorsqu'il est parfaitement
mûr. Il renferme des semences oblongues, anguleuses, blanches,
dures, entourées d'un duvet assez rude dont on les sépare facilement: ce duvet pénètre la peau et y cause des déman-
gaisons importunes qui exaltent le désir de se gratter, d'où
on a donné au fruit le nom de *gratte-cul*.

Il naît sur le tronc et sur les branches du rosier sauvage,
une excroissance celluleuse de la grosseur d'une petite pomme
ou d'une grosse noix. Cette excroissance est un véritable nid
d'une espèce de cynips que l'on nomme *cynips de bédéguar*.
Voyez éponge d'églantier.

Le chinorrodon est employé en pharmacie et en médecine.
On doit le récolter lorsqu'il est d'un rouge vif de corail, un
peu avant sa maturité, c'est-à-dire lorsque le péricarpe est
encore assez ferme pour être partagé en deux et en pouvoir
séparer facilement les semences et le duvet. On en fait une
pulpe que l'on conserve par le moyen du sucre.

Le chinorrodon a une saveur stiptique agréable ; il est astringent : on en fait usage dans les dévoiemens.

Cynorrhodos, *canis rosa*, rose de chien. *Cynosbatos*, *canis*
rubus, ronce de chien.

On peut faire usage de la semence de ce fruit, comme astringente, dans les écoulemens blancs.

CHLORITE. Le chlorite est une pierre talqueuse d'une
couleur verte ; son odeur est argilleuse, et sa cassure granuleuse. M *Vauquelin* a analysé ce minéral et il a obtenu pour
produit ;

Silice	260
Alumine	185
Magnésie	80
Oxide de fer	430
Muriate de soude et de potasse	20
Eau	20
Perte	5
	1,000

On distingue trois variétés de chlorite, savoir: le chlorite
terreux ; il paroît formé d'une multitude de prismes hex-
aedres réguliers.

Le chlorite *fissile* composé de feuillets bombés.

Le chlorite *zoographique* qui sert à la peinture : c'est l'espèce que *Romé Delisle* appelloit terre verte de Vérone.

CHLORITE BLANCHE. Cette pierre diffère beaucoup des précédentes, elle est d'un blanc d'argent ; elle répand une odeur d'argile, lorsqu'on l'humecte ; elle est formée de petites écailles brillantes, douces au toucher, et qui laissent sur les corps qu'elles touchent un enduit semblable aux écailles de certains poissons. L'eau dans laquelle la chlorite blanche a macéré pendant quelque tems, verdit l'infusion de violettes, et précipite la dissolution métallique.

M. *Vauquelin* qui en a fait l'analyse, l'a trouvée composée de fer mêlé de manganèse   4
Silice.   56
Alumine   18
Chaux   3
Eau   6
Potasse.   8
Perte.   5
                                           _____
                                              100

CHOU. *Brassica sive caulis.* Plante dont on distingue plusieurs espèces et dont nous ferons connoître les plus importantes.

Les espèces de choux appartiennent en général à la tétradynamie siliqueuse de *Linneus*, et à la famille des crucifères de *Tournefort*.

Parmi les plantes de ce genre, il en est qui sont d'usage sur nos tables ; quelques unes dont les semences sont propres à fournir de l'huile par expression ; d'autres enfin qui sont utiles à la médecine.

Il est aussi quelques plantes auxquelles on a donné le nom de choux, telles que le chou caraïbe, le chou marin, le chou de chien, qui ne sont pas du genre des choux, qui n'en ont ni les caractères, ni les propriétés, ni les usages ; toutes ces considérations sont bien faites pour nous déterminer à spécifier chaque espèce de chou en particulier.

CHOU BLOND. *Brassica vulgaris sativa, Brassica alba vel viridis.* Cette espèce de chou pousse une tige garnie de feuilles arrondies, d'un vert rougeâtre, précédées de longs et gros pétioles : ces feuilles sont tendres, dentelées eu quelques uns de leurs bords. Toute la plante blanchit en croissant, et acquiert certaine couleur bleuâtre. Elle appartient comme les espèces de choux à la tetradynamie siliqueuse de *Linneus*, et à la famille des crucifères de *Tournefort*. Ses fleurs sont composées de quatre pétales jaunes disposés en croix. Ses fruits sont des silicules, remplies de semences.

On mange cette espèce de chou cuit dans l'eau avec la viande de bœuf ou autres.

CHOU CABU ROUGE. *Brassica capitata rubra.* Plante de la tétradynamie siliqueuse de *Linneus*, et des crucifères de *Tournefort.*

Les feuilles de cette espèce de chou sont grandes et sinueuses à-peu-près comme celles des autres choux, mais de couleur fort diversifiées: quelques unes d'entre elles sont d'un purpurin brun; d'autres de couleur noire verdâtre; d'autres moins brunes; quelques unes sont jaunâtres et bleuâtres, et toutes sont traversées par des côtes ou nerfs rouges: elles se ramassent et se forment en pomme et en tête, d'où cette espèce a été distinguée sous le nom de chou pommé ou cabu rouge. Ses fleurs sont jaunes disposées en croix; il leur succède des silicules remplies de semences: ce chou résiste à la gelée de l'hyver.

Les feuilles du chou pommé rouge étant cuites au bain marie dans une boule d'étain fermée à soupape et avec un couvercle à vis, fournissent, par l'expression, un suc dont on fait un sirop fort estimé dans les maladies de poitrine. On applique aussi ses feuilles cuites, sur les mamelles des nourrices pour empêcher le lait de se coaguler.

CHOU CARAIBE. *Colocasia arum acaule, folis peltatis ovatis repandis: basi semibifidis. Arum maximum AEgyptium.* Plante de la gynandrie polyandrie de *Linneus.* Cette plante est semblable à l'arum; ses feuilles sont aussi larges que celles d'un chou, sa tige est haute de trois à quatre pieds, (1 mètre 299 millim.) elle est grosse comme le doigt. Ses feuilles sont grandes, rondes, nerveuses en dessous, attachées à des pétioles longs et gros: elles sont remplies d'un suc aqueux et visqueux. Ses fleurs sont grandes et amples, comme celles de l'arum, de couleur purpurine: il s'élève de chacun de leurs calices, un pistil qui devient un fruit à bayes entassées comme en grappe, à la base d'un support qui s'est élevé du fond de la fleur. Ces bayes contiennent des semences qui viennent rarement à maturité. La racine est grande, grosse, charnue, bonne à manger, d'un goût de châtaigne.

Le fruit de cette plante porte le nom de fève d'Egypte. Il est astringent, propre pour la dysenterie. Les feuilles se mangent en soupe.

Le chou caraïbe croît en Crète, dans l'île de Chypre, en Syrie, et dans les lieux aqueux de l'Egypte.

CHOU DE CHIEN. *Cyno crambe, mercurialis caule sim-*

plicissimo, foliis scabris. Plante de la diœcie ennéandrie de *Linneus*, et de la quinzième classe (fleurs staminées) de *Tournefort.*

Cette plante est dioïque, c'est-à dire qu'elle porte des fleurs mâles et femelles sur deux individus séparés.

La première espèce, celle qui porte des fleurs staminées, pousse des tiges longues d'un pied, (325 millim.) rondes, creuses, nouées, rampantes à terre, sans rameaux, purpurines du côté de la terre. Ses feuilles sont opposées, rangées deux à deux, l'une vis-à-vis de l'autre, semblables à celles de la mercuriale vulgaire, mais un peu plus longues, lanugineuses, tendres, pointues, dentelées en leur bords, précédées d'un pétiole court, d'une saveur fade et mauvaise. Il s'élève des aisselles des feuilles des pédicules qui portent des petites fleurs à neuf étamines soutenues par un calice à trois divisions de couleur herbeuse. Les fruits naissent sur la seconde espèce.

La seconde espèce est appellée *mercurialis montana spicata, seu cynocrambe fœmina.* Elle est plus chargée de feuilles; les pédicules qui portent ses fleurs sont plus longs ; celles-ci sont disposées en épi.

Chaque fruit est composé de deux capsules grosses comme des lentilles, qui renferment chacune une semence ovale.

L'une et l'autre espèce croissent dans les bois et autres lieux ombrageux. Le fruit est un purgatif drastique, analogue à celui du ricin ou *palma-christi.*

CHOU COLSA. *Brassica arvensis. Brassica silvestris. Crambe dicta.* Le chou colsa est de la tétradynamie siliqueuse de *Linneus*, et de la famille des cruciferes de *Tournefort.* C'est une espèce de chou sauvage qui diffère des choux potagers par des caractères qui lui sont particuliers. Ses feuilles sont beaucoup plus petites que celles des choux ordinaires; elles sont lavées de pourpre : ses fleurs sont jaunes : ses fruits sont siliqueux : ses tiges s'élèvent souvent à la hauteur de quatre à cinq pieds (1 mètre 299 millimètres à 1 mètre 624 millim.)

On sème le chou colsa dans les champs pour se procurer sa graine, dont on tire, par l'expression, une huile qui sert à brûler, à fouler les étoffes de laine, à préparer les cuirs, à faire du savon noir.

Les racines de cette plante étant sèches servent à brûler.

CHOU-FLEUR. *Brassica cauli flora. Brassica florida botrytis.* C'est une espèce de chou que *Linneus* a placé dans sa tétradynamie siliqueuse. Les feuilles radicales sont amples, plus longues et plus étroites que celles du chou pommé blanc, la plupart de belle couleur verte, et quelques unes de couleur jaunâtre et bleuâtre, traversées de nerfs blanchâtres, dentelées en leurs bords, d'espace en espace. Les feuilles du centre se ramassent et forment une tête, mais plus molle que celle des choux pommés. C'est cette partie du chou-fleur que l'on coupe, que l'on fait cuire dans l'eau, et que l'on mange à la sauce blanche : elles représentent des têtes informes, toutes grainées, blanches et fermes. Ses fleurs sont petites, ramassées en grand nombre, par bouquets, tendres, de couleur pâle ou blanchâtre. Il leur succède des silicules remplies de semences.

Les jardiniers sont dans l'usage de lier en rond les feuilles qui entourent la tête ou pomme du chou-fleur, afin de la garantir des ardeurs du soleil qui, non seulement pourroit la sécher, mais qui feroit monter avec trop de vitesse la plante en graine.

On faisoit venir autrefois de l'Italie la semence du chou-fleur; mais on la recueille en France, depuis qu'on a trouvé le moyen de faire arriver la plante à la maturité complète de son fruit. On choisit les pieds de ces choux que l'on juge en état de produire des tiges; on les porte dans une cave pendant l'hiver, après les avoir mis dans des pots garnis de terre; on enterre la racine et la tige jusqu'à la tête. Lorsque le printems reparoît, on les transplante en pleine terre; alors la végétation achève son cours. Les fleurs et les fruits se montrent dans leur saison respective.

Si l'on coupe les têtes de choux-fleur, sans arracher les troncs, ceux-ci poussent des rejetons que l'on fait passer pour des *brocolis*, et qui sont bons à manger. Le *brocoli* est une espèce de chou que l'on cultive en Italie et en Angleterre : on mange ses feuilles avec la viande.

CHOUX FRISÉ BLANC. *Brassica alba crispa. Brassica sabauda rugicosa.* Plante de la tétradynamie siliqueuse de *Linneus*, et de la cinquième classe (crucifères) de *Tournefort.* Ses feuilles sont rondes, garnies de beaucoup de rides ou de replis inégaux, de couleur jaune, verdâtre, traversées de côtes, et précédées de pétioles bien courts : elles se ramassent en haut et forment une petite tête ronde, blanchâtre : sa fleur est jaune, composée de quatre pétales disposés en croix. Il leur succède des silicules remplies de semences.

Cette espèce de chou est du nombre des plantes potagères, et se sert sur les tables. Il a été nommé *Brassica sabauda rugicosa*, parce qu'il est originaire de la Savoie, et qu'il est plissé.

CHOU MARIN, ou SOLDANELLE. *Soldanella marina. Soldanella maritima minor, brassica marina. Convolvulus foliis reniformibus, pedunculis unifloris.* Plante de la pentandrie monogynie de *Linneus*, et de la première classe (des campaniformes) de *Tournefort*.

Cette plante est une espèce de convolvulus, ou une petite plante dont les tiges sont pliantes, sarmenteuses, rougeâtres, s'étendant à terre. Ses feuilles sont presque rondes, lisses, luisantes, épaisses, remplies d'un suc laiteux, précédées de longs pétioles. Ses fleurs sont des cloches à limbes renversés, de couleur purpurine : ses fruits sont presque ronds, membraneux, renfermant des semences anguleuses, noires ou blanches : ses racines sont menues, fibreuses.

Cette plante fleurit en été ; elle croît en Angleterre, et en France, sur les bords de la mer : on la fait sécher avec sa racine, et on nous l'envoie : on la choisit entière et la plus nouvelle possible. C'est un purgatif drastique : on en fait usage dans la paralysie, l'hydropisie et les maladies de la rate. La dose est d'un gros (quatre grammes), en infusion dans l'eau.

CHOU POMMÉ BLANC. *Brassica oleracea. Brassica capitata alba caulis capitulatus.* Plante potagère de la tétradynamie siliqueuse de *Linneus*, et de la famille des crucifères de *Tournefort.*

Cette plante pousse une tige basse, mais grosse, couverte d'une écorce épaisse et remplie d'une substance médullaire, d'une saveur âcre tirant sur le doux.

Les premières feuilles sont amples, larges, presque rondes, rougeâtres, découpées, sinueuses, attachées à de longs et gros pétioles, entrecoupées de nerfs, de côtes blanchâtres : les feuilles qui succèdent à ces premières sont aussi fort larges et arrondies, de couleur verte blanchâtre, s'approchant et se couchant les unes sur les autres en grande quantité. Elles s'embrassent, s'emboîtent, et se compriment si étroitement en s'enveloppant, qu'elles forment une grosse tête arrondie, massive, blanche, dont quelques unes, notamment en Flandres, pèsent jusqu'à 40 liv. (19 kilog.) Les jardiniers sont dans l'usage de lier leurs feuilles lorsqu'elles commencent à se joindre et à se pommer, afin de les comprimer d'autant plus les unes contre les autres. Ses fleurs naissent sur une tige branchue : elles sont composées de quatre pétales disposés en croix. Il s'élève du calice un pistil qui devient une silicule longue, étroite, cylindrique, pointue, remplie de semences presque rondes, séparées en deux loges. Sa racine est charnue, cylindrique, s'élevant en tige.

Le chou pommé blanc est recherché sur les tables.

On s'en sert en cataplasme pour appliquer sur les mammelles

des nourrices, afin d'empêcher leur lait de se grumeler. On l'applique aussi sur les brûlures.

CHOUAN. *Banhinia purpurea. Chouanna mandaro.* C'est la semence d'une plante de la décandrie monogynie de *Linneus.*

Cette plante croît dans l'Inde. Ses feuilles sont rondes, divisées en deux parties, un peu cordiformes, velues en dessous. Ses fleurs sont ouvertes, de couleur pourpre, composées de pétales découpés en lanières, distans les uns des autres. Sa semence ressemble à celle du *semen contra*, mais un peu plus grosse et plus légère, de couleur verte-jaunâtre, d'une saveur un peu salée, aigrelette.

On nous l'apporte du Levant. On la faisoit entrer autrefois dans la composition du carmin.

CHOUAN FAUX. *Myagrum monospermum minus.* Plante de la tétradynamie siliqueuse de *Linneus,* et de la cinquième classe (fleurs en croix) de *Tournefort.*

Cette plante pousse une ou deux tiges à la hauteur d'un pied (325 millimètres), portant un petit nombre de feuilles menues. Celles qui sont radicales sont pétiolées et traînent à terre : les feuilles plus élevées embrassent leurs tiges par leur base. Ses fleurs naissent aux sommités des tiges : elles sont petites, blanches, à quatre pétales disposés en croix. Il leur succède des petites siliques qui ne contiennent chacune qu'une seule semence, d'où la plante a été nommée *monospermum.*

Cette plante croît dans les champs, principalement dans les pays chauds. On tire de sa semence une huile, par expression, qui est très-propre pour adoucir les âpretés de la peau.

Nous remarquerons qu'il y a une espèce de *myagrum monospermun* à larges feuilles, que l'on nomme *majeure*, qui est la première espèce ; et que l'usage de ces plantes est très-négligé.

CHOYNE ou couis. *Crescentia cujete.* C'est le fruit d'un arbre de l'Amérique, du genre des cucurbitacés, que *Linneus* a placé dans sa didynamie angiospermie. Cet arbre porte en françois le nom de *couis*, et en latin celui de *cujete.* Ses feuilles sont longues, étroites, d'un beau vert : ses fleurs sont blanches, monopétales, en forme de cloches ; ses limbes sont découpés irrégulièrement : le pistil qui s'élève du milieu de la fleur devient un fruit charnu, gros comme nos potirons. L'écorce extérieure de ce fruit est lisse et en couvre une seconde qui est dure, ligneuse. épaisse de deux lignes (4 millimètres) ; elle renferme une substance pulpeuse, dans le milieu de laquelle sont placées les semences qui sont noirâtres, de la grandeur d'une lentille, et taillées en cœur.

L'arbre qui produit ce fruit croît dans la Virginie, la Jamaïque et le Brésil. On en distingue de plusieurs espèces.

La seconde écorce du fruit sert aux divers ouvrages de tabletterie : on en fait des vases de toute sorte de formes.

CHROME. Le chrome est un métal d'une couleur grise, blanchâtre, dont les molécules ont peu d'adhérence entre elles, infusible, fixe, et qui cristallise en aiguilles. Ce métal a été découvert par M. *Vauquelin*, dans le plomb rouge de Sibérie, à l'état d'acide, et à l'état d'oxide dans l'émeraude et dans le plomb vert qui accompagne le plomb rouge. La nature nous l'offre encore combiné avec le fer, dans l'état de chromate. Son nom lui a été donné de la propriété qu'il a de présenter des nuances de couleurs qui varient, et dont il est susceptible suivant les proportions d'oxigène avec lequel il se trouve combiné, et d'où il résulte tantôt un oxide vert, tantôt un oxide rouge. Le mot *chrome* signifie *couleur*.

On prépare avec le plomb rouge de Sibérie, un acide connu sous le nom d'acide chromique.

C'est de l'acide chromique que l'on peut parvenir à obtenir le chrome. On prend 72 parties d'acide chromique que l'on met dans un creuset de charbon ; on place celui-ci dans un autre creuset de porcelaine rempli de poussière de charbon ; on place cet appareil dans un fourneau de forge, et on le chauffe pendant une heure par un feu très-vif. On trouve ensuite dans le creuset de charbon une masse métallique d'un gris blanc, formée d'aiguilles entrelacées les unes dans les autres.

Soixante-douze parties de plomb rouge de Sibérie ont produit à M. *Vauquelin* quarante-trois parties de métal.

Le chrome n'est encore d'aucun usage en pharmacie ; il peut être utile à la peinture, lorsqu'il est dans l'état d'oxide vert ou d'oxide rouge.

CHRYSOBÉRIL. Nom que l'on donnoit anciennement à une espèce de gemme que l'on nomme aujourd'hui *cymophane*.
Voyez Cymophane.

CHRYSOCOLLE. Nom que l'on donne au borate de soude, parce que ce sel est propre à faciliter la fusion de l'or en poudre, et de la restituer dans son état d'aggrégation.

Ce mot est composé du grec *chrysos*, *aurum*, et de *colla*, colle. On lui donne aussi les noms de *capistrum auri*, *auricalla*, qui signifient la même chose.
Voyez Borate de soude.

CHRYSOCOLLE BLEUE. Espèce de mine de cuivre à l'état d'oxide, d'une couleur bleue foncée.
Voyez Azur de cuivre.

CHRYSOLITE. Espèce de phosphate de chaux natif. Ce sel fossile a porté le nom d'*améthiste*, *basaltine*, d'*apatite*, d'*asparagolithe*, ou pierre d'asperge.

La chrysolite cristallise en dodécaèdre ; mise en poudre sur des charbons ardens., elle devient phosphorescente. Sa pesanteur spécifique est de 3,0989 à 3,2989. On la trouve en Espagne, dans le royaume de Murcie. M. *Vauquelin* a trouvé, par l'analyse, que la chrysolite étoit composée de

Chaux. 54,28
Acide phosphorique. . . . 45,72
_____
10,000

Le même chimiste a traité ce minéral par l'acide sulfurique, et il a obtenu du sulfate de chaux et du phosphate acidule calcaire : ce dernier ayant été traité avec du carbonate d'ammoniaque, il s'est précipité du carbonate calcaire, et il s'est formé du phosphate d'ammoniaque : ce phosphate ayant été traité avec le charbon, il a obtenu du phosphore.

On trouve dans l'Estramadure une variété de chrysolite qui est beaucoup plus composée. Elle a été analysée par les chimistes *Bertrand*, *Pelletier* et *Donadei*, et ils y ont trouvé

Chaux 590
Acide carbonique. 10
Acide phosphorique. . . . 340
Acide muriatique. 5
Acide fluorique 25
Silice. 20
Fer 10
_____
1000

CHRYSOPRASE. Espèce de quartz agathe d'un vert de pomme, compact et transparent.

CIDRE ou SIDRE. *Pomaceum vinum*. Boisson vineuse préparée avec le suc exprimé de pommes sauvages. Quelques auteurs dérivent le mot cidre du latin *ceria* ou *celia*, qui étoit une boisson fort en usage chez les Espagnols, et dont parle *Pline. Paul Orose*, qui en décrit la préparation, dit que cette boisson se préparoit avec du froment ; en sorte qu'il paroit qu'elle avoit beaucoup plus d'analogie avec la bière, pour laquelle on emploie l'orge au lieu de froment.

L'étymologie la plus vraisemblable du cidre, est celle que l'on fait dériver du latin *sicera*, ou de *sechar*, hébreu, qui signifie tout breuvage qui peut enivrer, soit qu'il soit fait de grains, de pommes, de palmes, ou autres fruits. L'usage du cidre en

France, est plus ancien qu'on ne l'imagine. M. *Huet*, ancien évêque d'Avranche, dans ses origines de Caen, p. 144, prouve que l'usage du cidre étoit établi dans cette ville dès le treizième siècle. Les capitulaires de Charlemagne mettent au rang des métiers celui de *siceratore* de *sicera*, d'où on a été autorisé à écrire *sidre* au lieu de *cidre*.

Pour préparer le cidre, on prend des pommes qui naissent sur des pommiers sauvages, et dont la saveur est naturellement austère et acerbe, par préférence aux pommes de pommiers greffés et cultivés. On les écrase sous la meule d'un moulin, et on les exprime pour en extraire le suc : on met ce suc exprimé dans des futailles ; c'est ce que l'on nomme *cidre doux*. On pratique, près de la bonde de la futaille, un petit trou avec un forêt, afin d'entretenir une communication avec l'air extérieur. La fermentation du suc de pommes ou cidre doux s'établit lentement ; ce n'est que dans le mois de mars qu'elle est en pleine activité. Il s'opère un dégagement de gaz acide carbonique qui soulève en même tems le fluide contenu dans la futaille, et le fait sortir comme une fusée par le trou qui n'étoit bouché qu'avec un brin de paille. Alors on bouche ce trou avec un fausset, et le cidre prend, en cet état, le nom de *cidre paré*. C'est le moment d'en faire usage ; il a une saveur piquante qui approche de celle des vins blancs mousseux. Le cidre contient beaucoup d'acide carbonique, de l'acide malique, du tartre, un peu d'alcool, et une assez grande quantité de matière extractive. Le meilleur est celui qui est d'une belle couleur ambrée, d'une saveur douce piquante, et ayant une odeur de pomme.

On doit tenir le cidre dans des bouteilles ou autres vases toujours pleins. Il doit être consommé dans le cours d'un an : cependant j'en ai conservé pendant deux ans, et il avoit peu perdu de sa qualité.

On prépare avec le cidre un vinaigre de cidre d'une qualité moyenne ; on en tire, par la distillation, une eau-de-vie de cidre qui a une saveur âpre qui est due à l'acide malique qui s'élève par la distillation. Cette eau-de-vie, distillée au bain-marie, et rectifiée sur de la potasse caustique, produit un alcool analogue à celui que l'on obtient de l'eau-de-vie de vin ; mais je dois prévenir que la quantité du produit obtenu de cet alcool de cidre surrectifié, entraîne des frais qui excèdent ceux de l'alcool extrait de l'eau-de-vie de vin.

CIDRE DE POIRE, ou POIRÉ. *Vinum pyraceum.* Liqueur vineuse dont l'étymologie est la même que celle de cidre, c'est-à-dire, qu'elle dérive du latin *sicera*. On distingue le poiré du cidre, par la raison qu'il se prépare avec des poires sauvages. Sa couleur approche de celle du vin blanc; sa saveur est piquante et austère. Il contient les mêmes principes que le cidre, avec cette différence qu'il contient un peu moins d'alcool, un peu plus d'acide malique, un peu plus de tartre, et moins d'extractif.

Les marchands de vin en font usage pour allonger leur vin. On en fait aussi du vinaigre d'assez mauvaise qualité.

CIGUË AQUATIQUE ou CIGUE MINEURE, ou PERSIL D'ANE. *Cicuta virosa, chærophillum silvestre. Cicuta minor petroselino similis.* Plante de la pentandrie digynie de *Linneus*, et de la septième classe (fleurs en ombelles) de *Tournefort*.

Cette plante diffère de la ciguë ordinaire, en ce qu'elle est plus petite, que sa tige n'est point marbrée, et qu'elle a une odeur vireuse. Ses feuilles sont semblables à celles du persil. Elle croît dans les eaux stagnantes et putrides.

La ciguë aquatique est vénéneuse; son odeur est désagréable; sa saveur est âcre; elle est narcotique, résolutive.

On fait usage de son suc intérieurement; on l'applique extérieurement dans les inflammations du bas ventre. On lui a donné le nom de persil d'âne, parce que ses feuilles ressemblent à celles du persil, et que les ânes en mangent.

CIGUË VULGAIRE, ou GRANDE CIGUE. *Conium maculatum seminibus striatis. Cicuta vulgaris major.* (*Pl.* V, *fig.* 29.) Plante de la pentandrie digynie de *Linneus*, et de la septième classe (fleurs en ombelles) de *Tournefort*.

Cette plante pousse une tige à la hauteur de quatre ou cinq pieds (1 mètre 299 millim. à 1 mètre 624 millim.), grosse, lisse, marbrée comme la peau d'un serpent, ou marquée de plusieurs taches rougeâtres; ferulacée, creuse en dedans. Ses feuilles sont découpées menu, à peu près comme celles du persil; ses fleurs naissent en ombelles; ses pétales sont blancs; son calice devient un fruit presque rond, composé de deux graines arrondies, semblables à celles de l'anis, et canelées; sa racine est longue d'environ un pied (145 millim.), grosse comme le doigt, blanche. Toute la plante a une odeur désagréable, une saveur âcre nauséabonde.

La ciguë est narcotique et diurétique. On en fait usage intérieurement, soit en poudre, soit en extrait, dans l'engorgement des glandes mammaires : on s'en sert en poudre et en cataplasme, pour les squirrhes, les ulcères, les écrouelles, les tumeurs des testicules, des prostates.

On prépare une huile de ciguë, des sucs dépurés, un extrait : la ciguë entre dans la composition de l'emplâtre diabetanum.

CIMENT. On donne le nom de *ciment* à un mélange de brique en poudre grossière, de sable, et de chaux vive unie à l'eau. Les proportions du mélange sont une partie de chaux vive, quatre parties de sable fin, et trois parties de brique pilée.

On commence par mêler le sable avec la brique, ensuite on se hâte d'éteindre la chaux vive avec le moins d'eau possible, et on y mêle promptement le sable et la brique.

Ce mélange acquiert une dureté qui égale celle de la pierre, lorsqu'il est sec. Ce ciment est impénétrable par l'eau. Il sert à lier les jointures des dalles des terrasses, et celles des pierres des constructions dans l'eau.

Les fontainiers préparent leur ciment pour luter les robinets des fontaines, avec la brique pilée et la poix résine. Ils font chauffer ce ciment, pour l'amollir et l'appliquer à leurs fontaines.

CIMOLÉE *Cimolia*. Terre de nature argileuse, que l'on tiroit anciennement d'une île de Crète appelée *Cimolée*, d'où lui a été donné son nom. Cette terre, dont on distinguoit deux espèces, une blanche et une rouge, ressembloit à nos espèces de terres bolaires ; il n'en est plus question dans le commerce de la droguerie. On entend aujourd'hui par *cimolée* ou *terre cimolée*, l'espèce de limon que l'on trouve dans les auges situées sous les meules des couteliers. C'est un mélange de molécules de fer et de pierre à aiguiser, qui se détachent par le frottement des instrumens que l'on aiguise sur la pierre avec de l'eau.

Cette matière est de couleur brune, noirâtre ; c'est un véritable oxide de fer noir, mêlé avec de la pierre naxienne. On s'en sert en cataplasme, comme d'un résolutif et astringent : elle arrête le sang, appliquée extérieurement. On s'en sert aussi dans la teinture en noir.

CIMOLITE. La cimolite, appelée aussi terre cimolée, mais bien différente de celle qui précède, est une argile d'un blanc grisâtre qui rougit à l'air. Elle blanchit au chalumeau. *Hanckius* l'a retrouvée dans l'île d'Argentière, autrefois *Cimolea*. Les anciens employoient cette argile pour blanchir les étoffes.

CINNABRE, SULFURE DE MERCURE, ou VERMILLON. Dans le commerce et dans les arts, on connoît, sous le nom de cinnabre, le produit d'une combinaison de mercure avec le soufre, d'une couleur rouge plus ou moins intense. Les chimistes donnent à cette combinaison, le nom de *sulfure de mercure rouge.* On distingue deux espèces de cinnabre, l'un naturel, et l'autre artificiel.

La nature nous présente encore le mercure combiné avec le soufre, d'une couleur grise foncée, tirant sur le noir : il prend dans cet état, le nom d'*éthiops minéral.* C'est un véritable oxide de mercure sulfuré noir, tandis que le cinnabre n'est qu'un sulfure de mercure non oxidé. Il paroît bien certain que la combinaison du mercure avec le soufre ne s'opère d'une manière parfaitement intime, qu'autant que ce métal est offert au soufre à l'état d'oxide. Mais il ne paroît pas moins certain qu'il perd son oxigène lors de sa combinaison avec le soufre, puisqu'en le décomposant, on n'obtient pas d'oxigène dans l'appareil pneumato-chimique.

Ce métal, ainsi minéralisé par le soufre, n'a nullement l'aspect métallique, quoique le soufre s'y trouve en très-petite quantité relativement à celle du mercure.

Le cinnabre a pour gangue le quartz, l'argile, la terre calcaire, le spath pesant, même le charbon. La mine que les Allemands appellent *brandertz*, a pour gangue une matière bitumineuse qui brûle parfaitement, et on n'en retire que six livres de mercure par quintal (3 kilogrammes.)

Tantôt le cinnabre est en masse compacte dont la couleur varie, depuis le rouge pâle jusqu'au rouge foncé et noirâtre ; quelquefois il est en cristaux transparens, couleur de rubis. D'autres fois on le rencontre en écailles ou lames feuilletées, et il prend le nom de *vermillon natif*, ou cinnabre en fleurs.

Cronstedt cite une mine de mercure d'un gris noirâtre, fragile et pesant, dans laquelle ce métal est uni au soufre et au cuivre. Sa cassure est vitreuse, et elle décrépite au feu. On la trouve à Muschel-Landsberg.

Monnet cite, dans son système de minéralogie, une mine de mercure trouvée dans la province du ci-devant Dauphiné, qui contient du mercure, du soufre, de l'arsénic, du cobalt, du fer et de l'argent. Cette mine ne lui a donné qu'une livre (5 hectogrammes) de mercure et trois à quatre onces d'argent par quintal (12 décagrammes)

Les principaux endroits où l'on trouve le cinnabre, sont : le ci-devant duché de Deux-Ponts, le Palatinat, la Hongrie, le Frioule, Almaden en Espagne, l'Amérique méridionale, surtout à Guamanga, dans le Pérou. On en a trouvé une mine en France, à Saint-Malo, dans le département du Calvados.

Les indices qui font soupçonner la présence d'une mine de mercure dans l'intérieur des montagnes, sont des brouillards épais qui, dans la matinée, surtout du printems, s'élèvent à peu de hauteur, à raison de leur pesanteur, Mais il est à remarquer que les plantes qui y croissent, sont aussi hautes et aussi vertes qu'ailleurs.

C'est particulièrement dans le Palatinat et dans les environs d'Almaden, en Espagne, que l'on s'occupe en grand de la révivification du mercure, c'est-à-dire, de la séparation de ce métal, de son minéralisateur. Les procédés ne sont pas les mêmes actuellement dans les deux endroits.

Dans le Palatinat, on bocarde la mine, et on la tamise pour la réduire en une poudre égale; ensuite on la mêle avec un tiers de son poids de chaux vive. On introduit ce mélange dans des cucurbites épaisses d'un pouce (27 millimètres), longues de trois pieds neuf pouces (1 mètre 215 millimètres), large d'un pied (325 millimètres), et dont l'ouverture est de cinq pouces (135 millimètres). On les dispose sur une galère, et sur deux rangées parallèles, au nombre de quarante huit. On en place un second rang par dessus le premier; on adapte au col de chaque cucurbite un pot de terre cuite garni d'eau, on lute exactement, et on chauffe la galère par les deux extrémités. On pratique des ouvertures dans la partie supérieure du dôme pour servir de cheminée. La distillation du mercure est terminée après douze heures d'un feu continué.

Ce mercure n'est pas très-pur; il est altéré par un peu de terre, quelquefois même par du soufre, qui, en se sublimant en même tems que le mercure distillé, forme de nouveau cinnabre.

Le procédé que l'on emploie à Almaden est beaucoup plus simple et plus économique; nous en devons la description à M. *Jussieu*. On dispose un fourneau de 12 pieds (3 mètres 895 millimètres) de hauteur, sur quatre pied et demi (1 mètre 462 millimètres) de diamètre intérieur; à cinq pied et demi (1 mètre 787 millimètres) du sol, est une voûte sur laquelle on place la mine, et on applique le feu par le cendrier: le mercure, réduit en vapeurs, s'échappe par douze ouvertures qui sont pratiquées au haut du laboratoire du fourneau; à ces ouvertures sont ajustées des files d'aludels emboîtés les uns dans les autres, disposés parallèlement sur une terrasse, et qui vont se perdre dans un petit bâtiment séparé en autant de chambres qu'il y a de files d'aludels. Chaque chambre a une cavité dans le milieu, pour y recevoir le mercure qui parvient jusque là.

Chaque fourneau contient deux cents quintaux de cinnabre; on y entretient le feu pendant trois jours: le soufre qui brûle se dégage en acide sulfureux, et va s'échapper par les petites cheminées pratiquées à chaque chambre. Chaque cuite donne depuis ving-cinq jusqu'à soixante quintaux de mercure.

C'est ce mercure que l'on nous envoie dans des sacs de cuir ou bouillons, du poids de cent-soixante à cent quatre-vingt livres (5o à 6o kilog.) Il s'en faut beaucoup qu'il soit assez pur pour servir à faire des instrumens météréologiques, et pour des opérations de chimie. On le combine de nouveau avec le soufre, pour en faire du cinnabre artificiel, appelé actuellement *sulfure de mercure rouge artificiel*.

Cinnabre artificiel, vermillon, ou sulfure de mercure rouge.

Nous ne ferons mention ici que du procédé des Hollandois, qui préparent en grand le cinnabre artificiel, dénomination plus généralement connue des artistes qui en font le plus de consommation.

Ils prennent trois parties de mercure coulant, et une partie de soufre. Ils commencent par faire liquéfier le soufre, et ils ajoutent ensuite le mercure dans les proportions ci-dessus indiquées. Lors du mélange, le soufre qui est échauffé s'enflamme assez promptement : on le laisse brûler un instant, ensuite on étouffe la flamme pour l'éteindre. Alors on pulvérise ce mélange qui prend une couleur violette. Cette poudre introduite dans de grands matras jusqu'au tiers de leur capacité, on place ces matras sur un bain de sable, et on pousse le feu graduellement jusqu'à ce que le fond des matras soit rouge. On entretient le feu jusqu'à ce que tout le sulfure de mercure soit sublimé. Il se sublime en aiguilles d'un rouge brun, appliquées les unes sur les autres. Sa couleur est d'autant plus intense, que l'on a agit sur de plus grandes masses (1).

La forme des pains de cinnabre est ordinairement sémi-orbiculaire. J'en ai vu qui avoient une forme quarrée. Cette différence n'est due qu'à la configuration du vaisseau sublimatoire. Comme ce composé n'est que peu volatil, il exige un feu très-fort pour se sublimer. On casse les vaisseaux lorsqu'ils sont refroidis, pour en détacher les pains de cinnabre; et pour

---

(1) Cette assertion des chimistes a été long-tems accréditée ; mais il paroît constant, d'après des expériences modernes, que la couleur rouge foncée du cinnabre n'est pas due au volume de ses masses, mais bien au contraire à une oxidation du mercure, que l'on opère en même tems qu'on le combine avec le soufre pour l'amener à l'état de cinnabre. Tout porte à croire que les Hollandois ajoutent du nitrate de potasse au mélange du soufre avec le mercure, et que l'oxigène de l'acide nitrique se portant sur le mercure, oxide ce métal, et facilite sa combinaison avec le soufre ; mais que pendant la sublimation de ce combiné, l'oxigène de l'oxide de mercure se perd dans l'atmosphère.

économiser les frais du verre, on rassemble tous les fragmens des matras que l'on a cassés, et on les porte à la fonte dans une verrerie qui est non loin du laboratoire, où l'on sublime le sulfure de mercure, et qui est presque toujours en activité. On soufle de nouveau ce verre fondu, et la fabrique est perpétuellement entretenue de vaisseaux propres à la sublimation.

Pour avoir du mercure bien pur, on le ressuscite en mêlant deux parties de ce cinnabre avec une partie de limaille de fer ou tout autre métal ductile, par préférence à la chaux et à la potasse qui pourroient bien se combiner avec le soufre de ce combiné, mais qui ne donneroient pas, par la distillation, un mercure aussi pur. On met ce mélange dans des cornues de fer ou de grès ; on place les cornues dans des fourneaux de réverbère ; on adapte des récipiens garnis d'eau, en ayant soin de faire plonger le bec de chaque cornue dans l'eau. L'action du calorique fait volatiliser le mercure qui se condense dans l'eau. Il reste dans les cornues des sulfures de fer ou autres, selon la nature du métal ou de la matière employée. On sépare le mercure de l'eau ; on le passe à travers la peau de chamois, et ensuite avec la graisse.

Le cinnabre est employé en fumigation ; il entre dans la composition de la poudre tempérante. Réduit en poudre, il est d'une belle couleur rouge, appelée *vermillon artificiel:* les dames s'en servoient autrefois pour se colorer le visage.

Le cinnabre artificiel s'emploie dans la peinture à l'huile, ou avec la colle pour la peinture en détrempe, ou avec la gomme arabique pour la miniature, et n'est pas sujet à s'altérer à l'air.

CYNOGLOSSE ou LANGUE DE CHIEN. *Cynoglossum officinale.* Plante de la pentandrie monogynie de *Linneus*, et de la seconde classe (fleurs infundibuliformes) de *Tournefort.*

Cette plante pousse plusieurs tiges à la hauteur de deux pieds : (649 millim.) ces tiges sont rameuses, lanugineuses ; ses feuilles sont longues, étroites, pointues, molles, blanchâtres, garnies de duvet, d'une odeur forte, désagréable ; ses fleurs naissent le long des branches, sont à peu près semblables à celles de la buglosse, de couleur rouge tirant sur le purpurin, soutenues par un calice velu, blanchâtre, découpé en cinq parties : à ces fleurs succède un fruit à quatre capsules hérissées de poils piquans qui s'attachent aux habits. Chaque capsule contient une semence : sa racine est longue, grosse, droite, noirâtre ou brune en dehors, blanche en dedans, d'une odeur forte, d'une saveur fade.

Cette plante croît dans les lieux arides, dans les cimetières.

On fait usage des feuilles et de la racine de la cynoglosse. On prépare avec les feuilles un suc exprimé dont on fait un sirop, un extrait ; on fait avec la racine, une poudre qui a donné son nom aux pilules de cynoglosse. Cette racine entre dans la composition de l'alcool général. Cette plante est narcotique.

CIPRÈS. *Cupressus semper virens.* Arbre de la monoécie monadelphie de *Linneus*, et de la dix-neuvième classe (fleurs à chatons) de *Tournefort.*

Cet arbre, dans les pays chauds, est droit, rameux dans le milieu de sa hauteur, et s'élevant en pyramide : son bois est dur, compact, odorant, de couleur jaunâtre, et se corrompt difficilement : ses feuilles sont découpées menu, semblables à celles du tamarisc, mais plus dures, plus fermes, et articulées : ses chatons sont à plusieurs pièces en écailles, accompagnées à leurs bases de quelques bourses remplies d'une poussière menue : ses fruits naissent sur les mêmes pieds, mais en des endroits séparés ; ce sont des têtes arrondies, grosses comme des muscades, rondes, séches, grises, crevassées, laissant voir dans leurs fentes, plusieurs semences aplaties, anguleuses, rousses, moëlleuses, dont les fourmis sont fort friandes.

Cet arbre est toujours vert : il croît dans les bois montagneux : lorsqu'il est arrivé à sa maturité positive, il exsude une résine, par incision, appelée résine de ciprès. Son nom lui vient de celui de *cyparus*, enfant que les poëtes disent avoir été changé en ciprès.

Ses feuilles et ses fruits sont astringents : les branches mises dans les habits les garantissent des vers. La fumée de bois brûlé chasse les moucherons.

On fait entrer les têtes ou noix de ciprès dans la composition de la pommade astringente de la comtesse, dans celle de l'emplâtre contre la rupture.

CIRCÉE, HERBE DE SAINT-ÉTIENNE, HERBE DES MAGICIENNES. *Circœa lutetiana caule erecto racemis pluribus.* Plante de la diandrie monogynie de *Linneus*, et de la sixième classe, (rosacées) de *Tournefort.*

Ses tiges sont grêles, rondes, droites, velues, remplies de moëlle, hautes d'un pied et demi ; (487 millim.) ses feuilles sont opposées ; larges à leur base, pointues par le haut, dentelées à leurs bords, pétiolées : ses fleurs sont en épis longs aux sommités des tiges, composées chacune de deux pétales blancs soutenus par un calice de deux pièces. Le calice devient un fruit figuré en poire, hérissé et incliné en bas. Ce fruit contient des semences longuettes : sa racine est longue, traçante, nouée, blanche, fibrée.

La circée croît dans les bois, contre les hayes, dans les lieux sombres et humides. On l'estime vulnéraire, résolutive : elle est très-peu employée en médecine.

Son nom lui vient par analogie à la circée des poëtes qui attiroit par ses enchantemens, parce que le fruit de cette plante étant hérissé, s'attache aux habits et attire ou retient les hommes.

CIRE. *cera citrina*, *vel flava*. La cire est une substance inflammable, concrète, qui n'a point d'analogue. Elle est le produit des abeilles, qui vont récolter le pollen des fleurs pour lui faire subir dans leur estomac une élaboration particulière, dont il seroit bien difficile d'expliquer le mécanisme, et à l'aide de laquelle cette matière végétale est convertie en la substance dont elles se servent pour construire leurs alvéoles. Ce sont ces alvéoles ou rayons, dont on a séparé le miel, que l'on a fait liquéfier, que l'on a dépurés et coulés dans des moules cylindriques, qui constituent ce que nous connoissons sous le nom de cire neuve ou cire jaune.

La cire a des caractères particuliers qui la distinguent des corps huileux et adipeux. Lorsqu'elle est bien pure, elle n'a ni saveur ni odeur sensible. Si au contraire elle n'a encore subi qu'une simple liquéfaction, elle participe de l'arome du miel qu'elle avait retenu lorsqu'elle étoit disposée en exagone dans la ruche des abeilles. Soumise à l'action de l'eau bouillante, elle ne communique à celle-ci aucun principe particulier ; l'alcool ne la dissout point ; il lui donne au contraire plus de solidité qu'elle n'en a naturellement. Cette solidité devient telle qu'elle en est friable, jusqu'à pouvoir être réduite en poudre. Si elle est coulée liquide sur un étoffe, elle la pénètre sans s'y étendre et sans y imprimer de tache ; il suffit de verser par dessus un peu d'alcool pour l'en séparer. Les acides concentrés la brûlent ; les alcalis forment avec elle un savon : cette propriété savoneuse de la cire par les alcalis, à donné aux peintres d'impression l'idée des encaustiques, c'est-à-dire, de l'application de la cire colorée avec les oxides argileux jaunes, rouges ou verts, rendue miscible à l'eau par la potasse, pour appliquer la dernière couche sur les carreaux des appartemens, et les vernir d'une manière uniforme. La brosse du frotteur donne à cette couche le poli luisant du vernis.

Enfin la cire, en brûlant, ne donne que très-peu de charbon, et sa lumière est plus douce, et occasionne des ombres moins obscures que celles que donnent les graisses.

La cire se liquéfie à une très-légère température ; cependant elle exige un degré plus élevé que celui qui est nécessaire pour la liquéfaction des graisses.

Si l'on chauffe fortement la cire dans les vaisseaux fermés, elle donne de l'eau, une liqueur acide de la nature de l'acide acétique empyreumatique, que l'on regardoit comme un acide particulier qui portoit le nom d'acide sébacique ; du gaz hydrogène carboné, et une huile âcre. Ces produits font penser avec raison que la cire est de nature végétale.

M. Charles-Louis *Cadet* vient de publier un excellent mémoire sur le *myrica*, ou arbre de la Louisiane et de la Pensylvanie, dans lequel il fait connoître le procédé au moyen duquel il a extrait de la graine de ce végétal une assez grande quantité de cire qu'il est parvenu à blanchir par le moyen de l'acide muriatique oxigéné. Cet arbre, que l'on cultive avec succès à Rambouillet, nous fait concevoir l'espérance d'avoir un jour de la cire en assez grande quantité pour subvenir aux besoins domestiques et aux divers usages relatifs aux arts, pour lesquels cette matière, trop rare encore, est devenue d'une consommation presque indispensable.

On doit choisir la cire jaune, bien nette, bien séche, et sonore. Elle entre dans la composition d'un grand nombre d'ongens et d'emplâtres.

On prépare avec la cire les cires colorées vertes, rouges et d'autres couleurs. On ramollit la cire jaune avec la poix-résine et la térébenthine, et on la colore avec le vert de gris, l'orcanette, le vermillon etc. La cire à gommer est de la cire jaune ramolie par la poix blanche; elle sert à gommer les toiles de coutil et autres.

CIRE BLANCHE. *Cera alba.* Les épiciers-ciriers donnent improprement le nom de cire vierge à la cire blanche, puisque cette cire a reçu un apprêt qui l'éloigne nécessairement de sa première origine.

La cire blanche est le résultat de l'oxigénation de la cire jaune, opération à l'aide de laquelle on lui enlève son principe colorant. Cette opération se nomme *blanchissement* ; elle se fait de deux manières, ou par l'action combinée de l'air et de l'eau sur le pré, ou par l'immersion dans l'eau chargée d'acide muriatique oxigéné. Ce second procédé est facile et très-expéditif. Il consiste à plonger dans l'eau chargée d'acide muriatique oxigéné, de la cire réduite en grenaille et de la présenter de tems en tems à l'air. Le gaz óxigène brûle le principe colorant, et la cire devient blanche en très peu de tems. Le premier procédé, et qui est le plus usité, consiste à faire liquéfier la cire dans une chaudière, à la plus douce chaleur possible ; au bas de la chaudière est pratiquée une ouverture ou une fontaine, qui permet l'écoulement de la cire fondue en petits filets, sur un grand cylindre plongé dans l'eau, et que l'on tourne continuellement sur son axe, de manière que la cire en tombant et rencontrant un corps mouillé, se concrète aussi-tôt et tombe en grenaille, ou ruban, dans l'eau de la cuve sur laquelle est posé l'axe du cylindre. Lorsque toute la cire est réduite en grenaille on l'étend sur des chassis de toile posés sur le pré, à une élévation d'un pied (325 millim.) au dessus de la terre, afin que l'air puisse circuler librement par dessous comme par dessus. On ne met sur la toile qu'une couche de cire de l'épaisseur d'un pouce et demi au plus ; (40 millim.) tous les soirs on l'arrose légèrement, et l'oxigène de l'air, celui de l'eau, de la rosée qui s'élève le soir, retombe à l'aube du jour, que le soleil dissipe le matin, réagit sur le principe colorant et le fait disparoître. Lorsque toute la cire est bien blanchie, elle porte le nom de cire blanche en grain ; elle est sèche, friable, et se réduiroit facilement en poudre. Pour la couler en pains ronds et plats, on la fait fondre, mais on y ajoute tant soit peu de suif de mouton, pour lui restituer le liant qu'elle a perdu dans le blanchiment, et on la coule dans des moules.

On doit choisir la cire blanche, sèche, et se cassant nette, sans odeur, autre que celle qui lui est particulière. Elle est d'un grand usage en pharmacie dans les pommades blanches, les onguens et les emplâtres. Elle est la base des cérats. On en fait des chandelles appelées bougies. Lorsqu'elle est pure, elle jaunit difficilement par le contact de la lumière. La cire que l'on a fondue a plusieurs reprises est d'autant moins combustible. Les ciriers y ajoutent un peu plus de suif de mouton, et on s'en aperçoit facilement, parce qu'elle est plus molle, que la bougie coule en brûlant, et que la mêche se garnit d'un charbon plus volumineux. (*Voyez abeilles, pour avoir une idée des mœurs et de l'industrie de ces insectes qui nous donnent le miel et la çire*).

On reconnoît que la cire blanche est allongée avec du suif, en en versant un peu, lorsqu'elle est fondue et chaude, sur une étoffe ; si l'alcool versé sur cette cire refroidie, ne l'en sépare pas complètement par le frottement, et laisse apercevoir une tache, c'est que la cire est mêlée de suif.

CIRE DE GALÉ. espèce de cire ou de suif végétal que l'on retire du fruit d'un arbre qui croît en Chine et qui porte le nom de galé. *Voyez* beure de galé.

CIRE DE LA LOUISIANE. espèce de cire végétale que l'on retire de la semence d'un arbrisseau connu aujourd'hui sous le nom de *myrica*, lequel croît dans la Louisiane et à la Caroline. *Voyez* cire de myrica.

CIRE DE MYRICA ou **DE LA LOUISIANE.** Cette cire, long-tems connue sous le nom de cire de la Louisiane, parce qu'elle est le produit d'un fruit ou semence d'un arbrisseau qui croît dans cette grande contrée de l'Amérique découverte en 1678, sous le règne de Louis-le-Grand, par le sieur *Robert Cavelier de la Sale*, gouverneur du fort de Frontenai, maintenant nommé Mississipi, va l'être dorénavant sous le nom de cire de myrica.

Cette cire est d'une couleur jaune tirant sur le vert : les habitans de la Louisiane nomme l'arbrisseau qui produit la graine de laquelle ils retirent cette cire, *arbre de cire* ou *piment royal*; *Linneus* lui a donné le nom de *myrica foliis oblongis alternatim sinuatis*, et l'a rangé dans sa monoécie polyandrie. Sa graine est petite, rangée en bouquet au nombre de quatre sur un pédicule très-court : sa forme est presque ronde. Son péricarpe est tacheté de blanc, un peu coriacé ; sa semence est solide, cassante sous la dent, d'une saveur légèrement âcre, un peu aromatique.

On cultive cet arbrisseau avec succès, à Rambouillet. C. L. *Cadet* a fait connoître dans un excellent mémoire qu'il a publié en l'an 11, la graine du myrica, et le procédé à l'aide duquel il en a extrait la cire. Ce procédé consiste à faire bouillir la semence concassée dans de l'eau. Une livre (5 hectogrammes) de cette semence produit aux environs de 2 onces, (64 grammes) d'une cire jaune tirant sur le vert, qu'il est parvenu à blanchir parfaitement au moyen de son immersion dans l'acide muriatique oxigéné étendu d'eau. Il est à desirer que l'on propage la culture de cet arbrisseau à l'ef et d'en recueillir la graine pour en extraire la cire : ce seroit ajouter un nouveau produit à celui que nous donnent les abeilles et accroître la richesse de nos productions nationales.

CIRE DE L'OREILLE. *Cerumen.* C'est une matière excrétoire que l'on trouve dans l'oreille et que l'on en tire avec un cure-oreille. Le célèbre *Vauquelin* a fait connoître que cette matière est un composé de trois substances ; 1°. une huile graisseuse analogue à l'huile concrescible de la bile ; 2°. un mucilage animal albumineux ; 3°. une substance colorante qui semble se rapprocher de celle qui fait partie de la bile par sa saveur amère, et par son adhérence à la matière grasse.

La cire de l'oreille est peu employée en chirurgie, quoiqu'il ait été reconnu qu'elle fût résolutive, et qu'elle convînt pour les panaris, dans leurs commencemens.

CIRON. *Acarus*. Le ciron est un insecte du genre des arachnides palpistes, c'est-à-dire, qui n'ont que des palpes ou antennules, et non pas des antennes.

Cet insecte a huit pattes, une trompe plus courte que les antennules : il n'a pas de corcelet distinct ; il est rond et blanc, si petit qu'il est à peine perceptible à l'œil. Il s'engendre sous la peau, se traîne par dessous en la rongeant, et y cause des démangeaisons avec prurit.

Les modernes prétendent que la gale est occasionnée par la présence de cet insecte qu'ils nomment *acarus*, ensorte que cette maladie ne seroit que locale. Ce qu'il y a de certain, c'est qu'on le trouve dans les boutons de gale.

On peut guérir la gale nouvelle, ou, si on l'aime mieux, faire passer les petites élévations sur la peau, occasionnées par la présence de cet insecte, en s'épongeant avec de l'eau salée, ou dissolution de muriate de soude ; avec de l'eau hydrogéno-sulfurée, ou une très-foible dissolution de muriate sur-oxigéné de mercure : mais il est prudent de consulter un médecin.

CISTE. *Cistus ladaniferus*. Petit arbrisseau dont il y a plusieurs espèces.

Le ciste ladanifère est ainsi appelé, parce que ses feuilles exsudent un suc résineux auquel on a donné le nom de *ladanum*. Il appartient à la polyandrie monogynie de *Linneus*. Il croît particulièrement en Espagne, dans l'île de Crète, sur les montagnes de la Lusitanie.

Linneus le désigne ainsi qu'il suit : *Cistus arborescens exstipulatus, foliis lanceolatis supra lœvibus ; petiolis basi coalitis vaginantibus.*

Nous devions faire connoître cet arbrisseau, à cause du ladanum qu'il fournit à l'art de guérir.

CITISE. Arbrisseau d'ornement pour les jardins. Il est de la diadelphie décandrie de *Linneus*, et de la vingt-deuxième classe de *Tournefort. Voyez* CYTISE.

CITRON. *Citrus medica petiolis linearibus. Malus medica.* Fruit du citronier. Petit arbre de la polyadelphie icosandrie de *Linneus*, et de la vingt-unième classe (fleurs en rose) de *Tournefort.*

On confond, dans les officines de pharmacie, le citron avec le limon, relativement à leurs usages; mais les naturalistes et les botanistes savent bien les distinguer l'un de l'autre.

Le citron a une forme oblongue, quelquefois ovale, d'autres fois presque ronde; mais ce qui le distingue spécialement du limon, c'est que son écorce est raboteuse, inégale, charnue, épaisse, de couleur verte au commencement, et citrine lorsqu'il est mûr. L'épiderme est d'une odeur agréable, chargée de beaucoup d'huile volatile. Sa seconde écorce est coriacée et renferme une substance pulpeuse, blanche, succulente : la saveur de son suc est acide. Ce fruit renferme dans son intérieur plusieurs semences dures en dehors, oblongues, blanches, médullaires en dedans, d'une saveur un peu amère. Les botanistes placent le citron au rang des fruits à bayes.

Le citronier reste toujours vert : ses feuilles sont simples, longues, larges comme celles du noyer, pointues, ressemblantes à celles du laurier, plus épaisses, dentelées en leurs bords, d'une odeur forte : ses fleurs sont disposées en rose, de couleur blanche tirant sur le purpurin, d'une odeur agréable, et d'une saveur aromatique piquante.

Presque toutes les parties du citron sont utiles. L'épiderme ou écorce extérieure prend le nom de *zeste :* on en tire une huile essentielle par l'expression et la filtration, et aussi par la distillation.

On fait sécher cette écorce pour l'usage de la médecine et de la pharmacie : elle entre dans un très-grand nombre de compositions de pharmacie, telles que le thériaque, les poudres d'ambre, létifiante; elle entre aussi dans la composition des alcools odorans médicinaux composés.

Avec l'écorce de citron nouvelle, on prépare l'écorce confite au sucre,

Avec le suc de citron, on prépare un sirop vulgairement appelé *de limon :* on prépare l'acide citrique.

La semence de ce fruit entre dans la composition de la poudre contre les vers.

Avec le fruit coupé, on fait la limonade.

CITRONELLE AURONE. Plante de la syngénésie polygamie superflue de *Linneus. Voyez* Aurone.

CITRONELLE MÉLISSE. Plante de la didynamie gymnospermie. *Voyez* Mélisse.

CITROUILLE ou PASTÈQUE. *Cucurbita citrullus. Anguria citrullus dicta.* Plante de la monœcie syngénésie de *Linneus,* et de la première classe (les campaniformes) de *Tournefort.*

Cette plante pousse plusieurs tiges sarmenteuses, foibles, tendres, rampantes à terre, velues, garnies de feuilles amples, découpées profondément, velues, rudes : les fleurs sont jaunes, figurées en cloches, soutenues sur des péduncules : ses fruits sont ronds, charnus, couverts d'une écorce assez dure, mais unie et lisse, de couleur verte obscure, marbrée et parsemée de taches fort vertes ou blanches. La chair de ce fruit est semblable à celle du concombre, ferme, blanche ou rougeâtre, d'une saveur douce agréable : elle renferme une substance médullaire dans laquelle on trouve des semences oblongues, larges, aplaties, ridées, noires, rousses ou rouges : leur écorce est dure. L'intérieur de cette semence est une amande blanche émulsive, d'une saveur douce agréable. C'est une des quatre semences froides ; on en fait des émulsions : elle entre dans la composition du sirop de tortue.

CITROUILLE MAJEURE. *Cucurbita major rotunda, flore luteo, folio aspero.* Fruit d'une plante de la monœcie syngénésie de *Linneus*, et des campaniformes de *Tournefort*.

La plante qui produit ce fruit diffère de celle qui précède par les caractères suivans. Ses tiges sont longues, sarmenteuses, grosses comme le pouce, rampantes, garnies de vrilles, à l'aide desquelles elles s'attachent aux plantes voisines ou à des bâtons. Ses feuilles sont grandes, larges, découpées comme celles du figuier, rudes, dures, dentelées en leurs bords, de couleur verte-brune, luisantes, précédées de longs pétioles, durs, un peu épineux. Ses fleurs sont en cloches, découpées en cinq parties, lanugineuses, de couleur safranée en dedans, véneuses, ridées en dehors, garnies de poils très-courts, d'un jaune tirant sur le vert, un peu odorantes. Quelques-unes de ces fleurs tombent sans laisser de fruits après elles ; d'autres, au contraire, se nouent et laissent paroitre des fruits grands comme le potiron, qui varient dans leur forme, leur grosseur et leur couleur. En effet, il y en a de longs, d'oblongs, d'autres qui sont presque ronds, quelques-uns qui sont pyramidaux ; mais tous sont charnus, le plus souvent bosselés, couverts d'une écorce dure, de couleur verte ou noirâtre, rayée de taches blanches. Leur chair est blanche, d'une saveur douceâtre. L'intérieur de ces fruits est divisé en trois parties qui contiennent une pulpe spongieuse, dans laquelle on trouve deux rangs de semences aplaties, larges, oblongues, garnies d'un bourrelet tout autour, de couleur cendrée, et renfermant dans leur intérieur une amande blanche.

La substance pulpeuse, blanche et charnue est d'usage dans

les cuisines ; les semences font partie des quatre semences froides. On en fait des émulsions ; on s'en sert dans les décoctions apéritives, rafraîchissantes. Ce sont ces semences que l'on emploie par préférence en pharmacie.

CIVETTE. *Viverra zibetha vulgò zibethum dicta.* Mammifère carnivore, qui a quatre à cinq molaires de chaque côté de la mâchoire, comme les chiens, et la langue rude comme les chats, les ongles à demi-rétractiles, et vers l'anus une poche qui contient une secrétion très-odoriférante.

La civette est une matière résineuse extrêmement odorante, que l'on trouve dans un réservoir situé au-dessous de l'anus, et au-dessus d'un autre orifice si semblable dans les deux sexes de l'animal civette, que sans la dissection, toutes les civettes pourroient passer pour femelles.

L'animal civette est appelé par quelques-uns *chat* musqué ; mais il n'a rien de commun avec le chat que l'agilité, et ressembleroit plutôt au renard, sur-tout par la tête. Elle a la robe marquée de bandes et de taches, ce qui la fait prendre aussi quelquefois pour une petite panthère.

Pour recueillir cette secrétion odorante, on met la civette dans une cage étroite, où elle ne peut se tourner. On ouvre la cage par le bout, on tire l'animal par la queue, et on le contraint à demeurer dans la même position, en plaçant un bâton en travers des barreaux de la cage, au moyen desquels on lui fait abattre les jambes de derrière ; ensuite on fait entrer une cuillier dans le sac qui contient le parfum ; on racle exactement tous les parois intérieurs de ce sac, et on met la matière qu'on en tire dans un vase que l'on couvre avec soin. Cette opération se répète deux ou trois fois tous les huit jours, et la quantité du parfum est proportionnée à la quantité de la nourriture et de l'appétit de l'animal. On lui donne de la chair crue et hachée, des œufs, du riz, de petits animaux, de la jeune volaille, et sur-tout du poisson. Quoique cet animal soit originaire des contrées les plus chaudes de l'Afrique et de l'Asie, il peut cependant vivre dans les pays tempérés, et même froids, pourvu qu'on le défende avec soin des injures de l'air, et qu'on lui donne des alimens succulens et choisis. On en nourrit un assez grand nombre en Hollande, où l'on fait le commerce de leur parfum.

La civette-parfum d'Amsterdam est préférée à celle qui vient du Levant ou des Indes : celle de Guinée seroit la meilleure, si les nègres, les Indiens, les Levantins ne la falsifioient avec du storax et autres matières odorantes.

La civette qui nous vient de l'Asie est tirée du zibet, autre espèce d'animal qui a bien de la ressemblance avec la civette animal, mais qui en diffère par quelques caractères particuliers qui les font regarder l'un et l'autre comme deux espèces différentes.

La civette parfum est stimulante, nervale, anti-spasmodique; on en fait une teinture.

CLEMATITE, VIORNE ou HERBE AUX GUEUX. *Clematitis recta silves aris latifolia viorna vulgi vitis nigra.* Plante de la polyandrie polyginie de *Linneus*, et de la sixième classe, (rosacée) de *Tournefort.*

Cette plante pousse comme la vigne des tiges ou sarmens gros, rudes, plians, anguleux, rameux, rampans, et s'attachant aux arbrisseaux voisins. Ses feuilles sont larges comme celles du lière, crénelées en quelques endroits, rangées ordinairement au nombre de cinq sur un même pétiole : ses fleurs naissent en grapes, ou en manière d'ombelles, chacune d'elle est composée de quatre pétales disposés en rose ; elles sont blanches, odorantes, sans calice, supportées par un péduncule blanchâtre. Aux fleurs succède un fruit chevelu, arrondi, composé de plusieurs semences barbues. Sa racine est fibreuse, rougeâtre.

Toute la plante a un goût âcre, brûlant: elle croît dans les lieux incultes.

On emploie la feuille et les fleurs en poudre pour les ulcères syphilitiques, chancreux, phagedœniques ; et en infusion en forme de locion, dans les gales rebelles.

CLINQUANT ou AURIPEAU. *Aurichalcum.* Cuivre jaune ou léton battu et réduit en lames très-minces, dorée et non doré, à l'usage des brodeurs et des passementiers.

CLOPORTES, ou MILLE PIEDS. *Aselli, vel mille pedes.* Insecte sessiliocle, c'est-à-dire dont les yeux sont sessilles et non pédiculés. Cet insecte est aptère, c'est-à-dire sans ailes. On en distingue plusieurs espèces. Les deux principales sont les cloportes domestiques et ceux des bois.

Ce que l'on nomme cloporte de mer est un molusque céphalé ou connu sous le nom *d'oscabrion ponctué.* Sa forme est assez semblable aux cloportes ordinaires, d'où lui est venu le nom de cloporte de mer. Ce molusque s'attache aux plantes et à quelques cétacés, ce qui l'a fait nommer *pou de baleine.*

Les cloportes ordinaires sont de deux sortes, savoir, domestique et sauvage. Les premiers se trouvent dans les fentes des pierres, dans les lieux humides salpêtrés, dans les caves. On se sert ordinairement de ceux-ci tout vivans.

Les cloportes des bois ou sauvages sont ceux que l'on trouve au pied des arbres dans les forêts : ils sont d'une couleur grise plus argentée que les cloportes domestiques. L'une et l'autre espèce sont des petits insectes plats, un peu voûtés, longs comme l'ongle du doigt, un peu moins larges.

Le cloporte a quatorze pieds et des antennes coudées. Son corps est formé de dix anneaux couverts de lames écailleuses, il change de peau plusieurs fois : et ce qui le distingue des autres insectes, c'est qu'il engendre ses petits vivans. Cet animal est extrêmement craintif, pour peu qu'on le touche, il se replie sur lui-même et se roule en boule sans manifester aucun mouvement : il ne se développe que lorsque sa frayeur est passée.

Les cloportes domestiques s'emploient vivans ; on les débarasse de la terre qui adhère à leurs pattes et à leur corcelet, et on les écrase au nombre de quarante ou soixante dans quatre onces (128 grammes) de sucs appropriés.

On suffoque les cloportes des bois dans du vin blanc, où ils se purifient de la terre qui adhère à leur corps ; ensuite on les fait sécher dans une étuve.

Les cloportes des bois entrent dans la composition des pilules balsamiques de *Morton*. On en prépare une poudre. Ils sont estimés propres pour les engorgemens lymphatiques la jaunisse.

On leur a donné le nom de cloportes parce qu'ils habitent dans les fentes des portes et des pierres, et celui de mille pieds à cause du grand nombre de leurs pattes.

CLOROPHANE. La clorophane a une très-grande analogie avec la chaux fluatée. On la trouve en Sibérie, elle est violette ; elle est très-phosphorescente, et elle répand une lumière d'un beau vert d'émeraude: c'est à cette propriété qu'elle doit son nom de clorophane qui veut dire *lueur verte*.

CLOUX DE GEROFLES. Nom donné aux gérofles à cause de leurs formes allongées terminées par le calice qui figure la tête d'un clou. *Voyez* gérofles.

COAK. Nom que les anglois donnent au charbon de terre épuré, improprement appelé *désoufré*. Ils soumettent le charbon de terre à la distillation, dans des vaisseaux fermés, ils lui enlèvent une portion de son huile bitumineuse dont ils font usage pour graisser les roues des charrettes, et les rouages des instrumens ou machines exposés à de grands frottemens.

Le charbon de terre, au moyen de cette opération, répand beaucoup moins d'odeur empyreumatique, lors de sa combustion. *Voyez* charbon de terre.

COBALT ou COBOLT. *Michen pulver cobaltum.* Le cobalt est un métal facilememt oxcidable, cassant, d'une couleur blanche brillante, tirant un peu sûr le rouge, d'un grain extrêmement fin et serré, qui est resté long-tems inconnu. C'est à *Brand*, célèbre minéralogiste suédois, que nous devons la connaissance de ses propriétés et de son caractère métallique. Ce fut en traitant l'oxide de cobalt, connu sous le nom de *safre* dans le commerce, qu'il parvint à découvrir l'existence de ce métal. Il obtint un culot métallique, ayant la couleur et les caractères extérieurs que nous venons d'indiquer.

La pésenteur spécifique de ce métal, d'après *Brisson*, est de 78,119; il est susceptible de se cristalliser en faisseaux d'aiguilles appliquées les unes sur les autres. Il entre en fusion difficilement, ne se volatilise point, résiste à l'action du feu dans la coupelle, et ne s'amalgame point avec le mercure.

Il est assez difficile de se procurer du cobalt parfaitement pur, parce qu'il est presque toujours allié dans sa mine avec de l'arsenic, du fer, du cuivre et du bismuth, quelquefois même avec un peu d'argent. Il est pourtant bien essentiel de l'avoir dans le plus grand état de pureté possible, lorsqu'on le destine à le couvertir en oxide, pour avoir un beau bleu, dont la couleur soit parfaitement identique. M. *Sage*, célèbre chimiste et minéralogiste, a donné un procédé pour séparer le fer et le bismuth qui se trouvent unis dans l'oxide de cobalt : il consiste à sublimer parties égales d'oxide et de muriate d'ammoniaque, jusqu'à ce que le sel ait acquis une teinte verte en se sublimant dans le col de la cornue. Il observe qu'il faut quelquefois jusqu'à sept ou huit sublimations, pour enlever tout le fer et le bismuth que contient l'oxide de cobalt.

Ce métal n'étoit pas employé autrefois dans les arts ; il n'y a que depuis quelques années qu'on le substitue au zinc pour recouvrir les vaisseaux, ou instrumens de ménage à l'usage des militaires dont la tôle est la base, comme bidons, marmites, etc., et aussi pour les feuilles de tôle dont on recouvre les maisons.

Le cobalt dissout dans l'acide nitro-muriatique, où son oxide, dans l'acide muriatique seulement, forme ce que l'on nomme l'encre de sympathie, en ajoutant trois parties d'eau sur une de cette dissolution. Cette encre, invisible sur le papier, lorsque l'écriture ou le dessin est séché naturellement, passe, en l'approchant du feu, de la couleur poupre au vert et au noir.

Le cobalt n'a jamais été trouvé pur et natif dans la nature ; il s'y rencontre minéralisé par le soufre, l'arsenic, et uni à d'autres métaux. Nous allons l'examiner dans son état de mine.

Mines de Cobalt.

Le cobalt se rencontre constamment dans l'intérieur de la terre, dans l'état de combinaison, soit avec l'arsenic, soit avec le soufre, soit avec l'acide sulfurique, soit avec l'acide carbonique, d'où il résulte différentes espèces de mines qui méritent d'être examinées séparément.

1°. Le cobalt uni à l'arsenic, on si l'on veut, minéralisé par l'arsenic, est la mine la plus généralement répandue dans le sein de la terre, et celle que l'on estime par préférence, parce qu'elle fournit, dans son exploitation en grand, deux substances minérales qui sont d'une très-grande utilité dans les arts. Elle est solide, pesante, peu brillante, de couleur grise obscure, grenue dans sa cassure, et donne des étincelles par le choc avec l'acier. Ses masses sont assez ordinairement irrégulières ; cependant on en trouve de cristallisées en cubes lisses, d'autres fois en pyramides tétraèdres, adossées base à base. Lorsque sa configuration est confuse, représentant un dendrite (1) ; elle prend alors le nom de *mine de cobalt tricotée* ; quelquefois aussi elle a une forme mammelonée ou de stalactite.

2°. La mine de cobalt en oxide est ordinairement grise noirâtre, à peu près semblable à du noir de fumée, souvent friable et pulvérulente. Elle salit les doigts. Celle qui est compacte offre dans sa cassure des taches rosées. Quelques naturalistes l'ont nommée *mine de cobalt vitreuse*, parce qu'elle ressemble à des scories de verre. Lorsque cette mine est pure, elle ne contient point d'arsenic, mais elle est mêlée d'oxide de fer.

3°. Le carbonate de cobalt, appelé *fleurs de cobalt rouge*, *rose*, couleur de fleurs de pêchers. *Bergman* et M. *Mongez* attribuent sa couleur rouge à la présence de l'acide arsenique qu'ils y ont découvert. Sa couleur se détruit au feu, à mesure que l'acide arsenique se dégage. Cette mine est ou en masse, ou en efflorescence striée, ou en prisme à quatre pans.

4.° La mine de cobalt spéculaire. C'est le cobalt uni au fer

---

(1) Qui représente une végétation.

et à l'acide sulfurique : cette mine est blanche ou grise, et très-brillante ; c'est la plus riche en métal.

Pour faire l'essai d'une mine de cobalt, on commence par la torréfier ; ensuite on en prend deux cents grains, que l'on mêle avec une once et demie (45 gr.) de flux noir et un peu de muriate de soude décrépité : on fond le tout au feu de forge, dans un creuset brasqué et couvert. Lorsque la matière est dans une fusion parfaite, on frappe légèrement le creuset, pour que le métal se rassemble dans le fond ; on laisse refroidir et on sépare le culot des scories par un coup de marteau. Souvent il arrive que le culot est formé de cobalt et de bismuth : ce dernier étant spécifiquement plus léger, vient surnager ; on le sépare de même par un coup de marteau.

M. *Sage* assure que l'on obtient plus de métal en mêlant l'oxide de cobalt avec deux parties de verre blanc et un peu de charbon. Le travail des mines de cobalt dans lequel on a l'intention de séparer l'oxide d'arsenic de celui de cobalt, consiste à faire griller le minérai dont nous avons parlé en premier lieu, dans les fourneaux de réverbère, terminés par une longue cheminée dont la voie de dégagement est horizontale, ou bien en plaçant la mine comme nous l'avons dit à l'article *oxide blanc d'arsenic*. Les vapeurs arsenicales s'attachent sur les parois de la cheminée, et y forment une croûte qu'on fait détacher par des hommes qui ont mérité la mort. Le cobalt qui n'est point volatil s'oxide, reste sur l'aire du fourneau ou sur les grils du foyer ; il est dépouillé de tout l'arsenic ; on le met à part, et il prend le nom de *saffre*. Celui du commerce est mêlé avec trois quarts de sable.

L'oxide de cobalt ou saffre est d'une couleur grise cendrée. Cet oxide fondu avec trois parties de quartz et une de potasse, forme un verre bleu qui, pilé ou bocardé, tamisé et porphyrisé sous des meules renfermées dans des tonneaux, forme le smalth. Il se rassemble dans le creuset une matière métallique que les Allemands nomment *spaiss*. Pour obtenir du bleu de divers degrés de finesse, on agite le smalth dans des tonneaux remplis d'eau, et percés de trois ouvertures à différentes hauteurs. Ces trois ouvertures laissent échapper avec l'eau, quand on les ouvre, chacune la couche de bleu dont la finesse est nécessairement relative à la pesanteur spécifique. On les distingue par les noms d'*azur du premier*, *du second*, *et du troisième feu*. On auroit dû dire au contraire, *azur de première*, *seconde*, *et troisième eau*.

La Bohême et la Saxe, riches en mine de cobalt, ont été long-tems en possession de nous fournir les divers produits

obtenus de ces mines. La mine de cobalt découverte dans les Py-~
rénées , dans la vallée de Gisten , alimentoit les fabriques de
Saxe , mais M. *Debeust* y a formé un établissement qui nous
approprie ce commerce ; il peut fabriquer jusqu'à six mille
quintaux d'azur ou bleu d'émail.

Les smalths ou azurs sont employés dans l'apprêt des toiles ,
batistes , linons , mousselines , fils , etc. On en colore la colle
d'amidon pour l'apprêt du linge blanc.

On s'en sert pour peindre sur la faïence , la porcelaine ,
pour colorer les verres , les cristaux , et dans la peinture à
fresque. Les azurs les plus grossiers servent aux confiseurs ,
aux officiers pour sabler les plateaux. On s'en sert en Allemagne , de poudre pour l'écriture.

Les Allemands ont donné à la mine de cobalt le nom de
michen pulver , comme pour dire *poudre aux mouches*. On en
met effectivement dans une assiète avec de l'eau et un peu de
miel , et les mouches y périssent à l'instant. C'est aussi un
poison pour les rats et les souris qui en mangent.

COCAIGNE. *Isatis*. C'est le nom que l'on donne aux feuilles
de guéde que l'on a laissé flétrir , que l'on a pilées , et dont
on a formé des petits pains que l'on a fait sécher à l'ombre
sur des claies , pour préparer ensuite le pastel guéde.

Voyez Pastel guéde.

COCCON DE VER A SOIE. C'est l'enveloppe de la chrysalide du ver à soie , autrement *phaléne* du mûrier.

C'est sur ce coccon que cet insecte dévide sa soie , lorsqu'il
est encore dans l'état de larve. Chaque coccon fournit habituellement quatre grains de soie. Les coccons des mâles sont
plus alongés; ceux des femelles sont plus arrondis. Lorsque
la soie en a été devidée , il reste une coque mince que l'on
emploie dans les manufactures de fleurs artificielles.

COCCOS DES INDES. *Nux medica. Palma indica , cocci-*
fera angulosa. Fruit d'une espèce de palmier qui croît dans
les Indes , particulièrement dans les marais et dans les lieux
sombres.

Ce fruit est plutôt un objet de curiosité en France , qu'un
objet d'utilité ; mais il est dans le pays où il naît , ainsi que
l'arbre qui le produit , une des productions végétales des plus
curieuses et des plus utiles par les différens services qu'il peut
rendre , tant dans l'économie domestique que dans les arts.

L'arbre qui produit le coccos est grand et droit , d'une
grosseur moyenne , d'un diamètre plus grand à son pied qu'à
sa sommité.

Ses feuilles sont grandes, dures, épaisses, unies ; elles servent de papier pour écrire, de tuiles pour couvrir les maisons et les navires, et pour faire des voiles.

Les fleurs sont semblables à celles des autres palmiers.

On fait des incisions aux jeunes pieds, et il en sort un suc vineux que les Indiens appellent *sura*. Ce suc peut être converti en vinaigre, en l'exposant au soleil. Si on distille ce suc vineux, on en obtient de fort bonne eau-de-vie ; si au contraire on le fait évaporer comme le moût du raisin, on en fait un vin doux que les Indiens appellent *orraca*.

Les fruits de cet arbre naissent en grand nombre, enfermés dans une grande gaîne que l'on nomme *spatha*. Cette enveloppe s'étend, et crève à mesure que les noix intérieures grossissent.

La première écorce des noix de coccos, telles qu'on nous les envoie, est unie et lisse en dehors, de couleur grise claire ; elle est garnie en dedans d'une bourre rougeâtre, que les Molabarois appellent *cairo*. On en fait des cables et des cordages de navires. Cette bourre ne se pourrit point dans l'eau de la mer, et elle a la propriété de s'en imprégner et de se resserrer par la sécheresse, ce qui la rend très-propre à calfeutrer les vaisseaux. Sous cette écorce, on trouve le fruit proprement dit, qui est de la grosseur d'un petit melon, de figure un peu ovale, de couleur un peu brune. L'écorce de ce fruit est épaisse, dure, ligneuse, ridée : on la polit et on en fabrique des tasses, des gobelets, et toutes sortes d'ouvrages de tabletterie. C'est particulièrement à Dieppe que l'on travaille cette écorce.

Les Indiens tirent un bon parti de la noix de coccos lorsqu'elle est récente. La substance qu'elle renferme est une moëlle blanchâtre, douce, bonne à manger, ayant un goût de noisette ; elle contient en outre beaucoup de fluide légèrement laiteux, d'une saveur agréable et désaltérante. Ce fruit, en vieillissant, offre une moëlle plus ferme, et l'eau qu'il renferme est plus claire, et n'a pas une saveur aussi douce que la première. Les Malabarois appellent la noix à cette époque *elevi*.

Cette eau, dans la noix de coccos qui ont un an, prend une consistance spongieuse, blanche, légère et douce, qui a une saveur d'amande.

Les Indiens font sécher au soleil la moëlle du coccos, dont ils font usage pour se nourrir. Ils en tirent aussi une huile par expression, qui leur sert pour faire cuire et assaisonner leur riz, et pour leurs lampes.

COCCOS DES MALDIVES, ou NOIX MÉDICINALE. *Coccum Maldivense*. C'est un fruit fort dur, oblong, renflé par le milieu, un peu aplati par les deux bouts, de couleur jau-nâtre tirant un peu sur le rouge ou sur le noir, entrouvert d'un côté dans sa longueur, et clos exactement de l'autre, ayant une côte au milieu. On prétend que ce fruit naît sur un ar-bre qui croît au fond de la mer, aux îles Maldives en Asie, et qu'il est jeté par les flots sur les rivages ; mais son origine de-meure incertaine. Les Indiens lui attribuent des propriétés médi-cinales qui tiennent du merveilleux. Il est très-rare en France.

COCHENILLE. *Coccinella. Cochinilla. Coccus cacti cocci-neliferi*. La cochenille est un insecte hémiptère (1), c'est-à-dire, qui n'a que des moitiés d'ailes, et que l'on trouve sur les feuilles d'une plante connue sous les divers noms de *raquette, cardasse, figuier d'Inde, opuntia, nopal*, laquelle naît au Mexique. Les Indiens ramassent les gall-insectes, c'est-à-dire, les cochenilles qu'ils trouvent sur les feuilles de diverses plantes du pays, et les transportent sur l'opuntia ou figuier d'Inde, pour qu'elles y acquièrent cette belle couleur rouge qui rend la cochenille si recommandable dans la teinture écarlate. Ils en mettent dix ou douze dans de petits nids faits de mousse ou de bourre de coccos, et les fixent sur les épines de la plante. Ces gall-insectes donnent naissance à des milliers de petits, qui se dispersent sur les feuilles de la plante et se nourrissent de son suc. Elles y reproduisent une nouvelle génération. On en fait trois récoltes dans une même année. La première se fait en enlevant les nids apportés et placés sur la plante ; la seconde, en détachant la cochenille de dessus les feuilles avec des pinceaux ; et la troisième, à l'approche de l'hiver, en coupant les feuilles qui sont encore chargées de ces insectes. Ces feuilles, qui se conservent long-tems vertes, leur fournissent de la nourriture. Arrivés à leur grosseur, on les enlève en ratissant la feuille ; mais cette qualité est infé-rieure à la précédente, parce qu'il s'y mêle un peu de la feuille. La manière de faire périr et de sécher la cochenille, influe beaucoup sur sa qualité. Celle que l'on fait périr à la chaleur douce de l'étuve, est d'un gris cendré, jaspé : on la nomme *jaspeada*. Si on la plonge dans l'eau chaude, enfermée dans des corbeilles, et qu'on la fasse sécher ensuite, elle est d'un brun obscur ; elle s'appelle *renegrida*. Enfin, si on la fait périr sur des plaques chaudes, elle éprouve quelquefois trop

---

(1) La femelle est aptère ; c'est elle qui dépose ses œufs sur les feuilles de l'opuntia. Elle périt dès que les œufs sont éclos.

de chaleur, et devient noirâtre : on l'appelle *negra*. On doit choisir la première qualité. On la nomme dans le commerce, cochenille mesteque. La cochenille *campéchane* est le grabeau de la mesteque; la tétréchale est la poussière de la campéchane; enfin, la silvestre est celle que l'on trouve entre les racines de la grande pimpinelle, appelée *tragoselinum majus*.

C'est avec la cochenille que l'on fait la belle teinture d'écarlate, que l'on prépare la fécule appelée *carmin*, par le moyen de la dissolution d'étain dans l'acide nitro-muriatique, et que l'on prépare la laque carminée.

La cochenille est stimulante, diurétique. Elle est peu employée en médecine. Les pharmaciens s'en servent pour colorer en rouge quelques teintures à l'alcool. Les liquoristes l'emploient pour colorer certains ratafias, nommément l'huile de parfait amour, l'huile de rose, etc.

COCHLÉARIA, CRANSON, HERBE AUX CUILLERS. *Cochlearia officinalis*. (*Pl.* XII, *fig.* 69.) Plante de la tétradynamie siliqueuse de *Linneus*, et de la cinquième classe (crucifère de *Tournefort*.

Cette plante pousse de sa racine des feuilles presque rondes, médiocrement larges, un peu concaves, ayant à peu près la forme d'une cuiller, d'où lui est venu son nom de *cochléaria*, que l'on a conservé en latin comme en françois. Ces feuilles sont vertes, luisantes, remplies d'un suc un peu âcre, très-pénétrant ; elles sont soutenues par des pétioles un peu longs, de couleur légèrement purpurine. Il s'élève d'entre elles des tiges anguleuses, rougeâtres, rameuses, revêtues de petites feuilles oblongues, sessiles. Ses fleurs naissent le long des sommités des tiges ; elles sont composées de quatre pétales blancs, disposés en croix. Ses fruits sont des siliques renflées, composées de deux panneaux qui renferment des semences menues, presque rondes, de couleur rousse. Ses racines sont droites, fibreuses.

Cette plante croit dans les lieux ombragés ; elle est dans sa plus grande vigueur, et elle jouit de toutes ses propriétés, lorsqu'elle est dans l'état voisin de sa floraison. Sa saveur est âcre, piquante ; son odeur, lorsqu'elle est écrasée, approche de celle de l'ammoniaque. Elle contient de l'azote.

Le cochléaria est diurétique, anti-scorbutique, et dépuratif: on s'en sert en masticatoire pour nettoyer les dents et fortifier les gencives.

On fait usage de son suc, exprimé et clarifié, dans les affections scorbutiques, dans les engorgemens lymphatiques.

On prépare avec ses feuilles une conserve, un esprit odorant, un alcool odorant, un sirop, un vin anti-scorbutique, une eau pour les gencives.

COCHON ou PORC. *Fus*, *porcus*, *verres*. Mammifère pachyderme, c'est-à-dire, qui a plusieurs sabots.

On distingue plusieurs espèces, dont la principale est le sanglier, qui, élevé dans les maisons domestiques, a produit l'animal appelé cochon ou porc.

Les espèces de cochons se reconnoissent aux prolongemens du nez qui est mobile, et aux canines, qui sortent de la mâchoire. Le cochon domestique est privé de la faculté de reproduire son semblable, parce qu'on lui a fait subir l'opération que l'on nomme *castration*. Il diffère par ce côté du cochon mâle, qui porte spécialement le nom de *verrat*, auquel on a conservé les parties génitales.

La femelle du cochon se nomme truye, en latin *scrofa*, *seu porca*. Elle engendre jusqu'à seize petits cochons d'une seule portée, et le tems de la gestation est de soixante sept jours. Ces petits sont nommés cochons de lait tant qu'ils tétent, et sont très-bons à manger.

L'opération de la castration que l'on fait subir au cochon tourne au profit de sa chair, qui est plus tendre, plus succulente; mais elle porte atteinte à sa force, qui est de beaucoup inférieure à celle du sanglier. Son corps est moins ramassé et moins robuste; au lieu de deffenses, il n'a que des crochets beaucoup plus foibles. Ses goûts sales et grossiers le rendent très-facile à nourrir. Il se nourrit d'herbes, de glands, de son, de fruits, de vers, d'écumes de pots, de lavure de vaisselles, et d'excrémens humains. Mais on a remarqué que le choix de ses alimens influoit beaucoup sur sa santé ou ses maladies, et sur la qualité de sa chair. Il est sujet à l'angine, aux scrophules, à la ladrerie. Les cochons qui mangent beaucoup d'excrémens humains sont forts sujets à devenir ladres.

Cet animal est insensible aux coups; il aime à se vautrer dans la fange. Ses formes n'ont aucune grâce, son grognement est désagréable. Il est considéré comme un animal immonde à cause de sa malpropreté : mais il sert à de nombreux usage. Sa chair est servie sur les tables, fraiche ou salée, et assaisonnée d'une infinité de manières. Son lard sert dans les cuisines, sa graisse est d'un grand usage dans l'économie domestique, dans les pharmacies. Sa peau sert à faire des cribles, et son poil à faire des pinceaux.

COCHON D'INDE. *Porcellus Indicus*. Animal mammifère, du genre des rongeurs. Cet animal a beaucoup de ressemblance avec le lapin. Il n'a point de queue ; son museau est pointu ; ses dents sont semblables à celles des rats ; ses oreilles sont petites, arrondies ; ses jambes sont plus courtes que celles du lapin ; ses pieds de devant ont chacun six doigts; ceux de derrière n'en ont que cinq ; ses pattes ne sont pas velues ; son corps est tacheté de roux et de noir, souvent tout blanc ; son poil ressemble à la soie de cochon plutôt qu'au poil des animaux: son grognement approche de celui du cochon ordinaire. Cet animal est originaire des Indes, dans la nouvelle Espagne, sur les montagnes et en d'autres lieux ; mais on en élève dans toutes les villes de l'Europe ; un mâle suffit à neuf femelles pour la reproduction de l'espèce ; il se nourrit d'herbes, de fruits, d'avoine et de son ; il boit peu, et il peut se passer de boire pendant plusieurs jours : il multiplie beaucoup; mais il s'élève difficilement. Sa chair est dure et sans goût.

COCHON DE MER ou MARSOUIN. *Porcus marinus, marsuinus, phocoma, turcio, sus maris.* Mammifère du genre des cétacés. Son corps est de forme conique; son museau est obtus, et ressemble à celui du cochon ; il fouit la terre comme ce dernier ; ses deux mâchoires sont garnies de dents. Cet animal est commun sur nos côtes : sa chair est dure et coriace; sa graisse fournit beaucoup d'huile à brûler : on l'aromatise avec quelques plantes odorantes, et elle prend le nom d'*huile de marsouin.* La peau du cochon de mer ou marsouin est un cuir léger qui résiste aux armes à feu : on en couvre les coffres, les malles et les valises des courriers.

CŒUR DE VIPÈRE. On est dans l'usage de faire sécher le cœur des vipères avec leurs foies; c'est ce que l'on nomme alors bézoard animal. *Voyez* Vipère.

COGNASSIER, COIN. *Pyrus cydonia, cydonia, malus cydonia, mala cotonea.* Petit arbre de l'icosandrie pentagynie de *Linneus*, et de la vingt-unième classe (fleurs rosacées) de *Tournefort.*

On distingue le cognassier en cultivé et sauvage. Le premier est celui qui a été greffé, et il est subdivisé en deux autres espèces qui diffèrent par la grosseur de leur fruit.

Le second est celui qui naît sans avoir été greffé; sa tige est plus droite, et ses fruits beaucoup plus petits que ceux du premier.

La première espèce est celle qu'il importe plus au pharmacien de connaître, à cause de son fruit, dont il fait usage.

La tige du cognassier cultivé est tortue, dure, pâle, blanchâtre, couverte d'une écorce d'une moyenne grosseur, assez unie, de couleur cendrée en dehors, rougeâtre en dedans : ses feuilles sont entières, sans découpures, blanchâtres, lanugineuses en dessous, de la grandeur de celles du pommier ; ses fleurs sont disposées en rose, de couleur de chair ; il leur succède des fruits qui prennent le nom de *poires de coins*. Ces fruits sont cotonneux en dessus, charnus et blancs en dedans, d'une odeur agréable. Chaque fruit contient cinq loges qui renferment des semences oblongues, plus pointues par un bout que par l'autre, rougeâtres, très - mucilagineuses extérieurement.

Les racines du cognassier sont grandes, traçantes, multipliées, de couleur obscure.

On se sert en pharmacie du fruit de cet arbre.

On rape le coin, et on en tire un suc par l'expression.

On prépare avec le suc un rob, un ratafia, un sirop, une gelée.

On confit sa chair au sucre.

On extrait de sa semence un mucilage. La même semence, infusée dans de l'eau, est un remède souverain contre la brûlure.

COLCHIQUE ou TUE-CHIEN. *Colchicum commune*. Racine d'une plante de l'exandrie monogynie de *Linnœus*, et de la neuvième classe (fleurs en lys) de *Tournefort*.

La plante colchique pousse au printems trois ou quatre feuilles semblables à celles du lys : il s'élève d'entre elles, immédiatement de la racine, trois ou quatre tuyaux longs, grèles, blanchâtres, tendres, dont l'extrémité supérieure se partage en six parties qui forment comme une fleur de lys, de couleur purpurine. Cette fleur ne paroît qu'en automne ; elle renferme six étamines et un pistil. Son fruit est divisé en trois loges remplies de semences presque rondes : sa forme est oblongue, et sa couleur noirâtre.

La racine est composée de deux tubercules blancs, dont l'un est charnu et l'autre barbu : ces deux tubercules sont enveloppés de quelques tuniques noirâtres ; ils contiennent un suc laiteux, d'une saveur âcre et d'une qualité vénéneuse.

Cette plante croît dans les prés, sur les montagnes. La racine, prise intérieurement, est mortelle. On la fait sécher, et on en fait un vin et un vinaigre colchique. C'est avec ce dernier que l'on prépare l'oximel colchique, qui est très-estimé dans l'enflure.

Le nom de colchique vient de celui de Colchide, aujourd'hui la *Mengrélie*, où elle étoit fort commune.

COLCOTHAR ou CHALCITE. Le colcothar est de deux sortes, l'un naturel, et l'autre un produit de l'art. Le premier est un oxide rouge de fer qui procède de la décomposition des sulfures de fer ou pyrites martiales, opérée, soit par l'eau, soit par le feu, dans l'intérieur de la terre : il est toujours altéré par du cuivre et autres métaux étrangers. C'est un des plus puissans astringens que nous connoissions.

Le colcothar natif ne peut pas être regardé comme un véritable oxide de fer rouge ; il se trouve constamment partie à l'état d'oxide, et partie à l'état de sulfate de fer. Mais comme on n'est pas certain de sa pureté, et qu'il ne peut pas être employé sans inquiétude intérieurement, on lui préfère le colcothar artificiel, que l'on obtient en calcinant du sulfate de fer à feu ouvert, jusqu'à ce qu'il ait acquis une couleur rouge ; ou bien en distillant le sulfate de fer dans une cornue, jusqu'à ce que l'on en ait obtenu tout l'acide sulfurique.

Le colcothar entre dans la composition de la thériaque, de la pierre médicamenteuse, des emplâtres diachalcitéos et magnétique.

COLIBRI ou COLUBRI. *Colubri.* Petit oiseau de la famille des passereaux tennirostres, c'est-à-dire dont le bec est grêle, allongé et solide.

Le colibri est un très-petit oiseau, remarquable par sa petitesse et la beauté de son plumage. On distingue un très-grand nombre d'espèces. Leur plumage est magnifiquement paré de très-belles couleurs, verte, rouge, jaune-doré, qui approchent de celles des émeraudes, des rubis et des topases. Quelques-uns portent le nom de ces pierres précieuses. Ces jolis oiseaux ne se trouvent que dans l'Amérique méridionale : ils sont les plus petits de tous les oiseaux, et il y en a une espèce que l'on nomme, pour cette raison, *oiseau-mouche.* Le corps du colibri ordinaire est gros comme une noisette ; sa tête est grosse comme un gros pois ; son bec est long d'un pouce, fin, pointu comme une aiguille, un peu recourbé ; sa langue est filiforme, tubulée, composée de deux filets ; ses pieds sont digités, à quatre doigts, de couleur grise, garnis de griffes très aiguës. Cet oiseau, quoique très-petit, est brave et audacieux, se défend contre les attaques des gros oiseaux : celui que l'on nomme *gros-bec* est fort friand des œufs du colibri ; mais celui-ci s'attache sous son aile, le perce avec son bec, et ne lâche prise que lorsque son ennemi

Le colibri se nourrit du nectar des fleurs, comme les abeilles, et d'insectes. Pour le prendre, on lui seringue de l'eau en forme de pluie, afin de ne pas altérer la couleur de ses plumes. On les vides de leurs intestins, et on les fait sécher dans du papier. On fait avec leurs plumes des tableaux, des tapisseries.

COLIMAÇON DE VIGNE, LIMAÇON, ESCARGOT. *Limax*, *cochlea*. Mollusque céphalé conchylifère, du genre de de l'hélice.

Ses spires sont tournées en volute, plus ou moins allongées. L'ouverture est plus longue que large. On en distingue plusieurs espèces : les plus communes sont l'hélice jardinière, connue vulgairement sous le nom de limas, limaçon, colimaçon, escargot, et l'hélice vigneronne, qui est beaucoup plus grosse.

Ces deux espèces font beaucoup de dégâts dans les jardins, dans les vignes et dans les vergers.

L'hélice jardinière est molle, visqueuse, et jette une manière de bave gluante et luisante qu'elle imprime sur les corps sur lesquels elle rampe. Elle est nuisible, et ne présente aucune utilité.

L'hélice vignerone, ou colimaçon de vigne, se reconnoît à la couleur de ses spires, qui sont rougeâtres, et à sa grosseur. Cette espèce se nourrit de plantes odorantes, telles que le serpolet, le pouliot, l'origan : sa chair est moins humide et d'une saveur assez agréable ; on la sert sur les tables, accommodée en friture. On en fait des bouillons médicinaux ; on la distille avec du lait, pour les maladies de poitrine.

L'histoire du colimaçon est assez curieuse pour mériter d'être consignée. Ce vers mollusque est androgyne, c'est-à-dire qu'il réunit les deux sexes. Le moment de ses amours a lieu deux fois par an ; savoir, dans le printems et dans l'automne ; l'instant où il s'accouple est pendant le tems de la nuit, ou de très-grand matin : la durée de l'accouplement se prolonge jusqu'à ce que le soleil darde ses rayons sur eux.

Les parties de la génération sont situées au bas du col, où est le vagin qui renferme deux trous, dont l'un est le vase de la génération, et l'autre est un corps charnu, ovale ou cylindrique. Ce corps charnu renferme un petit aiguillon dur, friable, que ces vers élancent l'un contre l'autre pour s'exciter mutuellement au desir de l'accouplement. Le moment de s'accoupler étant arrivé, chacun des deux vers lève la tête, et pousse la partie mâle dans le vagin de l'un et de l'autre, en sorte qu'ils se rendent mutuellement l'office de l'accouplement. Leur verge n'est grosse que d'une ligne (2 millim.); mais elle s'étend, quand on la tire, jusqu'à la longueur de 3 pouces (81 millim.). Leur introduction ne s'effectue que par l'extrémité, et cependant leur union est si intime, qu'on ne peut les séparer qu'en rompant ou déchirant leurs parties génitales. Pendant tout le tems que dure leur accouplement, ils demeurent immobiles, excepté leurs tentacules, situées à chacune des extrémités de leurs têtes, qu'ils font mouvoir légèrement à l'approche du bruit.

Quand on veut examiner leur accouplement avec certitude, on plonge ces deux vers, ainsi accouplés, dans du vinaigre; ils y meurent dans l'état où ils sont, et il est facile de voir la disposition des parties.

Les colimaçons, après leur accouplement, font l'un et l'autre des œufs en assez grand nombre : la plupart de ces œufs demeurent collés les uns aux autres; ils sont revêtus extérieurement d'une coque blanche, et ils ont à-peu-près la grosseur d'un grain de vesce. Chaque colimaçon demeure quelque tems sur ses œufs, comme pour les couver; mais l'animal éclos par la chaleur du soleil.

On trouve dans les jardins une jolie petite espèce de colimaçons, jaune et rayée de brun, qu'on appelle *la livrée*.

Les colimaçons se tiennent renfermés l'hiver dans leurs coquilles, dont l'entrée est fermée par une matière muqueuse qui se sèche et se durcit, et qui porte le nom d'opercules.

Lorsque l'on veut faire usage des colimaçons ainsi renfermés sous leurs opercules, on les trempe dans l'eau pour ramollir cette matière muqueuse, ou on l'enlève en la cernant avec un couteau : alors on brise la coquille, et on sépare l'animal.

La marche du colimaçon est lente; les tentacules dont sa tête est armée, sont en avant, et l'avertissent des obstacles qu'il rencontre dans sa marche: il la retire et l'allonge à son gré. On a remarqué que si on les coupe, elles se reproduisent avec le tems.

Les opercules, dissoutes dans l'eau, sont très-propres pour la brûlure. Les coquilles brûlées et porphyrisées, sont très-propres pour dissiper les tayes des yeux.

COLLE D'ANGLETERRE. La colle d'Angleterre est d'un rouge foncé, et transparente lorsqu'elle est placée entre l'œil et la lumière. On la prépare avec la rognure des cuirs, la peau, les oreilles de bœufs, de veau, de mouton : on les fait macérer dans l'eau, ensuite dans l'eau de chaux, puis on les conserve amoncelées pendant quelques jours; ensuite on les lave, on les met à la presse pour les dépurer de ce qu'elles ont pu retenir d'impur ou d'étranger; ensuite on les fait bouillir dans l'eau pour en extraire la gélatine; lorsqu'on a épuisé tout ce que ces peaux peuvent en contenir, on rassemble les liqueurs, on les dépure par le repos ou en les passant à travers des toiles fixées sur de grands châssis, et on fait évaporer le tout jusqu'à consistance d'une forte gelée. On coule la gelée, encore chaude, dans des boites, où elle prend de la fermeté par le refroidissement. C'est dans cet état qu'on la coupe par tablettes, et on la place sur des filets tendus horizontalement dans des greniers où l'air circule librement, pour la faire parfaitement sécher.

COLLE FORTE, ou COLLE DE CERF. C'est une véritable gelée animale, d'une consistance sèche, et d'une utilité bien recommandable dans tous les arts où il s'agit d'unir des pièces de rapport pour ne former qu'un tout ; tels sont les arts du menuisier en bâtimens, en meubles, de l'ébéniste, du tourneur, du luthier ou facteur d'instrumens de musique, du peintre décorateur, etc. etc. *Duhamel*, *Spielmann*, *Papin* et tous les chimistes ont, les uns écrit, les autres parlé sur la manière de préparer la colle forte, et sur la nature des substances animales que l'on doit employer pour fabriquer les colles fortes. Feu *Pelletier* et M. *Parmentier* ont fait, en commun, un rapport sur la colle forte extraite des os, et proposée par M. *Grenet*, en avril 1792 ; ce rapport est consigné dans le second volume des mémoires et observations de *Bertrand Pelletier*, recueillis par son frère et beau-frère, et imprimés il y a huit ans. Ces deux savans chimistes ont rassemblé dans leur mémoire tout ce qu'il y avoit de mieux sur cette intéressante matière ; mais ils se sont beaucoup plus occupés de la proposition de M. *Grenet*, de préparer la colle forte avec les os, et du compte qu'ils avoient à rendre des expériences qu'ils avoient faites eux-mêmes pour confirmer le mérite de celles de cet artiste, que des moyens de préparation dont on fait usage dans les différens lieux où l'on fabrique des colles fortes. Le procédé de M. *Grenet* devoit être accueilli favorablement par ces deux chimistes ; mais longtems avant la prétendue découverte de cet artiste, on avoit fait et continué de faire de la gelée avec les os, avec l'ivoire, avec la corne du narwal, sans avoir besoin de recourir à la marmitte de *Papin*, mais bien par la seule ébullition dans l'eau, en employant de la rapure d'os faite par les tabletiers. Le mérite de la découverte de M. *Grenet* est pourtant réel, en ce que, par son procédé, il parvient à fabriquer une colle forte très-consistante très-transparente, sans couleur trop foncée.

On trouve dans le commerce, trois qualités de colle forte. La plus recherchée est celle qui nous vient d'Angleterre ;

celle de Flandre tient le second rang pour la qualité ; vient ensuite celle qui se fabrique à Paris, qui est la plus commune. Il existe cependant en France des manufactures où l'on fait des colles qui imitent celle d'Angleterre; on les nomme colles façon d'Angleterre. Souvent on donne à la colle forte le nom de colle de cerf, parce qu'en effet il s'en prépare avec la peau du cerf, comme avec celle de tout autre animal.

COLLE DE FLANDRE. Cette sorte de colle est transparente et d'un blanc tirant sur le citrin. Elle se prépare avec les parties blanches des animaux, que nous avons désignées dans l'article des gelées animales et des rognures de cuirs et de peaux qui ont été passées en mégie ou non, des oreilles et des nerfs de bœufs. Cette colle est préparée avec un très-grand soin. Toutes les matières qui servent à la faire, sont lavées et relavées, et ensuite trempées suffisamment dans l'eau pour être disposées à abandonner facilement leur gélatine à l'eau, ensorte qu'elles éprouvent peu de tems l'action de l'eau bouillante pour fournir le principe collant. On passe cette décoction à travers des toiles, et on lui donne la consistance convenable pour la couler dans des caisses plates où elle se prend en gelée. C'est alors qu'on la coupe en tablettes minces et étroites, et elle se dessèche très-promptement sur les filets tendus. On remarque que la couleur des colles fortes prend une nuance plus intense, de la même manière que les extraits, selon qu'elles sont plus ou moins de tems soumises à l'action du calorique, pour opérer le rapprochement de leur principe par l'évaporation de l'eau dans laquelle il se trouvoit délayé ou dissout. Il paroît que cette coloration est due à l'oxigène de l'eau, qui se décompose en partie et se combine avec une portion de gélatine qui perd, par cette combinaison incidentelle, la faculté de se dissoudre dans l'eau. Il est facile de se convaincre de cette vérité ; on verra, en mettant de la colle forte dans l'eau, que plus elle sera foncée en couleur, plus elle offrira de matière insoluble dans ce fluide.

COLLE FORTE DE PARIS. La colle forte de Paris est noire, opaque, en tablettes longues, larges, épaisses; on la prépare avec toutes sortes de matières animales, comme vieux cuirs, vieux souliers, des peaux de chien, de cheval, des cornes ou sabots de cheval, et généralement toutes les parties des animaux qui peuvent fournir de la gélatine. Toutes ces matières sont confusément placées dans de grandes cuves, et en immersion dans l'eau ; elles y fermentent et elles exhalent une odeur vraiment insupportable. On les fait bouillir lorsqu'elles sont bien pénétrées par l'eau ; on se contente de tirer la liqueur à clair ; ensuite on fait évaporer, on coule dans des caisses ou sur une pierre plate, où elle se congèle ; on la coupe et on la fait sécher à l'air.

COLLE DE PEAU D'ANE, ou TABLETTES DE HOCKIAC. C'est une gelée animale sèche, ou espèce de colle forte que l'on tire du tissu cellulaire de la peau du zèbre ou âne sauvage, par le moyen de la décoction de cette peau animale dans l'eau, la clarification et l'évaporation jusqu'à là consistance d'une gelée épaisse. On la coule, encore chaude, sur un marbre ou une pierre polie, et lorsqu'elle est froide, on la coupe par tablettes, et on la fait sécher à l'air. Ce sont les Chinois qui préparent cette colle, et qui nous l'envoient comme un remède précieux. Elle a eu en effet une grande réputation dans son tems pour guérir les maladies de poitrine, pour arrêter les anciens dé-voiemens, pour s'opposer aux dysenteries, surtout aux hé-morragies sanguines, et en particulier aux hémopthisies ou crachemens de sang. On fait dissoudre depuis un demi–gros jusqu'à deux gros (2 grammes à 8 grammes) de cette colle dans du bouillon, dans l'eau ou dans une boisson appropriée à la maladie.

On nous apporte la colle de peau d'âne de l'Inde et de la Chine ; mais on en consomme beaucoup moins depuis que l'on connoît mieux les moyens de se procurer des substances géla-tineuses, tant animales que végétales.

COLLE DE POISSON, ou ICTHYOCOLLE. On trouve dans le commerce deux sortes de colle de poisson ; savoir, l'une qui est en forme de cœur ou de lyre, qui est blanche et la plus esti-mée ; l'autre qui est en table, de couleur brunâtre, et qui est la plus commune.

La première sorte est une substance gélatineuse que l'on pré-pare en roulant les vésicules aériennes de certains poissons, et particulièrement du beluja, qui est un des plus grands poissons que l'on trouve dans les rivières de Moscovie. Toute la prépa-ration de cette colle consiste à rouler ces vésicules sur elles-mêmes, pour leur donner d'abord la forme d'un bâton, et en-suite celle d'un cœur, et de les faire sécher à l'air. Cette qua-lité de colle, qui nous vient de la Russie, nous arrive un peu colorée ; mais on lui donne facilement la blancheur qui la fait préférer, en l'exposant à la vapeur du soufre en ignition.

Les Hollandois préparent aussi la colle de poisson avec les membranes qui forment la vessie natatoire du grand esturgeon, appelé *icthyocolle*, de la même manière que nous le venons de dire ci-dessus, et nous l'envoient toute blanche. Cette colle n'est pas cassante comme les colles fortes, parce qu'elle est formée de tissus fibreux, appliqués les uns sur les autres, que l'on peut déplier ou dérouler pour l'étendre en une espèce de membrane, après l'avoir fait macérer auparavant dans l'eau.

La seconde sorte de colle de poisson se prépare en faisant bouillir la peau, l'estomac, les intestins, les nageoires et la queue des autres poissons cartilagineux ; telle est, entr'autres, la morue, d'où on a donné à cette espèce de colle le nom de *colle de morue;* elle porte aussi le nom de *colle de poisson en table.* Lorsqu'on a suffisamment fait bouillir, on la passe avec expression, et on la laisse refroidir ; ensuite on la fait sécher à l'air : elle est colorée et moins estimée dans les arts. Sa couleur lui vient de sa longue ébullition, comme nous l'avons expliqué en parlant de la colle de Flandre.

La colle de poisson blanche est fort recherchée des gaziers, des rubaniers, pour donner du lustre et de la consistance aux rubans et à la gaze ; on s'en sert pour en coller l'intérieur des verres avec lesquels on imite les perles fines, pour recevoir les vernis qui doivent préserver les belles peintures. On en dissout dans du vin blanc pour le clarifier ; on clarifie aussi le café, les liqueurs avec cette colle. On en fait des tablettes gélatineuses à la rose, au citron, à la fleur d'orange, édulcorées avec le sucre, qui sont infiniment agréables au goût, et précieuse pour la toux, les maux de poitrine, les foiblesse d'estomac et les cours de ventre.

Un gros (4 gram.) de colle de poisson peut absorber trois onces (92 gram.) d'eau, et offrir une consistance de gelée tremblante.

COLOMBE. Femelle de pigeon oiseau gallinacé aléctride, c'est-à-dire propre au vol. *Voyez* pigeon.

COLOMBINE. Fiente de pigeon. C'est la partie blanche de la fiente de cet oiseau gallinacé. *Voyez* pigeon.

COLOPHONE ou COLOFANE, ou ARCANSON. *Colophonia, pix græca resina fricta, aut tosta.* La colophone est une résine sèche, friable, de couleur jaune dorée plus ou moins transparente, qui est le résidu de la distillation de la térébenthine dont on a obtenu l'huile essentielle. C'est un produit de l'art. Voici comme dans la même opération on obtient l'essence de térébenthine et la colophone.

On met dans un grand alambic à serpentin, deux cent cinquante livres (2 quintaux et demi) de térébenthine purifiée. On donne un degré de feu ménagé d'abord, et que l'on élève jusqu'à ce que la matière soit en ébulition. Un baquet sert de récipient. L'essence monte dans l'intérieur de l'alambic, et va se rendre, en traversant le serpentin, dans le récipient. On rafraîchit l'eau du serpentin de tems en tems. Lorsqu'il ne passe plus d'huile dans le baquet, on arrête le feu sans l'éteindre. Cette distillation fournit soixante livres (28 killogram.) d'essence ; l'opération est finie dans un jour.

Pour avoir la colophone, on ouvre un tuyau de cuivre qui est pratiqué à l'alambic, et on reçoit la matière toute chaude dans une auge assez capable pour la contenir. Là, elle éprouve un premier degré de refroidissement. Au bas de l'auge est pratiquée une ouverture que l'on débouche à volonté, on y adapte un conduit qui porte la matière chaude sur une rigole, sur le sable, pour la faire couler dans des moules plus loin, et dans du sable bien fin. On la laisse refroidir pendant deux jours au moins, afin de pouvoir l'enlever. Ce résidu, de couleur jaune-brunâtre, est ce que l'on nomme brai sec ou colophone, et arcancon par les luthiers qui en frottent les crins de leurs archets pour les dégraisser.

Quelquefois on donne à la colophone, l'apparence de la résine, en lui enlevant sa couleur roussâtre. Pour cela on jette de l'eau bien chaude dans l'alambic, lorsque la matière est encore bouillante, on l'agite avec une torche de paille mouillée et bien chaude ; mais cette résine n'est pas aussi estimée que l'autre, parce qu'elle est dépourvue de son huile essentielle.

On fait avec l'essence de térébenthine, le savon de *starkey*, appelé *savonule*, le baume de souffre térébenthiné. On la prend par gouttes, dans l'eau ou sur du sucre, dans les écoulemens vénériens. On s'en sert dans les vernis, dans les couleurs.

La colophone entre dans la composition de l'onguent de styrax, de l'emplâtre de styrax, opodeltock, styptique, oxicrocéum.

Si l'on brûle la colophone à l'air libre, et que l'on place un chapiteau par dessus, on obtient une suie fine connue sous le nom de noir de fumée.

COLOQUINTE ou CHICOTIN. *Cucumis colocynthis*, *colocynthis*, *fructu rotundo*, *minor colocyntides*. La coloquinte est le fruit d'une plante de la monoécie dyginie de *Linneus*, et de la première classe (des campaniformes) de *Tournefort*.

Cette plante pousse plusieurs tiges rudes, velues, qui rampent à terre. Ses feuilles naissent seules attachées à de longs pétioles ; elles sont éloignées l'une de l'autre, larges, découpées profondément, velues, rudes, blanchâtres, principalement en dessous, marquées de plusieurs points blancs. Ses fleurs sont monopétales, d'un jaune pâle. Il leur succède un fruit gros comme une orange, presque rond, assez sec et léger couvert d'une écorce dure, unie, luisante, de couleur jaunâtre et verdâtre.

Cette plante naît dans l'Asie, dans l'Espagne, et dans plusieurs lieux du levant.

Les indiens nous envoient la pulpe de coloquinte séparée de son écorce. On doit la choisir blanche, fongueuse, sèche, et légère, d'une amertume insupportable. La semence de coloquinte est renfermée dans l'intérieur du fruit, dans plusieurs loges séparées, elle n'est d'aucun usage en médecine.

La pulpe de coloquinte est diurétique, désobstructive, violemment purgative, ménagogue, anthelmintique.

On la fait prendre mêlée avec d'autres médicamens dans les cas d'hydropisie, de paralysie, de létargie, d'épilepsie, pour la galle, la goutte sciatique, et les rhumatismes. La dose est de 6 à 12 grains, (3 à 6 décigrammes.) Le camphre est son antidote.

On prépare avec la coloquinte, une résine par l'intermède de l'alcool; on en fait un extrait à l'eau, une poudre, des trochisques alhandal.

La coloquinte entre dans la composition de l'onguent *de arthanita*, de la confection hamec, des pillules de *Rudius*, du hiera-diacolocynthidos, de l'extrait panchymagogue.

Le vulgaire donne à la coloquinte, le nom de *chicotin* à cause de son amertume. Les nourrices en mettent infuser un morceau dans de l'eau, et se frottent les bouts des mamelles, avec cette infusion, pour en éloigner l'enfant qui tête, et qu'elles ont l'intention de sevrer.

COLSA. Espèce de chou dont on recueille la graine pour en obtenir une huile par expression.

Voyez chou colsa.

COLUVRINE DE VIRGINIE. *Colubrina virginiana*, *pistolochia virginiana*. *Radix snaqroel novæ Angliæ*. Racine d'une plante de la gynandrie hexandrie, appellée par *Linneus aristolochia polyrhizos virginiana*, *fructu parvo pentangulari*.

Cette racine est celle d'une aristoloche fibreuse, composée de filamens longs, bruns, jaunâtre en dedans, d'une odeur forte de résine, presque semblable à la serpentaire de Virginie.

Elle est alexipharmaque. On l'emploie dans les fièvres malignes et la petite vérole.

La dose est de 1 gros (4 grammes) dans un demi-litre d'eau bouillante.

COMMON BUCK-BEAN. Expression angloise qui signifie en latin, *menganthes trifoliata*, en françois, *trefle de marais*.

Cette plante est de la pentendrie monogynie de *Linneus*, on peut la substituer au houblon dans la préparation de la bière. *Voyez* bière. *Voyez* aussi trefle de marais.

COMPLEXE. Terme de cristallographie. On donne ce nom à un cristal lorsque sa structure est compliquée de lois peu ordinaires, comme lorsqu'elle est produite par des décroissemens, les uns mixtes, les autres intermédiaires, tel que le carbonate de chaux complexe. (*Hauy.*)

CONCOMBBE CULTIVÉ. *Cucumer. Cucumis vulgaris. Cucumis sativus foliorum angulis rectis, pomis ovato oblongis scabris.* Plante de la monoécie syngénésie de *Linneus*, et de la famille des campaniformes de *Tournefort*.

Cette plante pousses plusieurs tiges grosses, velues, s'étendant sur la terre. Il sort de ces tiges, des feuilles alternes, amples, larges, anguleuses, incisées et dentelées, rudes au toucher, rempantes : il s'élève de leurs aisselles des oreilles et des fleurs de couleur jaune, campaniformes, découpées en cinq parties. A ces fleurs succèdent des fruits oblongs, gros comme le bras, ronds, droits ou tortus, verts ou blancs ou jaunâtres, souvent parsemés de proéminences en forme de verrues, charnus, longs d'un demi pied, (162 millim.) couverts d'une écorce tendre. La chair de ces fruits est blanche, ferme. Chacun d'eux est divisé intérieurement en quatre loges remplies d'un grand nombre de semences ovales, pointues, blanches, enfermées dans une enveloppe coriacée. La substance de ces semences est une petite amande blanche émulsive, agréable au goût. C'est une des quatre grandes semences froides. On cultive le concombre dans les jardins potagers.

Le péricarpe charnu du concombre est d'usage dans les cuisines. Il est rafraîchissant ; il demande a être relevé par l'assaisonnement pour n'être point indigeste. On, en fait en pharmacie des boissons et des lavemens rafraîchissans : on le fait entrer dans la pommade dite de *concombre*.

Le concombre naissant prend le nom de cornichon. *Voyez* cornichon.

CONCOMBRE SAUVAGE *Cucumis silvestris assirinus elaterium officinarum momordicæ absque cirrhis.* Plante de la monoécie syngénésie de *Linneus*, et des campaniformes de *Tournefort*.

Les tiges et les feuilles du concombre sauvage ont beaucoup de ressemblance avec celles du concombre cultivé, elles sont seulement plus petites, et leur duvet est plus rude au toucher. Les pétales des fleurs sont figurés de même, mais plus petits. Son fruit est gros comme la moitié du pouce, de la forme d'une olive ; il est garni tout au tour de piquans rudes au toucher ; sa couleur est verte au commencement et devient jaune en mûrissant. Sa semence est d'une couleur obscure, petite, figurée comme celle de la coloquinte. Si l'on presse ce fruit lorsqu'il est mûr, son suc s'élance avec force par l'une de ses extrémités qui s'ouvre par l'effet de la pression.

La racine de concombre sauvage est longue, grosse, blanche.

Le concombre sauvage croît dans les pays chauds, dans le ci-devant Languedoc et la Provence. Celui qui naît ou que l'on cultive dans les environs de Paris n'a pas autant de force ou de propriété.

C'est avec le suc exprimé du fruit du concombre sauvage que l'on prépare un extrait ou suc épaissi connu sous le nom d'*elaterium*. Ce suc épaissi est un violent purgatif, on s'en sert dans l'hydropisie.

On prépare avec le fruit le miel de concombre ; le suc entre dans la composition de l'onguent de *arthanitá* : toute la plante entre dans celle de l'emplâtre diabotanum.

CONDOR. Oiseau du genre des rapaces nudicolles, c'est-à-dire des oiseaux de proie de jour et de nuit qui ont la base des parties du col absolument nue.

Le condor est le plus grand des oiseaux de proie de la famille des vautours. Son bec est droit, courbé seulement à son extrémité, la tête nue et le col rétractile. Les aîles ont de neuf à seize pieds (3 à 5 mètres) d'envergure. Il niche sur les rochers de l'Amérique où il dépose ses œufs. Son cri est effroyable ; il enlève souvent des moutons, des chèvres, et même des veaux.

CONGRE, *conger*. Poisson apode plus connu sous le nom d'anguille de mer. Il diffère de l'anguille commune par les nageoires dorsales placées plus près de la tête.

Le congre ou anguille de mer est très-bon à manger, et se sert sur les tables.

CONISE ou HERRE AUX MOUCHERON. (*Pl.* XV. *fig.* 90.) *Conyza major vulgaris Baccharis foliis lato-lanceolatis dentatis sessilibus.* Plante de la syngénésie polygamie superflue de *Linneus*, et de la douzième classe, (fleurs à fleurons) de *Tournefort*.

Cette plante pousse plusieurs tiges à la hauteur de trois ou quatre pieds, (1 mètre 299 millim.) de couleur obscure, velues ou couvertes d'un duvet blanchâtre; ses feuilles ressemblent a celles du verbascum noir, elles sont odorantes, âcres, un peu amères : ses fleurs sont à fleurons évasés en étoiles par le haut, jaunes, d'une odeur forte, soutenues par un calice imbrique presque cylindrique ; ses fruits sont des graines longuettes aigretées; ses racines sont éparses, ligneuses, odorantes, amères et âcres.

La conise croît dans les bois, sur les montagnes, le long des chemins. Elle est vulnéraire, apéritive. On s'en sert en décoction pour la galle. On prétend que son odeur chasse les puces et les moucherons.

On lui a donné le nom de *conyza* d'un mot grec qui signifie en latin, *culex* moucheron ; et celui de *baccharis a baccho* parce qu'on a imaginé que cette plante avoit une odeur vineuse.

CONQUERILLE. Nom que l'on donne à l'écorce élutérienne du chaquerille. *Voyez* cascarille.

CONSIRE. Surnom donné à la grande consoude. *Voyez* consoude grande.

CONSOUDE GRANDE ou CONSIRE. (*Pl.* III. *fig.* 14.) *symphytum majus vulgare officinale. Consolida major.* Plante de la pentendrie monoginie de *Linneus*, et de la seconde classe, (infondibuliformes) de *Tournefort.*

Cette plante pousse des tiges à la hauteur de deux ou trois pieds, (974 millim.) grosses comme le doigt, velues, rudes, creuses. Ses feuilles s'élèvent de la racine et prennent le nom de *feuilles radicales*, les secondes qui paroissent, naissent le long des tiges ; elles sont grandes, longues, larges, pointues, velues, rudes au toucher, de couleur verte obscure. Ses fleurs naissent aux sommités des tiges ; elles sont figurées en forme d'entonnoir un peu évasé, de couleur blanche, ou pâle, ou purpurine : il leur succède quatre semences noires, luisantes, ayant la figure d'une tête de vipère. Ces semences sont contenues dans le calice de la fleur. Sa racine est longue, grosse, noire en dehors, blanche en dedans, remplie d'un suc glutineux.

La grande consoude croît dans les lieux humides: on la cultive aussi dans les jardins.

La racine est astringente : elle est employée dans le crachement de sang, la dysenterie, pour rapprocher les bords des playes.

Les feuilles, les fleurs et les semences sont vulnéraires.

On prépare avec la racine un sirop, des tablettes. Elle entre dans la composition de la poudre et des pilules astringentes, de l'emplâtre contre la rupture. On l'emploie sèche ou récente.

CONTRACTÉ Terme de cristallographie. M. *Hauy* appelle ainsi une variété d'odécaèdre de carbonate de chaux, dans laquelle les bases des pantagônes extrêmes éprouvent une sorte de contraction, en conséquence de l'inclinaison des faces lattérales.

CONTRASTANT. En terme de cristallographie, on donne le nom de contrastant à un cristal, lorsqu'il a la forme d'un rhomboïde très-aigu, dans lequel une inversion d'angles semblable à celle qui a lieu dans l'inverse, présente une espèce de contraste, en ce qu'elle se rapporte d'une autre part à un rhomboïde très-obtus.

Tel est le carbonate de chaux contrastant. (*Hauy.*)

CONTRAYERVA ou RACINE DE CHARCIS. *Dorstenia a caulis, foliis pinnati fido-palmatis serratis, floribus quadrangulis.* Racine d'une plante de la tétrandrie monogynie de *Linneus*, laquelle croît dans la nouvelle Espagne, le Mexique, le Pérou, Tabago, et l'île de Saint-Vincent. Cette racine est un amas de fibres longues de deux pouces, (54 millim.) noueuses, de la grosseur d'une plume de cigne, adhérentes à un ca-tre commun qui est de la grosseur d'une fève : elle est d'un rouge tanné en dehors, blanchâtre en dedans, d'une odeur de feuilles de figuier, d'une saveur âcre aromatique.

On doit la choisir nouvelle, bien nourrie, pesante, de belle couleur, et d'une odeur et saveur aromatiques.

On nous apporte la racine de contrayerva, de charcis ou charce, province du Pérou. Elle est astringente, anti septique, sudorifique, stomachique, stimulante, on en fait usage dans les fièvres, les exanthême, la dysenterie.

La dose est de dix grains à un gros, (5 décigrammes à 4 grammes.)

On en prépare une teinture à l'alcool. Cette racine entre dans la composition de l'eau ou alcool général, thériacal, de l'opiat de Salomon. On en fait un extrait.

Son nom lui vient de *contra*, contre, et de l'espagnol *yerva*, venin, parce qu'elle est propre à chasser le venin des animaux.

CONVERGENT. On nomme ainsi un cristal lorsque les nombres qui désignent les faces du prisme et celle des deux sommets, forment un commencement de suite arithmétique, et que cette suite est sensiblement convergente, comme 15, 9, 5. Telle est la tourmaline convergente.

COPAHU. Nom d'une résine liquide et de l'abre qui la produit. *Voyez* baume de copahu.

COPAL. Produit immédiat des végctaux, que l'on est autorisé à regarder comme *sui generis.*

C'est une substance jaune, dure, luisante, dont on connoît deux espèces. La première qui est appelée *orientale*, découle d'un arbre de moyenne hauteur, qui croît dans la Nouvelle-Espagne ; elle est fort rare. La seconde découle d'un grand arbre qui croît sur les montagnes des îles Antilles ; elle est portée aux bords des rivières par des torrens d'eau qui ont passé aux pieds des arbres d'où elle découle.

Cette matière extraordinaire qui n'est ni une résine, puisqu'elle n'est point dissoluble dans l'alcool, ni une gomme résine, puisqu'elle ne se dissout pas dans l'eau alcoolique, ni une gomme, puisque l'eau pure ou distillée n'a aucune action sur elle, a été regardée par quelques naturalistes comme analogue au succin, et ils ont prétendu que c'étoit un bitume. C'est entre autres, le sentiment du docteur *Lehmann*, chimiste de Berlin, comme on peut le voir dans ses recherches historiques et chimiques sur le copal, insérées dans les mémoires de l'académie de Berlin, tome IXe. Mais comment partager l'opinion de ce chimiste, lorsque toutes les relations des voyageurs s'accordent sur l'origine de cette substance, et qu'elles l'annoncent pour une excrétion végétale ? C'est par l'examen des expériences multipliées pour parvenir à dissoudre le copal, et que le même docteur *Lehmann* nous annonce avoir faites lui-même, que nous approcherons peut-être de la solution du problême à résoudre sur le compte de cette singulière matière.

Les huiles grasses de lin, d'olive, d'amandes, ne dissolvent en aucune manière le copal, quoiqu'on élève la température jusqu'à l'ébulition des huiles.

La potasse en liqueur, l'ammoniaque fluor, l'alcool, n'apportent aucun changement à cette substance. Mais l'huile de térébenthine, celle d'aspic, et la plupart des huiles volatiles, celles surtout qui sont les plus légères, élevées à une température d'ébulition, la dissolvent d'une manière assez complète. L'alcool saturé de camphre, est mis en digestion sur du copal en poudre, à une douce chaleur, le dissout à une très-petite quantité près. Résumons.

Le copal n'est pas un bitume, du moins il n'en présente pas

les propriétés à l'égard des huiles grasses, ni des autres dissolvans. Mis sur des charbons ardens, il ne s'enflamme que lentement, sa flamme est de courte durée et le charbon qui en résulte est très-spongieux et léger, ce qui prouve qu'il contient plus de carbone que d'hydrogène. Son indissolubilité dans l'alcool seul, ajoute encore à cette assertion ; sa dissolubilité à chaud dans les huiles éthérées, démontre que ce corps est dans un état de presque saturation avec l'oxigène, ensorte que ces huiles volatiles, en s'emparant de l'oxigène du copal, acquièrent une consistance résiniforme liquide, et le rendent miscible à de nouvelles huiles légères, avec lesquelles il forme un vernis ambré. Sa presque entière dissolution dans l'alcool saturé de camphre, ne s'opère que parce que le camphre s'empare de son oxigène, avec lequel il forme de l'acide camphorique qui se précipite à mesure qu'il se forme, et met à nu sa partie dissoluble dans l'alcool. Tout invite à regarder le copal comme un corps extractif, dans l'état de presque saturation avec l'oxigène, et qu'il ne lui manque que les proportions d'hydrogène convenables pour en former une résine complète.

La plupart du copal qui est dans le commerce nous arrive par les ports de Nantes et de la Rochelle. On ne s'en sert que dans l'art du vernisseur.

COQ. *Gallus* Oiseau de la famille des gallinacés alectrides, c'est-à-dire, propre au vol.

Cet oiseau, mâle de la poule, est de l'ordre des oiseaux tétradactiles ou à quatre doigts, dont trois en devant et un en arrière. Sa contenance est fière, sa démarche grave, son naturel hardi, courageux, son tempérament ardent, vigoureux. Lorsqu'un coq est arrivé à l'époque de sa plus grande force animale, il peut suffire à douze poules. Fort de sa vigueur et de sa puissance, il est, à l'égard des poules qui composent son serrail, un amant doux, soigneux, complaisant, attentif ; il est aux petits soins, il les caresse également, il les avertit lorsque quelque danger les menace, il les presse autour de lui, et il les protège de tout son pouvoir ; si on lui jette ou s'il trouve quelque aliment qui flatte son goût, il appelle ses compagnes, il partage avec elles, souvent même il leur abandonne la totalité de sa bonne fortune. Mais cet amant, ce chef souverain si bon, si complaisant, ne soufre point de partage dans ses amours : sa jalousie est telle, qu'il ne supporte point la présence d'un rival ; il lui livre le combat jusqu'à ce que l'autre ait cédé la place, ou que lui-même ait succombé.

Le coq a la crête rouge, simple, comprimée et festonnée ;

les lobules du menton sont rouges , les joues sont nues et d'un blanc éclatant, sa queue est relevée et comprimée.

Il est des coqs qui semblent armés d'une corne sur la tête , et que l'on croit leur être naturelle ; mais cette corne est le produit d'un petit artifice , qui consiste à couper la crête des jeunes coqs à un travers de doigt près des os du crâne, et d'insérer dans cette ouverture un petit ergot de poulet : cette espèce de greffe réussit à merveille en peu de tems.

La voix du coq se tire du bas de la trachée-artère , et son chant est , jour et nuit, une horloge vivante de la campagne.

Le coq , avant de prendre ce nom , porte celui de poulet. Ceux des poulets que l'on ne destine pas à la reproduction de l'espèce sont privés de leurs testicules, et ils prennent le nom de chapons. Ces derniers sont timides et craintifs , et l'objet du mépris des coqs. Leur chair devient succulente et très-tendre : c'est un excellent manger. Les poulets à qui on a enlevé qu'un seule testicule , sont appelés *cocâtres* ; ils ont une voix grêle , aiguë et désagréable.

On trouve quelquefois dans le nid de la poule un petit œuf gros comme un œuf de pigeon, que l'on a cru avoir été pondu par le coq : on assuroit même que de cet œuf devoit naître un crocodile ; mais c'est une erreur qui ne subsiste plus que dans l'imagination des personnes qui ne sont point instruites.

La chair du coq est dure à manger.

COQ DES JARDINS , HERBE DU COQ , PASTÉ. *Mentha corymbifera , costus hortorum. Tanacetum basamita, tanacetum hortense foliis et odore mentha.* Plante de la syngénésie polygamie superflue de *Linneus*, et de la douzième classe (fleurs à fleurons) de *Tournefort*.

Cette plante, espèce de tanésie , pousse des tiges à la hauteur d'environ deux pieds , canelées , velues , rameuses, de couleur pâle : ses feuilles sont oblongues , dentelées en leurs bords : ses fleurs naissent en bouquets aux sommets des branches , ramassées et jointes plusieurs ensemble en rond , en forme de boulette de couleur jaune dorée. Il leur succède des semences menues , sans aigrettes , oblongues , enfermées dans le fond du calice de la fleur. Ses racines sont fibreuses. Toute la plante a une odeur forte , agréable, une saveur amère , aromatique. Elle est stimulante , stomachique , ménagogue. On l'emploie en infusion théiforme.

Le coq des jardins , ou herbe du coq , entre dans la composition de l'onguent martiatum ; ses sommités entrent dans celle du baume tranquille.

On lui a donné le nom de *pasté*, parce qu'on en mettoit autrefois dans les pâtes pour en relever le goût. On en met encore aujourd'hui dans les ragoûts de viande, dans la salade.

COQUES D'INDE AROMATIQUES. Fruit aromatique d'épicerie, qui naît sur une plante sarmenteuse dans la Jamaïque. *Voyez* Poivre de la Jamaïque.

COQUE DU LEVANT. *Cocci orientales ; cocculus indicus ; menispermum cocculus.* Petit fruit d'une plante sarmenteuse de la dioécie décandrie de *Linneus*, laquelle croît dans les indes orientales.

La coque du levant est un petit fruit de la grosseur des pois ; il est couvert d'une écorce noirâtre, et l'amande en est roussàtre ; elle est toujours accompagnée d'une petite queue.

La coque du Levant est d'une saveur âcre, brûlante, souverainement amère ; sa qualité est vénéneuse, assoupissante. On en fait une poudre propre pour détruire la vermine de la tête. C'est aussi un appât pour attirer le poisson qu'il enivre ; mais l'usage en est défendu, parce que la chair des poissons qu'il a enivré est dangereuse.

On s'en sert en médecine intérieurement, prise en poudre à très-petite dose pour les maladies des vers en la mêlant à d'autres substances.

On la nomme en latin *cocci a coccos*, mot grec qui signifie *granum, sive baccæ*.

COQUELICOT, COQUELICOQ, PONCEAU, PAVOT ROUGE. *Papaver rubrum erraticum, vel rhœas.* Fleur d'une plante de la polyandrie polygamie superflue de *Linneus*, et de la sixième classe (rosacée) de *Tournefort*.

La plante qui produit cette fleur pousse des tiges qui s'élèvent à la hauteur d'un pied et demi (487 millimètres) : elles sont rondes, solides, velues, rudes, rameuses. Ses feuilles sont découpées, velues, vertes-brunes : ses fleurs naissent aux sommets des tiges ; elles sont composées de quatre pétales, minces, d'un rouge foncé : ses fruits sont de petites têtes ou coques, grosses comme des noisettes, un peu oblongues, renfermant des semences menues, noirâtres : sa racine est simple, grosse comme le petit doigt, garnie de fibres, d'une saveur amère.

Cette plante croît dans les champs entre les blés. On fait usage de la fleur récente et sèche.

La fleur de coquelicot est pectorale, adoucissante ; elle excite les crachats et la sueur ; elle convient dans les rhumes invétérés, dans l'asthme, dans la pleurésie. On la prend en infusion théiforme.

On en fait une eau distillée, une conserve, un sirop.

La fleur de coquelicot sèche est préférable à la même fleur récente. Pour la faire sécher convenablement, on verse d'abord un peu d'eau chaude par dessus, on exprime aussitôt dans un linge, et on la fait sécher à l'étuve.

COQUELOURDE, PULSATILLE, HERBE AUX VENTS, ANÉMONE DES PRÉS. *Pulsatilla folio crassiore et majore flore. Herba venti, anemonia pratensis.* Plante de la polyandrie polygamie de *Linneus*, et de la sixième classe, (rosacée) de *Tournefort.*

Cette plante pousse des feuilles découpées menus, velues, approchantes de celles du panais sauvage, attachées à de longs pétioles, velus, rougeâtres en bas. Il s'élève d'entre les feuilles une petite tige, à la hauteur d'environ un demi-pied, (162 millim.) ronde, creuse, converte d'un duvet épais, ne portant que trois ou quatre feuilles disposées en collet vers sa sommité ou plus haut que sa sommité. A sa sommité est une seule fleur à six grands pétales oblongs, pointus disposés en roses, de couleur purpurine, velues en dehors, d'une odeur foible qui n'est point désagréable, renfermant plusieurs étamines et plusieurs pistiles. A ses fleurs succède un fruit formé en manière de tête arrondie, chevelue, composée de plusieurs graines qui se termine par un prolongement barbu comme une plume, et qui ne renferment qu'une semence. Sa racine est longue et grosse comme le doigt, noire, d'une saveur un peu amère.

Cette plante croît dans les lieux incultes et pierreux.

Les feuilles contiennent un suc âcre, brulant. Ce suc épaissi est employé dans la goutte sereine, la paralysie, à la dose d'un grain à huit, (5 à 42 centigram.) dans un gros, trois gros, jusqu'à une livre (4-12-grames 5 hectogram.) d'eau.

On se sert aussi de ce suc épaissi, extérieurement pour ronger les ulcères, les verrues, et la carie.

La racine sèche et distillée donne un peu de camphre qui se sublime dans l'intérieur des vaisseaux.

On a donné à cette plante, le nom de pulsatille, du verbe latin *pulsare*, parce qu'elle croît ordinairement dans les lieux élevés et qu'elle est poussée ou agitée continuellement par le vent : elle est appellée par la même raison *herba venti.*

Les fleurs de la pulsatille entrent dans la composition de l'alcool hystérique.

COQUERET. Nom que l'on donne à l'alkékenge, parce que son fruit a la forme d'une coque. *Voyez* alkékenge.

COQUILLAGE. Terme générique sous lequel on comprend

généralement toutes les espèces d'animaux qui portent coquilles.

Pendant très-long-tems on a confondu les animaux à coquilles, surtout ceux qui habitent dans la mer ou dans les
rivières, avec les poissons, et on les distinguoit des habitans
des eaux, en les désignant sous le nom de *poissons à coquillage*. Mais les naturalistes plus modernes ont établi des divisions, parmi les familles des animaux, qui sont plus exactes et
plus conformes à leur organisation particulière, et dont le
rapport avec les fonctions que remplissent leurs principaux
organes, est plus immédiate.

On comprend aujourd'hui sous le nom de coquillage, les
vers testacés, ou mollusques conchylifères. Ces sortes d'animaux ont le corps mou, charnu, terminé par une ou deux ouvertures en forme de trompes, ou par deux ou quatre tentacules, et couvert à l'extérieur par une coquille composée de
carbonate calcaire et de gélatine animale, formée par juxta
position.

Les vers testacés ou animaux à coquillage sont ovipares et
terrestres, fluviables ou marins, univalves, bivalves, multivalves. La plupart sont hermaphrodites; il en est un petit
nombre d'espèces qui se distinguent en mâles et femelles.

Les vers testacés offrent peu de produits à l'usage de la pharmacie et de la médecine. On distingue dans le nombre, l'huître
dont l'écaille brulée à blancheur, est employée comme très-
absorbante; la nacre de perle dont on prépare le magistère
de perle, ou blanc de fard; le buccin ou murex qui recèle
une liqueur jaune qui devient pourpre à l'air, et qui servoit
anciennement à la teinture pour la pourpre romaine.

Les coquillages sont des objets de luxe, de parure, de curio-
sités pour les cabinets d'histoire naturelle, et à l'usage des
arts. On les pare en leur enlevant l'épiderme avec une eau acidulée par le vinaigre; ensuite on leur donne le poli vif en les
lissant avec une meule douce. Quelques-unes sont si transparentes qu'après les avoir amincies et réduites en lames, elles
tiennent lieu de vitres, d'autres telles que la nacre de perle,
servent à faire divers ouvrages de tabletterie. On figure des
fleurs, des animaux, en assemblant des petites coquilles de différentes couleurs, quelques-unes sont si piquantes qu'elles servent de stilet : le cauris ou coris sert de monnoie dans plusieurs contrée de l'Inde, de l'Afrique en Guinée.

COQUILLAGES FOSSILES. Les coquillages fluviatiles ou
marins sont fossiles lorsqu'ils ont été enfouis en terre par une

catastrophe ou un accident quelconque, et qu'ils ont été privés de leur gluten animal, soit par l'eau qui l'aura dissout, soit par une désorganisation opérée par une altération insensible.

La substance solide de ces coquillages, étant à l'état de carbonate calcaire, demeure insoluble, et forme ces bancs de coquillages pétrifiés, plus connus sous le nom de bans de craie, que l'on rencontre à des profondeurs inégales.

Voyez Carbonate calcaire.

COQUO. Fruit d'une espèce de palmier qui croît dans les Indes. *Voyez* Coccos.

CORAIL BLANC. Production à polypier, d'une couleur blanche, l'une des deux espèces de coraux. Cette matière est à l'état de carbonate calcaire engagé ou lié par un peu de gélatine animale qui lui donne une aggrégation solide.

C'est une véritable ruche animale qui sert à loger les polypes. Cette matière, analysée à la cornue, donne de l'ammoniaque, ce qui prouve qu'elle participe des matières animales.

Voyez Corail rouge.

CORAIL FAUX. *Pseudo-corallum.* Production à polypier que l'on trouve, comme le corail, sur les rochers, dans la mer. Il y en a de couleur cendrée, divisés en plusieurs branches parsemées de proéminences vésiculaires; d'autres ayant la figure d'un champignon, de nature légère, poreuse, facile à rompre, de couleur grisâtre.

On se sert de ce faux corail en poudre, pour nétoyer les dents.

CORAIL DES JARDINS. Plante de la pentandrie monogynie de *Linneus*, et de la deuxième classe (infundibuliforme) de *Tournefort.*

Cette plante nous fournit un fruit connu sous le nom de poivre d'Inde ou des jardins. *Voyez* Poivre d'Inde.

CORAIL NOIR. Production à polypier, rangée dans la classe des lithophytes. *Voyez* Antipâte.

CORAIL ROSE ou ROUGE. *Corallum rubrum.* Le corail participe de la nature des substances animales et du carbonate calcaire, dont l'aggrégation des parties est due à un peu de gélatine animale.

C'est une substance dure, compacte, pleine, solide, sans porosité apparente, qui est l'ouvrage des polypes; elle est recouverte d'un épiderme qui s'enlève assez facilement lorsque le corail est nouvellement pêché, mais qui se durcit et adhère fortement à la substance interne, dès qu'il a été en contact avec l'air extérieur. On ne distingue que deux sortes de corail ; savoir, le corail rouge et le corail blanc. Ce que l'on nomme corail noir est un lithophyte, et porte le nom d'antipâte : on trouve l'un et l'autre corail particulièrement dans la Méditerranée. Il est attaché, la tête en bas, sur des rochers, des os de baleine, des crânes d'animaux, sur des coquillages, et même sur des bouteilles. Sa forme est à peu près celle d'un arbrisseau sans feuilles ; la tige principale n'excède guère la grosseur d'un pouce (27 millim.) ; sa plus grande hauteur est d'un pied (325 millim.) ou un peu plus. On fait la pêche du corail dans les mois d'avril et d'août.

Pour faire cette pêche, on dispose des chevrons de bois en croix, auxquels on attache du chanvre, au moyen duquel on puisse accrocher les branches du corail. Au dessous de ces chevrons, correspondent des filets. Les chevrons et les filets sont chargés de plomb, afin qu'ils puissent aller au fond de l'eau. Cet appareil est fixé par des cordes, d'un côté à la poupe, de l'autre à la proue du vaisseau : on le fait glisser, en tâtonnant, au fond de l'eau, et lorsqu'on sent de la résistance, on tire avec force, et on enlève le corail. Il y a aussi des plongeurs qui ne font pas d'autre métier.

Le corail est susceptible d'un vif poli. On en fait des cuillers, des pommes de cannes, des manches de couteaux, des poignées d'épées, des colliers, des brasselets, etc.

En pharmacie, on en fait une poudre dentifrique, un sirop avec le suc de berbéris ; une teinture avec le berbérate de corail, rapproché à l'état d'extrait, et soumis à l'action de l'alcool ; mais cette teinture ne contient aucune partie de corail. Le corail est dans l'état de carbonate calcaire. Si on le calcine, il laisse apercevoir du fer attirable à l'aimant ; sa couleur rouge seroit-elle due au fer ?

CORALLINE DE CORSE, MOUSSE DE CORSE, ou MOUSSE MARINE. *Conferva helminthochorton*, *lemithochorton*, *helminthochorton*, *corallina Corsicana rubra*. Espèce de fucus de la cryptogamie et de l'ordre des algues de *Linneus*, connue dans les boutiques sous le nom de mousse de Corse, ou helminthochorton.

Cette mousse ou fucus se trouve sur un terrain sableux, près du rivage de la mer, principalement dans l'île de Corse, d'où on nous l'apporte. Elle présente un amas de fibres végétales, assez rudes au toucher, d'une couleur brune-roussâtre, et fort légères. Son odeur est assez forte et marécageuse. On doit la choisir sèche, bien saine, purgée de sa terre et de son gravier. Sa saveur est saline, nauséabonde. Elle contient une assez grande quantité de matière mucilagineuse, que l'on peut extraire par le moyen de l'eau, et mieux encore par le moyen du vin blanc, laquelle étant édulcorée et aromatisée, présente l'aspect d'une gelée à laquelle on a donné improprement le nom de *gelée de mousse de Corse*.

La coralline de Corse jouit d'une grande réputation comme vermifuge ; on s'en sert en poudre, à la dose de dix grains jusqu'à un gros (5 décigram. jusqu'à 4 grammes) ; en décoction, depuis un gros jusqu'à une once (4 à 30 grammes); et en gelée, par cuillerée.

CORALLINE OFFICINALE, CORALLINE BLANCHE. *Corallina officinalis nidus polypi maris Atlantici et Mediterranei*, *muscus marinus lapideus*. Production à polypier qui a la forme d'une plante. Elle est composée de plusieurs branches minces et subdivisées en fines ramifications. Elle ressemble à certaines mousses. *Tournefort* l'avoit placée au rang des mousses, mais *Peissonnel* a fait remarquer la différence qu'il y a entre cette espèce de coralline et l'helminthochorton.

On trouve la coralline attachée sur des rochers, sur des bancs d'huitres qui ont été long-tems négligés dans la Méditerranée. Il y en a de vésiculeuses, de tubuleuses, de celluleuses et d'articulées. Lorsqu'on veut se les procurer avec leurs polypes développés, il faut, dès qu'elles ont été pêchées, les mettre dans l'eau de mer avant qu'elles aient été en contact avec l'air ; on ajoute autant d'eau chaude qu'il y a d'eau froide ; ensuite on les retire et on les plonge dans l'alcool affoibli avec de l'eau : les polypes n'ayant pas le tems de se contracter, y périssent dans leur état de développement.

La coralline officinale blanche a une odeur fort sensible de mer. Sa nature est analogue au carbonate calcaire. Sa propriété est anti-acide. On lui attribuoit anciennement celle de chasser les vers des intestins.

CORALLOÏDES. Nom que l'on donne aux habitations ou productions des polypes, compris sous le nom générique de polypiers devenus fossiles. Cette sorte offre une infinité de variétés extrêmement curieuses.

Ce sont des pétrifications animales dans l'état de carbonate calcaire.

Les coralloïdes sont des objets de curiosité pour les cabinets d'histoire naturelle.

CORIANDRE. *Coriandrum sativum*. Semence d'une plante

de la pentandrie dyginie de *Linneus*, et de la classe des ombellifères de *Tournefort*.

La plante coriandre est de deux espèces, l'une grande, l'autre petite. La première est la coriandre vulgaire : elle pousse une tige qui s'élève à la hauteur de deux pieds (649 millimètres), ronde, grêle, remplie d'une substance médullaire, rameuse : ses feuilles radicales sont semblables à celles du persil ; celles d'en haut sont découpées beaucoup plus menu, et ressemblent à celles de la camomille ; elles ont une odeur forte, désagréable. Ses fleurs sont petites, disposées en ombelles, composées chacune de cinq pétales rangés en rose. Le calice devient un fruit composé de deux graines rondes, d'une odeur désagréable de punaise lorsqu'elles sont récentes, de couleur verte sur la plante : elles deviennent légères, jaunes-blanchâtres, d'une odeur et d'une saveur fort agréable lorsqu'elles sont sèches. La racine est petite, droite, simple, garnie de fibres.

La coriandre petite est appelée en latin *coriandrum minus testiculatum*, parce que ses fruits sont composés chacun de deux boules qui figurent comme deux petits testicules ; elle est plus petite que la première ; ses branches sont courbées, et elle a moins d'odeur.

On cultive la coriandre dans les jardins ; la semence nous est apportée d'Aubervillers. On en trouve aussi dans les environs de Paris.

La semence de coriandre sèche est hypnotique, carminative, propre pour chasser le lait par transpiration.

Les confiseurs l'habillent de sucre ; les distillateurs la font entrer dans la composition des ratafias ou liqueurs de table.

Les pharmaciens en font une eau distillée ; ils la font entrer dans la composition de l'électuaire de psillium, de l'eau de mélisse alcoolique, de l'eau de miel royal, de l'eau générale, de menthe composée, alcooliques, du clairet ou ratafia des six graines.

CORINDON, SPATH ADAMANTIN, ADAMANTINE, DEMANT SPATH. *Corundum*. Pierre nommée par les Indiens *corundum*, et qui étoit connue des anciens minéralogistes sous les noms de spath adamantin ou adamantine. Cette pierre paroît être un produit de la décomposition des végétaux. On lui a donné le nom de spath à cause de sa configuration cristalline, qui est comme feuilletée ou lamelleuse. On la distingue du spath calcaire, parce qu'elle ne fait point effervescence avec les acides, et des pierres scintillantes, parce qu'elle ne fait point feu par le choc avec l'acier.

Sa pesanteur spécifique est de 3,8732.

Le corindon raie fortement le quartz, et est infusible.
M. *Klaproth* en a fait l'analyse ; il a trouvé qu'il étoit composé :

Alumine. 84,0
Oxide de fer. 7,5
Silice. 6,5
Perte 2
                        ─────
                        100,0.

Le corindon a été découvert en Chine ; on en trouve à Ceylan
d'une couleur rose, dont la forme primitive est un rhomboïde.

CORME, CORMIER ou SORBIER. *Sorbus domestica, sorbus
sativa.* Fruit d'un arbre grand et rameux, dont le tronc est
droit, couvert d'une écorce rude et pâle.

Le cormier est de l'icosandrie trigynie de *Linneus*, et de la
vingt-unième classe (fleurs en rose) de *Tournefort*.

Le bois du cormier est dur, compact, rougeâtre : ses feuilles
sont oblongues, dentelées en leurs bords, velues, molles, blanches en dessous, d'un goût styptique, rangées au nombre de
plusieurs sur une même côte : ses fleurs sont petites, composées de cinq pétales disposés en rose. Le calice des fleurs devient un fruit dur, charnu, à pépins, de couleur pâle d'un
côté, et rouge de l'autre. La pulpe de ce fruit est jaunâtre ; sa
saveur est acerbe ; il prend le nom de *sorbe* ou *corme*, en latin
sorbum. Il ne mûrit point sur l'arbre ; on le cueille en automne,
et on le met dans des fruitiers sur des tablettes, où sa pulpe
s'amollit et devient bonne à manger. Ce fruit convient dans les
cours de ventre, les hémorragies, pour arrêter les vomissemens,
dans l'hydropisie, le calcul des reins et la strangurie.

On en prépare en pharmacie une eau distillée et un rob.

On cultive le cormier dans les jardins ; son bois est susceptible
de poli ; on en fait des meubles. Son écorce sert à faire des
sceaux, et peut suppléer à la noix de galle.

CORNALINE. Variété des quartz-agathe qui approche le plus
de la couleur des chairs musculaires. C'est une pierre du genre
des cailloux transparens. Elle est insoluble dans les acides, excepté l'acide fluorique qui dissout la silice, qui en est la base
essentielle.

La cornaline est employée par les graveurs en bijoux, pour
graver des armoiries, pour graver en creux.

On nomme cornaline d'ancienne roche, celle dont la transparence est la plus pure.

CORNE ou CORNOUILLE. *Cornus sativa seu domestica.* La corne ou cornouille est le fruit d'un arbre assez grand, connu sous les noms de *cornier* ou *cornouiller.*

On distingue plusieurs espèces de cornier ou cornouiller ; savoir, le cornier cultivé, qui devient un arbre, et le cornier non cultivé ou sauvage, qui ne s'élève qu'à la hauteur d'un arbrisseau. Ces deux espèces ne diffèrent entre elles que par la culture, qui en varie la texture et les produits, mais qui seroient les mêmes si on leur donnoit les mêmes soins.

Il est encore une espèce de cornier que les anciens botanistes nommoient faux cornouiller ou cornier *femelle :* mais aujourd'hui cette distinction de mâle et de femelle n'est plus admise, et on regarde comme une variété d'espèces, ou comme une autre espèce, les végétaux qui offrent quelque différence dans leurs ports ou leurs produits, mais qui d'ailleurs réunissent tous les caractères sexuels qui constituent un végétal capable de produire des fruits sans le concours d'un autre.

Nous nous arrêterons à la description du cornier cultivé, dont le fruit est employé en pharmacie, en médecine et dans les usages alimentaires.

Le cornier ou cornouiller est un arbre rangé dans la tétrandrie monogynie de *Linneus*, et dans la vingt-unième classe (fleurs en rose) de *Tournefort.* Son bois est dur, compact, blanc, couvert d'une écorce rude, rougeâtre ou cendrée, d'une saveur astringente ; ses feuilles sont longues, larges, douces au toucher, veineuses : ses fleurs naissent en bouquets aux extrémités des branches, attachées à un pédicule court ; elles sont formées de quatre pétales jaunâtres disposés en rond. Le calice de la fleur devient un fruit charnu, ovale, figuré comme une olive, mais plus petit. Ce fruit est d'abord vert, et devient rouge, quelquefois jaunâtre en mûrissant ; il renferme dans son intérieur un noyau osseux, oblong, divisé intérieurement en deux loges qui contiennent chacune une petite semence oblongue.

La corne ou cornouille est un fruit bon à manger ; sa saveur est aigrelette, agréable : on en prépare une eau distillée.

Le bois du cornier est bon pour le charronnage et pour les ouvrages de tour.

Cornus a cornu, corne, parce que le bois et les noyaux sont durs comme de la corne.

CORNE D'AMMON, ou AMMONITE. On a donné au test de ce vers mollusque le nom de corne d'Ammon, à cause de la ressemblance que lui donnent les plis de ses spires avec le cornes du bélier d'Afrique. On n'en connoît point d'espèce vivante.

Les cornes d'Ammon que l'on trouve dans les cabinets d'histoire naturelle, sont pétrifiées, c'est-à-dire qu'elles ont perdu leur gluten animal, et qu'elles sont à l'état de carbonate calcaire sans avoir perdu leur forme.

CORNES D'ANIMAUX. Les cornes sont des parties dures, de la nature des os, que plusieurs animaux portent sur la tête en appendices, et que certains autres ont seulement aux pieds, où elles prennent le nom de sabot ou ongle, selon la forme du pied, ou le nombre de parties qui le divisent.

Les naturalistes ont remarqué que les seuls animaux à pieds fourchus avoient des cornes à la tête. Elles servent d'armes défensives et quelquefois offensives à ceux des animaux qui en sont pourvus. Mais cette même arme, qui rend quelques-uns d'eux si redoutables, sert aussi à les soumettre sous le joug. L'animal, quelque féroce qu'il soit, qui est fortement retenu par sa corne, est hors de défense ; il ne lui reste plus que des rugissemens et de vains efforts à opposer contre la puissance de l'homme, dont l'adresse, bien plus que la force, triomphe de la résistance qu'il essaie de lui opposer. Quelques animaux, comme les bœufs, les vaches, les chèvres et les boucs, ont deux cornes sur la tête ; d'autres n'en ont qu'une, tel que le rhinocéros. Leur configuration varie, et est particulière à chaque animal ; les unes sont tournées en haut, le *giraffe*, le *bouc*; d'autres sont tournées en arrière, le *bélier*; d'autres sont tournées vers les côtés, le *bœuf*; d'autres sont branchues, le *cerf*. Elles diffèrent encore en volume, en dureté ; quelques-unes sont creuses, d'autres sont pleines, ou presque pleines ; quelles que soient leurs formes, elles sont toutes assez semblables quant à leur organisation. Leur tissu paroît être composé de plusieurs filets qui naissent par étage de toute la surface de la peau qui est sous la corne. Ces filets, soudés ensemble par une humeur visqueuse, forment autant de petits cornets enchâssés les uns dans les autres ; en sorte que la pointe, composée de toutes ces enveloppes, est plus solide que la base.

Les cornes, considérées chimiquement, sont un composé de phosphate calcaire et de gélatine. Les proportions de l'une et de l'autre ne sont pas les mêmes dans toutes les espèces de cornes ; aussi les distingue-t-on en cornes opaques et cornes transparentes. Celles qui sont transparentes ne fournissent que très-peu de gélatine à l'eau bouillante ; mais comme elles s'y ramollissent assez facilement, les tabletiers en font toutes sortes d'ouvrages de tabletterie. Ils parviennent même à leur donner les diverses nuances de couleur veinées qui appartiennent aux espèces d'écailles de tortues, en les amollissant d'abord à l'eau chaude, ensuite en les imprégnant de couleurs dissoutes dans les acides minéraux. Ces dissolutions minérales augmentent leur solidité.

Les cornes opaques servent à faire des ouvrages de tours, de sculpture et de tabletterie. Leur extrême dureté, qui est due à la consistance de la gélatine, qui leur donne la solidité des os, les rend susceptible d'un très-beau poli.

La corne des pieds des animaux a été pendant long-tems regardée comme inutile aux arts et à la chimie ; mais l'industrie humaine, qui sait tirer parti de tout, les a substituées avec avantage au sang des animaux, pour la préparation du prussiate de potasse, avec lequel on fabrique le bleu-de-prusse.

Les Orientaux ont porté bien loin la crédulité sur le compte de la corne du rhinocéros, entre autres ; ils étoient persuadés que cette corne suoit à l'approche du venin ou du poison, en sorte qu'ils étoient assurés de n'être jamais empoisonnés, tant qu'ils en portoient sur eux. En France, les premiers médecins ont un peu hérité de la superstition des Orientaux, et ils ont attribué à l'ongle du pied d'élan des propriétés merveilleuses contre les spasmes et les convulsions. Le dispensaire de Paris prescrit cet ongle dans la poudre de guttète et la poudre antispasmodique. Nous voyons donc encore dans le nombre des matières médicales, le pied d'élan et la corne de cerf ; nous y ajouterons la corne du narwal ou licorne de mer, dont il n'est pas inutile de dire quelque chose. *Voyez* Corne de narwal.

CORNE DE BŒUF. La corne de cet animal est transparente ; c'est un composé de gélatine et de phosphate calcaire. On la ramollit assez facilement dans l'eau. Elle est d'un grand usage pour les tabletiers, qui en font toutes sortes de jolis ouvrages.

CORNE DE BOUC. *Hircus.* Le bouc est le mâle de la chèvre. Cet animal est du genre des mammifères ruminans. Son odeur forte l'annonce de loin, et son menton barbu le fait aisément reconnoître. Il est vif, léger, grimpant, sautant partout, vorace, ayant l'ouie très-fine.

Ses cornes sont arquées et sillonnées. Sa couleur est noire, mêlée d'un peu de brun. Sa chair est dure, coriace, d'une odeur désagréable.

Sa peau est rude et est employée dans les arts : on en fait des sacs, des outres pour transporter les liqueurs. C'est avec les peaux de boucs et de chèvres que l'on prépare les maroquins rouges et noirs.

On retire du bouc son suif, dont on fait des chandelles. Les pharmaciens emploient ce suif dans la composition de certains onguens et emplâtres.

La moëlle du bouc est propre aux mêmes usages.

Le lait de chèvre convient dans la phtisie et les maladies de consomption.

Les cornes de bouc ne sont plus d'usage en pharmacie ni en médecine. On s'en sert dans la tabletterie.

CORNE DE CERF ou BOIS DE CERF. *Cornu cervi, cervus.* L'animal qui nous fournit ces cornes se nomme cerf. C'est un animal à quatre pieds, grand comme un petit cheval, très-vif et très-léger à la course, sauvage, vivant très-long-tems, couvert d'un poil fauve ou rougeâtre, et ayant le devant de la tête plat. Ses cornes sont grandes, longues, rameuses, fortes et dures. La femelle de cerf se nomme biche; elle est aussi grande que le mâle; mais elle n'a point de cornes. Tous les ans le cerf met bas ses cornes dans le mois de mars. Alors il se tient caché dans les buissons, comme honteux d'avoir perdu ses défenses et ses ornemens, jusqu'à ce que de nouvelles paroissent. Les cerf les plus vigoureux poussent leurs cornes plus vîte que les autres, et elles sont plus grandes et plus fortes. Pendant qu'elles croissent, elles sont enveloppées ou couvertes d'une peau épaisse, cuirassée, garnie d'un poil ou duvet serré, court et gris, et leurs extrémités sont arrondies. Ces cornes étant dans leur grandeur parfaite, deviennent dures et osseuses partout. Alors la peau velue ne recevant plus de nourriture, se sèche se détache, tombe par morceau; les cornes sont nues, unies, de couleurs différentes, et leurs bouts ou extrémités n'étant plus enveloppés, deviennent plus pointus.

Les cornes ne sont pas les seuls produits que l'on recueille du cerf, on en tire encore le sang que l'on fait dessécher, un os du cœur, de la moëlle, de la graisse, le priape que l'on fait dessecher, la vessie que l'on applique sur la teigne pour la guérir, et on a été jusqu'à attribuer des propriétés ophtalmiques aux larmes qui coulent de ses yeux. Mais de tous ces produits, on n'estime réellement que ses cornes, sa moëlle et sa graisse.

Les cornes de cerf sont d'un très-grand usage en pharmacie et dans les arts. On s'en sert en pharmacie de diverses manières; savoir, en morceaux entiers, en rapure, et préparés philosophiquement.

CORNE DE CERF RAPÉE, ou RAPURE DE CORNE DE CERF.
Les tabletiers qui travaillent le bois de cerf ont soin de ramasser la rapure ou les copeaux qu'ils vendent au poids ou au sac. Mais cette rapure de corne de cerf est loin de la pureté que les pharmaciens recherchent dans leurs opérations. Cette rapure de tabletiers contient beaucoup de poussière et de la limaille de fer ; elle est d'une couleur grise et pulvérulente. Pour l'usage pharmaceutique il faut la cribler, pour ne conserver que les copeaux proprement dits ; mieux vaut encore la raper soi-même.

On se sert de la rapure de corne de cerf pour faire des boissons gélatineuses, pour obtenir ce que l'on appelle la gelée de corne de cerf. L'eau bouillante ne dissout que la gélatine, qui est son principe immédiat. C'est avec cette corne rapée que l'on prépare une boisson connue sous le nom de décoction blanche de Sydenham, qui est fort recommandée dans les dévoiemens et les pertes blanches et rouges. On ne parvient jamais à dissoudre toute la gélatine de la corne de cerf, par son ébullition dans l'eau. Ce qui reste après l'expression de sa décoction, est du phosphate calcaire, plus un peu de gélatine ; mais si on le soumettoit à l'analyse à la cornue, les produits ne seroient pas aussi abondans, et le noir de cerf ne seroit pas aussi beau ni aussi velouté que par l'analyse de la corne de cerf entière.

CORNE DE CERF PRÉPARÉE PHILOSOPHIQUEMENT.
S'il n'y a pas de philosophie dans cette préparation, il y a du moins bien de l'intelligence de la part de celui qui, le premier, l'imagina. Cette préparation consiste à enlever l'épiderme de la corne de cerf : on y parvient en faisant bouillir la corne de cerf dans de l'eau, ou en l'exposant à la vapeur de l'eau bouillante, jusqu'à ce que l'épiderme soit suffisamment amolli pour pouvoir l'enlever avec une lame de couteau ou un grattoir. La corne qui est au dessous de l'épiderme est blanche, et la gelée qu'on en tire est transparente et a une saveur plus douce.

CORNE DE CERF (plante). *Cornu cerviosum. Coronopus hortensis.* Plante potagère que l'on cultive dans les jardins. Elle appartient à la tétrandrie monogynie de *Linneus*, et à la deuxième classe (infundibuliforme) de *Tournefort*.

Ses feuilles partent immédiatement de sa racine ; elles sont longues, étroites, nerveuses, découpées profondément, d'une saveur astringente, représentant en figures des petites cornes de cerf, d'où la plante a reçu son nom.

On mangent ses feuilles en salade : ses fleurs et ses semences naissent sur une tige qui s'élève du milieu des feuilles ; elles ressemblent à celles du plantin.

CORNE DE NARWAL, ou LICORNE DE MER. Le narwal est un monstre de mer de la famille des cétacés, qui habite la mer du Nord vers les côtes d'Islande et du Groënland. Il porte sur son nez une corne longue de 6 à 8 pieds (2-3 mètr.), qui est creuse en dedans jusqu'à la moitié de sa longueur ; et qui est faite en forme spirale. Cette corne a la blancheur et la dureté de l'ivoire ; son extrémité est pointue, et lui sert à casser la glace lorsqu'il a besoin de respirer l'air. La corne du narwal étoit réléguée anciennement dans les cabinets d'histoire naturelle ; mais depuis qu'elle est plus connue, on en voit chez les tabletiers ou tourneurs en ivoire, qui la préfèrent à l'ivoire lui-même, parce qu'elle ne se jaunit pas aussi promptement à l'air. Ses principes immédiats sont de la gélatine et du phosphate calcaire. J'en ai fait une gelée comme avec l'ivoire.

CORNEILLE, PERCEBOSSE ou CHASSEBOSSE, *Lysimachia lutea major vulgaris*. Plante de la pentendrie monogynie de *Linneus* et de la deuxième classe de *Tournefort*.

Cette plante pousse plusieurs tiges qui s'élèvent à la hauteur de deux à trois pieds ; (974 millim.) elles sont droites, velues, garnies de plusieurs nœuds de chacun desquels sortent trois ou quatre feuilles oblongues, pointues, semblables à celles du saule, d'un vert obscure en dessus, blanchâtres et cotonneuses en dessous. Ses fleurs sont aux sommités des tiges ; elles sont infondibuliformes, découpées en cinq ou six parties, de couleur jaune, d'une saveur aigre sans odeur. Ses fruits sont sphériques ; ils s'ouvrent par la pointe en plusieurs parties, et renferment dans leur cavité, des semences menues, d'une saveur astringente, sa racine est rougeâtre, traçante.

Cette plante croit dans les marais, dans les fossés humides.

On s'en sert intérieurement en décoction, ou de son suc exprimé pour la dysenterie, les hémorragies, et extérieurement pour nétoyer et consolider les plaies.

Lysimachus, fils d'un roi de Sicile, est le premier qui en a fait usage, d'où on lui a donné le nom de *lysimachia*.

CORNICHON. Petit fruit naissant de concombre que l'on cultive dans les jardins.

La plante qui produit ce fruit est de la monoécie syngénésie de *Linneus*. *Voyez* Concombre cultivé.

Les cornichons que l'on distribue dans le commerce des fruits potager, sont de petits fruits oblongs que l'on cueille lorsqu ils sont encore très-petits pour ne laisser sur le pied que les produits , un ou deux concombres au plus destinés a arriver en maturité. On doit les choisir pleins dans leur intérieur, c'est-à-dire avant que les organes de la fructification proprement dite commencent à se développer , lorsque l'on se propose de les confire au vinaigre. S'ils sont trop avancés, ils sont mous , ils contiennent trop d'eau de végétation, et ils ne se conser-vent pas aussi bien dans le vinaigre.

Pour les avoir d'un beau vert, étant confis au vinaigre , il faut les laver dans plusieurs eaux , les laisser tremper dans une dernière eau, les retirer de ce liquide , les laisser égouter, et se ressuyer à l'air, et les tenir immergés dans le vinaigre bouil-lant , à trois ou quatre reprises.

CORNICHON DE CERF. C'est ainsi que l'on nomme les sommités de la corne de cerf.

Ces sommités sont plus dures que les parties de la corne qui sont plus près de la tête : elles contiennent beaucoup plus de gélatine quoique d'un moindre volume. Les pharmaciens pré-fèrent les cornichons de cerf pour en obtenir la gélatine, et les soummettre à l'analyse au degré de feu supérieur à celui de l'eau bouillante , à l'effet d'en obtenir les produits médiats.
Voyez corne de serf.

CORNIER ou CORNOUILLER. Arbre qui produit le fruit connu sous le nom de corne ou cornouille. *Voyez* corne.

CORNIOLES. Fruit épineux dont la substance interne est blanche, pulpeuse, d'une saveur de châtaigne.
Voyez châtaigne d'eau.

CORNOUILLES. Fruits du cornier. *Voyez* cornes.

CORTUS. *Cortusa mathioli sanicula montana latifolia laci-niata.* Plante de la pentendrie monogynie de *Linneus.*

Les feuilles de cette plante s'élèvent immédiatement de la racine : elles sont larges, rondes, découpées, rudes, préce-dées des pétioles assez longs , leur saveur est stiptiques. Il s'é-lève d'entre elles des petites tiges nues qui portent en leurs sommités des fleurs d'une seule pièce , semblables à celle de l'oreille d'ours , de couleur purpurine. Sa racine est fibreuse. Toute la plante est odorante. Elle croît dans les Alpes , dans les terrains argilleux.

On se sert de la racine sèche, en infusion. Elle est vulnéraire, astringente, propre pour les maladies de poitrine.

Mathiole a donné à cette plante le nom de *cortuse* de celui d'un noble vénitien , son protecteur et son ami.

COSTUS AMER. *Costus amarus* On a confondu pendant

long–tems les trois espèce de costus que l'on trouve dans le commerce de la droguerie, savoir : le costus d'Arabie, le costus doux et le costus amer, mais aujourd'hui on les distingue les uns des autres. Le costus amer est une écorce d'une saveur amère. *Voyez* écorce de *Winter.*

COSTUS D'ARABIE CHIANFOU DES CHINOIS. *costus iridens redolens tsiana-kua. Costus arabicus zingiber silvestre majus fructu inpediculo singulari.* C'est la racine d'un arbrisseau qui ressemble beaucoup au sureau, et qui croît dans les deux indes, particulièrement dans l'Arabie heureuse d'où on nous l'apporte sèche. Cet arbrisseau est de la monandrie monogynie de *Linneus.*

Le costus d'Arabie est une racine grosse comme le pouce, de différentes longueurs, elle est pesante, compact, de couleur grise cendrée en dehors, rougeâtre en dedans, d'un goût âcre, aromatique, un peu amer. Son odeur est agréable, approchante de celle de l'iris ; elle communique à l'iris une odeur de violette.

Cette racine est stimulante, carminative, emménagogue. La dose en poudre est de demi gros (2 gram.) et de 4 gros (16 gram.) en infusion, dans une livre (5 hectogrammes d'eau.

On la confond mal à propos avec la canelle blanche.

Le costus d'Arabie entrent dans la composition du philon romain, de la thériaque, du mithridate, du caryocostin, des trochisques hédycroi.

COSTUS DOUX. *Costus dulcis.* Le costus doux est une racine qui ressemble en figure, en grosseur et en couleur au *terra merita.*

Cette racine est peu employée en médecine. On lui préfère le costus d'Arabie.

COTON. *Xylon, gossipium herbaceum. Gossipium arboreum. Gossipium Barbadence. Gossipium hirsutum.* Le coton est un duvet végétal que l'on trouve dans les fruits d'une plante herbacée, et d'une plante arbre qui appartiennent l'une et l'autre à la monadelphie polyandrie de *Linneus.*

Ce fruit qui est de forme ovoïde, de la grosseur à-peu-près de nos belles avelines, appartient au cotonnier ; on distingue deux espèces de cotonniers, l'une qui est une plante à tige molle, et l'autre qui est une plante, arbre ou arbrisseau dont la tige s'élève à quatorze ou quinze pieds (4 à 5 mètres). Parmi les cotonniers en arbre on distingue trois espèces qui différent par la beauté et la finesse du coton que fournissent leurs fruits. Il en

C O T 429

croît une espèce à la Martinique, dont les graines sont serrées et amoncelées dans l'intérieur du fruit, en un flocon très-dur, ce qui l'a fait nommer *coton de pierre* ; c'est l'espèce qui donne le plus beau coton ; des deux autres espèces, l'une donne le coton le plus commun, dont on fait des matelats et des toiles ordinaires, et l'autre un coton fin et blanc, dont on fait de très-beaux ouvrages.

Lorsque le fruit du cotonnier est mûr, il s'ouvre en trois ou quatre quartiers, et laisse apercevoir une touffe de duvet qui se tuméfie par la chaleur ; on cueille alors ce fruit, on le met dans un panier que l'on expose au soleil, puis on le passe dans un moulin pour séparer la graine du duvet. Ce sont nos îles françaises de l'Amérique qui fournissent le meilleur coton. Les étrangers mêmes tirent leur coton de la Guadeloupe, de St.-Domingue et des contrées voisines. On cultive aussi des cotonniers dans la Sicile, dans la Pouille, en Syrie, en Chypre et à Malte. La plupart des négocians françois tirent leur coton de Chypre, de Saint-Jean-d'Acre et de Smyrne ; le plus estimé est celui qui est d'un blanc jaunâtre, long et doux. L'usage du coton est assez connu. Ses semences sont pectorales et propres pour le crachement de sang.

COTON DE LA CHINE. *Moxa artemisia Chinensis.* Espèce de duvet ou filament cotoneux qui adhère aux feuilles d'une plante, espèce d'armoise de la syngénésie polygamie superflue, de *Linneus*, laquelle croît dans la Chine et la Sibérie.

On rassemble ce duvet et on en fait des mèches grosses comme un tuyau de plume, les chinois, les japonois et même les anglois mettent le feu à ces mèches pour disposer les ventouses que l'on applique sur la peau pour la soulever, et calmer certaines douleurs locales. On donne à cette opération, le nom de *moxa* d'où est venu celui que l'on a donné à cette espèce de duvet cotoneux.

COTON PHILOSOPHIQUE. expression doublement impropre que les chimistes anciens ont donné aux vapeurs condensées du zinc volatilisé à l'air libre, par l'action du calorique, et qui s'oxide par son contact avec l'oxigène.

Voyez oxide de zinc blanc.

COTON SERVANT DE MÈCHE ou AMADOU. *Echinopus, echinops sphœrocephalus.* Duvet cotoneux que l'on sépare d'une plante nommée échinops ou sphérocéphal que *Linneus* a placée dans sa syngénésie polygamie séparée.

Cette plante croît dans l'Italie et dans l'Espagne. Les sommités des tiges de cette plante sont garnies de têtes fort grosses, de forme sphérique , qui portent des fleurons évasés par le haut, et découpés en lanières, de couleur bleue , blanchâtre. Le duvet cotoneux croît sur les feuilles , on parvient à l'en sé-parer en faisant bouillir les feuilles dans une lessive alcaline de cendre de sarment. On le lave et on le fait sécher.

Il paroît que le moxa des chinois que l'on tire de l'armoise , s'obtient par un semblable procédé.

On fait avec ce coton, des mèches pour les lampes, et qu'on le fait servir d'amadou, dans les royaumes de Valence et d'An-dalousie.

On a donné à la plante, le nom *d'echinops* d'un mot grec qui signifie *erinaccus* , parce que les têtes qu'elle produit ont la fi-gure d'un petit hérisson, et celui de *sphéro-cephal*, tête sphé-rique ou ronde.

COUDRIER ou NOISETIER. *Corylus avellana*. Arbrisseau dont on distingue deux espèces, l'une sauvage, l'autre cultivée.

Il appartient à la monoécie polyandrie de *Linneus*, et à la dix-neuvième classe, (fleurs à chaton, ou amentacée) de *Tournefort*.

Cet arbrisseau cultivé pousse beaucoup de tiges longues plian-tes, sans nœuds, couvertes d'une écorce mince; ses feuilles sont larges, grandes, dentelées, pointues, vertes en dessus, blanchâtres en dessous; ses fleurs sont des chatons jaunâtres, écailleux : les fruits naissent sur le même pied , mais en des endroits séparés, ce sont les noisettes. Elles sont enveloppées d'une coëffe mem-braneuse , de forme presque ronde ou ovale.

Voyez Aveline pour plus ample détail.

On fait avec le bois de coudrier des arcs, des cerceaux : c'est avec ce bois que l'on préparoit les baguettes prétendues divi-natoires pour découvrir les mines métalliques et les sources d'eau.

COUIS. Nom que l'on donne en France à un arbre de l'A-mérique qui produit un fruit gros comme nos potirons, connu dans les arts et dans le commerce sous le nom de *choyne*.

Voyez Choyne.

COUPEROSE BLANCHE. Terme thecnique adopté dans le commerce de la droguerie pour exprimer l'espèce de vitriol dont le zinc est la base , et que l'on nomme encore *vitriol blanc*.

Voyez sulfate de zinc.

Nota. On fait dériver le nom de *couperose* du latin *cuprirosa* qui signifie rose ou rosette de cuivre, parce qu'on obtient la couperose bleu de la pyrite de cuivre, et on a appliqué ce même mot *couperose* aux trois combinaisons de l'acide sulfurique avec le fer. Le cuivre et le zinc, en lui appliquant les adjectifs, *verte*, *bleue*, *blanche*, parce que le sulfate de fer est vert, le sulfate de cuivre est bleu, et le sulfate de zinc est blanc.

Tous ces sulfates s'obtiennent des pyrites ou sulfures de chacun des métaux.

COUPEROSE BLEU. Combinaison de l'aide sulfurique avec le cuivre.

On tire ce sel des pyrites cuivreuses.

Voyez sulfate de cuivre.

COUPEROSE VERTE. Sel métallique qui procède de la combinaison de l'acide sulfurique avec le fer. On le prépare avec la pyrite martiale. *Voyez* Sulfate de fer.

COURBARIL. *Courbaril bifolia, fructu pyramido.* Hymenea. Fruit d'un arbre légumineux qui croît dans l'Amérique méridionale, et que *Linneus* a placé dans sa décandrie monogynie.

. Ce fruit est une gousse longue comme la main, ayant à peu près la figure d'une poire aplatie. Son écorce est dure, épaisse, ligneuse, lisse, de couleur rouge-brune en dehors, figurée en deux panneaux garnis de suture des deux côtés; elle renferme plusieurs noyaux très-durs, de la forme et de la grosseur de nos fèves de marais. Ils sont entourés d'une matière spongieuse grise ou rougeâtre, d'une saveur aigrelette, et qui devient une espèce de coton. On s'en sert dans le pays pour faire du pain.

L'écorce de ce fruit est astringente. C'est du tronc de cet arbre que découle, par incision, la seconde espèce de résine animée.

Le courbaril fruit, est plutôt un objet d'histoire naturelle, qu'une matière à l'usage de la médecine.

COURGE ou CALEBASSE. *Cucurbita longa, folio molli, flore albo.* (*Pl. XVIII, fig.* 105.) Fruit de terre ou de potager qui appartient à une plante de la monoécie syngénésie de *Linneus*, et de la première classe (fleurs campaniformes) de *Tournefort.*

Cette plante, que l'on cultive dans les jardins potagers, est trop connue pour en faire la description. Il nous suffira de dire que ses fleurs sont monopétales, découpées en cinq parties, blanches et velues. Le calice devient un fruit cylindrique, qui devient d'une grosseur prodigieuse. Ce fruit est couvert d'une écorce dure, ligneuse, jaunâtre : sa substance pulpeuse est épaisse, blanche, d'une saveur insipide ; elle renferme beaucoup de semences aplaties, oblongues, couvertes d'une écorce ligneuse grise, garnies tout autour d'une espèce de bourrelet.

L'amande que renferment ces semences est douce, agréable au goût, et fait partie des quatre semences froides : on lui donne le nom de semence de courge.

Le péricarpe charnu de la courge est d'usage dans les cuisines.

On doit cueillir la courge lorsque son écorce commence à jaunir, et on la laisse séparée de terre pendant un mois pour que ses principes achèvent de s'élaborer.

COURONNE IMPÉRIALE. *Fritillaria imperialis lilium*, *sive corona imperialis Tusai.* Plante de l'hexandrie monogynie de *Linneus*, et de la neuvième classe (famille des liliacées) de *Tournefort.*

Cette plante, qui croît dans la Perse, a été apporté de Constantinople en Europe, en 1570 ou environ. *Clusius* lui a donné le nom de *Tusai.* On lui donne en France le nom de couronne impériale, à cause de la disposition de sa fleur.

Sa tige et ses feuilles sont semblables à celles du lis sauvage : ses fleurs sont disposées en couronne, de couleur jaune ou pâle, ou d'hyacinthe, ou purpurine tirant sur le rouge. A cette fleur succède un fruit oblong, canelé, divisé en trois loges remplies de semences plates. Sa racine est une bulbe composée de tuniques qui s'emboîtent les unes dans les autres ; elle est garnie à sa partie inférieure, d'une infinité de fibres radicales qui sont les véritables organes suçoirs. La bulbe a une odeur d'ail.

C'est particulièrement de la racine dont on fait usage : elle est digestive. On la fait entrer dans la composition de l'emplâtre diabotanum.

COUSIN. *Culex.* Insecte diptère, c'est-à-dire, à deux ailes, qui se fait malheureusement trop connoître par les incommodités qu'occasionne sa piqûre pendant la saison de l'été.

Le cousin commun est cendré ; son corps est fort petit ; ses ailes sont plus longues que le corps, et forment à l'extrémité comme une queue, quand cet insecte ne vole point.

Les antennes du mâle sont en peigne, celles de la femelle sont en panache : sa trompe, garnie de gaines, est extrêmement flexible. Cet insecte femelle pond ses œufs sur l'eau, et leur réunion forme une espèce de petit bateau pointu par les deux bouts. Les œufs deviennent larves ; chaque larve est composée de neuf anneaux. Ces larves se trouvent dans les eaux dormantes et tranquilles. Après avoir changé plusieurs fois de peau, elles deviennent nymphes, et au bout de huit à dix jours elles parviennent à l'état d'insectes parfaits.

Le cousin habite les lieux humides, les prés : il est attiré par la lumière de la chandelle ou de la bougie, et il vole par troupes nombreuses, surtout le soir. Il enfonce profondément sa trompe dans la peau de l'animal qu'il pique, et il aspire le sang qui ne fait que traverser son corps, et qu'il rend aussitôt par le derrière. Sa piqûre cause une démangeaison suivie d'enflure. Il faut bien se garder de gratter la partie piquée. Le remède prompt et sûr est de la laver avec de l'eau salée.

CRAIE. Substance minérale blanche que l'on prépare dans la ci-devant Champagne et Bourgogne, dont la forme est cylindrique, qui participe des débris des animaux à coquilles. *Voyez* Carbonate calcaire.

CRAIE DE BRIANÇON. *Creta brigantina, grisea et alba.* Espèce de pierre smectite ou stéatite, ou talc écailleux que l'on trouve dans les environs de Briançon.

Cette matière minérale est dans un état d'agrégation solide : elle est brillante, compacte, douce au toucher, ayant un aspect gras ; elle participe de la nature de l'argile, et elle est unie à de la terre magnésiene. On en trouve de grise et de blanche. Cette dernière est préférée. Les droguistes la confondent avec le talc de Venise, dont elle a tous les caractères, à l'exception qu'elle est écailleuse, au lieu d'être lamelleuse.

La craie de Briançon mousse dans l'eau comme le savon, ce qui lui a fait donner anciennement le nom de pierre savonneuse.

Les tailleurs s'en servent pour tracer la coupe des habits.

Les fabricans de rouge en font le corps principal du blanc de fard, et du rouge végétal à l'usage des dames.

Pour obtenir cette craie en poudre très-fine, on la frotte sur des tiges de prèle ou queue de renard ; ensuite on la tamise à travers un tamis de soie à tambour, dont l'intérieur est garni de quatre toiles de soie qui se succèdent par autant de degrés de finesse dans leur tissu.

CRAM. *Cochlearia armoracia ; raphanus rusticanus.* Plante de la tétradynamie siliqueuse de *Linnæus*, et de la famille des crucifères de *Tournefort.*

Cette plante est plus généralement connue sous le nom de *raifort. Voyez* Raifort.

CRANE HUMAIN. *Cranium humanum.* Cavité osseuse qui renferme le cerveau et le cervelet.

C'est un assemblage de plusieurs os. Il est composé de six os *qui lui sont propres*, savoir le frontal, l'occipital, les deux pariétaux, et les deux temporaux. Outre cela, il en a deux communs, le sphénoïde et l'ethmoïde.

Considéré chimiquement, c'est un composé de gélatine animale et de phosphate calcaire.

Son nom est dérivé du grec *cranos*, qui signifie *casque*, parce qu'il sert à défendre le cerveau contre les agens extérieurs.

On prescrivoit anciennement le crâne humain dans les cas d'épilepsie et de convulsion ; mais on a reconnu combien peu étoit fondée cette propriété médicinale, et ce remède est tombé en désuétude.

La préparation du crâne humain consistoit à le raper et à le réduire en poudre.

CRAPAUD. *Bufo.* Quadrupède ovipare sans queue, qui habite les lieux sombres, humides, infectes, le creux des arbres morts et sous les grosses pierres, où il fuit l'éclat du jour qui le blesse.

Cet animal a beaucoup de ressemblance avec la grenouille, mais il en diffère par des caractères assez frappans pour ne pas les confondre.

Le crapaud a le ventre enflé, ample : sa tête est grosse, garnie de deux yeux qui regardent le ciel, au lieu de regarder la terre : son dos est large ; la peau qui le couvre est dure, grise, brune, parsemée de taches qui semblent autant de pustules : ses pattes de derrière sont moins allongées que celles du devant, et il se traîne et ne saute point ; caractères qui suffisent pour le distinguer de la grenouille.

Cet animal se met en colère lorsqu'on le touche ; il s'enfle, et ne lâche point prise, lorsqu'il saisit quelque chose, à moins qu'on ne l'expose au soleil dont il redoute la lumière. Il lance, par sa partie postérieure, une liqueur contenue dans une bourse particulière différente de la vessie. On a pris cette liqueur pour de l'urine, mais c'est une humeur secrétoire que l'on a cru long-tems vénéneuse, et que des expériences modernes ont fait reconnoître pour n'être point délétère. Ni la salive, ni la morsure, ni la mucosité du crapaud ne sont vénimeuses, et on doit cesser de redouter cet animal, qui n'a de dangereux que l'effroi qu'il cause par son aspect vraiment hideux.

Le crapaud recherche en hiver les eaux stagnantes ; en été il habite les lieux fangeux, les marais les plus infectes, et il en diminue l'insalubrité. Ce phénomène physique prouve que les crapauds sont alimentés par intus-susception, en absorbant les fluides gazeux qui sont des effluences d'infection : le même phénomène explique comment un crapaud qui se trouve enfermé dans un corps où il n'y a point d'autres substances alimentaires que des gaz putrides, a pu vivre et augmenter en volume.

Le crapaud mâle n'offre aucun organe extérieur de la génération ; il n'a point d'accouplement réel avec la femelle. Celle-ci ne peut déposer ses œufs sans le secours du mâle. Aussitôt que la femelle a fait sortir le premier œuf, le mâle, à l'aide de ses pattes de derrière, tire le chapelet d'œuf avec une adresse singulière. Sans ce bon office, elle périroit au travail. Ces œufs sont disposés en deux cordons qui ont quelquefois jusqu'à trente pieds (10 mètres) de long. Ils sont sans coquilles, et ils sont fécondés hors de l'animal. Ils tombent dans la vase, et c'est là qu'avec le tems ils éclosent : mais l'animal ne brise pas son enveloppe ; celle-ci se distend, et l'animal qu'elle renferme a toute la forme d'un poisson. Il porte alors le nom de *têtard*. Ce n'est qu'au bout de cinquante jours ou environ que toutes les parties du crapaud sont conformées, et qu'il jouit de l'état d'animal parfait.

Dans les dispensaires de pharmacie, on recommande de laver les crapauds dans le vin blanc ; on les vide de leurs intestins, et on les fait sécher.

On prépare le crapaud par la combustion dans les vaisseaux fermés. On en fait une huile par infusion et décoction dans l'huile d'olive ; une huile par analyse à la cornue : on le fait entrer vivant dans la composition du baume tranquille.

Les têtes de crapauds entrent dans la composition du baume de *leïtour*.

Nota. Les propriétés du crapaud ne sont pas confirmées, et on néglige maintenant son usage.

CRAPAUDINE. Pétrification du genre des phosphates calcaires.

C'est la couronne pétrifiée de la dent molaire du poisson du Brésil, nommé le *grondeur*. La dureté de cette pétrification la rend propre à être taillée par le lapidaire. On en monte des bagues.

On pensoit autrefois que c'étoit des pierres qui existoient naturellement dans la tête du crapaud, d'où on lui avoit donné le nom de crapaudine ; mais les observations de *Jussieu* ont levé tous les doutes sur son origine.

CRAYON DES CHARPENTIERS ou PIERRE NOIRE. C'est l'argile schisteuse graphique. Cette pierre est noire, tendre, friable, et devient rouge par l'action du feu.

Les charpentiers, les menuisiers s'en servent pour tracer des lignes sur le bois.

CRAYON NOIR. Petit cylindre à l'usage des dessinateurs, destiné à tracer en noir.

28*

Les cylindres de cette couleur sont faits avec du carbure de fer ou plombagine scié en tablettes, et dont on remplit les cavités des bois à rainures disposés pour les recevoir.

Voyez Carbure de fer.

CRAYON ROUGE. On prépare les crayons rouges avec l'espèce de mine de fer rouge et tendre connue sous le nom de pierre sanguine ou hématite.

Voyez Hématite.

CRÈME DE CHAUX. Les anciens chimistes appeloient ainsi l'espèce de pellicule saline qui surnage l'eau de chaux lorsqu'elle est en contact avec l'air atmosphérique.

Cette matière est un véritable carbonate calcaire insoluble dans l'eau, et qui se forme aux dépens de l'acide carbonique contenu dans l'air, qui se combine avec la chaux tenue en dissolution dans l'eau de ce nom.

Voyez Carbonate calcaire.

CRÈME DE TARTRE. On conserve encore aujourd'hui le nom de crême de tartre à l'acidule tartareux que l'on obtient de la dissolution des espèces de tartre blanc et rouge dans l'eau, purifiés, évaporés et crystallisés.

Voyez Tartrite acidule de potasse.

CRESSON ALÉNOIS ou NASITOR. CRESSON DES JARDINS. *Nasturtium hortense, lapidium sativum.* Plante de la tétradynomie siliculeuse de *Linneus*, et de la famille des crucifères (cinquième classe) de *Tournefort*.

Cette plante, que l'on cultive dans les jardins, pousse plusieurs tiges rondes, solides, rameuses, hautes d'un pied et demi (487 millim.) environ. Ses feuilles sont oblongues, découpées profondément, d'une saveur âcre, mais agréable : ses fleurs naissent aux sommités des tiges; elles sont petites, blanches, tirant sur le purpurin, composées de quatre petales disposés en croix : ses fruits sont des silicules remplies de semences presque rondes, rougeâtres, d'une saveur brûlante : sa racine est simple, ligneuse.

Le cresson alénois est d'usage sur les tables : on le mange en salade. On lui a donné le surnom d'*alénois* de *alere*, qui signifie nourrir, et celui de *nasitor*, de *nasus*, nez, et du françois *tordre*, parce qu'il excite l'éternuement.

Cette plante est anti-scorbutique et diurétique.

On en prépare une eau distillée, un sirop avec son suc exprimé. Elle entre dans la composition de l'alcool anti-scorbutique, de l'alcool général; et la semence entre dans celle de l'emplâtre diabotanum.

CRESSON DE FONTAINE ou **CRESSON D'EAU**. *Nasturtium aquaticum supinum. Sisymbrium nasturtium.* Plante de la tétradynamie siliqueuse de *Linneus*, et des crucifères de *Tournefort*.

Le cresson de fontaine est trop connu pour en faire la description. Cette plante croît dans les lieux humides, sur le bord des fontaines : ses feuilles sont presque rondes ; elles contiennent beaucoup d'eau de végétation ; elles sont odorantes, d'une saveur un peu piquante, agréable : ses fleurs sont blanches, composées de quatre pétales disposés en croix : ses fruits sont des petites siliques qui renferment des semences presque rondes, menues, rougeâtres, âcres au goût.

Le cresson est d'usage sur nos tables : on le mange en salade, avec la volaille rôtie. C'est un excellent dépuratif, diurétique, et anti-scorbutique.

On en fait une eau distillée, des sucs exprimés et dépurés, un sirop, des boissons anti-scorbutiques : ses feuilles entrent dans la composition du vin anti-scorbutique, de l'alcool général, de l'alcool anti-scorbutique, du sirop anti-scorbutique.

CRESSON DES PRÉS. Plante de la tétradynamie siliqueuse de *Linneus.*

C'est une espèce de cresson qui croît dans les prés et les lieux humides. On lui a donné le nom de cardamine, de *cardamum* qui signifie cresson. *Voyez* Cardamine.

CRESSON SAUVAGE. Espèce de passerage ; plante de la tétradynamie siliculeuse de *Linneus.* Que l'on a désignée sous le nom de *lepedium Iberis*, parce que cette plante croît abondamment dans l'Espagne que l'on appelloit *Ibérie.*

Voyez Passerage sauvage.

CRIOLITHE. Substance minérale désignée anciennement sous le nom d'*alumine fluatée alcaline.*

Ce minéral est rayé par la chaux fluatée, et raye la chaux sulfatée. Elle se fond d'abord assez facilement au chalumeau ; mais ensuite elle se couvre d'une substance blanche, et elle devient difficile à fondre. Sa pesanteur spécifique est de 2,949.

M. *Klaproth* en a fait le premier l'analyse et y a trouvé :

Soude.	360
Alumine.	235
Acide fluorique et eau.	405
	1000

M. *Vauquelin* qui l'a également analysé y a trouvé :

Soude. 32

Alumine. 21

Acide fluorique et eau. 47

—————

100

La Criolithe a été trouvée dans le *Groënland.*

CRISTAL D'ISLANDE. Variété du spath calcaire. C'est une espèce de verre transparent qui tient de la nature de l'argille et du carbonate calcaire.

La propriété la plus distinctive du cristal d'Islande, est de faire voir double l'objet qu'on regarde à travers. Ce phénomène est dû à une double réfraction que subissent les rayons de la lumière en traversant ce cristal. Il est dissoluble en partie dans les acides, et il acquiert la propriété de luire dans les ténèbres, lorsqu'il a été calciné. Son nom lui vient de celui de l'île où on le trouve.

Le cristal d'Islande est un objet de curiosité dans les cabinets d'histoire naturelle.

CRISTAL DE ROCHE. Quartz hyalin limpide, dont la transparence est d'une belle eau.

Le cristal de roche est du genre des pierres transparentes et scintillantes, c'est-à-dire qui font feu par le choc avec l'acier.

La silice est la base de ce cristal. Il paroît que son origine est due à la décomposition des végétaux qui lui fournissent ses principes immédiats, savoir la silice d'une part, et une base alcaline de l'autre. Sa formation est due à l'eau qui a servi de véhicule pour dissoudre la silice par l'intermède d'une base salifiable alcaline. On en juge par comparaison ou analogie avec ce qui se passe dans les laboratoires des verriers qui fabriquent le cristal blanc. La différence existe dans les moyens dont se sert la nature, et le tems qu'elle emploie à former ces masses de cristal, qui sont plus ou moins volumineuses. L'aggrégation des parties du cristal de roche s'opère successivement et lentement, mais la nature ne calcule pas avec le tems, celui-ci lui appartient, et elle en use souverainement. La régularité constante dans l'arrangement de leurs molécules, prouve que leur configuration est due à leur dissolution par l'eau et non par le calorique, et à la force d'attraction entre leurs parties similaires.

Le cristal de roche se présente en aiguilles formées d'un prisme à six pans, avec une pyramide à six faces.

Sa dureté est telle qu'il est susceptible du plus beau poli, et qu'il fait feu avec l'acier. On lui donne le nom de cristal de roche, parce que les crevasses des rochers de la Tarentaise, du Mont-Blanc, des Alpes dauphinoises, des montagnes de Madagascar en sont hérissées. On en trouve dans toutes les parties du monde, dans des grottes ou cavernes abreuvées d'eau, attachés aux voûtes supérieures qu'il tapisse. La mine la plus riche est celle de Fischback, dans le Valais.

On emploie le cristal de roche à garnir des lustres, des girandoles; on en fait des vases, des tabatières; on le taille en facettes pour en faire des ouvrages de joaillerie, sous le nom de strass; on en fait des cachets. Sa couleur et sa transparence varient selon les substances qui y sont interposées, et alors il reçoit différens noms.

Les pharmaciens chimistes choisissent le cristal de roche le plus transparent et le plus incolore pour en obtenir la silice pure. *Voyez* Mon cours élémentaire de pharmacie chimique.

CRISTAUX D'ALENÇON, DE MÉDOC, DU RHIN. Ce sont des cristaux de roche détachés et roulés accidentellement.

La plupart de ces cristaux sont ternes ou colorés.

CRISTAUX (FORMES DES). Il est indispensable de connoître tout au moins les formes les plus communes des cristaux, lorsqu'on s'applique à l'étude des substances minérales; et nous pensons que les élèves nous sauront quelque gré de leur avoir indiqué les noms de chacune de ces formes. Nous les invitons à consulter les ouvrages de MM. *Hauy*, *Romé Delille*, et la Cristallotechnie par M. *Leblanc*.

1°. *Prisme hexaèdre* (à six faces) terminé par des pyramides *tétraèdres* (à quatre faces).

2°. *Prisme hexaèdre* terminé par des sommets *dièdres* ou *trièdres* (deux ou trois faces).

3°. *Prisme à huit ou neuf faces* à sommets trièdres.

4°. *Dodécaèdre* (à douze faces) à faces triangulaires. C'est la réunion, base à base, de deux pyramides hexaèdres.

5°. *Prisme hexaèdre* régulier.

6°. *Cristal à vingt-quatre faces.*

7°. *Octaèdre alongé.*

8°. *Prisme hexagonal* à quatre grandes faces et à deux petites, et terminées par des pyramides à quatre faces, correspondant aux quatre grandes faces du prisme.

9°. *Prisme quadrangulaire*, surmonté de pyramides quadrangulaires.

10°. *Prisme à neuf faces* terminé par des pyramides quadrangulaires.

11°. *Prisme à huit faces* (parallèles deux à deux), et avec des facettes sur le sommet.

12°. *Prisme hexaèdre* terminé par quatre faces.

13°. *Cube*, hexaèdre régulier à angles droits.

14°. *Dodécaèdre régulier à faces rhombes.*

15°. *Prisme pentagonal* formant un heptaèdre en comptant les deux bases.

16°. *Octaèdre* à faces triangulaires, formé par la réunion base à base de deux pyramides quadrangulaires droites.

17. *Prisme triangulaire* formant un pentaèdre ou cristal à cinq faces, en comptant les deux bases.

CRISTE MARINE. Plante marine de la pentandrie digynie de *Linneus*, et de la famille des ombellifères de *Tournefort*.

On lui a donné ce nom à raison de la configuration de sa feuille, qui est subdivisée en trois parties.

Cette plante est plus connue sous le nom de *passe-pierre*. *Voyez* Passe-pierre.

CROCUS MÉTALLORUM, en françois FOIE DES MÉTAUX. C'est un produit de l'art chimique, qui fait partie de la matière médicale. C'est du sulfure d'antimoine privé d'une partie de son soufre, et amené à l'état de demi-vitrification par la fusion.

Voyez Oxide d'antimoine sulfuré demi-vitreux.

CROISETTE. *Cruciata hirsuta. Cruciata herniaria. Gallium latifolium, cruciata quibusdam flore luteo.* Plante de la tétrandrie monogynie de *Linneus*, et de la seconde classe (infundibuliformes) de *Tournefort*.

Les tiges de cette plante s'élèvent à la hauteur d'un pied (325 millimètres); elles sont grêles, tendres, foibles, quarrées, velues, nouées. Il sort de chacun de ses nœuds quatre feuilles petites, velues, longuettes, disposées en croix. Ses fleurs sont petites, verticillées; de couleur jaune, monopétales, infundibuliformes, découpées dans le haut en quatre parties. A ces fleurs succèdent deux graines jointes ensemble : presque sphériques, renfermées dans un péricarpe sec, velu, qui leur avoit servi de calice. Ses racines sont menues.

Cette plante croît sur les bords des chemins, des ruisseaux ; des fossés. Son nom lui vient de la disposition de ses feuilles.

La croisette est vulnéraire, astringente : on l'applique extérieurement sur les hernies.

CROIX DE JÉRUSALEM, CROIX DE MALTHE, FLEUR DE CONSTANTINOPLE. *Flos constantinopolitanus, lychnis hirsuta flore coccineo major.* Cette plante fait l'ornement des jardins, et n'est d'aucun usage en médecine. Elle reçoit son nom de celui de Constantinople, d'où on nous l'a apportée en France. Elle appartient à la triandrie tryginie de *Linneus*, et à la classe des caryophyllées de *Tournefort*.

Cette plante pousse de sa racine plusieurs tiges de la hauteur de trois pieds (1 mètre), velues, menues, creuses comme les graminées. Ces tiges sont oblongues, assez larges, pointues, de couleur verte obscure, velues, rudes et amplexicaules. Ses fleurs sont le plus souvent de couleur écarlate, quelquefois blanche ou incarnate, ou variée, d'une odeur agréable. Chacune de ces fleurs est formée de cinq pétales rangés en œillets, fendus en deux parties égales, et garnis habituellement, un peu au delà de leurs moitiés, de deux ou trois pointes qui se joignent à celle des feuilles, et forment une couronne. A cette fleur succède un petit fruit de figure conique, qui renferme beaucoup de semences presque rondes, rousses. Ses racines sont longues, menues, divisées, d'une saveur âcre.

On la cultive dans les jardins.

CROTALAIRE. *Crotalaria asiatica, folio singulari verrucoso, floribus cœruleis.* Cette plante est originaire de l'Asie, de l'Éthiopie, et est cultivée dans quelques jardins de l'Europe. Elle appartient à la décandrie monogynie de *Linneus*. Sa tige est haute d'un pied et demi ou deux (325 à 650 millim.), anguleuse, noueuse, jetant beaucoup de rameaux disposés en rond : ses feuilles sont alternes, seules, précédées de pétioles très courts; elles sont longues d'un pouce et demi (40 millim.), larges de deux à trois lignes (4 à 6 millim.), obtuses, nerveuses, vertes en dessus, blanchâtres en dessous, parsemées de glandes, ondées en leurs bords : ses fleurs sont disposées en épis aux sommets des rameaux, papillonnacées, de couleur bleue, semblables à celles du genêt : ses fruits sont en gousses enflées, arrondies comme celles de l'arrête — bœuf, noirâtres, garnies de quelques poiles éloignés : ses semences sont jaunes, réniformes, d'une saveur âcre, nauséabonde : sa racine est fibreuse.

On nous apporte sa semence du levant; elle est purgative à la dose d'un gros (4 grammes).

CRUCHES RAFRAICHISSANTES. Ce sont des vases de terres qui, après leur cuisson, demeurent assez poreuses pour laisser transpirer l'eau que ces vases contiennent. Ils sont employés en Égypte, dans l'Inde, et en Espagne, où ils sont connus sous le nom d'*alcarazas*. L'eau qui transude sur les surfaces extérieures de ces vases, en se vaporisant, absorbe le calorique, refroidit les vases, et rafraîchit l'eau qu'ils renferment.

On accélère le rafraîchissement de l'eau en exposant les cruches aux rayons du soleil, en les tenant suspendues, et en
les agitant dans l'air.

Quelques personnes pensent que ces cruches sont faites avec
un mélange d'argile légère et de muriate de soude, que l'on
fait cuire modérément ; qu'ensuite on les fait bouillir dans l'eau
qui les pénètre, en dissout le sel, et les rend poreuses. Ce procédé demande à être confirmé par l'expérience.

CRUCI-FORME. Terme de botanique et de cristallographie.

On donne le nom de cruci-forme, en botanique, aux fleurs
des plantes dont les pétales sont au nombre de quatre, et disposés en croix ; telles sont les fleurs des plantes que *Tournefort*
a comprises dans sa cinquième classe.

En minéralogie on donne le même nom de *cruci-forme*,
particulièrement à l'harmotome composé de deux cristaux qui
forment une espèce de croix. (*Hauy.*)

CRYOLITHE. Pierre que l'on trouve dans le Groënland,
et qu'on a confondue d'abord avec le fluate d'alumine. M. *Klaproth* y ayant trouvé de la soude, M. *Vauquelin* en a fait l'a-
nalyse, et a trouvé :

Acide fluorique et eau.	46
Soude.	33
Alumine.	21
	100

Cette pierre n'a point encore été décrite en France par ses
caractères physiques et géométriques.

CUBÉBES, ou POIVRE A QUEUE. *Cubebæ*. *Piper cubeba.*
Petits fruits secs, ronds, ridés, de couleur brune tirant sur le
gris, qui naissent en manière de grappes sur une plante sarmenteuse, de la diandrie trigynie de *Linneus.*

Les cubébes ont une saveur aromatique et âcre, à peu près
égale à celle du poivre. On nous les apporte des Indes, particulièrement de l'île de Java, où croît abondamment la plante
qui les produit. Elles sont accompagnées d'un petit pédicule,
qui sert à les faire reconnoître et à les distinguer des espèces de
poivres avec lesquels il a quelque ressemblance.

On doit choisir les cubébes récentes, grosses, bien pleines,
âcres et aromatiques au goût.

Elles sont stimulantes, stomachiques, et carminatives ; elles
corrigent la mauvaise haleine.

On en prépare une huile par distillation. Elles entrent dans
la composition de l'alcool général, de l'élixir de vitriol.

CUBIQUE. M. *Hauy* appelle ainsi un cristal lorsqu'il présente la forme du cube, laquelle, dans ce cas, est toujours secondaire ; tel que le fluate de chaux cubique.

CUBOÏDE. On donne cette épithète à un cristal, lorsque sa forme diffère peu de celle du cube ; tel est le carbonate de chaux cuboïde. (*Hauy.*)

CUBO-OCTAÈDRE, CUBO-DODÉCAÈDRE, CUBO-TÉTRAÈDRE. Termes de cristallographie qui s'appliquent à un cristal lorsqu'il renferme une combinaison des deux formes indiquées par ces expressions ; tel que le fluate de chaux cubo-octaèdre, le sulfure de fer cubo-dodécaèdre, le cuivre gris cubo-tétraèdre. (*Hauy.*)

CUCUBALUS BACCIFERUS. *Alsine baccifera.* Plante de la décandrie trigynie de *Linneus.*

Cette plante pousse plusieurs tiges sarmenteuses, flexibles, foibles, grêles, rondes, nouées, longues de six pieds (2 mètres) et au delà, rampant à terre, si on n'a pas soin de les soutenir. Il sort de chacun de ses nœuds des feuilles opposées, semblables à celles de la marjolaine, mais plus grandes, et molles. Ses fleurs sont composées de cinq ou six pétales blancs-verdâtres, disposés en œillets : ses fruits sont des bayes grosses comme celles du lierre, de forme ovale, vertes en naissant, noires en mûrissant, molles, renfermant des semences entassées ensemble, noires, luisantes, réniformes : sa racine est longue, menue, sarmenteuse, traçante, fibrée, blanche.

Cette plante croît en Espagne, en Italie, dans le Languedoc ; elle est humectante, rafraîchissante, propre pour les pertes de sang : on s'en sert en décoction.

CUIRS D'ABATIS, ou CUIRS CRUS ET FRAIS. Ce sont les cuirs ou peaux des animaux fraîchement tués par les bouchers, qui n'ont reçus aucun apprêt, et qui sont encore tels qu'ils ont été levés de dessus le corps des animaux. Tels sont les cuirs de bœuf, de vache et de veau.

Ces cuirs sont destinés à être salés, ou séchés, ou tannés, etc.

Leur principal usage est pour l'économie domestique ou pour les arts, et non pour la médecine.

CUIVRE ou VÉNUS. *Cuprum, AEs-cyprium* Le cuivre appellé en latin *cuprum* a reçu cette dénomination qu'il conserve encore aujourd'hui de *AEs-cyprium*, parce qu'il a été trouvé premièrement dans l'île de Chypre.

Ce métal appartient à la quatrième section des métaux adoptée par les chimistes. Je le ferai connoître d'abord par ses propriétés physiques, sous son état métallique ; et pour ne pas trop éloigner les idées que l'on doit se former de ce métal tel qu'il se présente dans la nature, je ferai de suite l'histoire de ses principales mines, et celle de son exploitation pour l'amener à l'état de cuivre proprement dit.

Le cuivre est un métal de couleur rouge brillante, lorsqu'il est nouvellement coupé ; il est extrêmement dur, élastique et sonore, jouissant d'une très-grande malléabilité et ductilité ; il est aussi recommandable par les services qu'il peut rendre aux arts et à la chimie, qu'il est dangereux lorsque malheureusement on laisse séjourner les alimens destinés à nous nourrir, dans les vases de cuisine connus sous le nom de batterie de cuisine : il a une odeur très-désagréable lorsqu'on le frotte ou qu'on le chauffe, une saveur nauséabonde un peu styptique, mais moindre que celle du fer. La tenacité de ses parties est telle qu'un fil d'un dixième de pouce (3 millim.) de diamètre peut soutenir un poids de deux cent quatre-vingt-dix-neuf livres quatre onces (2 quintaux 49 kil.) avant de se rompre.

Le cuivre perd entre un huitième et un neuvième de son poids dans l'eau ; *Brisson* a estimé sa pesanteur spécifique, comparée à l'eau distillée, comme 77, 880 à 10,000.

Ce métal est comme nous l'avons avancé, extrêmement malléable ; il peut s'étendre en feuilles, à la manière des batteurs d'or, presque aussi minces que celles d'or et d'argent ; cependant on remarque que la continuité des parties de ces feuilles de cuivre n'est pas égale à celle de ces deux métaux précieux, car, si l'on place une feuille de cuivre entre deux verres, et si on la met entre l'œil et la lumière, on voit qu'elle est perméable à ce fluide ; elle paroît comme criblée d'une infinité de petits trous. On peut de même le tirer en fils en le faisant passer à la filière, et le réduire en fils aussi fins que des cheveux.

Le cuivre dans sa cassure présente une infinité de petits grains appliqués les uns sur les autres. MM. *Mongez* et *Brongniart* ont prouvé par l'expérience que ce métal étoit susceptible de prendre une forme régulière cristalline par la fusion et un refroidissement bien ménagé.

Si on chauffe doucement et par degrés une lame de cuivre nette et polie, on voit la surface se couvrir de toute les couleurs de l'Iris. Les anciens chimistes attribuoient ce phénomène aux diverses modifications qu'éprouvoient le phlogistique ; mais les chimistes modernes regardent ces changemens de couleur comme résultans des divers états dans lesquels se rencontre le métal à mesure qu'il se combine avec l'oxigène. Leur opinion se trouve bien justifiée par l'expérience et les faits qui suivent.

Si l'on fait éprouver au cuivre un degré de chaleur qui soit porté à l'incandescence et à l'air libre, sa surface se ternit, elle perd son éclat métallique, et prend une apparence sombre et terreuse; la continuation de ce degré de chaleur opère une oxidation complète qui n'adhère plus aux couches intérieures du métal, et que l'on enlève très-facilement par écailles après son refroidissement, tandis que la couche inférieure paroît brillante et parfaitement décapée. Ces écailles portent le nom de *battitures de cuivre*. C'est l'*œs ustum* ou le cuivre brûlé des anciens chimistes, actuellement l'oxide noir de cuivre. On pourroit convertir toute une lame de cuivre en écailles ou oxide, en continuant le même degré de chaleur. Pour le réduire en métal, il ne s'agit que de lui enlever son oxigène en le traitant avec du flux réductif.

La lumière a une action bien déterminée sur le cuivre ; elle lui fait perdre un peu de son brillant métallique. Mais l'action combinée de l'air et de l'eau est bien plus prononcée; elle convertit sa surface en un oxide vert bien capable de répandre l'effroi, si l'expérience n'avoit prouvé que cet oxide qui tapisse entre autres les fontaines de cuivre dans lesquelles on met l'eau en réserve pour les usages journaliers domestiques, n'est point dissoluble dans l'eau. Cependant on ne sauroit trop recommander les soins de propreté et d'une surveillance même minutieuse en pareille circonstance. L'étamage doit être souvent renouvellé, et le zincage seroit préférable, parce qu'il recouvre le métal bien plus exactement que l'étain. La précaution doit être plus rigoureuse pour les vases destinés à préparer les alimens; la moindre négligence pouvant occasionner les effets les plus dangereux, souvent même la mort. Le lait, les huiles et les corps gras qui séjournent dans le cuivre, le convertissent en un oxide vert qui est un poison des plus actifs.

Le cuivre a une très-grande tendance à la combinaison avec une infinité de corps, non-seulement avec les autres métaux avec lesquels il forme divers alliages, mais avec tous les acides connus, avec tous les produits des végétaux et des animaux ; et il paroît que c'est la raison pour laquelle on lui a donné le nom de *vénus*, parce qu'il semble se prostituer comme cette divinité de la fable.

La Suède, le Danemarck, l'Allemagne, sont les endroits qui nous fournissent le plus de cuivre. Celui que l'on obtient à Saint-Bel, près de Lyon, se retire par cémentation. Nous en ferons mention en traitant du cuivre natif de la seconde formation. Cet article du cuivre seroit imparfait, si nous ne le faisions pas connoître sous tous les rapports. La nature ne nous le fournit pas tel qu'il nous vient par la voie du commerce, jouissant de ses propriétés métalliques, tel enfin qu'il peut être employé soit dans les arts , soit en chimie et en pharmacie. Nous n'avons indiqué que ses propriétés générales, auxquelles nous pouvons ajouter quelques observations qui lui sont particulières, telles que celles de n'entrer en fusion que lorsqu'il est bien rouge, de brûler avec une flamme verte qui allèche sa surface lorsqu'il est dans une pleine fusion , de bouillir, et même de se volatiliser, comme on l'observe dans les cheminées des fondeurs. Les artificiers savent très-bien tirer parti du cuivre réduit en limailles très-fine, dans la composition de leurs artifices, pour produire cette belle flamme étincelante bleue et verte qu'ils laissent apercevoir. Il nous reste beaucoup d'autres examens à faire, qui ne peuvent être bien sentis qu'après celui de son état primitif, c'est-à-dire , dans son état de minérai ou minéral.

Le cuivre est du plus grand usage dans les arts pour toutes sortes d'ustensiles , vases , machines. Nous pouvons rendre hommage aux artistes françois, qui l'emportent sur ceux de toutes les autres nations pour le travailler au dernier degré de perfection. Il est dommage que ce métal d'une si belle couleur soit si facilement altérable, que l'on soit obligé de le dorer ou l'argenter, ou le mettre en couleur pour le défendre contre les attaques de l'air et de l'humidité.

On en fait des cordes d'instrumens de musique , des feuilles pour la fausse dorure, des fils pour le faux galon , du plané de toute espèce. C'est avec ce plané que l'on prépare les avanturines de toutes les couleurs.

Nous ferons mention des alliages du cuivre avec les autres métaux , dans la série des métaux de composition.

Le cuivre sans alliage, appelé *cuivre rosette*, se débite en tables ou plaques, ou en rosettes, d'où il a reçu son nom.

La limaille de cuivre entre dans la composition de l'oxide de mercure vert. On en fait l'oxide de cuivre vert , sec et cristallisé , connu sous le nom de *vert de gris*, du sulfate de cuivre, et du régule de cuivre, en le traitant avec l'antimoine. (*Voyez* ces mots séparément.)

Des mines de cuivre.

Le cuivre se rencontre sous quatre principaux états dans la nature , savoir : dans l'état natif, dans l'état d'oxide, minéralisé par le soufre, et par le soufre et l'arsenic simultanément. Je me contenterai de citer ces quatre genres de mine de cuivre , les plus essentiels à connoître.

Du cuivre natif.

Le cuivre natif peut se distinguer en cuivre de première et de seconde formation.

1°. Le cuivre de première formation est disposé en lames ou en filets dans une gangue assez ordinairement quartzeuse. Quelquefois il présente une forme arborisée, ramifiée, imitant la végétation. Ce cuivre natif ne jouit pas à beaucoup près des propriétés métalliques qui caractérisent celui qui a été bien purifié.

2°. Le cuivre de seconde formation, autrement appelé cuivre de cémentation, est ordinairement en grains ou en lames superficielles sur les pierres ou sur le fer. Il paroît avoir été déposé dans des eaux, tenant en dissolution du sulfate de cuivre, par le fer qui a opéré sa précipitation. On donne, par analogie, le même nom de *cuivre de cémentation*, à celui que l'on prépare à Saint-Bel dans les environs de Lyon, avec les eaux d'une rivière qui coule le long de ses bords, et qui porte le nom d'*eau cémentatoire*. Cette eau tient en dissolution du sulfate de cuivre, et on a la double intention d'obtenir, par sa décomposition par l'intermède du fer, du cuivre et du sulfate de fer.

Du cuivre oxidé et minéralisé par l'acide carbonique.

Ce genre de minéralisation du cuivre offre plusieurs variétés. Dans le nombre, on distingue la mine de cuivre hépathique. On la reconnoît à sa couleur rouge obscure : semblable aux battitures de cuivre, dont nous avons fait mention en parlant du cuivre, elle est ordinairement mêlée de cuivre natif et de vert de montagne.

Du vert de montagne, ou crysocolle verte.

C'est encore une distinction de cuivre oxidé naturellement : il est ou terreux, ou cristallisé.

Celui qui est terreux est impur et sans configuration. Il est plus connu sous les noms de terre verte de montagne, et de terre de Véronne. C'est un véritable ochre de cuivre. (*Voyez* ce mot.) Il est en usage dans la peinture d'impression.

Celui qui est cristallisé est très-pur; il représente de longs faisceaux soyeux assez solides. Cette mine est commune dans les Voges et au Hartz; elle se trouve aussi en Chine et dans la Sibérie.

De la malachite:

La malachite est une variété du vert de montagne. Sa forme est mamelonée, figurée en stalactites. Il paroit, d'après l'analyse qu'en a faite *Fontana*, que c'est un oxide de cuivre mêlé d'acide carbonique. Sa dureté la rend susceptible d'un très-beau poli : aussi en fait-on différens ouvrages de bijouterie.

Du bleu de montagne, crysocolle bleue, ou azur de cuivre.

C'est un oxide de cuivre d'une couleur bleue foncée. Il prend le nom d'azur de cuivre lorsqu'il est cristallisé en prismes rhomboïdaux, terminés par des sommets dièdres. Ces cristaux sont d'un beau bleu, susceptibles de s'altérer à l'air. Il paroit que tous ces oxides de cuivre ont été précipités des dissolutions sulfuriques cuivreuses, par l'intermède des terres calcaires qui sont pénétrées par ces eaux de dissolution.

M. *Sage* a prétendu que ces oxides bleus de cuivre procédoient des combinaisons du cuivre avec l'ammoniaque; mais M. *Morveau* pense que la différence du bleu au vert de montagne n'est due qu'à l'oxigène qui est en moindre quantité dans le premier.

Le cuivre minéralisé par l'oxigène et l'acide carbonique, n'a besoin que d'être fondu avec du charbon pour être réduit en métal.

De la turquoise.

La turquoise, que les anciens naturalistes ont rangée parmi les pierres précieuses, se distingue en turquoise persienne, qui vient de Perse; en turquine, ou qui vient de Turquie; et en turquoises de nouvelles roches, qui se trouvent en Espagne, en Allemagne, et dans nos départemens du midi. Elles sont d'une belle couleur bleue.

Les turquoises ne sont que des os d'animaux colorés par des oxides de cuivre. La couleur bleue de la turquoise passe souvent au vert : cela dépend de l'attraction de l'oxigène par le cuivre déjà oxidé, mais non saturé. Celle de Perse n'est point dissoluble dans l'acide nitrique, et n'exhale point d'odeur, étant soumise à l'action du feu : celle de France répand une odeur fétide au feu, et est dissoluble dans l'acide nitrique.

De la pierre d'Arménie.

Cette pierre nous venoit autrefois d'Arménie, d'où elle a pris son nom; mais elle nous vient actuellement de l'Allemagne.

C'est un carbonate calcaire ou un sulfate de chaux coloré par de l'oxide de cuivre. On la broie et on la lave pour en séparer la gangue, et on fait sécher la poudre qui reste, que l'on vend sous le nom de *cendre verte* ou *vert d'eau*, dont on fait usage dans la peinture. Mais les nuances de ce vert varient en conséquence de l'oxide du cuivre plus ou moins oxidé, et de la quantité de sel terreux avec lequel il est mêlé. On parvient à se procurer de la cendre bleue et de la cendre verte par un procédé fort simple. Il consiste à décomposer du sulfate de cuivre en dissolution dans l'eau, par le moyen de la chaux vive, et on en obtient une terre verte. Si l'on veut avoir la cendre bleue, on ajoute de l'ammoniaque fluor, qui la convertit en bleue plus ou moins foncée, à volonté.

Du muriate de cuivre argilleux, ou mica vert de Dans.

Un nommé *Dans* a vendu à Paris, en 1784, sous le nom de *mica vert*, du cuivre minéralisé par l'acide muriatique uni à l'argile. *Werner* a parlé de cette mine dans sa traduction de *Cronstedt*. C'est à cette mine que paroît appartenir le sable vert cuivreux du Pérou.

Du cuivre minéralisé par le soufre.

Le cuivre minéralisé par le soufre est véritablement ce que les mineurs regardent comme une mine cuivreuse. Les proportions du soufre varient, ainsi que celles du fer et de l'arsenic qui s'y rencontrent. De là naissent les distinctions en mines de cuivre *vitreuse*, *azurée*, *arsenicale* ou *fahlertz* ; et lorsqu'elles contiennent du zinc, on les nomme mines de cuivre *brune* ou *blendeuse*.

La mine de cuivre vitreuse, improprement nommée puisqu'elle est très-éloignée de l'état vitreux, ne contient que peu de soufre et presque point de fer. Elle est d'une couleur grise foncée, violette, brune, verdâtre, ou tout à fait brune et couleur de foie. Elle est d'un jaune dorée dans sa cassure. Souvent elle présente extérieurement les couleurs d'Iris ; d'autres fois elle a des places verdegrisées, ce qui sert à la faire distinguer des autres mines. Elle donne jusqu'à quatre-vingt-dix livres (45 kilogrammes) par quintal.

La mine de cuivre azurée contient jusqu'à trente livres de fer (15 kilogrammes) par quintal, et ne donne que cinquante à soixante livres (25 à 30 kilogrammes).

On donne le nom de mine de cuivre à queue de paon ou gorge de pigeon, à celle qui a éprouvé une altération ou décomposition de ses principes par le gaz hépathique. Celle dont le soufre s'est dégagé est d'une couleur brune obscure, et prend le nom de mine de cuivre hépathique. Elle ne paroît plus contenir que de l'eau, du fer et du cuivre.

Les pyrites cuivreuses sont bien regardées comme des mines de cuivre, mais elles ont une configuration régulière, et les proportions de soufre qu'elles contiennent sont ordinairement si considérables, qu'on les destine à faire du sulfate de cuivre.

De la mine de cuivre arsenicale, ou *fahlertz*.

Cette mine est de couleur grise, et a beaucoup de ressemblance à la mine d'argent grise. C'est du cuivre uni au soufre, à l'arsenic, au fer, et à un peu d'argent. Elle affecte une forme tétraèdre ; l'arsenic y domine. Quelquefois on l'exploite pour en extraire l'argent.

Mine de cuivre antimoniale.

Cette mine est grise et brillante dans sa cassure comme l'antimoine. Elle contient du cuivre, du soufre, de l'arsenic et de l'antimoine. Elle est peu riche en cuivre, elle n'en donne que jusqu'à vingt livres (10 kilogrammes) par quintal; elle est très-difficile à exploiter.

La nature nous offre encore d'autres espèces de mines de cuivre bien moins riches en métal que celles dont il vient d'être fait mention, telles que la mine de cuivre schisteuse, où le cuivre est dans l'état vitreux, intimement mêlé dans un schiste brun ou noir ; la mine de cuivre bitumineuse, où le cuivre est mêlé dans une espèce de charbon de terre (celle-ci se trouve en Suède) ; enfin la mine de cuivre noire ou de couleur de poix, appelée par *Geller*, *mine de cuivre en scories*. Cette mine ne contient ni soufre, ni arsenic ; elle est d'un noir luisant comme de la poix, et se rapproche de l'état de malachite : elle est le résultat de la décomposition des mines de cuivre jaune et grise.

De l'essai des mines de cuivre.

Les mines de cuivre s'essaient comme la plupart des autres mines métalliques, ou par la voie sèche, ou par la voie humide.

Par la voie humide, on soumet la mine à l'action de l'acide sulfurique ou nitrique, et on précipite le cuivre par le fer.

Voyez Bergman, Opuscules chimiques.

Par la voie sèche, on prend une partie de mine de cuivre sulfureuse, bien pilée, lavée et soumise à de longs et forts grillages : on la mêle avec quatre parties de flux noir et de sel marin, ou avec le flux préparé avec deux parties de verre pilé, une partie de borax calciné, et un huitième de charbon. On met le tout dans un creuset, et on procède à la fusion. Le sel marin est nécessaire pour recouvrir la surface du métal, et le garantir de l'oxidation. On trouve, lorsque le creuset est refroidi, un culot métallique qui contient de l'or et de l'argent, peu ou beaucoup. On a recours à la coupellation pour séparer ces deux métaux. On parvient à savoir la quantité de cuivre contenu dans la mine, lorsqu'on a pesé le premier culot, dont on compare le poids avec celui qu'offre le culot d'or ou d'argent qui reste après la coupellation.

De l'exploitation des mines de cuivre.

Le travail des mines de cuivre est relatif à leur nature : toutes celles qui sont dans l'état d'oxide, de carbonate de cuivre, et généralement dans l'état salin, s'exploitent, en les faisant fondre à travers le charbon allumé ; mais le cuivre minéralisé par le soufre, par l'arsenic, et qui se trouve uni à du fer, de l'or et de l'argent, exige un travail particulier.

On commence par bocarder la mine, la laver pour séparer le minérai de sa gangue ; ensuite on la grille à l'air libre pour lui enlever son soufre et volatiliser l'arsenic, lorsque ce métal s'y rencontre. Le soufre, une fois allumé, continue de brûler de lui-même. Lorsqu'il est éteint, on grille de nouveau et même deux fois de suite le minérai sur du bois allumé : alors on le porte dans le fourneau à manche pour le fondre à travers les charbons, et obtenir ce que l'on nomme *matte de cuivre*. Ce premier état du cuivre ainsi fondu, contient encore du soufre. On lui fait subir de nouveau jusqu'à six ou sept grillages ; ensuite on le fait entrer en fusion, et il donne ce que l'on appelle du cuivre noir. Ce cuivre est malléable, mais il contient encore une certaine quantité de soufre, dont on ne peut le débarrasser qu'en lui enlevant les métaux or et argent auxquels il est uni par une nouvelle opération que l'on nomme *rafraîchissement du cuivre*.

Cette opération consiste à faire fondre le cuivre noir avec trois parties de plomb sur une de ce métal : cet alliage étant fondu, on le coule dans des moules semi-orbiculaires ; et ces masses étant ainsi moulées et refroidies, prennent le nom de *pains de liquation*.

Ces pains de liquation sont portés à leur tour sur un fourneau appelé de *liquation*. La partie supérieure de ce fourneau est terminée par deux plaques de fer inclinées et ajustées, de manière qu'elles laissent entre elles un interstice qui fait fonction de rigole. Le feu placé au dessous des plaques, échauffe les pains de liquation dont elles sont recouvertes des deux côtés des plans inclinés ; le plomb, qui exige beaucoup moins de calorique que le cuivre pour entrer en fusion, se fond et entraîne dans les charbons l'or et l'argent contenus dans le cuivre. Ces pains se trouvent considérablement diminués et tout déformés ; on les soumet à l'action d'un feu plus vif, tel que le cuivre commence à fondre pour en séparer exactement tout le plomb. Cette troisième opération s'appelle *ressuage*.

Le plomb, qui a traversé le charbon en entraînant l'or et l'argent, est ramassé et porté à la coupelle.

Quant au cuivre, on le fait fondre dans un creuset, et on le maintient en fusion un tems suffisant pour qu'il se raffine en rejetant, sous forme de scories, tout ce qu'il contenoit d'étranger. Pour s'assurer s'il est bien pur, on y trempe une verge de fer qui se recouvre d'un peu de cuivre. Si ce cuivre est d'un beau rouge vif, éclatant, on le juge pur, et on le coule en plaques, ou on le sépare en rosettes.

Pour former une rosette, on enlève avec soin les scories qui couvrent la surface du cuivre en fusion, on laisse figer la surface du métal, on y applique un balais trempé dans l'eau ; l'impression du froid subit resserre les parties du métal, qui s'enlèvent facilement de dessus la couche encore en fusion : on l'enlève avec des pinces, et on continue de débiter ainsi en rosettes la plus grande partie du cuivre contenu dans le creuset. La portion qui reste au fond se nomme *le roi*. On porte le cuivre en rosette sous le marteau, pour lui donner une forme convenable.

CUIVRE BRULÉ OU OXIDE NOIR DE CUIVRE. *AES ustum*. Ce sont les écailles noires ou battitures de cuivre que l'on obtient en chauffant fortement le cuivre à l'air libre.

Le degré de chaleur que l'on applique au cuivre, opère une oxidation complète des surfaces de ce métal, tandis que la couche qui est en dessous paroît brillante et parfaitement décapée.

On réduit en poudre cet oxide noir et on s'en sert extérieurement pour dessécher les ulcères.

CUIVRE FAUX. Nom impropre donné par les allemands au nickel uni au soufre et à l'arsenic.

Voyez Kupfernikel.

CUIVRE JAUNE. Alliage du zinc avec le cuivre.
Voyez Léton.

CUIVRE MINÉRALISÉ PAR LE SOUFRE. C'est une véritable mine de cuivre uni au soufre, mais qui diffère du sulfure de cuivre pyriteux en ce qu'elle n'a pas la propriété de faire feu avec l'acier.
Voyez ce mot à l'article mines de cuivre.

CUIVRE NATIF. Le cuivre natif peut se distinguer en cuivre de première et de seconde formation. *Voyez* page 447.

CUIVRE OXIDÉ ET MINÉRALISÉ PAR L'ACIDE CARBONIQUE. Espèce de mine de cuivre spathique.
Voyez page 447.

CUIVRE ROSETTE. C'est le cuivre sans alliage que l'on débite en rosette. *Voyez* cuivre.

CUMIM FAUX. *Nigella cretica.* Semence d'une plante espèce de nielle que l'on cultive en Italie et dans quelques campagnes aux environs de Paris.

La plante qui porte cette semence est de la polyandrie tétragynie de *Linneus*, et de la classe des rosacées de *Tournefort*.

L'odeur de cette semence est si forte qu'on la prendroit pour du cumin. Elle est anguleuse, noire ou jaune, d'une odeur aromatique, d'une saveur piquante. On lui donne le nom de cumin faux à cause de son odeur qui approche de celle du cumin.

Cette semence de nielle ou cumin faux qui nous vient de l'Italie, est préférable à celle que l'on trouve dans les environs de Paris. On doit la choisir récente, sèche, et d'une odeur aromatique.

Elle tue les vers, chasse les vents, et augmente le lait des nourrices.

Elle entre dans la composition du sirop d'armoise, de l'électuaire de bayes de laurier, et de l'huile de scorpion.

On l'emploie en poudre et en infusion.

CUMIN OFFICINAL. *Cuminum, cyminum.* C'est la semence d'une plante de la pentendrie digynie de *Linneus*, et de la classe des ombellifères de *Tournefort*.

Cette semence est oblongue, cannelée comme celle du fenouil, de couleur grise, jaunâtre ou verdâtre, d'une odeur forte et désagréable, et d'une saveur tirant sur l'amer. On nous l'apporte sèche de l'île de Malte où on la cultive.

Elle est carminative et résolutive ; on la mêle avec l'avoine dans les mangeoires, pour exciter l'appetit des chevaux. Les hollandois mêlent de cette semence dans leur fromage. On en compose un appât en la mêlant avec de la terre et de l'huile d'aspic.

On en prépare en pharmacie une eau distillée, une huile par distillation, une huile mixte par expression. On la fait entrer dans la composition de l'alcool général, hystérique, de l'orviétan, de l'électuaire de bayes de laurier, du cariocostin, du baume opodeltoch, de l'onguent martiatum, de l'emplâtre diabotanum.

CURAGE ou POIRE D'EAU. *Persicaria urens polygonum*, *Hydropiper*. Plante de l'octandrie trigynie de *Linneus* et de la quinzième classe (staminées) de *Tournefort*.

Cette plante est aquatique, et a beaucoup de ressemblance avec la persicaire. Ses tiges sont rondes, creuses, rougeâtres, un peu hautes, ses feuilles sont longues, étroites, semblables à celles du pêcher, vertes, sans taches, d'une saveur âcre de poivre. Sa semence est ovale, aplatie, pointue, noire; on la mêle avec la maniguette.

On se sert de ses feuilles extérieurement, elles sont résolutives, vulnéraires, elles excitent des rougeurs sur la peau.

CURCULIO ANTI-ODONTALGICUS. Insecte coléoptère qui se trouve dans les fleurs d'une espèce de chardon appelé *carduus spinosissimus*.

M. *Raniasi Gerbi* professeur de mathématique à Pise, à fait connoître la plante et l'insecte dont il vient d'être fait mention. Il attribue à l'insecte, la propriété de guérir le mal de dent. Voici la manière dont il dit que l'on doit en faire usage.

On prend quatorze ou quinze de ces insectes, ou aussi leurs larves, on les écrase l'un après l'autre, en les frottant entre le pouce et l'index jusqu'à ce que toute l'humidité soit absorbée par les doigts : alors on applique l'un ou l'autre de ces derniers sur la dent cariée ou douloureuse. Les douleurs diminuent de beaucoup sur-le-champ, et cessent entièrement en peu de minutes. Quelque fois on est obligé de ce toucher la dent à plusieurs reprises : après la cessation de la douleur, on touche de nouveau la dent, deux ou trois fois pour éviter le retour de la douleur.

Le professeur *Gerbi* assure que les doigts conservent cette propriété odontalgique pendant un an entier quoiqu'on les lave tous les jours. (Il est permis de douter de cette assertion.)

Il explique l'effet de ce remède en supposant qu'un principe encore inconnu, qui existe dans cet insecte, neutralise l'agent de douleur que renferme la sanie de la dent.

Le curculio du *carduus spinosissimus* n'est pas le seul insecte coléoptère qui jouissent de cette propriété odontalgique; on l'a trouve aussi dans les larves que l'on rencontre dans le chardon hémorroïdal, dans celle que l'on rencontre dans les artichauds, (*cynara scolymus* L.) Le *curculio jaceæ*, le *carabus chryso-cephalus*, le *curculio bacchus*, beaucoup d'habitans de campagne de la Toscane font usage depuis long-tems de ce dernier, pour les mêmes douleurs de dents.

En 1763 et 1764, dom *Pernetty* rapporte dans l'histoire d'un voyage fait aux îles Malouine, que ce moyen curatif fut déjà recommandé par le gardien des cordeliers de *Monte-Ordeo*, en écrasant doucement entre ses doigts un certain ver que l'on rencontre dans la tête du chardon à bonnetier. (*Dipsacus fullonum*. L.) Lorsque cette plante est mûre.

Outre les insectes que j'ai déjà cités, on a tenté avec succès les mêmes expériences sur les cantharides (*lytta vesicatoria*) sur le *carabus ferrugineus*, la *chrisomela populi et sanguinolenta*, la *coccinella septem punctata et bipunctata*. Il paroît que cette propriété est inhérente à la classe des coléoptères.

CURCUMA DES BOUTIQUES. Petite racine jaune, dure, destinée à l'usage de la teinture. *Voyez* Terre-mérite.

CUSCUTE ou GOUTTE DE LIN. *Cuscuta europœa.* Plante funiforme et parasite de la tétandrie digynie de *Linneus.* Elle pousse au lieu de tiges, des filets longs, déliés, sans feuilles, de couleur rougeâtre, grimpant et s'entortillant aux plantes voisines, telles que le lin, l'ortie, le houblon, la ronce. Elle prend racine et son aliment dans leurs aisselles: ses fleurs sont des petits godets évasés dans le haut et ayant quatre ou cinq découpures; elles ressemblent à des petits globules attachés d'espace en espace le long des filets. À ces fleurs succède un fruit presque rond, membranéux, relevé de trois ou quatre côtes arrondies; il renferme quelques semences menues, brunes.

La cuscute est inodore, d'une saveur amère, légèrement âcre. Elle convient dans les obstructions du foie et de la rate. Elle entre dans la composition du sirop de chicorée.

On lui donne le nom de cuscute de *Cassutha*, mot syriaque qui signifie herbe sans racine et sans feuilles; et celui de *goutte de lin* parce qu'elle nuit à l'accroissement de cette plante.

CYANITE. Minéral de couleur bleu ou fasciolée dont une partie est blanche et nacrée. Ce minéral étoit nommé anciennement *talc bleu*. On le nomme aujourd'hui *disthéne.* *Voyez* Disthène.

CYMOPHANE. Ce mot est dérivé du grec et signifie en françois *lumière flottante.*

C'est une espèce de gemme qui cristallise en parallélipipède rectangle. On l'a ainsi nommée à cause des reflets de lumière qu'elle jette. Elle est plus dure que le quartz ; sa couleur est d'un blanc laiteux : on l'a nommée anciennement *crysolithe*, *chrysobéril* : elle est infusible : sa pesanteur spécifique est 3,7961.

Klaproth l'a analysée, et l'a trouvée composée de

Alumine.. 715
Silice. 180
Chaux. 60
Oxide de fer. 15
Perte. 30
                                        ————
                                        1000

CYNOGLOSSE, ou LANGUE DE CHIEN. *Cynoglossun majus sive officinale.* Plante bisannuelle de la pentandrie monogynie de *Linneus*, et de la seconde classe (infundibuliforme) de *Tournefort*.

Cette plante pousse plusieurs tiges à la hauteur de deux pieds (649 millimètres), rameuses et velues. Ses feuilles sont longues, étroites, pointues, molles, blanchâtres, couvertes de duvet, d'une odeur forte ; ses fleurs naissent le long des branches ; elles figurent un entonnoir découpé par le haut en cinq parties. Chaque fleur est monopétale, de couleur rouge-purpurine, soutenue par un calice velu, blanchâtre, découpé en cinq parties. A cette fleur succède un fruit à quatre capsules hérissées de poils piquans qui s'attachent aux habits. Chaque capsule contient une semence. Sa racine est longue, droite, noirâtre en dehors, blanche en dedans, ridée lorsqu'elle est sèche, d'une odeur désagréable, d'une saveur fade.

On a donné à cette plante le nom de langue de chien, à cause de la forme de ses feuilles, qui ressemble à celle de la langue d'un chien. La cynoglosse croît dans les lieux incultes, dans les cimetières. On fait usage du suc exprimé des feuilles. On fait sécher la racine ; on la prend en poudre : elle est narcotique. Elle entre dans la composition des pilules de cynoglosse, de l'eau générale.

CYNORRHODON. Fruit de l'églantier ou rosier sauvage. *Voyez* Chinorrhodon.

CYPRÈS. Arbre de la monoécie monadelphie de *Linneus*. *Voyez* Ciprès.

CYTISE. *Cytisus trifoliatus, juniperinis foliis, floribus luteis in spicam densiorem adactis.* Arbrisseau que *Linnœus* a placé dans sa diadelphie décandrie, et de la vingt-deuxième classe (fleurs légumineuses) de *Tournefort.*

Cet arbrisseau s'élève à la hauteur de trois à quatre pieds (1 mètre 299 millimètres) ; il est rameux, touffu : on le taille en boule dans les jardins, où il fait un très-bel effet comme arbrisseau d'ornement. Ses feuilles sont au nombre de trois sur un même pétiole ; elles sont arrondies, lisses, d'un vert foncé, sans odeur : ses fleurs sont jaunes, papilionacées : ses fruits sont légumineux ; ils renferment des semences dures, figurées en cœur. On se sert peu des feuilles de cytise en médecine. Elles sont apéritives.

D

DAGUET. Nom que l'on donne au jeune cerf, depuis l'âge d'un an jusqu'à deux. Ce nom lui vient des petites dagues qui lui croissent sur la tête. La présence de ces dagues annoncent qu'il commence à être habile à l'acte de la génération. Si l'on châtre un cerf avant qu'il lui pousse des bois, ou après les avoir mis bas, il ne lui en reviendra jamais. Si au contraire on le châtre lorsqu'il a son bois, celui-ci ne tombera jamais ; mais il restera ou mol, ou dur, suivant l'état où il étoit au moment où l'on a opéré la castration. *Voyez* Cerf.

DAIM ou DAIN. *Dama.* Animal de la classe des mammifères ruminans.

Le daim ressemble baucoup au cerf par son port, sa légereté, et par la couleur de son poil, qui est d'un rouge jaunâtre. Les ramifications de ses cornes, au lieu d'être rondes comme celles du cerf, sont plates, et ont à peu près la figure d'une main.

La femelle n'a point de corne, et se nomme *daine* ; son petit porte le nom de *faon* jusqu'à l'âge de deux ans, où il commence à être habile à l'acte de la génération, et qu'il conserve jusqu'à seize.

La femelle porte huit mois, et ne met jamais au jour plus de trois faons, et le plus souvent n'en porte qu'un seul.

Les daims se plaisent dans les climats tempérés ; ils vivent dans les bois, dans les collines ; ils se nourrissent de jeunes branches ; ils ruminent, ils renouvellent leurs bois tous les ans.

Le daim est inconstant dans ses amours, et jouit par droit de conquête.

On chasse le daim pour sa peau, dont l'usage est aussi agréable que solide, et pour sa chair, qui est bonne à manger.

DANAÏS. Arbuste grimpant du genre des rubiacées, de la tétrandrie monogynie de *Linneus. Commerçon* lui a donné le nom de *danaïs.*

Cette plante avoit été réunie au *pœderix* par *Jussieu* et *Lamarck* ; mais le genre *danaïs* de *Commerçon* paroît devoir être conservé entre le *mussœnda* et le *cinchona.* Alors il appartiendroit à la pentandrie monogynie de *Linneus.*

Nous citons cette plante à cause de sa racine, qui est propre à la teinture en rouge.

M. *Dupetit-Thouars* a observé à Madagascar que les habitans du pays se servent de la racine de cet arbuste, pour teindre en rouge les tissus qu'ils forment avec les filamens du palmier nommé *rafia.* En effet, cette racine macérée dans l'eau de vie, donne une teinture jaune qui devient d'elle-même d'un rouge intense, inaltérable. La teinture de cette racine obtenue par l'alcool, et évaporée, dépose une poudre jaune qui, mêlée avec de la gomme arabique, s'étend facilement sur le papier. Cet extrait a l'amertume de quinquina. Si on fait bouillir cette racine avec de l'alun, on obtient une couleur mélangée de jaune et de rouge. Pour obtenir le rouge, les Madécasses la font bouillir avec des cendres. M. *Dupetit-Thouars* pense avec raison que les alcalis sont le véritable dissolvant de ce principe colorant. (Extrait du Journal de Bruxelles, tom. IV, nivose an 13, pag. 143.)

DANTE. *Danta.* Animal du genre des solipèdes, qui naît dans l'Amérique. Cet animal est très-agile, et a beaucoup de ressemblance avec le mulet ; mais ses lèvres sont faites comme celles d'un veau. Sa peau est d'un grand prix chez les Indiens ; ils en font des rondaches ou grands boucliers ronds qui sont impénétrables aux flèches.

Les Indiens mangent sa chair. On attribue à cet animal l'instinc de s'ouvrir la veine lorsqu'il a trop de sang, en se frottant contre une pierre. La pratique de la saignée appliquée à l'art de guérir, seroit donc d'origine naturelle.

DAOURITE. Synonime de tourmaline apyre. Cette pierre étincelle par le choc du briquet, et raie le verre. Elle perd sa transparence au feu du chalumeau, mais elle n'entre pas en fusion.

Sa pesanteur spécifique est de 3,048 à 3,100, comparée à 1,000.

Plusieurs minéralogistes lui ont donné les noms de *rabellite, sybérite* ou *schorl rouge de Sybérie*, à cause de sa couleur.

M. *Vauquelin*, qui en a fait l'analyse, a trouvé qu'elle étoit composée de

Silice..	47,27
Alumine.	45,46
Oxide de manganèze.	5,49
Chaux.	1,78
	100,00

DATTES. *Dactyli*, *phœnix dactylifera phœnicobalani*. Les dattes sont des fruits oblongs, gros comme le pouce, longs d'un pouce et demi (40 millim.), composés d'une pellicule mince, rousseâtre, et d'une pulpe jaunâtre, grasse, ferme, bonne à manger, d'un goût vineux et sucré. Elles naissent sur une espèce de palmier que l'on nomme palmier dattier, lequel croît dans l'Asie et l'Afrique. Les meilleures nous viennent de Tunis. On doit les choisir nouvelles, grosses, charnues, pleines, fermes, se séparant facilement du noyau, d'une saveur douce sucrée. Elles sont pectorales, adoucissantes, propre contre la toux, l'enrouement, les maux de gorge. Elles entrent dans la composition du sirop de tortues, dans celle de l'électuaire dia-phœnix. Le nom de *phœnicobalanus* tire son étymologie du mot *phœnix*, en latin *palma*, et de *balanus*, gland, comme qui diroit gland de palmier.

Les dates qui nous viennent de Salé sont maigres et sèches. Il nous en vient aussi de Provence qui sont fort belles et de bon goût, mais elles ne se conservent pas; les vers s'y mettent, et elles se sèchent, en sorte qu'il n'y reste plus de matière pulpeuse, sucrée.

DAUCUS DE CRÈTE. *Daucus creticus*, *foliis fœniculi tenuissimis*. Plante de la pentandrie digynie de *Linneus*, et de la famille des ombellifères de *Tournefort*.

La tige de cette plante s'élève à la hauteur d'un pied et demi (484 millimètres); elle est ronde, cannelée, velue : ses feuilles sont découpées comme celles du fenouil, un peu plus déliées : lanugineuses : ses fleurs naissent en ombelles aux sommets des branches : les pétales en sont blancs; il leur succède beaucoup de semences plus petites que celles du cumin, oblongues, cannelées, un peu velues, blanchâtres, d'une odeur agréable, et d'une saveur piquante.

La racine est longue, grosse comme le doigt, d'une saveur de panais, et odorante. Cette plante croît dans les lieux pierreux et montagneux. C'est particulièrement de la semence dont on fait usage en pharmacie et en médecine. Celle qui nous vient de Candie est la plus estimée. Elle est apéritive, stimulante et carminative.

La semence de Daucus de Crète entre dans la composition de l'alcool histérique, du clairet des six graines, du sirop d'armoise, de l'électuaire de bayes de laurier, du philon romain, de la thériaque, du mithridate, du diaphœnix.

DAUCUS VULGAIRE. Plante de la pentandrie digynie de *Linneus*, et de la septième classe (ombellifère) de *Tournefort*.

On se sert de la semence de cette plante en pharmacie. Son nom le plus généralement connu est celui de carotte sauvage.

Voyez Carotte sauvage.

DAUPHIN. *Delphinus*, *porcus marinus*. Mammifère de l'ordre des cétacés, lequel se trouve dans l'Océan et la Méditerranée.

Ce monstre marin a le corps long et la tête qui se termine en pointe. Chacune de ses mâchoirs est garnie de quarante-six petites dents rangées en peignes. Il se meut dans l'eau avec une agilité et une vitesse extraordinaire, à la faveur de deux fortes nageoires qui sont situées latéralement au dessous de la tête. Ses yeux sont grands, mais couverts de manière qu'on n'en voit que la prunelle : sa vue est subtile. Il poursuit le muge, qui devient sa proie. Les mythologues et les poètes ont attribué au dauphin une grande amitié pour l'homme, et ils l'ont fait figurer dans un grand nombre d'aventures fabuleuses. Il est bien vrai qu'ils suivent les vaisseaux, mais c'est moins par amitié que par gourmandise. On les prend avec un hameçon garni d'un morceau de viande.

Le dauphin s'accouple comme la baleine ; il prend son accroissement en dix ans, et il vit jusqu'à trente : un cri plaintif est l'expression de sa peine.

Le dauphin étoit le type parlant des armoiries des dauphins du Viennois, et des fils ainés des rois de France appelés dauphins.

On lui a donné le nom de *dauphin* de *delphin à delphas*, *porcellus*, parce qu'on lui a trouvé quelque ressemblance avec un petit cochon, d'où on l'a appelé *porcus marinus*.

La chair du dauphin est de mauvaise odeur, et difficile à digérer. Sa graisse ou son huile est bonne à brûler.

DAUPHIN (COQUILLAGE). Ver testacé à coquille univalve, du genre des limaçons à bouche ronde. On le pêche dans l'Océan.

Ce coquillage est de la beauté des nacres, lorsqu'il est paré, et est employé dans les jolis ouvrages de tabletterie. Les Hollandois ont l'art de lui faire acquérir une couleur rouge qui ajoute à son brillant, et le rend plus agréable à la vue.

DÉBRIS DES VÉGÉTAUX. On comprend sous cette acception la terre humus des jardins ou terreau, la tourbe ou terre végétale susceptible de combustion, et propre à servir de chauffage tant dans les usines que dans les foyers domestiques, enfin le bois pourri.

Tous les produits de la végétation perdent leur faculté vivace, leurs dispositions organiques, dès qu'ils ont outrepassé le terme qui leur étoit assigné par la nature. A mesure que la saison s'approche du solstice d'hiver, les feuilles qui paroient encore les arbres d'une verdure aimable se jaunissent; le principe colorant bleu qui se marioit en elles avec le jaune, et formoit du vert, se brûle en se saturant d'oxigène ; le fer qui s'y rencontroit dans l'état d'oxide jaune devient plus jaune, et quelquefois rouge comme dans la vigne. Insensiblement le suc qui les retenoit sur la tige par un reste d'aspiration se dessèche, elles tombent au pied du végétal; celles qui sont les plus proches de la racine les premières, et toujours en suivant l'ordre successif de leur élévation, jusqu'à ce qu'enfin la sommité de la plante se dépouille à son tour de son dernier ornement. Cette chute des feuilles au pied des plantes va éprouver, à l'aide de l'humidité, un mouvement de fermentation putride qui les convertira en terre humus des jardins ; et celle-ci sera pour le sol qui soutient le végétal, un engrais naturel qui lui restituera ce qu'elle a perdu de principe essentiel pendant la végétation précédente. Il seroit donc bien utile de laisser les feuilles des arbres se consommer d'elles-mêmes à leurs pieds. C'est ainsi que sur les montagnes ou sur les plaines sableuses, on voit la surface du sol peu à peu se déliter et se couvrir annuellement d'une nouvelle couche de terre humus, par la décomposition des végétaux qui y naissent, et devenir insensiblement plus propre à la végétation. Mais le corps ligneux des végétaux est sujet à des accidens qu'il est bon de faire connoître. Lorsqu'il est exposé à l'humidité, il éprouve une décomposition insensible qui va toujours croissant jusqu'à ce qu'elle soit totale. Alors il a perdu sa propriété combustible, parce qu'il est parfaitement saturé d'oxigène, et qu'il a perdu son hydrogène : de pesant et coloré qu'il étoit, il devient blanc et léger, et il répand dans l'obscurité une sorte de lumière, comme il arrive à tous les corps blancs. Dans cet état, il prend le nom de *bois pourri*. On se sert quelquefois de ce bois pourri réduit en poudre, pour arrêter les hémorragies et pour guérir les plaies occasionnées par des instrumens tranchans. Les végétaux qui naissent dans des terrains humides où l'eau est stagnante, s'y consomment également tous les ans, et forment une terre végétale dont on a su tirer parti pour le chauffage, et qui est généralement connue sous le nom de *tourbe*. Les marais où se forme la tourbe se nomment *tourbières*.

DELPHINITE. Minéral de l'ordre des pierres scintillantes, ainsi nommé par M. *Desaussure* qui en distinguoit deux espèces, l'une cristallisée, l'autre en masse grenue, jaune verdâtre. C'est la même substance que l'épidote. *Voyez* Epidote.

DEMANT SPATH. Minéral de l'ordre des spaths argilleux, désigné par les anciens minéralogistes sous le nom de spath adamantin, ou adamantine.

C'est la même signification que corindon *Voyez* ce mot.

DENDRITES. Pierres qui représentent des plantes, des arbres, des buissons, des paysages, des ruines, etc. ce sont des pierres herborisées ou superficiellement ou profondément. Les marnes et les carbonates de chaux sont les espèces de pierres que l'on rencontre le plus ordinairement herborisées. Les pierres siliceuses colorées et dessinées par la nature, ne conservent point le nom de dendrites, elles prennent celui *d'agathes arborisées*, *sardoines arborisées*, etc.

M. *Hauy* explique très-bien la cause des dendrites superficielles et profondes.

La première est composée de feuillets entre lesquels un fluide chargé de fer a pénétré en vertu de la même attraction qui a eu lieu dans les tubes capillaires, et s'est étendu par vaines en déposant des grains ferrugineux rangés à la file les uns des autres.

La seconde, la dendrite profonde s'opère de la même manière dans une pierre pleine de fissures dans lesquelles un fluide semblables s'est introduit.

Daubenton, dans un mémoire qu'il a lu à l'académie des sciences le 10 avril 1782, prouve que plusieurs herborisations dans les agathes sont dues à des plantes enfermées dans la pâte siliceuse.

DENDROLYTHE, ou BOIS PÉTRIFIÉ. C'est ce que l'on nomme autrement *quartz agathe xyloïde*, c'est-à-dire ligneux.

Cette pétrification conserve la forme du bois qui a été pétrifié. La matière siliceuse dont les fibres du bois sont imprégnées, donne à ce dernier une très-grande dureté et une grande pesanteur spécifique. Le caractère qui distingue le dendrolythe est de faire feu par le choc avec l'acier, ce caractère appartient à tous les végétaux pétrifiés.

DENT. *Dens.* Les dents sont les os les plus durs et les plus blancs du corps, elles sont enchassées dans des alvéoles par leurs racines, où elles sont affermies par les gencives qui s'attachent immédiatement au collet de la dent. Nous laissons aux dentistes à désigner le nombre et à distinguer le caractère des dents, depuis celles qui appartiennent au premier âge, jusqu'à celles qui marquent l'époque de la maturité des animaux. Nous pouvons cependant dire que les hommes ont trente-deux dents ; savoir : huit incisives, quatre canines et vingt molaires.

Si nous considérons les dents des animaux comme naturalistes, nous apercevons que chaque ordre qui distingue ceux-ci, présente des variétés dans l'espèce et dans le nombre des dents qu'ils peuvent avoir ; qu'il y a des animaux qui n'ont que des dents molaires ; d'autres qui réunissent les molaires et les canines ; plusieurs qui n'ont que des dents incisives à la mâchoire inférieure seulement ; quelques-uns à la mâchoire supérieure, d'autres aux deux mâchoires.

Les fonctions principales des dents sont de briser, de mâcher les alimens ; elles servent, dans quelques animaux, d'armes défensives, offensives ; d'instrumens rongeans, coupans, déchirans.

Si nous les considérons comme pharmaciens-chimistes, nous trouvons qu'elles ont des propriétés communes avec les cornes et les os ; qu'elles sont composées de phosphate calcaire et de gélatine.

Enfin, si nous les examinons comme physiciens, nous comparons leur volume, la dureté, la beauté de leur émail, leur pesanteur spécifique, et nous voyons qu'elles sont plus ou moins propres à l'art du tour et de la tabletterie ; qu'elles sont susceptibles du poli et de le communiquer aux corps métalliques par le frottement, tel qu'il arrive pour les ouvrages de la dorure et de l'argenture, que l'on passe au brunissoir.

Les dents des animaux peuvent être utiles à la pharmacie, par leur côté gélatineux. On pourroit préparer avec elles, une excellente colle-forte, des noirs pour la peinture ; on pourroit en extraire l'acidule phosphorique, le phosphore.

Les dents des animaux font une partie de la couche solide du globe que nous habitons : on en rencontre des masses considérables à l'état de pétrification.

DENT D'ÉLÉPHANT, MORPHIL ET IVOIRE. *Eléphas.*
Nom que l'on donne aux défenses ou dents canines de l'éléphant, qui sont au nombre de deux, situées à sa mâchoire
supérieure. Ces dents portent le nom de morphil, tant qu'elles
adhèrent à la mâchoire de l'animal, et de même dans le
commerce, tant qu'elles n'ont pas été parées. Parer le morphil,
c'est mettre son émail à nu, alors il prend le nom d'ivoire.
On nous apporte le morphil de l'Asie, de l'Afrique, des
Indes orientales, où naissent les éléphans. Les tabletiers et
les sculpteurs, qui en font beaucoup usage, préfèrent celui
qui vient de l'île de Ceylan et de l'île d'Achem, à celui qui vient
de la Terre-Ferme et des îles occidentales, parce que l'ivoire
qu'il donne n'est pas sujet à se jaunir aussi promptement à l'air.

L'ivoire est le morphil ou la dent d'éléphant parée, c'est-
à-dire, dont on a poli les surfaces après l'avoir trempée dans
une eau légèrement acidule, qui met son émail à nu ou au
vif, et le rend propre à recevoir le poli. Cette substance est
beaucoup plus employée dans les arts que dans la médecine;
cependant elle contient beaucoup plus de gélatine que la corne
de cerf, par la raison que sa texture est plus compacte et
plus dense. J'ai toujours préféré l'ivoire à la corne de cerf,
pour extraire la gelée animale, par la raison qu'elle est beaucoup plus transparente et qu'elle n'a pas la saveur sauva-
geonne qu'a la gelée de corde de cerf. J'ai fait beaucoup de
gelée d'ivoire, et je la rendois très-agréable, en l'édulco-
rant avec du sucre et en rehaussant sa saveur avec du vinaigre
framboisé.

L'ivoire contient beaucoup de gélatine animale et du phosphate calcaire. On distingue facilement l'ivoire de l'os: d'a-
bord, par sa pesanteur spécifiquement plus grande; seconde-
ment, par son grain: lorsqu'il est coupé transversalement, il
offre à l'œil des couches concentriques, appliquées les unes
sur les autres; enfin, par sa blancheur qui est plus matte.
Les peintres en miniature recherchent l'ivoire coupé longitudinalement, parce qu'il présente des surfaces plus unies.
Je ne citerai pas tous les charmans ouvrages que l'on fait avec
l'ivoire; il me suffira de dire que les pharmaciens le préparent *philosophiquement* comme la corne de cerf; qu'ils le
rapent lorsqu'ils veulent en séparer la gélatine; qu'ils en
obtiennent, par l'analyse à la cornue, les mêmes produits
que de la corne de cerf, et qu'ils en tirent, par la combustion
dans les vaisseaux fermés, le beau noir à l'usage des peintres,
connu sous le nom de noir d'ivoir ou noir de velours, parce
qu'en effet il est doux et comme velouté au toucher.

DENTS D'HIPPOPOTAME ou CHEVAL MARIN. L'hippopotame est un mammifère de l'ordre des pachidermes ; c'est-à-dire, qui ont plusieurs doigts et plusieurs sabots. C'est un des plus gros mammifères connus : sa course rapide et le séjour qu'il fait dans les fleuves, lui ont fait donner le nom d'*hippopotame*, qui signifie *cheval de fleuve*.

Cet animal a quatre incisives supérieures et inférieures ; celles inférieures sons saillantes : les canines sont aussi très-saillantes, recourbées et obliquement tronquées. Les doigts des pieds sont au nombre de quatre, recouverts de petits sabots.

L'hippopotame est plus grand et aussi gros que le rhinocéros ; il a les jambes plus courtes, la tête moins alongée à proportion du corps. Cet animal ne porte point de cornes, ni sur le nez, comme le rhinocéros, ni sur la tête, comme les animaux ruminans ; mais ce qui le fait singulièrement remarquer, c'est la grandeur énorme de sa gueule, qui est de forme quarrée et garnie de dents très-longues et extrêmement dures, surtout celles de la mâchoire inférieure. Cet animal se trouve dans les grands fleuves de l'Asie méridionale et de l'Afrique, comme l'Indus, le Gange, le Nil, le Sénégal, la Gambra, le Raire, etc. Lorsqu'il a pris tout son accroissement, il donne ordinairement vingt quintaux de lard, que l'on sale et dont on vante beaucoup le goût. La chasse de l'hippopotame n'est pas sans difficultés ni dangers ; lorsqu'il se sent vivement poursuivi, il se jette à l'eau et fait un grand trajet sans reparoître. On cherche à lui casser les jambes en le tirant avec des gros mousquets chargés de lingots ; quand on y réussit, on est pour ainsi dire sûr de l'animal. Dès qu'il se sent blessé, il s'irrite, et se retournant avec fureur, il se lance contre les barques des pêcheurs, les saisit avec ses dents, en enlève souvent des lambeaux et quelquefois les submergent. On le prend aussi avec des harpons, auxquels est attachée une corde, et on laisse l'animal su débattre dans l'eau jusqu'à ce qu'il perde le mouvement avec la vie. Alors, à force de bœufs ou de bras, on le tire sur le rivage.

La peau de l'hyppopotame sert aux nègres à faire des boucliers et des lanières ; son sang sert, dit-on, aux peintres indiens pour leurs couleurs, et ses dents canines, qui ont jusqu'à douze et même quelquefois seize pouces de longueur (430 millim.), qui pèsent jusqu'à 12 et 13 livres chacune (6 killog.), sont singulièrement recherchées par rapport à leur blancheur, leur netteté et leur dureté ; on les préfère à l'ivoire pour faire des dents artificielles et postiches, et aussi parce qu'elles ne contractent aucune odeur dans la bouche : elles sont si dures qu'elles peuvent faire feu avec l'acier.

DENT DE LION, ou PISSENLIT. *Leontodon taraxacum, taraxacum dens leonis corona et caput monachi*. Plante de la Syngénésie polygamie égale de *Linneus*, et de la treizième classe (fleurs à demi fleurons) de *Tournefort*.

Cette plante est fort commune, basse ; elle pousse de sa racine, des feuilles médiocrement larges, se couchant à terre, découpées profondément de chaque côté, pointues au bout en forme de flèche, et sans être velues. Il s'élève d'entre elles, des pédicules ronds, nuds, creux, tendres, rougeâtres, de la hauteur de la main : ces pédicules ou lampes, sont pourvus d'un suc laiteux ; ils soutiennent à leurs sommités, une belle fleur ronde, ou un bouquet à demi-fleurons jaunes, d'une odeur assez agréable. Il succède à ses fleurs, des graines disposées en rond, garnies chacune d'une aigrette. La racine est longue, blanche, tendre, laiteuse, grosse comme le doigt. Cette plante croît dans les lieux incultes. On mange la racine et les feuilles naissantes en salade : l'une et l'autre sont diurétiques et désobstructives.

La racine entre dans la composition de la décoction apéritive, de la décoction rouge.

La racine et les feuilles entrent dans la composition du syrop de chicorée.

DENT DE LOUP. *Lupus*. C'est particulièrement de la dent canine du loup dont on fait usage dans les arts du doreur et de l'orfévrerie.

Le loup est un mammifère carnivore, qui a beaucoup de ressemblance avec le chien, quant à la conformation physique, mais qui en diffère essentiellement par ses mœurs, qui sont féroces et cruelles. Cet animal a la queue plus pendante et moins recourbée que celle du chien, et ses yeux sont placés obliquement : sa gueule est garnie à chacune des mâchoires, de six dents incisives, placées entre des dents canines. Celles-ci sont grandes, un peu courbes et pointues ; elles sont d'une très-grande dureté : on les enchasse dans de l'argent ou du bois, pour passer au brunissoir les ouvrages que l'on veut polir. On s'en servoit anciennement pour frotter les gencives aux enfans, pour faciliter la sortie des dents ; mais on a reconnu que ce moyen opéroit un effet tout contraire, en durcissant la gencive, au lieu de l'attendrir.

La femelle du loup se nomme *louve*. Le tems de sa gestation est de deux mois, et elle met bas cinq à six petits, qui portent le nom de *louveteaux*.

Le loup est l'ennemi mortel du chien : l'une et l'autre espèce se livrent une guerre à mort, lorsqu'elles se rencontrent. Quoique naturellement poltron, cet animal s'enhardit lorsqu'il est affamé, et il attaque les animaux, et même les hommes; il dévore les moutons, les ânes, les mulets, les chevaux, les enfans; la faim le fait venir jusques dans les lieux habités, et il se jette sur tout ce qu'il rencontre, lorsqu'il n'est pas intimidé par le nombre. La disposition de ses vertèbres est telle, que la continuité de ses parties avec le cou, lui empêche de tourner la tête; et pour se mouvoir autour de lui-même, il faut qu'il remue tout son corps. On le fait fuir par le bruit d'une sonnette, ou en agitant des clefs les unes contre les autres; ou bien encore, en faisant étinceler la pierre à fusil par le choc avec l'acier.

On fait des manchons, des gants, avec sa fourrure ou sa peau. Sa graisse est résolutive et nervale.

DENT DE SANGLIER. Le sanglier est un mammifère de l'ordre des pachidermes, c'est-à-dire qui ont plusieurs sabots; c'est, à proprement parler, le porc sauvage qui habite les bois, où il vit de glands et de racines. Son corps est ordinairement noir, son poil est dur et hérissé; il sort de chaque côté de son museau, vers le haut, deux dents canines plus longues que le doigt, plus grosses que le pouce, recourbées, pointues, dures, blanches, fortes, tranchantes, qui servent à l'animal de défenses et d'armes offensives. La chasse du sanglier n'est pas sans danger, à raison de ses dents; car, d'un seul coup, elles fendent le ventre d'un chien, et même celui d'un homme.

Le mâle est appelé *verrus silvaticus* : la femelle, *sus fera*, *sive scropha silvestris*; en françois *laye*; et son petit, *porcellus silvestris*; en françois, *marcassin*.

On fait des hochets avec les dents du sanglier : celles que l'on nous apporte des Indes, sont plus longues que celles de France.

On fait avec son poil, des vergettes, des balais d'appartemens; sa chair est recherchée sur les tables, et sa graisse est nervale.

DENTAIRE. *Dentaria pentaphyllos.* Plante de la tétradynamie siliqueuse de *Linneus*, et de la cinquième classe (crucifères) de *Tournefort*.

Cette plante pousse des tiges à la hauteur d'un pied (325 millimètres) ronde, portant des feuilles, disposées au nombre de cinq, sur un pétiole, comme la quinte feuille. Ces feuilles sont oblongues, dentelées, quelquefois rudes, et d'un beau

vert; d'autrefois molles, et moins vertes : ses fleurs sont purpurines, disposées en croix ; ses siliques sont divisées en deux
loges, et contiennent des semences presque rondes. La racine
est un peu écailleuse, charnue, blanche comme de l'albàtre,
et représentant une mâchoire garnie de dents, d'où on lui a
donné le nom de dentaire.

La dentaire croit dans les lieux sombres et montagneux.

Elle est dépurative, propre pour les ulcères du poumon, et
anti-scorbutique.

DENTALE. *Dentalium.* Petit ver testacé, fort rare, long
d'environ trois pouces (81 millimètres,) dentelé, gros, en sa
partie du haut, comme un tuyau de plume, et s'amincissant
à l'autre bout : c'est une espèce de coquillage que l'on trouve
sur les roches, proche de la mer.

On appelle dentale-éléphant, celui dont le tube ressemble à
la défense de ce mammifere.

Le dentale est de la nature du carbonate calcaire, engagé
dans de la gélatine animale.

DENTELAIRE, ou HERBE AU CANCER. *Dentellaria plom-*
bago europœa. Plante de la pentandrie monogynie de *Linneus*,
et de la seconde classe (infundibuliforme) de *Tournefort*.

Cette plante pousse plusieurs tiges à la hauteur de deux pieds
(649 millimètres), canelées, purpurines ou noirâtres, se divisant en beaucoup de rameaux : ses feuilles sont petites, amplexicaules, dentelées en leurs bords, vertes-brunes, d'une
saveur âcre caustique. Ses fleurs naissent aux sommités des
tiges; elles sont de couleur purpurine, découpées en six parties soutenues par un calice formé en tuyau velu : son fruit est
une capsule qui renferme une semence oblongue, de la grosseur d'un grain de blé : sa racine est grosse, fibreuse, longue,
charnue, odorante, d'un goût brûlant.

La dentelaire croît dans les pays chauds, comme en Italie,
dans la Sicile, et aux environs de Montpellier.

On se sert des feuilles écrasées pour guérir les corps des pieds,
pour appliquer sur les cancers.

La racine est propre contre la carie des dents : on s'en sert
comme de la pyrèthe, en masticatoire.

DÉPILATOIRE DES TURCS. *Rusma.* Substance minérale;
espèce de vitriol de la couleur du charbon de terre brûlé dans
les fourneaux ou sur les forges des forgerons.

Il paroît que cette matière est un mélange de sulfate de fer
avec excès de base, et de sulfure d'arsenic.

On s'en sert en Turquie dans les bains dépilatoires. Les femmes, en France, qui ont quelques prétentions, s'en servent *ad mangonium virginitatis.*

DIABLE DE MER. Poisson de l'ordre des branchiostèges, c'est-à-dire, qui ont des trachées libres, et dont le squelette est cartilagineux, sans côtes ni arêtes.

Le diable de mer a été ainsi appelé à cause de sa laideur. Il a deux nageoires pectorales, la tête arrondie, un grand nombre de dents aiguës, trois ouvertures latérales, le corps sans écailles.

Ce poisson se trouve dans toutes les mers, caché entre les fucus, derrière des buttes de sable ou de pierres. Son dos bossu est hérissé d'aiguillons.

Le diable de mer est assez rare en France ; il nous en est venu une fois à Paris, à la halle, et on a essayé de le faire servir à l'usage de la table. On le fait cuire, et on l'assaisonne comme l'esturgeon.

Il est plus destiné pour les cabinets d'histoire naturelle.

DIAGRÉDA. *Diacrydium, sive diagredium.* Nom que l'on donne à la scammonée réduite en poudre.

Voyez Scammonée.

DIALLAGE, ou SMARAGDITE. Pierre composée de couleur verte que les anciens minéralogistes nommoient *smaragdite,* feld-spath vert, émeraudite, schorl feuilleté.

Sa pesanteur spécifique est de 3000 comparée à 1000.

Elle est lamelleuse ou feuilletée ; elle raye toujours la chaux carbonatée, et quelquefois légèrement le verre. Elle est fusible au chalumeau, en émail gris ou verdâtre.

On trouve le diallage dans les environs de Turin, au pied de la montagne de Muscinet, sur la côte de Gênes, et en Corse. On la taille et on la polit pour faire des ornemens, des vases, et des tables précieuses.

Les brocanteurs d'histoire naturelle l'appellent prismes d'émeraude à cause de sa couleur.

DIAMANT. *Adamas.* Le diamant est un combustible simple avec flamme et chaleur, dont il est difficile de constater l'origine. Il occupe le premier rang parmi les pierres précieuses. Sa nature essentielle est demeurée long-tems inconnue. *Macquer* et *Cadet,* de l'ancienne académie, sont parvenus à le brûler en 1774, à l'aide de la lentille de liqueur de Trudaine ; mais ils ne désignèrent pas alors quel étoit ce corps, qu'ils reconnurent pour être combustible. *Lavoisier* et *Laplace* observèrent que le diamant brûlé dans le gaz oxigène, il en résultoit du gaz acide carbonique. *Guyton-Morvaux,* d'après ses nombreuses expériences, a demontré que ce cristal gemme étoit du carbone à l'état le plus pur possible.

La combustion du diamant exige une très-haute température, qui est évalué à trente degrés pyrométriques, et qui dans le système de l'échelle de *Wedgwod*, offre une différence à l'égard du charbon, de 188 degrés, pour ce dernier, à 2766.

Le diamant se trouve dans les royaumes de Golconde, de Visapour, dans le Brésil, le Mogol.

Voyez Diamant. Dictionnaire de Chimie, par *C. L. Cadet.*

DIAMANT DE CANADA. *Crystallus.* On donne le nom de diamans de Canada, à des cristaux plus petits et plus brillans que ceux dits de *roche*, que l'on trouve près de Gabian. Ces cristaux se trouvent sur un cap que l'on nomme *Cap aux Diamans.* Ils sont de la nature du quartz hyalin.

Voyez Cristal de roche.

DIASPORE. Minéral qui a été découvert par M. *Lelièvre*, et auquel on a donné le nom de *diaspore*, parce que si on l'expose à la flamme d'une bougie, il décrépite, et se dissipe en une multitude de petits fragmens nacrés qui scintillent dans l'air. *Diaspore*, qui se disperse.

M. *Vauquelin* l'a analysé, et l'a trouvé composé de

Alumine.	80
Eau.	17
Fer.	3
	100

Ce minéral se trouve dans les roches argilo-ferrugineuses, en masses lamelleuses, grises, nacrées, faciles à séparer les unes des autres. Sa cristallisation régulière n'a pas encore été trouvée ; mais il paroît tendre à former un prisme rhomboïdal. Sa pesanteur spécifique est de 3,4324.

Ce minéral paroît être dû à la décomposition des végétaux.

DICTAM BLANC, ou FRAXINELLE. *Dictamnus albus, fraxinella.* Racine d'une plante de la décandrie monogynie de *Linneus*, et de la onzième classe (fleurs anomales) de *Tournefort.*

La plante qui produit cette racine croît dans l'Italie, dans nos pays méridionaux, notamment en Provence et dans le Languedoc.

Ses tiges s'élèvent à la hauteur d'environ deux pieds (649 millimètres) ; elles sont rondes, velues, rougeâtres, médullaires, garnies de feuilles semblables à celles du frêne, mais plus pe-

tites, rangées par paires le long d'une côte qui est terminée
par une seule feuille : ses fleurs sont belles, grandes, disposées
en manière d'épi, composées chacune de cinq pétales de couleur blanche tirant sur le purpurin, et rayés d'un purpurin plus
foncé, contenant dix étamines et un pistil, et d'une odeur forte.
Ces fleurs naissent aux sommités des tiges ; il leur succède des
fruits à capsules qui renferment des semences ovales, pointues
par un bout, noires, luisantes. Ses racines sont longues, blanches, un peu moins grosses que le petit doigt, d'une odeur un
peu forte, d'une saveur amère. On nous les apporte sèche de
l'Italie et de nos départemens méridionaux ; elles sont nervales,
antelminthiques, ménagogues.

La racine de dictam blanc entre dans la composition de l'alcool général, de l'alcool épileptique, de l'alcool histérique, de
l'opiat de Salomon, de l'orviétan fin, de la poudre anti-spasmodique, de la poudre de guttète, de l'huile de scorpion
composée.

On en fait une teinture à l'alcool que l'on fait prendre par
gouttes, depuis vingt jusqu'à cinquante, trois fois par jour dans
de l'eau et du sucre, pour les vers, et pour rappeler les écoulemens périodiques des femmes.

DICTAM DE CRÈTE ou DE CANDIE. *Dictamnus creticus,*
origanum creticum. Le dictam de Crète que nous voyons dans
le commerce de la droguerie, est la feuille d'une plante, espèce
d'origan qui croît en Candie, sur le mont Ida. C'est un sous
arbrisseau de la didynamie gymnospermie de *Linneus,* et de
la famille des labiées de *Tournefort.* Ses tiges s'élèvent à la hauteur de deux pieds (649 millimètres) ; elles sont velues, un
peu purpurines, rameuses, et divisées en ailes : ses feuilles
sont grandes comme l'ongle d'un pouce, sessiles, arrondies,
assez épaisses, verdâtres, couvertes d'un duvet cotonneux,
épais et blanchâtre : ses fleurs naissent dans des épis grêles et
écailleux, qui forment des gros bouquets aux sommités des tiges
et des branches, de couleur purpurine ou violette. A ces fleurs
succèdent des fruits ou semences au nombre de quatre, presque rondes, enfermées dans une capsule qui a servi de calice.

On doit choisir les feuilles de dictam, sèches, entières, larges, épaisses, blanchâtres, cotonneuses, douces au toucher,
légères, d'un goût agréable, et d'une odeur aromatique. On les
monde des petits bois auxquels elles adhèrent.

Elles sont stimulantes, ménagogues, résolutives. On s'en sert
dans l'odontalgie, dans les bains aromatiques.

Le dictam de Crète entre dans la composition de la confection d'hyacinthe, du diascordium, de l'opiat de Salomon, des deux orviétans, de l'alcool général, épileptique, prophylactique, des trochisques hystériques, de l'huile de scorpion composée, du baume fioraventi.

DICTAM FAUX. *Pseudo-dictamnus verticillatus inodorus.* Plante de la didynamie gymnospermie de *Linneus*, et de la quatrième classe (fleurs labiées) de *Tournefort*.

Cette plante pousse beaucoup de petites tiges menues, nouées, velues, blanchâtres : ses feuilles sont presque rondes ; elles ressemblent beaucoup à celles du dictam de Crète ; comme elles, elles sont couvertes d'un duvet blanc cotonneux : ses fleurs sont verticillées et labiées : ses semences, au nombre de quatre, sont oblongues : sa racine est menue, ligneuse, fibrée.

On cultive cette plante dans les jardins.

On fait usage des feuilles du dictam faux au défaut du dictam de Crète, dont elles ont les propriétés médicinales, à des degrés inférieurs.

DIGITALE, ou GANDS DE NOTRE-DAME. *Digitalis purpurea.* Plante de la didynamie angiospermie de *Linneus*, et de la troisième classe (des personnées) de *Tournefort*.

Cette plante pousse une tige qui s'élève à la hauteur de deux à trois pieds (649 millimètres à 1 mètre), grosse comme le pouce, anguleuse, velue, rougeâtre, creuse. Ses feuilles ont quelque ressemblance avec celles du bouillon blanc ; elles sont oblongues, finissant en pointes, velues, dentelées en leurs bords, vertes-brunes en dessus, blanchâtres en dessous : ses fleurs sont évasées par le haut, découpées ordinairement en deux lèvres, et trouées, par le fond, ressemblant en quelque sorte à un dé à coudre, d'où lui est venu le nom de digitale. Ces fleurs sont de couleur purpurine, diversifiées ; elles naissent le long d'une côte de la tige à laquelle elles adhèrent par des pédicules courts, et accompagnées d'une feuille bractée. Ses fruits sont des coques oblongues, velues, divisées chacune en deux loges remplies de semences menues. La racine est fibrée, amère au goût.

La digitale croît dans les bois, dans les terrains sabloneux.

Ses feuilles sont émétiques, drastiques, diurétiques : on les emploie dans l'hydropisie atonique, dans la néphrétique, dans les scrophules.

DIOPTASE. Cette pierre a été long-tems regardée comme une variété de l'émeraude. M. *Hauy* a reconnu qu'elle en différoit essentiellement. Elle se trouve cristallisée en dodécaèdre ; dont la forme primitive est un rhomboïde.

Le nom de dioptase lui a été donné parce que les joints naturels des lames cristallines sont visibles à travers le cristal par des reflets très-vifs, parallèles aux arrêtes du sommet lorsqu'on fait mouvoir ce cristal à la lumière. Sa pesanteur spécifique est 3, 3. Elle a la propriété conductrice de l'électricité ; et, ce qui est remarquable, elle en acquiert une résineuse par le frottement, même sur ses faces polies, lorsqu'elle est isolée.

M. *Vauquelin*, qui en a examiné un très-petit fragment, la croit composée de

Silice.	28,57
Cuivre..	28,57
Carbonate de chaux.	42,85
	99,99

La dioptase se trouve en Sybérie. Elle raye difficilement le verre : elle prend au chalumeau une couleur d'un brun marron, et en communique une d'un vert jaunâtre à la flamme de la bougie, sans se fondre.

DIPYRE, ou LENCOLITHE DE MAULÉON. Ce minéral, nommé par les naturalistes *lençolithe de Mauléon*, a été trouvé sur la rive droite de Mauléon, par MM. *Lelièvre* et *Gillet-Laumont*. On en connoît deux variétés, l'une blanchâtre, l'autre rosacée : elles sont transparentes.

Le dipyre raye le verre ; il est fusible avec bouillonnement : jeté sur un charbon ardent, il y devient phosphorescent.

Sa pesanteur spécifique est de 2,6305.

M. *Vauquelin* a trouvé, par l'analyse, qu'il étoit composé de

Silice.	60
Alumine..	24
Chaux.	10
Eau..	2
Perte.	4
	100

DISTHÈNE, SAPPARE, TALC BLEU, BÉRIL FEUILLETE, CYANITE. Tels sont les différens noms sous lesquels le disthène était anciennement connu.

Il raye le verre, lorsqu'on a soin de choisir une partie bien aigüe ; il est infusible : sa pesanteur spécifique est de 3,517.

Les beaux cristaux de disthène se trouvent au Mont Saint-Gothard. Ce sont des périhexaèdres bleus, ou fasciolés, dont une partie est blanche et nacrée. On en trouve en Espagne, en Autriche, en Allemagne, en Écosse.

DOCIMASIE. Ce mot vient du grec *docimazo*, j'essaye, je fais l'épreuve.

C'est une partie de la science chimique.

L'art d'essayer les mines métalliques, est une des parties les plus importantes de la chimie ; c'est de la plus ou moins grande perfection de l'essai en ce genre, que dépend la fortune ou la ruine des propriétaires ; il est donc bien essentiel de donner toute son attention aux procédés relatifs à cet art, que l'on a nommé *docimasie*.

Le premier soin que l'on doit prendre, consiste à se procurer des échantillons de mine que l'on choisit parmi les plus riches, les plus pauvres, et ceux d'une richesse moyenne. Cette précaution est utile pour ne pas faire concevoir de trop belles espérances ou exciter le découragement, si l'on choisissoit l'un ou l'autre extrême. Cette première opération est ce que l'on appelle *lotir une mine*, *ou lotissage*. La mine étant lotie, on en prend un poids déterminé, comme cent grains, pour représenter un quintal fictif. On pile cette mine, et on la lave à grande eau pour en séparer la gangue. On pèse de nouveau la mine restante, pour connoître au juste la quantité de gangue qui en a été séparée. Cette mine ainsi lavée, on la grille pour en enlever la plus grande quantité possible du minéralisateur. On doit faire ce grillage dans un bon creuset, dont les bords supérieurs ont été usés sur le grès, pour en polir les surfaces, et pouvoir le couvrir d'un creuset pareil, également usé sur ses bords, afin qu'ils se joignent intimement. Cette précaution de couvrir le creuset est nécessaire, parce que certaines mines pétillent au feu et sauteroient en partie en dehors. On tient la mine rouge pendant quelque tems, et lorsqu'il ne s'exhale plus de vapeurs, le grillage est fini. On laisse refroidir, on pèse de nouveau la mine grillée, pour connoître le déficit du poids. Alors on la mêle avec trois parties du flux noir, qui a été préparé avec deux parties de tartre et une partie de nitrate de potasse, que l'on a fait fuser ensemble, et un peu de muriate de soude décrépité. Ce mélange étant mis dans un creuset, garni de son couvercle, on place ce creuset dans un bon fourneau de fusion. L'alkali du flux noir aide à la fusion du métal, et absorbe la portion du minéralisateur qui est resté dans la mine après le grillage, et le carbone du même flux s'empare de l'oxigène qui oxidoit le métal, et détermine sa réduction.

Le muriate de soude étant plus léger, occupe la partie supérieure du creuset, et en recouvrant la masse en fusion, empêche qu'il se fasse quelque déperdition.

La fusion étant achevée, et ayant été bien conduite, on laisse refroidir le creuset lentement; on retire la matière du creuset, et on sépare le petit culot métallique des scories, par un coup de marteau. La surface du métal est convexe; on le pèse exactement pour connoître la proportion du métal contenu dans la quantité de sa mine que l'on a essayée.

Mais si la mine métallique que l'on a à essayer contient de l'argent ou de l'or, et même l'un et l'autre en même tems, on prépare un quintal fictif seize fois plus fort, c'est-à-dire, de seize cent grains qui correspondent à un quintal, ensorte que un grain représente une once, et les fractions deviennent très-faciles. Si une mine métallique, essayée comme nous venons de l'indiquer, donne, après la fusion, un culot métallique du poids de cent grains, sur celui de seize cents qui aura servi à l'essai, il en résultera que cent livres de mine contiennent cent onces de métal, c'est-à-dire, six livres quatre onces par quintal. Il y a une opération ultérieure à faire pour connoître la quantité d'argent ou d'or contenue dans ce métal. On en pèse une quantité donnée que l'on réduit à l'état d'oxide en la chauffant dans une coupelle, ou en poussant le feu jusqu'à la vitrification du métal facilement oxidable; l'argent ou l'or se réduit en fusion, et présente un petit culot que l'on pèse lorsqu'il est refroidit. C'est ce que l'on nomme *affinage*. Si le culot d'affinage est un mélange d'or ou d'argent, on a recours à la docimacie humide; c'est-à-dire, que l'on dissout l'argent par l'acide nitrique, et l'or reste intact; c'est ce que l'on nomme *départ*.

Toutes les mines métalliques ne s'essayent pas de la même manière; il en est qui sont plus dures, plus réfractaires. Alors on ajoute des fondans plus actifs, et en plus grande quantité pour faciliter la fusion du métal. De ce nombre sont le borate de soude, le verre pilé, les alcalis fixes.

Deux cents grains de borate de soude, cent grains de potasse, vingt grains de chaux éteinte, et cent grains de la mine à essayer, forment le flux de *scopoli*, très-avantageux dans l'essai des mines de fer. (Voyez *Chaptal*, pag. 181, Chimie, tome 2.)

Le flux vitreux de *Guiton-Morveaux*, fait avec huit parties de verre pilé, une de borate de soude, une demie de charbon en poudre, est encore un très-bon fondant pour la mine de fer.

Parties égales d'arsénic et de nitrate de potasse, forment un fondant très-actif.

L'arséniate de potasse a été employée avec succès pour fondre le platine.

Dans les essais en grand, on opère avec moins de précaution et d'une manière moins dispendieuse. On essaie de fondre la mine, à travers les charbons, dans un fourneau de fusion.

Les charbons réduisent l'oxide métallique; l'alcali qui se forme dans la combustion, absorbe une partie du minéralisateur. Quelquefois, pour faciliter la fusion des mines réfractaires, on ajoute de la limaille ou des scories de fer.

Il est encore un art des essais, que l'on nomme *docimasie humide*, qui consiste à faire dissoudre la partie métallique d'une mine, dans un acide approprié; mais ce genre d'essai ne peut convenir à toutes les mines, parce qu'elles ne sont pas toutes attaquables par les acides. *Voyez* Opuscule de chimie. *Bergman*, Docimasie humide.

DOLOMIE, minéral observée pour la première fois par *Dolomieux*, d'où il a reçu son nom.

C'est une espèce de carbonate de chaux aluminifère.

La dolomie présente un tissu granuleux; elle est phosphorescente par la percussion d'un corps dur; elle fait une légère effervescence avec l'acide nitrique. Sa pesanteur spécique est 2,85. Elle est composée, d'après M. *Saussure* le fils, de :

Acide carbonique.	46,00
Chaux.	44,29
Alumine.	5,86
Magnésie	1,40
Oxide de fer.	0,74
Perte	1,71
	100,00

On trouve la Dolomie dans le mont Saint-Gothard, en couches blanches ou grises, quelquefois mêlée de mica, de sulfure de cuivre et de sulfure d'arsenic rouge.

DOMPTE-VENIN, ASCLEPIADE. *Asclepias, flore albo, vincetoxicum.* Plante de la pentandrie digynie de *Linneus*, et de la première classe de *Tournefort*.

Le dompte-venin pousse plusieurs tiges à la hauteur de deux pieds (649 millim.), rondes, pliantes, flexibles, s'attachant quelquefois par le haut aux plantes voisines : ses feuilles naissent opposées à chaque nœuds des tiges, deux à deux; elles sont oblongues, larges, lisses, se terminant en pointe, ayant la configuration de celles du lierre, mais plus longues et plus étroites : ses fleurs sont monopétales, figurées en bassin, découpées en cinq parties, de couleur blanche et d'une odeur assez agréable. La pistile de cette fleur devient un fruit à deux gaines membraneuses, oblongues, pointues, contenant des semences oblongues, aigretées, de couleur rousse, et couchées par écailles : les racines sont menues, composées de beaucoup de fibres blanches adhérentes à un centre commun, d'une odeur forte, d'une saveur désagréable. Cette plante croît dans les lieux rudes et pierreux.

C'est de la racine dont on fait usage : elle est diurétique, emménagogue; on s'en sert dans l'hydropisie.

On fait avec la racine un extrait. La racine entre dans la composition de l'alcool général, de l'orviétan sublime, de la thériaque.

DORA. *Milium indicum. Milium indicum arundinaceo caule, plano albo que semine.* Plante frumentacée, espèce de millet à tige de roseau, dont la semence est aplatie, grosse comme une orobe et fort blanche.

Cette plante est de la polygamie monoécie de *Linneus*, et de la quinzième classe (fleurs staminées) de *Tournefort*.

On se sert de sa semence pour nourrir la volaille : on peut aussi en faire du pain, mais il est friable et peu nourrissant.

On lui donne aussi le nom de *melica à meli*, parce que les abeilles tirent du miel de cette plante.

DORONIC. *Doronicum latifolium. Doronicum pardalianches.* Plante de la syngénie polygamie superflue de *Linneus*, et de la quatorzième classe (fleurs radiées) de *Tournefort*.

Cette plante pousse une tige haute d'environ un pied (325 millim.), velue, ronde, cannelée, divisée à sa sommité en plusieurs petits rameaux qui soutiennent des fleurs radiées, jaunes : ses feuilles sont larges, arrondies, vertes, velues, semblables à celles du concombre, mais plus petites et plus molles : ses semences sont menues, noirâtres, aigrettées : ses racines sont des tubercules blancs, attachés à des fibres qui serpentent comme le chiendent : chacune de ces racines représente la figure d'un scorpion.

La doronie croît sur les montagnes en Suisse, proche de Genève; en Allemagne, en Provence, au Languedoc, d'où on nous apporte les racines sèches et mondées de leurs fibres. On les choisit grosses comme des petites noisettes, charnues, jaunâtres en dehors, blanches en dedans, d'une saveur douce astringente.

Les racines de doronic sont excitantes, propres contre les vertiges.

Doronic est tiré du mot arabe *doronigi*.

DOUBLE FEUILLE. *Ophris bifolia. Bifolium silvestre vulgare.* Plante de la gynandrie diandrie de *Linneus*, et de la onzième classe (fleurs anomales) de *Tournefort*.

Cette plante pousse une tige qui s'élève quelquefois jusqu'à un pied et demi (464 millim.), ronde, portant en son milieu deux feuilles seulement, opposées l'une a l'autre, larges, nerveuses, semblables à celles du plantain : sa sommité est garnie de fleurs composées chacune de six pétales, dont cinq sont disposés en coiffe dans la partie supérieure, et un sixième qui occupe la partie inférieure, et qui représente en quelque manière un corps humain de couleur verdâtre, ou d'un vert blanchâtre. Le calice de cette fleur devient un fruit semblable à une lanterne à trois côtés, contenant des semences semblables à de la sciure de bois : ses racines sont grises, fibreuses.

Les feuilles sont vulnéraires, consolidantes ; les racines sont détersives.

Cette plante croît dans les lieux humides.

DOUBLE MARCHEUR ou AMPHISBÈNE. *Amphisbœna. Amphicephalus.* Espèce de serpent de l'ordre des ophidiens, c'est-à-dire, dont le corps est alongé et cylindrique, et qui n'ont point de pieds.

Le double marcheur ou amphisbène, a le corps d'une égale épaisseur et garni d'anneaux complets ; il a une queue très-grosse et tellement obtuse, qu'on a cru qu'il avoit deux têtes ; il rampe dans les deux sens, ce qui lui a fait donner le nom de double marcheur. Sa morsure est dangereuse : on doit employer, pour la guérir, le même remède que pour celle de la vipère. Sa couleur est blanche, luisante, parsemée de taches rougeâtres : ses joues sont si grosses qu'elles cachent ses yeux.

On trouve ce serpent dans l'île de Lemnos et aux Indes.

DOUCE AMÈRE ou VIGNE DE JUDÉE. *Dulcamara. Solanum scandens.* Plante de la pentandrie monogynie de *Linneus*, et de la seconde classe (infundibuliforme) de *Tournefort*.

Cette plante est une espèce de *solanum* qui pousse des tiges ou sarmens, qui s'élèvent de deux à trois jusqu'à six pieds (649 millim. jusqu'à 2 mètres), grêles, ligneuses, rameuses, fragiles, dont les unes s'attachent aux arbres voisins, et les autres s'inclinent vers la terre ; elles sont couvertes d'une écorce verte lorsqu'elles sont encore jeunes, et blanchâtre, rude, lorsqu'elles sont à leur maturité : son bois est fragile, médullaire ; ses feuilles sont oblongues, lisses, pointues, alternes, assez semblables à celles du solanum ordinaire, de couleur verte-brune, accompagnées à leurs bases de petites feuilles en manière d'oreilles, une à chaque côté : ses fleurs naissent aux sommités des branches ; elles sont petites, de couleur bleue tirant sur le purpurin, d'une mauvaise odeur : ses fruits sont des bayes ovales, rouges comme du corail, pleines de sucre : sa racine est fibreuse.

La douce amère croit dans les lieux humides.

Cette plants est diurétique, altérante, résolutive : on s'en sert dans les maladies de la peau, dans la jaunisse.

DOUCETTE. Peau d'un poisson à nageoires, cartilagineuse ; espèce de chien de mer que l'on pêche sur les côtes de la basse Normandie.

Cette peau est garnie de petites étoiles sur le dos, et de diverses couleurs : les gaîniers la connoissent sous le nom de *peau de roussette* ; ils s'en servent pour garnir des étuis. Cette peau teinte en vert, est ce que l'on nomme *galluchat*.

DOUVE. *Ranunculus longifolius palustris.* Plante espèce de renoncule des marais ; elle appartient à la polyandrie polyginie de *Linneus*, et à la sixième classe (rosacées) de *Tournefort*.

Sa tige et ses feuilles récentes contiennent un suc brûlant et caustique, dont on se sert pour consumer les cancer des mammelles et des autres parties extérieures du corps.

DRAGÉES DE SAINT-ROCH. Ce sont des bayes de genièvre, habillées de sucre par les confiseurs. Ils leur ont donné le nom de dragées de Saint-Roch, parce qu'on les croit propres contre la peste. Ces dragées sont stimulantes.

DRAGÉES DE TIVOLI. Petites concrétions globuleuses, ovoïdes, plus ou moins arrondies, imitant à peu près les dragées. C'est du carbonate de chaux globuliformes. Ces petites masses, formées à la manière des stalactites, sont tantôt solitaires, tantôt adhérentes, en forme de grappes. On doit les distinguer des oolithes vrais. *Voyez* Oolithes.

DRAPIER, ALCYON, MARTINET, PECHEUR, ou OISEAU DE SAINT-MARTIN. *Alcido.* Le drapier, plus généralement connu sous le nom d'alcyon, est un petit oiseau de mer, gros à peu près comme une caille ; de diverses couleurs, comme bleu, purpurin, rouge ou jaune. Son bec est long, menu, jaunâtre. Il se nourrit de petits poissons. Il pond ses œufs en hiver, pendant que le tems est serein.

Cet oiseau répand une matière glutineuse, qui sort de son bec, dans le moment de ses amours, et que l'on nous apporte du royaume de Camba, à laquelle on a donné assez improprement le nom de *nid d'alcyon*, à cause de sa forme qui approche de celle d'une tasse ronde. *Voyez* Nid d'alcyon.

DRÊCHE, ou MALT. Terme de brasseur, par lequel on exprime la matière dont on fait le corps principal de la bière. C'est de l'orge trempé dans l'eau, jusqu'à ce qu'il soit bien gonflé, c'est-à-dire, prêt à germer, et que l'on a fait ensuite torréfier, pour interrompre sa germination.

On fait tomber l'orge ainsi gonflé, sur des plaques métalliques, chauffées pour le sécher brusquement. Lorsqu'il est bien sec, on le conserve pour l'usage.

C'est avec cette drèche ou malt, que l'on réduit en poudre, par l'action du moulin, que l'on prépare une boisson vineuse, connue sous le nom de bière. *Voyez* ce mot.

Le docteur *Macbridje*, médecin anglois, a reconnu, dans la décoction de la drèche, la propriété anti-scorbutique. Il recommande que l'on s'en approvisionne dans les bâtimens sur mer, surtout dans les voyages de longs cours.

DROMADAIRE, CHAMEAU. *Dromas*, *camelus*. Le dromadaire est une espèce de chameau.

On connoît trois espèces de chameaux. La première est appelée *hugium*; c'est le plus grand et le plus robuste; il porte jusqu'à la pésanteur de mille livres(10 quintaux). La seconde est appelée *béchèté*; il ne se trouve qu'en Asie; il est plus petit que le premier; son dos est garni de deux bosses, qui le rendent plus facile à monter.

La troisième espèce est nommée *dromas sive-dromadarius*; en françois, dromadaire, et en arabe, *ragnahil*; il est le plus petit, le plus maigre et le plus agile; il ne sert que de monture aux voyageurs: il marche si vite, qu'il peut faire jusqu'à quarante lieues par jour.

Les chameaux sont des mammifères ruminans, à deux sabots, sans cornes. On les accoutume, lorsqu'ils sont jeunes, à se mettre à genoux, en leur donnant un coup de baguette sur les genoux et sur le col.

On se sert de leurs poils pour faire les étoffes que l'on nomme *camelots*.

DUVET ANIMAL. Terme générique, sous lequel on comprend les quatre espèces de filamens soyeux qui servent de vêtemens aux diverses espèces d'animaux, ou qui sont un de leurs produits immédiats, d'une utilité recommandable, dans les fabriques ou manufactures et dans les arts.

Le duvet animal peut être considéré sous quatre genres ; savoir : le poil, la laine, la plume et la soie.

E

EAU. *Aqua.* L'eau est un fluide transparent, inodore, incolore, pésant, ayant une certaine sapidité et élasticité, quoique le plus grand nombre des physiciens lui aient contesté ces deux dernières qualités ; elle est susceptible de condensation et de raréfaction ; cependant, elle est considérée comme étant incompressible.

Les physiciens regardoient l'eau comme un élément, c'est-à-dire, comme un corps simple, destiné par la nature à faire une des parties constituantes de tous les corps, ou presque tous les corps qui existent. En effet, ils la rencontroient partout, dans les minéraux, dans les végétaux et dans les animaux ; et ils étoient persuadés que l'eau pouvoit se convertir en terre, et prendre une consistance sèche, par une élaboration quelconque. Cette opinion sembloit appuyée sur des faits, et s'étoit beaucoup accréditée ; ils distilloient de l'eau, et à chaque distillation, ils trouvoient dans les vaisseaux, quelque petite portion de terre, qu'ils croyoient être une partie de l'eau terrifiée : mais *Boherhaave*, et après ce chimiste, *Lavoisier*, a parfaitement démontré que cette terre appartenoit aux vaisseaux eux-même, et non à l'eau.

C'est au même chimiste que nous devons les belles expériences sur la décomposition de l'eau, et sur sa récomposition, par l'analyse synthétique. Nous dirons seulement ici, d'après ce père de la chimie pneumatique, que l'eau est un composé de quatre-vingt-six parties d'oxigène, et quatorze d'hydrogène.

Nous n'examinerons pas l'eau comme physicien-chimiste ; les grandes idées de la théorie de l'eau, de ses propriétés chimiques et physiques appartiennent à la chimie pharmaceutique ; voyons-là seulement comme naturaliste ; présentons-la sous les quatre états d'agrégations qu'elle peut nous offrir, et nous en ferons seulement les applications relatives, soit à la médecine, soit à la pharmacie.

De la glace.

La glace paroît être l'état naturel de l'eau; du moins c'est ainsi que le prétendent tous les chimistes, qui pensent que le véritable état naturel d'un corps est celui où il se présente dans la plus forte agrégation possible. Cette opinion est-elle bien raisonnable ? Se concilie-t-elle parfaitement avec les lois générales de l'attraction ? Tous les corps liquides que nous connoissons cesseroient de l'être, sans la présence du calorique ; et oserions-nous dire que l'essence de l'air est d'être solide, mais qu'il n'est fluide que parce qu'il a une très-grande affinité avec le calorique, et qu'il en contient beaucoup ? Je crois fermement que la nature essentielle de l'eau est d'être fluide, et que sa conversion en glace n'est au contraire qu'un de ces phénomènes de la nature en opposition avec ceux que produit une extrême chaleur. En effet, la glace contient soixante degrés de calorique moins que l'eau, et l'eau dans l'état de vapeur, contient, le moins possible, soixante degrés de calorique de plus que l'eau, à la température zéro.

La glace peut être considérée comme objet de matière médicale, soit qu'on l'applique extérieurement, soit qu'on en fasse usage intérieurement ; elle est regardée comme un des plus puissans toniques. J'ai été témoins de ses bons effets sur un jeune homme d'un appétit démesuré, qui mangeoit plus de 4 livres (2 killog.) de pain dans un repas, sans les autres alimens en viandes et légumes, par proportion. L'usage de la glace, prise intérieurement à la dose de 4 onces (12 décagr.) par jour, en deux prises égales, l'une le matin, l'autre le soir, après avoir mangé, diminua peu-à-peu ce grand besoin d'aliment ; en sorte qu'au bout d'un mois, il n'avoit qu'un appétit ordinaire, et sa santé étoit parfaite.

La glace ne sert pas seulement à raffraîchir les liqueurs, les boissons ; mais elle accélère singulièrement la combinaison plus intime des liqueurs spiritueuses, des ratafias, auxquels elle donne toutes les qualités de la vétusté, dans l'espace de six heures seulement d'immersion du vase qui contient ces liqueurs odorantes spiritueuses.

Le glacier s'en sert avantageusement pour préparer ces fromages glacés que l'on sert sur nos tables, en observant d'en rehausser la saveur, parce qu'il est du propre de l'extrême froid de diminuer la sensation que font les corps physiques sur nos organes, dans une température moyenne.

On se sert bien avantageusement de la glace pour rappeler la circulation du sang et de la lymphe dans les membres des corps animaux qui ont été gelés, et qui ne manqueroient pas de se mortifier et de tomber en putréfaction, si on les approchoit d'un corps chaud subitement.

On parvient à conserver la glace, en l'enfermant dans une excavation un peu profonde, faite en terre, présentant la forme d'un cône renversé, et dont le fond, ainsi que toutes les parois intérieures sont recouvertes d'une couche d'argile de l'épaisseur de trois ou quatre pouces (81 à 108 millimètres). On a soin de recouvrir la partie supérieure avec des planches que l'on charge pareillement de glaise, en ménageant seulement une ouverture, que l'on bouche avec une trape à charnière, pour extraire la glace à volonté. Le point essentiel est que la glacière soit bien à l'abri du contact de l'atmosphère supérieure, dont la température est toujours plus élevée.

De la neige.

La neige est un météore aqueux qui se forme dans la moyenne région de l'air, de vapeur d'eau condensée plus ou moins paisiblement, en traversant un milieu dont la température est froide à des degrés divers; d'où il résulte qu'elle tombe en flocons plus ou moins volumineux et réguliers sur la terre.

La blancheur de la neige participe de l'action combinée de l'air et de l'eau condensée par le froid. Lorsque la condensation de ces vapeurs aqueuses est prompte et brusque, les flocons de neige sont beaucoup plus petits et moins réguliers. Je ne parlerai pas du grésil ni de la grêle, autres espèces de météores aqueux, ces derniers n'ayant de rapport qu'avec la physique proprement dite.

Mais la neige a joui long-tems d'une réputation en médecine, qu'il est bon d'examiner, pour s'assurer jusqu'à quel point elle la mérite réellement. Si l'on applique la neige elle-même sur des engelures, il est certain qu'elle peut les guérir, en rappelant extérieurement le calorique dans les vaisseaux sanguins et lymphatiques dont les extrémité étoient privées. Il n'est personne qui ne sache, qu'en se frottant les mains, que l'on a très-froides, avec de la neige, elles deviennent très-chaudes le moment d'après : ce phénomène est dû à l'affinité qu'a le calorique avec les corps froids. Mais la neige fondue, et que l'on conserve dans des bouteilles, n'a pas d'autres propriétés que celles de l'eau de pluie. Les femmes se persuadent qu'elle est propre pour conserver la peau et entretenir le teint frais; elles n'ont pas tout-à-fait tort; cette neige fondue produit l'effet de l'eau qui contiendroit un peu d'acide carbonique, et la vérité est que l'eau est le meilleur cosmétique et conservateur de la peau.

De l'eau liquide.

Si nous considérons l'eau dans son état fluide, comme physiciens-naturalistes, nous voyons qu'elle tient exactement le milieu entre la glace et l'eau réduite en vapeur. Une expérience bien simple démontre qu'elle a soixante dégrès de calorique moins que la glace ; et voici comme cela se prouve. On élève un poids quelconque d'eau à une température de soixante degrès au-dessus de zéro, thermomètre de Réaumur, et on plonge dans cette eau un poids égal de glace. A mesure que celle-ci se liquéfie, la liqueur du thermomètre descend, et arrive au terme zéro lorsque toute la glace est fondue. De même l'eau commence à se réduire en vapeurs au soixantième dégrés du même thermomètre.

La fluidité de l'eau, son extrême mobilité, sa pénétrabilité à travers une infinité de corps, lui donnent une forte tendance à la combinaison ; aussi l'a-t-on nommée le grand dissolvant de la nature. Elle est d'une utilité essentielle, d'une nécessité indispensable pour tous les corps organiques, soit végétaux, soit animaux. C'est à l'eau que les minéraux doivent en partie leur formation, qu'ils doivent leur agrégation, leur cristallisation. Sans la présence de l'eau, toute la nature seroit sèche, aride, dans un état affreux de tristesse et de langueur. Une observation qui n'a point échappé aux naturalistes, c'est que les endroits de la terre qui sont éloignés de la mer, des fleuves, des rivières, sont pourvus, du moins pour la plupart, d'une infinité de sources d'eau vive extrêmement abondantes, qui sont intarissables ; et ce sont ces sources multipliées à l'infini qui alimentent d'eau les grandes rivières.

La mer est le grand réservoir de la terre, c'est aussi le grand alambic de la nature. Le soleil est la matière du feu qui opère la distillation ; l'atmosphère supérieure est le réfrigérant qui condense l'eau vaporisée, et la terre est le récipient à travers lequel elle pénètre, elle s'infiltre et se distribue çà et là. Retenue par des bancs de terre argileuse, elle s'élève et tend à prendre le niveau ; mais elle parcourt horizontalement les espaces qui n'offrent point de résistance à son écoulement, et va se perdre dans les lits des fleuves et des rivières, pour se rendre dans ces grands réservoirs d'où elle étoit sortie en vapeur, et d'où elle sortira de nouveau par le même mécanisme d'une distillation naturelle.

L'eau est la boisson la plus universelle, et qui convient le plus généralement à toutes les espèces d'animaux. Elle sert à la préparation de nos alimens. Mais toutes les espèces d'eau ne jouissent pas d'un égal degré de pureté et de légèreté. La pierre de touche la plus commune, et qui est à la portée de tout le monde, c'est de faire dissoudre du savon dans de l'eau pour reconnoître si elle est de bonne qualité. Lorsque le savon lui donne un état laiteux bien homogène, c'est-à-dire, lorsqu'il ne surnage pas l'eau, on peut la regarder comme bonne à être employée. Si cette même eau cuit facilement les légumes, c'est encore un signe de sa bonne qualité.

Il importe que l'eau soit très-claire pour être d'un usage avantageux. On la clarifie en la passant sur le sable, en ayant soin qu'elle surnage constamment le sable, pour que ce dernier, qui retient la vase, ne lui communique pas une saveur fétide; ce qui ne manqueroit pas d'avoir lieu, si on la laissoit exposée au contact de l'air. Les fontaines de pierre poreuse sont bien aussi dépuratoires, mais il faudroit qu'elles fussent toujours pleines, ce qui n'est pas très-facile.

Il est des circonstances où l'eau est tellement trouble, surtout dans les débordemens des rivières, que l'on a de la peine à l'obtenir claire, même en la faisant passer à travers le sable : alors il faut la faire chauffer, et la filtrer au travers du papier sans colle; ensuite on l'expose à l'air, et on l'agite pour lui rendre la portion d'air qui lui donne sa légèreté et sa sapidité. Il est bon de remarquer que l'eau qui a bouilli est pesante et indigeste, si on ne lui restitue pas l'air qu'elle a perdu par l'ébullition.

Dans les opérations délicates de chimie, et pour reconnoître la pesanteur relative des corps par l'expérience hydrostatique, on se procure de l'eau distillée.

L'eau, considérée comme matière médicale, est employée avec succès dans les maladies qui proviennent de beaucoup de chaleur, dans la foiblesse d'estomac occasionnée par l'usage immodéré des boissons spiritueuses : on l'emploie aussi extérieurement pour guérir et cicatriser les plaies. Personne n'ignore l'usage de l'eau pour les bains froids et chauds, les douches, etc.; c'est le véhicule le plus utile, le plus employé dans les diverses opérations de chimie et de pharmacie.

De l'eau réduite en vapeurs.

Ce quatrième genre d'agrégation de l'eau est celui où la force de son attraction est la plus foible. Chaque molécule est soulevée

par le calorique, ensorte qu'elles tendent bien plus à s'éloigner
l s unes des autres qu'à se rapprocher. L'expansion de l'eau est
d'autant plus grande, qu'elle est forcée par une température
plus elevée. Sa tendance à la combinaison augmente en intensité, en proportion égale à son extrême division, et sa décompo-
position, lorsqu'on lui présente des corps qui ont de l'affinité
avec l'un ou l'autre de ses principes, s'opère d'autant plus facilement. Il est bien peu de corps naturels que l'eau, réduite
en vapeurs, n'altère sensiblement. Elle dissout les sels, ramollit les os (elle met à nud leur gélatine), délite les pierres, et
brûle et oxide les metaux.

L'eau réduite en vapeurs se dissout dans l'air, dont la température est à quinze degrés : elle s'élève dans l'atmosphère,
et elle forme des brouillards, des nuages gris ou blancs, qui
se grossissent et se résolvent en pluie, lorsqu'ils sont spécifiquement plus pesans que l'air atmosphérique qui les tenoit suspendus.

L'élasticité de l'eau réduite en vapeurs est telle, qu'elle peut
faire mouvoir des masses énormes en poids et en volume, lorsqu'elle est resserrée, et qu'on ne permet son issue que par un
canal étroit. Tout le monde connoît sa force expansive dans les
belles machines appelées *pompes à feu*.

Un phénomène non moins intéressant que remarquable de
l'eau en vapeurs, c'est la singulière propriété qu'elle a d'augmenter l'intensité de la flamme, des huiles et des graisses enflammées, des espèces de charbons de terre et de bois qui sont
allumés dans les fourneaux. Dans les fonderies, dans les atteliers
et les laboratoires où l'on a besoin d'exciter un feu vif, on se
sert avantageusement de l'eau en vapeurs. Les émailleurs, tous
les souffleurs à la lampe, en dirigeant l'eau sur leurs lampes
allumées, par le moyen d'un éolipile, parviennent à augmenter
l'intensité de la flamme. Il se fait instantanément une analyse
de l'eau : son oxigène rend plus vive et plus active la combustion de l'huile, et il se dégage une plus grande quantité de calorique. Les physiciens avoient bien senti que la flamme des
corps combustibles allumés étoit bien plus élevée, lorsqu'elle
étoit favorisée par l'eau qu'ils contenoient. *Boerhaave* l'avoit
pensé et dit, et son opinion est bien justifiée par les découvertes
des chimistes modernes.

Les bains de vapeurs sont d'un usage très-ancien. Ils étoient
tombés en désuétude ; mais actuellement ils sont fréquemment
prescrits dans les douleurs de rhumatisme, dans quelques engorgemens locaux, et dans quelques affections paralytiques.

Il nous reste à examiner maintenant les diverses espèces d'eau que nous donne la nature , pour avoir un détail exact de leurs propriétés physiques et médicinales.

Combien distingue-t-on d'espèces d'eaux ?

On distingue les eaux en eaux aériennes et en eaux terrestres.

Les eaux aériennes sont d'une température égale à celle de l'atmosphère, comme la pluie , ou elles sont froides et congelées, comme la grêle et la neige.

La grêle est déterminée par un dégagement subit du fluide électrique. Elle est assez ordinairement accompagnée de tonnerre.

Les eaux aériennes ne désaltèrent point les animaux ; mais elles conviennent infiniment bien à la végétation.

L'eau de la pluie est estimée la plus pure de toutes les eaux naturelles, lorsque la première qui est tombée a balayé les impuretés de l'atmosphère.

La rosée est une pluie fine qui tombe sur la terre dès que les premiers rayons de lumière viennent éclairer notre horizon. Cette humidité qui arrose les plantes à l'aube du jour, n'est que la condensation des vapeurs aqueuses qui émanent de la terre , et qui ne s'élèvent qu'à une moyenne hauteur dans l'atmosphère. On a beaucoup vanté la rosée de mai, surtout pour la préparation de l'oxide rouge de fer, connu sous le nom de *saffran de mars* ; et on pourroit bien avoir raison , car il paroît que la rosée est chargée d'une grande quantité d'oxigène qu'elle retient de l'air , et l'oxide en est constamment plus beau. La rosée blanchit la cire , le linge écru. On remarque qu'elle brûle le cuir.

On ramasse la rosée en plaçant des toiles sur les prés , et on la recueille avant le lever du soleil. C'est un puissant cosmétique pour la peau.

Des eaux terrestres.

Les eaux terrestres sont ou coulantes , ou stagnantes , ou glacées.

Les eaux coulantes sont de sources , de fontaines ou de rivière. Ces espèces d'eau sont les plus pures que fournisse la nature ; on doit les préférer pour l'usage : elles sont constamment froides à l'endroit de leurs sources (1) ; ce n'est qu'en s'en

(1) Nous ne parlons ici que des eaux simples et non des eaux minérales. Les eaux hydrosulfurées sont chaudes à l'endroit de leur source.

éloignant, qu'elles s'élèvent à une température moyenne qui les rend potables sans inconvénient.

Lorsque le sol d'où l'eau s'élève est sec, pierreux, de la nature du silex ou de terre argileuse, on peut être certain que l'eau en est de bonne qualité. Si au contraire le terrein est de nature gypseuse, l'eau alors est crue, c'est-à-dire, qu'elle contient beaucoup de sulfate calcaire. Elle ne dissout pas le savon, et elle n'est pas propre à faire cuire les légumes (1).

Les eaux stagnantes sont celles qui séjournent dans un espace circonscrit, telle est l'eau des marais, des tourbières. Ces espèces d'eau contiennent beaucoup de corps étrangers, et sont sujettes à acquérir de l'odeur et une saveur désagréable par la fermentation. On les rend potables en les faisant bouillir, avec l'addition d'un peu de chaux vive : on les laisse se dépurer par le repos, ensuite on les agite pour leur donner de l'air (1).

Les eaux de citerne sont des eaux de pluies assemblées dans des creux maçonnés à chaux et à ciment. Les eaux des lacs sont partie stagnantes et partie coulantes ; elles présentent les mêmes inconvéniens que l'eau des marais.

EAUX MINÉRALES. On donne le nom d'eaux minérales à celles qui contiennent assez de matières minérales en dissolutions pour produire sur nos organes un effet sensible, et qui puissent guérir ou prévenir les maladies auxquelles nous sommes exposés.

Pline le naturaliste a bien, dans son tems, distingué un assez grand nombre d'espèces d'eaux dont la saveur, la couleur et les propriétés physiques lui sembloient offrir quelques différences essentielles ; mais il ne dit pas que l'on en fît alors usage pour guérir les maladies. Ce ne fut que sur la fin du seizième siècle, et plus positivement dans le dix-septième, que les chimistes, plus éclairés dans cette science, dont les services sont reconnus si importans, s'occupèrent de la recherche et de l'examen des différens principes tenus en dissolution dans les eaux.

Boyle, en 1685, donna un ouvrage sur les eaux minérales ; *Boulduc* publia en 1729, une méthode extrêmement précise pour les analyser. *Leroy*, médecin de Montpellier, *Margraf*, *Priestley*, *Monnet*, *Bergman*, publièrent chacun leurs découvertes. Plusieurs habiles chimistes firent des analyses particu-

(1) Si le terrein est de la nature de la craie ou carbonate calcaire, l'eau peut tenir en dissolution du carbonate acidule calcaire ; alors il est nécessaire de la laisser reposer pour qu'elle devienne potable.

(2) On purifie cette eau en ajoutant trois onces et demie (107 grammes) de charbon en poudre, un gros et demi (5 grammes) d'acide sulfurique à 66 degrés, sur trois litres d'eau. On laisse macérer pendant douze heures, et on filtre.

lières, et *Mitouart*, dans ses cours publics au collége de pharmacie, indiqua des procédés pour analyser les eaux minérales de tous les genres, qui furent avidement recueillis par ses auditeurs, et dont je me félicite d'avoir été du nombre. Il n'y eut pas alors de pays qui ne prétendît avoir son eau minérale ; j'en ai pour ma part analysé plusieurs. Il est peu de mes collègues qui ne se soient occupés de ce genre d'analyse, et dont les circonstances ou leur modestie n'ont pas permis la publicité.

Pour rendre l'étude des eaux minérales plus facile, plusieurs chimistes ont imaginé de les soumettre à la méthode de la classification. Il est bon d'observer que les diverses espèces d'eaux minérales contenant plusieurs corps dont la nature ou les combinaisons étoient différentes, il n'étoit pas aisé de former des classes entre elles qui fussent parfaitement exactes. Le médecin *Duchanois*, qui a donné un excellent ouvrage sur l'art d'imiter les eaux minérales, a établi dix classes; savoir, les eaux gazeuses-alcalines, terrestres, ferrugineuses, chaudes simples, thermales – gazeuses, savoneuses, sulfureuses, bitumineuses et salines. M. *Fourcroy*, qui est de tous les chimistes le plus méthodique, réduit toutes les espèces d'eaux minérales à quatre classes principales, qui comprennent neuf ordres. Ses quatre classes sont les eaux acidules, les eaux salines ou salées, les eaux sulfureuses, et les eaux ferrugineuses : il supprime de la classe des eaux minérales, les eaux bitumineuses, comme n'étant pas suffisamment démontrées, et il avertit, à l'égard des eaux cuivreuses, des eaux cémentatoires, des eaux arsenicales, de celles qui contiennent des sels ammoniacaux et des substances extractives qui résultent de la putréfaction des animaux, que ces eaux ne doivent point être comprises dans le nombre des eaux médicinales.

Nous suivrons la méthode de M. *Fourcroy*, à qui nous avons plus d'une obligation pour la science qu'il professe, et sur laquelle il a écrit avec une sagacité et une précision qui n'appartient qu'à lui. Nous invitons même nos lecteurs à recourir à ses Élémens d'histoire naturelle et de chimie, pour plus amples détails.

Eaux acidules gazeuses.

Les eaux médicinales acidules gazeuses, ont des degrés de légèreté qui varient à raison de l'interposition des molécules d'acide carbonique, qu'elles retiennent en plus ou moins grande quantité. Ce gaz ne s'y rencontre jamais pur et isolé : les eaux de cette sorte contiennent plus ou moins d'alcali et de terre calcaire; lorsque l'acide carbonique s'y rencontre en excès, c'est alors qu'elles sont acidules ; elles rougissent la teinture de tournesol, et elles précipitent la terre calcaire de l'eau de chaux, sous l'état de carbonate calcaire, qui devient insoluble dans l'eau lorsqu'il est à l'état neutre.

La différence de leur température offre les moyens de les diviser en deux ordres.

(1) Le premier ordre comprend les eaux acidules et froides, telles que celles de Premeaux, de Seltz, Pyremont, Wals, Saint-Myon, Bard, Langeac.

Le second ordre comprend les eaux gazeuses, thermales ou chaudes ; tells sont celles du Mont-d'Or, de Vichy, de Châteldon, d'Asciano, des bains de Pise et de Cherchiaio.

Eaux salines salées.

Ces espèces d'eaux sont ainsi nommées, parce qu'elles tiennent une assez grande quantité de sels neutres en dissolution, pour affecter sensiblement nos organes, et agir souvent comme purgatives ; telles sont les eaux de Sedlitz, de Seydeshutz, d'Agra, de la fontaine d'Epsom en Angleterre, qui contiennent du sulfate de magnésie et du muriate calcaire. L'eau de la fontaine d'Epsom en Lorraine, qui contient du sulfate de soude ; celle de la Franche-Comté, l'eau de la mer, qui contient du muriate de Soude ; celle de Balaruc, qui contient du muriate de soude, de la craie et du muriate calcaire et magnésien ; celle de Bourbonne, qui contient du muriate de soude, du sulfate de chaux et de la craie ; celle de Lamothe, qui tiennent en dissolution du muriate de soude, du sulfate de chaux, de la craie, du sulfate de magnésie, du muriate de magnésie et une matière extractive.

Eaux sulfureuses.

On donne ce nom aux eaux minérales qui paroissent jouir de quelques propriétés du soufre, comme de l'odeur, et la propriété de colorer l'argent en noir.

La théorie des eaux sulfureuses a été développée par Bergman, d'une manière fort savante ; il a prouvé que la plupart de ces eaux étoient minéralisées par du gaz hydrogène sulfuré. Duchanoy, dont l'opinion s'est trouvée d'accord avec celle de Leroy, de Montpellier, admet dans ces eaux, tantôt du sulfure alcalin, calcaire, alumineux ou de magnésie. Il paroît qu'il en est quelques-unes qui contiennent, en effet, des sulfures. On peut donc les distinguer en deux ordres.

(1) Division indiquée par M. Fourcroy ; Élémens de Chimie.

Les eaux minéralisées par des sulfures, sont les eaux de Barèges et de Cauterets, et les eaux Bonnes.

Celles qui ne sont imprégnées que du gaz hydrogène sulfuré, sont les eaux de Saint-Amant, d'Aix-la-Chapelle, de Montmorency, de Vernet, près Perpignan; la plupart de ces eaux sont thermales. Celles d'Aix-la-Chapelle et de Montmorency, sont froides; celles de Vernet sont chaudes, leur température est de 41 et 43 degrés.

Eaux ferrugineuses.

Ces espèces d'eaux contiennent du fer en dissolution, amenées à l'état salin, soit par l'acide carbonique, soit par le même, avec excès d'acide carbonique, soit par l'acide sulfurique; ensorte qu'on peut en former trois ordres.

Le premier contient les eaux acidules martiales, dans lesquelles le fer se rencontre avec surabondance d'acide carbonique, ce qui les rend aigrelettes et piquantes; telles sont les eaux de Bussang, de Spa, de Pyrmont, de Pougue, etc.

Le second comprend les eaux martiales simples, sans excès d'acide carbonique; telles sont les eaux de Forge, d'Aumale et de Condé. Cette distinction a été faite par *Duchanoy*.

Le troisième comprend les eaux ferrugineuses, minéralisées par le sulfate de fer; telles sont les eaux de Passy.

Il est bon d'observer que ces eaux ferrugieuses sont ordinairement mêlées de carbonate et de sulfate calcaire, et de différens sels muriatiques.

Les eaux de Provins; annoncées par M. *Opoix* pour être minéralisées par le sulfate de fer, sont regardées par M. *Fourcy*, comme minéralisées par le carbonate de fer.

Les eaux minérales naturelles ont joui, avec raison, d'une grande réputation en médecine; mais il faut en convenir, celles qui sont imitées par l'art leur sont d'autant plus préférables, que l'on est plus assuré des quantités de principes dont elles sont minéralisées, et que d'ailleurs on est maître de diminuer, d'augmenter, de préciser ces principes à volonté.

Les savans et le public doivent à M. Paul et compagnie, des éloges et de la reconnoissance, pour l'utile établissement qu'il a élevé en ce genre à Paris, près Tivoli.

EAU D'AIX-LA-CHAPELLE. Eau minéralisée par le gaz hydrogène sulfuré.

Elle contient du gaz hydrogène, moitié de son volume, et du gaz hydrogène sulfuré, un douzième, et point de sulfure en dissolution.

On reconnoît cette eau par son odeur analogue à celle d'un œuf pourri, et par la propriété qu'elle a de noircir une lame d'argent que l'on y plonge.

L'eau d'Aix-la-Chapelle est du nombre des eaux thermales, quoiqu'elle soit froide. Il paroît qu'elle doit sa température froide qui la distingue des eaux thermales ou chaudes, proprement dit, à ce qu'elle est éloignée du lieu où s'opère la décomposition de l'eau qui roule sur le terrain pyriteux, auquel elle doit sa minéralisation.

L'eau d'Aix-la-Chapelle est propre contre les maladies herpétiques et les vices dartreux: on en prend plusieurs verres dans la matinée; on en fait usage en bains humides de vapeurs, en douches ascendantes.

EAU DE SAINT-AMANT. Cet eau est imprégnée de gaz hydrogène sulfuré, et ne contient pas de sulfure en dissolution : ses propriétés sont analogues à celle d'Aix-la-Chapelle. *Voyez* Eaux hydrosulfurées.

EAU D'AUMALE. Cette eau contient du carbonate de fer sans excès d'acide carbonique. *Duchanoy* l'a considée comme une eau martiale simple ; il en fait une classe à part, pour la distinguer des eaux martiales avec excès d'acide carbonique.

L'eau d'Aumale est tonique: elle convient dans les foiblesses d'estomac, dans la jaunisse.

EAU DE BARD. Eau acidule gazeuse, dans laquelle l'acide carbonique se trouve combinée avec une base salifiable et s'y rencontre en excès.

Cette eau minérale est comprise dans le premier ordre des eaux gazeuses froides : elle est anti-septique. *Voyez* Eaux acidules.

EAU DE BARÈGE. Eau minéralisée par un sulfure. Cette eau tient en dissolution du gaz hydrogène sulfuré, et du sulfure calcaire et magnésien.

Elle est propre contre la galle et les maladies dartreuses. Cette eau est thermale. *Voyez* Eaux sulfureuses.

EAUX BONNES. Eau minéralisée par le gaz hydrogène sulfuré, et tenant des sulfures alcalins en dissolution : elle appartient au premier ordre des eaux sulfureuses.

Cette eau est thermale ; ses propriétés sont les mêmes que celles de Barèges.

EAUX DE BUSSANG. Eau acidule martiale dans laquelle le fer se rencontre avec surabondance d'acide carbonique :

elle est d'une saveur aigrelette, piquante et légèrement astringente.

Les eaux de Bussang conviennent dans les affections scorbutiques; dans le relâchement des viscères.

EAU DE CAUTERETS. Eau sulfureuse qui tient en dissolution du gaz hydrogène sulfuré et du sulfure alcalin.

Cette eau est du même ordre que l'eau de Barèges et a les mêmes propriétés.

EAU CELESTE. Cette eau, ainsi nommée à cause de ses propriétés que l'on a regardées comme merveilleuses pour les maladies des yeux, est le produit de l'art et non celui de la nature.

Pour préparer l'eau bleue céleste, on prend du sulfate de cuivre . . . . grains iv (2 déc.).
Eau distillée. . . . . onces vjjj (24 décag.).

On fait dissoudre le sulfate dans l'eau; on filtre la dissolution, alors on verse par dessus de l'ammoniac fluor, ce qu'il en faut pour déterminer un précipité, et ensuite un peu plus pour dissoudre ce précipité : il en résulte une liqueur d'un bleu de ciel plus ou moins foncé : cette couleur a pu contribuer aussi à donner à cette eau le nom *d'eau céleste.*

On place un bocal de cette eau entre la lumière d'une bougie ou d'une lampe allumée et le corps que l'on regarde, afin d'imiter la lumière du jour.

EAU DE CHATELDON. Eau acidule gazeuse alcaline froide, dans laquelle l'acide carbonique se trouve combiné avec une base salifiable et de l'acide carbonique en excès.

Cette eau a une saveur piquante, trouble l'eau de chaux, rougit la teinture de tournesol.

Elle est apéritive, fondante, propre pour dissoudre le gravier.

EAU DE CHATEL-GUYON. Eau acidule gazeuse et alcaline, chaude ou thermale, analogue à l'eau de Chateldon, quant aux principes qui la constituent; mais qui en diffère par sa température qui est chaude.

Ses propriétés sont les mêmes que l'eau de Chateldon.

Voyez Eaux acidules gazeuses.

EAU DE CHAUX. L'eau de chaux est une dissolution de terre calcaire dans l'eau. Pour la préparer, on prend de la chaux vive que l'on introduit dans une bouteille : on verse de l'eau par dessus; l'eau dissout la terre calcaire, qui est une base salifiable subalcaline, soluble dans l'eau : il y a émission de calorique pendant cette dissolution. On a soin de tenir la bouteille constamment pleine d'eau, et bien bouchée, afin qu'il ne se forme pas de carbonate calcaire par l'absortion de l'acide carbonique contenu dans l'air, et sa combinaison avec la terre calcaire dissoute dans l'eau. Ce carbonate calcaire qui se forme par accident, se manifeste par une pellicule saline qui surnage l'eau.

L'eau de chaux est un réactif qui découvre la présence de l'acide carbonique par-tout où il se rencontre.

L'eau de chaux s'emploie intérieurement et extérieurement.

On en fait usage intérieurement, à très-petite dose, dans l'asthme et la phthysie.

On l'emploie extérieurement contre la brûlure; elle est détersive et vulnéraire.

L'eau de chaux seconde, est l'eau de chaux avec moitié son poids d'eau de rivière.

EAU DE CITERNE. Eau de pluie que l'on ramasse dans des réservoirs construits en maçonnerie à ciment : ces réservoirs portent le nom de *citernes*, de *cis terram*; c'est-à-dire, *intrà terram*.

Il y a beaucoup d'endroits où l'on ne peut se procurer d'autre eau que celle de citerne, faute de rivières et de fontaines; mais cette eau, très-propre à dissoudre le savon, à cuire les légumes, a une saveur fade et quelquefois marécageuse, surtout lorsqu'elle a été gardée un peu long-tems dans ces réservoirs, par la raison qu'elle contient des matières animales et végétales. On parvient à la rendre propre à la boisson, en la filtrant sur du charbon en poudre, et en l'agitant, pour lui donner l'air qui lui manquoit.

EAU DE CONDÉ. Cette eau tient en dissolution du carbonate de fer, sans excès d'acide carbonique. C'est une eau ferrugineuse ou martiale simple.

Elle est tonique et propre pour les estomacs débiles.

EAU DISTILLÉE. L'eau distillée est la plus pure de toutes les espèces d'eaux connues. Les premiers produits de la distillation de l'eau, ne sont pas à beaucoup près aussi purs que l'on puisse le desirer. Ils contiennent des matières animales et des fluides gazeux en dissolution. On a remarqué que l'eau distillée ne passe pure dans les récipiens que lorsqu'elle a été mise en ébullition, pendant un certain tems, dans la chaudière de l'alambic, afin de donner le tems aux corps volatils de se dégager par la distillation. Alors on fractionne les premiers produits, pour ne recueillir que les derniers.

L'eau distillée est le terme de comparaison pour déterminer la pesanteur spécifique des corps. Un volume d'eau distillée, quelconque, est supposé 1000, ou 10,000.

L'eau distillée n'est pas bonne pour servir de boisson, à moins qu'on ne lui ait restitué l'air dont elle a été privée ; mais elle est propre à toutes les opérations délicates de la chimie.

EAU D'ENGHIEN. C'est une eau sulfureuse, qui contient, outre l'hydrogène sulfuré, du sulfate et du muriate calcaire. Cette eau est de l'ordre des eaux thermales ; elle en a l'odeur et le goût hépatique. Elle est résolutive, fondante, et diaphorétique. On l'emploie, avec succès, dans les cas d'obstructions des viscères du bas-ventre, de la poitrine, dans la jaunisse et les tumeurs extérieures.

EAU FERRÉE. L'eau ferrée est un produit de l'art, et non celui de la nature. Pour la préparer, on fait rougir du fer ou des clous, et on les plonge dans l'eau. On répète ce procédé plusieurs fois. L'eau acquiert une saveur de fer, et une qualité astringente : elle est propre contre les cours de ventre. On en prend deux ou trois verres dans la journée.

EAUX FERRUGINEUSES. Ordre ou classe d'eaux minérales, qui contiennent du fer, soit à l'état de carbonate neutre, soit à l'état de carbonate de fer, avec excès d'acide carbonique, soit à l'état de sulfate.

Voyez Eau ferrugineuse, à la suite de l'article *eau*.

EAU DE FONTAINE. L'eau de fontaine est claire, limpide, et d'autant plus transparente, qu'elle se dépure par une filtration naturelle, en traversant les terres, qu'elle parcourt avant d'arriver à l'endroit de sa source.

Les anciens recommandoient l'eau de fontaine, pour les diverses opérations de pharmacie, parce qu'ils la supposoient très-pure, à raison de sa parfaite transparence. Mais il est bon de s'expliquer sur le compte de cette espèce d'eau. L'eau de fontaine, qui sourde d'un terrain argileux dont la substance solide est de la nature des pierres siliqueuses, est très-légère, très-pure, ou du moins la plus pure possible, et propre à la boisson alimentaire, et aux opérations de pharmacie.

Celle qui sourde d'un terrain à chaux, autrement, dont le sol abonde en pierre à chaux ou carbonate calcaire, est un peu moins pure que la première ; elle contient du carbonate calcaire en dissolution, en plus ou moins grande quantité, avec excès d'acide carbonique.

Celle, enfin, qui sourde d'un terrain à pierre à plâtre, contient plus ou moins de sulfate calcaire.

On doit donc s'assurer de sa qualité, avant de l'employer.

EAU DE FORGE. Eau martiale simple, sans excès d'acide carbonique.

Cette eau est tonique

EAU FORTE. Les fabricans d'acide minéraux donnent le nom *d'eau forte* à l'acide nitrique qu'ils dégagent du salpêtre, par l'intermède de l'argile et de la distillation, dans les fourneaux appelés *galères*.

L'eau forte est un acide nitrique affoibli par l'eau, et qui est mêlé d'acide muriatique. Ses degrés habituels sont de vingt-quatre, au pèse acide de *Baumé*.

L'eau forte seconde est affoiblie, par moitié de son poids, d'eau distillée. *Voyez* Acide nitrique.

EAUX GAZEUSES. Les eaux minérales gazeuses sont celles qui tiennent en dissolution et dans l'état d'interposition dans leurs molécules, des fluides élastiques.

Mais on comprend plus particulièrement sous cette acception, les eaux minéralisées par l'acide carbonique. *Voyez* Eaux acidules gazeuses. Et on distingue celles qui sont minéralisées par d'autres gaz. Sous le nom du gaz qu'elles contiennent, telles sont les eaux hydrogénées, les eaux sulfureuses ou hydrogéno-sulfurées, les eaux hydrogéno-carbonées, et les eaux oxigénées.

EAUX HYDRO-SULFURÉES. On nomme ces eaux minérales hydrogéno-sulfurées, et cette dénomination leur convient infiniment mieux que celle portée au titre, par la raison que c'est le gaz hydrogène qui détermine la dissolution du soufre, et rend ce dernier soluble dans l'eau.

Les eaux hydro-sulfurées présentent un ordre d'eaux minérales, distinct des eaux sulfureuses alcalines, qui tiennent en dissolution, tantôt du sulfure alcalin, tantôt du sulfure calcaire, alumineux, ou magnésien.

EAU DE LANGEAC. Cette eau est acidule, gazeuse et froide : elle contient des carbonates alcalins et terreux, avec excès d'acide carbonique.

Elles sont recommandées pour appaiser les douleurs néphrétiques, et dans le catarrhe de la vessie.

EAU DES MARAIS. L'eau des marais est une eau très-impure, qui contient des gaz putrides en dissolution, de toute sorte de nature, particulièrement du gaz hydrogène carboné.

Cette eau n'est pas bonne à boire. On parvient à la rendre potable, en la filtrant à travers le charbon en poudre, et mieux encore, en la laissant en macération sur du charbon, dans les proportions de , charbon en poudre, 3 onces et demie, (106 gram.) acide sulfurique à soixante-six degrés , une once et demie (45 gram.) , sur trois pintes de cette eau , et ensuite en la filtrant, après vingt-quatre heures de macération.

EAU DE MILLE FLEURS. Quoique cette eau soit un produit de la distillation , elle peut trouver place dans ce dictionnaire , par la raison que la matière avec laquelle on distille cette eau est très-commune , et peut-être trop négligée, faute d'être connue par le principe qu'elle recèle.

L'eau de mille fleurs se prépare avec la fiente de vache , sur laquelle on distille de l'eau.

Cette eau est odorante ; elle contient un peu d'acide benzoïque , qui existoit tout formé dans cette fiente séchée.

Elle est propre pour adoucir la peau , et en enlever les taches..

EAUX MINÉRALES. On donne le nom *d'eaux minérales* aux espèces d'eaux qui tiennent en dissolution des corps minéraux , en assez grande quantité , pour les éloigner des qualités qui constituent les eaux douces ou potables , et les eaux crues ou insalubres.

Les eaux minérale doivent encore être distinguées en eaux minérales médicinales et non médicinales, et en naturelles ou artificielles. *Voyez* L'article *eau.*

EAU DE MONTMORENCY. Eau minérale hydrogéno-sulfurée sans sulfure alcalin. Elle appartient au premier ordre des eaux sulfureuses.

Cette eau est anti-psorique.

EAU DE MONTLIGNON. Cette eau est de la nature des eaux salines ferrugineuses. La source en est située à Montlignon , près de Montmorency. Elle contient , en infiniment petit , un peu d'acide sulfurique libre , du carbonate de fer , de chaux , de magnésie.

Elle est tonique , stomachique , propre pour précipiter la digestion.

EAU OXIGÉNÉE. L'eau oxigénée est due à M. *Paul*, et peut être regardée comme une découverte importante, qui peut devenir très-utile aux arts et à la médecine. Il est bien vrai que le gaz oxigène n'est qu'interposé dans les molécules d'eau, et non combiné, qu'il s'en dégage facilement ; mais il y est suffisamment retenu pour produire des effets sensibles dans l'économie animale.

Cette eau est composée de moitié de son volume de gaz

oxigène : elle n'a aucun goût qui la distingue de l'eau commune.

On la donne par verres, à deux heures de distance, d'abord en petite quantité, pour éviter la dysurie qu'elle produit quelquefois.

Elle réussit dans les spasmes de l'estomac, dans l'asthme humide, dans l'hydropisie, dans les affections nerveuses périodiques, et dans tous les cas où il est nécessaire de relever le ton des organes, et de ranimer la circulation.

EAU DE PASSY. Eau ferrugineuse minéralisée par le sulfate de fer, le sulfate de soude, le sulfate calcaire, et le muriate calcaire.

Cette eau est apéritive et tonique en même tems : elle rétablit le ressort des solides, elle incise les humeurs épaisses, et rend aux fluides leur fluxilité. Elle convient dans la jaunisse.

EAU DE PLUIE. L'eau de pluie est la plus pure de toutes les eaux naturelles, lorsque la première averse a balayé l'atmosphère.

Cette eau n'est pas propre à l'usage alimentaire ; mais elle dissout beaucoup mieux le savon que toutes les eaux douces connues, et est très-propre à la végétation.

EAU DE POUGUE. Eau ferrugineuse ou martiale, dans laquelle le fer est à l'état de carbonate, avec surabondance d'acide carbonique.

Cet eau est d'une saveur aigrelette et piquante. Elle est anti-putride, apéritive et tonique.

EAU DE PROVINS. Eau ferrugineuse à l'état de carbonate de fer.

Elle est tonique et apéritive.

EAU DE PUITS. Les eaux de puits sont comme les eaux de fontaines, susceptibles de se montrer sous plusieurs états différens, relativement aux espèces et aux quantités de matières salines et autres qu'elles tiennent en dissolution. On ne peut donc pas raisonnablement, ni chimiquement parlant, les considérer comme identiques. La seule analogie qu'elles semblent avoir, se rapporte à leur température, qui est plus ou moins froide.

Tous les terrains argileux mêlés de pierres siliceuses, fournissent aux puits de l'eau qui est très-potable, très-transparente, et propre à tous les usages domestiques. Les terrains à plâtre fournissent des eaux crues, impropres à la boisson, et à la cuite des légumes : elles contiennent du sulfate calcaire ou sélénite.

Les terrains à pierres à chaux contiennent du carbonate calcaire : celles ci se rapprochent davantage des eaux potables.
Enfin les puits qui avoisinent les fosses d'aisances contiennent
des matières animales : les eaux ont de la disposition à la putréfaction.

EAU DE PYRMONT. Eau acidule martiale dans laquelle
le fer se trouve combiné avec excès d'acide carbonique. Cette
eau est aigrelette, piquante, d'une saveur styptique.

L'eau de Pyrmont convient dans l'atonie des viscères, dans
l'ictéricie.

EAU DE ROUGUE. Eau ferrugineuse à l'état de sulfate
de fer.

Cette eau reçoit son nom de celui de Rougue près Alais, où
la source en est située.

Cette eau est tonique, et propre dans la débilité de l'estomac.

EAU DE SAINT-MYON. Eau acidule gazeuse froide,
dans laquelle l'acide carbonique se trouve combiné avec une
base alcaline, avec excès de gaz acide carbonique.

Sa saveur est piquante. Elle trouble l'eau de chaux, et elle
rougit la teinture de tournesol. L'eau de Saint-Myon est fondante, apéritive ; elle convient dans la néphrésie.

EAUX SALINES SALÉES. Ces eaux forment une classe ou
ordre d'eaux minérales particulières. Elles contiennent assez
de sels neutres en dissolution pour affecter sensiblement nos
organes, et agir souvent comme purgatives. Telles sont les eaux
de Sedlitz, de Seydschutz, d'Agra, de la fontaine d'Epsom en
Angleterre, qui contient du sulfate de magnésie et du muriate
calcaire. *Voyez* à la suite de l'article *eau*.

EAU SECONDE DES PEINTRES. Il ne faut pas confondre l'eau seconde des peintres avec l'eau forte seconde, qui est
de l'acide nitrique affoiblie par l'eau.

Les peintres préparent leur eau seconde avec trois livres
(1 kilog. 488 grammes) de potasse du commerce, une livre
(489 grammes) de cendre gravelée, et douze livres (6 kilogrammes) d'eau. Toute la base alcaline se dissout dans l'eau :
on filtre la dissolution, qui doit être opérée à froid, et il en
résulte une liqueur très-forte, très-mordicante.

Cette eau seconde est alcaline, et a la propriété de se combiner avec l'huile qui sert de véhicule à la peinture, et l'enlève
de dessus les corps sur lesquels elle est appliquée. On s'en sert
avec un fort pinceau de soie de porc ou de sanglier, en frottant
fortement sur la peinture que l'on veut enlever.

Si l'on a l'intention de raviver les couleurs ternies par l'air et les corps étrangers qui y adhèrent, on l'alonge avec de l'eau, et on s'empresse de passer aussitôt une éponge imprégnée de beaucoup d'eau.

EAU DE SELTZ. Eau acidule – alcaline froide, dans laquelle l'acide carbonique se trouve combiné avec la potasse, avec excès d'acide carbonique.

On imite cette eau en faisant dissoudre deux gros (8 grammes) de carbonate de potasse dans un litre d'eau très-pure, et en la chargeant de six fois son volume d'acide carbonique.

On en fait boire tous les matins trois ou quatre verres coupés avec du lait, à deux heures de distance.

Elle est recommandée dans les catarrhes de la vessie, dans les cas de pierre dans la vessie, et de gravelle. Si elle ne dissout pas la pierre, du moins il paroit certain qu'elle appaise les douleurs, ce qui est toujours un grand avantage.

EAU DE SPA. Eau acidule martiale dans laquelle le fer se rencontre avec surabondance d'acide carbonique.

Les eaux de Spa ont joui d'une grande réputation ; pendant long-tems on les a connues plus par leurs bons effets que par les principes qui les constituent. C'est d'après l'analyse exacte qui en a été faite, que l'on est parvenu à les imiter de manière à en rendre les propriétés constantes, à les modifier, à les augmenter à volonté.

On prépare les eaux de Spa artificielles, en faisant dissoudre dans un litre d'eau chargée de cinq fois son volume d'acide carbonique, magnésie et carbonate de soude, de chaque deux grains (1o6 milligrammes) ; muriate de soude, un quart de grain (13 milligrammes) ; carbonate de fer, un deuxième de grain (26 milligrammes).

On peut doubler les doses de ces matières, si l'on veut avoir une eau de Spa forte.

L'eau de Spa est fondante, apéritive, tonique, propre dans l'engorgement des viscères, dans les cas d'obstruction. On en prend trois ou quatre verres dans la matinée, à distance d'une heure.

EAUX SULFUREUSES. Ces eaux comprennent un ordre d'eaux minérales qui paroissent jouir de quelques propriétés du soufre, comme l'odeur, et la propriété de colorer les métaux blancs en noir, tels que l'argent, le plomb, l'étain, le mercure.

Ces eaux sont sous deux états, savoir : hydrogéno-sulfurées, et hydrogéno-sulfurées alcalines. On les distingue encore en chaudes et froides. Ces dernières ne sont froides que parce qu'elles sont éloignées de l'endroit de leur source, et qu'elles se mettent en équilibre avec la température de l'atmosphère.

Voyez Eaux sulfureuses, à l'article *eau*.

Les eaux sulfureuses sont parfaitemens bien imitées par l'art, soit en chargeant l'eau de gaz hydrogène sulfuré, soit en ajoutant à celle-ci un peu de sulfure alcalin.

Ces eaux ont une odeur et une saveur hépatique. Elles sont résolutives, fondantes, diaphorétiques, propres contre les obstructions des viscères du bas-ventre, de la poitrine, contre la jaunisse et les tumeurs extérieures.

EAUX TERRESTRES. Les eaux terrestres sont ou coulantes ou stagnantes; elles comprennent généralement les eaux qui roulent sur la surface ou dans l'intérieur du globe que nous habitons. *Voyez* l'article *eau*.

EAU DE VALS. Eau minérale acidule gazeuse alcaline et froide.

L'eau de Vals artificielle, d'après le procédé de *Paul*, est composée :

d'Acide carbonique.	3 fois son volume.
Muriate de soude. .	13 grains (689 milligr.)
Sulfate de fer. . . .	1 deuxième de grain (26 milligr.)
Sulfate d'alumine. .	1 deuxième de grain (26 milligr.)
Carbonate de fer. .	3 quarts de grain (39 milligr.)
Eau.	2 livres (1 kilogr.)

Il paroît, d'après cette formule, que l'eau de Vals appartient à l'ordre des eaux ferrugineuses.

Elle est tonique, stomachique et astringente.

EAU DE VICHY. L'eau de Vichy a été placée au rang des eaux acidules gazeuses, chaudes et alcalines.

Celle qui est imitée par *Paul*, contient par litre :

d'Acide carbonique.	2 fois son volume
Carbonate de chaux.	2 grains (166 milligr.)
Carb. de magnésie.	1 tiers de grain (19 milligr.)
Carbonate de fer. . .	1 dixième de grain (6 milligr.)
Carbonate de soude.	24 grains (1 gram. 212 milligr.)
Sulfate de soude. . .	6 grains (318 milligr.)
Muriate de soude. .	4 grains (212 milligr.)

Cette eau est tonique, fondante, légèrement purgative, propre contre les obstructions, les maladies laiteuses, et les vices dartreux.

Trois verres le matin, à distance d'une heure.

EAU-DE-VIE. Produit de la distillation du vin, à la température de l'eau bouillante. *Voyez* Alcool aqueux.

EBÈNE. Gros et grand arbre de la diadelphie décandrie de *Linneus*, lequel croît dans l île Maurice, d'où on nous apporte le bois dont font usage les ébénistes. *Voyez* Bois d'ébène.

EBÈNE VERT. Espèce de bois d'ébène, connu sous le nom d'évilasse, par les ébénistes, et dont la couleur est verte. *Voyez* Bois d'ébène.

EBÈNE ROUGE. Bois dur, rouge, autrement appelé grenadille. C'est une espèce de bois d'ébène. *Voyez* Bois d'ébène.

ECAILLE D'HUITRE. L'écaille d'huître est le têt, ou enveloppe du ver mollusque, ou testacé de ce nom.

Cet animal est bivaive, c'est-à-dire, à deux valves ou coquilles. On brûle les écailles d'huître jusqu'à blancheur, pour avoir, ce que l'on nomme en pharmacie, l'écaille d'huître calcinée à blancheur : c'est un véritable carbonate calcaire, dont l'usage est tombé en désuétude depuis que l'on connoît des substances de même nature, et qui peuvent leur être substituées avantageusement, telle que la pierre d'écrevisse.

On faisait anciennement usage des écailles d'huître calcinées pour absorber les aigreurs de l'estomac.

ECAILLE DE TORTUE, ou CARAPACE. On donne, dans le commerce de la tabletterie, le nom d'écaille à la cuirasse, dans laquelle se renferme l'animal appelé *tortue :* les naturalistes ont adopté le nom de *carapace*, pour désigner la pièce de la cuirasse qui couvre le dos, et qui est convexe, et celui de *plastron*, à la pièce inférieure qui est réunie à la poitrine. La carapace est composée de plusieurs écussons. On appelle *disque*, l'ensemble de ceux du milieu, qui sont au nombre de treize; le bord est formé de quatorze.

L'arrangement et la disposition de ces écussons, sert à distinguer les espèces ; le nombre des écailles du plastron varie de douze à quatorze, dans certaines espèces, et dans d'autres, de vingt à vingt-quatre.

C'est particulièrement de la carapace, ou écaille de tortue de mer, dont les tabletiers font usage. On en distingue deux sortes, qui diffèrent entre elles, quant à la qualité : savoir, l'écaille de tortue franche, et celle du caret. La carapace de la tortue franche a quinze lames ; celle du caret en a treize : cette dernière est la plus belle et la plus estimée.

La première vient de l'Ethyopie : la seconde nous est apportée d'Amérique et de l'Asie.

On commence par parer cette écaille, pour lui donner ce brillant poli qui en fait la beauté ; ensuite on l'amollit dans l'eau chaude, et on lui donne, à l'aide d'une forte presse, la forme qu'on lui desire, et on lui donne le poli vif.

ECHALOTE. *Cepa asiolania.* Racine bulbeuse, oblongue, d'une plante légumineuse de l'hexandrie monogynie de *Linneus*, et de la neuvième classe (papillonacée) de *Tournefort.*

Cette racine a l'odeur, et la saveur approchante de celle de l'ail ; mais beaucoup moins forte : elle pousse des tiges creuses ; ses feuilles sont longues, fistuleuses, droites, ayant le goût de leurs racines ; ses fleurs naissent en bouquets, ou paquets sphériques ; elles sont composées de six pétales, six étamines et un pistil ; ses fruits sont presque ronds, remplis de semences rondes. On cultive cette plante dans les jardins potagers.

L'échalote est d'un grand usage dans les cuisines.

ECHALOTE D'ESPAGNE. ou ROQUEMBOLES. *Allium.* Les roquemboles ou échalotes d'Espagne, sont des tubercules qui naissent sur les têtes d'une espèce d'ail, que l'on cultive en Espagne et dans nos jardins.

On s'en sert dans les cuisines.

ECHINOPE, ou LA BOULETTE. *Echinopus, echinops carduus sphærocephalus, latifolius vulgaris.* Plante de la syngénésie polygamie, séparée de *Linneus*, et de la douzième classe, (fleurs à fleurons) de *Tournefort.*

Cette plante croit à la hauteur de deux ou trois pieds (649 millimètres à 1 mètre) : ses tiges sont grosses comme le doigt, canelées, lanugineuses, onctueuses au toucher, d'une couleur presque purpurine, d'une saveur douceâtre : ses feuilles sont oblongues, larges en leur base, profondément découpées, vertes, brunes en dessus, blanchâtres en dessous, amplexicaules à la base, velues en dessous, et glutineuses au toucher. Les sommités de ses tiges sont chargées de têtes sphériques, qui portent des fleurons évasés par le haut, et découpés en lanières, de couleur bleue, blanchâtre : ses fruits sont des graines oblongues, contenues dans les enveloppes écailleuses qui ont servi de calices aux fleurons. Sa racine est d'une grosseur médiocre, noirâtre en dehors.

Cette plante croit aux lieux montagneux et pierreux. Elle est apéritive, sudorifique, propre pour la pleurésie, les rhumatismes, pour la goutte sciatique.

ECLAIRE. Plante de la polyandrie monogynie de *Linneus*, plus connue sous le nom de chélidoine.

Voyez Chélidoine.

ECORCES (des). Les écorces sont les parties extérieures des végétaux. Elles ne leur servent pas seulement d'enveloppes pour les protéger contre les influences de l'air, ou contre les attaques des insectes ; mais elles ont des propriétés physiques bien importantes, qui contribuent essentiellement à la perfection de la végétation, et à l'accroissement des végétaux.

Le naturaliste observateur, ne laisse échapper aucune des remarques qui doivent concourir à étendre ses connoissances sur les corps naturels qu'il a à examiner. En considérant une écorce, il cherche à s'assurer des diverses parties qui la composent, des fonctions principales de chacune de ses parties, de leurs configurations, de leur importance pour l'accroissement, pour l'entretien de la vie végétale. D'abord il aperçoit que les écorces d'arbres (il choisit celles-ci, parce qu'elles sont d'un examen plus facile), sont composées de trois parties distinctes ; savoir, d'un épiderme, de couches corticales utriculaires, et d'une troisième enveloppe ou membrane fort mince qui adhère à l'aubier.

L'épiderme est une membrane formée de fibres qui se croisent en différens sens. On parvient à enlever cette membrane assez facilement, lorsque le végétal est en vigueur, ou bien en la ramollissant, lorsqu'elle est sèche, en l'exposant à la vapeur de l'eau en ébullition. Il est infiniment utile de bien examiner cette première enveloppe, pour reconnoître quelles sont ses fonctions par rapport au végétal. On aperçoit que son tissu ressemble assez bien à un réseau, dont les mailles sont extrêmement fines et rapprochées, et on en tire l'induction que cette sur-peau est destinée, par la nature, à recevoir les premières impressions des corps externes, à les modifier de manière que l'organe cellulaire qui est immédiatement placé après elle, puisse les recevoir plus tranquillement, à servir comme d'un tamis, à travers lequel viennent se rendre les produits excrétoires de la végétation, et à protéger l'extrémité des ramifications des vaisseaux aériens qui reçoivent de l'atmosphère, par intus-susception, les fluides nécessaires à l'accroissement du végétal.

Immédiatement au dessous de cette épiderme est la seconde enveloppe désignée sous le nom de *tissu cellulaire*, ou *couche corticale ;* c'est en effet un tissu formé par des vésicules et des utricules si nombreux, et tellement rapprochés qu'il n'en résulte qu'une couche. C'est dans ces corps glanduleux que paroît se faire la décomposition de l'air et de l'eau, et les produits de cette élaboration sont ensuite portés dans tout le végétal par des vaisseaux, qui se propagent dans tout l'intérieur, et vont se rendre jusqu'à la partie médullaire, en croisant les couches ligneuses, et même jusqu'à la racine : c'est dans cet organe cellulaire, que se développe la partie colorante ; la lumière qui pénètre l'épiderme, contribue à en aviver la couleur ; c'est là que se forment l'huile et les résines, par la décomposition de l'eau, dont il retient l'hydrogène qui se combine avec le carbone, et la portion d'oxigène nécessaire à leur formation. C'est enfin delà, que partent les divers produits excrétoires, connus sous le nom de sucs gommeux sucrés, baumes, gommes, gommes-résines et résines.

La troisième partie de l'écorce, que les anciens ont nommé *biber*, parce qu'elle est à peu près mince comme du papier ; qu'elle en a servi long tems pour écrire, jusqu'à l'invention du papier, et avec laquelle on est parvenu à en faire de diverses couleurs et qualités, est une couche intermédiaire entre la couche corticale et l'aubier. Cette écorce est formée de lames, qui ne sont elles-mêmes que la réunion des vaisseaux communs, propres et aériens de la plante. Les vaisseaux de cette pellicule ne s'étendent pas selon le longueur de la tige ; ils se courbent en différens sens, et figurent assez bien le point de tulle. ou filet, dont les petites interstices sont remplies par une matière muqueuse. On parvient facilement à découvrir l'organisation de cette substance corticale ; il suffit pour cela de la faire macérer dans l'eau. L'eau, en dissolvant les corps muqueux, laisse à nud les mailles qu'il remplissait. Cette observation est bien sensible dans le liber du bois de dentelles, dont les Indiennes se font des ajustemens, après l'avoir fait macérer dans l'eau. Cette troisième écorce qui recouvre l'aubier, acquiert insensiblement plus de dureté, devient aubier à son tour, tandis que celui-ci, par une plus parfaite élaboration, se convertit en bois proprement dit.

Les écorces d'arbres sont infiniment essentielles à la vie des végétaux. Il est démontré, par des expériences réitérées, qu'une tige d'arbre, dont on a enlevé une partie de l'écorce, n'a qu'une végétation languissante, jusqu'à ce que la surface dépouillée se soit endurcie par le tems, et si l'on écorçoit un arbre complétement, il n'est pas douteux qu'il périroit peu de tems après, comme un animal que l'on auroit écorché tout vivant.

C'est à la faveur des écorces que s'exécutent les principales fonctions de la vie des végétaux, telle que la nutrition, la digestion et les secrétions. Les implantations d'une tige sur une autre, implantations qui s'opèrent en plaçant un nouveau sujet entre l'aubier et l'écorce d'une tige d'arbre vivace, démontrent évidemment que l'écorce renferme les organes les plus impor-

tans de la végétation. Il est des arbres, tels que les saules d'eau,
dont toute la substance boiseuse est putréfiée, et dont la seule
écorce suffit à l'entretien de la vie végétale ; c'est encore dans
les écorces que résident le plus abondamment les principes odorans, résineux et huileux. Il n'est point d'arbres, dont la seconde écorce ne pût fournir à la médecine un médicament plus
ou moins important, et c'est bien à tort qu'on néglige des essais en ce genre.

Les bois destinés au chauffage, qui sont pourvus de leurs
écorces, et qui n'ont pas été trempés dans l'eau ou altérés par
l'humidité quelconque, sont d'un service bien plus avantageux
dans la combustion ; les cendres qui en résultent sont chargées
de matières salines neutres et alcalines, qui les font rechercher
pour la fabrication du salpêtre, et les lessives domestiques. Il
n'est pas indifférent de placer les bois de chauffage dans les
chantiers, de manière qu'ils soient le plus possible à l'abri des
vents de pluies, ou tout au moins d'en faciliter l'évaporation,
en les espaçant avec art dans les piles que l'on en fait.

Nous terminerons ces idées générales sur les écorces, par
une observation qui ne doit pas être négligée. Il est des arbres
dont l'écorce est d'un tissu très-serré, comme vernis, dont
la ténacité des parties ne permet pas l'extension, qui d'autre
part fournissent naturellement une excrétion gommeuse, tels
que les cerisiers, les pruniers, etc. On est obligé de faire des
incisions longitudinales à ces écorces, pour aider à l'amplitude
de la tige, et faciliter l'exsudation de la gomme. On a soin d'enlever celle-ci à mesure qu'elle paroît ; sans cette précaution,
l'arbre langueroit et finiroit par périr.

Nous allons maintenant examiner les écorces par les espèces
individuelles ; mais pour rendre nos études plus méthodiques,
nous les divisons en écorces médicinales, filamenteuses, propres à faire des cordages, et propres aux arts.

ÉCORCE D'AUNE. Seconde écorce de l'arbre de ce nom,
qui appartient à la monoécie tétrandrie de *Linneus*, et à la dix-
neuvième classe (amentacée) de *Tournefort*. *Voyez* Aune.

L'écorce d'aune est astringente ; elle contient de l'acide gallique. Elle sert à la préparation de la teinture en noir, avec le
sulfate de fer.

ÉCORCE DE BERGAMOTE. Ecorce du fruit de ce nom,
qui est un produit du *pyra bergamotta*, arbre de l'icosandrie
pentagynie de *Linneus*. *Voyez* Bergamotte.

L'écorce de bergamotte est d'une couleur verte, tirant sur
le jaune, d'une odeur extrêmement agréable. On en tire par

l'expression et par la distillation, une huile volatile très-odorante ; on en fait aussi des bonbonnières.

ÉCORCE DE BOULEAU. Ecorce de l'arbre de ce nom, que *Linneus* a placé dans sa monoécie tétrandrie, et *Tournefort* dans sa dix-neuvième classe. *Voyez* Bouleau.

La seconde écorce du bouleau est mince, lisse, unie et polie comme du parchemin, on s'en servait anciennement pour écrire, avec un poinçon, au lieu de papier.

L'écorce extérieure peut servir de tan, comme celle du jeune chêne. Les Lapons s'en vétissent, les Canadiens en fabriquent des canots ; en Suède, on en couvre les maisons : les Kamtochadales, la coupent et la mangent avec le caviar.

En France, on se sert de la seconde écorce qui est presque incorruptible, pour faire des cordes à puits.

ÉCORCE DE CACAO, ou COQUE DE CACAO. C'est l'enveloppe immédiate de l'amande du fruit du cacaoyer, que *Linneus* a placé dans sa polyadelphie pentandrie. *Voyez* Cacao.

Cette écorce est brune au dehors, grise en dedans : on la détache de l'amande, en torréfiant légèrement celle-ci.

On fait usage de l'écorce de cacao, en infusion théiforme, dans l'eau, mélée avec du lait chaud On la prend à déjeûner : elle convient dans les maladies de poitrine.

ÉCORCE DE CAPRIER. C'est la seconde écorce d'un petit arbrisseau que *Linneus* a placé dans sa polyandrie monogynie, et *Tournefort* dans sa sixième classe (rosacée).

Cette écorce est épaisse, dure, blanchâtre, difficile à rompre ; sa saveur est acerbe : on nous l'envoie sèche de Toulon. Elle est apéritive, propre pour lever les obstructions. Feu *Tronchin*, l'a mit en vogue pour les maladies des vapeurs : aujourd'hui elle est presque oubliée.

ÉCORCE CARYOCOSTIN. C'est une écorce grosse, longue de deux à trois pieds (649 millimètres à 1 mètre), large de deux à trois doigts, épaisse de deux lignes (4 millimètres), quelquefois de trois (6 millimètres), rouge, matte comme le cassia lignea, d'une odeur piquante, et d'une saveur aromatique de poivre et de gérofle. Les droguistes la vendent sous le nom de caryocostin. Nous ignorons quel est l'arbre qui la produit : elle nous vient des Indes orientales.

C'est un puissant sudorifique. On l'emploie en poudre et en infusion.

ÉCORCE DE CHÉNE. L'écorce du chêne est épaisse, raboteuse, crevassée, rougeâtre, rude, lorsque l'arbre est arrivé à un certain âge et une certaine grosseur.

L'écorce du jeune chêne, autrement appelé *chêneau*, est moins dure, moins épaisse, d'une couleur grise cendrée., et contient de l'acide gallique ou un principe astringent, ett du tanin, qui la rendent propre à précipiter en noir la dissolution du sulfate de fer ou couperose verte, à précipiter l'albumine animale, et la solidifier. Cette écorce du jeune chêne étant séchée et réduite en poudre, constitue ce que l'on nomme le tan dont on se sert dans les fosses au tan, pour aminer le cuir.

L'écorce de chêne est astringente, résolutive, propre pour la goutte sciatique, les rhumatismes, étant employée claudement en fomentation : elle arrête le cours de ventre et les hémorrhagies, étant prise en décoction.

Le chêne est de la monoécie polyandrie de *Linnæus*, ett de la dix-neuvième classe (amentacée) de *Tournefort*.

ÉCORCE DE CHOYNE. Écorce ligneuse du fruit connu sous le nom de *calbasse* de Guinée, lequel croît à *Merpio*, contrée de l'Amérique.

Cette écorce sert à une infinité d'ouvrages de tabletterie.

Voyez Calebasse de Guinée.

ÉCORCE DE CITRON. L'épiderme de citron prend le mom de *zeste* en pharmacie, et celui d'*écorce* lorsqu'il adhère à l'enveloppe coriacée de ce fruit.

C'est dans l'épiderme que réside le principe huileux volatil.

On retire cette huile volatil par expression et par distillation. On en prépare l'alcool ou esprit de citron.

L'écorce de citron entre dans la composition du sirop de ce nom, dans l'électuaire de citron, dans la décoction amère, dans la gelée de corne de cerf, comme aromate, dans la thériaque, la poudre létifiante, la poudre d'ambre, les eaux alcooliques de mélisse, de miel, royale, thériacale, hystérique, impériale, l'élixir de vitriol, l'esprit aromatique huileux. On l'emploie tantôt récente, tantôt sèche : on la confit au sucre.

Voyez Citron.

ÉCORCES A CORDAGES. On comprend sous cette acception les écorces d'arbres dont la texture filamenteuse devient, dans les mains du cordier, une ressource pour faire des cordes destinées à soulever des fardeaux qui ne soient pas trop pesans. Ces sortes d'écorces servent surtout à faire des cordes à puits. Si on a le soin de les tenir suspendues, et à l'abri de la trop grande humidité, elles se conservent long-tems en état de service.

Parmi les écorces propres à faire le cordage, on compte

celle du bouleau, qui est mince, lisse, luisante et presque incorruptible.

Celle de mûrier, qui est rude et filamenteuse, et qui étant rouie, fait d'excellentes cordes.

Celle du tilleul, qui est souple, unie, dont on fait des cordes à puits, de greniers, et même des cables dans certains endroits.

Celle de l'osier, qui sert de liens aux jardiniers.

ÉCORCE ÉLUTÉRIENNE. En latin *cortex élatorii*. C'est un des noms sous lesquels on connoît l'espèce d'écorce aromatique qui nous est apporté du Paraguay. *Voyez* Cascarille.

ÉCORCES FILAMENTEUSES. Nous comprenons sous cette acception les écorces des végétaux formées de fibres plus ou moins alongées, destinées à être rouies, séchées, tillées et sérancées, pour être filées, en faire des ficelles, des cordes, cordages et cables, ou à être converties en toiles par l'art du tisserand.

Dans le nombre des écorces filamenteuses, on compte celles de l'abaca, du chanvre, du lin, de l'ortie. *Voyez* chacun de ces mots séparément. *Voyez* aussi au mot *chanvre*, les divers apprêts que l'on fait subir à ces écorces, tels que le rouissage et le sérançage.

ÉCORCE DE FRÊNE. Seconde écorce de l'arbre de ce nom, lequel croît dans les forêts. Cette écorce est unie, cendrée, verdâtre. On l'estime propre pour les maladies de là rate et pour chasser la fièvre. Son infusion précipite au noir la dissolution du sulfate de fer, ce qui dénote qu'elle contient de l'acide gallique.

ÉCORCES DE FRUITS. Les fruits sont recouverts d'une enveloppe qui prend, en botanique, le nom de *péricarpe*, et qui, dans le commerce de la droguerie, ainsi que dans les arts, prend celui d'*écorce*. Ces écorces sont, ou entières ou en morceaux détachés, odorantes ou inodores : les espèces principales dont l'usage est applicable soit à la médecine, soit à la tabletterie, sont la calbasse vide, la calbasse de Guinée ou écorce de choyne, l'écorce de bergamote, la coque de cacao, les écorces de citron, d'orange, de grenade, et la noix de coco. *Voyez* chacun de ces noms en particulier.

ÉCORCE DE GAYAC. C'est la seconde écorce de l'arbre de ce nom, lequel croît aux Grandes Indes et en Amérique : elle est unie, pesante, de couleur grise en dehors, blanche en dedans, d'une saveur amère et difficile à rompre.

C'est un puissant sudorifique et diurétique : elle est propre pour purifier le sang et pour guérir les rhumatismes. On s'en sert en poudre et en decoction.

ÉCORCE DE GENEVRIER. Seconde écorce du bois de genevrier que l'on cultive en Afrique, en Espagne, en Italie, et dans nos pays méridionaux. Cette écorce nous est envoyée sèche : elle est ridée, de couleur grisâtre. On l'estime sudorifique.

On en retire, par la distillation, comme de son bois, une huile dite de cade (1).

ÉCORCE DE GÉROFLE. Seconde écorce de l'arbre connu par les Indiens sous le nom de *ravendsara*, lequel croît dans l'île de Madagascar.

Voyez Bois de crabe.

ÉCORCE DE GRENADE. *Malicorium.* C'est l'écorce du fruit du grenadier que l'on cultive dans nos pays méridionaux : elle est rouge en dehors, ridée, dure, épaisse comme du cuir, et cassante. On la nomme en latin, *malicorium*; comme si l'on disoit cuir de pomme.

Elle est astringente. On s'en sert en décoction, dans les flux de ventre, dans les écoulemens blancs des femmes; elle contient du tanin et de l'acide gallique : on peut s'en servir pour tanner le cuir et à faire de l'encre.

ÉCORCE DE JANIPABA. *Janipaba. Genipa fructu ovato.* Écorce du fruit d'un des plus grands arbres du Bresil et des îles de l'Amérique méridionale.

L'arbre qui produit cette écorce est de la pentandrie mono-gynie de *Linnæus.* Il ressemble au hêtre. L'écorce est grise-blanche : son bois est moëlleux et fragile; ses rameaux sont garnis de feuilles longues, d'un pied et demi (487 milli.) environ, ayant la forme d'une langue de bœuf, et d'une couleur verte luisante; sa fleur est petite, monopétale, figurée en cloche, de couleur blanche, avec des taches jaunes en dedans, d'une odeur de gérofle, et ressemblante à celle du narcisse. Son fruit est plus gros qu'une orange, rond, couvert d'une écorce tendre, de couleur cendrée. Sa pulpe charnue est solide, jaunâtre, vis-queuse, d'une saveur aigre, d'une odeur agréable. Il renferme des semences plates, orbiculaires, séparées par une cloison, et en-tourées d'une pulpe molle. Il devient mou, en mûrissant, comme la nefle, et alors il est bon à manger; il est astringent. On en tire

_____

(1) L'huile de cade du commerce, se prépare avec le goudron et l'huile. Voy. Huile de cade.

par expression, une liqueur vineuse qui est raffraîchissante, mais qui perd cette propriété avec le tems.

Les Indiens tirent par expression de l'écorce du fruit de cet arbre et de ses rameaux, avant que le fruit soit mûr, une liqueur qui est d'abord claire comme de l'eau ; mais qui devient fort noire lors de son contact avec la lumière.

Les Indiens s'en teignent tout le corps, lorsqu'ils vont à la guerre, pour se rendre plus effroyables et plus terribles à leurs ennemis. Cette teinture peut être appliquée sur des étoffes, sur du papier, et on ne peut l'enlever avec aucun intermède ; mais elle disparoît d'elle-même, vers le huitième ou neuvième jour.

L'écorce du janipaba n'est d'aucun usage en médecine ; mais les phénomènes qu'elle montre par le changement de couleur de son suc exprimé, intéressent le physicien chimiste et l'observateur curieux.

ÉCORCE DES JUIFS. C'est ainsi que l'on nomme la seconde écorce de l'arbre qui fournit l'olibum ou encens. On lui a donné le nom d'*écorce des juifs*, parce que ceux-ci en font usage dans leurs parfums, et dans leurs cérémonies religieuses. On lui donne aussi les noms de *thymiama* et de *narcaphte*.

Voyez Narcaphte.

ÉCORCE DU LIÉGE, LIÉGE. *Suber latifolium perpetuò vivens, quercus suber.* Cette écorce est la seconde d'une espèce de chêne que *Linneus* a placé dans sa monoécie-polyandrie ; et *Tournefort*, dans sa dix-neuvième classe, (les amentacées, ou arbres à fleurs à chatons).

Les chatons sont séparés des fruits sur le même pied, et les semences ont une enveloppe semblable, en quelque manière, à un cuir léger:

On donne à l'écorce du liége, le nom de *Liége en table*, dans le commerce, et non celui d'écorce de liége.

Le liége est l'écorce d'un arbre de ce nom, d'une moyenne hauteur, qui ressemble beaucoup au chêne vert, mais dont le tronc est plus gros. On a soin, pour le rendre plus ample, de couper les branchages de tems en tems, afin qu'il acquiert en volume ce qu'il prendroit en hauteur. Cet arbre croît en Espagne, en Italie, et dans nos départemens méridionaux. Son écorce est épaisse, légère, spongieuse, de couleur grisâtre, tirant sur le jaune. La couleur noir qu'il présente extérieurement, lui vient de son apprêt pour le mettre en table.

L'extraction du liége et son apprêt pour l'applatir consiste, la première à faire une incision longitudinale de haut en bas, et une horizontale à la partie inférieure et supérieure. Bientôt l'écorce se détache de dessus l'arbre en se desséchant ; on l'enlève, on l'a fait tremper dans l'eau pendant quelques jours, ensuite on pose la partie convexe sur des charbons ardens ; la chaleur attire à elle les parties latérales. On pose cette écorce, qui s'est déjà un peu applatie, sur des surfaces planes ; on la charge progressivement de poids pour la redresser , et lorsqu'elle est totalement applatie, on la nétoie , et on en fait des balots : c'est ce que l'on nomme liége en table.

On doit choisir le liége d'une porosité fine , très-serrée, et flexible. On en fait des bouchons, des semelles de souliers, des scaphandres pour marcher dans l'eau, du noir d'Espagne à l'usage de la peinture , en le brûlant dans les vaisseaux fermés

On s'en sert en médecine , en poudre ou en décoction , pour arrêter les cours de ventre , les hémorragies.

Le liége réduit en charbon, ou noir d'Espagne , étant mêlé avec de l'huile d'olives , est propre pour guérir les hémorroïdes. On en prépare l'acide subérique.

ÉCORCE DU MALABAR. *Koddagapalla.* Écorce de la racine d'une plante qui croît dans le Malabar.

Les racines de cette plante sont assez grosses ; on en sépare la seconde écorce, que l'on fait sécher, et qui se roule sur elle-même. Elle est rougeâtre, et d'une saveur amer : on nous l'apporte en petits morceaux , comme le quinquina. Souvent les droguistes le substituent au véritable quinquina ; mais il est facile d'apercevoir cette fraude. Cette écorce est plus menue, rouge en dehors et en dedans, unie , tandis que le quinquina est recouvert en dessus d'une espèce de lichen blanchâtre.

L'écorce du Malabar est propre pour guérir la fièvre, pour les dévoiemens et la dysenterie.

La plante dont la racine fournit cette écorce à la médecine , n'est pas connue des botanistes ; et l'écorce elle-même est peu usitée en France.

ÉCORCE DU MURIER. La seconde écorce du *morus nigra* , en françois murier noir , est rude, filamenteuse : on lui fait subir le rouissage, à la manière de l'apprêt du chanvre, et elle est alors propre à faire d'excellentes cordes.

L'arbre qui nous donne cette écorce est de la monoécie tétrandrie de *Linneus*, et de la dix-neuvième classe (fleurs à chatons , ou amentacées) de *Tournefort*.

ÉCORCE D'ORANGE. Cette écorce est l'enveloppe du fruit de l'oranger , espèce d'arbuste connu en latin sous le nom de *citrus aurantium*, que l'on cultive en Italie, dans le Portugal, dans nos départemens méridionaux, que *Linneus* a placé dans sa polyadelphie icosandrie, et *Tournefort* dans sa vingt-unième classe (fleurs en rose).

On donne à la partie jaune de cette écorce le nom de *zeste*. C'est dans cette partie que réside particulièrement le principe huileux volatil du fruit.

On peut obtenir cette huile volatile par la seule expression, et on parvient à la dépurer par le repos : mais on l'obtient plus légère et plus transparente par la distillation, à la température de l'eau bouillante.

On emploie l'écorce d'orange récente et sèche.

On prépare avec celle qui est récente un ratafia, un sirop, une confiture sèche.

L'écorce sèche d'orange entre dans la composition de la tein-ture stomachique amère, de l'esprit carminatif de *Silvius*, de l'esprit aromatique huileux, de l'alcool thériacal, impérial, hys-térique, de l'essence carminative de *Wedelius*.

On l'emploie en poudre, en infusion, en teinture, dans les foiblesses d'estomac, dans les pertes de sang.

ÉCORCE D'ORME PYRAMIDAL. Seconde écorce des branches et des jeunes tiges de l'arbre de ce nom, auquel on a donné le surnom de *pyramidal*, parce qu'il a été cultivé et taillé en pyramide.

Cette écorce est d'une couleur jaune assez foncée, d'une tex-ture fibreuse, et de nature extractive mucilagineuse. Sa saveur est amère et styptique. L'arbre qui donne cette écorce est appelé en latin *ulmus campestris* ; il appartient à la pentandrie digynie de *Linneus*, et à la vingtième classe (fleurs monopétales) de *Tournefort*.

On a beaucoup exagéré les propriétés de cette écorce, lors-qu'on en a introduit l'usage dans la thérapeutique, et il est arrivé ce qui arrive toujours en pareille circonstance, c'est qu'on a passé rapidement d'un excès à l'autre, et que cette écorce est tombée tout-à-coup dans un oubli complet. Cepen-dant elle n'est pas sans vertus, et l'expérience a appris qu'elle pouvoit convenir dans les épuisemens de force, qu'elle étoit as-tringente et diurétique.

On s'en sert en décoction, à la dose d'une demi-once (15 grammes) par litre d'eau.

ÉCORCE D'ORTIE. C'est la seconde écorce de la grande ortie l'*urtica dioica* qui croît partout en France, et que *Lin-neus* a placé dans sa monoécie tétrandrie, et *Tournefort* dans sa quinzième classe (fleurs staminées).

On fait subir à cette écorce tous les apprêts du chanvre, et le fil et la toile que l'on pourroit en faire seroient d'un très-bon service.

ECORCE D'OSIER FRANC. *Salix vulgaris rubens.* L'osier franc est un arbrisseau qui appartient à la dioécie diandrie de *Linneus.* Il pousse de sa racine des tiges ou rameaux grêles, couverts d'une écorce rouge ou purpurine noirâtre : ses feuilles sont longues, étroites, crénelées en leurs bords, un peu blanches en dessous, lisses et vertes en dessus.

Ses rameaux, dépouillés de leurs écorces ou avec leurs écorces, sont employés par les jardiniers, les tonnelliers, les vaniers. Les tonnelliers en lient leurs cerceaux ; les vaniers en font des paniers, des claies ; les jardiniers emploient leurs écorces pour lier leurs plantes potagères, etc.

ECORCE DU PÉROU. Nom que l'on donne à l'espèce de quinquina, espèce d'écorce qui nous est apportée du Pérou. *Voyez* Quinquina.

ECORCE DU PEUPLIER BLANC. *Populus alba, majoribus foliis.* Seconde écorce de l'espèce de peuplier blanc que *Linneus* a placé dans sa dioécie octandrie, et *Tournefort* dans sa dix-neuvième classe (fleurs amentacées).

Cette écorce est lisse, unie, blanchâtre. On l'emploie récente et sèche. Celle qui est séchée convenablement est préférable. On s'en sert avec succès en décoction, dans les diarrhées : la même décoction, appliquée extérieurement, est propre pour la brûlure.

ECORCE DU PIN SAUVAGE. *Pinus silvestris.* Le pin sauvage est un arbre grand, élevé, droit, assez gros : ses feuilles sont longues, menues : ses fruits sont de forme conique, plus petits que ceux du pin cultivé. Il appartient à la monoécie monadelphie de *Linneus.*

La seconde écorce du pin sauvage passe pour être infiniment propre à guérir les fièvres intermittentes : on assure qu'elle est plus efficace que le quinquina.

ECORCE SANS PAREILLE. C'est une écorce aromatique, fine, rouge comme le *cassia lignea,* d'une saveur qui participe de celle de la canelle, de la muscade, du gérofle et du poivre en même tems. Les Portugais l'apportent du Brésil ; ils en font usage dans leurs cuisines et dans leur pharmacie. L'arbre qui fournit cette écorce n'est pas connu des botanistes : il nous en vient peu en France.

Les habitans du détroit de Magellan lui ont donné le nom de

sans pareille, parcequ'ils la regardent comme un sûr antidote contre les accidens qui arrivent à ceux qui ont mangé de la chair du lion marin.

ÉCORCE DE SIMAROUBA, SIMAROUBA, ou MACER. *Quassia simaruba, simaruba.* L'écorce de simarouba appartient à la racine d'un arbre de ce nom, lequel croît dans les Indes occidentales, dans la Guyane, à Cayenne, à Surinam. On lui donne le nom de *macer*, de celui de *macre*, que porte le simarouba dans quelques lieux des Indes.

Le *quassia simaruba* est de la décandrie monogynie de *Linneus*.

On sépare l'écorce de la racine, et on la fait sécher dans le pays où on la récolte, pour la distribuer par la voie du commerce. Cette écorce est d'un blanc jaunâtre, épaisse, sans odeur, d'une saveur un peu amère.

Elle est stomachique, astringente, diurétique. On l'emploie en poudre ou en décoction, dans les flux de ventre séreux, bilieux, sanguinolens et muqueux, et dans les ténesmes : elle est anti-spasmodique.

La dose en poudre est depuis un demi-gros (2 grammes) jusqu'à deux gros (8 grammes).

Celle en décoction est depuis une demi-once (15 grammes) jusqu'à une once et demie (45 grammes) dans une livre et demie (7 hectogrammes) d'eau réduite à une livre (5 hectogr.)

On prend de cette décoction, une demi-once (15 grammes) toutes les deux ou trois heures.

ÉCORCE DE SUREAU. Seconde écorce de l'arbrisseau de ce nom, qui appartient à la pentandrie trigynie de *Linneus*, et à la vingtième classe (monopétales ombellifères) de *Tournefort*.

On sépare la première écorce des jeunes tiges ou des rameaux de cet arbrisseau, et on enlève la seconde que l'on fait sécher pour l'usage.

L'écorce de sureau est d'un vert jaunâtre. On s'en sert avantageusement dans l'hydropisie cutanée, ou celle qui procède de l'atonie des vaisseaux lymphatiques.

On l'emploie à la dose de deux gros (8 grammes) en poudre, ou à celle d'une once (30 grammes) macérée dans une livre (5 hectogrammes) de vin blanc, ou infusée dans une livre (5 hectogrammes) d'eau bouillante.

On prend une demi-once (15 grammes) de l'un ou de l'autre, toutes les deux ou trois heures.

Les effets du vin d'écorce de sureau sont plus actifs et plus puissans.

ÉCORCE DE TAMARIS. C'est la seconde écorce d'un arbre de moyenne hauteur, connu en latin sous le nom de *ta-
marix gallica*, de la pentandrie trigynie de *Linneus*, et de la
vingt-unième classe (fleurs en rose) de *Tournefort*.

On choisit les jeunes branches pour en prendre la seconde
écorce. Elle est rude, grise en dehors, rougeâtre en dedans.
Sa saveur est amère, styptique.

On s'en sert en poudre et en décoction, à la dose d'un gros
jusqu'à deux (4 à 8 grammes) en poudre, et d'une once et
demie (45 grammes) en décoction, dans une livre et demie
(7 hectogrammes) d'eau, réduite à une livre (5 hectogrammes).

Cette écorce est astringente : on prétend qu'elle est propre
à lever les obstructions du mézentère, de la rate, et à rappeler
les règles supprimées.

ÉCORCE DE TILLEUL. On fait subir à la seconde écorce
des jeunes tilleuls l'apprêt du rouissage, à la manière du
chanvre.

Cette écorce est souple, unie : on en fait des cordes à puits
et de greniers, et même, dans certains endroits, des câbles.

L'arbre qui fournit cette écorce se nomme en latin *tilia eu-
ropæa*; il appartient à la polyandrie monogynie de *Linneus*,
et à la vingt-unième classe (rosacées) de *Tournefort*.

ÉCORCE DE WINTER, ou COSTUS AMER. *Cortex Win-
teranus. Laurus foliis enerviis obovatis obtusis.* Cette écorce
ressemble à la canelle blanche, mais elle est plus épaisse, plus
forte, de couleur blanchâtre, d'une saveur de poivre extrêmement âcre. Son nom lui a été donné de celui de *Winter*, qui
le premier l'apporta en Angleterre, et en fit usage.

On tire cette écorce d'un arbre que *Linneus* a désigné sous
le nom de *winterania*, et qu'il a placé dans sa dodécandrie monogynie. Cet arbre est baccifer, à feuilles de laurier aromatique, à fruit vert calyculé en forme de grappe, lequel croît
à Madagascar, en Amérique. Les gens du pays lui donnent le
nom de *fimpi* : c'est du tronc de cet arbre que découle la résine
alouchi.

L'écorce de *Winter*, connue aussi sous le nom de costus
amer, ne doit pas être confondue avec la canelle blanche, ni
avec le costus d'arabie.

On fait usage de cette écorce réduite en poudre, entre deux
soupes, à la dose de douze grains (6 décigrammes), pour fortifier l'estomac, pour chasser les vents, et dans les affections
scorbutiques.

ÉCORCE D'YÈBLE. *Ebuleas. Sambucus humilis.* Seconde

écorce d'un arbrisseau de la pentandrie trigynie de *Linneus*, et de la vingtième classe (monopétale) de *Tournefort*. Cet arbrisseau, plus connu sous le nom d'yéble, est une espèce de petit sureau qui croît dans les lieux incultes, et dont on fait des hayes vives : ses feuilles servent en fomation pour la goutte sciatique, et les rhumatismes; on prépare avec le suc exprimé de ses fruits, qui sont des bayes noires lorsqu'elles sont mûres, un extrait qui prend le nom de *liob*.

La seconde écorce d'yéble, s'emploie en poudre et en décoction, dans de l'eau, ou en macération dans du vin blanc. Elle convient dans l'hydropisie cutanée, elle évacue les sérosités.

ÉCREVISSE, ou CONCRE. *Cancer*. L'écrevisse est un insecte de l'ordre de aptères, c'est-à-dire, sans ailes. On en distingue deux sortes, savoir : l'écrevisse d'eau douce, et celle de mer ; cette dernière porte le nom de *Homard*.

Voyez Ce mot.

L'écrevisse d'eau douce est un crustacé pédiocle, c'est-à-dire, qu'il est recouvert d'un épiderme de la nature du carbonate calcaire, lequel a la propriété de rougir au feu. On présume que cette couleur est due à de l'oxide fer. Le surnom de pédiocle lui vient de ce que ses yeux sont élevés sur des pédicules mobiles.

L'écrevisse à quatre antennes inégales, les antérieures sont plus courtes, et ont plusieurs articulations; elles sont divisées en deux, presque jusqu'à la base : le corps est oblong, terminé par une pointe saillante, entre les yeux. Les pattes sont au nombre de dix, attachées au corselet. Le mâle a les parties de la génération vers l'origine de celles de derrière. La femelle à une grande quantité d'œufs, qu'elle porte sous la queue. Ses membres coupés ou cassés se regénèrent; cet insecte change deux fois par an d'enveloppe, savoir, au printems et en automne, c'est ce que l'on nomme le tems de la mue. On trouve immédiatement au-dessus de la tête, entre les deux membranes du ventricule de cet insecte, deux petites concrétions à l'état de carbonate calcaire, qui portent le nom de pierres d'écrevisse, et improprement celui d'yeux d'écrevisse.

Voyez Pierres d'écrevisse.

Lorsque l'animal est nouvellement dépouillé, il n'est recouvert que d'une peau rouge très délicate; mais vingt-quatre heures après, elle est assez dure pour le mettre à l'abri de tout choc. On a remarqué que ces concrétions ne se rencontroient dans l'animal, qu'aux époques de sa mue, et on a auguré de là, qu'elles devaient servir à lui restituer son enveloppe.

On a remarqué encore que les écrevisses qui habitent les rivières où se déchargent des matières fécales, y grossissent prodigieusement en peu de tems, et que leur enveloppe s'y imprégne de diverses couleurs ; mais leur chair et d'un mauvais goût, et même d'un usage mal-sain.

Les organes de la génération de l'écrevisse sont doubles ; on ignore comment se fait l'accouplement. Peut-être le mâle se contente-t-il de féconder les œufs des femelles, lorsqu'ils sont déposés.

Les écrevisses diffèrent entre elles par la grosseur. On préfère celle qui habitent les eaux vives. La chair ne se trouve que dans la queue, et les pinces ou serres. C'est un aliment de luxe sur les tables. On en fait des bouillons médicinaux, pour les maladies dartreuses.

ECREVISSE DE MER, ou HOMARD. *Cancri marini.* L'écrevisse de mer est un insecte de l'ordre des aptères, et des crustacés pédiocles, comme l'écrevisse de rivières. Mais elle diffère de cette dernière, en ce qu'elle est infiniment plus grosse. Ses pinces et sa queue renferment une chair blanche et ferme, d'un assez bon goût, mais difficile à digérer. Ses serres sont inégales, noires, et se nomment en latin *chelæ cancrorum.* Elles sont fourchues, disposées en manière de tenaille.

L'écrevisse de mer se sert sur les tables, et n'est point d'usage en médecine.

Les serres d'écrevisse de mer sont apéritives.

Voyez Serres d'écrevisse.

ECUELLE D'EAU. *Hydrocotyle, vulgaris ranunculus, aquaticus cotyledonis folio.* Plante de la pentandrie digynie de *Linneus,* et de la septième classe (caryophyllées) de *Tournefort.*

Cette plante pousse plusieurs petites tiges grêles, sarmenteuses, serpentantes, et s'attachant à terre : ses feuilles sont rondes, creusées, précédées de petits pétioles ; ses fleurs sont petites, disposées en œillets, de couleur blanche : son fruit est composé de deux graines aplaties, qui ont séparément la figure d'un demi cercle. Sa racine est fibreuse.

L'écuelle d'eau croît dans les marais ; sa saveur est un peu âcre. Elle est apéritive, vulnéraire et détersive. Son nom lui vient d'*hydros,* eau, et de *cotyle,* cavité, parce que ses feuilles sont creusées, et qu'elle se plaît dans les marais.

ECUME DE MER. Espèce de terre argilleuse qui contient de la magnésie.

Les Turcs en font des pipes, qu'ils cuisent au soleil ou dans des fours.

Les Allemands appellent cette argille *murschaum*.

ECUME DE TERRE. Espèce de spath schisteux, qui se trouve à Géra, en Misnie, et à Cisleben, en Thuringe. Ce minéral est disposé en petites masses blanches, composées de feuillets nacrés : il tache les doigts, et il fait effervescence avec l'acide nitrique. *Wieglab* l'a regardé comme une variété de carbonate de chaux. M. *Haüy* ne l'a point classé, parce que l'analyse exacte n'en a point été faite, et qu'il ne lui a point trouvé de caractères géométriques et chimiques assez prononcés.

EDERDON, EDREDON, AIGLEDON, AIGREDON. L'éderdon est ainsi nommé par corruption d'*eider-duck*, qui signifie oie à duvet.

C'est en effet le duvet d'un oiseau palmipède serrirostre, c'est-à-dire, à bec large et dentelé, qui se nomme *eider*.

Cet oiseau se trouve dans l'Europe, dans l'Asie et dans l'Amérique : il a le bec cylindrique, la caroncule postérieurement bifide et chargée de rugosités. Il vit de testacés.

L'éderdon est un duvet très-fin et très-léger, qui vient du Nord, particulièrement de la Laponie danoise. Les Islandois protégent de tout leur pouvoir la multiplication de l'espèce, à cause des œufs et du duvet dont ils profitent : ils forment de petites îles pour procurer à ces oiseaux une retraite agréable. La femelle construit son nid ; elle en garnit l'intérieur, d'un duvet gris, qu'elle arrache de son estomac : elle pond cinq œufs d'un vert brillant, que les habitans enlèvent avec le duvet. L'oiseau se depouille une seconde fois, fait une nouvelle ponte qui est encore enlevée. Une troisième ponte succède ; mais cette fois, c'est le mâle qui a fourni le duvet : le propriétaire respecte cette couvée, et lorsque les petits sont éclos et assez forts pour abandonner leur nid, il recueille le duvet de cette dernière couvée.

Ce duvet est très-chaud, très-léger; il se tuméfie par la chaleur, on en fait des couvre-pieds, on en garnit des robes, des manchons, etc.

EFFRAYE, ou FRESAIE. *Strix.* Oiseau rapace, plumicole, c'est-à-dire, dont le col est couvert de plumes.

C'est un oiseau de nuit, de la grosseur d'une poule ordinaire, et qui a beaucoup de ressemblance avec la chouette. Sa tête est grosse, ronde, affreuse, entourée de plumes herissées; son bec est crochu, blanchâtre, ses jambes sont velues ainsi que ses pattes, qui sont digitées ; les plumes du dos sont jaunes, marquetées de blanc, celles sous le ventre sont marquetées de noir ; les ongles de ses doigts sont crochus, blanchâtres. Son cri est lugubre, et effroyable, et c'est l'effroi qu'inspire ce cri, qui lui a fait donner le nom d'*effraye*.

Cet oiseau habite les clochers, les toits des églises, les lieux montagneux et maritimes, les endroits voisins des étables des chèvres, parce qu'il est très-friand de leur lait ; il va les tetter quand il peut les attrapper.

On prétend que sa chair étant prise sèche, et en poudre, est propre pour la squinancie et la paralysie.

EGAGROPILE. Faux bezoard, espèce de pelotte ou boule, composée de poils, que l'on trouve dans l'estomac de certains animaux ruminans.

Voyez à la suite des bezoards.

EGLANTIER. Arbrisseau épineux de l'icosandrie polygynie de *Linneus*, sur lequel naît le fruit généralement connu sous le nom de *chinorrodon*, et l'espèce de gall-insecte appellée *éponge d'églantier. Voyez* Chinorrodon.

EISEN-MANN et EISEN-RAM. Noms que les allemands ont donné à certaines espèces de mines de fer.

La mine de fer écailleuse ou micacée, de couleur noire, porte le nom *eisen-mann.* Celle dont les écailles sont rouges, est nommé *eisen-ram.*

ELAN, ou ELLEND. *Alce, sive alces.* Quadrupède mamifère bisulce, de l'ordre des ruminans.

Cet animal a quatre pieds à sabots, divisés en deux parties, dont l'une est plus longue que l'autre. Le mâle seul porte sur la tête des bois ou cornes, qui sont palmées et sans tige. Il les met bas tous les ans à la fin de l'hyver. Les jeunes bois qui renaissent, sont tendres, cartilagineux, couverts d'une peau lanugineuse, ils n'ont acquis leur dureté qu'à la fin de l'été. La femelle met bas un ou deux faons vers le milieu du printems : elle les élève, et les garde avec elle pendant trois ans. Il n'y a point de danger auquel elle ne s'expose pour les défendre.

Cet animal est sauvage, peureux, grand comme un cheval : son odorat est très-fin. Il se nourrit de feuilles, d'écorces d'arbres, de mousse. Ses jambes nerveuses le mettent en état de courir sur la glace, sur les rochers avec la plus grande facilité, et d'éviter, par ce moyen, la poursuite des loups et des autres animaux carnassiers. L'ouverture de son crâne a fait soupçonner la cause de la lâcheté ou du courage parmi les animaux. On a trouvé que la glande pinéale de l'élan est très-grande, tandis qu'elle est presque imperceptible chez les lions, les ours, les loups. Le naturaliste ne néglige aucune des observations que lui présente la science anatomique. Ce quadrupède paroit sujet aux convulsions épileptiques, et on a prétendu qu'il s'en delivroit en fourant son pied gauche dans son oreille. De là on en a conclu que la corne rapée de l'ongle de ce pied gauche, prise intérieurement, pouvoit être propre à faire cesser les acccès épileptiques des hommes affligés de cette maladie. Mais quelle analogie y a-t-il entre l'action purement mécanique de l'animal, et l'usage interne de sa substance cornée, qui n'est autre chose que de la gélatine animale et du phosphate calcaire.

L'élan habite les régions boréales de l'Europe, de l'Asie et de l'Amérique. On y mange sa chair. Sa peau est fort épaisse, et presque impénétrable aux coups de feu. On en fait des cuirasses : on la passe à l'huile, et on la vend pour de la peau de bufle. On s'en sert pour faire des baudriers, des ceinturons. Son poil, qui est élastique et spongieux, sert à garnir les selles.

On vend le pied gauche de l'élan avec le bas de la jambe pour le reconnoître, comme objet de droguerie.

La chasse de l'élan se fait au fil et au lacet.

ELATERIUM. C'est le suc épaissi du concombre sauvage. On le prépare dans nos départemens méridionaux, d'où il nous est apporté et distribué dans le commerce de la droguerie. Il est d'une couleur brune foncée, d'une saveur extrêmement amère. C'est un purgatif drastique. Il convient particulièrement dans l'hydropisie, dans les cas d'humeurs vagues, dans les maladies des jointures ou articulations. La dose est de 24 grains (12 décigrammes), soit en pilules, soit délayé dans le vin ou l'eau.

ELECTRUM. Nom latin de l'espèce de bitume, connu sous le nom d'ambre jaune, et qui n'est autre que le succin. Ce mot est dérivé du grec *electron*, qui signifie la même chose. Ce bitume fut la première substance dans laquelle on reconnut la propriété d'attirer à elle les corps légers, par suite du frottement. On saisit ce phénomène d'attraction pour en faire un sujet de physique expérimentale, et on en tira le mot *electricité*. *Voyez* Succin.

ÉLÉMI. Produit excrétoire de nature résineuse, qui découle par incision d'une espèce d'olivier sauvage, et que l'on distribue dans le commerce sous le nom de gomme élémi, quoique cette substance ait des caractères très-éloignés des gommes proprement dites. *Voyez* Gomme élémi.

ÉLÉPHANT. *Elephas, elephantus sive barrus.* L'éléphant
est un animal à quatre pieds, estimé le plus grand, le plus gros
des quadrupèdes terrestres, et qui est doué d'une intelligence
tout-à-la-fois admirable et étonnante. Sa tête paroît laide et
effroyable au premier aspect ; mais lorsqu'on la regarde avec
attention, on remarque dans sa configuration, un ensemble
qui exprime la grandeur, et inspire le sentiment de la vénération plutôt que celui de l'effroi, sur-tout lorsque cet animal est privé. Il tient sa tête haute ; ses yeux sont assez grands,
quoiqu'ils paroissent petits à proportion de la grosseur de sa
tête ; ses oreilles sont petites ordinairement ; son nez est ce
que l'on nomme sa trompe (1) ; elle présente une très-large
surface à la base qui adhère à la tête, et elle se prolonge en
se rétrécissant peu à peu jusqu'à son extrémité inférieure. Cette
trompe est creuse en dedans, charnue, couverte d'une peau
très-épaisse, pliante, flexible à la manière d'un serpent, et se
termine par un orifice qui est plus large que le milieu. Il en
sort un prolongement en forme de doigt, qui lui sert comme
d'une main pour prendre tout ce qu'il porte à sa bouche. C'est
à la faveur de cette trompe qu'il reçoit l'odeur des choses qu'il
flaire, qu'il respire l'air qui est nécessaire à l'organe du poumon. La même trompe lui sert de défense, car elle est d'une
grande force ; elle lui sert aussi à soulever les corps pesans ;
elle lui sert de pompe aspirante pour aspirer l'eau qu'il porte
dans sa bouche jusqu'à l'œsophage, pour sa boisson.

Sa bouche est grande, placée vers sa poitrine ; elle est garnie de quatre dents dans l'intérieur, lesquelles lui servent à
mâcher les végétaux dont il se nourrit : sa langue est petite.
Il est armé au dehors de sa mâchoire inférieure, de deux dents
grandes, longues, fortes, couvertes extérieurement d'un épiderme grisâtre, blanches-brillantes intérieurement, et qui prennent le nom de *morphil* dans leur état naturel, et celui d'*ivoire*
lorsqu'elles sont parées ; c'est-à-dire, lorsqu'on a mis leur
émail à nu. Ces dents sont courbées, pointues, et servent à
l'animal d'armes offensives et défensives.

Le corps de l'éléphant est d'une grosseur prodigieuse, long
de neuf à dix pieds (3 mètres à 3 mètres 247 millim.), quelquefois davantage ; la peau qui le recouvre est rude, et si dure
qu'elle ne peut être traversée par les flèches ; elle est couverte
d'un poil très-court, souvent même elle est nue ; sa queue est
pareille à celle du bufle ; ses jambes sont fort grosses, d'une hauteur proportionnée au volume du corps qu'elles supportent ; ses

---

(1) En latin, *proboscis, seu tuba, seu manus nasuta.*

pieds sont ronds comme ceux du cheval, mais plus gros ; la corne qui est à leur base, est épaisse, noire, divisée en cinq parties qui figurent comme cinq doigts : mais ceux-ci sont unis les uns aux autres, et ne peuvent s'écarter de l'espace qui les distingue.

L'éléphant naît en Asie, en Afrique, aux Indes orientales, dans les pays qui dépendent du grand Mogol. La femelle n'est point armée de grandes dents, comme le mâle. Son inclination naturelle est de vivre dans l'indépendance, de jouir de la liberté ; ce n'est même que dans cet état d'une liberté absolue, qu'il est habile à reproduire son semblable, et c'est dans l'enfoncement le plus sombre des forêts, qu'il remplit le vœu de la nature avec la femelle qu'il s'est choisie pour partager ses amours.

La couleur la plus ordinaire des éléphans, est d'un gris obscur ; cependant il y en a de blancs, qui ne sont qu'une variété d'espèce ; mais les princes orientaux attachent un très-grand prix à la possession de l'éléphant blanc.

Chez les Indiens, la chasse des éléphans est magnifique : on pratique une vaste enceinte avec des pieux, et on y introduit des femelles privées : celles-ci, par leurs cris amoureux, attirent les éléphans sauvages. Lorsque ces derniers sont arrivés dans l'intérieur de cette enceinte, on place, de distance en distance, derrière les pieux, des éléphans de guerre qui semblent postés pour intercepter les passages au dehors. Alors les chasseurs, montés sur des éléphans privés, entrent dans l'enceinte ; ils jettent dans l'arène des cordes à nœuds coulans ; à l'instant où l'éléphant sauvage y met le pied, le chasseur tire la corde, et l'animal est saisi dans le piége. Il devient furieux ; on l'attache avec deux grosses cordes, entre deux éléphans privés : un troisième placé par derrière, l'oblige à marcher. On l'attache à un poteau, et pour appaiser sa fureur, on lui jette des sceaux d'eau sur le corps, de l'huile dans les oreilles : au bout de quelques jours il devient doux et s'apprivoise.

L'éléphant est un animal bien recommandable par sa force, son courage, son industrie et sa docilité. Il est successible d'un grand attachement pour celui qui le soigne et qui pourvoit à ses besoins ; il porte sa reconnoissance et l'affection pour son maître, au plus haut degré ; il sait reconnoître ses torts, et il est soumis à la correction qu'on lui inflige ; mais aussi lorsqu'on a des torts envers lui, il porte le ressentiment bien loin. Il médite profondément les moyens de se venger. Le tems même, quelque long qu'il soit, n'atténue pas sa haine, et tôt ou tard il se venge.

L'éléphant vivant rend de nombreux services : ses défenses fournissent le bel ivoire dont on fait de si jolies ouvrages de tabletterie ; et après sa mort, les Indiens se servent de sa peau pour faire des boucliers.

L'urine de l'éléphant contient de l'acide benzoïque tout formé.

ÉLIANTHÊME, HERBE D'OR, HYSOPE DES GARIGUES. *Helianthemum, betonicæ folio, caule hirsuto. Chamæcistus.* Plante de la pentandrie trigynie de *Linneus*, et de la sixième classe (rosacée) de *Tournefort.*

Cette plante pousse des petites tiges grêles, rondes, velues, couchées à terre, revêtues de feuilles oblongues, étroites, précédées de pétioles courts, opposées le long des branches, velues, un peu plus larges que celles de l'hysope, terminées en pointes obtuses, vertes en dessus, blanchâtres en dessous, d'une saveur visqueuse : ses fleurs naissent disposées comme en longs épis, vers ses sommités, les unes sur les autres, et suspendues par des pédicules ; elles sont composées chacune de cinq pétales disposés en rose, de couleur jaune-dorée, soutenues par un calice à trois découpures, et renfermant cinq étamines et trois pistiles. A ces fleurs succède un fruit assez gros, presque rond, qui s'ouvre en trois parties, et qui renferme des semences presque rondes, rousses ; la racine est ligneuse, blanche.

L'élianthême croît dans les bois et sur les montagnes. Son nom vient du grec *elios*, soleil, et de *ante*, fleur ; *fleur du soleil* ou *fleur dorée.*

Celui de chamæcistus, de *kamai, humilis* et de *cistus*, ciste bas.

Hysope des garigues, parce que ses feuilles ressemblent à celles de l'hysope.

Elle est vulnéraires et propre pour arrêter les cours de ventre, les hémorragies.

ELLÉBORE BLANC, ou HELLÉBORE BLANC. *Veratrum album. Helleborus albus flore subviridi.* Plante de la polyginie monoécie de *Linneus*, et de la sixième classe (rosacée) de *Tournefort.*

Cette plante, dont on distingue deux espèce; savoir : l'une à fleur blanche-verdâtre, et l'autre à fleur noire, n'est pas de la même famille ou classe que celle à laquelle appartient l'ellébore noire, considérée d'après le système du célèbre *Linneus.* En effet, nous allons voir dans un instant, que cette dernière espèce d'ellébore, dite *noire*, appartient à la polyandrie polyginie, et que la forme de ses feuilles est totalement différente.

L'ellébore blanc pousse une tige à la hauteur de deux ou trois pieds (649 millim. à 1 mètre), ronde, droite, creuse, dont les feuilles radicales sont grandes, nerveuses, rayées, plissées dans leur longueur, molles, un peu velues ; les feuilles qui adhèrent à la partie plus élevée de la tige, sont plus petites et éloignées les unes des autres : ses fleurs naissent à la sommité ; elles sont rangées comme en longs épis, de couleur blanche tirant sur le vert ; les pétales sont disposés en rose. A ces fleurs succède un fruit composé ordinairement de trois loges membraneuses qui renferment des semences oblongues, blanchâtres, assez semblables à des grains de blé : ces semences sont ailées ou bordées d'un feuillet membraneux : la racine est blanche ; elle présente un corps central, assez gros, auquel adhèrent des fibres longues. C'est cette racine qui est particulièrement employée en médecine et en pharmacie.

La seconde espèce d'ellébore blanc à fleurs noires, ne diffère de la précédente qu'en ce que ses feuiles sont plus étroites et amplexicaules, et que ses fleurs ont une couleur rouge-brune ou noirâtre.

Les racines de l'une et l'autre espèce ont les mêmes propriétés : elles sont purgatives, drastiques, émétiques, ménagogues, sternutatoires, propres pour les maladies pédiculaires.

On s'en sert dans l'hydropisie, les maladies cutanées, la manie, la mélancolie.

On l'emploie en poudre, depuis trois jusqu'à vingt grains (159 millig. à 1 gram.), ou en infusion, soit aqueuse, soit vineuse, soit alcoolique, en petites doses proportionnées à la gravité de la maladie ou à la force du tempérament du malade: on l'emploie aussi en extrait.

L'antidote contre l'action irritante de l'ellébore, est une boisson acidulée, ou encore une infusion de café.

On fait usage extérieurement de la racine d'ellébore blanc, dans les maladies herpétiques, telles que la galle, la teigne.

On en prépare en pharmacie, un extrait, une teinture à l'alcool, au vin, au vinaigre, un syrop composé : elle entre dans la composition des pilules de *Bacher*, de *Starkii*, de *Radius*.

ELLÉBORE NOIR. *Helleborus niger flore roseo*. (*Pl. XIX*, fig. 112.) Plante de la polyandrie-polygynie de *Linneus*, et de la famille des rosacées de *Tournefort*.

Cette plante est d'une espèce différente de celle dont il vient d'être fait mention sous le nom d'hellébore blanc. La tige, les feuilles, l'organisation de la fleur, la configuration de la racine, sa couleur extérieure, tout ce qui constitue cette plante enfin, prouve évidemment que cet ellébore est une plante distincte.

L'ellébore noir pousse de sa racine de longs pétioles, ronds, remplis de suc, marquetés de points purpurins, comme dans la serpentaire, portant chacun, ordinairement, neuf feuilles éloignées les unes des autres, fermes, épaisses, d'un vert foncé, lisses, dentelées en leurs bords. Il s'élève de la base de ces feuilles, un pédicule long de trois pouces (81 millimètres) environ, marqué de taches, plein de suc, qui soutient des fleurs à cinq pétales, disposées en rose, de couleur incarnate, ou mêlée de purpurin ou de rouge. Ces fleurs renferment plusieurs étamines et pistils, et un nectaire à la base de ces derniers. Ces fleurs persistent long-tems sur la plante : il leur succède un fruit, composé de plusieurs loges membraneuses, ramassées en manière de tête, et qui renferment des semences menues, presque rondes, noires. Sa racine est garnie de beaucoup de fibres, de couleur noire en dehors, grise en dedans.

L'ellébore noir croît dans les lieux incultes, rudes et pierreux : on le cultive aussi dans les jardins.

On se sert particulièrement de la racine. Ses propriétés sont les mêmes que celles de la racine d'ellébore blanc, et on l'emploie aux mêmes usages et de la même manière. On peut les prendre indistinctement, pour les divers compositions de pharmacie dans lesquelles on recommande la racine d'ellébore.

Cette racine est un violent purgatif. Le nom d'ellébore lui à été donné du grec, *elleboros ab elein*, *perimere*, qui signifie tuer, et de *bora*, *esus*, mangeaille, comme si l'on disait, plante qui tue ceux qui en mangent, parce que l'on regarde l'ellébore comme une plante vénéneuse.

ELLÉBORINE. *Helleborina latifolia montana*. Plante de la gynandrie diandrie de *Linneus*, et de la onzième classe (fleurs irrégulières ou anomales) de *Tournefort*.

Cette plante pousse plusieurs tiges à la hauteur d'un pied et demi (487 millimètres) rondes, sans rameaux, couvertes d'un grand nombre de petites utricules blanches; ses feuilles ressemblent à celles de l'ellébore blanc. Elles sont sans pétiole, nerveuses, d'une saveur amère, mais plus petites. Ses fleurs garnissent et ornent la tige, depuis la moitié jusqu'à leurs sommités, par intervalles et alternativement : elles sont composées chacune de six pétales inégaux, blancs et purpurins. Le calice devient un fruit de forme triangulaire, lequel renferme des semences très-menues, semblables à de la sciure de bois. Sa racine est formée d'un grand nombre de fibres blanches, d'une saveur amère.

L'elléborine croît dans les lieux incultes et ombragés. Son nom lui vient du diminutif d'ellébore, parce qu'elle ressemble en petit à cette plante, du moins par les feuilles.

La racine est vulnéraire et apéritive.

ÉMERAUDE. *Smaragdus, prasinus.* Ce nom signifie corps brillant.

On comprend sous la dénomination générique d'émeraude, le béril, l'aigue-marine, la chrysolite du Brésil.

L'émeraude raye aisément le verre, réfrange doublement la lumière, mais à un degré médiocre. Elle est électrique par frottement : elle crystalise en prisme hexaèdre. Elle est fusible au chalumeau, en verre blanc spongieux.

Les belles émeraudes se trouvent au Pérou ; mais on en rencontre en quantité en Sibérie, et en France, près de Limoges.

M. *Vauquelin* a fait l'analyse de l'émeraude du Pérou ; il a trouvé qu'elle contenoit :

Silice. 64,50
Alumine 16,00
Glucine. 13,00
Oxide de chrome 3,25
Chaux 1,60
Eau (matières volatiles) 3,00
                                  ———
                                  101,35

La couleur de l'émeraude varie ; on en trouve de limpides, de vertes, de vertes-blanchâtres, de jaunes-verdâtres, de bleues, de couleur de miel, de vert-bleuâtre, de transparentes, et de translucides. On en fait des bijoux.

ÉMERAUDE FAUSSE. Cristal de roche coloré par des oxides métalliques.

On parvient à imiter la couleur verte de l'émeraude, en faisant rougir au feu du cristal de roche, et en le trempant dans une teinture de tournesol et de safran.

On comprend aussi au rang des émeraudes fausses, la télésie verte, la dioptase, le fluate de chaux vert, le prase, le diallage, l'apatite, le disthène, la pycuite, l'épidote. Ces pierres ne sont point formées des mêmes substances qui constituent les véritables émeraudes.

ÉMERIL, ou PIERRE D'ÉMERIL, ou FER OXIDÉ QUARTZIFERE. Minéral de couleur rouge plus ou moins foncée, que l'on trouve abondamment dans l'île de Jersey et Guernesey, à Almaden, en Perse, en Suède, en Pologne, au cap Émeril, dans l'île de Naxos.

M. *Haüy* lui donne le nom de *fer oxidé quartzifère*, parce qu'il contient beaucoup de silice. Sa pésanteur spécifique est d'environ 4,000 à 1,000. Il est scintillant, il raye le verre, et il est d'une très-grande dureté. Il présente dans sa cassure, un grain très-serré. Il y en a de rouge, de noir et de gris.

M. *Tennant* a lu à la société royale de Londres, un mémoire, dans lequel il a cherché à prouver, tant par la comparaison des propriétés physiques, que par l'analyse, que l'émeril n'était autre chose qu'une variété de coryndon ou spath adamantin, plus ou moins interposé d'oxide de fer. Voici les rapports de comparaison, résultats de l'analyse.

Klaproth avait obtenu du spath adamantin, après en avoir séparé les parties attirables à l'aimant.

Alumine.	84
Silice	6,5
Fer	7,5
	98 sur 100

M. *Tennant* a obtenu de l'émeril, choisi et traité de la même manière,

Alumine.	80
Silice.	3
Fer	4
Partie non attaquée	3
	90

Une autre portion d'émeril, fortement impregnée de fer, a donné,

Alumine.	50
Silice	8
Fer	32
Partie non attaquée	1
	91

Une troisième portion, digérée dans l'acide muriatique, avant l'action de l'alcali, a donné,

Alumine.	65,8
Silice	3,2
Fer	0,8
Partie non attaquée	1,7
	71,5

Il est facile de remarquer par le rapprochement de ces analyses, qu'il y a beaucoup d'analogie, quant aux matériaux
immédiats. La dureté qui appartient à ces deux minéraux,
n'est pas moins rapprochée : tous deux rayent également le
cristal de roche. L'un et l'autre ont souvent un tissu lamelleux
mêlé de mica.

L'émeril ne paroît pas susceptible de cristallisation. Il sert
pour polir le verre, les pierres dures et les métaux. On le
réduit en poudre dans des moulins d'acier et par le moyen de
l'eau.

ÉMIONITE. *Hemionitis vulgaris*. Plante de la cryptogamie
de l'ordre des fougères de *Linneus*, et de la dix-septième
classe de *Tournefort*.

Cette plante est semblable à la scolopendre, ou langue de
cerf, excepté que ses feuilles ont deux grandes oreilles à leurs
bases. Elle croît dans les bois, dans les lieux humides, ombragés : elle conserve sa verdeur tout le long de l'année.

Elle est pectorale, propre pour le crachement de sang.

Son nom dérive du grec, *emionos mula*, parce qu'on la supposoit stérile comme la mule : mais les botanistes ont reconnu
ses organes propres à la fructification et à la réproduction.

ENCENS, OLIBAN. *Thus*. Résine sèche, dure, d'un jaune
blanchâtre, demi-transparente, qui découle au moyen des
incisions que l'on a faites le long de la tige d'un petit arbre
nommé en latin *juniperus thurifera*, que *Linneus* a placé dans
sa dioécie monadelphie.

On distingue, dans le commerce de la droguerie, deux
sortes d'encens, dont l'une est en morceaux détachées, et qui
prend les noms d'encens fin, d'encens en larmes, et assez ridiculement celui d'encens mâle. Cette première sorte est plus
pure, plus nette, plus odorante : elle découle lors de la belle
saison, et ses morceaux affectent la forme lacrymale, parce que
les gouttes qui exsudent laissent échapper promptement le fluide
d'excrétion par la vaporisation. Ces larmes sont d'autant moins
colorées, qu'elles ont été moins long-tems exposées au contact
de la lumière.

La seconde qualité est l'encens en sorte ; elle est en masse
agglomérée, plus foncée en couleur et moins pure. On lui donne
improprement le nom d'encens femelle. Celle-ci découle dans
une saison plus avancée, et dont la température est moins sèche.

La première sorte est celle qui est la plus estimée.

L'arbre qui produit l'encens croît dans l'Arabie heureuse,
au pied du mont Liban, dans le levant, sur les bords de la
mer Rouge.

On s'en sert pour calmer la douleur de dents ; on en fait des fumigations pour les rhumatismes. On le brûle dans les cérémonies religieuses.

L'encens entre dans la composition de la thériaque, du mithridate, des pastilles odorantes, des trochisques de succin, des pilules de cynoglosse, de styrax, du baume fioraventi, du commandeur, des onguens des apôtres, de pompholix, et d'un très-grand nombre d'emplâtres.

Il nous arrive dans le commerce, par la voie de Marseille.

ENCENS MARBRÉ ou DE VILLAGE. Nom impropre que l'on a donné au barras. *Voyez* Barras.

ENCHOIS ou ANCHOIX. Petit poisson de mer du genre des abdominaux, c'est-à-dire, dont les nageoires inférieures sont situées derrière la poitrine, sous le ventre.

Ce poisson est gros et long comme le doigt ; sa tête est grosse, ses yeux sont larges et noirs, le corps en est blanc, argentin, rougeâtre en dedans ; son dos est rond.

Ce poisson ne nage qu'accompagné de beaucoup d'autres ; ils se tiennent fort serrés les uns contre les autres. On en fait la pêche dans la rivière de Gênes, en Catalogne, en Provence. On en sépare la tête et les entrailles, puis on les sale, et on les garde dans des barils, dans la saumure. Les petits enchoix sont plus estimés que les gros. Ils entrent dans beaucoup d'assaisonnemens dans les cuisines.

Apua est un nom qu'on donne généralement aux très-petits poissons, mais particulièrement à l'enchoix.

ENCRE. *Atramentum scriptorium.* L'encre dont on se sert habituellement pour écrire, est un véritable gallate de fer suspendu dans l'eau, à raison de son extrême division, de sa légèreté, et à l'aide de la gomme arabique qui donne une certaine consistance à l'eau, et soutient les molécules du gallate de fer dans celles de l'eau.

Il existe un grand nombre de formules pour faire l'encre. Je me contenterai de consigner celle qu'a donnée le célèbre *Macquer*, comme étant la plus facile à préparer, et très-bonne à l'usage. J'invite le lecteur à consulter l'article *encre* dans le Dictionnaire de Chimie de Charles-Louis *Cadet*, où il trouvera une série très-intéressante des différentes espèces d'encres noires et de couleurs.

L'encre, d'après la formule de *Macquer*, se prépare de cette manière : On prend une livre (5 hectogrammes) de noix de galle d'Alep ; six onces (184 grammes) de gomme arabique, et six onces (184 grammes) de sulfate de fer ancien, c'est-à-dire, qui a perdu une partie de son eau de cristallisation (vitriol vert effleuri). On concasse la noix de galle ; on la fait infuser pendant vingt-quatre heures à froid, dans quatre litres de bière ; on ajoute la gomme concassée, on la laisse fondre ; enfin on y mêle le sulfate de fer concassé ; on agite : la dissolution s'en opère assez promptement.

Le sulfate de fer se décompose par la présence de l'acide gallique qui existoit dans la noix de galle, et que la bière a dissout. Il en résulte un gallate de fer qui prend une couleur noire.

On laisse cette liqueur sur son marc dans la bouteille ; on l'agite pendant plusieurs jours. Au bout d'un certain tems, la liqueur se dépure par le repos, et augmente d'intensité en couleur noire.

S'il existe des faussaires capables d'abuser des moyens que l'art chimique a fait connoître pour faire disparoître l'écriture, le même art enseigne le moyen de faire reparoître les traces d'écritures, de manière à pouvoir lire ce qui avoit été écrit antérieurement. Il ne s'agit pour cela que de tremper le papier dans une dissolution de sulfure de potasse arséniqué, ou de l'exposer à la vapeur du gaz hydrogène sulfuré,

ENCRE DE LA CHINE. Il y a plusieurs formules consignées dans les auteurs pour préparer cette encre, dont les Chinois ont toujours fait un grand secret.

Les uns prétendent que cette encre se prépare avec de la colle de poisson, du fiel de bœuf, et du noir de fumée.

M. *Kastelcyn* (1) recommande du noir de fumée tenu rouge dans une cornue de verre pendant une heure, bien broyé ensuite avec une dissolution de colle de poisson sur un porphyre chaud ; de réduire ce mélange en pâte par le desséchement, et de le mettre dans des formes.

D'autres pensent que c'est la liqueur noire qui est contenue dans un réservoir glanduleux du mollusque, connu sous le nom de *seiche*. Ce ver mollusque répand à volonté cette espèce d'encre pour troubler l'eau, et échapper à la poursuite. Il est dommage que l'on ne puisse pas se procurer facilement cette liqueur.

Quelques autres encore supposent qu'elle se prépare avec la liqueur noire d'un autre mollusque appelé *poulpe ridé*.

L'encre de la Chine sert aux architectes pour tracer des dessins.

ENCRE D'IMPRIMERIE. C'est un mélange de noir de fumée et d'huile de lin cuite. Quelques-uns y introduisent de la térébenthine ; d'autres y font entrer de la suie, de l'eau-de-vie, de la colle de bœuf.

---

(1) Premier cahier du Journal hollandois de Physique et de Chimie, année 1791.

34*

On parvient à enlever l'encre d'imprimerie de dessus le papier, en trempant celui-ci dans une lessive de soude.

ENCRE SÈCHE. Poudre composée et apprêtée pour faire de l'encre à volonté.

On prend de sulfate de fer privé de son eau de cristallisation par la dessication, une demi-once (15 grammes); de la noix de galle en poudre, de la gomme arabique, de chaque une demi-once (15 grammes). On fait de ces trois poudres une poudre composée. On la conserve dans une bouteille que l'on bouche exactement.

. Lorsque l'on veut faire de l'encre, on ajoute un peu d'eau, et il en résulte de l'encre à l'instant même.

Les phénomènes chimiques qui se passent, sont les mêmes que dans la composition ci-dessus.

ENCRINITES. Sorte de petrification qui provient d'un zoophite nommé *palmier marin*. Les encrinites sont à l'état de carbonate calcaire. Ils reçoivent leurs noms de leur configuration, qui approche de celle des crins. Il paroît que ce fossile a été modelé sur les débris de la charpente osseuse du palmier marin, en qui l'on compte jusqu'à vingt-six mille vertèbres ou articulations.

Les encrinites sont des objets de curiosité pour les cabinets d'histoire naturelle, et ne sont point d'usage en médecine. Ces corps minéraux sont, pour le naturaliste observateur, des matières précieuses à recueillir, à examiner, et font naître en lui des idées grandes sur la munificence de la nature.

ENDIVE, ou SCARIOLE. *Cichorium latifolium, sive endivia vulgaris.* Plante de la syngénésie polygamie égale de *Linneus*, et de la treizième classe (semi-flosculeuses) de *Tournefort.*

Cette plante, cultivée dans les jardins potagers, est de la famille des chicoracées. Ses feuilles sont longues, larges, couchées à terre, crénelées en leurs bords, d'une saveur un peu amère. Il s'élève d'entre elles une tige à la hauteur de deux pieds (649 millim.), lisse, cannelée, vide, rameuse, tortue, empreinte d'un suc laiteux. Ses fleurs sont bleues, semblables à celles de la chicorée : ses fruits sont des capsules oblongues qui renferment des semences anguleuses.

L'endive ou scariole, vulgairement appelée *escarole*, se mange en salade, ou cuite et assaisonnée.

ENDORMIE. Nom vulgaire que l'on donne à la plante plus connue sous le nom de pomme épineuse, espèce de solanum que *Linneus* a placé dans sa pentandrie monogynie, et *Tournefort* dans sa seconde classe (fleurs infundibuliformes).

Son nom d'*endormie* lui vient de la propriété qu'a sa semence d'exciter le sommeil, étant prise en poudre intérieurement.

Voyez Pomme épineuse.

ENGRAIS. Les engrais sont des moyens d'amendement que l'on ajoute aux terres labourables, vignes, prés et jardins, pour les rendre d'un meilleur rapport.

Le choix des engrais est relatif à la manière d'être de la terre, et à la nature du végétal que l'on se propose de cultiver. Les qualités des engrais varient donc essentiellement. Ce mot doit être pris dans une acception générale. L'application de l'engrais est soumise à l'art du cultivateur, qui sait en faire le choix convenablement.

Parmi les matériaux qui peuvent servir d'engrais, on distingue ceux qui sont purement végétaux, d'autres qui participent des matières végétales et animales simultanément, et une troisième sorte qui est prise dans l'ordre des minéraux.

Les engrais végétaux sont, le fumier de paille, le terreau, les feuilles d'arbre pourries.

Les engrais végéto – animaux sont, le fumier de litière des animaux, celui des voieries, la poudrette inodore de bridet, la tannée.

Les engrais minéraux sont, les cendres de chaume, de bois, de tourbe, la charrée, la marne, le gravier.

ENTOMOLITES. Acception générique qui s'applique à tous les insectes pétrifiés ou incrustés.

Ces genres de pétrifications intéressent le naturaliste observateur, et sont réservés pour les cabinets d'histoire naturelle.

ENTOMOLOGIE. Septième ordre des animaux, d'après la division indiquée par *Daubenton*. L'entomologie traite spécialement des animaux invertèbres, généralement connus sous le nom d'*insectes*. *Voyez* Insectes.

ENTROQUES. Sorte de pétrification qui provient d'un zoophite nommé *palmier marin*.

ÉNULE CAMPANE. Plante de la syngénésie polygamie superflue de *Linneus*, et de la quatorzième classe (fleurs radiées) de *Tournefort*. *Voyez* Aunée.

ÉOUSE. Surnom que l'on donne à un arbre qui croît dans les pays chauds, lequel est généralement connu sous le nom de chêne vert. *Voyez* Chêne vert.

EPATIQUE. *Hepatica. Lichen petræus latifolius, sive hepatica fontana.* Plante de la cryptogamie, de l'ordre des algues de *Linneus*, et de la seizième classe (apétales) de *Tournefort*.

Cette plante pousse des feuilles épaisses charnues, posées les unes sur les autres. comme des écailles, découpées, vertes en dessus, cotonneuses ou mousseuses en dessous, attachées par des vrilles aux murailles des puits et des fontaines. Quand ces feuilles vieillissent, il s'élève d'entre elles des pédicules courts, grêles, tendres, soutenant chacun un chapiteau d'où sortent des feuilles jaunes en cloche : ses fruits sont renfermés dans des godets attachés aux feuilles.

Cette plante croît aux lieux ombragés, humides, pierreux : elle est détersive, apéritive. On s'en sert dans les maladies herpétiques.

On lui a donné le nom d'hépatique de *hepar*, foie, parce qu'elle convient dans les maladies du foie, et celui de *lichen*, de *lichenes* ou *lichena*, parce qu'elle guérit les dartres et les démangeaisons de la peau, lesquelles on appelle lichenes.

EPAUTRE. Espèce de blé ou froment de couleur rougeâtre, que l'on cultive comme les autres espèces. On en fait de la bière et du pain, au besoin. *Voyez* Blé locular.

EPERLAN. *Eperlanus*. Petit poisson de l'ordre des abdominaux, c'est-à-dire, dont les nageoires se trouvent placées sous le ventre.

L'éperlan prend naissance dans la mer ; mais il entre dans les rivières douces, où il achève de prendre son accroissement : il est long comme le doigt, et gros à peu près comme le pouce, beau, couvert d'une écaille brillante comme une perle ; il ressemble beaucoup au goujon.

On pêche l'éperlan dans la rivière de Seine, près de Rouen.

Sa chair est tendre, délicate, ayant une odeur et une saveur de violette. C'est un aliment léger et recherché sur les tables.

Son nom lui vient de *perla*, perle, parce qu'il a l'écaille brillante comme une perle.

EPI D'EAU. *Potamogeton, fontalis*. Plante de la monoécie monandrie de *Linneus*.

Cette plante aquatique croît dans les marais, dans les étangs : elle pousse plusieurs tiges longues, grêles, rondes, nouées, rameuses : ses feuilles, qui naissent dans l'eau, sont longues, étroites comme celles du gramen ; celles qui naissent au dessus de l'eau, sont larges comme celles du plantain, de forme ovale, pointues, nerveuses, de couleur verte-pâle, luisantes, précédées de longs pétioles et flottant sur l'eau, comme celles du nénuphar ; il s'élève d'entre ces feuilles, des pédicules qui soutiennent des épis de fleurs cruciformes, de couleur rougeâtre ou purpurine : ces épis sont accompagnés de feuilles placées deux à deux vis-à-vis l'une de l'autre : ses fruits sont des siliques oblongues, assez grandes, pointues par un bout, dures, rougeâtres, remplies d'une graine blanche, rassemblées quatre par quatre en manière de faisceau : sa racine est grosse, ronde, traçante et blanche.

Cette plante est rafraîchissante, mais peu usitée.

Potamogeton, de *potamos*, fleuve, et *geiton*, voisin, parce qu'elle croit près des rivières.

EPIDOTE ou DELPHINITE. Minéral de l'ordre des pierres scintillantes, nommé par les naturalistes *delphinite schorl vert du Dauphiné*.

Sa pesanteur specifique est de 3,4529. Il raye aisément le verre, et il donne des étincelles par le choc avec le briquet.

Il est fusible au chalumeau en une scorie brune qui noircit par le feu. M. *Descotils*, qui en a fait l'analyse, a trouvé que cette pierre étoit composée de :

Silice. 37,0
Alumine, ... : . . . 27,0
Chaux . . . . 14,0.
Oxide de fer 17,0
Oxide de manganèse 1,5
Perte. 3,5
                                        ————
                                        100,0

On trouve l'épidote dans le ci-devant Dauphiné, près du bourg d'Oisans.

Cette pierre peut être taillée et montée par les joailliers.

EPILOBES. (*Pl.* VII, *fig.* 41). *Voyez* Herbe Saint-Antoine.

EPINARD. *Spinacia vulgaris capsulâ seminis aculeatâ* (*Pl.* XVII, *fig.* 106.) Plante potagère de la dioécie pentandrie de *Linneus*, et de la quinzième classe (staminées) de *Tournefort*.

Cette plante est généralement connue ; ses feuilles sont larges, pointues, découpées, anguleuses, tendres, molles, d'un vert obscur, précédées de longs pétioles ; ses tiges s'élèvent à la hauteur d'un pied (325 millim.) ; elles sont rondes, creuses, rameuses, portant à la moitié de leur hauteur des fleurs à pétales staminés : les fruits naissent en des endroits séparés ; ce sont des capsules ovales, pointues, épineuses, qui renferment chacune une semence presque ronde, un peu pointue : sa racine est simple, menue, blanche, fibreuse.

On cultive cette plante dans les jardins potagers : les feuilles naissantes sont tendres et se servent cuites et assaisonnées, sur les tables.

Appliquées extérieurement en cataplasme, elles sont émollientes.

EPINARD SAUVAGE. Plante de la pentandrie digynie de *Linneus*, et de la quinzième classe (fleurs staminées) de *Tournefort*.

C'est la plante appelée *Bon-Henry*. *Voyez* ce mot.

EPINE BLANCHE, AUBEPIN, AUBÉPINE. *Oxyacantha, sive spina acuta. Mespilus apii folio, sylvestris spinosa.* Arbrisseau, espèce de néflier de l'icosandrie trigynie de *Linneus*, et de la vingt-unième classe (rosacées) de *Tournefort*.

Cet arbrisseau a le tronc médiocrement gros, d'une texture ferme, rameuse, armé d'épines fortes et piquantes, couvert d'une écorce brune noirâtre : ses feuilles ont la forme de celles de l'ache : ses fleurs sont disposées en rose, blanches, soutenues sur des pédicules, et composées chacune de cinq pétales d'une odeur suave très-douce et très-agréable : son fruit ne mûrit qu'en automne ; il sert de nourriture aux oiseaux ; il est de la grosseur des bayes de myrthe, rond, rougeâtre quand il est mûr, ayant beaucoup de ressemblance à la nefle. Ce fruit est rempli d'une matière pulpeuse qui renferme une ou deux semences ou osselets durs et blancs.

Les fleurs de l'aubépine sont recherchées pour leur bonne odeur ; elles naissent dans le mois de mai. Le bois et les fruits sont astringens.

Aubépine, de *alba spina*, épine blanche.

EPINE BLANCHE SAUVAGE. Plante, espèce de chardon, qui appartient à la syngénésie polygamie égale de *Linneus*, et de la douzième classe de *Tournefort*.

Voyez Chardon commun.

ÉPINE DE BOUC. *Tragacanthum. Astragalus tragacantha.* Petit arbrisseau épineux de la diadelphie décandrie de *Linneus*, lequel croît dans le levant, en Syrie, aux environs d'Alep, et en Candie.

On fait des incisions à la racine de cet arbrisseau, et il en découle une gomme connue sous le nom de *gomme adragant*.

Voyez ce mot.

EPINE JAUNE. *Scolymus chrysantemos spina lutea.* Plante de la syngénésie polygamie égale de *Linneus*, et de la treizième classe (fleurs sémi-flosculeuses) de *Tournefort*.

Cette plante pousse une tige à la hauteur d'un pied et demi (48₇ millim.), velue, divisée en plusieurs rameaux : ses feuilles radicales sont longues, assez larges, sinueuses, vertes, tachetées de blanc, épineuses, contenant un suc laiteux et s'épanchant sur terre; celles qui garnissent la tige et les rameaux, sont plus courtes, plus épineuses, plus fermes, et découpées profondément : sa fleur est semi-flosculeuse, de couleur jaune-dorée, et soutenue par un calice à plusieurs feuilles appliquées les unes sur les autres. A cette fleur succède un fruit qui renferme plusieurs semences larges, plates, pailleuses, enveloppées par le calice : sa racine est longue, grosse comme le pouce, tendre, de couleur fauve, empreinte d'un suc laiteux, doux et agréable au goût : les cochons en sont fort friands.

Cette plante croît en Italie et en Languedoc.

On se sert de la racine, en médecine, pour donner du ton aux vaisseaux spermatiques.

EPITHYME. *Cuscuta epithymum,* Espèce de cuscute ou plante filamenteuse, semblable à des cheveux, que *Linneus* a placé dans sa tétrandrie digynie.

Cette plante s'attache sur plusieurs autres plantes, notamment sur le houblon, la douce amère, le chanvre et le thym. On préfère celle qui adhère au thym, parce qu'elle en retient une partie de l'odeur, et des vertus médicinales : elle porte des fleurs et des semences semblables à celles de la cuscute. On nous l'apporte de Candie, de Venise. Celle qui nous vient de Venise est plus courte que celle de Candie.

L'épithyme de France n'a presque point d'odeur, ni de propriété.

L'épithyme de Candie est apéritive, arthritique, étant prise en poudre ou en infusion : elle entre dans la composition de l'électuaire de psyllium, de la poudre létifiante.

EPONGE. *Spongia officinalis.* Sécrétion animale produite par une espèce de vers du genre des zoophites.

On distingue plusieurs sortes d'éponges, à raison de leurs volumes, de leurs degrés de finesse et de leur couleur, d'où est venu la distinction ridicule d'éponge mâle et femelle.

L'éponge présente l'aspect d'une tige ou masse fibreuse, flexible, très-poreuse, simple, tubulée ou ramifiée, et parsemée d'ouvertures qui absorbent l'eau comme par une infinité de pompes aspirantes.

Les éponges ont réellement servi d'habitation à des animaux du genre des polypes : elles renferment dans leurs cellules des petites pierres, dont on les purifie par le moyen des lotions dans l'eau.

On trouve les éponges dans la Méditerranée et dans la mer Rouge. On en tire par l'analyse au degré de feu supérieur à celui de l'eau bouillante, des produits semblables à ceux que l'on tire des animaux.

On brûle l'éponge dans des vaisseaux fermés, pour obtenir du noir d'éponge, qui est un charbon animal, et qui a eu de la réputation pour guérir les goëtres. On prépare l'éponge cirée par la pression; mais on préfère celle qui a été liée fortement et bien séchée. On l'introduit dans les plaies pour en tenir les bords écartés.

EPONGE D'EGLANTIER ou BEDÉGUAR. Espèce de galle grosse comme une petite pomme ou comme une noix, légère, de couleur rousse, ayant la forme d'une éponge. Elle naît sur le tronc et les branches du rosier sauvage (*voyez* chynorodon), par suite de la piqûre d'une espèce de moucheron qui, avec son aiguillon, perce le bouton d'où doivent sortir les feuilles de cet arbrisseau.

Cette galle renferme des petits sables et des insectes, qui y éclosent des œufs que l'animal a déposés lors de sa piqûre.

L'éponge d'églantier est propre pour le scorbut, pour dissoudre le goëtre et pour chasser les vers.

EPURGE. Espèce de tithymale, autrement nommée catapuce. *Voyez* Catapuce.

ERABLE. *Acer major pseudo-platanus. Acer montanum candidum.* Arbre de haute futaie, que *Linneus* a placé dans sa polygamie monoécie, et *Tournefort* dans sa vingt-unième classe (fleur en rose).

L'érable est un grand et bel arbre dont les rameaux s'étendent de tous côtés. Son écorce est rougeâtre; son bois est blanc et assez fragile : ses feuilles sont amples, larges, anguleuses, ayant quelques ressemblance à celles de la vigne, mais plus pointues, découpées en cinq parties, de couleur verte-brune en dessus, blanchâtres en dessous, unies, précédées de longs pétioles rougeâtres, d'une saveur styptique amère : ses fleurs sont disposées en grappes sur un long pédicule, et composées de plusieurs pétales de couleur herbeuse-blanchâtre, figurées en rose. A ces fleurs succède un fruit oblong, ailé, dont plusieurs pendent à un long pédicule. Chaque fruit est composé de deux ou trois capsules qui contiennent chacune une semence ovale ou presque ronde, dure, blanchâtre, de la grosseur de celle de l'orange, d'une saveur désagréable.

Cet arbre croît dans les bois ; ses feuilles et ses fruits sont astringens.

L'érable du Canada exsude une liqueur sucrée, laquelle, évaporée, fournit un sucre noirâtre connu sous le nom de sucre d'érable.

ERS. *Ervum lens. Orobus siliquis articulatis semine majore. Orobus vulgaris herbariorum.* Plante de la diadelphie décandrie de *Linneus*, et de la dixième classe (fleurs légumineuses) de *Tournefort.*

Cette plante pousse des tiges à la hauteur d'environ un pied (325 millimètres) : elles sont foibles, anguleuses, rameuses. Ses feuilles ressemblent à celles de la lentille ; rangées par paires le long d'une côte : ses fleurs sont légumineuses ou papillonacées, petites, purpurines, portées par des calices coniformes, dentelés. Il leur succède des fruits en gousses ondées de chaque côté, pendantes, renfermant des semences presque rondes, qui ressemblent à des petits pois. Leur saveur n'est point désagréable.

On cultive cette plante dans les champs. On fait sécher les gousses après les avoir récoltées lors de leur maturité, pour réduire la semence en farine ; et on la distribue sous le nom de farine d'orobe. C'est une des quatre farines résolutives.

On en fait des cataplasmes : elle sert à préparer les trochisques de scille, de vipères.

ERYSIMUM, VELAR, TORTERELLE, HERBE DU CHANTRE. *Erysimum officinale.* Plante de la tétradynamie siliqueuse de *Linneus*, et de la cinquième classe (crucifères) de *Tournefort.*

Cette plante pousse une tige à la hauteur d'environ deux pieds (649 millimètres), rougeâtre, velue, jetant quelques rameaux flexibles. Ses feuilles naissent deux à deux, l'une vis-à-vis de l'autre, ressemblant à celles de la moutarde, incisées profondément : ses fleurs sont petites, à quatre pétales jaunes disposés en croix : ses fruits sont des silicules grêles, rondes, droites, divisées en deux loges qui renferment quelques semences menues, rondes, d'un goût âcre : sa racine est grosse comme le petit doigt, ligneuse, blanche, ayant la saveur de la rave.

Cette plante croît dans les lieux incultes, pierreux et humides. Elle est incisive, vulnéraire, astringente, diurétique, anti-scorbutique : on s'en sert en infusion.

On en fait un sirop simple et un sirop composé, par l'intermède de la distillation.

ESCARBOT. Insecte coléoptère, qui se tient ordinairement sur les excrémens, et qui en tire sa nourriture.

Voyez Scarabée stercoraire.

ESPATULE, ou GLAYEUL PUANT. *Xiris*, *iris fœtida*, *spatula fœtida*. Plante de la triandrie monogynie de *Linneus*, et de la neuvième classe (liliacées) de *Tournefort*.

Cette plante pousse beaucoup de feuilles longues de deux pieds (649 millimètres,) pointues, de couleur verte-noirâtre, luisante, d'une odeur de punaise, fétide. Il s'élève d'entre ces feuilles, plusieurs tiges de grosseur médiocre, droites, portant chacune en leur sommet, une fleur semblable à celle de l'iris, mais plus petite, composée de six pétales, de couleur bleuâtre ou purpurine. A ces fleurs succèdent des fruits oblongs, qui s'ouvrent en mûrissant, et laissent paroître des semences rondes, grosses comme des petits pois, de couleur rouge, d'une saveur âcre ou brûlante. Sa racine est articulée, noueuse, garnie de plusieurs fibres, et d'une saveur âcre.

Cette plante croît dans les lieux humides, dans les vignes, dans les jardins.

Les racines de l'espatule ou glayeul puant, sont diurétiques, narcotiques, anti-spasmodiques, cathartiques, et désobstructives.

On les emploie dans l'hystérie, les scrophules, l'hydropisie, à la dose de demie-once (15 grammes,) lorsqu'elle est récente, et d'un gros (4 grammes) en poudre.

Son nom lui vient de la forme de sa feuille.

ESPÈCES (DES). On comprend sous le nom *d'espèces*, les médicamens prescrits par le médecin, et dont le pharmacien fait la dispensation, en faisant subir à chaque substance la préparation qui lui convient pour être employée avec le plus d'avantage possible. Nous citerons quelques exemples.

Espèces pour une médecine.

Prenez manne en sorte, deux onces (64 grammes); follicules de séné, deux gros (8 grammes); rhubarbe choisie, un gros (4 grammes); tartrite de potasse, un gros (4 grammes), pour une médecine.

C'est dans la dispensation et la distribution de ces médicamens, que l'on reconnoît le pharmacien qui sait allier la connaissance, le choix, la préparation et la propriété. Il donnera de la manne en sorte parsemée de petites larmes, et sèche, parfaitement mondée de tous les corps qui altèrent sa pureté. Ses follicules seront belles et larges, bien entières, mondées des petites buchettes, ou, en termes de botanique, du pédicule auquel elles adhèrent sur le végétal. Il n'aura jamais dans son officine de follicules, autres que celles du Levant, dites de la palte, et il n'abusera pas de la confiance du malade , en lui donnant des follicules de Tripoli ou de Moca , qui sont de qualités bien inférieures. Quant à la rhubarbe , non-seulement elle sera choisie bien saine , bien marbrée dans son intérieur , d'une odeur bien prononcée , d'une saveur , d'une amertume particulières , d'une pésanteur spécifique , moyenne , etc. , etc. , mais il la ténaillera , au lieu de la couper par morceaux. Il donnera du tartrite de potasse dont il sera certain de la préparation , et toutes ces espèces seront proprement enfermées dans du papier bien blanc. La propreté est de rigueur dans la distribution , comme dans la préparation des médicamens.

Espèces sudorifiques.

Prenez bois de gayac rapé, une once et demie (50 grammes) ; racines de squine , coupées par tranches ; de salsepareille , fendue longitudinalement et coupée menue ; de chaque deux onces (64 grammes) ; bois de sassafras rapé, trois gros (douze grammes) ; réglise de Provence , sèche , ratissée et coupée par tranches , quatre gros (16 grammes). Ces espèces sont destinées pour trois litres de boisson.

Espèces anti-vénériennes.

Prenez bois de gayac rapé , racine de salsepareille, coupée menue ; racine d'esquine , coupée par tranches ; de chaque une once (30 grammes) ; du polypode de chêne , deux onces (64 grammes) ; séné mondé de la palte , quatre gros (seize grammes) ; rhubarbe choisie concassée , deux gros (8 grammes) ; carbonate de potasse , demi-gros (2 grammes) ; sulfure d'antimoine , quatre onces (128 grammes).

On donnera le carbonate dans une petite bouteille qui puisse se fermer avec un bouchon de liége. Ces espèces sont destinées pour quatre litres de boisson.

Espèces aperitives.

Prenez racines de chiendent , d'asperge , de pissenlit , d'oseille , de chaque quatre gros (16 grammes) ; réglise ratissée et coupée par tranches , deux gros (8 grammes) ; nitrate de potasse , un gros (4 grammes). Cette dose est pour deux litres de boisson.

Espèces astringentes.

Prenez rapures de corne de cerf , d'ivoire , de chaque quatre gros (16 grammes) ; riz lavé , trois gros (12 grammes) ;

racines sèches et contusées de tormentille, de bistorte, de chaque un gros (4 grammes) : réglise, ratissée et coupée, un gros (4 grammes). Cette dose est pour deux litres de boisson.

Espèces amères.

Prenez racine de gentiane, coupée par tranches, deux gros (8 grammes) ; sommités de centaurée mineure sèches, de chardon béni, de scordium, zestes de citrons, de chaque deux gros (8 grammes). Cette dose est pour deux litres de boisson.

Espèces anti-scorbutiques.

Prenez racines de bardane, de patience, de raifort sauvage, de chaque une once (30 grammes) ; des feuilles récentes mondées et coupées de beccabunga, d'herbe de Sainte-Barbe, de cochléaria, de cresson d'eau, de menyante, de chaque une once (30 grammes) ; citron, N°. 1. On prépare avec ces espèces, deux litres de boisson anti-scorbutique.

Espèces émollientes.

Prenez feuilles de bete ou poirée, de mercuriale, de violier, de mauve, de seneçon, de bouillon blanc, de guimauve, de branche ursine, de pariétaire. On choisit trois ou quatre de ces plantes, soit pour faire des cataplasmes, des lavemens, des poudres émollientes, ou des boissons adoucissantes.

Les semences de lin, les oignons de lys, sont au nombre des espèces émollientes.

Espèces carminatives.

On y comprend les semences de fénouil, d'anis, d'aneth, les fleurs de camomille, de mélilot.

Espèces vulnéraires.

Ces espèces comprennent la pervenche, la sanicle, la véronique, la bugle, la pyrole, le pied-de-lion, le millepertuis, la langue de cerf, les capillaires, la pulmonaire, l'armoise, la bonnette, la bétoine, la verveine, la scrophulaire, l'aigremoine, la petite centaurée, le pied-de-chat, la piloselle, la menthe.

On récolte ces plantes dans le moment voisin de leur floraison ; on les monde, on les fait sécher séparément ; on en prend parties égales ; on les coupe avec des ciseaux pour en faire un mélange exact ; ensuite on en fait des paquets de forme cylindrique, du poids de une, deux, quatre onces (30, 60, 120 grammes).

Ces espèces vulnéraires, connues sous le nom de *vulnéraire suisse* ou *faltranck*, sont propres pour les foiblesses d'estomacs, dans les engorgemens des viscères, dans la suppression des règles, étant prises en infusion théiforme.

Leur infusion dans l'eau-de-vie est souveraine pour raffermir les gencives, pour guérir les coupures, les écorchures, pour dissiper les extravasions à la suite des chûtes.

L'infusion de ces espèces prise tous les jours pendant un an, et même deux ans, sans interruption, est propre aux femmes qui sont à l'époque naturelle de la cessation du flux périodique des règles.

Le nom de faltranck est un mot allemand, composé de *fallen*, tomber, et de *tranck*, boisson, parce que l'infusion des espèces vulnéraires est propre à empêcher les accidens des chûtes.

Espèces aromatiques.

Prenez feuilles et fleurs séchées de sauge, de mélisse, de thym, de menthe poivrée, de lavande, d'hysope, de chaque parties égales. Incisez, mêlez, et conservez pour l'usage.

Espèces anthelmintiques.

Prenez feuilles et fleurs séchées d'absynthe, de camomille romaine, de chaque parties égales. Incisez, mêlez, et conservez pour l'usage.

Espèces pectorales.

Prenez feuilles séchées de capillaire, de scolopendre, d'hysope; fleurs de guimauve, de thussilage, de chaque parties égales. Incisez, mêlez, et conservez pour l'usage.

ESPRIT DE VIN. Produit distillé de l'eau-de-vie, à la température du bain marie.

C'est la partie inflammable et la plus légère du vin, à laquelle les chimistes ont donné le nom d'*alcool*.

Voyez ce mot.

ESQUINE, SQUINE. *Smilax china, china radix*. Racine d'une plante de la dioécie hexandrie de *Linneus*.

Cette racine appartient à une espèce de smilax. On en distingue deux espèces dans le commerce de la droguerie : l'une rougeâtre et de couleur de chair intérieurement, dont les morceaux sont de la grosseur de la main fermée d'un enfant : elle est résineuse, difficile à couper et à casser; on nous l'apporte sèche des Indes orientales. L'autre est blanche, peu résineuse, se coupe facilement : elle nous est apportée du Pérou, du Brésil, de la Nouvelle-Espagne, de la Chine et de la Perse. C'est cette dernière espèce que l'on préfère pour l'usage médicinal ; elle fait partie des quatre bois sudorifiques.

On se sert de l'esquine en décoction, dans les maladies syphillitiques, contre les douleurs de goutte, et dans les maladies laiteuses.

ESTRAGON. *Dracunculus esculentus, arthemisia dracunculus. Abrotanum linifolio acriori et odorato.* Plante de la syngénésie polygamie superflue de *Linneus*, et de la douzième classe (fleurs à fleurons) de *Tournefort.*

C'est une espèce d'aurône à feuilles de lin, qui pousse plusieurs tiges qui s'élèvent à la hauteur de trois pieds (1 mètre), grêles, dures, un peu anguleuses, rameuses, portant beaucoup de feuilles longues et étroites, odorantes, de couleur verte-obscure, luisante, d'une saveur âcre, aromatique. Ses fleurs naissent aux sommités des branches comme à l'aurône ; mais elles sont si petites qu'on peut à peine les voir : ce sont des fleurons évasés en étoile, et ramassés presque en rond, formant ensemble des petits bouquets. A ces fleurs succèdent des petits fruits arrondis et écailleux, qui ne sont autres que les calices eux-mêmes qui deviennent fruits, et qui renferment des semences nues. Sa racine est longue, fibreuse.

On cultive l'estragon dans les jardins : elle sert d'assaisonnement dans les salades ; on en prépare un vinaigre, on les confit dans le même acide.

L'estragon est stomachique, anthelmintique, anti-septique, résolutif.

ESULE. *Esula tithymalus cyparysia.* Plante de la dodécandrie trigynie de *Linneus*, et de la première classe (fleurs en cloche) de *Tournefort.*

Cette plante est une espèce de tithymale; elle pousse plusieurs tiges à la hauteur d'un pied (325 millimètres), rameuses, portant des feuilles comme celles du pin, empreintes d'un suc laiteux. Ses fleurs sont petites, de couleur herbacée ; sa racine est petite, rougeâtre : elle croît dans les champs, sur les chemins, dans les jardins.

C'est particulièrement de l'écorce de la racine, dont on fait usage en médecine. On nous l'apporte sèche des ci-devant Languedoc et Provence.

Cette écorce est de couleur rougeâtre ; c'est un violent purgatif hydragogue, propre pour l'hydropisie.

ÉTAIN, ou JUPITER. *Stannum*. Métal de la quatrième section des métaux, adoptée par les chimistes ; c'est-à-dire, ductile, malléable et facilement oxidable.

L'étain est un métal d'une couleur blanche, plus brillante que celle du plomb, moins éclatante que celle de l'argent ; si on le laisse exposé au contact de l'air et de la lumière, sa surface se ternit, et offre un aspect grisaille cendré, plus ou moins foncé, selon qu'il est plus ou moins pur ou allié avec le plomb. Ce métal est moins élastique, moins sonore que tous les autres métaux ductiles, excepté le plomb, et il est d'une telle mollesse, qu'il se plie très-facilement ; mais on observe qu'il fait entendre en se pliant, un petit bruit semblable à celui que fait un corps dont on opère le déchirement des parties : ce bruit s'appelle *le cri de l'étain*. Ce phénomène ne lui appartient pas exclusivement ; le zinc manifeste un bruit à-peu-près semblable, à la vérité un peu moins marqué.

Si on frotte l'étain, il exhale une odeur qui lui est particulière et très-marquée ; il a de même une saveur désagréable, assez forte, qui persiste pendant quelque tems.

L'étain est le plus léger de tous les métaux ; il perd dans l'eau environ un huitième de son poids ; sa pesanteur spécifique, d'après *Brisson*, est de 72,914 : un pied (325 millimètres) cube de ce métal pèse environ cinq cent dix livres (5 quintaux). Il est le second des métaux, dans l'ordre de leur ductilité ; on le réduit sous le marteau, en lames plus minces que les feuilles de papier, et qui sont d'un grand usage dans plusieurs arts, notamment dans celui d'étamer les glaces. Une feuille d'étain très-mince, placé entre l'œil et la lumière, laisse apercevoir une infinité de petits intervalles, à travers lesquels les rayons lumineux pénètrent sans pouvoir être réfléchis, et ne pourroit pas servir de tain pour les glaces, si on ne remplissoit ces intervalles par un corps métallique, qui rend cette feuille d'étain parfaitement opaque. Le mercure coulant est singulièrement propre à produire cet effet : on le coule sur toute la surface de la feuille d'étain bien étendue sur un plan très-uni, et il en résulte un amalgame parfait. Ce n'est pas seulement une couche de mercure étendu sur la surface de l'étain, c'est un alliage, c'est une véritable dissolution de l'étain par le mercure, qui offre un nouveau métal de composition, un nouveau combiné.

La ténacité des parties de l'étain est très-peu considérable, puisqu'un fil de ce métal, d'un dixième de pouce (3 milligram.) de diamètre, ne peut soutenir qu'un poids de quarante-neuf livres et demi (24 kilog. et demi) sans se rompre. Il est de même extrêmement fusible, car il se fond à un degré de chaleur infiniment moindre que celui qui est nécessaire pour le faire rougir ; sa tendance à la combinaison avec l'oxigène est telle, qu'il suffit qu'il soit tenu en état de fusion et exposé à l'air libre, pour que toute sa surface se convertisse en un oxide gris, que les potiers d'étain nomment *cendre d'étain*, et que les fondeurs ambulans de cueillers et de fourchettes font accroire aux particuliers n'être qu'une crasse de l'étain qu'ils leurs donnent à fondre. Ce premier degré d'oxidation est susceptible de s'oxider davantage par l'action du feu, prolongée et plus vive ; l'oxide qui en résulte est plus blanc, plus dur et plus réfractaire ; il prend le nom de *potée d'étain* : on s'en sert pour polir le verre et d'autres corps durs. Lorsque cette potée d'étain a été bien calcinée, elle devient blanche et des plus réfractaires ; on la fait fondre avec des matières fusibles et vitrifiables, pour en former l'émail blanc, dont on se sert pour la couverte de la faïence.

L'étain est du nombre des métaux ductiles qui peuvent recevoir l'empreinte du moule, lorsqu'on l'y coule dans son état de fusion, parce qu'il a la propriété d'augmenter de volume en se figeant.

Ce métal se trouve dans le commerce sous plusieurs degrés de pureté ou d'alliage ; on peut le distinger sous trois états différens ; savoir :

1°. En étain pur ou sans aucun mélange artificiel, tel enfin qu'il sort des fonderies ; tel est l'espèce d'étain qui nous est apporté en assez grande quantité des Indes, soit par les Hollandois, soit par nos négocians armateurs, qui arment pour ces contrées. Celui-ci est connu sous les deux dénominations de *banca* et *malaca*, ou simplement *malac*. Le malac nous arrive de l'Inde en petits lingots, pesant une livre (5 hectogram.), et est appelé *petit chapeau*, ou *écritoire*, à cause de leur forme. Le *banca* est distingué du *malac*, par la forme de ses lingots, qui sont oblongs, et par leur poids, qui est de quarante à cinquante livres (25 kilogrammes). Tous deux sont recouverts d'un oxide gris, d'autant plus épais, qu'ils ont séjourné plus long-tems dans le fond des vaisseaux.

2°. En étain en gros saumons ; celui-ci est allié dans les fonderies même avec d'autres métaux, soit par la présence des métaux étrangers qui se rencontrent dans la mine, soit par l'addition due à l'art, conformément aux lois du pays d'où il nous vient. Il nous arrive ainsi allié d'Angleterre, en saumons ou lingots du poids d'environ trois cents livres (trois quintaux). Nos potiers d'étain le débitent aux ouvriers en petites baguettes triangulaires, de neuf à dix lignes (20 à 22 millimètres) de pourtour, et d'environ un pied et demi (488 millimètres) de long.

Le troisième état de l'étain comprend tous les étains ouvragés et vendus par les potiers d'étain, sous toutes sortes de formes. Il font entrer dans son alliage du cuivre, du zinc, du bismuth ; heureux quand ils n'y ajoutent pas du plomb au-delà de sept livres (3 kilogrammes) par quintal, que la loi leur permet d'y introduire. Ce que l'on nomme étain des plombiers est un alliage d'étain déjà tout formé, auquel ils ajoutent du plomb jusqu'à quarante livres (20 kilog.) par quintal.

L'étain a été long-tems regardé comme un métal d'un usage dangereux dans l'économie domestique, parce qu'on le supposait allié avec l'arsenic. Le célèbre *Margraff* avait beaucoup contribué à le rendre redoutable, en annonçant que sur quatre gros (15 grammes) d'étain de *malaca*, traité avec l'acide nitro-muriatique, il obtenoit un demi dragme à-peu-près de nitro-muriate d'arsenic. Mais *Bayen* et *Charlard*, dans leurs recherches sur l'étain, année 1791, ont prouvé, par un grand nombre de faits, que *Margraff* s'étoit trompé sur la nature du sel, qu'il croyait de nature arsénicale, et ont démontré que l'étain pur ne contenoit point d'arsenic.

L'étain est cristallisable comme les autres métaux. M. *Delachenaye*, un des élèves de M. *Fourcroy*, est parvenu, en le faisant fondre à plusieurs reprises, à obtenir par ce moyen, un assemblage de prismes réunis en faisceaux.

L'étain fournit à la médecine l'anti-hectique de *Poterius*, le muriate d'étain sur-oxigéné, et un régule d'étain.

Il nous reste maintenant à examiner ce métal tel qu'il est dans son état primitif, c'est-à-dire, tel qu'on le rencontre dans le sein de la terre.

Des mines d'étain.

Existe-t-il véritablement de l'étain natif? La plupart des minéralogistes en doutent ; cependant M. *Sage* a fait la description d'un échantillon de cet étain ; qui lui a été donné par *Woulf*, et qu'il dit avoir été trouvé dans les mines de Cornouailles. Cet étain, loin de présenter aucune trace de fusion, a l'apparence extérieure du molybdène ; il se brise facilement ; mais les molécules qu'on en détache s'applatissent sous le marteau. Ces morceaux d'étain natif ne sont que des objets de curiosité pour les cabinets d'histoire naturelle.

35*

Les mines d'étain sont ou blanches ou colorées. Les premières sont dans l'état d'oxide blanc, pesant, opaque, cristallisé en octaèdres. Le tissu en est lamelleux et sphatique. Une mine de cette espèce, prise à Cornouailles, à produit à M. *Sage*, soixante-quatre livres (32 killogram.) d'étain par quintal. Il ne faut pas confondre cette mine avec le tungstate de chaux natif, qui jaunit par le contact des acides, tandis que l'oxide d'étain ne jaunit pas.

Les mines d'étain colorées sont rouges, violettes ou noires. Elles sont d'une pesanteur plus considérable que celle de toutes les autres substances minérales. Ces mines présentent ordinairement des polyèdres irréguliers. Les naturalistes attribuent la couleur de ces mines, aux combinaisons du métal avec l'arsenic, et leur pesanteur, à l'absence du soufre. Cependant les chimistes *Sage* et *Kirwan* croient qu'elles ne contiennent point du tout d'arsenic. Le premier assure qu'elles n'ont pas besoin d'être grillées, à moins qu'elles ne soient mêlées de pyrites arsénicales ; ce qui est fort ordinaire. *Kirwan* dit que la mine d'étain noire contient dix centièmes d'étain et du fer. Les mines d'étain colorées sont dispersées dans une gangue de quartz ou de spath fusible.

Bergman fait mention d'un sulfure d'étain natif qu'il a trouvé parmi les minéraux qui lui furent envoyés de Sibérie. Cette mine sulfureuse, dorée à l'extérieur comme de l'or massif, offroit à l'intérieur une masse en cristaux rayonnés, blanche, brillante, fragile et présentant à l'air des couleurs changeantes.

On ne connoît point en France de mines d'étain. Cependant M. *Baumé* soupçonne qu'on pourroit en trouver dans quelques lieux de nos départemens du Nord, notamment près d'Alençon. Les pays où elles sont plus abondantes, et où on les exploite, sont les provinces de Cornouailles, de Devonshire, en Angleterre, l'Allemagne, la Bohême, la Saxe, l'île de Banca, et la presqu'île de Malaca, dans les Indes orientales.

On fait l'essai d'une mine d'étain par un procédé fort simple qui a été proposé par *Cramer*. Il consiste à mettre de la mine d'étain avec de la poix-résine dans un charbon de bois blanc, que l'on a creusé pour la recevoir. On couvre ce charbon, d'un autre charbon percé de plusieurs trous pour donner issue aux vapeurs ; on les lie ensemble avec un fil de fer, après avoir luté les jointures ; on les allume devant la tuyère d'une forge, en les entourans de charbons, et lorsqu'on a donné un bon coup de feu, et que l'étain peut avoir été fondu, on éteint avec de l'eau les charbons qui ont servi à faire l'essai, et on trouve le culot d'étain.

Pour traiter la mine d'étain en grand, on est quelquefois obligé de la griller pour attendrir la gangue. Les vapeurs qui se dégagent sont très-dangereuses ; ensuite on la bocarde, et on la lave dans des caisses garnies de petites cloisons de toile. On agite, avec un rateau ; la gangue est entraînée, et le minerai reste pur sur les toiles. On la grille dans des fourneaux de réverbère, dont le tuyau communique à des cheminées horizontales pour recueillir le soufre et l'arsénic ; ensuite on la fond dans un fourneau à manche, et on la coule dans des lingotières pour la réduire en saumons.

ÉTAIN DES PLOMBIERS. Alliage de l'étain avec le plomb, dans les proportions de quarante livres (20 kilogrammes) de ce dernier par quintal d'étain.

Cet alliage sert aux plombiers pour souder leurs tuyaux de plomb.

ÉTOILE DE MER. *Stella marina.* Insecte de mer, genre des asteries, de l'ordre des radiaires échinodermes, c'est-à-dire, dont le corps est figuré en étoile, et dont la peau qui le recouvre est crustacée et parsemée d'épines articulées.

L'étoile de mer a dans le centre une ouverture à plusieurs valves, qui lui sert de bouche et d'anus. De chaque rayon sortent, sur plusieurs rangs, une multitude de suçoirs que l'animal alonge ou retire à volonté. Quand un de ces rayons est amputé, il se répare.

ÉTURGEON ou ESTURGEON. *Sturio.* Poisson de mer du genre des branchiostéges, c'est-à-dire, dont les trachées sont libres, et dont le squelette est cartilagineux, sans côtes ni arêtes.

L'éturgeon est un grand poisson dont la tête est longue. Son museau est mince, sa bouche est placée sous le bec, sans être garnie de dents. Son corps est allongé ; sa peau est lisse et couverte de cinq rangées d'osselets. Il remonte quelquefois dans les rivières pour y frayer, mais il n'est pas commun dans celles de France.

L'éturgeon se sert sur nos tables. Ses nageoires, sa vessie natatoire, servent à préparer la colle de poisson fine : on fait avec sa peau la colle de poisson commune. Ses œufs marinés sont la nourriture de plusieurs peuples du nord ; c'est ce que l'on nomme *caviar*.

EUPATOIRE D'AVICENNE. *Eupatorium cannabinum.* Plante de la syngénésie polygamie égale de *Linneus*, et de la douzième classe (fleurs à fleurons) de *Tournefort*.

Cette plante est grande, rameuse : sa tige s'élève à la hauteur de trois à cinq pieds (1 mètre à 1 mètre et demi) ; elle est droite, ronde, cotoneuse, d'un vert purpurin, remplie d'une moëlle blanche, d'une odeur aromatique agréable, lorsqu'on la coupe : ses feuilles sont placées plusieurs ensemble, par intervalles ; elles sont oblongues, pointues, dentelées tout autour, velues, ressemblantes à celles du chanvre, d'une saveur extrêmement amère : ses fleurs sont des bouquets à fleurons évasés, à cinq pointes. Il s'élève de leurs fonds des filets longs et fourchus, de couleur blanche tirant sur le purpurin, qui surmontent la fleur. Lorsque la fleur est passée, il paroît des graines garnies d'aigrettes. Sa racine est fibreuse, blanche, amère.

Cette plante croît aux lieux humides. On fait usage de la racine : elle est diurétique, cathartique et émétique. On l'emploie dans la cachexie, l'hydropisie, l'hydrocèle.

La dose de la racine récente est depuis un gros jusqu'à quatre (4 à 16 grammes), dans un demi-litre de décoction.

La même racine sèche, s'emploie depuis dix-huit grains jusqu'à un gros (1 à 4 grammes). L'eupatoire reçoit son nom du roi *Eupator*, qui la mit en usage.

EUPHORBE. *Euphorbium, euphorbia officinarum.* Gomme-résine que l'on obtient par suite des incisions que l'on a faites à une plante qui porte également le nom d'euphorbe, laquelle croît en Afrique, et que *Linnœus* a placée dans sa dodécandrie trigynie.

On distingue dans le commerce deux sortes d'euphorbe. La première qualité est l'euphorbe en petits grains détachés, percés d'un petit trou, et qui porte le nom d'euphorbe en larmes. La seconde qualité est l'euphorbe en masse plus ou moins volumineuse ; elle prend le nom d'euphorbe en sorte.

Cette différence de qualité tient à deux causes. L'une dépend de la saison où l'on détermine l'exsudation de ce suc propre de l'euphorbier, par le moyen des incisions ; l'autre dépend de la place du végétal sur laquelle transude ce même suc propre.

Lorsque la saison est chaude et sèche, l'excrétion de cette gomme-résine découle sur la tige de la plante, laquelle est epineuse, comme le cierge épineux. Elle s'y sèche rapidement, et elle contracte la forme granulée et percée naturellement par les épines mêmes de la tige. C'est l'euphorbe dit en *larmes* : il est demi-transparent, et d'une couleur légèrement citrine.

L'euphorbe en masse agglomérée découle dans une saison plus humide, et tombe aux pieds de la plante : il est d'une couleur plus foncée, parce qu'il est plus long-tems à sécher, et qu'il est plus de temps en contact avec la lumière. Celui-ci est moins pur : on doit préférer le premier.

L'euphorbe est drastico-cathartique, épispastique, et fortement sternutatoire. On ne l'emploie qu'à l'extérieur, en emplâtre ou en teinture avec l'alcool, dans les rhumatismes arthritiques.

On doit prendre de grandes précautions pour le réduire en poudre. Il entre dans la composition de l'emplâtre vésicatoire, diabotanum, et de vigo, dans celle de l'onguent de *arthanitá*, et dans l'onguent épispastique.

Les maréchaux s'en servent pour guérir la galle et le farcin des chevaux.

Cette gomme-résine a été ainsi nommée d'*Euphorbius*, médecin du roi *Jaba*, qui le premier la mit en usage, et en guérit *Auguste-César*.

EUPHRAISE. *Euphrasia officinalis ophtalmica sive ocularia.* (*Pl.* II, *fig.* 66.) Plante de la didynamie angiospermie de *Linneus*, et de la troisième classe (fleurs personnées ou en masque) de *Tournefort*.

Cette plante pousse plusieurs petites tiges à la hauteur de la main, grêles, velues, noirâtres. Ses feuilles sont petites, oblongues, veinées et incisées autour : ses fleurs sortent de la base des feuilles ; elles sont formées en petits tubes évasés en haut, et représentant un mufle à deux lèvres : ses pétales sont blancs, marquetés de plusieurs points purpurins et jaunes. A cette fleur succède un petit fruit oblong, divisé en deux loges qui renferment des semences menues, blanches. Sa racine est menue, ligneuse.

Cette plante croît aux lieux incultes, aux bords des chemins, dans les prés.

On lui donne le nom d'*ophtalmique*, parce qu'on l'a cru propre pour les maladies des yeux.

On en prépare une eau distillée.

EXCREMENS DES ANIMAUX. Les excrémens des animaux sont des matières ou solides ou liquides, portées au dehors du corps par les voies naturelles, comme superflues, ou même nuisibles à l'animal. Elles comprennent particulièrement les matières fécales et les urines. La sueur, la morve, la cire des oreilles, sont bien aussi des matières excrementielles, mais elles sont distinguées des excrémens proprement dits.

Si les excrémens des animaux ne sont plus recherchés comme ils ont pu l'être autrefois comme matière médicamenteuse, c'est qu'on a pu les remplacer par d'autres substances dont les propriétés médicinales sont plus constantes et plus assurées, et dont le nom n'inspire pas de l'éloignement et du dégoût comme celui de fiente et d'urine. Mais la nature n'a point de produits qui soient inutiles et dont on ne puisse tirer parti. MM. *Fourcroy* et *Vauquelin* ont démontré la présence de l'acide benzoïque, formant un sel avec la soude, dans l'urine des quadrupèdes herbivores, notamment dans celle du cheval Cette découverte peut faire présumer qu'il en reste quelques autres encore à faire sur ces matières, objets de la répugnance générale, lorsqu'il s'agit de les appliquer à la médecine, mais qui sont de quelque importance à l'égard de certains arts. Les anciens chimistes retiroient autrefois du phosphore de l'urine de l'homme; aujourd'hui cette même urine entre pour quelque chose dans la composition de quelques bains de teinture, et notamment dans celui d'indigo pour teindre en bleu : elle sert aussi pour nétoyer et raviver les couleurs des tableaux peints à l'huile. Avec l'urine de vache, on fait une eau distillée, dite eau de mille fleurs; la bouse de vache, la fiente de bœuf, désséchées et bouillies dans de l'eau, donnent une eau de bouse à l'usage des fabricans d'indienne, qui y trempent leurs toiles apprêtées au mordant, avant de les plonger dans le bain de teinture, pour les mettre en couleur. Avec la fiente du cheval étendue sur des couches de fumier et de terreau, on donne naissance aux champignons que l'on sert sur nos tables. Enfin il est quelques-unes de ces fientes animales dont les usages sont indiqués nominativement, et dont nous pensons devoir citer les noms en particulier, pour les faire connoître par leurs propriétés particulières.

EXCREMENT DE CHIEN. C'est la partie blanche de la fiente de cet animal. Voyez *Album græcum.*

EXCRÉMENT ou FIENTE DE PAON. On trouve dans les anciennes pharmacies de la fiente de paon desséchée. On lui attribuoit la propriété anti-épileptique et anti-spasmodique ; mais pour dire vrai, ce prétendu remède est relégué dans les boîtes qui le renferment, et n'est plus d'aucun usage en médecine.

EXCRÉMENT ou FIENTE DE PIGEON. La fiente de pigeon, appelée colombine par les marchands de vin, de *columba* qui signifie pigeon, est blanche et grise. C'est la partie blanche que l'on met à part lorsqu'elle est sèche, et que l'on regardoit comme résolutive et fortifiante. Les marchands de vin en mettent quelquefois dans leur vin, pour lui donner une saveur agréable. Elle en corrige la saveur acerbe, parcequ'elle agit comme base salifiable à l'état de carbonate calcaire.

EXCRÉTIONS VÉGÉTALES. Il n'est pas inutile de rappeler ce que nous avons déjà dit sur l'organisation des végétaux, sur les diverses fonctions de chacune de leurs parties, le nombre de vaisseaux qui constituent une tige, leurs facultés physiques, le mécanisme des différentes couches corticales, la propriété qu'a la seconde de perfectionner la combinaison des principes simples, pour en former des principes immédiats plus composés. Tous ces organes agissent en particulier, et de leurs fonctions réunies résulte le système complet de la végétation. Le suc séveux devient insensiblement suc propre ; celui-ci, à la faveur des organes sécrétoires, s'épure et ne retient que ce qui convient à la substance propre du végétal ; les organes excrétoires remplissent leurs fonctions, et portent au dehors du végétal, non-seulement tout ce qui lui est inutile, comme surabondant, mais encore tout ce qui pourroit nuire à son accroissement et à sa perfection, comme lui étant étranger. Les couches corticales servent de filtres, pour laisser passer à travers leurs mailles ou réseaux, les fluides excrétoires qui se présentent, de quelque nature qu'ils soient.

Les excrétions végétales peuvent donc être considérées comme une surabondance de principes, diversement combinés par les lois de l'attraction réciproque, qui sont portés naturellement au dehors, ou dont il importe de favoriser le dégagement et l'issue, pour conserver au végétal sa vigueur.

La texture des écorces est, dans certains sujets, si serrée, d'une ténacité si forte, que les seules forces de l'oscillation végétante, ne suffiroient pas pour porter au dehors tout ce que le végétal pourroit avoir de superflu ; delà naît la nécessité de faire des incisions sur les tiges des arbres, pour forcer l'exsudation.

On compte parmi les excrétions végétales, les sucs gommeux sucrés, les baumes naturels, les gommes, les gommes résines et les résines. Cette variété de produits excrétoires, les principes qui les constituent, qui établissent leur différence, semblent, au premier aspect, difficiles à comprendre, difficiles à expliquer. Mais il en est des végétaux comme des animaux. Tous les corps organisés, quelque soit leur genre et l'espèce, quoiqu'alimentés des mêmes substances, s'assimilent et convertissent les alimens dont ils se nourrissent, en de nouveaux combinés propres à leur essence. Si nous examinons la contexture d'un végétal en physicien naturaliste, relativement au produit excrétoire qu'il fournit, nous remarquons que ceux des végétaux qui nous donnent les gommes, sont d'une texture plus lâche, d'une pesanteur spécifique, moindre que ceux qui nous donnent les gommes résines et les résines. Nous remarquons encore que c'est constamment, lorsque les végétaux sont dans leur pleine vigueur, qu'ils sont plus riches en produits excrétoires, ou que l'on peut en extraire des produits immédiats plus perfectionnés par la nature.

Ce n'est pas dans les climats dont la température est moyenne ou froide, que les tiges des arbres se couvrent extérieurement de produits excrétoires; si, par une exception particulière, nous voyons quelques-uns des arbres de notre pays, exsuder un fluide extractif, ce n'est jamais qu'en petite quantité et en qualité inférieure au même produit excrété dans un climat dont la température est plus élevée, et où la lumière est plus vive et plus active. Les tiges des arbres ne sont pas non plus les seules parties des végétaux qui nous fournissent des excrétions végétales; nous en recueillons encore des racines, des feuilles et des fruits de certains végétaux; ce que nous aurons occasion de faire remarquer, en traitant des espèces individuelles. Le premier état d'une excrétion est toujours ou fluide ou mou, et c'est par l'évaporation de son humidité ou de son principe essentiel, qu'il prend plus ou moins de consistance; delà la différence des qualités et de la pureté. Mais la saison contribue pour beaucoup plus encore à la perfection d'une substance excrétoire. L'instant où un végétal est dans sa pleine vigueur, une température élevée et sèche, au moment de l'exsudation du végétal, influent essentiellement sur les qualités; aussi voyons-nous constamment les excrétions végétales recueillies dans la belle saison, infiniment supérieures, sous tous les rapports, à celles qui ne sont recueillies que dans l'arrière-saison qui est ou humide ou froide, ou l'une et l'autre en même-tems.

L'ordre des incisions que l'on fait aux arbres, et la manière de les pratiquer, ne sont pas moins importans à connoître. On fait des entailles à l'écorce avec des instrumens très-tranchans. Chaque coupe enlève un travers de doigt de bois, et on commence par le pied de l'arbre, en montant successivement à chaque coupe nouvelle, que l'on réitère de huit jours en huit jours. L'entaille ne doit avoir que trois ou quatre pouces (81 à 108 millimètres) de large; ce qui est déterminé par le diamètre de la tige, afin de ne pas mettre à nu une trop grande surface. On doit concevoir que l'attention que l'on a de suivre les entailles de bas en haut, est fondée sur l'ascension des fluides séveux et propres, qui s'opère toujours progressivement, ensorte que les parties supérieures d'un végétal sont encore vertes, lorsque ses parties inférieures, sur la fin de la saison, se dépouillent déjà de leurs ornemens. Nous en resterons là des généralités, pour passer aux détails plus particuliers.

EXCROISSANCES FONGUEUSES. On a long-tems pensé
que les excroissances fongueuses étoient un produit d'une maladie des arbres ; cette opinion a même encore à présent des
partisans, dont l'autorité est recommandable dans la science
des corps naturels ; mais doit-on laisser une erreur se perpétuer,
quand un examen approfondi, quand l'œil armé du microscope,
ont donné lieu à des observations, à des découvertes qui éclair-
cissent tous les doutes, qui lèvent toutes les incertitudes ?
Imitons le savant *Eustachius*, qui, à l'aide d'un verre qu'il
avoit fait lui-même, et qui faisoit paroître un grain de sable
passé à travers un tamis du tissu le plus serré, de la grosseur
d'une noix, découvrit un nouveau monde d'animalcules vivans,
dont on étoit loin de soupçonner l'existence, et comme lui
nous ferons des découvertes qui reculeront les bornes de la
science. Il n'est pas de végétal qui ne soit entouré d'ennemis
rongeurs, qui cherchent à vivre au dépend de sa propre substance. Ce sont tantôt les racines ou les tiges, tantôt les fleurs
ou les fruits qui leur servent de pâture ; le choix dépend de
l'espèce d'insectes qui s'attachent à un végétal.

Il est des espèces de pucerons dont la trompe est d'une finesse
extrême, longue quelquefois d'un pouce (27 millimètres) qu'ils
replient sous eux et laissent passer par derrière, de manière à
figurer comme une queue ; c'est avec cette trompe, qu'ils alongent à volonté, et dont ils se servent comme d'une tarière,
qu'ils percent les trois écorces des tiges, pour arriver jusqu'à
l'aubier, où ils aspirent l'aliment qui leur est nécessaire. C'est
cette forure qui occasionne la déviation du suc du végétal.
Plus la forure est fine, plus l'excroissance est fongueuse ; si au
contraire la forure est plus grosse, l'excroissance est ramifiée,
et on y reconnoît comme une végétation organique ; delà naissent
les différences de mollesse ou de solidité dans ces tissus spongieux ; delà naissent aussi leurs propriétés plus ou moins importantes, soit en médecine, soit dans les arts. On doit donc
regarder les excroissances fongueuses comme des excrétions
forcées ou des déviations de sucs, qui forment des protubérances inégales, quant aux volumes, et constantes, quant à
leur nature. Si elles procédoient au contraire de maladies, elles
varieroient dans leur essence, parce qu'elles participeroient
nécessairement des divers états de langueur qu'éprouveroit le
végétal.

EXTRAIT DE BŒUF. Extrait de la substance musculaire
du bœuf, obtenu par l'ébullition dans l'eau, et rapproché jusqu'à consistance solide par le moyen de l'évaporation. L'extrait
de bœuf contient un sel particulier qui attire l'humidité de

l'air : mais on prévient cet inconvénient, en l'assimilant avec la gélatine du veau : alors on en forme des tablettes de bouillons.

Voyez Bouillon sec.

F

FAHLERTR, ou MINE DE CUIVRE ARSENICALE. Mine de cuivre de couleur grise, tenant argent, d'où on lui a donné aussi le nom de *mines d'argent grise*.

Cette mine est d'un gris terne ; son agrégation moléculaire est raboteuse, grenue, présentant quelquefois de petits crystaux tétraèdres. On la trouve à Cremnitz, à Lauzo ; mais elle n'est pas constamment composée de même. *Klaproth* a fait l'analyse de celle de Cremnitz, et y a trouvé

Antimoine.	34
Cuivre.	31
Argent	14
Soufre.	11
Fer	3
Perte	7
	100

M. *Napion* a trouvé, dans celle de Lauzo, de l'arsenic et de l'alumine.

Cette différence dans les parties et les quantités de parties, qui composent cette mine, est bien essentielle à connoître par l'essai en petit, avant de procéder à son exploitation en grand. Souvent on l'exploite pour en extraire l'argent.

FAINES, ou FONCINES. Fruits du hêtre, ou plutôt ce sont les semences contenues dans le fruit de cet arbre, de la monoécie polyandrie de *Linneus*, et de la dix-neuvième classe (des amentacées) de *Tournefort*.

Cet arbre est de haute futaie, et croît dans nos forêts.

Voyez Hêtre.

Les faînes ou foncines sont des fruits épineux, durs comme du cuir, relevés de quatre côtes; ils contiennent, dans leur intérieur, des semences triangulaires, au nombre de quatre, dont la moëlle est blanche, et dont la saveur approche de celle de la noisette. Les cochons et les rats, mangent cette semence. On en prépare par le moyen du moulinage et de l'expression, une huile qui est d'une couleur jaune, tirant sur le vert, et que l'on parvient à rendre bonne à manger , en la dépurant par le moyen de l'acide sulfurique. On en fait aussi un grand usage pour les lampes quinquet.

FAISAN. *Gallus silvestris* , *phasianus.* Oiseau du genre des gallinacés alectrides , c'est-à-dire dont les ailes sont propres au vol.

On distingue plusieurs espèces de faisan. Le faisan ordinaire a donné son nom à l'oiseau du même genre. Ce nom lui vient de ce qu'il habitoit autrefois les bords du Phase , fleuve de la Colchide. Son corps est roux , et sa tête est bleue. On l'élève avec des larves de fourmis , dans les lieux appelés *faisanderies.* La femelle est nommée *fasiande.*

Le faisan doré est curieux par le mélange et l'éclat de ses riches couleurs. On l'élève dans des volières.

Le faisan argenté est blanc, rayé de noir ; sa hupe et son ventre sont d'un noir d'acier. Ces deux dernières espèces viennent de Chine.

FALTRANCK. C'est un nom allemand composé de *fallen* tomber , et de *trank* boisson. On donne ce nom au vulnéraire suisse , parce que son infusion est bonne pour ceux qui sont tombés. *Voyez* Vulnéraire suisse.

FALUN ou **CRON.** Espèce de terre à l'état de carbonate calcaire , qui procède des débris des vers testacés ou coquillages de mer.

Le falun conserve encore en partie la forme du test qui renfermoit l'animal vivant : les morceaux en sont brisés , mais assez distincts pour ne pas offrir l'agrégation des molécules de carbonate calcaire , qui constituent les bancs de craie que l'on trouve à des profondeurs inégales dans les ci-devant Bourgogne , Champagne , et pays de Tours. J'ai vu de ces faluns ou crons dans les environs de Chaumont, dans le pays Vexin , qui prouvoient que la mer avoit habité ces lieux anciennement.

Le falun sert à ameublir les terres fortes.

FAON DE CERF. *Hinnulus* C'est le petit du cerf et de la biche. *Voyez* Cerf.

FARINES (DES). On donne le nom de farines aux graines céréales réduites en poudre, par la trituration entre deux meules de moulin. Leurs qualités dépendent de la quantité de matière amilacée qu'elles contiennent , et de celles du principe sucré qui les constitue en partie. M. *Parmentier* a prouvé , par des expériences bien suivies, que la partie alimentaire des farines céréales existoit dans la quantité de matière amilacée, et que la partie glutineuse n'y servoit que comme de corps moyen ou subsidiaire, à la faveur duquel s'opéroit la fermentation panaire. Ce qui l'a confirmé dans son opinion, c'est que la fine farine de froment contient beaucoup plus d'amidon que les autres farines des grains frumentacés, et moins de gluten, et que le pain que l'on en fait suffit pour satisfaire le besoin de manger, à un bien moindre volume en poids que toutes les autres qualités de pain, et que les déjections excrémentielles sont moins abondantes. La cendre de farine contient quatrevingt-quatre grains (près de 4 gram.) de phosphate de chaux par livre (5 hectog.)

Nous n'entrerons pas dans les détails relatifs à la panification, cela nous conduiroit bien au delà de l'objet que nous nous sommes proposé. D'ailleurs, en parlant de l'amidon, nous avons indiqué la manière de séparer le gluten de la partie amilacée. Nous avons aussi prévenu que l'on réduisoit en farine les fruits légumineux, il nous reste à citer les noms des farines médicinales.

Farine de fenu grec.

C'est la semence de fenu grec réduite en farine. On s'en sert en cataplasme, comme farine émolliente.

Farine de haricots.

Cette farine, employée en cataplasme, dispose les tumeurs à la suppuration.

Farine de lin.

La farine de lin est émolliente, adoucissante, et propre pour calmer la douleur des tumeurs enflammées.

Farine de lupin.

C'est une des quatre farines résolutives. Elle amollit et amène les tumeurs à suppuration.

Farine d'orobe.

C'est la farine de la graine de ce nom. Elle est l'une des quatre farines résolutives.

Farine de pois.

Ce sont des pois secs réduits en farine. Elle sert aux teinturiers à composer une eau sure, avec la farine de froment, pour disposer les laines, soies, fils et étoffes, à recevoir la matière teignante des drogues colorantes.

Farines résolutives.

On en compte quatre ; savoir, les farines d'orge, de fève, d'orobe et de lupin.

FASIANDE, ou FASIANNE. Femelle du faisan. *Voyez* Faisan.

FAU. Surnom que l'on donne à un grand et gros arbres qui croît dans les forêts, et qui est généralement connu sous le le nom de hêtre. *Voyez* Hêtre.

FAUCON. *Falco.* Oiseau du genre des rapaces plumicolles, c'est-à-dire de l'ordre des oiseaux de proie de jour et de nuit, dont le col est couvert de plumes.

Cet oiseau est gros comme un chapon, de couleur cendrée, brune ou noirâtre, quelquefois rousse. Sa tête est grosse, son bec est court, recourbé ; ses yeux sont rougeâtres, son col est court, ses cuisses sont longues, emplumées, ses jambes sont courtes, ses pieds sont grands, étendus, digités, armés d'ongles crochus. Ses serres lui servent à emporter les animaux vivans, et les lambeaux des cadavres, dont il fait sa nourriture.

Le faucon est le premier des oiseaux de proie appelés *nobles*, à cause de son courage et de sa docilité, qui le rend propre pour la chasse. L'art d'instruire les accipitres pour cet exercice, a pris de lui le nom de *fauconnerie*. Aussitôt que son maître lui ôte le petit chaperon qui lui couvre la tête et les yeux, le faucon part de dessus son poing, poursuit l'animal qui lui est indiqué, fond sur lui perpendiculairement, et s'en rend maître.

Falco à falce, parce que les ongles de ses pieds sont faits en faucille.

FAUX ACACIA. *Pseudo-acacia.* Suc épaissi d'une espèce de prune sauvage. *Voyez* Acacia germanica.

FAUX CORAIL. *Pseudo-corallum.* Espèce de production à polypiers, que l'on trouve adhérente aux rochers dans la mer. Il y en a de plusieurs espèces. Il en est de rameux, d'autres dont la forme approche de celle d'un champignon.

C'est plutôt un objet de curiosité pour les cabinets d'histoire naturelle, qu'un objet de matière médicale.

FAUX DICTAME. *Pseudo-dictamnus.* Plante de la didynamie gymnospermie de *Linneus*, et de la quatrième classe (fleurs labiées) de *Tournefort*. *Voyez* Dictame faux.

FAUX LAPIS. *Encaustum.* Le faux lapis est un produit de l'art. C'est une espèce de vitrification que l'on obtient par suite de la fusion d'une partie de saffre ou oxide de cobalt, trois parties de quartz, et une partie de potasse carbonatée.

Il résulte de la fusion de ce mélange, une matière vitrée de couleur bleue d'azure analogue à celle du bleu de l'outremer, extrait du *lapis lazuli. Voyez* Azur.

FAUX SANTAL DE CANDIE. *Abelicea pseudo-santalum creticum.* Grand et bel arbre droit, rameux, de la décandrie monogynie de *Linneus.*

Ses feuilles ressemblent à celles de l'alaterne ; mais elles sont plus arrondies, et dentelées profondément : son fruit est une baye, de la grosseur et figure du poivre, de couleur verte, tirant sur le noir. Son bois est dur, rouge, un peu odorant, imitant le santal rouge.

Cet arbre croît dans la Caroline, la Jamaïque, le Bresil.

Son bois sert aux ébénistes : il n'est d'aucun usage en médecine.

FAUX TURBITH, TURBITH BATARD, ou TAPSIE. *Turpetum falsum thapsia.* Racine d'une plante connue sous le nom de *thapsie*, que *Linneus* a rangée dans sa pentandrie monogynie.

Cette plante a été nommée thapsie, d'une île appelée *Thapsus,* où on trouva la première qui fut mise en usage.

La racine de cette plante est d'une grosseur moyenne, longue, chevelue en sa partie supérieure, de couleur grise-blanchâtre, et quelquefois noirâtre en dehors, pourvue d'un suc laiteux très-âcre.

Cette racine purge violemment ; mais elle agit avec tant de force, que l'on craint de l'employer intérieurement. On s'en sert extérieurement en poudre et en pommade pour les maladies de la peau.

La plante qui fournit cette racine, croît sur les lieux montagneux.

FÈCES D'HUILE, *Amurca.* Huile d'olives que l'on trouve au fond des tonnes qui ont été remplies d'huile. Cette huile est chargée de beaucoup de matières fibreuses, qui se sont déposées par le repos.

On se sert des fèces d'huile extérieurement pour les fluxions. Elles sont émollientes et adoucissantes. On peut en séparer l'huile par la filtration, ou en les lavant dans beaucoup d'eau.

FÉCULES (DES). Matière pulvérulente, blanche, qui se sépare des graines céréales, par le moyen de l'eau, du suc de certains fruits, par le repos, et de certaines racines, soit aussi par la seule expression de leurs sucs, soit par des procédés pharmaceutiques particuliers.

Le caractère univoque qui fait reconnoître les fécules, c'est leur indissolubilité dans l'eau froide, et leur dissolubilité dans l'eau chaude, qui en forme des mucilages collans. Ces substances sont généralement connues sous le nom d'amidon, et peuvent servir à la nourriture des hommes et des animaux ; et dans certains arts, surtout dans celui de papetier-colleur, étant converties en colles. Dans les cas de nécessité, on peut en faire du pain ; il ne suffit pour cela que de leur ajouter le gluten nécessaire pour leur procurer la fermentation panaire. Il est bien vrai que toutes les fécules n'offrent pas au même degré cet avantage ; mais c'est avoir beaucoup découvert, que d'avoir trouvé des moyens de ressources dans les cas de disette, et pour tous les tems un supplément avantageux qui diminue la consommation d'une denrée si utile à l'aliment de l'homme, je veux dire le bled et les autres frumentacés.

Il semble bien extraordinaire que la nature ait uni, à l'égard des principes constituans, de certaines parties des végétaux qui soient aussi disparates ! Le même fruit, la même racine, offriront d'une part un suc brûlant, tout ce qu'il y a de plus vénéneux, et de l'autre, au milieu de ce suc mortifère, une matière douce et salubre qui peut alimenter notre vie ! Cet assemblage monstrueux que l'on rencontre si bien caractérisé dans le fruit du mancenillier, semble vraiment un prodige : mais il n'en est pas un pour le naturaliste qui est chimiste en même-tems. Ce joli fruit, qui récèle un aliment si utile aux habitans du lieu où il croit, ne manqueroit pas d'être en proie à la voracité des insectes rongeurs, qui les priveroient de ce bienfait de la providence, et la nature lui paroit prévoyante et sage, au lieu de lui paroître en opposition avec elle-même.

Déjà nous avons fait mention des fécules, en traitant des racines féculentes, et des fruits grus ou sauvages qui nous en fournissent ; nous avons de plus indiqué les procédés convenables pour les obtenir ; nous nous contenterons de relater ici seulement les noms, en invitant le lecteur de recourir à la substance même du nom, pour plus amples détails. Nous divisons les fécules en trois genres ; savoir : les fécules de racines, les fécules de fruits, et les fécules de graines céréales ou frumentacées.

Genre des fécules tirées des racines

Ce genre comprend les fécules :

De brione,
De colchique,
De chélidoine,
De chiendent,
De filipendule,
De glayeul,
D'hellébore,
De mandragore,
De pied de veau ou arum,
De pomme de terre,
De serpentaire,
De racine de cacavi, appelé cassave, plus connu en
France sous le nom de *manioc*.

Gaspard Bauhin a donné au cacavi le nom de Manihot des Indes, ou yuca à feuilles de chanvre. C'est un arbrisseau qui s'élève à la hauteur de cinq à six pieds (1 mètre et demi à 2 mètres), et dont la racine a la forme et la grosseur d'un gros navet, de couleur obscure en dehors, blanche en dedans. Pour en obtenir la fécule, on pèle les racines du manioc, on les rape, et on les soumet à la presse dans des sacs de feuilles de palmier. On prend ensuite le marc, on le divise, et on le remue dans un vase, sur le feu, pour développer son mucilage; ensuite on en forme des gâteaux minces assez longs, que l'on fait sécher au soleil.

Le suc de cette racine est un poison; si on le rapproche en consistance d'extrait, il acquiert une saveur douce de miel. Les sauvages des Antilles, et tous les habitans des Indes occidentales se nourrissent de ce pain de manioc, ou cassave, aussi appelé pain de Madagascar.

Genre des fécules tirées des fruits.

Ce genre comprend les fécules :

De pommes,
De marron d'Inde,
De gland de chêne,
Du fruit du mancenillier.

La fécule du fruit du mancenillier se tire, en rapant ce fruit après l'avoir pelé. Il ressemble aux pommes d'apis de notre pays, et croît sur un arbre de l'Amérique, dans la plupart des

fles Antilles, sur les bords de la mer. Cet arbre s'élève quelquefois à la hauteur de nos noyers. Les Caraïbes font des incisions à l'écorce de cet arbre, il en sort une liqueur laiteuse,
dans laquelle ils trempent leurs flèches pour les empoisonner.

Le suc de son fruit est pareillement dangereux ; mais la
fécule bien lavée et bien séchée, est blanche, et les Indiens en
font de la bouillie, dont ils font leur nourriture.

Le troisième genre de fécule comprend l'amidon. Il se tire
des graines céréales. *Voyez* Amidon.

FELOUGUE. Plante de la polyandrie monogynie de *Linneus*,
plus connue sous le nom de chélidoine majeure.
Voyez Chélidoine.

FELD-SPATH, SPATH FUSIBLE. Pierre scintillante,
plus fusible que le quartz. C'est une véritable pierre composée,
dans laquelle la silice fait la partie la plus considérable. On lui
a donné le nom de *feld-spath*, de *fluor*, fusible, *spathum*,
feuilleté, parce que les pierres spathiques, à l'état de sulfate
ou de carbonate calcaire, sont feuilletées. Mais pour distinguer
le feld-spath des autres pierres spathiques, les minéralogistes
l'ont nommé *spath fusible*, en latin, *spathum scintillans*. Le
feld-spath a en effet la propriété de faire feu avec l'acier.

M. *Vauquelin* a fait l'analyse du feld-spath, dit adulaire, et
il a trouvé qu'il était composé de,

Silice.	64
Alumine..	20
Chaux.	2
Potasse.	14
	100

Le même chimiste a analysé un autre feld-spath vert, de
Sibérie ; il contenoit,

Silice..	62,83
Alumine.	17,02
Chaux.	3,00
Oxide de fer.	1,00
Potasse	13,00
Perte	3,15
	100,00

Les Alpes fournissent les plus beaux feld-spaths. Le Saint-
Gothard en renferme aussi de parfaitement cristallisés.

Plusieurs variétés de ce minéral présentent des effets de

lumière, des chatoyemens de la plus grande beauté. On en fait des bijoux.

FENOUIL. *Fœniculum dulce majore et albo semine , ane-thum fœniculum.* (*Pl.* V, *fig.* 3o). Plante de la pentandrie digynie de *Linneus*, et de la septième classe (fleurs en ombelles) de *Tournefort.*.

Cette plante pousse une tige qui s'élève à la hauteur de 5 à 6 pieds (1 mètre et demi à 2 mètres), droite, cannelée, de couleur verte-brune, remplie d'une moëlle tendre, menue et rameuse. Ses feuilles sont laciniées en filamens longs, d'un vert obscur , d'une odeur agréable , d'une saveur douce aromatique. Ses sommités soutiennent des ombelles , sur lesquelles sont des fleurs à cinq pétales, disposées en rose, ayant chacune un calice particulier. Le calice devient un fruit à deux graines, oblongues, arrondies, cannelées sur le dos, aplaties de l'autre côté, d'une couleur blanche, d'une saveur et d'une odeur agréables. La racine est longue, droite, blanche, grosse comme le doigt , odorante , et d'une saveur aromatique.

On cultive cette plante dans les lieux chauds , principale-ment à cause de sa semence, que l'on nous apporte du Lan-guedoc.

On prépare avec la plante entière , une eau distillée, mais plus particulièrement avec la semence sèche. On en tire, par la distillation , une huile volatile, et par l'expression , une huile mixte.

La semence de fenouil est carminative , résolutive , rappelle le lait des nourrices. Elle est propre contre la colique des en-fans. On l'emploie en poudre, à la dose de vingt grains (1 gram.) ou en infusion, à celle de deux gros (8 grammes) par livre (5 hectogrammes) d'eau.

FENOUIL MARIN MINEUR. Plante de la pentandrie digynie de *Linneus* , et de la septième classe (ombellifères) de *Tournefort. Voyez* Passe-pierre.

FENOUIL DE PORC , ou QUEUE DE POURCEAU. *Cauda porcina, peucedanum officinale.* Plante de la pentandrie digynie de *Linneus* , et de la septième classe (ombellifères) de *Tour-nefort.*

Cette plante pousse une tige qui s'élève à la hauteur d'environ deux pieds (649 millimètres), creuse, rameuse. Ses feuilles sont plus grandes que celles du fenouil, laciniées, longues, étroites, plates, semblables à celles du chiendent, et subdi-visées de trois en trois. Ses fleurs sont petites, jaunes, figurées en rose , disposées en ombelles. Ses semences sont unies deux à deux, presque ovales, rayées sur le dos, avec des bords en feuillet, d'une saveur âcre, amère. Sa racine est longue, grosse, branchue, charnue, noire en dehors, blanchâtre en dedans, exsudant, à l'aide des incisions, une liqueur jaune, ayant une odeur de poix.

Cette plante croît dans les lieux ombragés, sur les montagnes, sur les bords de la mer.

On se sert particulièrement de la racine. Elle est diurétique et expectorative. La dose est d'une once (30 grammes) dans un litre d'eau, ou de deux à quatre gros (8 à 16 grammes), lorsqu'elle est sèche.

FENOUIL PUANT. Plante de la pentandrie digynie de *Linneus*, et de la septième classe (ombellifères) de *Tournefort*. C'est l'espèce de fenouil d'une odeur désagréable, connu sous le nom d'anet. *Voyez* Anet.

FENOUIL TORTU, ou SESELI DE MARSEILLE. *Seseli Massiliense folio, fœniculi crassiore, fœniculum tortuosum.* Plante de la pentandrie digynie de *Linneus*, et de la septième classe (ombellifères) de *Tournefort*.

Cette plante est une espèce de fenouil dont la tige s'élève à la hauteur d'un pied ou d'un pied et demi (325 à 462 millimètres), rayée, remplie d'une moëlle blanche, se divisant en plusieurs rameaux, fermes, tortus, noués, assez gros, épars; ses feuilles ressemblent à celles du fenouil, mais elles sont un peu plus grosses, plus courtes, plus dures, plus éloignées les unes des autres, d'une couleur approchant de celle de l'anet : ses fleurs naissent en ombelles, à la sommité des tiges; elles sont composées de cinq pétales blancs, quelquefois purpurins, disposés en rose. Le calice devient un fruit, composé de deux graines oblongues, arrondies sur le dos, cannelées, aplaties de l'autre côté, de couleur grise-blanchâtre, d'une odeur aromatique, d'une saveur fort âcre, ayant beaucoup de ressemblance avec la semence de fenouil. Sa racine est longue, de la grosseur du doigt, blanche, aromatique. Toute la plante à une odeur forte et agréable.

Le fenouil tortu croît dans les pays chauds de la France, du côté de Marseille. On nous apporte sa semence sèche, de ce pays. On la choisit de grosseur moyenne, et de l'année. Elle est céphalique, apéritive, et alexipharmaque. Elle entre dans la composition de la thériaque, du mithridate, de la poudre chalybée, de l'alcool général.

FENU GREC. *fœnum græcum trigomella, fœnum græcum.* Plante de la diadelphie décandrie de *Linneus*, et de la dixième classe (fleurs légumineuses) de *Tournefort*.

On cultive cette plante, principalement à Aubervilliers, d'où on nous apporte sa semence sèche, à Paris, et dans tous les départemens de la France.

Cette plante pousse une tige qui s'élève à la hauteur d'un demi pied (163 millimètres), grêle, creuse en dedans, divisée en rameaux, portant des feuilles trois à trois, soutenues sur un pétiole, à peu près comme le trèfle : elles sont petites, tantôt oblongues, tantôt plus larges que longues, ou à demi-rondes, dentelées. Ses fleurs sont légumineuses, petites, blanches, et s'élèvent d'entre les aisselles des feuilles. Il leur succède des gousses longues, plates, pointues, ayant la forme d'une corne, remplies de semences jaunes, à peu près rhomboïdes, un peu échancrées, d'une odeur un peu forte, et de nature mucilagineuse. Sa racine est simple, ligneuse.

On donne à cette plante le nom de fenu grec, parce qu'étant sèche, elle ressemble à du foin, et que sa semence a été apportée de Grèce.

Buceras, de *bos*, *cornu*, parce que la gousse a la forme d'une corne.

AEgoceras, de *capra*, *cornu*, corne de chèvre, pour la même raison.

La semence de fenu grec est émolliente, digestive. On s'en sert en infusion, dans la dysenterie, la diarrhée, dans l'ophtalmie. On en fait une farine qui est résolutive. Elle est la base de l'huile de mucilage. Exposée à la lumière, elle brunit.

FER ou **MARS.** *Ferrum.* Le fer connu aussi sous le nom de *mars*, est le métal le plus universellement répandu dans la nature.

On le rencontre parmi les corps des trois ordres de la nature ; il n'y a presque plus de doute que tout le fer qui existe, sous quelque état que ce soit, ne doive son origine à la décomposition des végétaux et des animaux.

Ce métal, facilement oxidable, est d'une couleur blanche livide, sombre, et tirant sur le gris ; il est brillant dans sa cassure, et il présente à l'œil une infinité de petits grains rhomboïdaux. ce métal est plus précieux que l'or, si on le considère par les grands services qu'il rend aux arts, et il devient entre les mains du pharmacien une matière médicamenteuse infiniment recommandable par sa tendance à la combinaison.

Le fer est le plus dur des métaux ; il est aussi celui qui a le plus d'élasticité, et qui est un des plus difficiles à fondre. Ce métal est beaucoup moins malléable qu'il n'est ductile ; il est, après l'or, celui des métaux dont les parties ont le plus de ténacité : un fil de fer d'un dixième de pouce de diamètre , peut soutenir un poids de 450 livres , sans se rompre.

Le fer est après l'étain le métal le plus léger. Sa pesanteur spécifique est de 72,000 comparée à 10,000. Une des propriétés caractéristiques du fer est d'être attirable à l'aimant , de devenir lui-même un très-bon aimant , et d'ajouter à la force magnétique.

Le fer se trouve dans l'intérieur de la terre , ou dans l'état natif , ou dans l'état d'oxide , ou minéralisé par le soufre, le carbone, et alors il forme des sulfures , ou carbures de fer , ou par l'acide phosphorique , et il forme du phosphate de fer appelé *sydérite* par *Bergman*; on le rencontre aussi dans l'état de sulfate , de carbonate , de prussiate , de chromate , de tungstate.

Le fer natif est contesté par les naturalistes. Celui qui est à l'état d'oxide , se rencontre à l'état d'oxide noir , jaune , rouge ; dans celui d'oxidule pyrocite , oligiste ; enfin on le rencontre dans l'état de fer quartzeux.

La manière de traiter les mines de fer , pour les convertir en fer proprement dit , varie selon l'état où elles sont , et selon l'espèce de pierre qui leur sert de gangue. Ce travail appartient plus à la métallurgie qu'à la pharmacie : j'invite mes lecteurs à consulter la page 217 de mon Cours élémentaire d'histoire naturelle , volume 1er. , où ils trouveront tous les détails convenables sur cette matière. On y verra aussi la conversion du fer en acier.

Les préparations que l'on fait en pharmacie , avec le fer, sont la limaille de fer porphyrisée , l'oxide noir de fer , ou éthiops martial , les espèces de safran de mars , connus sous les noms d'oxides jaune , rouge , apéritif et astringent , les boulés de mars , les sulfates de fer , les tartrites de fer , la teinture de mars ou tartrite de fer liquide , l'extrait de mars, etc. , etc.

FER AÉRÉ. On donne ce nom au fer carbonaté ou carbonate de fer et de chaux simultanément. On doit distinguer le carbonate de fer natif , du carbonate artificiel.

On rencontre du carbonate de fer dans quelques eaux minérales , où il est tenu en dissolution par l'acide carbonique en excès. Mais il fait partie des corps minéraux sous l'état de mine de fer spathique. *Voyez* Mine de fer spathique.

FER ARSÉNIÉ. M. *Haüy* a donné ce nom à une mine qu'on appelloit *mispickel* et *weisserz* en Saxon , quant elle contient un peu d'argent.

FER AZURÉ. On a donné ce nom à une mine bleue de fer

que les chimistes ont regardée comme une prussiate de fer natif ; mais qui d'après *Klaproth*, est plutôt un phosphate de fer.

Ou le trouve près de la ville de Schéeberg.

FER BASALTIQUE. Mine de fer qu'on trouve en Bohéme et en Saxe, et que M. *Haüy* appelle *schéclin ferruginé*. Par le mot *schéclin*, il entend *tungstène*, ensorte que c'est une espèce de wolfram.

FER BLANC. Le fer blanc est un alliage du fer avec l'étain.

Pour préparer le fer blanc, on fait choix du fer le plus doux. On le réduit en feuilles très-minces, à l'aide du marteau de forge, et on le polit sur les deux surfaces. Il y a plusieurs procédés pour décaper les feuilles de fer. Le plus usité est de les écurer avec du sablon très-fin : on les plonge ensuite dans une eau sûre ou acidule des amidonniers, pendant trois fois vingt-quatre heures, en prenant le soin de les retourner de tems en tems. Alors on les essuie et on les rend le plus net possible.

Un second procédé consite à exposer des feuilles de fer battu à la vapeur du muriate d'ammoniaque, que l'on fait sublimer. Ce sel forme une couche sur toutes les surfaces des feuilles de fer, et a le double avantage de les décaper, et de prévenir l'oxidation du métal.

Lorsque les feuilles sont bien décapées, on les plonge verticalement dans un bain d'étain. On a soin de tenir de la poix ou du suif au-dessus de l'étain fondu, pour empêcher son oxidation : on retourne les feuilles dans le bain, et lorsqu'on les retire, on les essuie avec de la sciure de bois, ou du son. Il y a réellement imprégnation de l'étain dans le fer ; car si on coupe la feuille, on n'aperçoit point la couleur du fer.

Le fer blanc est d'un grand usage.

FER D'EAU. Surnom que l'on a donné à la syderite.
Voyez Ce mot.

FER DE FONTE. Le fer de fonte est cassant, et n'a pas la ductilité du fer. On en distingue de plusieurs espèces, savoir, de blanche, de grise, de noire, et une quatrième espèce que les métallurgistes nomment fonte truitée, parce que sur un fond gris, elle laisse apercevoir des taches noirâtres.

Ces différences de couleur, dans le fer de fonte, sont des indices pour distinguer leurs qualités respectives. MM. *Vandermonde*, *Monge* et *Berthollet*, tous trois chimistes françois, ont levé tous les doutes sur la véritable cause de la fragilité, de la fusibilité et du tissu grenu de ce premier état du fer ; ils ont démontré qu'il contient de l'oxigène et du carbone, et c'est aux quantités respectives de ces deux matières étrangères au fer, que l'on peut rapporter la cause des trois sortes de qualités que nous venons d'énoncer.

La fonte blanche, qui est la plus mauvaise, et qui se rapproche des caractères des métaux cassans, contient beaucoup d'oxigène et le moins de carbone possible.

La fonte grise contient du carbone et de l'oxigène, dans des proportions plus exactes. Elle tient le milieu, pour la qualité, entre la meilleure et la plus mauvaise.

La fonte noire est la meilleure qualité ; elle contient beaucoup de carbone et très-peu d'oxigène ; mais sa bonne qualité, ainsi que sa belle couleur noire, dépendent de l'uniformité du mélange du carbone dans toutes les parties du fer. On a remarqué que lorsqu'on refond le fer de fonte, pour le couler dans des moules pour en faire des plaques de cheminée, des poëles, des marmites, etc., etc. il s'en sépare toujours une portion de carbure de fer, qui enduit la cuillier avec laquelle on puise dans le métal en fusion, pour le couler dans les moules, ce carbure de fer est plus connu sous le nom de *plombagine.*

Ce qui constitue la fonte truitée, est le résultat d'un mélange informe du carbone dans le fer de fonte qui contient beaucoup d'oxigène, qui s'est réfroidi brusquement.

Le fer de fonte peut, par une opération ultérieure, être converti en fer proprement dit.

FER HÉPATIQUE. C'est du sulfure de fer en contact avec l'eau, et qui dégage une odeur de gaz hydrogène sulfuré par la décomposition de l'eau, dont une partie d'oxigène se porte sur le fer et l'oxide, et dont l'hydrogène amené à l'état de fluide élastique, dissout une partie du soufre du sulfure de fer.

FER LIMONEUX. C'est le fer oxidé. On comprend dans ce genre, les ochres, les pierres d'aigles, les mines de fer en grains.

Il est appelé limoneux, parce qu'il est uni à une terre argilleuse quelquefois mêlée de sable.

FER MICACÉ. Variété écailleuse de fer olygiste.

FER NATIF. Le fer natif seroit du fer à l'état métallique, si l'on pouvoit croire qu'il en existât réellement. Mais cette existence a été révoquée en doute par *Macquart* et niée par le célèbre *Guiton-Morveau,* qui pense que le fer natif que

Margraf dit avoir trouvé en filons à Libenstoct en Saxe, et le docteur *Pallas* près la grande rivière Jenisei en Sibérie, en une masse de seize cents livres (16 quintaux), sont des produits de l'art qui ont été enfouis dans la terre par quelque circonstance.

Quelque soit l'opinion des minéralogistes pour ou contre l'existence du fer natif, toujours est-il certain que ce fer n'est pas assez abondant pour être compris dans le rang des mines propres à l'exploitation.

FER OLYGISTE ou OXIDULE DE FER OLYGISTE. C'est la mine de fer la plus brillante, quoiqu'elle ne soit pas la plus riche. L'île d'Elbe fournit beaucoup de fer olygiste. Cette mine, quoique jouissant du brillant métallique, est dans un état commençant d'oxidation, ce qui n'empêche pas qu'elle soit attirable par l'aimant : elle donne, à la lime, une poussière rouge. Souvent elle affecte dans son intérieur une configuration cristalline régulière qui reflète la lumière avec la couleur irisée : ses cristaux ont la forme rhomboïde. Sa pesanteur spécifique est de 5,218 comparée à 1,000. On la nomme encore *fer pyrocète*.

FER OXIDE QUARTZIFÈRE. Nom que M. *Hauy* a donné au minéral connu généralement sous le nom de pierre d'émeril. *Voyez* Emeril.

FER PYROCÈTE. C'est le fer olygiste à l'état d'oxidule. Il est attirable à l'aimant. On lui donne le nom de *pyrocète*, parce qu'on le regarde comme un produit des volcans.

FER SPATHIQUE. C'est du carbonate de chaux cristallisé, mêlé de fer et de manganèse.

FER SPÉCULAIRE. Variété du fer olygiste.

FER ET D'ESPAGNE. Nom que l'on donne à la pierre hématites, parce qu'elle participe du fer, et qu'elle est abondante en Espagne. *Voyez* Hématites.

FERMENT. On entend par *ferment*, une substance propre à exciter la fermentation d'un autre corps, et à changer la nature de ses principes pour en former de nouveaux combinés.

Les substances connues, propres à exciter la fermentation, sont l'écume de la bière, ou lavure, le levain ou pâte de farine aigrie, la présure ou caillé de lait, les raffles de raisins. Mais toutes ces substances étant très composées, il restoit à savoir quel est le principe qui, aidé d'une température convenable,

se rencontroit dans les espèces de fermens dénommés, et dé-
terminoit la fermentation des corps végétaux ou animaux.

M. *Thénard*, dans un mémoire particulier sur la propriété
des fermens, recherche s'il y en a en effet plusieurs, et pense
qu'il est probable qu'il n'y en a qu'un. Il croit l'avoir rencontré
particulièrement dans la levure de bière, qu'il regarde comme
le seul corps capable de faire fermenter le sucre; et il se croit
fondé en raison, sur ce que la matière qui excite la fermentation du sucre, se dépose dans tous les cas où celle-ci a lieu.
Selon ce chimiste, le ferment est une matière blanche, gluante,
insipide, sans action sur les couleurs bleues végétales, donnant
tous les produits des matières animales par l'analyse au degré
de feu supérieur à celui de l'eau bouillante, et laissant pour résidu un charbon très-abondant.

Une expérience très-simple qu'à faite ce savant, l'a porté à
croire que la levure contenoit le germe propre à la fermentation. Il a pensé que cette matière étoit soluble dans le sucre,
et que celui-ci pouvoit en dissoudre plus qu'il n'en exigeoit
pour sa décomposition. Il a broyé ensemble de la levure et du
sucre, de manière à en former une pâte : il a laissé l'un et
l'autre en contact, pendant deux jours; ensuite il a ajouté de
l'eau, il a filtré; la liqueur obtenue, a fermenté, peu-à-peu
s'est troublée et à déposé de la levure. C'est ce dépôt que monsieur *Thénard*, regarde comme le principe essentiel de la fermentation.

Ce mémoire, de l'auteur, est rempli de recherches savantes,
qui font espérer qu'un jour l'acte de la fermentation sera parfaitement connu.

FÉRULE. *Ferula communis, ferula galbanifera folio fœniculi, semine latiore et rotundiore.* Plante de la pentandrie dy-
gynie de *Linneus*, et de la septième classe (ombellifères) de
Tournefort.

La tige de cette plante s'élève à la hauteur de sept à huit
pieds (2 à 3 mètres); elle est grosse, fongueuse, remplie de
moëlle, rameuse en sa sommité, et devenant ligueuse dans l'arrière saison. Ses feuilles ressemblent à celles du fenouil, mais
elles sont plus amples, plus étendues, vertes. Ses fleurs sont
jaunâtres, disposées en ombelles; ses semences sont jointes deux
à deux, grandes, amples, ovales, plates, minces, enveloppées d'un péricarpe membraneux. Sa racine est grande, branchue, droite, noirâtre; exsudant, à l'aide des incisions, un
suc gommeux et résineux, appelé *galbanum*.

La férule croît dans l'Afrique, l'Asie, et dans nos pays chauds.

On se sert de sa semence comme de celles des plantes ombelliféres, pour la colique venteuse, pour exciter la sueur.

Ferula a ferendo, parce qu'on se sert de leurs tiges pour soutenir les plantes qui s'inclinent trop ; ou *a feriendo*, parce que les régens de colléges en faisoient des instrumens de châtiment.

FÉTU. *Festuca graminea*, *gramen murorum*. Plante de la triandrie digynie de *Linneus*.

Cette plante pousse des tiges, ou tuyaux bas, menus ; ses feuilles sont semblables à celles du froment. Ses summités soutiennent des épis pareils à ceux de l'avoine ; ils renferment des grains grêles, oblongs, velus, rougeâtres, barbus. Quelquefois ces épis sont ramassés en petits paquets, et alors la plante prend le nom de *phœnix altera* ; d'autrefois ils sont dispersés.

Le fétu croît entre les blés, l'orge, et entre les seigles : on le trouve encore sur les murailles.

Cette plante est digestive, émolliente. Elle est inusitée en médecine.

FEU. Le feu est le principal agent dont la nature se sert pour contrebalancer la puissance de l'attraction. Il est composé de calorique et de lumière ; mais ce qu'il y a de remarquable, c'est que l'un et l'autre peuvent exister séparément. Une barre de fer rougie au feu d'un foyer chargé de matières combustibles, dans l'état d'ignition, contient du calorique et répand de la lumière : mais bientôt celle-ci n'est plus apparente, même dans un lieu obscur, quoique le fer soit encore pourvu d'une quantité considérable de calorique.

Il est indispensablement utile au pharmacien-naturaliste, qui étudie la matière médicale, de connoître les diverses températures, ainsi que les propriétés physiques de la lumière sur les corps naturels, particulièrement sur les corps organiques ; et comme le feu appartient à tous les règnes, nous ne pouvons nous dispenser de traiter du calorique et de la lumière, séparément.

Du calorique.

Le calorique est un des principes du feu, c'est le principe de la chaleur. Les physiciens ont long-tems pris l'action pour l'agent, et cette erreur du nom et de la chose, a beaucoup contribué à retarder les progrès de la physique. En effet, la chaleur, considérée comme sensation, ou en d'autres termes, la chaleur sensible n'est que l'effet produit sur un organe, par le passage du calorique, qui se dégage des corps environnans. En général, il n'y a point de sensation sans un mouvement quelconque. Le calorique tend continuellement à se mettre en équibre dans tous les corps. La sensation du froid ou du chaud, que nous éprouvons à l'approche d'un corps froid ou chaud, s'explique tout naturellement; du moment qu'il y a inégalité de température entre deux corps qui se touchent ou qui s'unissent, il y a essentiellement un mouvement sensible. Si nous touchons un corps froid, le calorique qui existe en nous tend à se mettre en équilibre avec le corps froid, et nous éprouvons la sensation du froid jusqu'à ce que l'équilibre soit parfait. La même chose arrive pour la sensation du chaud, et il y a nullite de sensation, lorsque les deux corps qui se touchent sont au même degré de température.

On a distingué le calorique sous deux états différens; savoir, en calorique libre, et en calorique combiné. Nous ne pouvons pas dissimuler qu'on n'obtient jamais ce principe dans un état de liberté absolue, parce qu'il a de l'adhérence avec tous les corps de la nature; mais nous ne pouvons pas non plus douter de son existence.

Le calorique libre est donc celui qui se dégage des corps, lorsqu'ils sont dans l'état d'ignition, ou celui qui nous est transmis par les rayons du soleil, qui pénètrent jusques sur le globe que nous habitons, en traversant l'atmosphère qui lui sert de milieu convergent.

Le calorique combiné est celui qui est enchaîné dans les corps, et qui fait une de leurs parties constituantes; on lui a donné le nom de chaleur latente, parce qu'elle ne donne aucun signe de sa présence; mais elle devient chaleur thermométrique, lorsqu'un corps passe de l'état liquide à l'état solide.

Lorsque nous traiterons de la chimie pharmaceutique, nous entrerons dans de plus longs détails sur le compte de ce principal agent, sur les corps physiques.

La calorique peut il être regardé comme faisant partie de la matière médicale? Ce n'est pas précisément une substance médicinale; mais toujours est-il qu'il est un instrument curatif dans la main habile du médecin et du chirurgien. Hippocrate le regardoit comme un puissant moyen de guérison dans certaines circonstances. *Quæ medicamenta non sanant*, a-t-il dit, *ferrum sanat; quæ ignis non sanat, ea insanabilia dici possunt.* L'application d'un fer rouge sur des plaies envenimées; la direction des rayons solaires sur les tumeurs, les ulcères; l'usage du moxa, prouvent assez en sa faveur. Mais un pharmacien doit connoître les divers degrés de température, pour opérer la dessication des plantes. Nous devons au célèbre *Réaumur*, l'instrument si ingenieusement inventé, pour connoître les degrés de chaleur inférieurs à celui de fusion du verre lui-même. Cet instrument, appelé *thermomètre*, est trop connu, pour que j'en fasse la description; il sert à marquer les degrés d'élévation où l'on doit porter la température des étuves. Nous en ferons mention, lorsque nous parlerons de la dessication des plantes, et de certaines parties des animaux. Nous allons examiner le second principe du feu, que nous avons dit être la lumière.

De la lumière.

Il n'est pas aisé de définir la lumière; cependant on ne peut former aucun doute sur son existence. Les physiciens considèrent la lumière comme un fluide doué d'un mouvement extrêmement rapide, qui parcourt quatre-vingt mille lieues par seconde, d'après le calcul des plus savans astronomes. Tous s'accordent à dire que ce corps est pesant, et on le prouve par sa déviation, en lui opposant un corps opaque. Cette expérience est facile; on fait passer un rayon solaire à travers un très-petit-trou d'un volet, et en lui opposant une lame de couteau, la déviation du corps lumineux est très-sensible. Il paraît que le foyer de la lumière est dans le soleil et les étoiles fixes, d'où ce corps est lancé avec une force qui étonne. Son élasticité est telle, que l'angle de réflexion égale l'angle d'incidence.

Sans la lumière, la nature serait morte, inanimée, tout serait plongé dans l'obscurité. Ses rayons, en tombant sur la surface des corps, sont réfléchis en lignes droites, viennent frapper nos yeux, et nous offrir l'image des corps d'où ils sont réfléchis.

Le grand *Newton* a décomposé la lumière solaire en sept rayons primitifs; le rouge, l'orange, le jaune, le vert, le bleu, le pourpre, le violet.

Les corps qui réfléchissent les rayons de la lumière sans y apporter de changement, font paraître du blanc; ceux qui les absorbent tous font paraître le noir. La diversité des couleurs, leurs nuances, variées à l'infini, dépendent des divers degrés d'affinité de tel ou tel rayon avec tel ou tel corps.

On a pensé que la lumière etoit un corps distinct du calorique, parce que tous deux peuvent exister séparément. En effet, les phosphores, les diamans, les bois pourri, les écailles de poissons blancs, les vers luisans, les rayons de la lune, offrent une lumière très-vive, sans présenter de calorique.

Mais le point de vue sous lequel nous devons considérer la lumière, dans un cours élémentaire de matière médicale, c'est singulièrement sous ses rapports essentiels à la vie végétale et animale. Point de végétation sans lumière, ou du moins sans le concours de la lumière, les végétaux n'ont qu'une vie foible, languissante ; ils sont sans odeur, sans couleur, et presque aussi sans saveur. C'est en privant les plantes potagères du contact de la lumière, que les maraichers les blanchissent : ce moyen de culture se nomme étiolement, et les plantes ainsi décolorées, sont appelées *plantes étiolées*. C'est à la lumière que les plantes odorantes doivent leur odeur ; toujours elles s'inclinent de son côté, et en suivent la direction. Dans les pays méridionaux, où la lumière est plus pure, plus vive, les plantes qui y croissent contiennent beaucoup d'huiles essentielles.

Nous devons au célèbre *Priestley* une découverte bien importante de l'action de la lumière sur l'organisme végétal, que M. *Ingen-House* a porté jusqu'à la plus entière conviction, par des expériences répétées sur une infinité de végétaux ; savoir, que les plantes exposées au contact de la lumière exhalent beaucoup d'oxigène, tandis que placées à l'ombre elles n'exhalent que de l'acide carbonique. Ce phénomène s'explique par la loi des attractions ; l'oxigène ayant plus d'affinité avec la lumière, s'unit à celle-ci, et abandonne le carbone. Dans l'obscurité, au contraire, il reste uni au carbone, et s'exhale sous la forme de gaz acide carbonique, parce que la loi de son attraction n'est point intervertie.

La lumière n'influe pas moins sur la coloration et la vie plus active des animaux ; on peut s'en convaincre par la coloration des habitans des villes, comparée à celle des habitans des campagnes, et encore mieux par la frêle existence des personnes qui vivent dans les souterrains ou les cachots.

FÉVE. *Faba bona, seu phaseolus major.* Plante de la diadelphie décandrie de *Linneus*, et de la dixième classe (fleurs légumineuses) de *Tournefort*.

Cette plante pousse des tiges qui s'élèvent à la hauteur de trois pieds (1 mètre) ; elles sont quarrées, creuses ou vides en dedans. Ses feuilles sont oblongues, arrondies, épaisses, charnues, douces au toucher, rangées par paires sur une côte terminée par une petite pointe. Ses fleurs sont légumineuses, oblongues, tantôt blanches tachetées de noir, tantôt purpurines-noirâtres. Il leur succède des gousses longues, grosses, charnues, composées chacune de deux panneaux, qui renferment quatre ou cinq grosses féves applaties, ordinairement blanches, mais quelquefois rouges-purpurines. Sa racine est longue, fibreuse et traçante.

Elle prend le nom de féve de marais, parce qu'elle est cultivée par les maraichers. On lui donne aussi le nom de féve grosse, pour la distinguer de la féverolle qui est plus petite.

La féve conserve le nom de féve de marais, tant qu'elle est verte. Lorsqu'elle est naissante, on la mange avec sa robe; lorsqu'elle est devenue plus grosse, on la sépare de son écale.

La féve arrivée à sa maturité et séchée, est un assez bon légume, que l'on fait cuire dans l'eau, pour l'assaisonner et la faire servir d'aliment.

On la réduit en farine pour en faire de la purée.

On conserve les féves, dites *de marais*, c'est-à-dire encore vertes, en les plongeant dans l'eau chaude pendant quelques secondes, et en les faisant sécher à l'étuve.

FEVE DE L'AMÉRIQUE. Fruit d'une espèce de palmier appelé *palma christi*, qui croît en Amerique. C'est un violent purgatif. *Voyez* Graine de ricinoïde.

FÈVE D'EGYPTE. Nom que l'on donne au fruit du chou caraïbe. *Voyez* Chou caraïbe.

FÈVE ÉPAISSE. Surnom que l'on donne à la plante connue sons le nom *d'orpin*.

Cette plante est de la décandrie pentagynie de *Linneus*, et de la sixième classe (rosacées) de *Tournefort. Voyez* Orpin.

FÈVES GROSSES. Ce sont les fèves de la grande espèce, qui sont arrivées à leur maturité sur pieds, que l'on a fait sécher dans leurs gousses, et que l'on a écalées pour les débiter au litre ou au poids. *Voyez* Fève.

FÈVE PURGATIVE. Fruit du palma-christi, ainsi nommé, à cause de sa propriété purgative. *Voyez* graine de ricinoïde.

FÈVE DE SAINT-IGNACE, VOMIQUIER, ou NOIX IGASUR DES PHILIPPINES. *Faba Ignatii strychnos volubilis.* La fève de Saint-Ignace est le fruit d'un petit arbre qui croît dans les Indes orientales, et que *Linneus* a placé dans sa monoécie monadelphie.

C'est une espèce de noyau arrondi, inégal, comme noueux, très-dur, d'une substance cornée, de la grosseur et de la forme d'une hermodacte.

On nous apporte ce fruit des îles Philippines. Ce fut un jésuite espagnol qui le fit connoître le premier aux Portugais, et qui lui donna le nom de fève de Saint-Ignace.

Ce fruit est purgatif, narcotique, et authelmintique. On en

fait usage dans les fièvres intermittentes, rébelles, dans l'asthénie.

La dose en poudre, est de cinq grains (265 milligrammes),
et de vingt grains (1 gramme) en infusion.

Il est la base de l'eau de *Polissard* contre la goutte.

FÈVE DE MARAIS. Fève de la grande espèce, ainsi nommée, parce qu'on la cultive dans les marais. Elle conserve ce
nom tant qu'elle est verte. *Voyez* Fève.

FEVEROLLE. *Phaseolus minor, faba minor sive equina.*
Plante de la diadelphie décandrie de *Linneus*, et de la dixième
classe (fleurs légumineuses) de *Tournefort*.

Cette plante diffère de celle qui est désignée sous le nom de
fève, en ce que ses tiges sont moins hautes, ses feuilles et ses
fleurs sont plus petites : ses gousses sont aussi moins grandes,
de figure oblongue, arrondie, renfermant des fèves oblongues
et rondes, blanchâtres, jaunâtres, ou noires.

On cultive cette plante dans les champs : elle est garnie d'un
plus grand nombre de feuilles, de fleurs et de fruits.

On prépare avec ses fleurs, une eau distillée, qui est fort
estimée pour adoucir la peau.

On mange ses fruits cuits dans l'eau et assaisonnés.

On en fait une farine, avec laquelle on fait une purée et des
cataplasmes émolliens.

Faba, *à fago*, *comedo*, je mange.

FEUILLES (DES). Dans l'ordre le plus général des produits
de la végétation, les feuilles sont les permiers ornemens dont la
nature se plaît à parer les plantes. Déjà nous avons eu occasion
de le dire, la nature a ses exceptions dans l'uniformité de sa
marche, comme l'art en a dans les règles qu'il prescrit ; et s'il
est des plantes dont les fleurs naissent avant les feuilles, tels
que les pêchers, les abricotiers, le thussillage, etc., etc., ce
sont des exceptions qui ne doivent point arrêter le cours des
idées relatives à la végétation.

Lorsque nous disons que les feuilles servent d'ornement aux
plantes, nous ne prétendons pas limiter leurs fonctions aux
simples agrémens qu'elles donnent aux tiges; elles ont des propriétés physiques bien plus importantes que celle de réjouir
notre vue par leur forme et la variété de leurs couleurs, qui
offrent toutes les nuances possibles du vert.

Les feuilles peuvent être considérées comme contenant les
organes de la respiration et de l'expiration. En effet, si nous
examinons avec attention leurs textures, leurs parties inté-
grantes, nous remarquons qu'elles sont destinées par la nature

à transmettre à la tige l'aliment qu'elles reçoivent de l'air et de l'eau par intus-susception, à la faveur de vaisseaux particuliers aspirans dont elles sont pourvues, et qu'elles exsudent ou exhalent les fluides qu'elles ont de surabondans, ou qui sont étrangers à leur essence, au moyen d'une infinité de petits trous ou pores, qui font fonction de vaisseaux excrétoires ou exhalans.

C'est aux chimistes observateurs que nous devons la théorie savante de la végétation qui s'opère par intus-susception. Ils nous ont appris que les feuilles étoient organisées de manière à décomposer l'air et l'eau ; ils nous ont fait remarquer qu'elles s'emparoient de l'hydrogène de l'eau, qu'elles exhaloient du gaz oxigène dans leur contact avec la lumière, et de l'acide carbonique résultant de la combinaison de l'oxigène et du carbone de la plante dans l'obscurité. Cette théorie savante est étayée de faits qui ne laissent de doute qu'aux personnes qui ne veulent pas prendre la peine de les éclaircir par leurs propres observations.

Les feuilles des plantes sont portées sur une queue ou pétiole plus ou moins prolongée, quelquefois très-courte, et d'autres fois nulle, c'est-à-dire, qu'elles adhèrent directement à la tige qui les supporte, alors elles prennent le nom de feuilles sessiles.

On distingue encore les feuilles en simples et composées. Elles sont simples, lorsque le petiole ne supporte qu'une seule feuille, comme dans le tilleul, et composées, quand il en soutient plusieurs réunies, comme dans le maronnier d'inde.

Leur contour est anguleux, ou en cône arrondi, ou oval, entier ou découpé. Leur surface est lisse ou velue, la plupart sont minces, quelques-unes sont épaisses, comme la joubarbe, le figuier d'inde, l'aloès, etc. On remarque encore que les feuilles qui naissent sur la même tige, ne sont jamais parfaitement égales entre elles, quoique présentant la même configuration. Le ton de leur couleur varie à l'infini, quoiqu'offrant constamment à l'œil la couleur verte. Le jaune et le bleu sont les deux couleurs qui composent toutes les nuances de vert qu'elles peuvent offrir, et elles doivent le bleu qui constitue le vert par son mélange avec le jaune, à la présence du fer qui s'y rencontre dans l'état d'oxide et de prussiate. C'est un spectacle vraiment enchanteur que celui que nous offre la nature végétative. Peut-on promener sa vue sans admiration, sur ces côteaux ornés de plantes de toutes les espèces possibles, dont les unes sont presque à fleur de terre, d'autres plus élevées, que l'air agite mollement, et d'autres encore qui s'élèvent à des hauteurs inégales dans l'atmosphère, réfléchissent à nos yeux des rayons de lumière qui les réjouissent sans les fatiguer.

Mais sortons de cet état d'admiration, pour examiner les feuilles en physicien-observateur. Nous remarquons que chaque feuille est réellement une plante elle-même, une plante prolongée, dont le pétiole adhérant à la tige, fait fonction de racine, dont les petits rameaux fibreux qui s'étendent de droite et de gauche, ont une fibre principale qui lui tient lieu de tige, et dont les extrémités latérales et alongées, disposées en une infinité de petits réseaux parenchymateux, figurent comme autant de petites feuilles. Nous remarquons encore que les feuilles sont concaves en dessus, convexes en dessous ; que la partie supérieure est lisse, et comme vernie d'une couche résineuse, tandis que la partie inférieure est utriculaire et poreuse, c'est-à-dire, pourvue de petites trachées qui servent à pomper l'air et les vapeurs qui s'élèvent de la terre, tandis que la partie supérieure qui est concave et tapissée d'une membrane résineuse, retient pendant un certain tems, soit l'eau de la rosée, soit celle de la pluie, et lui donne celui qui est nécessaire pour la vaporiser, sans altérer sa fraîcheur. Nous voyons encore que cette portion d'aliment qu'elle reçoit, qu'elle élabore par ses organes digestifs et sécrétoires, va se porter dans l'intérieur de la tige, et même jusqu'à la racine, à laquelle elle fournit un aliment de plus que celle-ci reçoit de la terre. Nous pouvons dire par suite de ces observations, que les feuilles sont composées de trois parties; savoir : d'une membrane résineuse, de fibres vésiculaires, et d'un parenchyme qui recèle plus ou moins abondamment de l'eau de végétation. Nous pouvons dire aussi que c'est un composé d'hydrogène, de carbone, de très-peu d'oxigène, et d'un arome qui est propre à chaque espèce.

Si nous examinons les feuilles des végétaux, comme pharmacien, nous observons qu'elles diffèrent entre elles par la quantité d'eau de végétation, par la nature de leurs principes extractifs, par leur odeur qui est plus ou moins pénétrante et aromatique, et nous en tirons de fortes inductions pour leur assigner telle ou telle propriété médicinale. Mais en faisant tourner cette observation au profit de l'art pharmaceutique, nous calculons le moment de leur pleine vigueur, conséquemment celui où l'on doit les récolter ; quelles sont les diverses préparations auxquelles elles peuvent être soumises, sous combien de modes on peut en faire usage, quelles sont les précautions à prendre pour en tirer le plus d'avantages ; et enfin, de combien de manières on peut les conserver pour jouir de leurs propriétés dans les saisons où il seroit impossible de se les procurer récentes. C'est bien certainement dans les feuilles des plantes que résident leurs vertus médicinales ; mais ces feuilles adhèrent à des tiges, et elles portent généralement, dans cet état, le nom de *plantes*.

Voyez Plantes.

FEUILLES D'AGIAHALID. *Agiahalid. Lycium œthiopicum, pyracanthæ folio.* Feuilles d'un arbre de la pentandrie monogynie de *Linneus.* Cet arbre est grand comme un poirier sauvage, peu rameux, épineux, ressemblant au lycium. Ses feuilles sont faites comme celles du buis, mais plus larges, et plus éloignées les unes des autres ; ses fleurs sont en petites quantités, blanches, semblables à celles de la jacinthe, mais plus petites : ses fruits sont noirs, semblables à ceux de l'hyèble, d'une saveur styptique amère.

L'agiahalid croît en Éthyopie, en Égypte. C'est delà qu'on nous apporte ses feuilles sèches. On les emploie en infusion théiforme pour chasser les vers. La dose est d'une dragme pour un demi-litre d'eau.

FEUILLES DE BÉTEL. *Betela siriboa.* Les feuilles de bétel appartiennent à une plante sarmenteuse, espèce de poivre, qui croît dans les Indes orientales, et que *Linneus* a placée dans sa diandrie trigynie.

Ces feuilles sont cordiformes à sept nervures. Les Indiens les font sécher, et les mêlent avec d'autres aromates, qu'ils mâchent alors pour se donner une haleine agréable, et pour fortifier leurs estomacs. Les femmes galantes en font usage pour s'exiter à l'amour. On n'entre pas chez les grands sans en avoir à la bouche, et les Indiens s'en présentent entre eux, comme nous faisons ici du tabac.

On nous apporte les feuilles sèches du Bétel, des Indes orientales. Lorsqu'on les mâche, elles ont l'inconvénient de faire paroître les lèvres comme ensanglantées, et de faire tomber les dents.

FEUILLES DE CANELLIER. Ces feuilles sont oblongues, d'un vert foncé, d'une odeur de canelle : elles appartiennent au canellier que l'on cultive dans l'île de Ceylan. On nous les apporte sèches.

On s'en sert en infusion, comme tonique et stimulant.

Voyez Canelle.

FEUILLES *désignées dans le formulaire à l'usage des hôpitaux militaires.*

D'absinthe,
De chamadrys ou chêne petit,
De capillaire,
De chicorée,
De guimauve,
D'hysope,
De lierre-terrestre,
De mauve,
De mélisse,
De menthe poivrée,
De Scolopendre,
De sauge,
De séné,
De tabac,
De thym,
De tréfle d'eau.

Voyez chacune de ces plantes au rang qu'elles occupent dans l'ordre alphabétique.

FEUILLES DE GEROFLE, ou INDIENNES. *Malabathrum. Laurus cassia.* Ce sont les feuilles d'un arbre, variété du canellier, qui croît en Cambaye dans les Indes, et qui appartient a l'ennéandrie monogynie de *Linneus*.

Ces feuilles ressemblent à celles du canellier ou du citronnier; elles sont larges, oblongues, pointues, rudes, épaisses, de couleur verte jaunâtre, distinguées par trois fortes nervures; leur odeur approche de celle du gérofle, d'où on leur a donné le nom de feuiles de gérofle.

Ces feuilles sont stimulantes, elles entrent dans la composition de la thériaque, du mithridate, de la poudre d'ambre.

FEUILLES D'OR. C'est de l'or battu et aminci entre deux peaux de baudruche, sous le maillet du batteur d'or.

Les feuilles d'or sont d'une telle ténuité, qu'elles voltigent en l'air au moindre soufle. Cette extrême ténuité qu'elles sont susceptibles d'acquérir, prouve jusqu'à quel point l'or est ductile et malléable. Elle démontre aussi l'opacité de ce métal, qui est telle, que quelque fine et légère que soit une feuille d'or, elle n'est point perméable à la lumière.

Les feuilles d'or se débitent dans des petits livrets ou en rognures. Elles servent aux doreurs sur métaux, sur bois. Les pharmaciens en introduisent dans les confections d'hyacinthe et alkermès; ils les font servir à envelopper des pilules.

Les liquoristes en mettent dans des liqueurs qu'ils nomment

eaux d'or. Les relieurs, les éventaillistes les emploient chacun dans leur art.

FEUILLES D'ORANGER. Ce sont les feuilles de l'arbuste de ce nom, lequel on cultive en Italie, dans le Portugal, dans nos pays méridionaux, et dans nos jardins, en les plaçant l'hyver dans les serres chaudes. L'oranger est de la polyandrie icosandrie de *Linneus. Voyez* Oranger. Ses feuilles sont épaisses, lisses et cordiformes.

On s'en sert en infusion prolongée, édulcorée avec du sucre, pour les maladies nerveuses.

FEUILLES ORIENTALES. Nom que l'on a donné au séné, parce que les feuilles de cet arbrisseau nous sont apportées sèches de l'orient. *Voyez* Séné.

FIEL DES ANIMAUX, ou BILE. Le fiel est un fluide d'un vert plus ou moins jaunâtre, saveur très-amère, d'une odeur fade, nauséabonde, qui se sépare du sang dans un viscère glanduleux connu de tout le monde sous le nom de foie. Il se ramasse chez le plus grand nombre des animaux, dans un réservoir membraneux, voisin du foie, qu'on appelle vésicule du fiel. Celui des animaux qui n'ont point de vésicule, est renfermé dans des conduits qui se terminent aux intestins.

Les principales fonctions du fiel dans l'économie animale, sont, lorsqu'il est séparé des glandes du foie pour être reçu dans l'intestin duodénum, d'aider à la digestion des alimens, et de les rendre fluides. Pour bien connoître les propriétés physiques du fiel, il fallait l'avoir examiné chimiquement. Nous devons à M. *Cadet* un excellent mémoire imprimé en 1767, sur l'analyse du fiel. Ce chimiste nous a appris que c'est un composé d'eau, d'un arome particulier, d'albumen, d'une huile concressible et de carbonate de soude, en sorte que ce fluide est réellement dans l'état savoneux, ayant la propriété de se dissoudre dans l'eau, dans l'alcool, sauf la partie albumineuse qui s'en sépare sous la forme feuilletée, et qu'il est décomposable par les acides.

Cet état savoneux naturel aux fiels, le rend propre à s'unir à l'eau comme aux huiles : aussi les dégraisseurs s'en servent-ils avec succès pour enlever les taches d'huile de dessus les étoffes, et les teinturiers pour les nétoyer avant que de les teindre : les peintres s'en servent pour aviver la couleur de leurs tableaux.

On prépare en pharmacie un extrait avec le fiel, en le faisant épaissir au bain marie : il prend le nom de *fiel épaissi.* Ce fiel soumis à l'action de l'alcool, donne une teinture qui est propre pour enlever les taches de rousseur. Mais cette teinture est d'un service bien plus important en médecine. On en prépare un sirop stomachique , vermifuge et emménagogue , dont les effets sont certains, en ajoutant une demi – once (15 grammes) de cette teinture à une livre (5 hectogrammes) de sirop simple de sucre. La dose est d'une cuillerée à bouche tous les matins à jeun.

On ne se sert guère que du fiel de bœuf ou de taureau. Il entre dans la composition de l'onguent *de artanitá*, qui est purgatif, appliqué sur la région de l'estomac. L'extrait est stomachique, et supplée à l'inertie de la bile ; mais on doit ne l'employer qu'à très-petite dose, surtout chez les sujets irritables.

On attribue au fiel la propriété ophtalmique , celle de guérir la fièvre , et de dissiper les bruissemens d'oreilles.

Le fiel se putréfie très – promptement, et exhale une odeur très-fétide d'abord ; mais cette fâcheuse odeur acquiert insensiblement une nouvelle odeur qui approche de celle de l'ambre.

Cette observation est due à M. *Fourcroy.*

FIENTE DE PAON, DE PIGEON. *Voyez* Excrément de paon , de pigeon.

FIGUES ET FIGUIER. *Ficus carica.* (**Pl. XIX ,** *fig* 114).

Les figues sont des fruits à bayes , dont on connoît plusieurs variétés. Elles naissent sur un arbre que l'on nomme figuier, que *Linneus* a placé dans sa polygamie dioécie , et *Tournefort,* dans sa dix-neuvième classe (fleurs à chaton ou amentacées).

Le figuier est un arbre de moyenne grandeur : sa tige n'est pas droite ; son écorce est unie , mais un peu rude, de couleur cendrée ; son bois est tendre, moëlleux en dedans, blanc ; sa feuille est grande , large , épaisse, découpée en cinq parties, ressemblant à celles du mûrier, mais plus grande , plus ferme et plus noirâtre. Elle est précédée par un pétiole qui contient un suc laiteux. Ses fruits naissent sur le même pied , mais en des endroits séparés.

Les figues sont très-recherchées, à raison de leur saveur qui est des plus agréables et des plus délicates. Ce n'est pas dans le nord de la France que l'on peut rencontrer d'excellentes figues ; elles n'y mûrissent jamais bien. Les figues que nous voyons sèches dans le commerce , nous viennent de l'Espagne et de nos départemens du midi. On les distingue en figues violettes, figues blanches, et figues grasses.

Les figues violettes doivent être grandes, sèches, nouvelles, recouvertes d'une efflorescence sucrée. On les fait sécher au soleil , dans nos départemens méridionaux.

Les figues blanches doivent être choisies petites et non coriaces. On les apporte de Marseilles, dans des petits cabats de diverses couleurs. Celles qui sont en gros cabats, nous viennent d'Espagne.

Les figues grasses, ainsi nommées, parce qu'elles sont plus visqueuses, et qu'elles adhèrent au corps qui les touche, sont d'une couleur sombre, obscure. On doit les choisir grosses, bien pleines.

Les figues sont en général nourrissantes, émollientes, expectorantes. On s'en sert intérieurement, dans l'enrouement, la toux, la colique des peintres : extérieurement, cuites dans du lait, dans les maux de gorge, les fluxions; ou en cataplasme, dans les maux de dents, les phlegmons, les bubons, et les authrax.

On sert les figues mûres et récentes sur les tables, en hors-d'œuvres, ou au dessert.

FIGUIER D'INDE, CARDASSE, NOPAL, RAQUETTE.

Opuntia major spinosa fructu sanguineo. Tuna ficus indica, folio spinoso fructu majore. Cactus coccineli ferus. Opuntia vulgò herbariorum. Plante de l'icosandrie monogynie de *Linneus*, et de la sixième classe (rosacées) de *Tournefort*.

On cultive cette plante dans l'Amérique, dans le Pérou, dans la Virginie, et maintenant dans l'Espagne, l'Italie, la Lusitanie.

On la cultive en France, par curiosité; mais elle n'y jouit pas de toute la perfection de l'acte de la végétation.

Cette plante n'a point de tige distincte ; elle produit comme des espèces de feuilles qui se succèdent les unes aux autres, et dont la séparation est marquée par des étranglemens, d'où s'élève chaque feuille latéralement et dans une position perpendiculaire à l'horizon. Ces feuilles sont grandes et ovales, ayant la forme d'une raquette ; ce qui lui a fait donner ce nom par les François. Chaque feuille est longue de douze ou quatorze pouces (325 ou 379 millimètres), large de six (135 millim.) environ, épaisse de près d'un pouce (27 millimètres), charnue épineuse. Le fruit naît au bout de la feuille ; il est gros comme une poire, ou comme une grosse figue, couvert d'une écorce épaisse comme celle de l'orange, toujours verte, hérissée d'épines d'espace en espace, terminée à l'extrémité, par une couronne caliceuse, forte, épineuse, et astringente. Ce fruit est rempli, dans son intérieur, de petites graines très-dures, de la grosseur de la coriandre, d'un suc rouge comme de l'écarlate, d'une saveur douce. Ce fruit est nomme par les Indiens, *tuna*, et par les François, *figue d'Inde*. Les teinturiers indiens se servent de ce fruit pour teindre en rouge.

Le nom de *cardasse* lui a été donné, à cause des épines dont ses feuilles sont hérissées, et qui les font ressembler à des cardes.

C'est sur les feuilles du figuier d'Inde ou nopal, que l'on cultive la cochenille. *Voyez* Cochenille.

Pour multiplier le figuier d'Inde, il suffit de mettre en terre la moitié d'une de ses feuilles.

Le nom de *tuna* est donné à la plante, comme au fruit.

FIGUIER DES INDES, FIGUIER ADMIRABLE, PARE-TURIER. *Ficus indica foliis mali cotonei similibus, fructu ficubus similibus.* Arbre de la dioécie décandrie de *Linneus*, lequel croît aux Indes, vers Goa, à Surinam, et dans les forêts de la Jamaïque.

Cet arbre est grand, fort élevé, gros; il répand ses rameaux au large, d'où sortent des filamens semblables à ceux de la cuscute, de couleur dorée. Ces filamens étant parvenus jusqu'à terre, s'y affermissent, y prennent racine, et donnent naissance peu à peu à de gros arbres, qui répandent à leur tour de nouveaux filamens, et multiplient ainsi à l'infini ce végétal; d'où il résulte, avec le tems, une ample et épaisse forêt. Les feuilles de ses jeunes rameaux sont semblables à celles du coing, vertes en dessus, blanchâtres et couvertes d'un duvet cotoneux en dessous. Elles servent de nourriture aux éléphans. Ses fruits sont des petites figues, dont la forme est semblable à celle des figues de notre pays, mais rouges comme du sang en dedans et en dehors, douces, et bonnes à manger, d'une saveur un peu moins agréable que celles de l'Europe.

L'écorce de cet arbre sert à faire des habillemens aux gens du pays. Ses fruits se consomment dans les lieux où ils naissent, et ne sont point usités en médecine.

FILARIA. *Phillyrea folio ligustri, phillyrea latifolia, phillyrea augustifolia.* Le filaria, ainsi nommé du mot latin, *phillyrea*, par corruption de nom, est un arbre de moyenne hauteur, que *Linneus* a placé dans sa diandrie monogynie, et *Tournefort*, dans sa vingtième classe (fleurs monopétales). On en distingue de plusieurs espèces. Les deux principales sont le filaria à feuilles larges, et celui à feuilles étroites.

La première espèce est un arbre de moyenne grandeur, toujours vert, fort branchu, garni de beaucoup de feuilles opposées les unes aux autres, de la grandeur et de la largeur de l'ongle du pouce, vertes, et dentelées en leurs bords, à dents plus ou moins roides; ce qui les fait paroître tantôt molles, tantôt épineuses; d'où naît aussi la distinction du *phillyrea latifolia lœvis et latifolia spinosa.*

La seconde espèce est le *phillyrea augustifolia*. Celui-ci s'élève à la hauteur de cinq à six pieds (2 mètres) : ses feuilles sont oblongues comme celles de l'olivier , mais plus molles et plus vertes , opposées les unes aux autres , le long de la tige et des branches ; ses fleurs naissent vers les aisselles des feuilles ; elles sont monopétales, découpées en quatre parties , de couleur blanche-verdâtre, figurées en godet. Ses fruits sont disposés en grapes , formés de petits grains de la grosseur des mirtylles , noirs quand ils sont mûrs, renfermant chacun un petit noyau rond, dur, d'une saveur douce , un peu amère. On cultive cet arbre ou arbrisseau, dans les jardins. On le confond mal-à-propos avec l'alaterne.

Ses feuilles et ses fruits sont vulnéraires, astringents.

Ses fleurs pilées avec du vinaigre , et appliquées sur le front, appaisent la douleur de tête.

FILIPENDULE. *Filipendula vulgaris.* Plante de l'icosandrie pentagynie de *Linneus*, et de la sixième classe (rosacées) de *Tournefort.*

Les feuilles de cette plante ressemblent à celles de la pimprenelle saxifrage ; mais elles sont plus étroites et découpées plus profondément , rangées plusieurs sur une côte , comme par paires, de couleur verte-obscure, luisante, entremêlées de feuilles plus petites. Du milieu de ces feuilles, il s'élève une ou plusieurs tiges , à la hauteur d'environ un pied (325 millimètres), dures, cannelées , rondes , rougeâtres , divisées en ailes vers le haut , lesquelles soutiennent à leurs sommets , des bouquets de fleurs , composées de six pétales, et figurées en roses, blanches en dedans , rougeâtres en dehors , odorantes, portées sur un calice dentelé ou frangé. Son fruit est composé de onze ou douze semences aplaties et ramassées en manière de tête qui s'attache aux habits. Ses racines sont fibreuses, chevelues, garnies de petits tubercules qui ont la forme d'une olive, mais plus longs , de couleur noirâtre en dehors , blanche en dedans , d'une saveur amère , astringente.

On se sert des feuilles et de la racine en médecine. Elles sont diurétiques, astringentes, propres pour guérir les hémorroïdes, étant appliquées extérieurement.

On lui a donné le nom de filipendule , parce que les tubercules des racines sont suspendus comme à des filets.

FILOSELLE ou **FLEURET DE SOIE.** C'est l'espèce de soie qui recouvre la véritable soie du cocon de la phalène du mûrier, ou ver à soie.

Ce sont les premiers filamens dont le ver a formé sa tente ou réseau. Les fils sont beaucoup plus gros et se filent à part. On en fait des bas, du ruban appelé *padoue*. On le mêle avec la laine, pour fabriquer certaines étoffes.

FIN D'AUTRUCHE ou LAINE D'AUTRUCHE. Espèce de duvet que l'on trouve sous les grandes plumes de l'autruche. On lui donne dans le commerce le nom de laine, ou poil d'autruche, assez improprement. Il entre dans la fabrique des chapeaux de Caudebec.

FLACON DE CALEBASSE. C'est le fruit vidé de la calebasse.

Ce fruit a la forme d'une bouteille étranglée par le milieu. Lorsqu'il est bien sec, il sert à contenir des liqueurs.

FLAMAN, ou FLAMBOYANT, PHÉNICOPTÈRE. *Phœnicopterus.* C'est un oiseau de l'ordre des échassiers brevirostres; c'est-à-dire haut montés sur leurs jambes, et dont le bec est court.

Cet oiseau a le bec nu et denticulé, comme brisé à son extrémité; les narines linéaires: il est à-peu-près gros comme une oie, mais il a le col et les pieds beaucoup plus longs. Sa couleur rose est d'abord d'un roux pâle, qui devient d'un rouge plus foncé à mesure qu'il vieillit.

Cet oiseau se trouve en Afrique, en Amérique et dans les pays les plus chauds de l'Europe. Il vit de poissons et d'insectes aquatiques; il tord le col de manière que la partie supérieure de son bec touche la terre. On prétend que quand ces oiseaux vont en troupes, un d'eux fait sentinelle. Il niche dans le limon. Sa chair est très-bonne à manger, sa langue est un aliment recherché des gourmands. On le chasse aussi à cause de son plumage.

FLAMBE BLANCHE. Plante ainsi nommée à cause de la forme de sa feuille qui s'élève comme une flamme.
Voyez Iris de Florence.

FLETELET. *Passer squamosus.* Petit poisson de mer dont la forme est égale à celle de la limande, et dont il est la plus petite espèce.

Ce poisson est bon à manger, et se sert sur les tables.

FLEURS (DES). Dans l'ordre habituel de la végétation, les fleurs succèdent aux feuilles. Cette loi, comme nous le faisons remarquer, n'est pas toujours constante; il est beaucoup de végétaux dont la fleur naît avant la feuille, ce qui a fait dire à leur égard que le fils naissait avant le père. Parmi les arbres à fruits, nous connaissons le pêcher, l'abricotier, dont les fleurs naissent avant les feuilles, et parmi les plantes à tiges molles, le thussilage nous fournit le même exemple. Mais dans l'ordre successif de la végétation, les fleurs naissent après les feuilles.

Il n'est aucune des productions de la nature qui ne soit pour nous un sujet d'admiration. L'habitude de jouir peut bien atténuer le charme de nos sensations; mais un naturaliste-amateur, qui réunit la science de la physique à son goût pour suivre la marche de la nature dans toutes ses phases, dans tous ses progrès, ne se lasse pas d'observer, ne se lasse pas d'admirer. Les fleurs ne lui semblent pas seulement un ornement dont se pare, dont s'embellit un végétal; la richesse, la variété, la beauté de leurs couleurs réjouissent sa vue; le parfum qu'elles répendent autour d'elles, flatte son odorat, l'attire, épanche sur lui une douce volupté, qu'il sent mieux qu'il ne peut l'exprimer. Il rend grâce à la munificence du créateur, qui lui offre graduellement les trésors de la nature, qui les ménage, qui les dispense de manière que dans toutes les saisons il puisse recueillir des produits qui lui soient tout-à-la-fois utiles et agréables. En effet, nous sommes entourés du plus beau spectacle du monde, depuis le premier instant du réveil de la nature jusqu'à celui de son sommeil apparent, de son état de langueur, occasionné par la rigueur des hyvers; cette saison même, qui semble destinée à un repos nécessaire, a encore sa parure; nous apercevons encore de la verdure sur certaines tiges, et des fleurs aussi que l'on cultive dans des serres chaudes, ou qui se trouvent élevées dans des climats dont la température est plus rapprochée de celle du midi.

Les fleurs contiennent les organes propres à la fructification. Les parties qui les composent en général, sont le calice, la corolle, l'étamine et le pistil. On distingue les fleurs en complètes et incomplètes; les premières sont celles qui sont pourvues de toutes leurs parties, les secondes sont celles à qui il manque quelques-unes d'elles. Il y a des fleurs sans calices, d'autres sans corolles, et quelques-unes qui ne contiennent ni étamines, ni pistiles. Nous observerons, à l'égard de ses dernières, que mal-à-propos on les considére comme des fleurs, parce que les seules véritables parties qui méritent justement le nom de fleurs, sont les étamines et les pistiles, ensemble ou séparément.

Le calice est un corps évasé à l'extrémité du péduncule par l'épanouissement ou le renflement duquel il est formé. Il porte et enveloppe en partie les organes de la fructification. On distingue le calice proprement dit, et improprement dit. Le premier est propre ou commun ; le calice propre ne contient qu'une seule fleur , le commun renferme plusieurs fleurs comme dans les radiées. L'un et l'autre renferme les organes de la fructification jusqu'à leur état de perfection. Le calice , improprement dit , ne les accompagne pas jusqu'à cet état , alors le pistil devient le fruit. On le divise comme le premier , en propre ou commun, tel est par exemple, la gaine des liliacées , et l'enveloppe des ombellifères. On a donné différens noms aux calices , à raison de leurs formes , tels sont la bâle , le châton , la coëffe et l'enveloppe.

La corolle est la partie la plus apparente de la fleur. Elle est ordinairement colorée , souvent odorante , et est regardée , par les botanistes , comme un prolongement du calice qui sert à protéger au besoin les organes de la génération. La corolle varie dans sa forme et sa couleur , et c'est sur cette partie de la fleur que *Tournefort* a établi sa méthode, tandis que *Linneus* a basé son système sur les parties sexuelles des plantes.

On distingue les fleurs en monopétales régulieres et irrégulières , polipétales régulières et irrégulières , et on donne le nom d'apétales à celles qui n'ont point de pétales. Ce que l'on nomme *nectair* dans les fleurs , est souvent un simple prolongement des pétales. Il se présente sous plusieurs formes , comme un filet , une écaille , un cornet , un mammelon , un éperon. Quelquefois ce sont des poils, des silles , des cavités. Ils contiennent un suc sucré que les abeilles vont aspirer pour faire leur miel. Les nectairs ne sont pas nécessaires à la fructification.

L'étamine est la partie mâle. Elle est renfermée dans l'intérieur de la corolle, ou du calice, si la fleur est apétale. Elle est composée de trois parties ; savoir, le filet, sorte de pédicule , le sommet ou enthère, espèce de petite poche ou bourse , et le pollen ou la poussière fécondante contenue dans l'anthère. C'est ce pollen qui féconde l'ovaire et qui donne naissance au fruit. Ce pollen est résineux, inflammable ; il est recherché par les abeilles qui le convertissent en cire.

Le pistil est la partie femelle de la fleur. Il est placé au centre de la corolle et du réceptacle ; il est pareillement composé de trois parties , savoir, le germe ou ovaire qui est la base du pistil, le style qui porte sur le germe, et le stigma qui termine le style. C'est l'organe extérieur de la génération. Lorsque le stigma n'est pas précédé par un style , alors le pistil est *sessile*.

Les dénominations des fleurs varient en raison de leurs sexes ou des jeux de la nature. C'est ainsi qu'on nomme :

Fleurs mâles, celles qui ne contiennent que des étamines.

Fleurs femelles, celles qui ne contiennent que des pistils.

Fleurs hermaphrodites, celles qui réunissent les deux sexes.

Fleurs stériles, celles qui ne donnent point de fruits.

Fausses fleurs, terme des jardiniers, ce sont les fleurs mâles.

Fleurs nouées, ce sont les fleurs femelles qui rapportent fruits.

Fleurs simples, celles dont les pétales de la corolle sont simples; elles sont les plus odorantes.

Fleurs doubles, semi-doubles. Leurs pétales sont plus nombreux, l'espèce se multiplie par les racines.

Fleurs pleines, celles dont les étamines et les pistils sont changés en pétales.

Fleurs prolifères, celles qui dans leur centre, produisent une seconde fleur, quelquefois avec son calice, quelquefois avec des feuilles.

Ces dernières sont des jeux de la nature, occasionnés par la culture, le sol, les engrais, ou par des accidens qui suppriment les sexes des fleurs dans leur naissance. La mouche ichneumon rend la camomille prolifère.

Les fleurs monstreuses, appelés *mulets*, participent de l'insertion d'une espèce dans une autre. Elles sont difficiles à classer.

L'art intervient à son tour, et dénature les couleurs naturelles des fleurs, ensorte qu'on ne distingue plus les espèces qui sont rassemblées dans un parterre. Ces changemens de couleurs s'opèrent, en touchant les fleurs avec des réactifs. Tels sont l'ammoniaque caustique, l'acide sulfureux, l'acide muriatique, les hydro-sulfures et l'hydrogène carboné.

Tout ce qui constitue les fleurs étant bien connu, c'est alors que le pharmacien s'applique à séparer de chacune d'elles, les parties dont il peut tirer un parti avantageux dans son art. La corolle est dans le plus grand nombre, la partie qui lui fournit le plus d'avantages dans ses opérations; dans quelques-unes, il tire parti du calice; dans d'autres, c'est la poussière fécondante de l'étamine qu'il lui est important de recueillir; et dans un très-petit nombre, c'est le stigma du pistil. Cette première connaissance fait naître le desir d'en acquérir une infinité d'autres, non moins essentielles. Toutes les fleurs ne sont pas pourvues d'une égale quantité d'arome ; il en est dont ce principe est si fugace, qu'il faut beaucoup d'art et de précautions pour le recueillir, pour se l'approprier, tandis que dans certaines autres, il s'y rencontre assez abondamment, pour se le procurer avec, ou sans intermède, par le seul moyen, ou de l'infusion dans un véhicule approprié, ou par le moyen de la distillation. Ne peut-on pas établir pour caractère général, que toutes les fleurs qui contiennent beaucoup d'eau de végétation sont d'une odeur suave mais extrêmement fugace, tandis que celles dont la texture est plus rapprochée, ont une odeur plus forte, mais sont proportionnellement plus riches en arome, et fournissent plus d'huile essentielle par la distillation ? C'est à la faveur de ces données générales, qu'un élève en pharmacie parvient à concevoir des idées, à les mûrir, et à faire de justes applications dans le mode qu'il doit préférer pour extraire les divers principes des fleurs. Citons quelques exemples particuliers pour rendre cette assertion d'une intelligence plus facile. Parmi les fleurs recherchées pour leur bonne odeur, on distingue la tubéreuse, le jasmin, le lys ; mais leur odeur est si fugace qu'on ne peut la recueillir directement, ni la transmettre à l'alcool, sans intermède, par le moyen de la distillation. Comment s'y prend-on pour préparer ces essences si suaves de Montpellier, dont l'alcool est le véhicule ? On dispose des bandes d'un tissu de laine, que l'on imprégne d'huile de ben ; on place une première bande dans une caisse bien fermante de plomb ou de fer-blanc, ont met par-dessus l'une des fleurs citées, et on met une nouvelle bande de laine huilée, et un nouveau lit de fleurs, alternativement, jusqu'à ce que la caisse soit remplie. Vingt-quatre heures après on renouvelle les couches de fleurs sur les mêmes bandes de laine, ce que l'on répète jusqu'à ce que celles-ci soient bien inprégnées de l'odeur de la fleur. Alors on les met dans une curcurbite d'étain ; on verse par-dessus de l'alcool, on laisse infuser vingt-quatre heures, et on distile au bain marie. Le produit distillé est transparent, et d'une odeur extrémement agréable. Il porte le nom d'*essence*, et celui de la fleur employée.

FLEUR DE CARTAME. Fleur flosculeuse de la plante appelée carthame, laquelle on cultive dans l'Alsace et dans nos pays méridionaux. *Voyez* Safrand bâtard.

FLEURS *désignées dans le Formulaire*, *à l'usage des hôpitaux militaires.*

De bouillon blanc.
De camomille romaine.
De guimauve.
De mauve.
De pas-d'âne ou thussilage.
De petite centaurée.
De roses rouges.
De safran.
De sureau.

Voyez chacune de ces plantes à leurs places respectives.

FLEUR DE GENET. Fleur du genet vulgaire qui croît dans les lieux incultes.

Ces fleurs sont légumineuses , de couleur jaune ; elles sont d'usage en médecine. On les cueille lorsqu'elles ne sont encore qu'en bouton , et on les confit au vinaigre ou à l'alcool. Elles sont propres pour arrêter le vomissement, étant prises intérieurement. *Voyez* Genet à balais.

FLEUR DE GRENADE. Fleur rouge de grenadier que l'on cultive dans les jardins. *Voyez* Balauste.

FLEUR DE SAINT-JACQUES. Nom que l'on donne à une plante plus particulièrement connue sous celui de *jacobée*, parce qu'on la trouve fréquemment sur le chemin de Saint-Jacques en Galice. *Voyez* Jacobée.

FLEUR DE JALOUSIE ou D'AMOUR. Surnom de la plante nommée amarante.

On lui a donné ce surnom à cause de la couleur de sa fleur, qui est changeante selon la disposition du reflet de la lumière.
Voyez Amarante.

FLEURS DE MUSCADE , ou MACIS. *Macis.* Nom improprement donné à la seconde écorce du fruit nommé muscade. Elle est épaisse, d'une couleur citrine, d'une odeur agréable, d'une saveur âcre.

On s'en sert dans les cuisines. Les parfumeurs et les distillateurs en consomment beaucoup dans leur art. Les pharmaciens en tirent une huile mixte par expression , et une huile volatile par distillation.

Le macis entre dans un très-grand nombre de compositions de pharmacie.

FLEURS D'ORANGERS. Ces fleurs appartiennent à l'o-

ranger, arbre que l'on cultive dans l'Italie, le Portugal et l'Espagne, et dans nos pays méridionaux. Cet arbre est de la polyadelphie icosandrie de *Linneus*, et de la vingt-unième classe
(rosacées) de *Tournefort*.

Les fleurs d'orangers, *vulgò* d'orange, sont d'une odeur très-
agréable. On les emploie récentes et sèches. On prépare avec
celles qui sont récentes une eau distillée, un alcool odorant
incolore par distillation, une conserve molle et sèche, une pommade.

On fait usage des fleurs d'orangers récentes ou sèches, en
infusion theiforme, dans les maladies nerveuses.

FLEUR DE LA PASSION. Cette fleur a été ainsi appelée,
parce qu'on a cru remarquer dans son intérieur une partie des
instrumens de la passion du Christ.
Voyez Grenadille.

FLEUR DE PÉCHER. Fleur de l'arbre de ce nom, qui appartient à l'icosandrie monogynie de *Linneus*, et à la vingt-
unième classe (rosacées) de *Tournefort*.

Cette fleur est figurée en rose, de couleur purpurine dans la
partie supérieure, et d'un jaune verdâtre dans la partie inférieure.

On en prépare une eau distillée, un sirop par infusion ou distillation. Elle est légèrement purgative.

FLEUR DE ROMARIN. *Anthos*. C'est la fleur de la plante
de ce nom, qui est de la diandrie monogynie de *Linneus*, et de
la quatrième classe (fleurs labiées) de *Tournefort*.

On lui donne le nom d'*anthos*, autrement *flos*, qui signifie
fleur.

La fleur de romarin est de couleur bleue pâle, tirant sur le
blanc, d'une odeur plus douce que celle des feuilles.

On en prépare un miel de pharmacie, qui porte le nom de
miel *anthosat*.

La fleur de romarin est stimulante, et propre pour les maladies nerveuses.

FLEURS DE SOUFRE. C'est du soufre sublimé dans les
aludels, pour le séparer de tous ses corps étrangers.

Ce soufre contient un peu d'acide sulfureux. On est obligé
de le laver, pour l'employer, soit en médecine, soit en pharmacie. *Voyez* Soufre.

FLEURS DE STŒCHAS. Ces fleurs appartiennent à une
plante, espèce de lavande, et de la quatrième classe (fleurs
labiées) de *Tournefort*. *Voyez* Stœchas d'Arabie.

FLEUR DE SUREAU. Fleur de l'arbrisseau de ce nom, qui est de la pentandrie digynie de *Linneus*, et de la vingtième classe (fleurs monopétales) de *Tournefort*.

On se sert de cette fleur, récente et sèche. On en fait une eau distillée, un vinaigre de sureau ou surard. On en fait usage dans les érysipèles, pour les maladies des yeux.

La fleur et les feuilles de sureau placées dans un grenier à blé, préservent ce dernier de l'approche des charençons, ou les en chassent s'ils s'y sont introduits. *Voyez* Sureau.

FLEUR DE THÉ. C'est l'espèce de thé de choix, que l'on recueille et que l'on fait sécher avec soin au Japon. *Voyez* Chaa.

FLEUR DE LA TRINITÉ. Espèce de violette tricolore, plus connue sous le nom de *pensée*.

Cette plante est de la syngénésie monogynie de *Linneus*, et de la onzième classe (anomales) de *Tournefort*.

On lui a donné le nom de fleur de la trinité, à cause des trois couleurs réunies dans sa fleur. *Voyez* Pensée.

FLEURET DE SOIE. C'est ainsi que l'on nomme les premiers brins de soie que dépose la phalène du mûrier (ver à soie), pour s'entourer dans son cocon. *Voyez* Filoselle.

FLORÉE D'INDE. On donne ce nom aux feuilles de guède que l'on a laissé flétrir, que l'on a pilées, et dont on a formé des petits pains que l'on a fait sécher à l'ombre sur des claies, pour préparer ensuite le pastel guède. *Voyez* Pastel guède.

FLINT-GLASS. C'est le nom que l'on donne à l'espèce de verre que l'on destine pour la fabrication des instrumens astronomiques, et surtout des lunettes achromatiques.

Cette qualité de verre se prépare avec la silice la plus pure et l'oxide de plomb rouge. On conçoit combien il importe que cet oxide de plomb soit dans un état d'oxidation d'une pureté absolue, pour ne pas communiquer au verre un corps étranger, qui en troublerait la transparence.

Les qualités essentielles du flint-glass, sont en effet sa parfaite transparence, qui laisse apercevoir les corps sans changer leurs couleurs ; et l'oxide de plomb rouge remplit parfaitement bien ce but, par l'oxigène qui le constitue, lequel détermine la combustion des corps combustibles dans le moment de la fusion du verre, et rend ce dernier très-dur et très-homogène.

Pendant long-tems les Anglois ont eu la réputation de fabriquer le plus beau flint-glass, mais M. *Cazalet*, de Bordeaux, est parvenu à en fondre des masses considérables, et à lui donner la plus grande perfection, en employant des creusets de platine.

FLORETONNE ou FLEURETON. Laine d'Espagne dont on distingue deux espèces; l'une de Ségovie qui est la plus estimée, et l'autre de Navarre, province d'Espagne, qui est la plus commune.

On les apporte dans nos départemens du nord ou à la Rochelle, et elles servent à fabriquer des étoffes communes et des ouvrages de bonneterie.

FLOS FERRI, ou FLEUR DE FER. C'est un véritable carbonate calcaire, figuré en stalactites très-blanches et rameuses.

On lui a donné le nom de *fleurs de fer*, parce qu'il se trouve entre les filons de mine de fer spathique.

Les minéralogistes l'appellent quelquefois *chaux carbonatée coralloïde*, *spath calcaire rameux*.

FLUATE CALCAIRE, SPATH FLUOR, SPATH VITREUX, FLUOR MINÉRAL, CHAUX FLUORÉE. Toutes ces dénominations n'expriment qu'une même substance, que les naturalistes ont regardée comme une matière pierreuse, en raison de son insipidité, de la solidité de son agrégation, et de son indissolubilité apparente. Mais les diverses expériences des chimistes sur cette substance minérale, lui ont assigné une place parmi les combinaisons salines, quoique difficilement soluble dans l'eau. Ces derniers ont reconnu, par une analyse exacte, à l'aide des réactifs et du calorique, que ce spath étoit de nature différente que celle d'une autre espèce connue sous le nom de spath calcaire. Il n'est pas indifférent de faire connoitre ce en quoi ils diffèrent l'un de l'autre.

Le spath fluor a été nommé *fluate calcaire*, parce qu'il est formé par la combinaison d'un acide particulier dont le radical est encore inconnu à la vérité, mais dont les propriétés chimiques sont si distinctes et si remarquables, qu'on ne peut pas le regarder comme l'un ou l'autre des trois acides minéraux des anciens chimistes, et de terre calcaire avec laquelle il forme un sel neutre, difficilement soluble. Il falloit donner un nom à cet acide (1), et on a tiré son étymologie de celui de *fluor*, ensorte que l'acide dit *fluorique* doit, lorsqu'il est combiné avec une base, former un *fluate*.

Son nom de *spath* lui vient de sa forme et de sa cassure spa-

---

(1) Nous ne pouvions pas nous dispenser de parler du fluate calcaire comme objet de matière médicale, puisqu'on en retire un acide dont il est fait mention dans mes élémens de pharmacie chimique.

thique, c'est-à-dire, lamelleuse, brillante et lisse, ou vitreuse. Celui de *fluor* ou *fusible*, parce qu'il entre facilement en fusion, et qu'il aide à la fusion des autres terres et pierres, ensorte qu'on l'emploie avec succès, comme fondant, dans les travaux de plusieurs mines métalliques. Enfin on lui donne le nom de spath vitreux, parce qu'il a l'aspect du verre, et qu'il en forme un lui-même par la fusion, qui a une couleur blanche, demi-transparente.

On reconnoît le fluate calcaire, d'abord par sa pesanteur spécifique, qui est plus grande que celle du sulfate et du spath calcaire, et moindre que celle du sulfate de baryte ou spath pesant, et parce qu'il ne fait point effervescence avec l'acide nitrique, mais seulement avec l'acide sulfurique. Il est ordinairement sous la forme de cristaux cubiques blancs et transparens, se brisant par le choc avec le briquet; quelquefois il est blanc et opaque en masse irrégulière. Enfin on en trouve de coloré par des oxides métalliques, imitant les couleurs des pierres précieuses, mais avec des nuances beaucoup moins vives et moins belles.

Le fluate calcaire se rencontre toujours dans les mines métalliques, et souvent même il leur sert de gangue. Exposé à l'action d'un feu doux, il devient phosphorique; et si on élève plus fortement la température, il perd sa propriété phosphorique, ses couleurs étrangères, et il devient gris et friable avant que de passer à la fusion.

M. *Haüy* en distingue douze variétés, auxquelles il a donné les noms de *chaux fluatée primitive, cubique, dodécaèdre, cubo-octaèdre, émarginée, cubo-dodécaèdre, bordée, hexaotétraèdre, triforme, sphéroïdale, concrétionnée, amorphe.*

A ces variétés, il ajoute la chaux fluatée aluminifère.

On trouve le fluate calcaire dans la ci-devant Auvergne, dans les mines de Saxe, en Angleterre, dans le Derbyshire.

On a trouvé, dit-on, une source qui contient beaucoup d'acide fluorique à nu; cela expliqueroit comment la nature compose les fluates de chaux en si grandes masses.

FLUOR MINÉRAL. C'est un véritable fluate de chaux. *Voyez* fluate calcaire.

FLUX. On donne, en général, le nom de flux à certains mélanges de matières salines, de substances salifiables et d'autre nature, qui ont la propriété de faciliter la fusion des minéraux ou des métaux qui se laissent pénétrer plus ou moins difficilement par le calorique.

Les flux prennent le nom de flux réductifs, lorsqu'ils ont

la propriété de réduire les oxides des métaux à l'état métallique.

On conçoit qu'il doit exister entre les unes et les autres
espèces de flux, des différences sensibles dans leur composition, en conséquence de l'action que l'on se propose de leur
faire exercer.

Ceux de ces flux qui ne sont destinés qu'à faciliter la fusion
des métaux, n'ont pas besoin de contenir des matières charboneuses, ou qui peuvent acquérir l'état charboneux ; tandis
que les flux nommés réductifs, doivent contenir nécessairement
des matières charboneuses ou propres à se convertir en charbon.

FLUX BLANC. Mélange de parties égales de tartrite acidule
de potasse et de nitrate de potasse, que l'on a fait déflagrer par
le contact d'un charbon rouge de feu.

C'est une véritable alcalisation du nitrate et du tartrite de potasse par une combustion rapide, opérée par l'oxigène de l'acide
nitrique du nitrate, lequel acide est décomposé par le carbone
du tartre.

Le produit de cette combustion, est de la potasse carbonatée ;
c'est un flux seulement fusible et non réductif.

FLUX CRU. Mélange de nitrate de potasse et de tartre
non encore déflagré.

Il peut ne devenir que fusible, ou devenir réductif ; cela
dépend des proportions du tartre. Si les quantités sont égales,
il ne sera que fusible ; si le tartre est en excès, il sera réductif.

FLUX DE MORVEAU. On doit au célèbre *Guiton-Morveau*,
la composition d'un flux fusible, qui est très-avantageux dans
l'art des essais, ou docimasie.

Ce flux est composé de huit parties de verre pilé, une partie
de borate sursaturé de soude (borax), et une demie-partie
de poussière de charbon. Il est tout-à-la-fois fusible et réductif.

FLUX NOIR. Produit de la déflagration de deux parties de
tartre, et d'une partie de nitrate de potasse.

Le produit de cette combustion rapide est noir par le côté
charboneux du tartre qui n'a pas été consumé, faute d'oxigène.

Ce flux est réductif. Souvent on y ajoute du muriate de
soude, qui a la faculté d'entrer en fusion, et qui en surna-
geant le minéral en fusion, intercepte son contact avec l'air
extérieur, et s'oppose à l'oxidation du métal.

FLUX DE SCOPOLI. Il est composé de deux cents grains
(9 à 10 grammes) de borate, sursaturé de soude, cent grains
(4 à 5 grammes) de potasse, vingt grains (1 gramme 120 milligrammes) de chaux éteinte.

On ajoute à ce mélange, cent grains (4 à 5 grammes) de la mine à essayer. Il est purement fusible.

Nota. Parties égales d'arsenic et de potasse, forment un fondant très-actif.

FOIE D'ANTIMOINE. *Crocus metallorum.* Terme encore usité dans le commerce de la droguerie, pour exprimer une sorte de préparation du sulfure d'antimoine, amené par l'art chimique à l'état d'oxide sulfuré demi-vitreux. On lui a donné le nom de *foie* d'antimoine, à cause de sa couleur analogue à celle du foie des animaux.

Ce même oxide sulfuré, réduit en poudre et lavé, porte le nom de *crocus metallorum. Voyez* Antimoine.

FOLLICULES DE RAT MUSQUÉ. Ce sont des vessies ou petites poches, situées près des parties de la génération d'un animal qui est de la grosseur d'un petit lapin, et de la forme d'un rat, dont le nom véritable est *ondatra.* Cet animal, quoique différent du castor, par la taille et la forme de la queue, lui ressemble, à beaucoup d'égard, surtout par le naturel et l'instinct. Les sauvages du Canada disent qu'ils sont frères, mais que le castor est l'aîné, et qu'il a plus d'esprit que son cadet.

Les follicules du rat musqué contiennent un musc ou parfum, sous la forme d'une humeur laiteuse. Ces follicules sont gros et gonflés, dans le tems des amours de l'animal; mais ils se rident, se flétrissent et s'oblitèrent, à mesure que ce tems s'éloigne.

On va à la chasse des rats musqués, lorsqu'ils sont rassemblés dans leurs cabanes, et au moment où le retour naissant du printems commence à faire fondre la neige qui couvre le dôme de leur retraite. Les chasseurs découvrent ce dôme, et offusquent de lumière ces animaux, les assomment, ou prennent tous ceux qui n'ont pas pu gagner les galeries souterraines qui leur servent de dernier retranchement.

Les follicules de rat musqué ont une odeur très-forte de musc. On les emploie au même usage que le musc.

FOLLICULES DE SÉNÉ. *Cassia senna.* Fruit à gousse, de l'arbrisseau connu sous le nom de *séné*, lequel appartient à la décandrie monogynie de *Linneus*, et à la vingt-unième classe (fleurs en roses) de *Tournefort.*

Les follicules de séné sont composées de deux membranes ou panneaux oblongs, contenant plusieurs semences adhérentes à un des côtés de la gousse. On en distingue de trois espèces; savoir: celles d'Alexandrie ou de la Palte, celles de Tripoli, et celles de Moka. Les premières sont les meilleures, et celles que l'on doit préférer : elles sont lisses, aplaties, d'un vert-brun, belles, grandes, et bien nourries. Les follicules de Tripoli sont auriculaires, ridées ; les semences sont enfermées dans des proéminences ; c'est la seconde sorte. Les follicules de Moka sont petites, d'un vert jaunâtre, et ne donnent qu'une foible teinture à l'eau.

On doit éviter de faire bouillir les follicules, parce que leurs semences fournissent à l'eau un mucilage qui en diminue la propriété purgative, et rend la décoction d'un usage désagréable.

On corrige l'odeur et la saveur nauséabonde des follicules, en ajoutant à leur infusion un poids égal de grande scrophulaire.

FOLLETTES. Plante de la pentandrie digynie de *Linneus*, et de la quinzième classe (fleurs staminées) de *Tournefort*. C'est la même que la plante arroche, connuè sous le nom latin *atriplex. Voyez* Arroche.

FONGITES (DES). Terme générique sur lequel on comprend les espèces de polypiers pétrifiés qui dérivent des fongipores. Les plus remarquables sont les œillets de mer, le chou de mer, le bonnet de neptune ou champignon de mer, qui ont été ainsi nommés à raison de leur ressemblance avec l'œillet, le chou, et le champignon terrestre.

Ce sont des objets d'histoire naturelle recherchés pour les cabinets.

FONTINALE INCOMBUSTIBLE. *Fontinalis anti-pyretica. Muscus squamosus, foliis acutissimis, in aquis nascens.* Espèce de mousse écailleuse, à feuilles très-fines, qui croit dans les étangs, les fontaines, sur les pierres des torrens, et que *Linneus* a placé dans sa cryptogamie des mousses.

Cette mousse a été nommée fontinale incombustible, parce que si elle n'est pas précisément incombustible, elle brûle difficilement. Les Lapons s'en servent pour garnir les parois de leurs cheminées en bois, afin de les empêcher de prendre feu.

Un savant étranger vient de proposer de faire servir cette mousse qui est très-commune, pour en recouvrir les toitures de chaume, et les garantir contre l'incendie, auquel elles sont sans cesse exposées par la plus légère étincelle. On doit de la reconnoissance à l'homme savant qui a fait tourner ses études et ses observations, au profit de la classe indigente, et si utile parmi les habitans des campagnes, dont l'humble toit qui les met à l'abri des injures de l'air et de l'eau, ne les défend pas contre les atteintes terribles du feu.

Cette mousse protége, en outre, le chaume lui-même contre l'empire destructeur du tems.

On connoît encore une autre mousse, espèce de *tortula*, *sive barbula ruralis hedwi*, ou le *bryum rurale* (*Dillen*), qui se trouve en grande quantité sur les arbres, laquelle mousse étendue sur le chaume, donne le même résultat, et lui procure une durée de cinquante à cent ans, au lieu de quinze à vingt, durée ordinaire de ces sortes de toitures. (Extrait de l'Esprit des journaux, tome V, page 174.)

FOSSILLE. On comprend sous cette acception, tous les corps que l'on peut extraire du sein de la terre.

On distingue les fossiles en deux ordres, savoir, les fossiles d'origine minérale naturelle : ceux-ci comprennent, en général, tous les corps minéraux dans lesquels on n'aperçoit aucune trace d'une organisation, soit végétale, soit animale ; et les fossiles d'accidens : ceux-ci comprennent les corps végétaux et animaux pétrifiés. *Voyez* Pétrifications.

FOUILLE-MERDE. Surnom que l'on donne au scarabée stercoraire, insecte coléoptère, parce qu'il se tient sur les excrémens. *Voyez* Scarabée stercoraire.

FOUINE, ou BELETTE. *Mustella.* Animal quadrupède mammifère, de l'ordre des carnassiers carnivores.

La fouine ressemble beaucoup au putois ; mais la couleur de son poil est plus foncée. Son odeur est moins désagréable, sa chair moins mauvaise, sa peau est une fourrure moins estimée. Cet animal fait beaucoup de ravage dans les poulaillers ; sa fiente a quelquefois l'odeur de musc.

La belette est un animal du genre de fouines. Elle est rousse en dessus, blanche en dessous, avec une tache plus foncée sur la bouche.

Elle est plus petite, mais aussi sanguinaire que le putois.

FOUGÈRE COMMUNE, *vulgo* FEMELLE. *Filix silvestris, Filix ramosa major, pinnulis obtusis non dentatis.* (Pl. XX, fig. 116.) Cette plante est généralement connue ; elle croît le long des chemins, dans les forêts ombragées, dans les lieux sauvages et déserts. Elle appartient à la cryptogamie de l'ordre des fougères de *Linneus*, et à la seizième classe (fleurs apétales) de *Tournefort*.

Sa tige s'élève à la hauteur de trois à six pieds (1 à 2 mètres); elle est droite, ferme, solide, un peu anguleuse, rameuse, remplie de moëlle; ses feuilles sont disposées en ailes, plus petites que celles de la fougère mâle , obtuses, sans dents, vertes au dessus, blanches au dessous. Ses fruits sont sur le dos des feuilles : ses racines sont oblongues, grosses comme le doigt, noires en dehors, blanches en dedans, empreintes d'un suc gluant, d'une saveur amère, et traçantes en terre.

Les feuilles de cette plante servent pour garnir les caisses d'embalage. On brûle toute la plante pour en obtenir la cendre qui contient beaucoup de potasse carbonatée , et dont on se sert avantageusement pour faciliter la fusion du sable avec lequel on fait le verre, dit de *fougère*.

La racine est estimée propre pour faire mourir les vers.

FOUGÈRE MALE. *Polypodium , filix mas. Filix mas non ramosa , pinnulis latis , densis , minutim dentatis.* Plante de la cryptogamie de l'ordre des fougères , de *Linneus* , et de la seizième classe (fleurs à pétales) de *Tournefort*.

Cette plante pousse , de sa racine , des feuilles grandes , amples , rudes , dures , faciles à rompre , vertes , d'une odeur forte et agréable, longue d'environ un pied et demi (484 mi‒ limètres), disposées en aîles : composées de plusieurs autres petites feuilles , ou découpées jusque vers la côte , dentelées en leurs bords. Elles portent leurs fruits en semences sur leur dos ; ces fruits sont le plus souvent rangés à double rang le long de leurs découpures ; ils ont la forme d'un fer à cheval, appliqué immédiatement sur ces feuilles, et sont comme rivés par derrière. Chaque fruit est recouvert d'une membrane relevée en bosse , laquelle se flétrit , se ride , diminue de volume , et laisse apercevoir une grande quantité de coques ou vessies presque ovales , entourées d'un cordon à grains de chapelet , et qui répandent beaucoup de semences menues.

La racine est un assemblage de grosses fibres charnues, jointes les unes aux autres , de couleur noire.

Cette plante n'a point de tige : elle se plaît dans les lieux découverts , pierreux.

On se sert particulièrement de la racine en poudre , dans les maladies des vers, pour chasser le lait , et dans la suppression des règles. La dose est depuis un demi gros (2 grammes) jusqu'à trois gros (12 grammes) : elle fait la base du remède contre le *tænia*.

FOULQUE. *Fulica.* Oiseau échassier pressirostre, c'est‒à‒ dire qu'il est haut monté sur le tarse, et que son bec, qui est médiocre, est comprimé sur les côtés.

La foulque a sur le front une tache blanche qui rougit au

printems. Ses doigts ne sont pas palmés : mais chacun d'eux est bordé d'une membrane : elle se nourrit de poissons.

FOURMI. *Formica.* La fourmi est un insecte hyménoptère dont on distingue trois variétés; savoir la fourmi rousse et noire (*rufa*), la fourmi brune (*fusca*), la fourmi rouge (*rubra*).

L'histoire de la fourmi est curieuse ; cet animale est cité comme un modèle d'activité et de prévoyance. Il est bon d'examiner jusqu'à quel point il porte l'une et l'autre Une fourmillière est une petite république composée de trois genres de fourmis ; savoir : les mâles, les femelles qui sont ailées, et les fourmis mulets, que l'on nomme *travailleuses*, et qui sont sans ailes.

La paix, l'union, la bonne intelligence règnent dans l'intérieur de la république ; mais c'est parce que chaque espèce individuelle remplit sa destinée telle qu'elle a été ordonnée par la nature. Les fourmis mâles et femelles mènent une vie errante et vagabonde, n'ont pas de plus importante affaire que celle de jouir de toute leur liberté, de tous les plaisirs auxquels elles peuvent se livrer, tandis que les fourmis travailleuses se livrent perpétuellement au travail, s'occupent du soin des provisions, entretiennent propre l'intérieur de l'habitation, et surveillent avec un zèle merveilleux, les œufs déposés par les femelles, et dont la garde leur est confiée. Suivons des yeux une colonie qui commence à s'établir ; nous la verrons constamment se former dans un terrain ferme, au pied d'un mur ou d'un arbre à l'exposition du soleil ; nous apercevrons une et quelquefois plusieurs cavités en forme de voûte cintrée, qui conduisent dans un souterrain que les fourmis mulets forment en enlevant la terre à l'aide de leur mâchoire. Un grand ordre règne dans leurs travaux ; tandis que l'une vient de détacher une molécule de terre et va la jeter au dehors, l'autre rentre pour travailler. Toutes occupées à se former une retraite d'un pied (325 millim.) et plus de profondeur, elles ne pensent à manger que lorsqu'il ne leur reste plus rien à faire. C'est dans cet antre caverneux, soutenu par les racines des arbres et des plantes, que les fourmis se réunissent, vivent en société, se mettent à l'abri des orages de l'été, des glaces de l'hiver, et qu'elles prennent soin des œufs que viennent y déposer les femelles. C'est à l'approche du printems qu'il faut voir avec quel zèle les fourmis ouvrières se chargent entre leurs deux mâchoires, des vers nouvellement éclos, pour les exposer aux premiers rayons d'un beau soleil. Ces petits animaux étant trop foibles pour aller chercher

leur nourriture, c'est pour eux principalement que l'on va,
que l'on vient, que l'on court, que l'on s'empresse; on apporte,
on amasse; la fourmi trop chargée de butin, est aidée par
sa compagne qui la rencontre; tous ces vivres ramassés avec
tant d'ardeur pendant le jour, sont consommés dans le même
jour; le caveau souterrain est la salle du festin; chaque fourmi
vient y prendre son repas; tout est commun dans la petite
république, grâce à la bonté complaisante des fourmis mulets, et les petits vers sont nourris à leurs frais. Bientôt ces
derniers se changent en nymphes : dans cet état ils ne prennent point de nourriture. Nouveaux soins de la part des mulets pour favoriser leur dernière métamorphose, et ces soins
bienfaisans ne peuvent être suppléés par aucunes précautions
humaines. L'insecte renaissant déchire son voile blanc et transparent, et laisse apercevoir l'animal dans son état de perfection. Il est ailé, s'il est mâle ou femelle, et sans aile, s'il n'a
point de sexe. Les mâles des fourmis ne servent qu'à la pro-
pagation; ils sont plus petits que les fourmis femelles. Les
deux sexes ont une petite écaille relevée, placée sur le filet
qui joint le corps au corcelet. C'est en l'air que se fait l'accouplement des fourmis. On ignore ce que deviennent les
mâles pendant l'hiver, s'ils périssent naturellement, ou sont victimes de la fureur des fourmis ouvrières; quant aux femelles,
elles périssent tous les hivers. On a long-tems imaginé que les
fourmis faisoient des provisions pour l'hiver, mais on étoit
dans l'erreur. Les fourmis mulets qui survivent à la rigueur
de la saison, la passent dans un état de stupeur ou d'engour-
dissement, qui suspend le besoin de l'aliment; elles ne reprennent leur activité qu'avec le réveil de la nature.

Les fourmis des bois sont plus grosses que celles des jardins;
elles sont aussi plus redoutables. Armées d'un petit aiguillon
caché dans la partie postérieure du ventre, elles blessent celui
qui les irrite: Leur piqûre occasionne une démangeaison
chaude et douloureuse. Elles sont carnivores; elles se nourrissent d'animaux morts, de charogne, de grenouilles, de
lézard, etc.

Ce qu'on vend dans les marchés pour des œufs de fourmis, sont des vers nouvellement éclos, c'est-à-dire des larves
de fourmis, dont les faisandeaux, les rossignols et les perdrix
sont très-friands.

Les principaux ennemis sont les formicales, les pies et d'autres oiseaux. Ces insectes ne font point de tort aux arbres,
comme on l'imagine; en Suisse, on les fait servir à détruire
les chenilles.

Les fourmis sont d'usage en pharmacie et en chimie. On retire l'acide des fourmis, particulièrement de la grosse fourmi rousse, soit en la distillant à la cornue, soit en les lessivant avec de l'eau bouillante. On en retire aussi une huile fixe et un extrait. L'eau de *magnanimité* d'Hoffman, est de l'alcool chargé d'un peu d'huile volatile que ce fluide a extrait des fourmis par la macération. On prétend que cette liqueur rend plus habile à l'acte de la génération. On ne l'emploie que par gouttes, dans une boisson appropriée.

Nota. La résine laque est un produit excrétoire des végétaux, que les fourmis volantes du Pégu, du Bengale et du Malabar, viennent déposer sur les branches des arbres pour en former leurs habitations.

FRAGAIRE. Nom dérivé du latin *fragaria*, qui signifie fraisier, en françois. *Voyez* Fraisier.

FRAGON. Nom que l'on donne à une plante plus connue sous le nom de *houx frélon* ou petit houx. *Voyez* Houx frélon.

FRAI DE GRENOUILLES ou SPERNIOLE. Matière liquide, visqueuse, transparente, blanche, remplie de petits œufs noirs, que l'on trouve sur la surface des eaux marécageuses.

Ce sont des grappes d'œufs qu'ont déposés les grenouilles. On s'en sert extérieurement pour calmer les douleurs qui procèdent d'inflammation. On en fait une eau distillée appelée *eau de frai de grenouilles.* On en prépare une huile par infusion dans l'huile d'olives.

Le frai de grenouilles entre dans la composition de l'emplâtre de *Vigo.*

FRAISIER ou FRAGAIRE. *Fragaria vulgaris. Fragaria vesca.* Plante de l'icosandrie polyginie de *Linneus*, et de la sixième classe (rosacées) de *Tournefort*.

Cette plante pousse de sa racine plusieurs pétioles et pédicules longs, velus, menus, portant les uns des feuilles, au nombre de trois ; les autres des fleurs. Elle pousse en outre des fibres ou filamens qui serpentent à terre, qui y prennent racines, et qui en multiplient l'espèce : ses feuilles sont oblongues, d'une largeur médiocre, dentelées, crénelées tout au tour, veinées, velues, vertes en dessus, blanches en dessous : ses fleurs sont attachées quatre ou cinq sur un même pédicule ; elles sont composées de plusieurs pétales blancs, disposés en rose, soutenus par un calice découpé en dix parties : son fruit est rond ou ovale, rempli de suc, vert au commencement, puis blanc, puis rouge lorsqu'il est mûr, d'une odeur agréable, d'une saveur vineuse délicieuse. Il contient des semences menues; il porte le nom de *fragum*, fraise : quelquefois il mûrit blanc. Sa racine est fibreuse, de couleur brune ou noirâtre.

Le fraisier croît dans les bois ; on le cultive dans les jardins : il y en a de toutes les saisons.

Le fruit est rafraîchissant ; la racine est apéritive. On fait une eau distillée avec ses fruits.

Fragaria de *fragrare*, sentir bon.

FRAMBOISIER. *Framboesia. Rubus idæus spinosus fructu rubro*. Arbrisseau de l'icosandrie polygamie de *Linneus*, et de la vingt-unième classe (fleurs en rose) de *Tournefort*.

Cet arbrisseau croît à la hauteur d'un homme : ses branches sont tendres, vertes, médullaires, garnies de petites épines peu piquantes : ses feuilles sont semblables à celles de la ronce ordinaire, mais plus tendres, plus molles, vertes en dessus, blanchâtres en dessous : ses fleurs sont composées de cinq pétales disposés en rose, et soutenus par un calice découpé : son fruit est plus gros que la fraise, rond, un peu velu, composé de plusieurs bayes rassemblées et réunies les unes aux autres, de couleur rouge, ordinairement d'une odeur très-agréable, remplies d'un suc doux vineux, renfermant chacune une semence : sa racine est longue, traçante, se divisant en plusieurs branches. On cultive cet arbrisseau dans les jardins.

On se sert en médecine des feuilles du framboisier, comme étant astringentes : elles sont employées en gargarisme, dans les maux de gorge et des gencives.

Son fruit est servi sur les tables; on les mange avec du sucre : on en fait usage dans les fièvres, dans les affections scorbutiques.

On prépare avec les framboises, une gelée, un rob, un vinaigre framboisé, un sirop de framboise, de vinaigre framboisé, une eau distillée.

FRANCIN. C'est une espèce de parchemin préparé avec la peau d'un veau de lait. Les flamands lui ont donné le nom de *francin. Voyez* Velin.

FRAXINELLE. Surnom de la racine de dictame blanc, plante de la décandrie monogynie, laquelle croît en Italie et dans le midi de la France.

Le nom de fraxinelle lui vient de *fraxino*, frêne, parce que les feuilles de cette plante ressemblent à celles du frêne.

Voyez Dictame blanc.

FRELON ou GUÊPE. *Crabro*. Insecte hyménoptère et tétraptère, dont on connoit un grand nombre d'espèces. Les plus remarquables sont la guêpe frélon et la guêpe commune. Cette dernière est la plus grosse de toutes ; son corcelet porte trois rangées de points jaunâtres.

La guêpe a le corps lisse, les antennes brisées ; elle n'a point de trompe, mais l'anus est armé d'un aiguillon dont la piqûre excite une douleur insupportable avec enflure. L'ammoniaque est le remède assuré, pour dissiper la douleur comme par enchantement.

Les guêpes se construisent des cellules hexagones pour y déposer leurs œufs, dans des greniers, dans des vieux murs, ou des vieux arbres, sous la terre et sur des branches d'arbres. Les larves ne tardent pas à éclore, et les guêpes les nourrissent d'un miel moins doux que celui des abeilles. Ces larves changent plusieurs fois de peau, se transforment en nymphes : alors les guêpes ferment leurs avéoles avec une calotte, et l'insecte, devenu parfait, brise ce dôme, sort, et travaille comme les autres.

Les alvéoles ne sont point de cire comme ceux des abeilles ; ils sont formés de brins de bois pourris imprégnés d'une liqueur gommeuse qui sort de leur bouche, et qui donne à cette matière quelque consistance.

Les guêpes vivent en société de douze, de vingt, et quelquefois plus, mais jamais en aussi grand nombre que les abeilles. On ne s'en sert point en médecine.

FRESAIE. Oiseau de nuit ou de proie, qui ressemble beaucoup à la chouette. *Voyez* Effraie.

FRÊNE. *Fraxinus excelsior.* Le frêne est un gros et grand arbre de la polygamie dioécie de *Linneus*, et de la dix-huitième classe (fleurs staminées) de *Tournefort*. Sa tige est droite, rameuse, couverte d'une écorce unie, cendrée, verdâtre : son bois est dur, uni, blanc : ses feuilles sont oblongues, rangées par paires le long d'une côte qui est terminée par une seule feuille dentelée, d'une saveur amère et âcre : ses fleurs sont des étamines disposées en grapes, qui naissent avant les feuilles : son fruit est une follicule membraneuse, oblongue, formée en langue d'oiseau, plate, fort déliée dans sa pointe, renfermant dans sa base une semence oblongue ou presque ovale, aplatie, blanche, moëlleuse, d'une saveur âcre et amère. Ce fruit porte le nom d'*ornithoglosse*, parce qu'il ressemble à la langue d'un oiseau. Ses racines sont grandes et traçantes.

Cet arbre croît aux lieux humides, au bord des rivières, vers les prés.

La seconde écorce du frêne est employée avantageusement à

la place du quinquina du Pérou, dans les fièvres intermittentes.

Sa semence est employée dans la lithiasie ou formation des pierres dans les reins, dans la vessie ; et ses feuilles, dans la morsure des serpens.

La manne s'obtient par les incisions que l'on fait à une espèce de frêne appelé *fraxinus rotundifolia*, lequel croît en Calabre, en Sicile, au mont Saint-Ange et à l'Atolfe.

C'est sur les frênes que se rassemblent les cantharides.

FRITILLAIRE. *Fritillaria præcox, purpureâ variegata meleagris.* Plante de l'hexandrie monogynie de *Linneus.* Cette plante est recherchée des jardiniers fleuristes, à cause de la beauté de sa fleur. Sa tige s'élève à la hauteur d'un pied (325 millimètres) ou environ ; elle est grêle, ronde, lisse, de couleur verte, tirant sur le noir, fongueuse en dedans, portant six ou sept feuilles rangées sans ordre, médiocrement longues, étroites, creuses, semblables à celles de la barbe de bouc, d'une saveur aigre. Sa fleur est placée à la sommité de la tige ; elle est ordinairement unique, quelquefois il y en a deux, rarement trois. Cette fleur est belle, composée de six pétales disposés en manière de cloche ; elle est inclinée, marbrée comme par tablettes, en façon de damier, de diverses couleurs, purpurine, incarnate, rouge, blanche, très-agréable à la vue. Son fruit est oblong, triangulaire, divisé en trois loges remplies de semences. Sa racine est bulbeuse, composée de deux tubercules demi-sphériques.

La fritillaire croît en Italie, en France. On la cultive dans les jardins.

La racine est digestive, émolliente, étant cuite sous la cendre, et appliquée extérieurement.

Fritillaria a fritillo, damier.

Meleagris, de l'oiseau de ce nom, qui est la perdrix de Barbarie ou de Guinée, dont les plumes sont émaillées de diverses couleurs.

FROMAGER ou GOSSAMPIN. *Gossampinus, gossypium.*
Arbre des Indes, de la monadelphie polyandrie de *Linneus.* Cet arbre croît à la hauteur du picca : sa tige est droite, verte : ses rameaux sont rangés par ordre, opposés les uns aux autres : ses feuilles sont incisées profondément, d'une belle couleur verte-gaie : ses fleurs sont rouges ; elles sont en tuyaux oblongs. Le coton que donne ce fruit est connu sous le nom de laine de gossampin. Les Indiens en font des lits, comme nous faisons avec le duvet des oiseaux. On assure qu'on pourroit en fabriquer des chapeaux.

FROMAGER. *Saàmouna. Siliquifera Brasiliensis arbor ,
digitalis foliis serratis , floribus teucii purpureis.* C'est un bel
arbre des Indes qui croit dans la Caroline , dans le Brésil , et que
Linneus a placé dans l'heptandrie monogynie de son système
des plantes.

Le haut et le bas du tronc de cet arbre sont de la grosseur
ordinaire aux autres arbres , mais la partie du milieu est renflée
de plus du double tout autour. Son bois est épineux , gris en
dehors , blanc en dedans , moëlleux , poreux comme du liége :
ses feuilles sont oblongues , veineuses , dentelées en leurs bords ,
attachées cinq à cinq à de longs pétioles , comme celles du pen-
taphyllum : ses fruits sont des gousses oblongues , qui contiennent des pois rouges.

On coupe les épines de cet arbre pendant qu'elles sont vertes ,
et l'on en tire un suc que l'on estime excellent pour les inflammations des yeux , pour arrêter les larmes involontaires. On en
introduit dans les yeux , ou on les en frotte tout autour.

Le nom de fromager lui a été donné à cause de son bois , qui
ressemble à du fromage mollet.

FROMENT. Plante céréale ou graminée , qui produit ce
grain devenu en France un aliment de première nécessité , lorsqu'il a été réduit en farine , et celle-ci convertie en pain.
Voyez Blé.

FRUITS (DES). Les fruits sont les derniers produits de la
végétation ; ils succèdent à la fleur , et ils sont essentiellement
le résultat de la fécondation opérée par l'insertion du pollen
des étamines , qui sont les parties mâles des fleurs , dans les pistils qui sont les parties femelles. Cette fécondation s'opère par
le concours des deux sexes , et par une puissance génératrice
absolument égale à celle qui appartient aux animaux. Le développement du germe , la naissance de l'embrion , la protection
qu'il reçoit , son accroissement , toutes les phases , tous les degrés qu'il parcourt avant d'être amené à son dernier état de
perfection , sont autant de sujets d'observations pour le naturaliste. S'il prolonge son examen et ses remarques , il reconnoît que ce qui mérite de porter justement le nom de *fruit,* c'est
cette partie qui renferme les organes propres à la reproduction
de l'espèce. Mais il est des usages que l'on doit respecter ; personne n'ignore que les fruits sont le *nec plus ultra* de la végétation , et que dans une infinité d'espèces , on a donné le nom
de fruit à ce qui n'étoit que son péricarpe; nous n'interviendrons
pas contre cet usage , et nous continuerons de distinguer les
fruits des semences proprement dites.

Lorsqu'un fruit est parvenu à sa parfaite maturité, la plante n'est plus parée que d'un reste d'ornemens ; la sève ne s'élève plus du collet de la racine dans la tige ; les feuilles qui sont les plus près de la terre jaunissent, se flétrissent, se dessèchent, et tombent les premières ; celles qui sont dans les parties supérieures de la plante n'y conservent de leur verdeur qu'autant de tems que ces endroits des tiges retiennent encore un peu des sucs propres qui leur fournissent de l'humidité. Bientôt elles languissent et tombent à leur tour : la plante a rempli le vœu de la nature ; elle périra si elle est annuelle, ou elle demeurera dans un repos absolu si elle est vivace, jusqu'au réveil de la nature. Celle-ci, toujours admirable, toujours prévoyante dans ses opérations, n'amène pas un fruit sans le pourvoir d'une enveloppe, sans lui donner une défense quelconque qui le protége contre les intempéries des saisons, ou les attaques des insectes rongeurs qui pourroient altérer et même détruire ses facultés reproductrices.

Tous les fruits sont enfermés dans une enveloppe que les botanistes nomment *péricarpe*. Ce péricarpe est plus ou moins charnu, plus ou moins solide ou consistant, selon la disposition qu'a le fruit proprement dit, d'être altéré par la pression, ou de devenir l'objet de la voracité des insectes. Quelle immense variété ! quel trésor de richesses dont la nature est sagement prodigue envers nous ! Tout à la fois bienfaisante et sage, libérale et économe, elle nous offre ses dons les uns après les autres, pour varier, pour multiplier nos jouissances ! Elle produit des fruits printaniers, des fruits dans les premiers tems de l'été, quelques-uns au milieu de cette seconde saison, d'autres qui n'arrivent à leur maturité que dans l'automne, d'autres enfin qui ne sont bons à manger que dans la saison de l'hiver.

Le naturaliste ne compte pas les fruits par la distinction des genres ; son œil ébloui, enchanté à l'aspect d'un spectacle aussi magnifique que celui que lui offre l'immense variété des produits de la nature dans chacun de ses règnes, devient observateur, et le dispose à la reconnoissance. Il remercie le créateur qui a pourvu à ses besoins avec tant de magnificence ; il reconnoît qu'il n'y a qu'un être infini qui ait pu opérer une si grande merveille, et qu'elle ne peut pas être l'ouvrage du hazard.

Les botanistes, pour faciliter l'étude de la botanique et la connoissance des végétaux en particulier, ont établi huit genres de fruit, auxquels quelques-uns ont ajouté un neuvième, qui est la noix.

Les huit genres de fruits sont la capsule, la coque, la gousse, la silique, la drupe ou fruit à noyaux, la pomme, la baye et le cône. Nous laisserons aux botanistes à expliquer les différences qui caractérisent chacun de ces genres, notre objet essentiel est de les présenter sous les rapports de leur utilité dans l'économie domestique, dans l'usage pharmaceutique, soit par les services que quelques-uns d'eux rendent aux arts. C'est une méthode particulière, c'est un mode, j'ose dire nouveau, que j'ai adopté.

Le naturaliste, le pharmacien, l'artiste quel qu'il soit, l'économe, ne se bornent pas à la distinction pure et simple des productions naturelles par leurs surfaces; tous desirent, tous veulent savoir en jouir de toutes les manières possibles. Est-il question des fruits? chacun les considère depuis leur naissance jusqu'à leur maturité, et il tâche d'en jouir à tous les âges, à toutes les époques, en les soumettant à telle ou telle préparation. L'observateur remarque non-seulement les différences qui existent dans les divers âges d'un même fruit, mais encore celles que l'on rencontre dans les diverses espèces. Il remarque leur forme, leur volume, leur odeur, leur couleur, leur saveur, leur propriété intégrante, et il en tire des conséquences, soit pour leurs usages, soit pour l'application que l'on peut en faire dans l'économie domestique ou dans les différens arts. Il voit encore qu'il est des fruits qui sont tellement propres à tels ou tels climats, que malgré les plus grands soins dirigés par l'art, on ne parvient qu'imparfaitement à les faire naître sur un autre sol et dans une autre température que celle qui leur est naturelle. L'ananas des îles de l'Amérique, par exemple, que l'on a transplanté en France, n'y atteindra jamais ce degré de perfection égal à celui qu'il acquiert sur son sol naturel. Dans notre pays même, où la différence des longitudes n'est pas très-considérable, une plante transplantée du lieu de son origine en un autre lieu, dégénère très-promptement, souvent même n'arrive pas à sa maturité. C'est ainsi que nous voyons les divers plans de vigne qui donnent des raisins d'une saveur si agréable sur la Côte-d'Or, de Volnay et de Pomard, ne produire au nord de la France que du raisin d'une qualité inferieure la première année, et qui dégénère successivement, au point de ne plus reconnoître son origine. Je pourrois étendre cette remarque sur bien d'autres sujets, mais elle est trop bien sentie, et ce ne seroit qu'une redondance.

La première distinction des fruits dans leur acception générale, porte donc sur la différence des lieux où ils naissent. On les distingue en fruits indigènes et fruits exotiques. Les premiers comprennent ceux qui naissent dans notre pays; les seconds, ceux qui naissent dans les pays étrangers.

Il est des fruits dont l'usage paroît uniquement réservé à celui de nos tables, soit comme fruits alimentaires, soit comme fruits de desserts; il en est d'autres qui servent plus particulièrement à la médecine; quelques-uns, qui sont aromatiques, servent à l'assaisonnement de nos cuisines et aussi à la médecine; d'autres qui sont propres à l'art du teinturier; d'autres encore utiles à nos manufactures; enfin, il est des fruits grus ou sauvages dont on sait tirer parti de plusieurs manières. Il importe donc de les rapprocher par voie d'analogie, et de les distinguer les uns des autres, en les présentant sous différens cadres, de manière à apprécier plus facilement les services qu'ils peuvent nous rendre.

Division des fruits.

1. Fruits comestibles frais.
2. Fruits secs ou de carême.
3. Fruits médicinaux.
4. Fruits aromatiques ou d'épicerie.
5. Fruits à teinture.
6. Fruits légumineux.
7. Fruits de terre ou de potager.
8. Fruits propres aux manufactures.
9. Fruits grus ou sauvages.
10. Fruits vides ou écorces de fruits.

Voyez mon cours élémentaire d'histoire naturelle pharmaceutique.

FRUIT DU BAUMIER. *Carpo balsamum.* Ce fruit appartient à un arbre originaire de l'Arabie heureuse, et que l'on cultive actuellement en Egypte, dans les jardins du grand-Caire. Cet arbre qui est beau et grand, appartient à l'octandrie monogynie de *Linneus. Voyez* Baume de Judée.

Le fruit du baumier est à peu près semblable à des grains de poivre, ou à des cubèbes. Il devient ridé, en séchant; mais il conserve long-tems son odeur, qui est aromatique, et sa saveur qui est amère. On nous l'apporte sec de l'Egypte. Il entre dans la composition de la thériaque et du mithridate.

Ses propriétés médicinales sont stimulantes.

Carpo balsamum, de *carpos*, fruit, et *balsamon*, baume.

FRUITS DU COTONIER. C'est le fruit d'une plante et d'un arbre qui sont l'un et l'autre de la monadelphie polyandrie de *Linneus.* C'est dans l'intérieur de ce fruit que l'on trouve ce duvet connu sous le nom de coton. *Voyez* Coton.

FRUITS DES INDES, PERNICIEUX. *Nuci prunifera, arbor nux insana.* Ce fruit naît sur un arbre grand comme un cerisier, lequel croît dans les Indes. *Linneus* l'a désigné sous

39*

le nom latin, *nuci prunifera, arbor americana, fructu saponario orbiculato, monococco nigro.*

En effet, ce fruit est gros comme nos petites prunes, rond, couvert d'une écorce dure, rude, rougeâtre, renfermant un noyau membraneux, noir, et marqué d'une tache blanche assez grande. La pulpe qui recouvre ce noyau, est noire, semblable à celle de la prune sauvage : son amande est ferme, de couleur cendrée.

Ce fruit occasionne des vertiges à ceux qui en mangent, souvent même le délire, ou bien il excite le cours de ventre.

On peut l'employer extérieurement en pommade, pour calmer les douleurs.

FRUIT DU MAHOT. C'est le fruit d'un arbrisseau de ce nom, qui croît aux Antilles. *Préfontaine* dit qu'il est commun à la Guyane. Son coton ou duvet, est semblable à la laine de gossampin : il est fin, de couleur tannée, et très-doux au toucher.

FUMETERRE. *Fumaria officinalis* (*Pl.* XIII, *fig.* 73). Plante de la diadelphie hexandrie de *Linneus*, et de la onzième classe (anomale) de *Tournefort.*

Cette plante pousse plusieurs tiges à la hauteur d'un pied et demi (487 millimètres) ou environ : elles sont quarrées, vides, partie de couleur purpurine, partie de couleur verte-blanchâtre. Ses feuilles sont découpées menu ; attachées à de longs pétioles anguleux. Ses fleurs sont petites, composées de deux pétales de couleur purpurine ou violette pâle, et quelquefois tout-à-fait blanche. Son fruit est une capsule membraneuse, ronde ou oblongue, qui renferme deux graines menues, rondes. Toute la plante a une saveur amère.

La fumeterre est stomachique, anti-acide. On en fait usage dans les maladies herpétiques ou cutanées, dans la cachexie : on l'emploie récente ou sèche, en infusion, ou en suc exprimé et dépuré.

On en fait un syrop, un extrait : les feuilles entrent dans la composition du vin anti-scorbutique, du sirop de chicorée composé de rhubarbe, de l'alcool général.

FURET. *Furo.* Le furet est un animal mammifère, carnassier, carnivore, plus mince et plus alongé que la belette. Son poil est de couleur d'un jaune pâle. C'est l'ennemi le plus déclaré du lapin : il va le chercher au fond de son trou ; là, il l'attaque, le saisit par le col, lui perce le nez et la tête, suce son sang, dont il s'enivre quelquefois au point qu'il s'endort sur la place. On ne peut le réveiller et le faire sortir que par la fumée. Il est d'une complexion délicate, et il dort continuellement. On l'élève pour la chasse aux lapins.

On prétend que sa chair est bonne contre la morsure du serpent.

FUSAIN, ou BONNET DE PRÊTRE. *Evonymus, vulgaris granis rubentibus, sive fusanus.* Le fusain est un petit arbre rameux, haut à peu près comme le grenadier, de la pentandrie monogynie de *Linneus*, et de la vingt-unième classe (rosacées) de *Tournefort.*

La tige de ce petit arbre est solide, facile à fendre, de couleur jaunâtre, tirant sur le blanc, couverte d'une écorce verte. Ses feuilles sont oblongues, pointues, crénelées, molles : ses fleurs sont petites, de couleur pâle, composées de quatre ou cinq pétales, disposées en rose, renfermant cinq étamines et un pistil, lequel devient un fruit qui se divise en deux loges. Les semences sont contenues dans quatre capsules, qui renferment chacune une petite graine oblongue, solide, de couleur safranée en dehors, remplie d'une moëlle blanche, d'une saveur amère et désagréable (1).

Les feuilles et les fruits du fusain sont un poison pour les brebis et les chèvres. Le fruit excite le vomissement aux hommes, à la dose de trois ou quatre.

Le fruit tue les poux et les lentes : sa décoction appliquée extérieurement, guérit la gratelle.

Le bois sert à faire des fuseaux : son charbon est propre pour la poudre à canon.

FUSTET. *Rhus cotinus coriaria coccigria, scotanum vulgò.* Arbrisseau de la pentandrie trigynie de *Linneus*, et de la vingt-unième classe (fleurs en rose) de *Tournefort.*

Cet arbrisseau croît dans l'Italie, aux pieds des Appenins, dans la Carniole, et dans la Provence. Il s'élève à la hauteur de six à sept pieds (2 mètres et demi); ses rameaux sont ronds, couverts d'une écorce rougeâtre, obscure. Ses feuilles sont larges, veineuses, simples, presque rondes, unies et vertes. Ses fleurs naissent aux sommités des branches, et sont disposées en manière de grappes. Chaque fleur est composée de cinq pétales, disposés en rose, de couleur obscure, tirant sur le purpurin, mous comme de la laine. Ses fruits sont des graines clair-semées, dans une espèce de bourre ; elles sont grosses comme des len-tilles, formées en cœur, de couleur brune ou rouge-noire. La racine est ligneuse.

On se sert, en médecine, des feuilles, comme étant vul-néraires et astringentes : elles contiennent du tanin et de

_____

(1) On peut, d'après les expériences de M. *Chaussier*, retirer de ses graines une huile d'une saveur âcre, mais très-propre à l'usage des lampes.

l'acide gallique, et elles servent aux corroyeurs pour passer les peaux en façon de sumac.

Le bois est d'un beau jaune veiné ; il est employé par les ébénistes et les luthiers. Les teinturiers s'en servent dans leurs teintures ; il fournit une belle couleur orangée, mais qui n'est pas solide. Si on le mêle avec du bleu de Prusse, il produit une couleur verte ; mêlé avec de la cochenille, on obtient une couleur jonquille, ou celle du chamois.

Le nom de *coccigria*, en françois, coccigrue, lui vient de *coccos*, grain, et *agrios*, *silvestris*, comme si l'on disoit *grain sauvage*, ou encore, de l'idée attachée au mot coccigrue, par lequel on entend bien peu de chose, parce que la graine du fustet est petite, si on la compare à la hauteur de l'arbrisseau.

On se sert des feuilles du fustet, au lieu du sumac.

G

GADOLINITE. Minéral de couleur noire, que monsieur *Ekeberg* a d'abord nommé *ytria*, de celui d'yterby, lieu de la Suède où elle fut découverte par M. *Gadolin*. Mais le professeur *Vauquelin* lui a donné le nom de *gadolinite*, par reconnoissance pour le savant qui a fait connoître, le premier, cette pierre : et il a réservé le nom d'ytria pour la terre salifiable que l'on en obtient par l'analyse.

La gadolinite présente dans sa cassure un *facies* vitreux. Sa pesanteur spécifique est, d'après *Haüy*, de 4,497. Elle raye légèrement le quartz, et donne des étincelles par le choc avec l'acier : elle manifeste une action très-sensible sur le barreau aimanté.

M. *Vauquelin* en a fait l'analyse après M. *Ekeberg*, et il y a trouvé

Ytria	35
Silice	25,5
Fer oxidé.	25
Manganèse oxidé	2
Chaux.	2
	89,5

C'est de ce minéral dont les pharmaciens chimistes obtiennent la terre nommée *ytria*. *Voyez* ce mot.

GAILLET CROCHANT. Plante, espèce de caillet, plus connue sous le nom de grateron, et qui appartient à la tétrandrie monogynie de *Linneus*. Le nom de crochant lui vient de ce que ses graines sont hérissées de petits poils rudes et crochus. *Voyez* Grateron.

GAILLET VRAI. Plante de la tétrandrie monogynie de *Linneus* , et de la première classe de *Tournefort*. C'est la plante connue sous le nom de caille lait. *Voyez* ce mot.

GAINIER , ARBRE DE JUDA. *Siliquastrum* , *siliqua silvestris rotundifolia. Arbor judæ.* (*Pl.* VIII , *fig.* 48.) C'est un arbre de la décandrie monogynie de *Linneus* , et de la vingt-deuxième classe (légumineuses) de *Tournefort*.

Cette arbre pousse des rameaux éloignés les uns des autres , couverts d'une écorce purpurine noirâtre. Ses fleurs naissent avant les feuilles , dans la saison du printems ; elles sont légumineuses , belles , agréables , purpurines , réunies plusieurs ensemble , attachées à des pédicules courts , noirs , composées chacune de cinq pétales , dont les deux inférieurs des côtés surpassent en grandeur les supérieurs , ce qui est le contraire des fleurs légumineuses des autres plantes. Ses fruits sont de longues gousses , d'environ demi-pied (172 millimètres) , très-aplaties , membraneuses , purpurines , contenant des semences presque ovales , dures , plus grosses que des lentilles : ses feuilles naissent seules et s'alternent le long des branches ; elles sont rondes comme celles de l'asarum ou cabaret , mais plus grandes , nerveuses , vertes en dessus , blanchâtres en dessous.

Cet arbre croît en Italie , en Espagne , à Narbonne et dans les pays chauds de la France.

Ses gousses sont astringentes.

GALANGA OFFICINAL. *Maranta-galanga.* Racine d'une plante de la monandrie monogynie de *Linneus* , que l'on nous apporte sèche des Indes. On en distingue deux espèces , l'une majeure et l'autre mineure.

Le galanga majeur , est une racine assez grosse , couverte d'une écorce rougeâtre , solide , d'une saveur piquante , âcre. Les vinaigriers s'en servent pour donner une force piquante à leur vinaigre.

Le galanga mineur , est une racine grosse comme le doigt , dure , rougeâtre en dehors et en dedans , d'une odeur et d'une saveur plus aromatique que le galanga majeur. On nous l'apporte de la Chine , coupée en morceaux , de la grosseur des avelines. C'est ce galanga mineur que l'on préfère pour les usages de la médecine et de la pharmacie.

Les propriétés de cette racine résident dans son principe résineux. Sa saveur est amère, âcre, aromatique, plus piquante que le gingembre. Elle est stimulante, stomachique, emménagogue.

On l'emploie dans la dyspepsie ou digestion laborieuse, dans la paralysie de la langue, les coliques venteuses, et le mal de mer, à la dose de dix à quinze grains. (5 à 7 décigram.)

On s'en sert extérieurement dans les maladies herpétiques.

Le galanga entre dans la composition de l'orviétan, de l'alcool impérial, du baume fioraventi, etc. Galanga est un mot arabe.

GALBANUM. C'est une gomme résine, appelée vulgairement *gomme galbanum*, qui découle par incision de la racine d'une plante appelée *ferula galbanifera, ferulago latiore folio, sive bubon galbanum*, laquelle plante est de la pentandrie digynie de *Linneus*, et croît en Afrique.

On distingue deux sortes de galbanum, dans le commerce, l'une en sorte, et l'autre en larmes détachées. Cette dernière est celle à laquelle on donne la préférence : elle exsude dans la belle saison de l'année : elle est jaune extérieurement, et blanchâtre dans son intérieur.

Le galbanum en sorte est en masse agglutinée, molasse, visqueuse.

L'une et l'autre sont d'une saveur amère, âcre, d'une odeur d'ail, pénétrante.

Le galbanum est stimulant, anti-spasmodique, emménagogue, expectorant, résolutif. On s'en sert intérieurement dans l'hystérie, l'asthme, l'asthénie, à la dose de vingt grains (1 gramme) jusqu'à un gros (4 grammes), en forme d'émulsion ou en pilules.

On l'emploie extérieurement, pour résoudre et amollir les tumeurs.

On nous apporte le galbanum, de Syrie et de Perse. Il entre dans la thériaque, l'orviétan, le diascordium, et dans plusieurs baumes, onguents et emplâtres.

GALÈNE ou ALQUI-FOUX. La galène est un nom particulièrement affecté à la mine du plomb minéralisé par le soufre, et dont les parties sont disposées en cubes. On en distingue de plusieurs espèces, et il est très-important de ne pas les confondre, parce qu'elles offrent des différences sensibles dans les quantités d'argent qu'elles contiennent.

1°. La galène cubique. Ses cubes, plus ou moins gros, se trouvent isolés ou groupés. On en trouve aussi en octaèdres réguliers. C'est la moins riche de toutes en argent.

2°. La galène massive, c'est-à-dire, qui est en masse sans aucune configuration régulière. Cette espèce se rencontre à Sainte-Marie-aux-Mines.

3°. La galène à grandes facettes. Elle ne paroît pas formée de cristaux réguliers, mais elle est toute composée de grandes lames. C'est singulièrement cette espèce que les ouvriers appellent *alqui-foux*, et dont ils se servent pour vernisser les poteries. Elle est très-pauvre en argent.

4°. La galène à petites facettes. Celle-ci paroît formée comme le mica, de petites écailles blanches et fort brillantes: on la met au rang des mines d'argent, parce qu'elle contient une assez grande quantité de ce métal. Telle est la mine de Pompéan.

5°. La galène à petits grains, c'est-à-dire, dont le grain est fort serré. Elle est aussi fort riche en argent, et se trouve dans le même lieu que la précédente. L'une et l'autre se trouvent aussi abondamment à Ramelzberg en Saxe.

On peut dire en général, qu'il y a très-peu de galène qui ne contienne de l'argent. On ne connoît guère que celle de Wilach en Carinthie, qui n'en contienne point.

6°. Enfin la galène cristallisée comme le plomb spathique, en prismes hexagones ou en colonnes cylindriques. On la trouve, comme les deux précédentes, dans les mines d'Huelgoet. Elle est peu riche en argent. Il paroît que c'est du plomb spathique qui s'est minéralisé sans avoir rien perdu de sa forme.

Essai de la galène.

Pour faire l'essai d'une galène, on la pile, on la torréfie, on mêle le minerai torréfié avec trois parties de flux noir ; on procède à la fusion, et on obtient un culot métallique qui indique les proportions du plomb.

Bergman propose d'essayer la galène par l'acide nitrique, qui dissout le plomb sans attaquer le soufre ; ensuite on précipite la dissolution par le carbonate de soude. Cent trente-deux de précipité équivalent à cent de métal. Si la mine contient de l'argent, on verse sur le précipité de l'ammoniaque fluor, qui dissout l'argent oxidé; on fait évaporer l'ammoniaque, et on fait fondre le métal pour l'obtenir en culot.

Exploitation en grand de la mine de plomb.

Pour exploiter la mine de plomb, dite *galène*, voici comme on s'y prend à Pompéan. On commence par la trier pour séparer la mine grasse ou pure de la mine de bocard et de la gangue qui ne contient point de métal; on bocarde le minerai, et on le lave avec beaucoup de soin sur des tables légèrement inclinées pour en séparer la gangue, comme plus légère : ensuite on grille ce minerai dans des fourneaux de réverbère, où on l'agite pour qu'il soit grillé dans toutes ses surfaces. Lorsque la surface commence à devenir pâteuse, on la recouvre de charbon ; on remue le mélange ; on augmente le feu : le plomb ruisselle de tous côtés, et va se rendre dans un bassin pratiqué à un des côtés du fourneau. Ce bassin est percé d'un trou que l'on a tenu bouché avec de la terre glaise, et que l'on débouche à volonté pour recevoir le plomb fondu dans une case brasquée. Les scories qui restent sur l'aire du fourneau, et qui contiennent encore du plomb, sont fondues dans un fourneau à manche (1). Tout le plomb obtenu, on le fait fondre de nouveau, et on le coule en saumons, espèces de lingotières à trois angles. Il contient de l'argent. Le procédé pour séparer l'argent que contient le plomb, est précisément le même que celui à l'aide duquel on prépare en grand l'oxide de plomb demi-vitreux rouge, plus connu dans le commerce sous le nom de *litharge*. (*Voyez oxide de plomb demi-vitreux rouge*). Pour compléter l'article de l'exploitation de la mine de plomb en grand, nous ajouterons que lorsqu'on en a séparé l'argent par l'affinage, on fait fondre le plomb qui a été oxidé, à travers des charbons, et qu'on le coule de même en saumons. Ce métal ne contient plus d'argent, ou tout au plus quelques atômes, et porte le nom de *plomb d'œuvre*.

La mine de plomb spathique se fond entre les charbons, de même que les oxides de plomb.

GALET. Quartz agathe de forme arrondie. C'est une matière minérale scintillante, faisant feu avec l'acier, de nature siliceuse, qui se trouve arrondie extérieurement par le roulis des eaux. On trouve de ces galets sur le bord de la mer : quelques-uns offrent, dans leur intérieur, des géodes de calcédoine ou de quartz cristallisés ; d'autres renferment de l'eau, et sont nommés *enhydres*.

Ces minéraux sont des objets de curiosité pour le naturaliste observateur.

GALIPOT, POIX JAUNE, POIX DE BOURGOGNE, BARRAS. *Pix alba*. Le galipot est de deux sortes, l'une naturelle, et l'autre obtenue par l'art.

---

(1) Fourneau à manche. En terme de monnoie, c'est un fourneau dont on se sert pour l'affinage des cases et des glettes ou scories, qui contiennent des matières métalliques. (*Voyez* Oxide de plomb demi-vitreux rouge, pour plus ample instruction.)

Le galipot naturel est celui que l'on ramasse sur les pins et sapins que l'on a incisés pour en retirer la térébenthine liquide. Les derniers produits de l'exsudation qui restent adhérents à la tige, acquièrent avec le tems, et au moyen de la température, qui devient plus froide, à mesure que l'on approche de la saison de l'hiver, une consistance demie-solide, et forment à l'endroit des incisions, une croûte épaisse de deux travers de doigt ou environ. On enlève cette matière avec un fer tranchant.

Pour procéder à cette opération, on étend une toile mouillée au pied de l'arbre, que l'on gratte fortement du haut en bas sur la surface de l'incision, et on met cette matière, en masse, sous des hangards. Cette opération se nomme *barresca*, d'où vraisemblablement on a formé le mot *barras*.

Ce galipot naturel est blanc dans son origine; mais il devient jaune par son contact avec la lumière. Les quantités que l'on en obtient, ne suffiroient pas pour tous les objets de consommation auxquels il sert. L'art a suppléé à la nature, à cet égard.

On prend de la térébenthine, on la met dans de grandes chaudières placées sur des fourneaux à demeure, et on fait évaporer l'huile de térébenthine, à l'aide d'une douce chaleur, en agitant sans cesse. La térébenthine s'épaissit et acquiert la consistance d'une poix molle. On la coule, lorsqu'elle est encore chaude, dans de grands baquets garnis d'eau, où elle se réfroidit, et on la met dans de grandes tonnes, pour la distribuer dans le commerce.

Pour purifier le galipot, soit naturel, soit obtenu par l'art, on le fait liquéfier à une douce chaleur, et on le filtre à travers des filtres de paille.

Si l'on étend ce galipot avec de l'huile de térébenthine, on obtient la térébenthine commune.

Le nom de poix de Bourgogne lui vient de ce que la première a été, dit-on, préparée en Bourgogne; mais on la prépare dans les environs de Bayonne, et à la tête de Buck, à dix lieues de Bordeaux.

Poix blanche et jaune, à cause de sa ténacité et de sa couleur.

Le galipot est un excellent maturatif; il entre dans la composition des emplâtres épispastique, diabotanum, de bétoine, de ciguë.

GALLATES. C'est ainsi que l'on nomme les combinaisons qui participent d'une base salifiable, ou des oxides métalliques, avec l'acide gallique : on ajoute le nom de la base salifiable,

pour exprimer la nature ou l'espèce de gallate ; exemples :
gallates de baryte, de strontiane, de chaux, de magnésie, de
potasse, d'or, d'argent, de cuivre, de fer, etc.

Ces sortes de gallates sont encore très-peu connus : on ne
connoît bien que le gallate de fer, que l'on opère dans la
préparation de l'encre à écrire ou de la teinture noire.

GALLE, NOIX DE GALLE. *Galla.* La galle est un pro-
duit excrétoire opéré par la piqûre de l'insecte *cynips* (*voy.* ce
mot) sur les feuilles, les pétioles des feuilles d'une espèce de
chêne connu sous le nom de *quercus cenis.*

C'est une espèce de coque ou protubérance arrondie, de la
grosseur d'une petite noix, d'où on lui a donné le nom de
noix de galle. Cette coque est, à proprement parler, le nid
de l'insecte dénommé, où il dépose ses œufs et s'enferme lui-
même, où il périt, et où ses œufs éclosent et passent par
toutes leurs métamorphoses jusqu'à ce qu'ils soient insectes
parfaits.

On distingue deux qualités de galles ; savoir, les galles du
levant et celles de pays ou de France. Les premières sont de
trois sortes ; les unes sont noirâtres, d'autres verdâtres, et les
troisièmes sont blanchâtres : les vertes et les noires servent à la
teinture, à faire l'encre, à composer le noir des corroyeurs ;
les blanches servent à teindre les toiles en général, aux foulons, aux tanneurs, aux chapeliers.

Les galles du levant sont garnies de petites éminences qui
les rendent raboteuses : celles de France, au contraire, sont
lisses, légères, nues, plus petites et de couleur rougeâtre : elles
nous viennent de nos pays méridionaux.

Les teinturiers en soie les emploient pour faire le noir
écru.

On s'en sert en médecine, comme d'un astringent : on les
réduit en poudre et on en fait une pommade pour les hémorrhoïdes.

On doit les choisir pleines, entières, pesantes et non trouées.
On donne le nom de *galle à l'épines*, à celles qui viennent
d'Alep.

M. *Deyeux* en a fait l'analyse, et a fait remarquer que cette
excrétion ne contient point un principe astringent particulier,
mais que la saveur astringente est due toute entière à la réunion composée d'un corps muqueux, d'une matière extractive,
d'une espèce de résine et d'un acide particulier connu sous le
nom d'*acide gallique.*

On prépare avec les galles une infusion, une décoction à
l'eau, un alcool de galle qui sert de réactif pour reconnoître

la présence du fer dans les eaux ferrugineuses , celle de la gélatine animale dans les liquides qui la contiennent , et qui se
trouve précipitée par le tanin. On en sépare le tanin par une
opération chimique, et l'acide gallique par un autre procédé.
Voyez mon Manuel du Pharmacien chimiste.

GALLIN. Les chimistes donnent le nom de gallin à l'acide
gallique impur qui existe dans l'eau saturée des principes du
tan , et dont on a séparé le tanin par les peaux animales que
l'on a plongées dans cette eau.

Le gallin contient , outre l'acide gallique , une petite portion
d'extrait. Il désoxigène les matières animales , les débrûle , les
gonfle , les distend , et dispose les peaux à se combiner avec
le tanin.

Si l'on verse du muriate d'étain (1) dans une décoction de
noix de galle , le tanin se précipite , et la liqueur contient le
gallin et l'acide muriatique.

GALLIOTE. Plante de l'icosandrie polyginie de *Linneus*,
et de la sixième classe (rosacées) de *Tournefort*.

C'est particulièrement de la racine connue sous le nom de
caryophillata , dont on fait usage en médecine et en pharmacie.

Galliote est le surnom de benoite. *Voyez* Benoite.

GALLUCHAT. Peau d'un poisson chondroptérigien , c'est-
à-dire dont les nageoires sont cartilagineuses , lequel est connu
sous le nom de *roussette*.

Cette peau, teinte en vert, a été nommée *galluchat* , du
nom d'un gaînier qui le premier en fit usage pour couvrir les
étuis de poche. *Voyez* Peau de roussette.

GAMMAROLITES. Ce sont des crabes pétrifiés. Cette sorte
de pétrification est à l'état de carbonate calcaire.

GANDS DE NOTRE-DAME. Plante de la didynamie angiospermie de *Linneus* , et de la troisième classe (personnées)
de *Tournefort*.

On lui a donné le nom de gands de Notre-Dame , à cause de
la forme de sa fleur. *Voyez* Digitale.

GANGUE. On donne le nom de gangue aux couches de
pierres dans lesquelles sont renfermés les minerais métalliques.
Ces pierres sont ordinairement du quartz et du spath, soit calcaire , soit fluorique. Une gangue est formée du lit ou sol
pierreux sur lequel pose le minerai, et la partie qui le recouvre se nomme le toit. Il paroît que la gangue se forme en
même tems que le minerai métallique.

---

(1) Expérience annoncée par M. *Proust.*

GARANCE. *Rubia tinctorum sativa.*.Racine d'une plante de la tétrandrie monogynie de *Linneus.*

Cette racine est longue, ronde, de la grosseur d'un tuyau de plume d'oie, ligneuse, rougeâtre extérieurement, jaunâtre intérieurement, d'une saveur styptique amère.

Les propriétés de cette racine résident dans son extractif astringent : elle est fortifiante, diurétique ; elle colore l'urine et même les os, étant prise intérieurement. On en fait usage dans les maladies du poumon, du foie, dans le rachitisme, la jaunisse, à la dose d'une once (3o gram. 572 milligr.) pour trois livres d'eau (1 killogr. 5 hectogrammes) réduite à deux livres (1 kilogramme). On en prend un petit verre trois ou quatre fois par jour.

Son plus grand usage est pour la teinture. On doit à M. *Haussman* un procédé pour obtenir de la garance la plus grande beauté et la solidité de la couleur connue sous le nom de rouge du levant ou d'Andrinople.

La garance entre dans la composition du sirop d'armoise, de l'alcool général. On nous l'apporte sèche, de la Zélande, des environs de Lille, de l'Italie et de Montpellier, où on cultive la plante. Les Hollandois en font un très-grand commerce.

GARDE-ROBE. Plante de la syngénésie polygamie égale de *Linneus*, et de la famille des flosculeuses, douzième classe de *Tournefort. Voyez* Aurone femelle.

GARGOULETTES DE TERRE DE PATNA. Ce sont des espèces de bouteilles ou vases préparés avec une terre de couleur grise tirant sur lé jaune, qui porte le nom de *terre de patna.* Cette terre a toutes les propriétés de l'argille ; elle est remarquable par son extrême légèreté et la tenacité de ses parties.

Les vases de cette espèce de terre, se préparent au Mogol, et sont purement de curiosité. On en voit dans les cabinets d'histoire naturelle.

La terre de patna s'imprègne d'eau comme l'argille, et n'est pas propre à la retenir sans déformer les vases qui la contiennent. Elle est absorbante comme la terre *sigillée.*

GAROU. Petit arbrisseau dont la racine est d'usage pour les catarrhes, les fluxions qui tombent sur les yeux. *Voyez* Thymélée.

GAROU FAUX. Racine du thymélée, dont on fait usage comme exutoir. *Voyez* Bois gentil.

GAUDE ou HERBE JAUNE. *Reseda luteola foliis lanceolatis integris: calycibus quadrifidis.* Plante de la dodécandrie tri-

gynie de *Linneus*, et de la onzième classe (anomales) de
Tournefort.

Cette plante pousse de sa racine des feuilles oblongues,
étroites; douces au toucher : il s'élève d'entre elles des tiges
à la hauteur de trois pieds (1 mètre), dures, vertes, rameuses, ornées de feuilles plus petites que les radicales, et
garnies, le long de leurs sommités, de petites fleurs dont les
pétales sont inégaux, d'une belle couleur jaune-verte : ses
fruits sont des capsules rondes terminées par trois pointes ;
ils renferment des semences menues, presques rondes, noirâtres : la racine est grosse, quelquefois, comme le pouce,
ligneuse, blanche, d'une saveur âcre. Toute cette plante, en
séchant, devient jaune. On la cultive dans le Languedoc, la
Normandie, la Picardie, d'où on l'envoie sèche.

Les teinturiers font usage de cette plante pour la teinture
en jaune. La potasse aide à la dissolution de son extractif colorant, et l'alun fixe ce principe.

La racine est apéritive.

Luteola a luteo, jaune, parce qu'elle donne une couleur
jaune.

GAYAC. Le gayac est un arbre grand comme un noyer,
qui croît dans les Indes et en Amérique. Il appartient à la
décandrie monogynie de *Linneus*.

Le bois de gayac est d'un grand usage en médecine, en
pharmacie et dans les arts : c'est un des quatre bois sudorifiques. *Voyez* Bois de gayac.

GAZ ou FLUIDES ÉLASTIQUES. Les gaz ou fluides élastiques, sont des corps dont les molécules sont dans un état de
division telle qu'elles jouissent d'une mobilité extrême, et
qu'elles sont plus ou moins susceptibles de compression. Leur
compressibilité est la cause immédiate de leur élasticité. En
effet, pour qu'un corps soit réputé élastique, il faut qu'il
puisse être comprimé, pour reprendre ensuite son état naturel dès que la force de compression cesse d'avoir lieu. Les
degrés d'élasticité des gaz ou fluides aériformes, ne sont pas
les mêmes pour tous ; ils varient nécessairement, en conséquence de leur légèreté ou pesanteur spécifique. Mais à quoi
doit-on rapporter la cause de leur état gazeux ? Point de doute
que ce ne soit à la quantité plus ou moins considérable de
calorique qui entre dans la combinaison de ces corps, et à la
force d'attraction qui existe entre ces corps d'une part et le
calorique de l'autre. Il faut distinguer ici la différence qui
existe entre ce que l'on entend par capacité et conductibilité

du calorique, ou attraction pour le calorique. Lorsque les molécules d'un corps sont tenues écartées par le calorique de manière qu'elles soient dans l'état aériforme par leur extrême division, leur état gazeux n'est qu'accidentel, et la rencontre d'un corps froid les rétablit bientôt dans l'état qui leur est plus naturel. Il n'en est pas de même des fluides élastiques qui doivent leur état gazeux à leur véritable combinaison avec le calorique; pour que ceux-ci cessent d'être aériformes, il faut que la soustraction du calorique soit opérée par une véritable décomposition et combinaison nouvelle, soit du calorique avec un autre corps, soit de la base elle-même du fluide gazeux avec une substance avec laquelle elle forme un nouveau combiné. Ainsi la distinction des fluides élastiques gazeux en permanens et non permanens, est purement gratuite : chaque corps naturel est doué du genre d'agrégation qui lui est propre; ses modifications dans sa consistance ne sont jamais que des accidens qu'il doit, soit à la présence, soit à l'absence du calorique.

Il étoit bon de s'entendre sur la véritable signification des gaz ou fluides élastiques proprement dits. Essayons de les faire connoître maintenant pour ce qu'ils sont en eux-mêmes, et d'indiquer quels sont les caractères qui les distinguent entre eux.

Tout fluide élastique est composé d'une base ou simple ou composée, et de calorique, dans l'état de combinaison. Ces bases exigent plus ou moins de calorique pour être tenues en dissolution, et être amenées à l'état aériforme. On peut donc attribuer à leur plus ou moins grande tendance à la combinaison avec cet agent de répulsion, leur pesanteur spécifique, leur ressort, lorsqu'ils jouissent de l'état gazeux. Nous avons dit que les fluides élastiques avoient une base ou simple ou composée. Il est donc possible de les distinguer entre eux en simples et composés. Ceux que nous présenterons comme simples, ne seront que la dissolution d'une base unique avec le calorique : ceux que nous regardons comme composés, sont le résultat de deux bases ou substances simples, au moins, avec le calorique. Nous examinerons d'abord les fluides élastiques les plus simples, tels que les gaz oxigène, azote, hydrogène, afin d'en prendre occasion de parler de l'air atmosphérique qui est formé de gaz oxigène et de gaz azote. Quant aux autres gaz aériformes plus composés que les trois que nous venons de nommer, nous les citerons à mesure que la circonstance l'ordonnera, mais seulement comme objets essentiels à la pharmacie.

Du gaz oxigène.

La gaz oxigène est un fluide élastique, invisible, inodore lorsqu'il est parfaitement pur, et qui participe de l'union d'une base particulière avec le calorique. M. *Priestley*, à qui l'on doit sa découverte, lui a donné le nom d'*air déphlogistiqué*, parce que l'ayant retiré d'un oxide métallique, il étoit persuadé que cet oxide ne contenoit point de phlogistique, et que ce qui en dérivoit étoit nécessairement déphlogistiqué. D'autres chimistes, particulièrement le célèbre *Lavoisier*, lui ont donné le nom d'*air vital*, à cause de ses éminentes propriétés pour la vie animale; mais ce qui a déterminé à lui donner par préférence le nom de gaz oxigène, c'est qu'on a remarqué qu'il étoit, ou du moins sa base, un des principes générateurs des acides, en sorte que ce nom est composé de deux mots grecs, dont le premier signifie *acide*, et le second *générateur*.

Ce fluide élastique joue un grand rôle dans l'histoire naturelle et dans la chimie, à raison de sa grande tendance à la combinaison avec presque tous les corps de la nature. Nous allons essayer de le faire connoître par ses côtés les plus saillants.

L'oxigène, autrement la base du gaz oxigène, est un corps *sui generis*, que l'on ne connoît que par ses propriétés physiques, et qui ne se rencontre jamais libre dans la nature. Combiné avec le calorique, il forme alors ce que l'on nomme gaz oxigène, et c'est sous cet état de fluide élastique qu'il peut être considéré, après la lumière et le calorique, comme le premier et le principal agent des corps de la nature. En effet, ce gaz est le premier principe de la vie animale et végétale; il est pareillement celui de la combustion; et ce qu'il y a de plus extraordinaire, c'est que s'il contribue à la formation, au développement des organes de la vie, il fait insensiblement parcourir à celle-ci toutes les phases de l'âge, depuis le premier jusqu'au dernier; en sorte que de principe générateur qu'il est d'abord à l'égard des corps organisés, il en devient insensiblement l'agent destructeur. Son rôle, à l'égard des corps inorganiques, n'est pas moins digne de remarque; il change les propriétés des corps simples en se combinant avec eux, et il en forme des êtres tout-à-fait divers entre eux, non-seulement à raison de la diversité des matières avec lesquelles il se combine, mais même en conséquence du point de saturation dans lequel il se rencontre avec elles.

En posant comme une vérité démontrée, que le gaz oxigène est le principe essentiel de toute espèce de combustion, nous annonçons réellement qu'il est tout à-la-fois un agent de création et de destruction. Si nous le considérons comme le principe général de la respiration, nous le reconnoissons pour l'agent nécessaire et indispensable à la vie animale.

Les corps dont on peut obtenir le gaz oxigène (1), sont principalement les oxides métalliques ; mais il faut savoir que tous les métaux oxidés ne le cèdent pas aussi facilement les uns que les autres ; qu'il faut, à l'égard de certains d'entre eux, employer une très-haute température, afin de parvenir à l'en séparer, et qu'il en est très-peu en général, qui n'exigent un nouveau corps d'intermède, tant est grande l'attraction que les métaux ont pour ce fluide élastique.

Parmi les métaux oxidés, on retire le gaz oxigène,

1°. De l'oxide rouge de mercure ou précipité, *per se* ;

2°. De l'oxide rouge de mercure par l'acide nitrique ;

3°. De l'oxide de manganèse seul, ou par l'intermède de l'acide sulfurique ;

4°. Du muriate suroxigéné de potasse ;

5°. Des feuilles des plantes exposées à la lumière.

Le gaz oxigène combiné avec le gaz azote, dans les proportions de vingt-trois parties sur soixante-treize de celui-ci, et de quatre d'acide carbonique, forme de l'air atmosphérique. Dans les proportions inverses, il forme du gaz nitrique. Avec l'hydrogène, il forme de l'eau ; avec les métaux, des oxides.

Du gaz hydrogène.

Le gaz hydrogène est un fluide élastique simple, de nature inflammable, qui est composé d'une base *sui generis*, et de calorique, dans l'état de combinaison.

Le gaz hydrogène, le plus pur que l'on puisse obtenir, est celui que l'on retire de la décomposition de l'eau ; mais on l'obtient en assez grande quantité de la vase qui procède de la décomposition des végétaux, par suite de la fermentation putride. On obtient encore ce gaz par suite de l'analyse des corps végétaux et animaux, par le feu, à une température supérieure à celle de l'eau bouillante.

Le gaz hydrogène combiné avec le gaz oxigène par l'intermède de l'étincelle électrique, forme de l'eau ; combiné avec

---

(1) Ce gaz est plus pesant que l'air atmosphérique. Un pied cube de gaz oxigène pèse 765 grains. Un pied cube d'air ne pèse que 730 grains. Le gaz oxigène est un stimulus très-actif.

l'azote, il forme de l'ammoniaque ; combiné avec le soufre, le phosphore, le carbone, il forme de l'hydrogène sulfuré, phosphoré et carboné.

Le gaz hydrogène est combustible, et n'est pas propre à la combustion : une bougie allumée et plongée dans ce fluide s'y éteint aussitôt. Il n'est pas non plus propre à la respiration (1) ; les animaux que l'on plonge dans ce gaz éprouvent de violentes convulsions, et périssent presque aussitôt.

Les caractères qui distinguent le gaz hydrogène, sont son odeur, qui est assez désagréable ; son inflammabilité avec flamme, son élasticité et sa légèreté, sur laquelle est fondée la théorie des aérostats. Ce gaz est treize fois plus léger que l'air atmosphérique. C'est au gaz hydrogène qui s'élève de la terre, et qui va occuper la région supérieure de l'atmosphère, que l'on doit attribuer la formation des météores lumineux et aqueux dans l'air, tels que les éclairs, le tonnerre, les aurores boréales, les globes de feu, ces corps enflammés qui semblent filer, et que le vulgaire nomme *étoiles tombantes* ; enfin, la grêle et les pluies d'orage qui sont occasionnées par l'inflammation instantanée et rapide de ce gaz par l'oxigène, à l'aide de l'étincelle électrique.

Du gaz azote (2).

Le gaz azote est un fluide élastique, composé d'une base *sui generis*, qui n'est pas plus connue que les autres, et de calorique. Ce gaz est placé au rang des combustibles simples, et brûle effectivement lorsqu'il est en contact avec le gaz oxigène et secondé de l'étincelle électrique : mais ce gaz combustible brûle sans donner de flamme sensible. On lui a donné le nom d'*azote* de l'*a* privatif des Grecs, qui signifie *sans*, et de *zoot*, vie, parce qu'il n'est pas propre à l'entretien de la vie. Mais ce nom ne lui conviendrait pas mieux sous ce rapport qu'aux autres gaz élastiques non respirables. Cependant il fallait le distinguer et lui donner un nom quelconque ; on a adopté celui d'azote par préférence, parce qu'il s'obtient le plus abondamment des animaux, et que *zoos* signifie animal.

Ce gaz élastique est plus léger d'un centième et demi que l'air atmosphérique. Il n'a point de saveur sensible ; son odeur est fade et comme animale. Quoique le gaz azote soit de nature

---

(1) Les physiciens pathologistes ont observé que le gaz hydrogène pur étoit somnifère.

(2) Le gaz azote a une faculté assoupissante. Le gaz oxide d'azote est un puissant tonique.

40*

délétère, il est cependant d'une utilité indispensable dans le système animal. Seul, il n'est point propre à la respiration ; mais uni à l'oxigène dans les proportions de soixante-douze parties sur vingt-trois de ce dernier, et quatre d'acide carbonique, il constitue l'air atmosphérique le plus propre à la respiration des animaux.

L'azote, ou si on l'aime mieux, la base du gaz azote, est un des principes qui semblent le mieux convenir à l'organisme animal ; on a même été jusqu'à donner, aux végétaux qui en contiennent, le nom de *plantes animales :* ce qu'il y a de certain, c'est que ce sont les animaux qui le fournissent le plus abondamment. On doit à M. *Bertholet* un procédé pour le retirer de la chair musculaire. Ce procédé consiste à couper de la chair par morceaux ; on l'introduit dans une cornue ; on verse par-dessus de l'acide nitrique affoibli ; on monte l'appareil pneumato-chimique, et on distille au bain de sable. Le gaz azote va se rendre dans la cloche pneumatique, et on le recueille dans des vessies ou bouteilles que l'on a soin de bien boucher.

La gaz azote, combiné avec le gaz hydrogène, forme l'ammoniaque ; combiné avec l'oxigène dans les proportions inverses de la même combinaison pour l'air atmosphérique, il forme du gaz nitrique. Lorsque les proportions d'azote surpassent le terme de saturation avec le gaz oxigène, alors il y a formation de gaz nitreux.

Les vessies natatoires des carpes contiennent du gaz azote, au rapport de M. *Fourcroy.*

Nota. On peut obtenir du gaz azote par la décomposition de l'air atmosphérique, par l'oxidation des métaux, et par la combustion du phosphore, etc. etc.

De l'air atmosphérique.

L'air est un fluide élastique, composé de quatre substances bien distinctes ; savoir : d'azote, d'oxigène, de gaz acide carbonique, et de calorique. Ainsi est composé ce fluide, que les physiciens du tems d'*Empédocle* et d'*Aristote,* regardoient comme un corps très-simple ; en un mot, comme un élément.

Les proportions de l'azote, d'après les dernières expériences de M. *Bertholet,* sont de 73 parties sur 23 d'oxigène, et 4 d'acide carbonique. Sans le contact de l'étincelle électrique, l'azote et l'oxigène ne se seroient pas combinés. Ces deux corps sont fondus dans le calorique avec qui ils sont si parfaitement combinés, qu'ils demeurent constamment dans l'état de fluide

gazeux, jusqu'à ce qu'on leur présente un autre corps qui en
sépare ce principe (le calorique) par la force d'attraction.
Quant à l'acide carbonique, il paroît qu'il y est seulement
dissous sans y être combiné.

Outre les principes que nous venons d'annoncer comme
faisant parties constituantes de l'air atmosphérique, on doit
y comprendre aussi l'eau, sinon comme principe composant,
du moins comme corps d'accident, à raison de la propriété
qu'a l'air de la dissoudre, et comme nécessaire à la respiration pour tempérer l'effet d'un air trop sec sur l'organe du
poumon.

Les propriétés physiques de l'air sont d'être invisible, inodore, incolore, grave ou pesant, d'une extrême mobilité, et
susceptible de condensation, de compression et de raréfaction.
Il est essentiel à la végétation, à la respiration, conséquemment à la vie des animaux. L'air est le conducteur de la lumière, du son, du fluide électrique, le principe essentiel de
toute espèce de combustion : il se laisse facilement pénétrer,
et il pénètre lui-même assez facilement les corps qui jouissent
d'une certaine perméabilité. Cependant les matières transparentes que la lumière traverse avec promptitude lui résistent ;
il en est même qui sont traversées par l'eau, les dissolutions
salines, les huiles, l'alcool, que l'air ne peut traverser.

Le pharmacien-chimiste a besoin de connoître l'air, d'a-
bord comme naturaliste, ensuite comme physicien et comme
chimiste.

Comme naturaliste, il sait que l'air atmosphérique, jusqu'à
la hauteur d'une demi-lieue au-dessus de notre horizon, n'est
pas pur à beaucoup près ; qu'outre l'eau qu'il tient en dissolution, il est chargé de miasmes de toutes espèces, d'émanations qui se dégagent des végétaux et des animaux, tant à
l'état de vie qu'à celui de fermentation putride ; qu'enfin cette
atmosphère est un véritable chaos. Il sait que sa gravité ou
pesanteur spécifique, est ou relative ou absolue ; que lorsque
l'air, qui environne la terre, se meut et tourne avec elle par
un mouvement égal, il existe alors un calme parfait ; que
dans ce moment l'air jouit de tout son poids, et que le mercure
est au maximum d'élévation dans le tube du baromètre. Qu'au
contraire il est au minimum lorsque les couches d'air sont
interrompues dans leur gravité par des vents horizontaux, etc. :
enfin il sait apprécier les différens états de l'air, sec, humide, ou complettement saturé d'eau. Cette connoissance de
l'air lui est essentielle pour faire usage à propos de la vapo-

risation spontanée, pour la préparation de certains medica-
mens que l'humidité peut altérer, etc.

L'examen de l'air, comme physicien, outre les premières
idées générales que nous en avons données plus haut, porte
principalement, à l'égard du pharmacien, sur ses diverses
températures.

Il n'est personne qui ne connoisse l'instrument nommé
thermomètre. Cet instrument marque o à la température de la
glace commençante ou fondante : l'échelle de graduation ascendante est destinée pour les températures plus élevées ; et
celle qui est descendante, pour les températures froides. L'application des diverses températures à l'art du pharmacien, est
non moins curieuse qu'importante.

Tous les degrés au-dessous de zéro sont des degrés de froid.
Les végétaux et les animaux vivans ont un terme de capacité
pour supporter le froid, comme pour supporter le chaud.
L'homme le plus robuste périroit bientôt, s'il étoit dans une
atmosphère froide à 3o, 31 et 32 degrés au-dessous de zéro.
C'est à ce degré que s'opère la congélation du mercure.

C'est dans les températures froides, à des degrés plus ou
moins éloignés de o, que les corps fluides, de quelque nature
qu'ils soient, peuvent acquérir plus ou moins de solidité. Le
pharmacien sait tirer parti de cette circonstance d'un excessif
froid, pour concentrer du vinaigre par la congélation de l'eau ;
de même pour faire acquérir plus de degrés d'acidité aux sucs
de citron et de berberis; pour priver le vin de sa surabondance
d'eau : pour rapprocher les sels dont les molécules sont trop
étendues dans l'eau ; pour réduire en poudre les gommes résines et les résines, etc. Tous les corps organiques qui sont
plongés dans une atmosphère dont la température est à o et
un peu au-dessus, peuvent se conserver dans leur état
naturel, sans éprouver d'altération sensible, pourvu que d'ailleurs ils ne contiennent pas en eux-mêmes toutes les conditions propres à la fermentation. C'est ainsi que l'on conserve
les pêches, les abricots, la plupart des fruits tels que pommes et
poires. C'est depuis cette température jusqu'à 5 degrés au plus
au-dessus de o, que l'on doit opérer les macérations à l'alcool
aqueux, à l'alcool sec, au vin, au vinaigre, pour les espèces
de ratafias, les vins et les vinaigres médicinaux (1). La température de 10 degrés est celle qui convient le mieux à la vie
animale ; on peut la supporter jusqu'à 20 et même 25 degrés;

---

(1) Les huiles de pharmacie se préparent aussi par la macération. La température ne
doit pas être plus élevée que de 6 à 8 degrés.

à 3o, elle est insupportable, et à 34 l'homme le plus robuste
périrait.

Les corps organisés entrent en fermentation à dix degrés
de température, et celle-ci augmente successivement, et s'é-
lève jusqu'à 6o, 7o degrés et au-delà, suivant l'espèce et le
volume du corps fermentescible.

L'examen chimique de l'air, consiste dans les moyens dont
on fait usage pour en faire l'analyse. Pour prouver que l'air
est composé de tant de parties d'azote sur tant d'autres d'oxigène et d'acide carbonique, on introduit de l'air dans une
cloche, on met dans son intérieur et contre ses parois un poids
déterminé de phosphore ; on l'échauffe, il brûle en absorbant
l'oxigène : on pèse le phosphore qui reste et l'acide phospho-
reux qui s'est formé ; on absorbe l'acide carbonique avec de
la magnésie calcinée, et on reconnoît le poids de l'air qui
reste et celui de l'azote mis à nu.

On voit par ce procédé analytique de l'air, que les matières
combustibles peuvent servir à opérer sa décomposition ; mais
cette décomposition ne peut avoir lieu que par l'attraction du
combustible employé pour l'oxigène de l'air, et le choix de
ce combustible décomposant n'est pas indifférent. Cet art
d'analyser l'air est devenu l'origine de l'*eudiometrie* ou l'art
de reconnoître la pureté de l'air ; et on a donné le nom
d'*eudiomètres* aux instrumens propres à l'eudiométrie. C'est au
docteur *Priestley* que l'on doit la découverte de la première
méthode eudiométrique. Il reconnut que le gaz nitreux absor-
boit le gaz oxigène des fluides respirables, et il le fit servir à
ses expériences eudiométriques. *Fontana* a perfectionné cet art
autant qu'il étoit susceptible de l'être : M. *Bertholet* a publié
un mémoire particulier sur l'eudiométrie, et *Humbold*, après
avoir comparé et examiné les diverses substances employées
pour reconnoître la quantité d'oxigène contenue dans une partie donnée d'air atmosphérique, préféra le gaz nitreux employé
par *Priestley*, indiqué par *Fontana* ; mais pour être plus assuré de la quantité d'azote contenue dans le gaz nitreux, il
proposa de le laver dans une dissolution de sulfate de fer qui,
selon lui, absorbe tout le gaz nitreux, mais non l'azote qui
y est mêlé.

M. *Bertholet* s'est occupé de l'action du sulfate de fer sur le
gaz nitreux, et il a reconnu que par la lotion du gaz nitreux
dans une dissolution de sulfate de fer, le gaz nitreux n'est
pas seulement absorbé, mais décomposé, et qu'il abandonne
une partie de son azote pour se changer en acide nitreux ; en
sorte qu'il pense que le gaz nitreux peut différer dans les pro-

portions de l'azote et de l'oxigène, mais quil ne contient point d'azote en simple mélange.

M. *Volta* a imaginé son eudiomètre, qu'il a fondé sur la détonnation du gaz hydrogène ; *Schèle* a proposé les sulfures ; et après ce chimiste, M. *Guyton* s'est servi du même moyen pour son eudiomètre décrit dans le deuxième cahier du *Journal Polytechnique.*

GAZELLE ou PORTE MUSC. Petit mammifère antilope, c'est-à-dire dont les cornes sont recourbées et annelées, qui naît aux royaumes de Boutan et de Tonquin.

Cet animal a la couleur et la figure d'une biche ; son poil est long comme le petit doigt d'un enfant, formé en spirale, sec, et se rompant facilement. Il porte, dans son double estomac, un bézoar ou calcul auquel on attribuoit autrefois de grandes propriétés médicales. *Voyez* Bézoar. Il porte aussi sous le ventre une petite poche ou vessie qui renferme une matière extracto-résineuse très-odorante, connue sous le nom de musc.

Voyez Musc.

GÉLATINE. La gélatine est un principe immédiat des végétaux et des animaux, mais dont le caractère qui la distingue est propre à chacun de ces deux ordres de corps organisés, en sorte qu'on ne peut pas la considérer comme un corps identique.

La gélatine végétale est douce au toucher, se liquéfie à une douce chaleur, n'est pas susceptible d'acquérir une grande ténacité des parties par l'évaporation de son humidité, acquiert de la consistance par la présence des acides, n'est pas précipitée par le tannin, résiste plus long-tems à l'action de la fermentation, et ne fournit point d'ammoniaque par l'analyse, ni par la putridité.

La gélatine animale, au contraire, offre une sorte d'aspérité si on la presse entre les doigts ; elle acquiert une consistance très-solide par l'évaporation de son humidité ; elle perd de sa consistance par la présence des acides ; elle est précipitée par le tannin ; elle cède promptement à l'action de la fermentation ; elle fournit de l'ammoniaque par l'analyse et par la putréfaction.

La gélatine végétale se rencontre dans les fruits ; celle animale se rencontre dans la peau, la chair musculaire, les viscères abdominaux, les cartilages, les os et les dents des animaux : elle contient de l'azote de plus que la gélatine végétale, et elle est plus nourrissante.

Voyez Bouillons secs et colles fortes.

GELINE. *Gallina.* C'est la femelle du coq ; espèce d'oiseau généralement connu. Il y en a de plusieurs espèces qui diffèrent par leur grosseur, la beauté de leur plumage, et par leur couleur. *Voyez* Coq.

GEMME. On donnoit autrefois le nom de gemme, ou pierre gemme, aux espèces de pierres transparentes et colorées dont la dureté étoit telle, qu'elles résistoient plus ou moins fortement à l'action des instrumens contondans, et alors elles portoient le nom de *pierres précieuses.*

On comprenoit dans la classe des pierres gemmes, le rubis, l'hyacinthe, la topase, le péridot, l'émeraude, le saphir, l'améthiste ; mais on a reconnu que cette classification étoit vicieuse en ce qu'elle n'exprimoit pas les véritables caractères et les propriétés physiques des pierres en particulier ; et les minéralogistes, notamment M. *Haüy*, ont adopté un autre mode de classification qui est beaucoup plus exact et qui est généralement suivi. *Voyez* Pierres.

GEMMES DE PEUPLIER. Ce sont les premiers rudimens des feuilles du peuplier noir, qui commencent à paroître lors de la saison renouvellée du printems.

Voyez Bourgeons de peuplier.

GÉNÉRATION. La génération considérée dans tous les animaux, s'opère de beaucoup de manières. Dans un ouvrage tel que celui-ci, il semble indispensable d'en donner une idée qui se rapproche des moyens de multiplication qui appartiennent à chacun des ordres d'animaux établis par les naturalistes. *Voyez* Animaux en général.

GÉNÉPI ou ABSINTHE DES ALPES. *Absinthium Alpinum candidum humile artemisia rupestris.* Plante de la syngénésie polygamie superflue de *Linneus*, et de la douzième classe (fleurs à fleurons) de *Tournefort.*

Cette espèce d'absinthe s'élève moins haute que les autres ; ses tiges ont à peine trois à quatre pouces (81 à 108 millim.) d'élévation, et sortent des fentes des rochers. Elle naît sur les rochers des Alpes, dans la Sybérie et dans la Zélande. Son odeur est agréablement aromatique, et sa saveur n'est point amère.

La génépi est sudorifique : on en fait usage dans les fièvres intermittentes, en infusion.

GENESTROLLE. Plante de la diadelphie décandrie de *Linneus*, et de la vingt-deuxième classe de *Tournefort.* Cette plante est destinée à l'usage de la teinture en jaune.

Voyez Genêt des teinturiers.

GENET A BALAIS ou VULGAIRE. *Citiso-genista, genista vulgaris trifolia. Genista angulosa et scoparia. Spartium scoparium.* Arbrisseau de la diadelphie décandrie de *Linneus*, et de la vingt-deuxième classe (arbres à fleurs légumineuses) de *Tournefort.*

Cet arbrisseau croit dans les lieux incultes, et s'élève à la hauteur de quatre à cinq pieds (1 mètre à 1 mètre et demi): ses tiges sont menues, ligneuses, jetant beaucoup de rameaux anguleux, flexibles, verts, chargés de feuilles tantôt simples, tantôt trois à trois sur un pétiole, et velues: ses fleurs sont belles, légumineuses, de couleur jaune: ses fruits sont des gousses aplaties, larges, noires, velues, composées de deux panneaux qui renferment des semences plattes, oblongues: sa racine est divisée en plusieurs branches nerveuses, flexibles, jaune.

Toute la plante a une odeur forte et une saveur amère.

On confit sa fleur en bouton, dans le vinaigre ou l'alcool.

Les fleurs et les semences sont apéritives, propres dans les coliques néphrétiques.

On brûle toute la plante pour en avoir la cendre, dont on tire, par la lixiviation, de la potasse carbonatée unie à d'autres sels neutres.

On fait, avec ses rameaux, des ballais.

Les abeilles qui vont aspirer le suc sucré de ses fleurs, donnent un miel qui est jaune.

GENET BLANC. *Genista spartium flore albo.* C'est un arbrisseau dont la tige s'élève à la hauteur de cinq à six pieds (deux mètres). Il appartient à la diadelphie décandrie de *Linneus*, et à la vingt-deuxième classe (fleurs légumineuses) de *Tournefort.* Ses tiges sont tendres, pliantes: elles ne portent que peu de feuilles, lesquelles sont oblongues. Ses fleurs sont légumineuses, de couleur blanche; son fruit est une capsule oblongue ou presque ronde, cartilagineuse, renfermant une seule semence dure, noire, réniforme.

On assure que les sommités tendres de cette plante, ses fleurs et ses semences, purgent par haut et par bas, comme l'ellébore noire, étant prises en décoction.

On fait, avec ses tiges, des ouvrages de sparterie, telles que des cordes, des nattes, des siéges d'appartemens.

Le genet blanc croit en Espagne, et dans les pays chauds, dans les terres sableuses et stériles.

GENET D'ESPAGNE. *Genista juncea, spartium Hispanicum, frutex vulgare.* (*Pl.* XIII, *fig.* 75.) Arbrisseau de la diadelphie décandrie de *Linneus*, et de la vingt-deuxième classe de *Tournefort*.

Cet arbrisseau croît à la hauteur de six à sept pieds (2 à 3 mètres) : il pousse des branches semblables au jonc, rondes, vertes. Ses feuilles sont oblongues, pointues, naissant seules, et alternes le long des branches. Ses sommités sont chargées de fleurs légumineuses, jaunes, agréables à la vue, d'un saveur douce. Ses fruits sont des gousses fort plates, de couleur de châtaignes, renfermant des semences réniformes, rougeâtres, luisantes, plus petites que des lentilles, ayant la saveur des pois.

On se sert, en médecine, de ces semences. Elles sont apéritives, propres pour les obstructions, pour les scrophules.

On confit les fleurs au vinaigre, pour l'usage des cuisines.

Le genêt croît en Espagne, en Languedoc, en Provence, dans la Normandie, dans la Bretagne.

GENET PIQUANT. *Genista spinosa major. Scorpius.* Espèce de *genista spartium*, ou arbrisseau, de la diadelphie décandrie de *Linneus*, et de la vingt-deuxième classe de *Tournefort*.

Cet arbrisseau s'élève à différentes hauteurs, suivant les lieux où il naît. Il pousse des tiges de couleur verte-brune, rayées, garnies de toute part d'un grand nombre d'épines de différentes grandeurs, mais toutes dures et fort piquantes. Ses fleurs sont légumineuses, petites, jaunes ou pâles : ses fruits sont des capsules fort courtes, lesquelles renferment des semences plates, qui ont la figure d'un petit rein. Sa racine est ligneuse, et pliante.

Ses fleurs, sa semence sont détersives, apéritives, propres pour les obstructions de la rate. On en confit les fleurs au vinaigre.

Le genêt piquant croît en France, en Allemagne, en Italie, en Espagne.

Scorpius, à cause de ses épines pointues et piquantes comme la queue d'un serpent.

GENET DES TINTURIERS, GÉNESTROLLE. *Genista tinctoria.* Plante de la diadelphie décandrie de *Linneus*, et de la vingt-deuxième classe (fleurs légumineuses) de *Tournefort*.

C'est une plante dont les tiges sont rondes, canelées, droites, les feuilles lancéolées, unis ou lisses, les fleurs et les fruits légumineux.

On trouve cette plante en France, en Allemagne, en Angleterre. On se sert de ses feuilles pour la teinture en jaune,

Sa couleur n'est pas pas aussi belle que celle de la gaude, mais elle est assez solide quand on la fixe avec l'alumine.

On emploi la feuille de cette plante en infusion, dans l'hydropisie.

GENEVRIER ORDINAIRE. Arbre de la dioécie monadelphie de *Linneus*. (*Pl.* XIX, *fig.* 110.)

Voyez Bois de genèvre.

GENSENG NISI, ou NINSI *Sium ninsi.* Racine d'une plante de la pentandrie digynie de *Linneus.*

Cette plante croît dans le Japon, et dans la Chine. Sa racine nous arrive de la Chine, par la voie des hollandois. Elle est de la grosseur du petit doigt, un peu raboteuse, brillante, roussàtre en dehors, jaunâtre en dedans, d'une saveur légèrement àcre, amère, et d'une odeur un peu aromatique.

On en fait usage dans l'asthénie, le marasme, et pour réparer les forces abattues par un excès de jouissance.

GENTIANE. *Gentiana lutea.* Plante de la pentandrie digynie de *Linneus*, et de la première classe (camponiformes) de *Tournefort.*

Cette plante pousse plusieurs tiges droites, fermes qui s'élèvent à la hauteur de deux à trois pieds (649 millim. à 1 mètre). Ses feuilles sont nerveuses, lisses, de couleur verte-pàle, ressemblant à celles du plantin. Quelques-unes sortent immédiatement de la racine, les autres sont attachées et opposées deux à deux à chaque nœud des tiges ; ses fleurs sont verticillées ou rangées par anneaux, et par étages, dans les aisselles des feuilles : chacune de ces fleurs est une campane de couleur jaune, découpée en cinq à six parties. Son fruit est membraneux, oblong, s'ouvrant en deux parties : il contient des semences aplaties, comme feuilletées, d'une couleur tirant sur le rouge. Sa racine est grosse comme le poignet, longue, divisée en plusieurs branches, de couleur jaune, et d'une saveur très-amère. On nous l'apporte sèche, des Alpes, des Pyrénées, de la Bourgogne. C'est la seule partie de cette plante qui soit d'usage en médecine. Elle est stomachique, antiseptique, anthelmintique, fébrifuge.

On en fait un vin de gentiane, une teinture à l'alcool, un extrait : elle entre dans la composition de la thériaque, du diascordium, du baume de Leliévre.

La dose en poudre est depuis douze jusqu'à trente-six grains.

On mâche cette racine pour ronger la carie des dents.

GÉRAINE. (*Pl.* XII, *fig.* 71.) Nom francisé du *geranium. Voyez* ce mot.

GÉRANIUM, BEC DE CIGOGNE, DE GRUE, HERBE
A ROBERT, HERBE DE LA SQUINANCIE. *Geranium Ro*
bertianum, herba Ruperti, *Rupertiana vulgò.* Plante de la monadelphie décandrie de *Linneus*, et de la sixième classe (rosacée) de *Tournefort.*

Cette plante, à laquelle nous avons conservé le nom de *ge*
ranium, quoique latin, parce qu'elle est généralement connue
sous cette dénomination, pousse plusieurs tiges qui s'élèvent
à la hauteur d'un pied et demi (462 millimètres) : elles sont
noueuses, velues, rougeâtres, rameuses; ses feuilles sortent
les unes de sa racine, les autres des nœuds de ses branches et
de ses tiges; elles sont précédées de longs pétioles, rougeâtres, velus, divisés ou découpés à peu près comme ceux de
la matricaire, d'une odeur de bouc, d'une saveur salée, styptique. Ses fleurs sont composées chacunes de cinq pétales purpurin, disposé en rose dans un calice velu de couleur rougebrune. Ses fruits sont formés en aiguilles ou bec de grue, et
contiennent chacun cinq semences. Sa racine est menue, de
couleur de buis.

Cette plante croît dans les lieux sombres, pierreux, déserts, contre les murailles. On s'en sert intérieurement et extérieurement. Elle est astringente, anti-laiteuse. On l'applique
sur les bubons, les ulcères de la vulve, des mammelles.

GERMANDRÉE AQUATIQUE. Plante de la didynamie
gymnospermie de *Linneus*, plus connue sous le nom de
scordium. *Voyez* Scordium.

GERMANDRÉE, ou PETIT CHÊNE. *Teucrium*, *Chamœdris.*
Plante de la didynamie gymnospermie de *Linneus*, et de la
famille des labiées de *Tournefort.* ·

C'est une petite plante basse, dont les tiges s'élèvent à la hauteur d'un demi pied (162 millimètres) : elles sont grêles, rougeâtres, velues : ses feuilles sont petites, rangées par intervalles deux à deux, presque vis-à-vis l'une de l'autre, oblongues, fermes, velues, dentelées comme celles du chêne,
d'une saveur amère, un peu âcre, aromatique. Ses fleurs
naissent sous les aisselles des feuilles, le long des tiges, de
couleur purpurine, d'une odeur agréable, disposées en
gueule, n'ayant qu'une seule lèvre : il leur succède quatre
semences presque rondes, renfermées dans une capsule, qui
a servi de calice à la fleur. Ses racines sont ligneuses,
fibrées.

Cette plante croît aux lieux incultes, pierreux, montagneux. Elle est excitante, stomachique, sudorifique, emmé nagogue. On l'emploi en infusion dans les fièvres intermittentes, l'arthritisme, la chlorose : on en prépare un extrait. Les feuilles entrent dans la composition du sirop d'armoise composé, de l'orviétan, de l'eau générale alcoolique, de la thériaque, du hiera-diacolocynthidos, de l'huile de scorpion, de la poudre arthritique amère.

GÉROFLES, ou GIROFLES. *Caryophillus aromaticus.* Les gérofles sont les embrions de la fleur desséchée du géroflier, arbre des Indes que l'on cultive particulièrement dans les iles Moluques. Cet arbre est de la polyandrie monogynie de *Linneus.*

Les gérofles ont la figure d'un clou ; on aperçoit au dessous du calice une petite tête ronde, qui est le fruit naissant. C'est dans cet état que les gérofles jouissent de leurs principes aromatiques les plus essentiels. Si on les laisse mûrir sur l'arbre, ils acquèrent les propriétés du fruit proprement dit ; ils s'allongent et grossissent, et ils deviennent propres à la réproduction de l'espèce ; alors ils prennent le nom d'*antolfes*, ou mère des gérofles.

On doit choisir les gérofles, entiers, pesans, onctueux, d'une odeur aromatique d'œillet, et d'une saveur mordicante.

Les gérofles sont stimulans, chauds-excitans, propres à exciter la salive, stomachiques, ménagogues. On en fait un grand usage dans les alimens d'office. Les pharmaciens, les parfumeurs, les distillateurs liquoristes en font une grande consommation, chacun dans leur art. On en tire une huile par distillation, en cohabant plusieurs fois la distillation, et cette huile qui est naturellement pesante, devient légère par les distillations réitérées. On en fait usage pour brûler la carie des dents.

GESSE. *Latyrus, cicercula, lathyrus sativus, flore fructu que albô.* (*Pl.* XIII, *fig.* 77.) Plante de la diadelphie décandrie de *Linneus*, et de la dixième classe (fleurs légumineuses) de *Tournefort.*

Cette plante pousse plusieurs tiges pliantes, se couchant à terre, aplaties et ailées, ou comme bordées, relevées dans leur longueur d'un côté en dos d'âne, se divisant en plusieurs rameaux. Ses feuilles naissent deux à deux sur un pétiole terminé par une vrille, avec laquelle elle s'attache à ses propres tiges, ou aux corps qui l'avoisinent ; elles sont oblongues, étroites, pointues. Ses fleurs sont légumineuses, blanches, sontenues chacune par un calice formé en godet dentelé. Son fruit est une gousse courte et large, blanche, composée de deux panneaux qui renferment des semences anguleuses, de la même couleur en dehors, jaune en dedans. Sa racine est menue et fibrée.

On cultive cette plante dans les jardins ; on mange ses semences, comme les pois et les fèves. Elles sont nourrissantes. La décoction en est un peu laxative.

On en prépare une farine qui est émolliente.

GINGEMBRE. *Zingiber*, *zingibel*, *gingiber*. *Amomum-Zingiber*. Le gingembre est une racine aromatique, qui appartient à une plante de la monandrie monogynie de *Linneus*.

Cette plante originaire des Indes orientales, est présentement cultivée aux îles Antilles, d'où on nous apporte sa racine sèche. Quelques botanistes ont donné à la plante gingembre, le nom de *arundo humilis clavata*, ou petit roseau à fleurs de massue.

La racine est noueuse, branchue, un peu aplatie, longue et large comme le petit doigt, couverte d'une écorce jaunâtre assez épaisse. La substance de cette racine est brune, d'une saveur âcre, brûlante, aromatique, d'une odeur forte et agréable.

Le gingembre fait la base des épices pour l'assaisonnement des cuisines. Les Indiens confisent au sucre, cette racine lorsqu'elle est fraîchement arrachée de terre : il s'en servent, et ils en envoient en présent à leurs amis pour rétablir leurs forces épuisées. C'est un puissant stomachique : elle entre dans un grand nombre de compositions de pharmacie, notamment dans la thériaque, le diacordium, le sirop de stœchas, et les eaux alcooliques.

Pour faire usage de cette racine, on lui enlève son écorce, que l'on rejette comme inutile.

GINGEOLES. Nom que l'on donne aux fruits du jujubier. *Voyez* Jujubes.

GINSENG, NINZIN, NINZING. *Ninsi*, *nisi*, *sium ninsi*. Racine d'une plante de la pentandrie digynie de *Linneus*, laquelle croît dans la Chine et le Japon.

Cette racine est de la longueur et de la grosseur du petit doigt, un peu raboteuse, brillante, rousseâtre en dehors, jaunâtre en dedans, d'une saveur légèrement âcre, un peu amère et aromatique.

Cette racine étoit anciennement estimée au poids de l'or ; elle nous venoit de la Chine ; mais il nous en est venu par la voie des Hollandois, qui n'étoit pas à beaucoup près aussi chère.

Cependant elle ne laisse pas que d'être rare en France. On lui attribue des propriétés qui tiennent du merveilleux, pour réparer les forces abattues par l'excès des jouissances physiques, pour toutes les maladies asténiques, le marasme. Elle est cardiaque, aphodisiaque. La dose est depuis douze jusqu'à trente-six grains (676 milligrammes à 2 grammes) en poudre, pris dans un jaune d'œuf.

GIRAFFE. *Camelopardalis*. La giraffe est un mammifère de l'ordre des quadrupèdes ruminans. Cet animal a les cornes simples et solides, recouvertes d'une peau velue, nues à leurs extrémités. Ce sont des proéminences de forme conique, qui s'élèvent de l'os du crâne. Les jambes antérieures de la giraffe sont beaucoup plus hautes que les postérieures. Sa stature et les taches nombreuses de sa peau lui ont fait donner le nom de caméléopard, parce qu'il tient de chameau, qu'on appelle en latin *camelus*, et du léopard, appelé *pardus*.

Cet animal est doux et traitable : on le trouve en Afrique, chez les Troglodites et en Ethiopie.

Sa peau garnie de son poil, est apprêtée par les pelletiers, pour en faire des ouvrages de pelleterie.

GIRARD ROUSSIN. Nom que quelques botanistes donnent à la plante connue sous le nom latin *azarum*, en françois cabaret. *Voyez* Asaret ou Cabaret.

GIRASOL, ASTÉRIE, PIERRE DU SOLEIL. Le girasol est une espèce de cailloux transparent : il est synonyme de quartz résinite.

Le mot girasol signifie qui tourne au soleil; lorsqu'on le fait mouvoir à une vive lumière, il donne des reflets rougeâtres.

Le girasol est d'un blanc laiteux translucide. Les anciens minéralogistes le nommoient astérie ou pierre du soleil.

On emploie le girasol dans la bijouterie et la joaillerie.

GIROFLÉE JAUNE ou VIOILIER JAUNE. *Keiri vel cheiri* (*Pl.* XII, *fig.* 68). Plante fort commune qui croît à la hauteur d'environ un pied et demi (484 millim.) : ses tiges poussent des rameaux ligneux, blanchâtres : ses feuilles sont oblongues, pointues, de couleur verte-obscure ou blanchâtre, d'un goût un peu âcre : ses fleurs sont à quatre feuilles, disposées en croix, belles, agréables à la vue, jaunes, odorantes; il leur succède des siliques applatis, se divisant en deux loges remplies de semences plattes, larges, roussâtres, d'un goût âcre et amer : sa racine est divisée en plusieurs branches ligneuses. Cette plante croît sur les murailles : on en cultive dans les jardins ; elle contient beaucoup de sel et d'huile. On se sert en médecine de ses fleurs, lesquelles on appelle *giroflée* ; on emploie aussi quelquefois les feuilles.

Elles sont cordiales, céphaliques, nervales ; elles appaisent les douleurs, excitent les urines et les menstrues.

GLACE. La glace est de l'eau, moins le calorique nécessaire pour la maintenir à l'état fluide. L'opinion des chimistes est que l'état de la plus forte agrégation possible entre les molécules des corps, est leur état naturel ; en sorte que d'après ce principe, il s'en suivroit que la glace seroit l'état naturel de l'eau. Assurément il est bien convenu que sans la lumière, tous les corps de la nature seroient inerts et sans vie ; de même sans le calorique, tous les corps de la nature ne formeroient qu'une seule masse d'agrégation solide. Le calorique, cet agent vivificateur qui, de concert avec la lumière, communique à tous les êtres organisés l'impulsion, le sentiment, l'irritabilité, la sensibilité dont ils sont doués diversement, qui règle et modifie les forces d'attraction entre les molécules des corps inorganiques, n'est-il pas lui-même un des premiers principes de la nature ? et peut-il être séparé des corps de la nature ? Remontons à l'origine de la création, du moins autant que nos foibles connoissances peuvent nous le permettre ; il est plus que probable que chacun des êtres qui constituent l'ensemble de l'Univers, n'a reçu ses modifications et ses propriétés physiques que d'après la création du calorique et de la lumière. Si donc l'eau, pour jouir de ses propriétés comme liquide, a besoin de 60 degrés de calorique de plus que ce qu'il en appartient à la glace pour être de l'eau solide, ne doit-on pas en conclure que l'état naturel de la glace est d'être solide, mais que l'état naturel de l'eau est d'être fluide, parce que sans le caractère de la fluidité, qui non-seulement la distingue, mais qui lui donne des propriétés physiques infiniment plus importantes et plus étendues, ce ne seroit point de l'eau, ce seroit un corps solide ?

La conversion de l'eau en glace présente des phénomènes qui sont vraiment dignes de l'attention des physiciens, De l'eau contenue dans un vase, abandonnée paisiblement à elle-même, et soumise à une température qui passe par une graduation presque insensible à celle d'un ou de deux degrés au dessous de zéro, conserve sa transparence et sa fluidité apparentes ; mais pour peu qu'on touche au vase, ou qu'on agite l'eau, celle-ci se convertit en glace aussitôt. L'explication de ce phénomène nous donnera la mesure des autres nuances de la congélation de l'eau.

Il faut rappeler ici les connoissances que nous avons établies

sur l'eau, et savoir que ce fluide contient beaucoup d'air interposé dans ses molécules. Lorsque la congélation de l'eau est
lente, le dégagement de son calorique s'opère également dans
tous les points; les molécules, en s'agrégeant plus intimément,
compriment l'air d'interposition; mais celui-ci, au lieu de
s'échapper, se trouve retenu par la molécule qui le recouvre,
et l'eau, quoiqu'à la température d'un ou deux degrés au
dessous de la glace, n'a point augmenté de volume; chaque
molécule est comme juxta-posée, et casée l'une sur l'autre;
aussitôt qu'on l'agite, l'air retenu se dilate, et la congélation a
lieu à l'instant même.

Lorsque la congélation de l'eau n'est pas graduée d'une manière insensible, mais que cependant elle ne s'opère pas brusquement, il se manifeste à la superficie des filets de glace dont
une des extrémités adhère aux parois du vase : ces filets sont
tous différemment inclinés sur ces parois, et forment avec elles
des angles plus ou moins ouverts, mais rarement droits: dans
le même moment, il s'élève des bulles d'air qui se séparent des
interstices des molécules d'eau, lesquelles bulles s'accumulent
beaucoup plus vers le centre et les parties inférieures de l'eau,
que vers ses extrémités et sa surface.

Mais si la congélation s'opère brusquement, les bulles d'air
sont disséminées dans toute la masse, et si l'eau est contenue
dans un vase de matière fragile, ce vase se brise par la force
d'expansion de la glace.

Cette théorie de la congélation de l'eau, donne celle de sa
légèreté spécifique comparée à un même volume d'eau. Il est
bien certain que la glace ne surnage l'eau que parce qu'elle
renferme de l'air qui y est dans l'état de dilatation, et non dans
celui d'union de simple interposition; ensorte qu'il y a nécessairement inégalité dans les pesanteurs spécifiques des deux corps,
eau et glace. La pesanteur de l'eau comparée à la glace, est
comme 8 est à 9.

La glace sert en médecine comme médicament interne et
externe. Elle est d'un grand usage en pharmacie et en chimie,
pour servir de bain condensateur des liquides doués d'une
grande volatilité. Le glacier s'en sert pour préparer ses fromages glacés.

Si l'on plonge dans la glace, de l'eau-de-vie, de l'alcool,
des liqueurs alcooliques odorantes, on opère, par cette immersion, un rapprochement plus intime dans les molécules du
fluide, et la combinaison dans les principes qu'elles retiennent
unis, se perfectionne autant en six heures de tems, qu'elle le
feroit en trois ou quatre ans dans une température ordinaire.

Le pharmacien conserve dans la glace, les médicamens magistraux dont il craint l'altération par la fermentation, surtout dans la saison de l'été. Il y plonge le mortier dans lequel il doit triturer les résines et les gommes-résines pour les réduire en poudre. Enfin, il est une infinité de circonstances où la glace est nécessaire à l'art du pharmacien. Souvent il arrive qu'il a besoin d'appliquer un froid plus considérable que celui de la glace : *Farheneit* est parvenu à faire descendre la liqueur à 40 degrés au dessous de zero. D'autres fois il est difficile de se procurer de la glace : alors on fait usage du procédé de MM. *Thomas*, *Beddoès*, médecins, et *Walker*, apothicaire à Oxfort; ce procédé, à l'aide duquel ils sont parvenus à produire les plus hauts degrés de froid, consiste dans un mélange de onze parties de muriate d'ammoniaque bien sec, dix parties de nitrate de potasse desséché, seize de sulfate de soude, et trente-deux pesant d'eau. M. *Walker* est parvenu à donner au mercure une agrégation solide sans glace ni neige.

L'acide nitrique, le muriate d'ammoniaque, le sulfate de soude, mêlés ensemble; font baisser le thermomètre de 8 degrés sous o.

GLAIEUL, GLAIS, IRIS NOSTRAS, ou FLAMBE. *Gladiolus communis radix victorialis rotunda* (*Pl.* II, *fig.* 7). Le glayeul est une plante de la triandrie monogynie de *Linneus*, et de la neuvième classe (liliacées), de *Tournefort*.

On en distingue plusieurs variétés qui sont signalées par les fleurs qui sont rouges, incarnates ou blanches.

Les feuilles du glaïeul sont longues, étroites, pointues, dures, fortes, rayées, ayant la figure d'un glaive ou d'une épée, embrassant leur tige dans toutes ses surfaces, et l'enfermant comme dans une gaine. Cette tige s'élève à la hauteur de deux ou trois pieds (649 millim. à 1 mètre); elle est ronde, garnie de quelques nœuds, d'une couleur tirant sur le purpurin, sur-tout à sa sommité, à laquelle sont attachées successivement et sur un seul côté, six ou sept fleurs distantes les unes des autres, grandes, en forme de lys, rouges, incarnates ou blanches : le calice de la fleur devient un fruit gros comme une aveline, oblong, se divisant dans sa longueur en trois loges remplies de semences presque rondes, rougeâtres, enveloppées d'un péricarpe jaune : sa racine est tubéreuse, charnue et soutenue par un corps de racine sous lequel il y a des fibres menues, blanches.

C'est principalement de la racine dont on fait usage en médecine et en pharmacie : elle a une légère odeur de violette; elle est apéritive. On en tire une fécule; on en prépare une

huile par macération : elle entre dans la composition du sirop d'armoise, du sirop mercurial, de l'onguent mondificatif
d'ache.

GLAIEUL PUANT. Espèce d'iris qui croît dans les lieux
humides, dans les vignes et dans les jardins : on lui donne le
nom d'*espatule*. *Voyez* ce mot.

GLAISE. Espèce de terre qui a la propriété de faire pâte
avec l'eau, et de prendre de la retraite au feu.

Voyez Argille.

GLAND DE CHÊNE. Fruit de l'arbre de ce nom. Il a la
forme d'une olive, et il est couvert d'une écorce dure, luisante, renfermant une amande composée de deux lobes d'une
saveur âpre austère.

Ce fruit sert d'aliment aux cochons et les engraisse. On en
fit du pain en 1709 et en 1796, qui fut trouvé généralement mauvais. M. *Parmentier* est parvenu à en séparer la
partie féculente, qui peut, au besoin, être un aliment de
ressource.

C'est en vain que l'on a essayé de le substituer au café, en
le faisant torréfier : il n'en a ni la saveur, ni l'odeur.

GLETTE. Le nom de *glette* est un terme d'ouvriers qui
travaillent à l'affinage de l'or ou de l'argent, et dont ils se
servent habituellement au lieu de celui de litharge.

GLOBULAIRE ou BOULETTE. *Globularia Monspeliensium.
Bellis cærulea caule folioso.* Plante de la didynamie gymnospermie de *Linneus*, et de la douzième classe (fleurs semi-flosculeuses) de *Tournefort*.

Cette plante pousse une tige d'environ un pied (325 millim.),
ronde, rayée, rougeâtre : ses feuilles ont beaucoup de ressemblance avec celles du bellis ; mais elles sont plus dures, nerveuses, d'une saveur amère : ses fleurs sont des bouquets de
demi-fleurons bleus disposés en rond ou en globe, agréables
à la vue : il leur succède des semences menues qui mûrissent
chacune dans une capsule qui a servi de calice à la fleur : sa
racine est ligneuse, dure, rouge en dehors, blanche en dedans, garnie de fibres.

Cette plante croît dans les environs de Montpellier, en Italie, en Allemagne.

On fait usage de sa feuille en décoction : elle est vulnéraire,
détersive ; elle convient dans les fièvres intermittentes.

GLOSSOPÈTRES. Ce sont des dents de requins pétrifiées,
que l'on croyoit anciennement être des langues de serpent
pétrifiées.

GLOUTERON. Surnom que l'on a donné à la plante connue sous le nom de *bardane. Voyez* Bardane.

GLU. Substance résineuse et tenace, que l'on extrait de la seconde écorce de la racine du houx, arbrisseau de palissade. *Voyez* Houx petit.

On fait bouillir cette seconde écorce jusqu'à ce qu'elle soit amollie : alors on la met en pile dans un trou en terre; on la charge de cailloux, et on l'abandonne jusqu'à ce qu'elle soit fermentée et pourrie, et qu'elle soit convertie en une matière gluante. Dans cet état, on la pétrit dans l'eau, on lui fait jeter son écume, et on la conserve dans des barils. Celle que nous voyons dans le commerce, nous vient d'Orléans et du département du Calvados.

On tire encore de la glu, des semences du guy, des sébestes, des racines de taybayba, arbrisseau de l'île de Ténérif, et de celle de viorne, arbrisseau de notre pays.

On se sert de la glu pour mûrir les abcès : son plus grand usage est pour la chasse au miroir.

GLUCINE. Cette terre a été ainsi nommée du grec *glycos*, qui signifie *doux*, parce qu'étant combinée avec des acides, elle a la propriété de faire des sels sucrés. Elle a été découverte dans le béril ou aigue-marine, et dans l'émeraude, par le célèbre *Vauquelin*.

Les caractères qui font reconnoître cette terre, sont les suivans :

Elle happe à la langue; elle est insipide, insoluble dans l'eau; phosphorescente comme la magnésie, infusible au feu, soluble dans presque tous les acides, dans le carbonate d'ammoniaque, avec qui elle forme un sel triple, insoluble dans l'ammoniaque pure.

Voyez la manière de l'obtenir, dans mon Cours élémentaire de Pharmacie-chimique, vol. III, pag. 27.

GLUTEN. Le gluten est une matière tenace, élastique, que l'on trouve dans quelques végétaux, et surtout dans le froment et le seigle. Cette matière a tous les caractères chimiques qui constituent les végétaux et les animaux simultanément. On ne peut cependant la comparer à aucun des produits des corps de l'une ou l'autre division, et on ne peut la définir que comme un corps *sui generis*, qui n'a point d'analogue, et qui tient de la nature des végétaux et des animaux. En effet, cette matière que l'on sépare de l'amidon, dans les farines de blé et de seigle, a une odeur assez caractérisée. Sa saveur est fade, et elle brûle à la manière des substances animales. Dans son analyse à la cornue, le gluten fournit peu d'eau ammoniacale, de l'huile fétide, beaucoup de carbonate d'ammoniaque.

Charles-L. *Cadet* est un des chimistes qui s'est le plus occupé du gluten, et qui nous l'a mieux fait connoître. Il a publié une suite d'expériences très-intéressantes (1), dont il tire les conclusions ci après :

1º. Le gluten frais est insoluble dans l'alcool. 2º. Il y devient soluble lorsqu'il a subi la fermentation acide. 3º. La dissolution alcoolique de gluten est precipitée par l'eau. 4º. Cette dissolution évaporée jusqu'à consistance sirupeuse, fournit un vernis qu'on peut employer dans les arts. 5º. Le gluten fermenté, étendu d'alcool, devient un excipient des matières colorantes, et les fait adhérer sur les corps les plus lisses. 6º. Les substances colorantes végétales s'unissent avec le gluten, préférablement aux couleurs animales et minérales. 7º. Les peintures faites avec le gluten, sèchent très-vite, n'ont aucune odeur nuisible, et peuvent être lavées. 8º. On fait avec le gluten et la chaux, un lut très-adhérent et très-solide. Jusqu'ici on s'est servi du gluten pour recoller des porcelaines brisées.

L'on croyoit que le gluten frais n'étoit point soluble dans l'eau, ni dans l'alcool, ni dans les acides, ni dans les alcalis, ni dans les huiles. Cependant l'acide acéteux faible le dissout, et les alcalis caustiques ; mais ces derniers doivent être portés à l'ébullition. La dissolution du gluten par l'acide acéteux faible, éclaircit un peu le phénomène de la fermentation panaire. Nous en ferons mention en traitant des divers produits de la fermentation.

GOMMES (DES). Les gommes sont, à proprement parler, des extraits que nous donne la nature. Les anciens auteurs de matière médicale ont toujours confondu sous l'acception de *gomme*, les gommes proprement dites, les gommes-résines, et les résines. Mais dans un ouvrage où l'on s'attache à suivre une marche méthodique et littérale, conformément à la signification propre des mots, il n'est pas possible de conserver la confusion des mots et des choses. Le caractère univoque à la faveur duquel on distingue une gomme, d'une gomme-résine, et d'une résine, c'est sa transparence, sa saveur fade, la ténacité de ses parties ; et plus que tout cela sa dissolubilité complete dans l'eau, sans en troubler sensiblement la transparence, c'est-à-dire, qu'elle ne fait acquérir à l'eau qu'un état lintescent, et que l'alcool déphlegmé n'a aucune action sur elle.

_____

(1) Annales de Chimie, tome XLI, page 315.

Ce genre d'excrétion végétale appartient particulièrement aux végétaux dont la tige ligneuse est blanche dans son intérieur, et offre peu de résistance aux instrumens tranchans ou acérés. La nature nous fournit des gommes sans incision ; mais pour les obtenir en plus grande quantité, on fait des incisions aux arbres qui doivent les fournir. C'est dans le moment de la belle saison qu'on les obtient en larmes détachées, et qu'elles sont plus transparentes et moins colorées, parce qu'elles ont été séchées plus rapidement, et qu'elles ont été moins long-tems en contact avec la lumière. Celles que l'on fait exsuder dans une saison moins chaude, sont moins sèches, plus impures, en masses agglomérées plus irrégulières, et plus colorées par le contact de la lumière.

Les chimistes considèrent les gommes comme un composé de beaucoup de carbone, très-peu d'hydrogène, et d'une quantité d'eau plus ou moins abondante à laquelle elles doivent leur transparence, leur consistance et leur pesanteur spécifique. Si l'on fait dissoudre une gomme dans des proportions d'eau convenables, pour, à l'aide d'une température de vingt à vingt-cinq degrés, en opérer la fermentation, elle passe à l'état acide analogue au vinaigre, mais qui devient bientôt vapide et passe promptement à la putridité, sans dégager de gaz azote, ni conséquemment d'ammoniaque.

La belle expérience de MM. *Vauquelin* et *Fourcroy*, dans laquelle ces chimistes profonds ont soumis la gomme arabique à l'action de l'acide sulfurique concentré, jette un grand jour sur les principes qui constituent les gommes. La gomme se noircit sensiblement ; l'oxigène de l'acide se porte sur le carbone de la gomme, forme de l'acide carbonique, et une portion de l'oxigène du même acide se combinant avec une portion du carbone de la gomme, et le peu d'hydrogène qui entre dans sa composition, forme un nouvel acide égal à l'acide acéteux.

On peut regarder les gommes comme formées des premiers élémens qui doivent concourir à la formation successive des gommes résines et des résines. Il paroît que les différences ne tiennent qu'au plus ou au moins de combinaison de ces premiers principes avec l'hydrogène et l'oxigène, pour obtenir ou des gommes-résines ou des résines.

Le pharmacien doit choisir les gommes non-seulement à raison de leur lucidité, mais encore à raison de leur pesanteur spécifique. Celle qui, à volume égal, est plus pesante, contient nécessairement moins d'eau et plus de mucilage.

Les gommes se distinguent en gommes de pays et exotiques,

en gommes en larmes et en sorte. Ces distinctions seront ex-
pliquées en parlant des espèces en particulier.

Gomme d'abricotier.

Cette gomme fait partie de celles que nous nommons *gommes
du pays.* On la trouve sur l'écorce des tiges des abricotiers de
notre pays, particulièrement au midi de la France ; elle s'obtient sans incision et par incision : elle est spécifiquement plus
légère que la gomme arabique, et d'une couleur quelquefois
très-obscure, selon le tems qu'elle a été exposée à la lumière.
On ne s'en sert que dans les arts. Elle est employée par les
teinturiers, les gaziers et les chapeliers.

Gomme d'acajou.

Excrétion gommeuse qui s'opère sans incision ou par incision de l'arbre de ce nom, qui croît dans les iles Antilles et au
Brésil. Elle est rousseâtre et transparente. Fondue dans l'eau,
elle tient lieu de la meilleure glu. On en fait peu d'usage en
France.

Gomme adragant, ou tragacant.

Cette gomme découle naturellement et par incision du tronc
d'un petit arbrisseau que l'on nomme tragacant (1), et que les
Marseillois appellent *barbe de renard.* Cet arbrisseau croît dans
les environs d'Alep, en Candie, et sur le mont Ida. On trouve
dans le commerce deux qualités de gomme adragant. La première est en petits filets blancs ; roulés en forme de vers, ce
qui l'a fait nommer gomme vermiculaire. C'est la première qui
ait exsudé pendant la belle saison de l'été. Elle est ordinairement blanche, mais elle est sujette à jaunir par son contact
avec la lumière : c'est celle qui est la plus estimée. La seconde,
qui exsude dans une saison plus avancée, est en morceaux informes ou irréguliers plus ou moins gros, de couleur roussâtre,
obscure, et est appelée gomme adragant en sorte. Celle-ci est
réservée pour l'usage de certains arts, tels que dans l'apprêt des
cuirs et peaux par les peaussiers, et aussi par les gaziers et les
teinturiers en soie.

La gomme adragant est spécifiquement plus pesante que toutes les autres espèces de gommes connues. Elle contient sous un

---

(1) *Tragacantha Cretica*, Tournefort. *Astragalus tragacantha*, Linneus, de la diadelphie
décandrie.

très-petit volume une très-grande quantité de mucilage, ensorte que l'adhérence de ses parties est telle, que l'on divise difficilement ses molécules, et que pour en dissoudre une quantité donnée dans l'eau, il faut huit fois plus d'eau que pour un pareil volume de gomme arabique.

Pour réduire en poudre fine la gomme adragant et l'obtenir d'une belle blancheur, on la pile dans un mortier de marbre que l'on a eu soin de chauffer auparavant, ainsi que le pilon de bois, qui doit être de gayac et très-uni. On met à part la première tamisation qui est presque toujours un peu colorée, et on conserve pour l'usage, la poudre qui lui succède. Le pharmacien ne doit employer que la gomme adragant blanche, vermiculaire. On nous l'apporte d'Alep. Elle sert à donner de la consistance aux tablettes avec le sucre en poudre, et à enchaîner l'huile, le sirop et le lait d'amandes dans les loochs, etc. etc. Les peintres s'en servent pour lisser le vélin.

Gomme d'agaty.

Cette gomme nous est apportée du Malabar, où croît l'arbre *agaty*, d'où elle découle par incision. Ses propriétés sont semblables à celles de la gomme arabique ; elle est peu connue dans le commerce.

Gomme d'Angleterre.

C'est de la gomme arabique fondue dans de l'eau et réduite en tablettes. Elle est à l'usage des perruquiers, qui s'en servent pour friser les cheveux.

Gomme arabique ou thébaïque.

Excrétion mucilagineuse qui découle par incision d'un arbre appelé *acacia* (1), qui croît en Egypte et en Arabie.

Il y a bien du choix dans la gomme arabique. Sa sécheresse et sa pureté sont les qualités les plus importantes ; sa blancheur et sa transparence sont ensuite les considérations qui doivent lui faire donner la préférence pour être employée en pharmacie et dans l'art du confiseur. La gomme arabique sèche, bien transparente, qui ne contient aucun corps étrangers, exige une plus grande quantité d'eau à volume égal, que celle qui contient beaucoup d'eau de composition pour être tenue en dissolution.

Elle contient donc plus de principe extractif gommeux, et ses propriétés physiques et médicinales sont toujours relatives à la quantité de ce principe gommeux. La blancheur et la transpa-

---

(1) *Mimosa nilotica Senegalensis*, de la polyginie monoécie de *Linnæus*.

rence de cette gomme ne sont de rigueur dans le choix que pour les opérations du pharmacien et du confiseur : la même rigueur n'existe pas pour l'usage des autres arts, dont le résultat des opérations est d'être coloré, tel que dans l'apprêt des teintures.

La gomme arabique que l'on trouve dans le commerce est de trois qualités. La première est celle qui est blanche ou à peine colorée et transparente. Elle est en morceaux d'un moyen volume, et a découlé de l'arbre dans une saison chaude et sèche. La seconde est d'une couleur ambrée, et en mamelons assez gros ; elle a découlé dans la saison un peu plus avancée. La troisième sorte est de couleur obscure, chargée de bois, d'écorce de l'arbre, et de matière terreuse portée sur les mammelons par les vents ; sa coloration lui vient de son plus long contact avec la lumière. On nous apporte la gomme arabique dans de grandes caisses du poids de quatre à cinq cent livres (4 à 5 quintaux). Les deux premières sortes sont confondues, et le marchand en fait le triage.

La gomme arabique est un excellent pectoral ; on s'en sert en boisson dans les dévoiemens, dans les maladies d'épuisement, pour donner de la consistance au sang et à la lymphe ; elle est la base des pâtes de guimauve, de réglisse de Blois, de jujubes ; elle est à l'usage des teinturiers, des chapeliers, des gaziers, etc.

GOMME AMMONIAQUE (1). C'est une gomme-résine qui découle de la racine d'une plante dont on ignore le nom, mais que l'on soupçonne du genre des férules ou ombellifères, laquelle croît près du temple de Jupiter Ammon. On en distingue de deux sortes, l'une en larmes détachées, et l'autre en masse agglomérée.

Cette gomme-résine est d'une couleur blanche tirant sur le jaune ; d'une odeur alliacée, désagréable ; d'une saveur amère, âcre, nauséabonde. Ses propriétés sont stimulantes, anti-spasmodiques, expectorantes, désobstruentes ; employée extérieurement, elle est résolutive.

On s'en sert dans l'asthme, l'expectoration difficile, et dans l'engorgement des viscères abdominaux.

Extérieurement, elle convient pour résoudre les tumeurs des articulations, faire mûrir les abcès.

On prépare avec *l'ammonium* la gomme ammoniaque une émulsion ; on en fait une poudre qui entre dans la composition des pilules de *Boutins*, de sagapénum, de *Morton*, des pilules hystériques, de l'opiat mézentérique, et dans celle d'un grand nombre d'emplâtres, tels que ceux de ciguë, diachylon, divin, etc. etc.

---

(1) Ou mieux ᴀᴍᴍᴏɴɪᴜᴍ, comme le préfère le professeur *Chaussier*.

GOMME ANIMÉ. Ce produit excrétoire est une résine, et non pas une gomme. Elle découle d'un arbre appelé *courbaril*, et par *Linneus*, *hymenea courbaril*, de sa décandrie monogynie. Cet arbre croît dans l'Amérique méridionale ; c'est delà qu'on nous apporte la gomme ou plutôt la résine animé.

On doit la choisir blanche, sèche, friable, nette, d'une odeur agréable, et facilement inflammable.

Cette résine est propre pour résoudre les humeurs froides, pour dissiper la migraine. On s'en sert en fumigation, comme parfum.

GOMME DE BASSORA. Cette gomme est d'un blanc sale, et tient le milieu, pour la consistance, entre la gomme adragant et la gomme arabique. Elle découle d'un petit arbre épineux fort semblable à celui qui donne la gomme adragant.

On nous l'apporte des échelles du Levant. Les teinturiers et les confiseurs l'emploient chacun dans leur art.

GOMME DE BDELLIUM. Gomme résine de couleur rougeâtre, qui nous est apportée du Levant. *Voyez* Bdellium.

GOMME CACHIBOU. Nom que l'on donne à la gomme de cochon, parce qu'elle nous est apportée dans des feuilles de l'arbre appelé cachibou. *Voyez* Gomme de cochon.

GOMME CANCAME. C'est une gomme-résine qui paroît être formée d'un amas fortuit de plusieurs espèces de gommes et de résines agglutinées les unes contre les autres. Aussi est-elle de plusieurs sortes de couleurs. On la trouve en remontant les fleuves de l'Afrique et de l'Amérique. Son plus grand usage est pour les maux de dents.

GOMME DE CARAGNE ou DE CAREGNE. *Caranna. Caragana sibirica.* C'est une résine et non pas une gomme qui découle d'un arbre, espèce d'aspalath que *Linneus* a nommé *caragana sibirica*, et qu'il a placé dans sa diadelphie décandrie.

Cette résine est d'un vert noirâtre, d'une odeur de fenu grec, et d'une saveur de poix ; elle est ou tenace ou sèche. On nous l'envoie de la Nouvelle-Espagne, en masses enveloppées de feuilles de roseaux.

On en prépare le faux vernis de la Chine : elle entre dans la composition de l'eau thériacale.

On s'en sert extérieurement pour déterger et consolider les chairs, et fortifier les nerfs.

GOMME DE CEDRE ou MANNE MASTICHINE. *Cedria.* Résine claire, blanche, transparente, en petites larmes dures, qui découle du cèdre du mont Liban. Elle est très-rare : on lui substitue le galipot.

Elle est émolliente et maturative.

Cette résine est un cathartique-drastique, diurétique, et quelquefois émétique.

On en fait usage dans quelques cas d'hydropisie, de constipation, le tœnia, la jaunisse, la fièvre quarte, les maladies de la peau.

La dose en poudre, dans l'hydropisie, est de trois à quatre grains (174 à 212 millig.), mêlés avec du sucre, toutes les trois heures ; de dix à vingt grains (530 milligram. à 1 gram.) dans le tœnia et d'un à deux grains (58 à 116 millig.)dans la constipation. Le sulfure de magnésie est un puissant antidote contre ses effets drastiques.

On en prépare un alcool de gutte, en pharmacie.

On en fait un vernis, couleur d'or, qui sert en peinture, en précipitant cette résine de sa dissolution dans l'alcool, par l'intermède de l'eau.

GOMME KIKEKUNEMALO. Gomme-résine dont l'origine est inconnue. Sa saveur est légèrement âcre, résineuse; ses propriétés sont anti-spasmodiques, nervales, résolutives.

On l'emploie en poudre et en infusion, de la même manière que la gomme kino.

GOMME KINO. *gummi resina kino.* C'est une gomme-résine dont l'origine est ignorée. Sa couleur est d'un rouge obscure, la ténacité de ses parties est analogue à celle du cachou; sa saveur est styptique, astringente ; ses propriétés médicales sont astringentes, fortifiantes, antiseptiques. On en fait usage intérieurement et extérieurement, dans les hémorrhagies, les hémorrhoïdes, la blénorrhagie, la diarrhée : si on l'unit à des amers, elle convient dans les fièvres intermittentes.

La dose en poudre, est de vingt-quatre à trente-six grains (1 gram. 212 millig. à 1 gram. 900 millig·), et en infusion, d'une demi-once (15 grammes) pour une livre (5 hectogrammes) d'eau.

On en prépare une teinture à l'alcool.

GOMME DE LABDANUM. Résine que l'on ramasse sur les espèces de cistes qui croissent en Candie. *Voyez* Ladanum.

GOMME LAQUE. C'est une résine, et non pas une gomme.

L'origine de cette résine est actuellement bien connue. C'est l'ouvrage d'une espèce de fourmis volantes du Pégu, du Bengale et du Malabar ; ces insectes s'établissent des petites loges pour y déposer leurs œufs, comme les abeilles se bâtissent des alvéoles en cire, dans les ruches. Les habitans des lieux que nous venons de citer, ont grand soin de picoter les branches des arbres, pour inviter les fourmis à venir y déposer la matière résineuse qu'elles ont recueillie sur les végétaux d'alentour. Cette matière adhère aux petites branches, et en recouvre toute une surface.∎Les cellules qu'elles y pratiquent, sont extrêmement petites. C'est cette matière qui est de couleur rouge obscure, appliquée sur le bois même, qui porte le nom de *laque en bâton*. On la détache de ses petits bois, on la fait fondre, on la purifie en la passant toute chaude à travers des toiles, et on la coule sur des tables de marbre, c'est ce que l'on appelle *laque platte* des peintres, c'est la plus estimée. La laque en grain est celle qui reste sur les toiles, dans la purification de la première ; elle est plus impure, et on s'en sert pour la cire à cacheter de qualité moyenne, et pour faire des vernis à l'alcool.

Il ne faut pas confondre cette résine avec les espèces de laques trochisquées, préparées avec l'alumine et la teinture de cochenille, ou de bois de Brésil.

La laque plate est à l'usage des peintres, et les autres servent à faire la cire à cacheter.

GOMME DE LIERRE. *Gummi hederæ.* C'est une résine, et non pas une gomme. Cette résine découle, par incision, des plus gros lierres qui croissent dans les pays chauds, tel que la Perse et les autres pays orientaux. Elle est d'un jaune–rougeâtre, transparente, d'une saveur âcre aromatique, et d'une odeur agréable, lorqu'elle est échauffée.

Elle entre dans la composition du baume fioraventi, des pilules de *Stalh* et de *Béecher*.

Elle est incisive et balsamique.

GOMME DE MONT-BAIN. Gomme jaunâtre, rougeâtre, transparente et fort agglutinante, qui découle par incision, du tronc d'une espèce de prunier nommé *acaja*. Cet arbre qui croît dans l'île de Ceylan, est de la décandrie pentagynie de *Linneus.*

La gomme de Mont-Bain sert aux chapeliers, dans leur teinture en noir.

GOMME MYRRHE. Substance résino-gommeuse, plus connue sous le seul nom de myrrhe. *Voyez* Myrrhe.

GOMME OLAMPI. *Olampi gummi.* C'est une résine jaunâtre, grumeleuse, dure, friable, quelquefois transparente, d'autrefois un peu blanchâtre et opaque, qui découle par incision, d'un arbre qui n'est pas connu. On nous l'apporte de l'Amérique.

On s'en sert en fumigation pour les maux de tête.

GOMME D'OLIVIER. Cette gomme découle par incision, des oliviers sauvages qui croissent près de la mer rouge. On s'en sert pour arrêter le sang et guérir les plaies. Elle est très-peu usitée.

GOMME DE CERISIER ET DE PRUNIER. Excrétion gommeuse qui découle du cerisier et du prunier que l'on cultive dans le midi de la France.

Cette gomme fait partie de celles que l'on nomme *gomme du pays*. Elle est plus ou moins colorée, d'une consistance moindre que la gomme arabique. Elle est employée par les chapeliers.

GOMME DE COCHON, ou DE CACHIBOU. *Chibou gummi*. Résine un peu gommeuse, blanchâtre et gluante, qui découle des gommiers d'Amérique, et qu'on nous apporte dans des barils, enveloppée dans des feuilles grandes, larges, d'un arbre appelé *cachibou*.

On s'en sert intérieurement pour la colique néphrétique, à la dose de six à douze grains (318 à 676 millig.) par prise. On s'en sert extérieurement pour fortifier les nerfs.

Les cochons qui ont été blessés, vont se frotter contre l'écorce de ces arbres, pour guérir leurs blessures, dans le moment où la résine en découle.

GOMME COPAL. Substance *sui generis*, qui n'est ni une gomme, ni une résine, mais qui a toutes les propriétés chimiques d'un extractif saturé d'oxigène.

Le copal devient soluble dans l'alcool saturé de camphre.

Voyez Copal.

GOMME ÉLASTIQUE. Substance *sui generis*. C'est un suc laiteux desséché, qui découle par incision, d'un arbre connu sous le nom de *jatropha elastica*, de la monoécie monadelphie de *Linneus*. *Voyez* Cahout-chouc.

GOMME ÉLÉMI. *Elemi.* Substance résineuse, et non gommeuse, qui découle par incision, d'un arbre appelé *amyris elemifera*, de l'octandrie monogynie de *Linneus*.

On en trouve de deux sortes dans le commerce, l'une qui est jaunâtre, ou d'un blanc tirant sur le vert, sèche en dehors, mollasse en dedans. On nous l'envoie en morceaux cylindriques, du poids de deux livres (1 kilogramme), enveloppés dans des feuilles de palmier ou de canne d'inde. Cette sorte, qui est la première qualité, nous est apportée d'Egypte.

La seconde sorte, qui nous est apportée d'Amérique, est blanche, jaunâtre, transparente, mollasse, ressemblant à la résine de pin : elle découle d'un arbre que les Brésillois appellent *icicariba*. Cet arbre n'est pas connu sous ce nom par les botanistes (1).

---

(1) Cette seconde qualité de résine élémi découle de l'*hymenea courbaril*, de la décandrie monogynie de *Linneus*.

La gomme, ou plutôt la résine élémi, est maturative et digestive. Elle entre dans la composition de l'onguent d'arceus, du baume fioraventi, des onguents de styrax, martiatum, des emplâtres de bétoine, de styrax, d'*André de la Croix*, opodeltoch, et odontalgique.

GOMME DE FUNERAILLES. Les anciens ont donné ce nom à l'asphalte ou bitume de Judée, parce que les Egyptiens pauvres s'en servoient pour embaumer les corps de leurs parens morts.

Le nom de gomme est d'autant plus impropre, que cette matière n'est nullement soluble dans l'eau. *Voyez* Asphalte

GOMME DE GALBANUM. Nom vulgairement donné à une gomme résine qui découle de la racine d'une plante férulacée, qui croit en Syrie et en Perse. *Voyez* Galbanum.

GOMME DE GAYAC. Cette substance est un produit de l'art chimique. Elle se présente sous deux états ; savoir, dans l'état de gomme-résine, et dans celui de résine proprement dite.

La gomme-résine de gayac 'ne se débite que par les pharmaciens, qui la préparent avec intention de l'obtenir du bois de gayac rapé, par l'intermède de l'alcool aqueux, *vulgò*, eau-de-vie.

La résine de gayac, quoique préparée par le pharmacien chimiste, fait partie du commerce de la droguerie, et se débite sous le nom impropre de *gomme* de gayac. Elle est d'une couleur brune-noirâtre, d'une saveur âcre brûlante. Une once (30 grammes 5 décigrammes) de cette résine, dissoute dans deux livres (1 kilogramme) de taffia, compose la liqueur antipodagre, ou élixir antigoutteux.

GOMME DE GÉHUPH. Cette gomme découle du tronc d'un arbre de ce nom, qui croit dans l'Inde. Elle est émolliente, raffraîchissante, appaise la soif, et guérit les obstructions.

GOMME DE GÉNÉVRIER. C'est une résine qui découle du grand génévrier, lequel croit en Afrique. *Voyez* Sandarac.

GOMME GUTTE. C'est une résine, et non une gomme, qui découle par incision, du tronc d'un arbre nommé en latin, *gambogia gutta*, qui croit dans la Cambaye, en Chine, près de Siam, et dans l'île de Ceylan.

Cet arbre, que les habitans des lieux appellent *carcapulli* ou *coddampulli*, est de la polyandrie monogynie de *Linneus*. La résine qu'il produit, n'exsude que par goutte, d'où on a formé le nom de *gutte* : elle est d'un jaune couleur de safran, lisse dans sa cassure, sans odeur, et d'une saveur légèrement âcre.

GOMME OPOPANAX. *Pastinaca opopanax.* Suc gommeux, résineux, concret, qui découle par incision, d'une plante et de la racine d'une plante, espèce de panais, de la pentandrie digynie de *Linneus*, laquelle croît dans la Macédoine, la Béotie, la Phocide et l'Achaïe.

Cette gomme-résine est jaune en dehors, blanche en dedans, friable, d'une saveur amère, d'une odeur forte. Elle est nervale, carminative, emménagogue, eccoprotique, c'est-à-dire purgatif doux. On s'en sert dans la toux, dans l'asthme et la pituite.

L'opopanax entre dans la composition de la thériaque, du mithridate et de l'emplâtre divin.

GOMME D'OXICÈDRE. C'est une résine en petites larmes, qui découle de l'arbre de ce nom. *Voyez* Sandarac.

GOMME DE PAYS. C'est ainsi que l'on nomme les gommes qui exsudent naturellement et par incision, du cerisier, du prunier, de l'abricotier, de l'olivier, etc., qui croissent dans notre pays.

Ces gommes sont analogues à la gomme arabique ; mais elles sont moins consistantes, plus colorées, et ne sont employées que par les chapeliers et les teinturiers.

GOMME DE PRUNIER. Gomme qui découle du prunier ; elle fait partie des gommes de pays. *Voyez* Gommes de pays.

GOMMES RÉSINES. Les gommes résines sont des extraits naturels qui participent aussi un tant soit peu de l'art, comme nous aurons occasion de le faire remarquer, et qui offrent le mélange de gommes et de résines dans des proportions différentes, d'où il résulte tantôt des extracto-résineux, et tantôt des résino-extractifs. Le caractère qui les distingue des gommes et des résines proprement dites, c'est, qu'étendues dans l'eau, elles lui donnent une apparence laiteuse ou lactescente, selon qu'elles contiennent plus ou moins de résines, qu'elles ne sont dissolubles ni dans l'eau, ni dans l'alcool, que l'eau-de-vie est leur véritable dissolvant beaucoup plus sûrement que le vin et le vinaigre que les dispensaires annoncent comme tels.

La plupart des gommes résines découlent au moyen des incisions que l'on fait aux racines de certaines plantes férulacées; mais cette assertion n'est que générale, et ne fait pas une règle constante pour tous les produits de ce genre. Il en est plusieurs qui découlent par incision des tiges d'arbres elles-mêmes. On distingue aussi les gommes résines en larmes, de celles qui sont en masses agglomérées et appelées en sorte. Leur choix n'est pas équivoque. Celles qui sont en larmes doivent être préférées ; mais celles des gommes résines que l'on obtient en faisant des-

sécher le suc qui découle de la plante, se choisissent à raison
de leur odeur, de leur compacité et de leur plus grande
pureté.

Les chimistes regardent les gommes résines comme des composés de carbone d'hydrogène et d'un peu d'oxigène. Elles sont
plus ou moins odorantes et inflammables : la lumière augmente
l'intensité de leurs couleurs.

On prescrit de les purifier pour l'usage de la pharmacie, en
les faisant dissoudre dans le vinaigre, en les passsant à travers
un linge, et en les faisant évaporer ensuite au bain-marie,
jusqu'à siccité ; mais ce moyen de purification est imparfait. On
perd une bonne partie de leurs propriétés par la perte de l'a-
rome qui s'échappe lors de l'évaporation. Il vaut infiniment
mieux pulvériser les gommes résines, par trituration dans un
tems froid, ou en plongeant le mortier dans un bain de glace,
dans les saisons dont la température seroit au dessus de zéro.
La tamisation en sépare les corps étrangers.

GOMME DE SAVONIER. *Sapindi gummi.* Suc gommeux
qui découle du fruit d'un arbrisseau nommé en latin *sapindus,*
de l'octandrie trigynie de *Linneus.* Cet arbrisseau croît en terre
ferme en Amérique, particulièrement aux Antilles, dans les
îles espagnoles.

C'est de ces pays que l'on nous apporte la gomme de savonier.
Elle arrête les pertes de sang et même la fièvre.

La gomme de savonier est très-peu connue dans la droguerie.

GOMME DE SÉNÉGAL. *Gummi Senegalense.* Gomme en
petites larmes blanches, un peu jaunâtres, transparentes, qui
découle du *mimosa Senegalensis,* de la polygamie monoécie de
Linneus.

C'est mal à propos que l'on confond cette gomme avec la
gomme arabique, quoiqu'elle lui soit très-analogue. La gomme
arabique est plus sèche, et à poids égal contient plus de mucilage que la gomme de Sénégal, par la raison que celle-ci
contient plus d'eau de composition.

La gomme de Sénégal est employée par les gaziers, les rubaniers ; elle sert en médecine et en pharmacie, aux mêmes
usages que la gomme arabique ; mais avec moins d'avantages
quant aux produits qui en résultent.

GOMME SÉRAPHIQUE ou SAGAPENUM. *Gummi Sagape-
num.* Gomme résine qui découle par incision de la racine d'une
plante férulacée dont le nom est inconnu, laquelle croît dans
la Médie.

On en distingue de deux sortes, l'une en larmes, et l'autre

en sorte. La première sorte est la plus estimée ; elle est roussâtre en dehors, grisâtre en dedans, d'une saveur âcre, amère, nauséabonde, d'une odeur d'ail désagréable.

Elle est stimulante, nervale, anti-spasmodique, emménagogue, désobstructive, résolutive. On s'en sert dans l'hystérie, les tumeurs froides. Elle entre dans la composition de la thériaque, du mithridate, et de quelques emplâtres.

On doit préférer celle qui est en larmes à celle qui est en masse agglomérée, par la raison qu'elle est plus sèche et plus pure. On nous l'apporte de Perse et d'Orient.

GOMME TACAMAQUE ou TACAMAHACA. *Tacamahaca gummi.* C'est une résine dont on distingue deux sortes dans le commerce; l'une appelée *sublime*, parce qu'elle est plus nette et plus suave ; elle est de couleur blanche-grise : elle nous vient dans des coques vides de calebasse. La seconde, qui est la plus commune, porte le nom de tacamahaca en sorte ; elle est de couleur jaunâtre et verdâtre, parsemée de larmes blanches, et d'une odeur pénétrante.

L'une et l'autre découlent, par incision, d'un grand arbre appelé *tacamaque*, lequel ressemble au peuplier et croît dans la Nouvelle Espagne, d'où on nous apporte cette résine.

La gomme, ou plutôt la résine tacamahaca, entre dans la composition de l'alcool général, des pastilles odorantes, de l'emplâtre odontalgique.

Elle est vulnéraire et propre pour dissiper la douleur de dents, étant appliquée sur la carie.

Il paroît presque assuré que la résine tacamahaca découle du *populus balsamifera*, de la dioecie octandrie de *Linneus.* Cependant *Jacquin* pense qu'elle découle du *fagara octandra*, de la tétrandrie monogynie de *Linneus.*

GOMME THÉBAIQUE. Ce nom vient du latin *gummi thebaicum*, que l'on donne à la gomme arabique.

Voyez Gomme arabique.

GOMME TRAGACANT. L'arbre qui nous fournit la gomme adragant, est appelé tragacant, d'où on a formé le nom de gomme tragacant. ; c'est la même chose qu'adragant.

Voyez Gomme adragant.

GOMME THURIS ou THURIQUE. La gomme thurique est ainsi nommée, lorsqu'elle est en morceaux détachés, beaux, blancs, clairs, transparens et nets. C'est la gomme arabique de choix. *Voyez* Gomme arabique.

GOMME VERMICULÉE. C'est la gomme sénégal qui est en petites larmes détachées, plié es et repliées en forme de vers.

Ce mot vermiculé s'applique également à la gomme adragant blanche, sèche et roulée sur elle-même.

Voyez Gomme sénégal et Gomme adragant, séparément.

GOUDRAN ou GOUDRON. Le goudron est une résine noire, beaucoup moins pure que la poix noire. Il se prépare avec les parties incisées des pins, qui ont été épuisées par les incisions. On fend le bois par éclats, et on le réduit en morceaux les plus petits possibles. Lorsqu'ils sont bien secs, on les met à plat, rang par rang, dans un four qui a la forme d'un cône renversé, et on élève ces rangs de manière qu'ils présentent un second cône dans la partie supérieure du four ; alors on le couvre de gazon et on met le feu sur toutes les faces. A mesure que le bois se consume, la résine s'échappe, filtre perpendiculairement jusqu'au sol du four, en suit la pente et se réunit dans un trou pratiqué au centre. Ce trou est le commencement d'un canal qui conduit le goudron dans un réservoir extérieur. Il prend le nom de goudron de chalosse, parce qu'on le loge dans des futailles de bois de châtaignier, qui viennent de ce pays. On en retire avec plus d'avantages des souches et racines des mêmes pins, qui sont restées en terre pendant dix ou douze ans après la coupe des arbres. On fait encore le goudron avec le bois de pin long de cinq à six pieds (1 mètre et demi à 2 mètres) et placé debout dans le même four ; mais il est moins estimé.

La poix noire et le goudron entrent dans la composition de plusieurs onguens. On ne doit l'ajouter aux autres corps gras que lorsque ceux-ci sont le moins chaud possible ; la chaleur les réduit en charbon, au lieu d'aider à leur dissolution dans les graisses.

L'usage de l'eau de goudron a été beaucoup vanté, et étoit très-fréquent autrefois pour les maladies cutanées et les maux de poitrine. On n'avoit pas tort ; car il est certain que l'infusion de goudron contenoit de l'arome, plus de l'acide camphorique qui se forme dans la combustion de la thérébenthine qui contient son radical en se combinant avec l'oxigène. Cet acide a la propriété anti-psorique.

GOUET. Plante de la gynandrie polyandrie de *Linneus*, et de la troisième classe (personnées) de *Tournefort*. Ce nom est, d'après *Schwedior*, synonyme de pied de veau.

Voyez Pied de veau.

GOSSAMPIN. Nom synonyme du frommager.

Voyez Frommager.

GOUJON. *Gobius*. Petit poisson du genre des abdominaux, c'est-à-dire, dont les nageoires sont placées sur l'abdomen.

La forme de ce petit poisson approche de celle du barbeau. Il est plus cylindrique : sa gueule ronde est accompagnée de petits barbillons.

Le goujon se réunit en troupes ; il aime surtout les lacs, d'où il remonte, dans le mois de mars, dans les rivières, pour y frayer. On le mange en friture. Sa petitesse le rend souvent la proie des autres poissons.

GOUTTE DE LIN. Surnom donné à la cuscute, parce que cette plante, en s'attachant au lin, l'empêche de croître, et est à son égard, un ennemi aussi fâcheux, que la goutte à l'égard de l'espèce humaine. *Voyez* Cuscute.

GOYAVE. *Guajava, psidium.* Fruit sucré du *psidium pyriferum pomiferum.* Arbre de l'icosandrie monogynie de *Linneus.*

Cet arbre, qui croît dans les Indes, s'élève à la hauteur d'environ vingt pieds (6 mètres 495 millimètres), et est gros à proportion. On distingue deux sortes de guayavier ; savoir, le guayavier à fruit en pomme, appelé *guajava alba acida, fructu rotundiore ;* et le guayavier en poire, appelé *guajava alba dulcis fructu pallido.*

Les fruits du guayavier sont gros comme une poire, longs, ou ronds, doux, ou acides, selon l'espèce, couronnés comme une nèfle, d'une saveur agréable, lorsqu'ils sont mûrs, divisés intérieurement en quatre parties, dans chacune desquelles se trouvent plusieurs semences menues et cornées.

Le fruit du goyavier est très-estimé, tant à raison de sa saveur, que de ses excellentes propriétés, soit comme aliment, soit comme stomachique.

GRAINS DE GÉROFLE. Fruit desséché d'une espèce de myrthe à feuilles de laurier, ainsi nommé, à cause de son odeur de gérofle. *Voyez* poivre de la Jamaïque.

GRAINS DE SAXIFRAGE. Nom que l'on donne aux tubercules de la racine de saxifrage. *Voyez* Saxifrage.

GRAINS DE TILLI. *Croton tiglium.* Espèce de ricin plus petit que le ricin vulgaire, ou pignon d'inde. Ce fruit est de nature pulpeuse, émulsive, d'une couleur blanchâtre, d'une forme un peu oblongue ; la coque qui le renferme est lisse. C'est un violent purgatif. Il appartient à un arbre qui croît dans les îles Moluques et dans l'Inde, et que les botanistes ont nommé *croton tiglium.* Cet arbre est rameux, et a été rangé par *Linneus,* dans sa monoécie triandrie. Les branches de cet arbre constituent ce que l'on nomme le bois cathartique ou purgatif, autrement le bois des Moluques.

Les grains de tilli sont drastico-cathartiques, émétiques, diurétiques, brûlans. On les emploie dans l'hydropisie, la paralysie, la léthargie. La dose est de six à douze grains (3 à 6 décigram.), incorporés dans une conserve, ou mêlés avec du sucre et d'autres poudres, et un excipient approprié.

Ce fruit mondé de son écorce, donne, par l'expression, une huile fixe qui n'a point d'âcreté, et qui est analogue à l'huile de ricin, ou de palma-christi.

GRAINS DE ZELIM. Fruits d'une plante de la dyandrie trigynie de *Linneus*. C'est une espèce de poivre long. *Voyez* Poivre d'Ethiopie.

GRAINE D'AVIGNON. Fruit à bayes du petit nerprun, connu en latin sous le nom de *lycium*. Ces bayes sont de la grosseur des grains de poivre, et nous sont apportées de nos départemens méridionaux. On en trouve aussi près d'Avignon et de Carpentras, d'où elles ont pris le nom de graines d'Avignon.

Leur principal usage est pour la teinture en jaune, et pour préparer cette couleur jaune connue sous le nom de *stil de grain*.

GRAINE DE CANARIE. Graine oblongue, de la famille des frumentacés, qui appartient à une plante originaire des Canaries. *Voyez* Alpiste.

GRAINE DE COTON. C'est la semence du fruit du cotonnier. Elle est grosse comme des pois, oblongue, blanche, cotonneuse : son amande est oléagineuse. On nous l'apporte de l'Egypte, de Syrie, de Chypre, de Candie et des Indes. Elle est propre pour l'asthme, la toux et le crachement de sang.

GRAINE D'ÉCARLATE. Espèce de gall-insecte que l'on trouve sur une espèce de chêne vert. Son nom lui vient de sa couleur et de son usage pour teindre en écarlate. *Voyez* Chermès.

GRAINE JAUNE. Fruit du *lycium* ou petit nerprun, lequel fournit une teinture jaune, par sa décoction dans l'eau. *Voyez* Graine d'Avignon.

GRAINE ou SEMENCE DE LIN. C'est la semence ou fruit proprement dit d'une plante de la pentandrie pentagynie de *Linneus*, laquelle est généralement connue sous le nom de *lin* vulgaire.

Cette graine est renfermée dans une capsule ronde terminée en pointe, grosse comme un petit pois, divisée en dix petites loges qui contiennent chacune dix graines.

La graine de lin est oblongue, ovale, aplatie, plus pointue

par un bout que par l'autre, lisse, douce au toucher, de couleur rougeâtre, luisante : elle contient de l'huile et beaucoup de mucilage. On en fait une farine qui est résolutive ; on en tire une huile par expression, qui sert dans les arts et pour l'usage de la lampe.

On fait avec la graine de lin, une décoction qui est émolliente, apéritive. On s'en sert en boisson, en lavement, dans les maladies inflammatoires.

GRAINE DE MUSC. Nom que l'on a donné à la graine ou semence d'une espèce de ketmie qui croît dans le levant, à cause de son odeur qui approche de celle du musc.

Voyez Abelmosc.

GRAINE DE PANACOCO. C'est la semence d'un arbre du même nom, qui croît à Cayenne. Elle est de la grosseur d'un pois, parfaitement rouge, avec une petite tache noire. On en fait des colliers, des chapelets.

GRAINE DE PARADIS. Nom que l'on a donné au cardamome, à cause de ses propriétés éminentes.

Voyez Cardamome.

GRAINE DE PERROQUET. Surnom que l'on donne à la semence de cartame. *Voyez* Cartame.

GRAINE DE RICINOÏDE, FÈVE DE L'AMÉRIQUE, FÈVE PURGATIVE, PIGNONS DE BARBARIE ou D'INDE. *Faba purgatrix.* C'est une graine ou plutôt un fruit oblong, ovoïde, de la grosseur d'une petite fève, convexe d'un côté, aplati de l'autre, cachant sous une peau extrêmement mince, une amande blanche, oléagineuse, d'une saveur douceâtre, âcre, qui cause des nausées.

On nous apporte ce fruit de Carthage et de la Guyane. C'est un violent purgatif. Lorsqu'on veut en faire usage, on lui enlève sa petite peau et on le fait torréfier.

L'arbre qui porte ce fruit est une espèce de palmier, appelé *palma Christi.* On tire du ricinoïde, une huile par expression, qui est nervale, vermifuge, et propre pour les maladies cutanées.

GRAINE DE SAPOTILLE. *Sapota, fructu ovato-majore.* C'est la graine du fruit d'un arbre de l'hexandrie monogynie de *Linnéus.*

L'arbre qui produit ce fruit, est de la grandeur et de la forme du poirier bergamote. Les Espagnols le nomment *sapotillo.*

La graine de sapotille a la forme d'un cœur ; son enveloppe est coriace, lisse et brunâtre ; elle renferme une amande blanche, émulsive, de la grosseur de celle de la courge, mais arrondie et non pointue.

On en fait des émulsions qui sont très-recommandées dans l'hydropisie.

La graine de sapotille nous est aportée de l'Amérique, où naît l'arbre qui produit le fruit qui la renferme.

Il est une autre espèce de fruit que l'on apporte de l'Amérique, qui est oblong, de la grosseur et de la forme de nos plus grosses olives, dont la substance est blanche, solide, grasse, huileuse et d'une saveur amère qui approche de celle de l'amende du noyau de pêche, et qui appartient à une espèce de *sapota*, désigné par *Linnœus* sous le nom de *malus persica maxima*. Ce fruit n'est pas celui dont on fait usage habituellement en médecine.

GRAINETTE. Diminutif de graine. Nom que l'on donne à la graine du petit nerprun.

Voyez Graine d'Avignon.

GRAISSE. Substance animale de nature inflammable, d'une consistance demi liquide, presque solide ou solide, selon la nature des animaux qui la fournissent, soit qu'ils soient herbivores, carnivores, ou isolément ou simultanément, ou bien encore selon les lieux où elle est située dans l'intérieur des animaux. *Voyez* Axonge.

Nota. *Nous avons été forcés de mettre au mot* axonge *les détails sur les différentes sortes de graisses, parce que la plupart des pharmaciens, se servant improprement du mot* axonge *pour exprimer celui de graisse, auroient préférablement cherché à ce mot, ce qui est un abus, puisque le mot* axonge *ne signifie littéralement qu'*ENDUIT POUR LES ESSIEUX *ou mieux* AISSIEUX. *Nous invitons à lire la note au bas de l'article* axonge, *pour plus ample explication.* Observation de l'éditeur.

GRAISSE DE VEAU. C'est la graisse du petit de la vache, soit qu'il soit mâle ou femelle.

Cette graisse a habituellement peu de consistance ; elle est blanche lorsqu'elle a été bien purifiée. On préfère celle qui avoisine le rognon : elle est émolliente, adoucissante, résolutive. On s'en sert pour faire des pommades.

GRAMMATITE ou TRÉMOLITE. Substance minérale scintillante, très-composée, dans laquelle la silice est la partie dominante. M. *Klaproth* en a fait l'analyse et à trouvé qu'elle étoit composée de

Silice.	65,00
Magnésie.	10,33
Chaux.	18,00
Oxide de fer.	0,16
Eau et acide carbonique	6,50
Perte.	1
	100,00

La grammatite raye le verre et est difficilement rayée par le quartz : elle se fond au chalumeau et se convertit en un émail blanc accompagné de bulle. Sa pesanteur spécifique est de 2,9257. . . . . 32 comparée à l'eau distillée.

On trouve la grammatite dans la partie des hautes Alpes appelées le mont Saint-Gothard.

GRANA ACTES. Nom que l'on a donné aux bayes de sureau, du grec *acte*, qui signifie *sureau.*

Voyez Bayes de sureau.

GRANATITE ou STAUROTIDE. Cette pierre, nommée *staurotide* par M. *Haüy*, est de nature argilleuse, unie à d'autres terres et de l'oxide de fer. M. *Vauquelin* a reconnu, par l'analyse qu'il en a faite, qu'elle étoit composée de ,

Alumine	47,06
Silice.	30,59
Oxide de fer	15,30
Chaux	3,00
Perte.	4.05
	100,00

On la trouve au mont Saint-Gothard.

GRANDE BERCE. *Sphondylium majus opopanax. Panax heracleum. Pastinaca foliis decompositis pinnatis.* Plante de la pentandrie digynie de *Linneus*, laquelle croît en Italie et en Sicile.

La tige de cette plante est haute et cotonneuse : ses feuilles ressemblent à celles du figuier ; elles sont rudes au toucher, découpées en cinq parties : ses fleurs naissent en ombelles ; elles sont composées chacune de cinq pétales blancs inégaux , ses semences sont unies deux à deux , aplaties, larges , ovales, échancrées par le haut, rayées sur le dos, de couleur jaunâtre, d'une odeur forte, d'une saveur piquante : sa racine est longue, blanche, remplie d'un suc gommo-résineux, odorante, d'une saveur un peu amère, couverte d'une écorce un peu épaisse.

· C'est de cette racine que l'on tire, par incision, la gomme opopanax, particulièrement de cette plante qui naît dans la Macédoine, la Béotie et la Phocide. *Voyez* Gomme opopanax.

GRANDE ÉCREVISSE DE MER, ou PAGURE. *Pagurus.* Ver crustacé pédiocle, c'est-à-dire, dont les yeux sont élevés sur des pédicules mobiles. Ce vers crustacé est du genre des écrevisses : c'est la grande espèce d'écrevisse de mer ; sa queue est molle et sans pièces écailleuses. On lui donne le nom de pagure, du latin *pagurus*, qui signifie écrevisse de mer.

Ce vers est long d'un pied (325 millim.) et plus large que long. Il est couvert d'une enveloppe crustacée très-forte, unie, jaunâtre, et qui devient rouge, brune. par l'ébullition dans l'eau : ses pattes de devant sont fourchues comme dans les autres espèces d'écrevisses, armées de serres qui font fonctions de tenailles ou pinces.

La chair de la grande écrevisse de mer est bonne à manger, et se sert sur les tables.

GRAND GOSIER. Surnom donné au pélican, parce qu'il a sous le bec un énorme sac où il fait une ample provision d'eau pour ses petits. *Voyez* Pélican.

GRANIT. Roche feld-spathique, ainsi nommée parce qu'elle semble formée de grains agglutinés comme ceux du grès.

Le granit forme la matière des montagnes les plus élevées, telles que les Cordilières, les Pyrénées, les Alpes. Ce sont des pierres composées, très-dures, ayant la propriété de faire feu avec l'acier, dont la formation est due à l'eau, et dont l'origine paroît entièrement appartenir à la décomposition des végétaux. On en distingue plusieurs espèces, soit à raison de leur composition, foit à raison de leur couleur. Leur extrème dureté, et l'agglutination de leurs molécules, qui ne sont que *juxtà* posées successivement, et non intimement liées les unes par les autres, pour en former des masses plus ou moins volumineuses, avec continuité et identité des parties, les rendent très-difficiles à tailler. Cependant les Egyptiens, les Grecs et les Romains, en ont fait des obélisques, des colonnes, des statuts et des vases.

1º. On connoît du granit à trois substances, composé de feld-spath, de quartz et de mica.

2º. A quatre substances, formé des trois précédentes et de tourmaline.

3º. Le granit de Carinthie, roche bleue, composé de feld-spath, de quartz, de talc nacré. Celui-ci se trouve en Styrie.

4°. Le granit égyptien, roche rougeâtre, composé de quartz transparent et de mica noir.

5°. Le granit globuleux de Corse, désigné par M. *Haüy* sous le nom de roche quartzeuse, globuleuse, stratiforme, avec actinote.

6°. Le granit graphique, roche de feld-spath, mélangé de quartz gris, dont les angles forment des figures assez semblables à des caractères d'écriture. On le trouve en Sibérie, en Ecosse et en France.

7°. Le granit noir, nommé par M. *Haüy*, roche amphibolique.

8°. Le granit recomposé, ou grès des houillères. Il se trouve entre les couches de charbon de terre; il est moins dur que les granits de première formation.

GRANUM REGIUM MINUS. C'est la semence d'une espèce de titimale appelée catapuce ou épurge. *Mésué* lui a donné le nom de graine royale mineure, à cause de sa vertu purgative drastique. *Voyez* Catapuce.

GRASSETTE. *Pinguicula vulgaris, nectario cylindraceo longitudine petali. Sanicula montana flore calcari donato.* Plante de la diandrie monogynie de *Linneus.*

Cette plante pousse six à sept feuilles oblongues, obtuses à leur extrémité, grasses au toucher, lisses, nettes, d'un vert pâle, s'épandant sur la terre. Du milieu de ces feuilles, il s'élève des pédicules hauts comme la main, qui soutiennent chacun en son sommet une fleur violette ou purpurine, monopétale, coupée en deux lèvres, terminée dans sa base par un nectaire cylindrique de la longueur du pétal : son fruit est une coque enveloppée d'un calice par le bas; cette coque s'ouvre d'elle-même et laisse apercevoir un bouton qui contient des semences menues presque rondes : sa racine est fibreuse.

La grassette croît sans culture, dans les prés, dans les lieux humides, sur les montagnes où il y a de la neige.

Elle est vulnéraire; elle déterge et consolide les plaies : on la pile et on la mêle avec du beurre frais, pour l'appliquer sur le mal.

Pinguicula a pingue. Gras, parce que la feuille est grasse au toucher.

GRATECU. Fruit du rosier sauvage, connu sous le nom de chynorrodon. Il a été nommé grattecu, à cause du duvet piquant qu'il renferme dans son intérieur, lequel duvet étant appliqué sur la peau, excite des démangeaisons.

Voyez Chinorrodon ou chyuorrodon.

G R A

GRATERON, GAILLET CROCHANT, RIABLE. *Apa-rine aspera. Galium aparine. Omphalo-carpon.* Plante de la tétrandrie monogynie de *Linneus*, et de la première classe (fleurs en cloches) de *Tournefort*.

Cette plante pousse plusieurs tiges menues, foibles, quarrées, pliantes, lesquelles s'attachent aux hayes, aux plantes voisines ; elles sont vertes, rudes au toucher : ses feuilles sont petites, longuettes, étroites, vertes, disposées en étoiles autour des nœuds des tiges, hérissées de petits poils un peu piquans : ses fleurs sont très-petites, formées en cloches blanchâtres, découpées chacune en quatre parties : son fruit est petit, sec, composé de deux graines presque sphériques, attachées ensemble, un peu creuses vers le milieu, hérissées de petits poils rudes et crochus, et remplies de pulpe blanche : sa racine est petite.

Le grateron croît contre les hayes, aux bords des chemins, dans les champs.

Les feuilles de cette plante ont une saveur astringente. On en fait usage dans les scrophules, dans les maladies cutanées, en infusion, à la dose de quatre onces (122 grammes), deux fois le jour.

Aparine, parce que cette plante est rude. *Omphalo-carpon*, parce que sa semence ressemble à un ombilic appelé en grec *omphalos*.

GRATIOLE ou HERBE A PAUVRE HOMME. *Gratiola officinalis. Gratia Dei, germanis limnesium, seu centauroides.* Plante de la diandrie monogynie de *Linneus*, et de la troisième classe (fleurs personnées), de *Tournefort*.

C'est une espèce de digitale ou une plante qui pousse plusieurs tiges à la hauteur d'environ un pied (325 millim.) : ses feuilles sont oblongues, étroites, à peu près comme celles de l'hysope, crénelées en leurs bords, opposées l'une à l'autre le long des tiges : ses fleurs sortent des aisselles des feuilles attachées à des pédicules menus; elles sont monopétales, irrégulières, ouvertes par les deux bouts, de couleur purpurine, quelquefois blanche : son fruit est une petite coque ovale, divisée en deux loges qui contiennent des semences menues : ses racines sont grosses comme des plumes d'oie, longues, traçantes, nouées, entourées de fibres.

La gratiole croît dans les prés, dans les marais.

On fait usage des feuilles et des fleurs ; leur odeur est nauséabonde, leur saveur est extrêmement amère ; leurs vertus médicinales sont émétiques, drastico cathartiques, anthelmintiques.

On s'en sert dans la manie, l'hydropisie ascite, dans les maladies des vers, syphillitiques, les ulcères phagédéniques.

La dose est de 15 à 18 grains (795 à 954 milligrammes) en poudre, et de trois gros (11 grammes) en infusion dans une livre (5 hectogrammes) d'eau.

On assure que la racine de gratiole prise en poudre, à la dose de demi-gros (29 milligram.), agit comme l'ipécacuanha.

Gratiola vel gratia Dei, à cause de ses éminentes vertus.

Herbe à pauvre homme, parce que cette plante étant commune, les pauvres s'en servent sans faire beaucoup de frais.

On en fait un extrait par l'infusion et l'évaporation.

La racine et les feuilles entrent dans la composition de l'emplâtre diabotanum.

GRAVIMETRE. Le gravimètre est un instrument propre à mesurer la pesanteur spécifique des solides et des fluides. Cet instrument, imaginé par M. *Guyton*, a beaucoup d'analogie, quant aux effets physiques, avec le pèse liqueur de *Nicholson*.

Le gravimètre, exécuté en verre, est de forme cylindrique ; il est composé :

1º. De deux bassins, l'un supérieur à l'extrémité d'une tige mince, vers le milieu de laquelle est marqué le point fixe d'immersion : l'autre inférieur terminé en pointe, contenant le lest, et rattaché au cylindre par deux anses. (La suspension mobile ou à crochet a l'inconvénient de raccourcir le lévier qui doit assurer sa position.)

2º. D'une pièce appelée *plongeur*. C'est une bulle de verre lestée d'une suffisante quantité de mercure pour que son poids total soit égal au poids additionnel constant, plus le poids du volume d'eau que cette pièce déplace. On lui donne le nom de *plongeur*, parce qu'elle ne sert que lorsqu'elle est placée sur le bassin inférieur, et par conséquent plongée entièrement dans la liqueur.

Cet instrument s'emploie pour les liquides d'une moindre pesanteur et d'une plus grande pesanteur spécifique que l'eau, et aussi pour les solides. On le plonge dans un cylindre de verre rempli d'eau.

GRÉMIL ou HERBE AUX PERLES. *Lithospermum officinale*, *milium solis*. Plante de la pentandrie monogynie de *Linneus*, et de la seconde classe (fleurs infundibuliformes) de *Tournefort*.

Cette plante pousse plusieurs tiges à la hauteur de deux pieds (649 millimètres), les unes droites, les autres courbées, velues, grêles, rondes, dures, rudes au toucher, divisées en rameaux. Ses feuilles sont tantôt alternes, tantôt opposées l'une à l'autre, sessiles, longues, étroites, pointues, d'une saveur herbeuse : ses fleurs naissent aux sommités des branches ; elles sont petites, blanches, figurées en entonnoir ; découpées chacune en cinq parties, contenues dans un calice oblong et velu, aussi fendu en cinq parties : ses semences sont dures, polies, blanches, luisantes, menues, presque rondes ou ovales, douces au toucher, brillantes comme des perles : sa racine est grosse comme le pouce, ligneuse, garnie de quelques fibres. Cette plante naît dans les lieux incultes : on la cultive aussi dans les jardins, à cause de sa semence qui est d'usage en médecine.

Les semences de gremil ont un goût de farine, visqueux, un peu astringent. On en fait des émulsions qui sont diurétiques : elles entraînent le gravier.

Les semences de gremil entrent dans la composition de l'électuaire béni laxatif.

GRENADE ET GRENADIER. *Punica granatum.* Les grenades sont les fleurs et les fruits de l'arbrisseau connu sous le nom de *grenadier.*

Le grenadier appartient à l'icosandrie monogynie de *Linneus,* et à la vingt-unième classe (fleurs en roses) de *Tournefort.*

On distingue le grenadier en grenadier à fleurs et grenadier à fruits, et encore en grenadier cultivé et sauvage.

Le grenadier à fleurs doubles est celui que l'on cultive dans les jardins, dans de grandes caisses, à l'effet de les placer à volonté dans les serres chaudes, pour les garantir contre l'intempérie des hyvers. Ces sortes de grenadiers ne rapportent que des fleurs et point de fruits. Les fleurs en sont belles, de couleur rouge, et résistent long-tems sur l'arbre et hors de l'arbre, sans éprouver d'altération. Elles portent le nom de *balaustes,* et sont d'usage en médecine. *Voyez* Balaustes.

Le grenadier à fruit naît particulièrement en Espagne, en Italie et dans nos pays méridionaux. Ses rameaux sont menus, anguleux, garnis de quelques épines : son écorce est rougeâtre : ses feuilles sont petites et ressemblent à celles du grand mirthe, mais moins pointues ; rougeâtres, pétiolées, d'une odeur assez forte quand elles sont écrasées : sa fleur est grande, belle, de couleur rouge tirant sur le purpurin, composée de plusieurs pétales disposés en rose dans les échancrures du calice, représentant comme un petit panier de fleurs : son fruit est une grosse baye divisée intérieurement en plusieurs loges remplies de grains entassés les uns sur les autres, de belle couleur rouge, pleine d'un suc acide très-agréable au goût. L'écorce de ce fruit est dure comme du cuir, d'où on lui a donné le nom de *malicorium* : on la nomme aussi *sidium,* parce qu'on en retiroit beaucoup autrefois des champs sidoniens. *Voy.* Écorce de grenade.

Les grenades sont de trois sortes; les unes sont aigres, les autres sont douces, et la troisième sorte tient le milieu entre l'aigre doux; sa saveur est vineuse.

Les grenades arrivées à leur maturité sont bonnes à manger, et se servent sur les tables, au dessert.

Les pharmaciens préparent avec le suc de ce fruit et le sucre, un sirop qui est rafraîchissant, astringent et diurétique.

On nous apporte les grenades de l'Italie, de l'Espagne, et de nos pays méridionaux.

GRENADILLE, FLEUR DE LA PASSION. *Granadilla Hispanis. Flos passionis Italis. Clematitis trifolia, flore roseo clavato murucuja. Passiflora.* Plante de la gynandrie pentandrie de *Linneus.* C'est une plante sarmenteuse qui s'attache aux murailles ou aux arbres qui l'avoisinent, comme le lierre. Ses feuilles sont lisses, nerveuses, dentelées en leurs bords, d'une belle couleur verte, rangées alternativement, et espacées les unes des autres d'environ trois doigts : ses fleurs sortent, pendant tout l'été, des aisselles des feuilles; elles sont grandes, composées de plusieurs pétales disposés en roses, blanches, soutenues par un calice divisé en cinq parties : le pistil devient un fruit surmonté de trois petits corps qui représentent comme des clous. Ce fruit, en croissant, devient charnu, ovale, presque aussi gros qu'une grenade, et de même couleur lorsqu'il est mûr. Les Indiens lui donnent le nom de *murucuja.* Ils l'ouvrent comme un œuf, et ils en hument le suc, qui a une saveur aigrelette.

La grenadille croît dans la Nouvelle-Espagne, dans l'île dite de la Tortue. Elle n'est point d'usage en médecine.

GRENAT. Le grenat est un minéral que les anciens naturalistes plaçoient au rang des pierres précieuses, que les modernes ont placé au rang des pierres scintillantes composées. On lui a donné le nom de grenat, parce qu'il ressemble aux grains de la grenade. Sa dureté est telle qu'il raye le quartz ; sa pesanteur spécifique est de 3,5578 à 4,1888.

Le grenat varie dans sa composition et dans sa cristallisation, mais sa forme primitive est un dodécaèdre rhomboïdal. On le trouve en Bohême, en Syrie, au pic d'Ereslids, en Italie. Il a pour gangue, tantôt le quartz ou le feld-spath, tantôt le talc, le mica, l'amiante, ou le carbonate calcaire. On en trouve dans la serpentine.

M. *Haüy* pense que le grenat est l'escarboucle des anciens. Il fonde cette opinion sur la vivacité des reflets de certains grenats, et sur la dimension des escarboucles cités par *Pline.* On trouve en effet des grenats qui ont la grosseur d'une pomme.

Les grenats sont rouges, vifs et vermeils, coquelicots, orangés, jaunâtres, verdâtres, bruns, blanchâtres, noirs. M. *Vauquelin* a fait l'analyse du grenat de Bohême, et y a trouvé :

Silice	36
Alumine.	22
Chaux	o3
Oxide de fer.	41
	102

On fait avec le grenat des ouvrages de bijouterie.

GRENOUILLE. *Hana.* La grenouille est un quadrupède ovipare, de l'ordre des reptiles batraciens (à peau nue), dont on distingue plusieurs espèces qui diffèrent entre elles par leur forme et leur couleur. Cet animal, qui habite sur terre et dans l'eau, est sujet à une métamorphose qui est extraordinaire et bien digne de remarque. Avant que d'être parvenu à la perfection de son être, son premier état de vie est celui de nymphe, connu sous le nom de *têtard.* Ce nom lui a été donné, parce que la tête de cette nymphe, ou premier animal vivant, semble occuper la plus grande partie du corps d'où doit enfin paroître une grenouille. Il y a diversité de sentiment sur la manière dont s'opère la fécondation de la grenouille. Le fait certain est que l'on rencontre souvent des mâles montés sur les femelles ; ils les tiennent si étroitement avec leurs pattes de devant, qu'ils se laissent plutôt tuer sur elles que de les quitter. On ne découvre dans les mâles ni dans les femelles, aucune partie sexuelle extérieure. L'anus sert à l'un et à l'autre sexe d'issue pour les excrémens, les urines, les embryons et les œufs. *Gauthier*, dans sa dissection anatomique, a découvert dans la femelle, des œufs où l'on apercevoit des vers vivans et fretillans, et dans les mâles, il a rencontré un placenta auquel étoient attachés plusieurs embryons vivans. Il prétend qu'au moment où la femelle dépose ses œufs, le mâle laisse couler ces embryons vivans qui s'attachent aux œufs et s'en nourrissent : ces embryons conservent la figure qu'ils avoient dans la vésicule du père. Pendant l'espace d'un mois ils se développent, et ce qui formoit la queue du têtard devient, dans la jeune grenouille, les deux pattes de derrière. D'autres naturalistes disent qu'au printems il paroît à un pouce de chaque main de la grenouille mâle, une éminence papillaire ; que cette partie fait les fonctions de la génération, lorsque le mâle l'applique entre les jambes de la femelle. L'embryon que dépose celle-ci est entouré d'une substance glaireuse ; il tombe au fond de l'eau : au bout

de quatre heures les œufs se renflent et reparoissent à la surface ;
c'est ce que l'on nomme frais de grenouille. Le dix – septième
jour ils prennent la figure d'un rognon ; le cinquantième on voit
les têtards développés, ils se nourrissent alors de lentilles d'eau.
Pour passer à l'état de grenouille, leur peau se fend au-dessus
de la tête ; une nouvelle tête commence à paroître, puis les
pattes antérieures, puis le corps ; enfin, la grenouille sort de
sa dépouille comme d'un fourreau. Le cœur des grenouilles n'a
qu'un ventricule, et reçoit le sang par le moyen de deux soupapes. Dans la cavité de leurs oreilles, on observe une corde ;
c'est l'organe de l'ouïe, susceptible de tension, et de recevoir
les vibrations de l'air. Ces animaux se nourrissent d'insectes, de
vers, de mouches, de petits limaçons : ils sont utiles dans les
jardins.

. Les cuisses de grenouilles sont un très-bon manger, que l'on
sert sur les meilleures tables. Les grenouilles entrent dans la
composition de l'emplâtre de ce nom : on en fait une huile par
infusion.

GRÈS. Espèce de pierre scintillante d'une seconde formation.
Ce sont des espèces de quartz en fragmens agglutinés, dont les
uns sont à gros grains, les autres à grains fins. Il en est quelques uns qui sont très-poreux, et qui servent à faire des fontaines filtrantes.

On distingue plusieurs variétés dans les espèces de grès ; telles
sont les pierres meulières, les pierres à filtrer, le grès grossier
dont on fait les pavés, le grès à bâtir, les pierres des rémou-
leurs, les pierres à aiguiser de Turquie, le grès feuilleté, le
grès mélangé.

Le grès de Fontainebleau est du carbonate de chaux quartzifère, cristallisé en rhomboïde. Il est soluble en partie, avec
effervescence, dans les acides.

Le grès des houillères, c'est du granit recomposé.

Le grès dur ou grisar, c'est le grès micacé.

Le grès ferrifère, c'est le grès lustré.

Le grès pulvisculaire, qui, plongé dans l'huile, s'en imbibe
et durcit. Les turcs s'en servent pour aiguiser leurs instrumens.

GRILLON ou CRICRI. Insecte orthoptère, c'est-à-dire, à
ailes droites.

Ses étuis sont veinés ; il a près de l'anus deux petits filets
pointus, et la femelle porte à l'extrémité de son corps une pointe
dure qui lui sert à percer la terre et à y déposer ses œufs.

On distingue parmi les espèces indigènes, le grillon des
champs. Son corps est plus long que celui de la cigale ; il a le

corps noir , la tête grosse , les yeux relevés ; il fait son nid en terre.

Le grillon domestique , qui se plaît entre les briques de cheminées et des fours. Sa tête est ronde, ses yeux noirs, sa queue fourchue, ses ailes au nombre de quatre ; les deux de dessus sont plus courtes que celles de dessous. Les premières sont des espèces d'étuis. Le mâle produit par le frottement continuel de ses étuis, un bruit incommode qui lui a fait donner le nom de cricri.

La courtillière est une espèce de grillon facile à reconnoître à ses pattes antérieures, armées de fortes scies qui lui servent à couper les racines des plantes et à fouir la terre comme une taupe , ce qui l'a fait nommer *taupe-grillon*. C'est le plus terrible ennemi des melonnières.

GRIVE ou TOURD. *Turdus*. La grive est un oiseau crenirostre , c'est-à-dire , dont le bec est échancré. Cet oiseau est plus gros qu'une alouette ; sa couleur est variée, ordinairement plombée, noire-blanche ; son bec est en forme de couteau ; sa bouche est accompagnée de cils ; sa queue est fourchue. Il se plaît dans les vignes : on le trouve aussi dans les bois. Il se nourrit de raisin, de genièvre, de bayes de mirthe, etc. Sa chair est un manger délicieux.

GROS D'AUTRUCHE. Le gros d'autruche est le duvet le plus gros que l'on trouve sous les grandes plumes de l'oiseau de ce nom. On le file et on l'emploie dans les fabriques de lainage, pour faire les lizières des draps noirs les plus fins.

GROS BEC. *Coccostraustes*. Oiseau coni - rostre , c'est-à-dire , à bec de forme conique. Son bec est court et robuste ; son corps est brun avec une tache blanche sur les ailes. Sa femelle fait son nid dans le creux des arbres.

Le gros bec se nourrit de noyaux de cerises qu'il casse facilement ; il est silencieux , et paroît avoir le sens de l'ouie peu délicat.

On pensoit anciennement que sa chair cuite, ou sa décoction , étoit propre contre l'épilepsie.

GROSEILLES ROUGES ET BLANCHES. *Grossularia*. *Ribes vulgaris acidus ruber*. *Ribes vulgaris fructu albo*. (Pl. V, *fig.* 26.) Fruit à bayes de l'arbrisseau connu sous le nom de groselier. Cet arbrisseau appartient à la pentandrie monogynie de *Linneus*, et à la vingt-unième classe (fleurs en rose) de *Tournefort*.

On prépare un suc exprimé avec ce fruit, un sirop, une gelée, et un rob.

GRUAU. Farine grossière de l'avoine, séparée de son écorce

et de ses deux extrémités par un moulin fait exprès. Celui de Bretagne est le plus estimé : on le prend en décoction dans l'eau, mêlé avec du lait, dans les maladies de consomption.

GRUS, ou FRUITS SAUVAGES. On comprend, sous cette acception, les espèces de fruits qui naissent sur des arbres sauvageons, telles sont les pommes et les poires sauvageonnes, avec lesquelles on prépare ces boissons alimenteuses, connues sous les noms de cidre et poiré ; et les espèces de fruits qui naissent dans les forêts ou sur les arbres qui bordent les avenues et grands chemins, tels que le faîne, le gland de chêne, le maron d'inde.

GUAYAVE. Fruit du *psidium pomiferum* et *pyriferum*, en françois, *goyavier*. *Voyez* Goyave.

GUÊPE. Insecte hymenoptère et tétraptère dont on connoît un grand nombre d'espèces. Les deux principales sont la guêpe frélon et la guêpe commune. *Voyez* Frélon.

GUI DE CHÊNE. C'est le bois de la plante appelée *gui*, qui naît sur le tilleul, le pommier, le chêne, etc. On préfère celui qui naît sur le chêne. *Voyez* Bois de gui de chêne.

GUIGNE. Espèce de cerise blanche et rouge, plus grosse que les cerises ordinaires, et d'une saveur douce. La chair en est ferme ; on la nomme aussi bigarreau.

GUIMAUVE. *Althœa officinalis*, *ibiscus*, *bismalva*. Plante de la monandrie polyandrie de *Linneus*, et de la première classe (campaniformes) de *Tournefort*.

Cette plante est utile dans toutes ses parties. Ses tiges s'élèvent à la hauteur de trois à quatre pieds (1 mètre et demi); elles sont rondes, velues, creuses en dedans : ses feuilles sont faites comme celles de la mauve ordinaire, mais plus longues, plus épaisses, pointues, dentelées autour, mollasses, cotonneuses, blanchâtres : sa fleur est campaniforme, découpée en cinq parties, de couleur légèrement incarnate. Son fruit est petit, arrondi, renfermant des capsules qui contiennent chacune une semence réniforme. Sa racine est longue, grosse comme le pouce, ronde, bien nourrie, mucilagineuse, blanche en dedans, divisée en plusieurs branches, couverte d'une épiderme jaunâtre, de saveur amère.

Cette plante croît dans les lieux humides.

Les feuilles sont émollientes; on en fait des lavemens, des cataplasmes, une poudre émolliente.

Les fleurs sont pectorales.

Les racines sont émollientes, mucilagineuses, propres pour la toux, l'enrouement, la strangurie. On l'emploie extérieurement en décoction, en lavement, en fomentation, en cata-plasme, avec la mie de pain, les farines résolutives. On en fait une poudre, des pastilles, un sirop; elle entre dans la composition des pastilles béchiques, de l'huile de mucilage.

On doit choisir cette racine, bien nourrie, bien pleine, sans méditullium ligneux.

GURH DE CRAIE. C'est le carbonate calcaire, ou pierre à chaux, qui s'égraine et qui se trouve délayé dans un peu d'eau.

On rencontre le gurh de craie à l'entrée des carrières de pierre à chaux. *Voyez* carbonate calcaire.

GUTTE, GOMME. C'est la résine gutte. On lui donne le nom de *gutte gomme*, du latin, *gutta gummi.*

Voyez Gomme gutte.

GYPSE. C'est un véritable sulfate calcaire, ou pierre à plâtre cristalisée.

Les minéralogistes en distinguent plusieurs variétés; savoir :

Le gypse cunéiforme ou en fer de lance ;
Le gypse en crête de coq ;
Le gypse en rose ;
Le gypse fibreux.

Toutes ces variétés donnent par l'analyse,

Chaux	32
Acide sulfurique	46
Eau	22
	100

Ces sortes de gypse sont des objets de curiosité pour le naturaliste ; mais ne conviennent pas au propriétaire qui se propose de convertir la pierre qu'il exploite de sa carrière, en plâtre, par la calcination. La quantité d'eau que contiennent ces sortes de gypses, entraîne de trop grands frais en combustible.

Voyez Sulfate calcaire.

H

HALOTECHNIE, ou HALURGIE. Partie de la chimie, qui a pour objet la fabrication des sels. Ce mot est dérivé du grec, *als*, qui signifie *sel.*

La nature nous offre les premiers modèles de la fabrication des sels; mais l'art du chimiste est parvenu, non-seulement à l'imiter, mais même à multiplier, à perfectionner les combinaisons salines. Nous possédons actuellement en France, des établissemens considérables, où l'on ne s'occupe que d'halotechnie. Telles sont les fabriques de sulfate de fer, de cuivre, d'acétate de plomb, de muriate d'étain, de muriate de mercure, de sulfate acide d'alumine, etc.

HALOTRIE. Quelques minéralogistes ont donné ce nom au sulfate d'alumine fibreux, qu'on trouve à Idria, et en Carniole. Ce sel généralement connu sous le nom d'alun de plume, contient quelquefois un peu de terre calcaire, et de fer.

Voyez Alun de plume.

HARICOT, ou PHASÉOLE. *Phaseolus vulgaris.* Plante de la diadelphie décandrie de *Linneus*, et de la dixième classe (fleurs légumineuses) de *Tournefort.*

Cette plante pousse des tiges grimpantes, que l'on est obligé de ramer avec des échalas; ses feuilles sont au nombre de trois, soutenues sur de longs pétioles qui adhèrent aux branches des tiges : elles sont assez larges et épaisses : ses fleurs sont légumineuses, blanches ou purpurines : il leur succède des gousses longues de six pouces (162 millimètres) au moins, formées de deux panneaux, d'abord charnus, verts dans leur naissance, jaunâtres et membraneux en se séchant. Ces semences sont grosses ou moyennes, selon l'espèce, ayant la forme d'un rein, tantôt blanches, quelquefois pâles, jaunâtres, rougeâtres, ou violettes, d'autrefois tachetées de différentes couleurs.

On mange ce légume, en vert, avec sa gousse, et en grain, lorsqu'il est mûr et sec. C'es un excellent farineux. On en fait une farine pour en faire une purée : on en fait aussi des cataplasmes émolliens résolutifs.

Phaséole de *phaselus a phaselo navis*, parce que sa semence approche de la forme d'un petit navire.

HARMOTOME, ANDRÉOLITHE, STAUROTTIDE.

Pierre composée et cristalline, qui se trouve au Hartz, à Andréasberg.

L'harmotome est au rang des pierres scintillantes composées. Ce nom signifie, qui se divise sur les jointures. Cette pierre est connue sous les noms d'*hyacinte blanche cruciforme*, *andréolite* et *staurotide*. Elle raie légèrement le verre ; elle est fusible avec bouillonnement, au chalumeau.

M. *Klaproth* a fait l'analyse d'une variété cruciforme, et y a trouvé :

Silice.	49
Baryte	18
Alumine.	16
Eau.	15
Perte.	2
	100

M. *Tassaert* a analysé l'harmotome dodécaèdre, et y a trouvé :

Silice.	47,5
Baryte	16,0
Alumine	19,5
Eau.	13,5
Perte.	3,5
	100,0

Ces sortes d'analyses donnent lieu à des observations très-curieuses de la part du naturaliste. Il est porté à conclure que ce minéral procède de la décomposition des végétaux.

Sa pesanteur spécifique est de 2,3333.

HÉLIANTHÈME. Plante de la pentandrie trigynie de *Linneus*, et de la sixième classe (rosacée) de *Tournefort*.

Voyez Elianthème.

HÉLIOTROPE, ou HERBE AUX VERRUES. *Heliotropium majus Dioscoridis*. Plante de la pentandrie monogynie de *Linneus*, et de la deuxième classe (infundibuliformes) de *Tournefort*. Cette plante s'élève à la hauteur d'environ un pied (325 millimètres); sa tige est cotonneuse, blanchâtre, remplie de moëlle, rameuse. Ses feuilles ressemblent à celles du basilique ; elles sont oblongues, arrondies, nerveuses, blanchâtres, velues. Ses fleurs naissent aux sommités des tiges, en manière d'épis blancs, longs lanugineux. Chacune de ces fleurs est un petit bassin, figuré en entonnoir, découpé en cinq parties, parmi lesquelles on en trouve le plus souvent cinq autres plus petites, placées alternativement. Il leur succède à chacune, quatre semences jointes ensemble, oblongues, voutées sur le dos, et aplaties sur les faces par lesquelles elles se touchent ; leur couleur est cendrée. La racine est simple, ligneuse.

Cette plante croit dans les champs, dans les lieux sabloneux. On la cultive dans les jardins, à cause de sa fleur. Elle porte le nom d'*herbe aux verrues*, parce que ses feuilles étant appliquées dessus, les dissipent.

HELLÉBORE BLANC, NOIR. *Voyez* Ellébore.

HELMINTOLOGIE. Ce mot est dérivé de deux mots grecs, *helmins*, qui signifie *vers*, et *logos*, qui signifie *discours*. C'est la partie de l'histoire naturelle qui traite spécialement des vers.

Les vers occupent le huitième et dernier rang parmi les animaux, parce qu'ils paroissent les moins organisés de tous.

La plupart des animaux de cet ordre sont sans tête, sans cerveau, sans cœur, ou viscères qui leur en tiennent lieu, et sans ouvertures apparentes destinées à l'entrée de l'air dans leur corps.

Long-tems les naturalistes ont confondu les vers avec les insectes ; mais ils en diffèrent par des caractères assez tranchans pour en être distingués. Les vers ne passent pas, comme les insectes, par divers états qui règlent le terme de leur perfection ; on ne connoît point dans le plus grand nombre, d'organes destinés à la génération ; beaucoup se multiplient par section, comme de boutures ; d'autres sont hermaphrodites ; enfin, ils n'ont ni pieds, ni ailes, ni écailles. Par tous les signes dont nous venons de parler, qui doivent servir à distinguer les vers des insectes, on doit se garder de les confondre aussi avec les larves des insectes, dont la conformité apparente a fait naître la confusion. En examinant de près ces derniers, on observe qu'ils ont une tête armée de mâchoires, des pattes en plus ou moins grand nombre ; mais le plus communément au nombre de six. Ces caractères en établissent sensiblement la différence.

Les vers sont des animaux mous, d'une structure très-mobile. Des expériences microscopiques solaires ont donné lieu à une observation importante sur la manière dont ils inspirent et expirent l'air. Il paroît qu'ils reçoivent l'air par intus-susception, de la même manière que les végétaux, à la faveur de vaisseaux inhalans et exhalans ; on a remarqué aussi qu'ils se nourrissoient d'hydrogène, et qu'ils respiroient de l'oxigène. Cette remarque a été confirmée par des expériences ultérieures qu'il seroit trop long de rapporter.

La classe des vers est la plus nombreuse, et celle sur laquelle il reste encore beaucoup de connoissance à acquérir. Les corps organiques vivans en sont journellement incommodés, les mêmes corps morts, et ceux mêmes qui commencent à se désorganiser, semblent être leurs habitations préférées, où ils se délectent, où ils pullulent, où ils trouvent la nourriture qui leur plaît et leur convient le mieux ; ce qui justifie bien qu'ils se nourrissent d'hydrogène. Ceux de ces vers qui ont une tête, l'ont armée de deux cornes mobiles rétractiles, que l'on nomme tentacules. On a associé les polypes aux vers, parce qu'ils se multiplient de sections comme ces derniers. Les naturalistes se sont beaucoup occupés de la classification des vers. *Lister*, *Linneus*, *Klein*, *Ollis*, *Pallas*, *d'Argenville*, ont présenté les premières divisions méthodiques ; mais *Brugnière* a formé un tableau systématique des vers, qui est ce qu'il y a de mieux sur ce genre d'animaux. Il divise les vers en six ordres.

Le premier ordre comprend les vers infusoires ; ils sont mous, transparens, imperceptibles à la vue, multipliant par les œufs, et par une division naturelle de leurs corps ; ils sont presque tous aquatiques. Il les divise en deux sections. La première fait mention des vers, sans organes extérieurs, et ont le corps ou épais, ou mince membraneux.

La seconde section comprend les vers avec des organes extérieurs ; ceux-ci sont sans test membraneux ou avec un test membraneux.

Le second ordre comprend les vers intestins dont le corps est articulé ou composé de segmens annulaires ; si on les coupe, ils réparent la partie tronquée : ils sont ovipares, et habitent le corps des animaux ou l'eau. On les distingue en vers à corps nu, à corps cilié, à corps pourvu de pieds ciliés.

Le troisième ordre comprend les vers mollusques ; ils sont mous, non articulés, nus ou tentaculés : on soupçonne qu'ils sont hermaphrodites ; ils vivent la plupart dans l'eau, et sont tous plus ou moins phosphorescens. On les divise en vers sans tentacules et avec deux tentacules.

Le quatrième ordre comprend les vers échinodermes : ces vers ont le corps couvert d'une peau coriace, dure, ou d'une croûte osseuse très-poreuse, parsemée à l'extérieur de tentacules et d'épines articulées ; ils sont ovipares et marins ; ils régénèrent la partie de leur corps qui a été rompue.

Le cinquième ordre comprend les vers testacés : ils ont le corps mou, charnu, terminé en avant par une ou deux ouverture en forme de trompe, ou par deux ou quatre tentacules : leur corps est couvert à l'extérieur, d'une coquille calcaire formée par juxtà position, et composée d'une ou plusieurs valves (entrées). Ils sont ovipares terrestres, fluviatiles ou marins. On les distingue en coquilles multivalves, bivalves et univalves. Les bivales sont régulières ou irrégulières ; les univalves sont à coquilles uniloculaires (un seul orifice), sans spire régulière, ou avec une spire régulière, ou à coquilles multiloculaires (plusieurs orifices ou cloisons).

Le septième ordre comprend les vers zoophites (animaux plantes), généralement connu sous le nom de polypes, et leurs habitations, productions à polypiers. L'extrémité supérieure perforée et garnie tout au tour d'un rang de tentacules simples ou composés, contenus dans des cellules de nature diverse, soit calcaire, soit cornée, soit coriace ou fibreuse, qui constituent par leur réunion des masses informes, ou des tiges branchues ordinairement fixées par leur base, et composées d'une ou deux substances différentes. *Voyez* le Tableau de Vers, par *Brugnière*, 2ᵉ. vol. de mon Cours d'Histoire naturelle, pag. 158.

HELMINTHOCORTHON , MOUSSE OU CORALINE DE CORSE. *Conferva herminthocorthon* , *fucus helminthocorton* , *corallina melitochorton* , *lemitochorton*. *Corallina Corsicana rubra*. Espèce de mousse de la cryptogamie des Algues, qui nous vient de l'île de Corse, où elle naît sur un terrain sableux près du rivage de la mer.

Cette mousse présente un amas de fibres végétales assez rudes au toucher, d'un couleur brune-roussâtre, et fort légères. Son odeur est forte, marécageuse, sa saveur nauséabonde ; elle contient beaucoup de mucilage. On doit la choisir sèche, bien saine, purgée de sa terre et de son gravier. Elle jouit d'une grande réputation comme vermifuge, d'où lui est venu son nom d'*helminthocorthon* , qui signifie chasse vers.

On s'en sert en poudre, à la dose de dix grains (53o milligrammes) jusqu'à un gros (4 gram.), et en infusion depuis un gros (4 gram.) jusqu'à une once (3o gram.), pour une livre (5 hectogrammes) d'eau.

On en prépare un mucilage demi-consistant, auquel on donne vulgairement le nom de gelée de mousse de Corse. Mais il est bon de remarquer que cette prétendue gelée se fait avec plus de succès avec le vin blanc qu'avec l'eau : on l'édulcore avec du sucre, et on l'aromatise avec de l'écorce de citron.

HÉMATITE , PIERRE HÉMATITE, PIERRE SANGUINE, FERET D'ESPAGNE, CRAYON ROUGE. *Hæmatites*. La pierre hématite est une mine de fer très-riche en métal, qui donne jusqu'à quatre-vingt livres (3o kilogr.) de fer par quintal. Le fer qu'on en obtient est cassant et contient du phosphate de fer. C'est une sorte de mine de fer limoneuse qui paroît formée à la manière des stalactites : elle est composée de couches qui se recouvrent les unes sur les autres, et qui sont elles-mêmes formées d'aiguilles convergentes. Le nom de sanguine lui a été donné de sa couleur, qui est rouge comme du sang, et celui de feret d'Espagne, parce qu'elle participe du fer, et qu'elle est abondante en Espagne. Nous en possédons quelques mines dans quelques-uns de nos départemens.

On distingue deux sortes d'hématites, à raison de leur dureté : l une très-dure, qui sert à brunir l'or et l'argent ; l'autre assez molle pour être employée comme crayon : celle-ci nous vient d'Angleterre; on s'en sert pour dessiner.

L'hématite est d'usage en médecine, comme astringent. On

en prépare une poudre impalpable ; elle entre dans la composition de l'emplâtre styptique, et dans celles des fleurs am-
moniacales hématites.

HÉMIONITE. *Hemionitis.* Plante de la Cryptogamie des
fougères de *Linneus.*

Cette plante est semblable à la langue de cerf, excepté que
ses feuilles ont deux grandes oreilles à leur base : elle croît
dans les bois, dans les lieux ombragés, humides : elle conserve
sa verdeur pendant toute l'année.

Elle est pectorale, vulnéraire, un peu astringente, propre
pour le crachement de sang.

Hemionitis, du grec *emiolos, mula,* parce que cette plante
passoit pour être stérile comme une mule.

HÉMITROPE. Cristal composé de deux moitiés d'un même
cristal, dont une paroît être renversée, tel que le feld-spath
hémitrope. (*Haüy*).

HÉPATIQUE. *Hepatica saxatilis undulata seminifera.* C'est
une espèce de mousse de la cryptogamie des algues de *Linneus.*
Elle pousse des feuilles épaisses, charnues, posées les unes sur
les autres comme des écailles découpées, vertes en dessus,
mousseuses en dessous, attachées par les filamens aux murailles
des puits et des fontaines. Quand ces feuilles vieillissent, il s'é-
lève d'entre elles des pédicules courts, grêles, tendres, qui
soutiennent chacun un chapiteau d'où sortent des feuilles jaunes
en cloches : ses fruits sont renfermés dans des godets attachés
aux feuilles.

L'hépatique croît dans des lieux humides, pierreux, ombragés.

Elle est détersive, apéritive, propre pour les maladies du
foie.

Hepatica ab hepar, foie, parce qu'elle est propre pour les
maladies du foie.

HÉPATIQUE DES BOIS. *Asperula sive rubeola montana
odora.* Plante campaniforme de *Tournefort,* et de la tétandrie
monogynie de *Linneus. Voyez* Aspergule.

HERBE DE L'AMBASSADEUR. Nom que l'on donne à la
nicotiane ; plante avec laquelle on apprête le tabac, du nom de
l'ambassadeur *Nicot,* qui en apporta la semence en France, en
1650. *Voyez* Nicotiane.

HERBE AUX ANES. *Onagra. Lysimachia lutea siliquosa
Virginiana.* Plante de la décandrie monogynie de *Linneus,* et de
la sixième classe (rosacée), de *Tournefort.*

Cette plante pousse une tige haute, grosse comme le doigt,

ronde à sa base, anguleuse et rameuse en haut, grise, marquetée à sa sommité de points rouges, remplie de moëlle : ses
feuilles sont longues, étroites, alternes, sinueuses et dentelées
en leurs bords : ses fleurs sont grandes, rosacées, à quatre pétales jaunes.. Cette fleur est odorante et de peu de durée ; elle
se flétrit presque aussitôt qu'elle est épanouie : le calice devient
un fruit siliqueux qui s'ouvre par la pointe en quatre parties ;
il contient quatre loges remplies de semences menues, anguleuses : sa racine est longue, plus grosse que le doigt, blanche,
garnie de fibres.

On nous apporte la semence de cette plante, de l'Amérique.
On la sème et on la cultive dans les jardins : sa tige ne pousse
que la seconde année.

On l'estime vulnéraire, astringente, propre pour arrêter le
sang.

Onagra, de *oïnos*, *vinum*, et d'*agros ager*, vin sauvage.

HERBE DES AULX. Nom que l'on donne à la plante nommée alliaire, parce qu'étant écrasée elle exhale une odeur d'ail.
Voyez Alliaire.

HERBE BLANCHE. *Gnaphalium maritimum.* Plante de la
syngénésie polygamie superflue de *Linneus*, et de la douzième
classe (fleurs à fleurons), de *Tournefort.*

Cette plante pousse plusieurs tiges qui s'élèvent à la hauteur
de près d'un pied (325 millim.), assez grosses, revêtues d'un
duvet blanc : ses feuilles sont oblongues, un peu arrondies
vers l'extrémité, blanches ; si on les rompt, elles laissent paroître des petits flocons cotonneux propres à servir de mèches
dans les lampes : ses fleurs naissent aux sommités des tiges ,
en bouquets à fleurons évasés en étoile par le haut, de couleur
blanche et jaune, soutenus par des calices écailleux, velus : ses
fruits sont petits, blancs, composés chacun d'une graine
courbe et d'une manière de bonnet pointu qui couvre la tête
de la graine : sa racine est longue, grosse, ligneuse, noire,
garnie de fibres.

L'herbe blanche croît au bord de la mer ; son odeur approche
de celle du stoéchas citrin ; sa saveur est un peu aromatique et
salée : elle est détersive et astringente.

Gnaphalium de *gnaphalon*, *tomentum*, bourre ou duvet,
parce qu'elle est garnie de duvet.

On la cultive dans les jardins.

HERBE A CENT MAUX, ou NUMMULAIRE. *Nummularia
sive centimorbia. Lysimachia nummularia.* Plante de la pentandrie monogynie de *Linneus*, et de la deuxième classe (infundibuliformes) de *Tournefort.*

Cette plante, qui est une espèce de lysimachia, pousse plusieurs tiges longues, grêles, rameuses, rampantes et serpentantes à terre : ses feuilles sont opposées, larges d'un doigt, presque rondes, un peu crépées, vertes, d'une saveur astringente : ses fleurs sortent des aisselles des feuilles ; elles sont grandes, jaunes, formées en rosette, coupées en cinq parties, pointues, attachées à des pédicules courts : ses fruits sont petits, sphériques ; ils renferment des semences fort menues : sa racine est petite. L'herbe à cent maux croît dans les lieux humides, sur le bord des chemins. On lui donne le nom de nummulaire, parce que ses feuilles représentent une pièce de monnoie, et celui de *centimorbia*, propre à guérir cent sortes de maux, ce qui est au moins une exagération.

Cette plante est astringente, vulnéraire, propre pour l'asthme, le scorbut, la dysenterie, le crachement de sang, les engorgemens lymphatiques, les flux hémorrhoïdaux, les cours de ventre.

On s'en sert intérieurement et extérieurement.

HERBE DU CHANTRE. Surnom que l'on donne à une plante appelée, en latin et en françois, erysimum, parce qu'elle est incisive et propre pour la toux. *Voyez* Erysimum.

HERBE AUX CHARPENTIERS. *Millefolium vulgare purpureum minus. Stratiotes mille folia flore flavo Achillea.* Plante de la syngénésie polygamie superflue de *Linneus*, et de la quatorzième classe (fleurs radiées) de *Tournefort*.

Cette plante est une espèce de mille-feuille qui ne diffère de la mille-feuille vulgaire, que par ses fleurs qui sont jaunes-purpurinés ou d'un beau rouge : ses feuilles sont découpées menu ou pinnées.

Les charpentiers, les cochers et les voituriers, s'en servent pour arrêter le sang, quand ils se sont faits quelques plaies avec des instrumens tranchans.

Stratiotes, de *stratos*, *exercitus*, armée, parce que cette plante est propre pour guérir les blessures que les soldats reçoivent à l'armée.

Achillea, parce qu'on prétend qu'Achille en fit usage le premier.

HERBE AUX CHARPENTIERS ou HERBE SAINTE-BARBE. *Barbarea. Erysimum barbarea. Nasturtium palustre. Carpentorum herba. Herba Sanctæ-Barbaræ.* Plante de la tétradynamie siliqueuse de *Linneus*, et de la cinquième classe (crucifères) de *Tournefort*.

C'est une espèce de cresson ou une plante qui pousse plusieurs tiges à la hauteur d'un pied et demi (484 millim.), ra-

meuses, creuses, portant des feuilles plus petites que la
rave et ressemblant un peu à celles du cresson; ces feuilles
sont de couleur verte, foncée, luisante : ses fleurs sont petites, jaunes, formées de quatre pétales disposés en croix : ses
fruits sont des silicules longues, cylindriques, contenant des
semences rougeâtres : sa racine est oblongue, d'une grosseur
moyenne, d'une saveur âcre.

Cette plante croit dans les champs; on la cultive dans les
jardins potagers, pour la manger en salade : elle est anti-scorbutique et vulnéraire. On s'en sert intérieurement en infusion,
en suc exprimé.

HERBE AUX CHATS ou CATAIRE, CALAMENT DE MON-
TAGNE. *Nepeta vulgaris. Cataria major vulgaris. Calamintha
montana, mentha felina.* Plante de la didynamie gymnospermie
de *Linneus*, et de la quatrième classe (fleurs labiées) de
Tournefort.

Cette plante pousse une tige qui s'élève à la hauteur de trois
pieds (1 mètre); elle est quarrée, velue, rameuse : ses
feuilles ressemblent à celles de la mélisse; elles sont dentelées
en leurs bords, pointues, lanugineuses, blanchâtres, d'une
odeur forte, d'une saveur âcre : ses fleurs naissent aux sommités des branches, de formes labiées, de couleur purpurine
blanchâtre, disposées en épis; chaque fleur est soutenue par
un calice fait en cornet : ses semences sont au nombre de
quatre, de forme ovale : sa racine est ligneuse, divisée en
plusieurs branches.

Cette plante croît dans les jardins, au bord des chemins.
Les chats l'aiment, se roulent dessus et la mangent; c'est de-là
qu'on l'a nommée *cataire*. Le nom *nepeta* est dérivé de *nepa*,
scorpion, parce qu'on l'estime propre contre la piqûre des
scorpions.

Elle est vulnéraire, emménagogue et stimulante; elle entre
dans la composition de l'alcool hystérique, des trochisques
hystériques, du sirop d'armoise, de la poudre chalybée.

HERBE DE CITRON. Plante de la didynamie gymnospermie de *Linneus*, ainsi nommée parce que son odeur approche de celle du citron. *Voyez* Mélisse.

HERBE DU COQ. Plante de la syngénésie polygamie de
Linneus, et des fleurs à fleurons de *Tournefort*. C'est la
même plante que le coq des jardins.

Voyez Coq des jardins.

HERBE A COTON. *Filago. Gnaphalium vulgare majus.*
Plante de la syngénesie polygamie nécessaire de *Linneus*, et
de la douzième classe (fleurs à fleurons) de *Tournefort.*

Cette plante est molle, cotonneuse; elle pousse trois ou quatre tiges qui s'élèvent à la hauteur d'un demi-pied (163 millim.) : ses feuilles sont petites, oblongues, étroites, molles, couverte d'un duvet très-fin : ses fleurs naissent aux sommités des tiges; elles représentent un bouquet à fleurons évasés en étoiles sur le haut, de couleur jaune pâle, soutenus par un calice écailleux : ses semences sont longuettes, aigrettées : sa racine est fibreuse.

Cette plante croît dans les lieux stériles, sableux, dans les terrains incultes : elle est astringente. On s'en sert en décoction pour résoudre les duretés du sein.

HERBE DAURADE. Nom que les Languedociens donnent au cétérac. Le nom de *daurade* exprime celui de *dorée*. La feuille du cétérac paroît en effet dorée, lorsqu'elle est frappée par les rayons du soleil. *Voyez* Cétérac.

HERBE DE L'ÉPERVIER. *Hieracium dentis leonis, folio obtuso majus.* Plante de la syngénésie polygamie égale de *Linneus*, et de la treizième classe (fleurs à demi-fleurons) de *Tournefort*.

Cette plante pousse des tiges qui s'élèvent à la hauteur de deux pieds (649 millimètres) environ : elles sont fortes, anguleuses, de couleur verte-brune, creuses, divisées en plusieurs rameaux, et revêtues de quelques commencemens de feuilles. Ses feuilles principales sortent presque toutes de sa racine, éparses à terre, longues comme celles de la dent de lion, obtuses par le bout, découpées, vertes, tendres, velues. Ses fleurs naissent aux sommets des branches : chacune d'elles est un bouquet à demi-fleurons jaunes, soutenu par un calice écailleux. Ses semences sont longues, menues, rousses, garnies d'une aigrette. Sa racine est longue, grosse, simple, charnue, blanche, remplie d'un suc laiteux, amer.

Cette plante croît dans les champs, parmi les pâturages. On la met au rang des chicoracées.

On se sert, en médecine, principalement de sa racine. Elle est apéritive et dépurative.

Hieracium ab ierax accipiter, épervier, parce que, dit-on, cet oiseau en fait usage pour s'éclaircir la vue.

HERBE A ÉTERNUER. *Ptarmica vulgaris, folio longo serrato, flore albo. Achillea ptarmica.* Plante de la syngénésie polygamie superflue de *Linneus*, et de la quatorzième classe (fleurs radiées) de *Tournefort*.

Cette plante s'élève à la hauteur de deux à quatre pieds (1 mètre 299 millimètres) : elle pousse une seule tige, grêle, ronde, fistuleuse, assez ferme, garnie du bas en haut, de feuilles longues comme celles de l'estragon, crênelées tout au tour de dents aigues, rudes, de couleur verte-brune, luisante, d'une saveur brûlante, comme celle de la pyrètre. Au haut de la tige, il paroît quelques rejettons ou petites branches, qui portent en leurs sommets, des fleurs radiées, blanches, disposées en bouquets fort serrés, comme celles de la mille-feuille, mais plus grandes : ses semences sont menues ; sa racine est longue et filamenteuse.

Cette plante naît dans les lieux pierreux, sur le bord des champs, dans les prés.

On fait usage de la racine, des feuilles et des fleurs. La racine est propre pour la paralysie de la langue, pour les maux de dents : on la substitue à la pyrètre, comme masticatoire. Les feuilles séchées et pulvérisées, sont sternutatoires, étant aspirées par le nez. Les fleurs sont nauséabondes.

Ptarmica a ptarmes ; sternutamentum.

HERBE FLOTTANTE. *Sargazo fucus folliculaceus serrato folio, lenticula marina, serratis foliis.* Plante de la cryptogamie des algues de *Linneus.* C'est une espèce de fucus qui croît dans le fond d'une mer des Indes, appelée *Sargazo,* et qui s'élève à la hauteur de la main. Ses feuilles sont longues, minces, étroites, dentelées en leurs bords, de couleur roussâtre.

Cette plante est fort tendre, quand on la retire de l'eau : elle devient dure et cassante, quand elle a été séchée. Elle contient beaucoup de muriate et de carbonate de soude.

Sargazo vient de *sargasso,* nom que les Portugais ont donné à l'étendue de la mer qui est entre les îles du Cap vert, les Canaries et la terre ferme d'Afrique.

HERBE DE LA GOUTTE, ou ROSSOLIS, ou ROSÉE DU SOLEIL. *Ros solis, salsirora sive sponsa solis.* Plante de la pentandrie pentagynie de *Linneus,* et de la sixième classe (rosacée) de *Tournefort.*

On distingue deux sortes de cette plante, l'une à feuille ronde, et l'autre à feuille oblongue.

L'herbe de la goutte pousse plusieurs pétioles longs, menus, velus en dessus, auxquels sont attachées des petites feuilles presque rondes, ou oblongues, suivant l'espèce. Celles à feuilles rondes sont concaves, ayant la forme d'un cure-oreille, de couleur verte-pâle, garnie d'un duvet rouge, fistuleux, d'où transudent quelques gouttes de liqueur dans les cavités des feuilles, en sorte que ces feuilles et leurs duvets sont toujours mouillés comme de rosée, même pendant la plus grande ardeur du soleil. Il s'élève d'entre ces feuilles, deux ou trois tiges presqu'à la hauteur d'un demi-pied (162 millimètres), grêles, rouges, tendres, sans feuilles, portant à leur sommité des petites fleurs à plusieurs feuilles, disposées en rose, blanches, soutenues par des calices formés en cornet dentelé, et attachées à des pédicules fort courts. Ses fruits sont à peu près de la grosseur d'un grain de blé, renfermant plusieurs semences. Ses racines sont fibreuses, déliées comme des cheveux.

L'une et l'autre espèce sont cordiales, pectorales ; on les emploie en infusion.

Le nom d'herbe de la goutte, et celui de rosée du soleil, viennent de l'humidité dont elles sont arrosées.

HERBE AUX GUEUX. Plante de la polyandrie polyginie de *Linneus*, et de la sixième classe de *Tournefort*. Elle a pris son nom de son usage pour la gale, étant employée en décoction. *Voyez* Clématite.

HERBE DE LA HOUETTE. Surnom donné à l'apocin, parce que son fruit renferme un duvet cotonneux, dont on se sert pour faire de la houette, ou houatte. *Voyez* Apocin.

HERBE JAUNE. Plante de la dodécandrie trigynie de *Linneus*, ainsi nommée, parce qu'elle est propre à la teinture en jaune. *Voyez* Gaude.

HERBE AU LAIT. *Glaux maritima minor*, *glaux montana purpurea nostras*. Plante de la diadelphie décandrie de *Linneus*, et de la première classe (campaniformes) de *Tournefort*.

C'est une petite plante, qui pousse des tiges grêles, basses, rampantes, portant des feuilles opposées, semblables à celles de l'herniole. Sa fleur est un godet blanchâtre, ou purpurin, sans calice, découpé en rosette à cinq parties. Son fruit est une capsule membraneuse, qui renferme des semences rougeâtres, menues. Ses racines sont des fibres déliées.

Cette plante croît au bord de la mer, principalement en Zélande, en Angleterre.

On l'estime propre pour augmenter le lait des nourrices, étant prise en décoction.

Glaux a gala, lait, à cause de la vertu de cette plante.

HERBE MAURE. *Phyteuma Monspeliensium*. *Resedœ affinis phyteuma*. Espèce de réséda, plante de la dodécandrie trigynie de *Linneus*, et de la onzième classe (anomales) de *Tournefort*.

Cette plante pousse plusieurs tiges à la hauteur d'un demi-pied (162 millimètres); elles se divisent en plusieurs branches, les unes droites, les autres courbées. Ses feuilles sont oblongues, obtuses à l'extrémité, ayant environ deux pouces (54 millimètres) de longueur ; elles sont molles, souvent découpées vers le haut de la plante. mais entières au bas : ses fleurs naissent en grande quantité le long des rameaux ; elles sont irrégulières, verdâtres. Il s'élève de leurs calices un pistile qui devient un fruit membraneux, long d'un demi pouce (13 millimètres) cylindrique, canelé et relevé de trois coins, percé en haut de plusieurs trous ; il renferme beaucoup de semences presque rondes, noires. Sa racine est assez grosse, ligneuse, blanche. Cette plante croît vers Montpellier.

Sa racine est détersive, apéritive, résolutive.

Phyteuma, nom grec, *planto*, je plante. Ce nom signifie *une plante*.

Reseda de *sedare*, appaiser, parce qu'elle appaise les inflammations.

HERBE MAURE MINEURE. *Voyez* Réséda.

HERBE DE MÉSUÉ, EUPATOIRE DE MÉSUÉ. *Achillæa ageratum. Ageratum serratum alpinum glabrum, flore purpurascente. Ptarmica lutea suaveolens.* Plante de la syngénésie polygamie superflue de *Linneus*, et de la quatorzième classe (fleurs radiées) de *Tournefort*.

Cette plante pousse de sa racine des petites feuilles oblongues, dentelées. éparses sur la terre, d'une odeur agréable, d'une saveur amère aromatique. Il s'élève d'entre elles plusieurs tiges qui soutiennent un grand nombre de fleurs purpurines très-agréables à la vue et à l'odorat. Chacune de ses fleurs est un tube évasé dans le haut, et découpé en plusieurs parties : son fruit est une capsule membraneuse, oblongue, aplatie. divisée en deux loges qui renferment des semences menues : sa racine est petite, fibreuse, jaunâtre. Cette plante croît dans les lieux pierreux : elle est stomachique, cordiale et céphalique.

HERBE AUX MITES. *Blattaria lutea folio longo laciniato.* Plante de la pentandrie monogynie de *Linneus*, et de la seconde classe (infundibuliformes) de *Tournefort*.

Cette plante est une espèce de bouillon blanc dont elle ne diffère que par son fruit qui est plus arrondi, et ses feuilles qui sont plus étroites. Elle croît dans les jardins, dans les terres grasses. Elle est émolliente, mais peu usitée en médecine.

Son nom lui vient de *blatta*, mite, parce qu'on a cru qu'elle faisoit périr les mites qui rongent les habits.

HERBE MUSQUÉE. *Adoxa moschatellina, moschatella. Ranunculus nemorosus, moschatellina dictus foliis fumariæ bulbosæ.* Plante de l'octandrie tétragynie de *Linneus*, et de la seconde classe (infundibuliformes) de *Tournefort*.

C'est une petite plante qui pousse de sa racine deux ou trois pétioles longs comme la main, menus, mous, délicats, de couleur verte pâle, soutenant des feuilles divisées comme celles de la fumeterre bulbeuse, d'un vert de mer. Il s'élève d'entre elles un pédicule qui n'est guère plus haut que les feuilles, lequel soutient à sa sommité cinq petites fleurs de couleur herbeuse, composées chacune de cinq pétales. Au dessous de la fleur sont attachées deux petites feuilles que l'on nomme bractées. Ces fleurs et ces feuilles ont dans les tems humides une odeur de musc. Son fruit est mou, plein de suc; il contient quatre semences qui ressemblent à celles du lin. Sa racine est longue, blanche, écailleuse.

Cette plante croît dans les prés, sur le bord des ruisseaux.

On fait usage de la racine qui est vulnéraire, detersive, résolutive.

Moschatellina a moscho, musc, à cause de son odeur musquée.

HERBE AUX NOMBRILS, ou PETITE BOURRACHE. *Omphalodes. Borrago minor verna repens, folio lœvi. Symphytum minus borraginis facie. Cynoglossum repens, foliis radicalibus cordatis.* Plante de la pentandrie monogynie de *Linneus*, et de la seconde classe (infundibuliformes) de *Tournefort.*

C'est une plante basse, rampante, qui ressemble à la grande consoude. Elle pousse de sa racine des feuilles assez semblables à la pulmonaire, mais plus petites et sans taches, pointues, vertes, attachées à de longs pétioles. Ses tiges s'élèvent à la hauteur d'un demi-pied (162 millimètres): elles sont grêles, revêtues d'un peu de feuilles, soutenant à leurs sommités des petites fleurs bleues, figurées en rosettes, découpées en cinq parties. Le corps principal de son fruit est une pyramide à quatre faces, sur chacune desquelles est attachée une capsule faite en corbeille, dentée ordinairement sur les bords, et renfermant une semence semblable à celle du lin. Sa racine est petite, fibreuse.

Cette plante croît dans les jardins. Elle est agglutinante, propre pour les crachemens de sang. Son nom lui vient de la forme de son fruit, qui ressemble à un nombril.

HERBE D'OR. Plante ainsi nommée à cause de la couleur dorée de ses fleurs. C'est la plante connue sous le nom d'hélianthême. *Voyez* ce mot.

HERBE AUX PANARIS. Plante de la pentandrie monogynie de *Linneus*, et de la quinzième classe (staminées) de *Tournefort.*

Cete plante est plus connue sous le nom de renouée argentée. *Voyez* Renouée argentée.

I. 44

HERBE À PAUVRE HOMME. Plante ainsi nommée parce que les personnes qui sont pauvres en font usage, sans beaucoup de frais, pour se purger. *Voyez* Gratiole.

HERBE AUX PERLES. Plante de la pentandrie monogynie de *Linneus*. Elle a été ainsi nommée à cause de sa semence, qui est brillante comme des perles. *Voyez* Gremil.

HERBE A LA POUDRE DE CHYPRE. Plante ainsi nommée à cause de sa bonne odeur qui approche de celle du musc. Elle appartient à la monadelphie polyandrie de *Linneus ;* c'est la même plante que l'abelmosc. *Voyez* Abelmosc.

HERBE AUX POUMONS. Plante de la cryptogamie des algues de *Linneus.* C'est une espèce de lichen qu'on trouve attaché sur le tronc des chênes et des hêtres. *Voyez* Pulmonaire de chêne.

HERBE AUX POUX. Nom que l'on donne à la plante généralement connue sous le nom de staphisaigre, parce que sa semence réduite en poudre, étant appliquée sur la tête, fait mourir les poux. *Voyez* Staphisaigre.

HERBE AUX PUCES. Plante ainsi nommée de la forme de sa semence, et de sa couleur qui ressemble à celle d'une puce. *Voyez* Psyllium.

HERBE AUX RAGADES. *Ragadiolus. Hieracium falcatum, sive stellatum. Lapsana calycibus fructus undique patentibus, radiis subulatis, foliis lyratis.* Plante de la syngénésie polygamie égale de *Linneus.*

Cette plante pousse des tiges à la hauteur d'un pied et demi (487 millimètres), grêles, rameuses, couvertes d'un peu de duvet. Ses feuilles sont longues, assez larges, sinueuses, velues : sa fleur est un bouquet à demi-fleurons jaunes, soutenu par un calice composé de quelques feuilles étroites et pliées en goutières : ses fruits sont des gaînes membraneuses, disposées en étoiles, velues. Ces gaînes renferment chacune sa semence longue, et le plus souvent pointue.

Cette plante croît aux environs de Montpellier, et dans les pays chauds. Elle est apéritive, détersive, prise en décoction.

HERBE DE LA REINE. On a donné à la nicotiane le nom d'*herbe de la reine*, parce que l'ambassadeur *Nicot*, qui apporta la semence de cette plante en France, en 1650, en fit présent à la reine Catherine de Médicis. *Voyez* Nicotiane.

HERBE A ROBERT. Plante de la monadelphie décandrie de *Linneus*, et de la sixième classe (rosacées) de *Tournefort.*

Cette plante est ainsi nommée à cause de sa couleur rougeâtre qui l'a fait appeler par les anciens *roberta* ou *robertiana*, en françois, herbe à Robert. Elle est plus généralement connue sous le nom latin *geranium*. *Voyez* Geranium.

HERBE DE SAINT-ANTOINE ou PETIT LAURIER ROSE. *Chamænerion. Lysimachia chamænerion, dicta latifolia.* Plante de l'octandrie monogynie de *Linneus*, et de la sixième classe (rosacées) de *Tournefort*.

Cette plante a une tige haute de cinq à six pieds (1 mètre et demi à 2 mètres), rougeâtre, rameuse, remplie de moëlle blanche fongueuse. Ses feuilles sont oblongues, étroites, pointues, unies, ressemblant à celles du saule, d'une saveur légèrement âcre, astringente. Ses fleurs sont grandes, belles, à quatre pétales disposés en rose, de couleur pourpre, bleue, rarement blanche, agréable à la vue : ses fruits sont des siliques longues, à quatre pans arrondis, divisées en quatre loges remplies de semences longuettes, menues, cendrées, velues et comme aigrettées : sa racine est traçante, de couleur blanche, d'un goût visqueux insipide.

Cette plante croît dans les jardins. Elle est vulnéraire, détersive et aglutinative. Sa racine séchée a une odeur vineuse.

Chamænerion a chamai, bas, et *nerion*, laurier rose, petit laurier rose.

HERBE DE SAINTE BARBE. Plante de la tétradynamie siliqueuse de *Linneus*, et de la cinquième classe (crucifères) de *Tournefort*.

On la nomme herbe de Sainte-Barbe, du latin *herba Sanctæ-Barbaræ*. C'est la même plante que l'herbe aux charpentiers. *Voyez* ce mot.

HERBE DE SAINT – CHRISTOPHE ou CRISTOFLE. *Christophoriana vulgaris nostras racemosa et ramosa, napellus racemosus, aconitum racemosum. Actæa racemo-ovato, fructibusque baccatis.* Plante de la polyandrie monogynie de *Linneus*. Ses tiges s'élèvent à la hauteur de deux pieds (649 millimètres) ou environ ; elles sont menues, tendres, rameuses : ses feuilles sont grandes, amples, divisées en plusieurs parties oblongues, pointues, dentelées en leurs bords, de couleur verte blanchâtre : ses fleurs naissent aux sommités des branches, disposées en grapes ou épis, composées chacune de quatre pétales blancs, rangés en manière de rose ; son fruit est une baye molle, ovale, peu charnue, laquelle noircit en mûrissant, comme le raisin. Elle renferme deux rangées de semences plates posées les unes sur les autres : sa racine est assez grosse, garnie de quelques fibres ; elle est noire en dehors, jaune en dedans.

Cette plante croît dans les bois touffus : on peut s'en servir extérieurement, principalement de sa racine en décoction,

44*

pour guérir la galle et faire mourir la vermine, étant appliquée en fomentation, ou en poudre dans quelque onguent Prise intérieurement, c'est un poison comme l'aconit ordinaire.

HERBE DE SAINTE-CROIX. On a donné à la nicotiane le nom d'herbe de sainte-croix, de celui du cardinal de Sainte-Croix, qui envoya de la semence de cette plante en Italie, tandis qu'il étoit ambassadeur en Portugal, en 1685. *Voyez* Nicotiane.

HERBE DE SAINT-ÉTIENNE, CIRCÉE, ou HERBE DES MAGICIENNES. *Circæa lutetiana. Ocimastrum verrucarium, herba Stephani. Solanifolia circæa dicta major.* Plante de la diandrie monogynie de *Linneus*, et de la sixième classe (rosacées) de *Tournefort.*

Cette plante pousse des tiges à la hauteur d'un pied et demi (484 millim.), grêles, rondes, droites, velues, remplies de moëlle : ses feuilles sont opposées le long des tiges, larges à leur base, et pointues par le bout, dentelées à leurs bords, et précédées par des pétioles : ses fleurs sont en épis longs aux sommités des tiges, composées chacune de deux petits pétales blancs, soutenus par un calice à deux pièces : le calice devient un fruit formé en petite poire, hérissé et incliné en bas ; ce fruit contient des semences longuettes : sa racine est longue, traçante, nouée, blanche, garnie de quelques fibres.

Cette plante croît dans les lieux ombragés, humides ; dans les bois et contre les hayes : elle est détersive, résolutive, vulnéraire, appliquée extérieurement.

Circæa, de *Circée*, magicienne qui attiroit les hommes par ses enchantemens, parce que son fruit s'attache aux habits et les attire à lui.

HERBE DE SAINT-JACQUES. Nom que l'on donne à la plante nommée jacobée, parce qu'on la trouve fréquemment sur le chemin de Saint-Jacques en Galice. *Voyez* Jacobée.

HERBE DE SAINT-JEAN. Plante de la syngénésie polygamie superflue de *Linneus*. On lui donne le nom d'herbe de Saint-Jean, parce que les gens de la campagne en faisoient des ceintures qu'ils portent le jour de la Saint-Jean. C'est la plante connue sous le nom d'armoise. *Voyez* Armoise.

HERBE SANS COUTURE. Plante de la cryptogamie des fougères de *Linneus*. Cette plante est généralement connue sous le nom de langue de serpent. *Voyez* Langue de serpent.

HERBE DU SIÈGE. Plante de la didynamie angiospermie de *Linneus*. On ignore l'étymologie de ce nom. C'est la scrophulaire d'eau. *Voyez* Scrophulaire majeure.

HERBE DE LA SQUINANCIE. Plante ainsi nommée à cause de son utilité dans cette maladie. *Voyez* Geranium.

HERBE AU SOLEIL. Plante de la syngénésie polygamie superflue de *Linneus.* Elle a été ainsi nommée, parce que sa fleur est toujours inclinée du côté du soleil. *Voyez* Soleil.

HERBE AUX SORCIERS. Plante de la pentandrie monogynie de *Linneus*, et de la seconde classe (infundibuliformes) de *Tournefort.* Elle est connue sous le nomme de pomme épineuse : c'est une des espèces de *stramonium.*
Voyez Pomme épineuse.

HERBE AUX TEIGNEUX. Nom que l'on donne à deux plantes bien différentes, dont l'une, qui est la bardane, appartient à la syngénésie polygamie égale de *Linneus*, et l'autre, qui est la pétasite, appartient à la syngénésie polygamie superflue. *Voyez* Bardane et Pétasite, séparément.

HERBE DE LA TRINITÉ. Espèce de violette que l'on cultive dans les jardins pour faire l'ornement des plates bandes ou parterres. *Voyez* Pensée.

HERBE AUX VERRUES. Nom que l'on donne à la plante appelée héliotrope, parce que ses feuilles appliquées sur les verrues les dissipent *Voyez* Héliotrope.

HERBE AUX VIPÈRES. *Echium vulgare caule tuberculato hispido, foliis caulinis lanceolatis hispidis, floribus spicatis lateralibus. Buglossum silvestre.* Plante de la pentandrie monogynie de *Linneus*, et de la seconde classe (infundibuliformes) de *Tournefort.*

Cette plante pousse plusieurs tiges à la hauteur de deux pieds (649 millim.) ; elles sont velues, vertes, tuberculeuses : ses feuilles sont oblongues, étroites, velues, rudes au toucher, d'une saveur fade : ses fleurs environnent les tiges presque depuis le bas jusqu'en haut ; elles sont infundibuliformes, découpées en cinq parties, d'une belle couleur bleue, tirant quelquefois sur le purpurin ; l'intérieur est garni de cinq étamines et un pistil : chaque fleur est soutenue par un calice fendu jusqu'à la base en cinq parties longues, étroites, pointues, canelées. Il succède à ses fleurs quatre semences jointes ensemble, ridées, ayant chacune la figure de la tête d'une vipère, d'où on a donné à cette plante le nom d'herbe aux vipères : sa racine est longue, grosse comme le doigt, ligneuse.

Cette plante croît dans les champs, contre les murailles, sur le bord des chemins : elle est émolliente, apéritive, et propre dans les maladies inflammatoires.

HERBE AUX VOITURIERS. Plante de la syngénésie po-lygamie superflue de *Linneus*, et de la classe des radiées de *Tournefort*. *Voyez* Herbe aux charpentiers.

HERBES VULNÉRAIRES. Réunion de plusieurs plantes récoltées au moment de leur maturité relative, mondées et séchées convenablement, pour être employées en infusion théiforme, comme vulnéraire. *Voyez* Espèces vulnéraires.

HÉRISSON. *Echinus terrestris. Hericius, erinaceus.* Mammifère carnivore plantigrade, c'est-à dire qui marche sur la plante des pieds.

Le hérisson est gros comme un lapin; tout son corps est armé de piquans entremêlé de quelques poils. Il y en a deux espèces : l'un dont le museau ressemble à celui d'un chien, et l'autre à celui du cochon : ses pieds ont cinq doigts garnis chacun d'un ongle long, pointu, creux.

Cet animal est timide; il se roule en boule quand on l'attaque, et il présente à son ennemi un rempart de pointes acérées, qu'il infecte de son urine, pour joindre le dégoût à la défense qu'il oppose. On le force à se dérouler en le présentant au feu. Quelques personnes le nourrissent dans les maisons, pour détruire les souris et les crapauds.

Le hérisson habite dans des creux sous terre, dans des creux d'arbres, aux pieds des vieilles murailles. Sa femelle a huit mamelons.

On dit que sa chair est d'un bon goût, et qu'elle excite aux urines, étant prise en bouillon.

HERMITE, BERNARD L'HERMITE. *Cancellus.* Crustacé pédiocle du genre des écrevisses.

Cet animal est de l'espèce des pagures. Sa queue est molle et sans pièce écailleuse; la forme de son corps est longuette; mais on peut dire en général qu'il ressemble beaucoup à une araignée, excepté qu'il est un peu plus gros.

Les pagures ont l'instinct de s'introduire dans des coquilles univalves vides, qu'ils traînent après eux partout. Quand ils grandissent, ils en cherchent une autre qui leur convienne.

L'hermite a été ainsi nommé parce qu'il fuit les autres crustacés, et qu'il se retire dans la première coquille qu'il rencontre, où il vit solitaire. On le trouve proche des rochers, dans la vase; la coquille qui le renferme est grosse comme une noix. Quelques personnes en mangent, après l'avoir fait laver et cuire.

On trouve dans les îles de l'Amérique une autre espèce de *cancellus* beaucoup plus grand que celui-ci, et qui porte le nom de *soldat*. *Voyez* Soldat.

HERMODACTE. *Hermodactilus folio quadrangulo. Iris tuberosa carollis imberbibus, foliis tetragonis.* Racine tubéreuse d'une plante, espèce d'iris, laquelle appartient à une plante de la triandrie monogynie de *Linneus.*

Cette racine est grosse comme une petite chataigne, ayant la figure d'un cœur, de couleur rougeâtre en dehors, blanche en dedans, d'une substance légère, fongueuse, d'une saveur douceâtre un peu visqueuse, et se réduisant facilement en poudre. Cette racine contient une matière féculente, de la nature de l'amidon. On nous l'apporte sèche de l'Égypte, de la Syrie, de l'Arabie, du levant. On doit la choisir pleine, entière, bien séchée, et sans vermoulure.

L'hermodacte est légèrement purgative, et excite la transpiration. Les pharmaciens la font entrer dans la composition de l'électuaire diaphœnic, caryocostin, et diacartami.

HERNIOLE. Plante de la pentandrie monogynie de *Linneus*, et de la quinzième classe (fleurs staminées), de *Tournefort.* Elle reçoit son nom de son usage pour les hernies : elle est plus généralement connue sous celui de turquette.
Voyez Turquette.

HÉRON. *Ardea.* Oiseau échassier cultrirostre, c'est-à-dire, dont le bec est fort, et en couteau. C'est un oiseau aquatique dont le corps est menu, maigre et léger, le cou long, le bec fort et robuste, les jambes hautes, les pieds à trois doigts, palmés sur le devant, et un quatrième en arrière, tous armés d'ongles pointus. Il y en a de plusieurs couleurs, savoir, de blancs, de cendrés, de noirs, de rougeâtres. La tête du mâle est surmontée d'une aigrette noire.

Le héron attend souvent, pendant des heures entières, le poisson dont il veut faire sa proie : il se nourrit aussi de végétaux. Il aime la solitude, et ne recherche la société de ses semblables, que dans le tems de la ponte. Les jeunes hérons sont bons à manger.

Cet oiseau habite vers les marais, sur les étangs ; il fait son nid sur les saules et les autres arbres qui croissent dans les lieux marécageux.

L'aigrette du héron et ses plumes grêles et allongées de la poitrine, servent à faire des panaches, et sont recherchées par les plumassiers.

HÊTRE, ou FAU. *Fagus.* Arbre de haute futaie qui croît dans nos forêts.

Cet arbre appartient à la monoécie polyandrie de *Linneus*, et à la dix-neuvième classe (amentacées) de *Tournefort.* Il est grand; gros; rameux; son écorce est médiocrement grosse, unie, de couleur cendrée; son bois est dur, blanc; ses feuilles sont plus petites que celles du coignassier, d'un vert foncé, minces, douces au toucher. Ses fleurs sont ramassées en chatons arrondis, de couleur jaune, garnies de plusieurs étamines, les fruits naissent dans des endroits séparés, mais sur le même pied. Ils commencent par un petit embrion, enveloppé de bractées. Cet embrion devient un fruit dur, hérissé de pointes, qui porte le nom de faînes, ou fouesnes. *Voyez* Faînes.

Les feuilles du hêtre sont détersives, astringentes, propres pour les maux de gorges, employées en gargarismes.

On prépare, avec son fruit, une huile bonne à manger, lorsqu'elle est purifiée, et propre à l'usage de la lampe.

Fagus vient du grec, *phagein, edere*, manger, parce que le fruit sert de nourriture aux animaux.

Le bois du hêtre sert à brûler.

HIÈBLE, ou YEBLE, SUREAU PETIT. *Ebulus, sambucus, humilis ebulus, chameacte.* Plante de la pentandrie trigynie de *Linneus*, et de la vingtième classe (monopétales) de *Tournefort.*

C'est un petit arbrisseau qui ne s'élève guère plus haut que trois pieds (1 mètre). Sa tige est anguleuse, noüée, moëlleuse en dedans, rameuse. Ses feuilles sont semblables à celles du sureau, mais un peu plus longues, plus pointues, et d'une odeur forte; ses fleurs sont monopétales, blanches, odorantes, figurées en bassins, à cinq quartiers, disposées en ombelles. Ses fruits sont des bayes rondes, qui deviennent noires en mûrissant, et remplies de suc; elles renferment quelques semences longuettes. Sa racine est traçante, longue et grosse comme le doigt.

On fait usage, en médecine, de la seconde écorce d'hieble, de ses feuilles et de ses fruits

La seconde écorce et les feuilles en décoction, à la dose de deux gros (8 grammes) dans une livre (5 hectogrammes) d'eau, sont propres dans les cas d'hydropisie, dans les maladies psoriques.

Le suc exprimé de ses fruits, à la dose d'une once et demie (46 grammes), est cathartique et diurétique. On en fait un rob en pharmacie.

Son nom lui vient de celui d'une île d'Espagne, et *chameacte* signifie petit sureau

HIPPOLITHE. *Hippolitus.* Concrétion qui se forme dans les intestins du cheval. Elle est composée de phosphate ammoniaco-magnésien et de phosphate calcaire, par couches ou lames, ppliquées les unes sur les autres, comme le bézoar. On attribuoit anciennement beaucoup de propriétés à ces sortes de calculs, telles que d'être sudorifiques, et alexitères : mais la saine médecine a écarté les remèdes prétendus merveilleux, comme étant parfaitement nuls à l'art de guérir.

Le nom d'hippolithe vient du grec, *ippos*, *equus*, et de *litos*, *lapis*, comme qui diroit pierre de cheval.

HIPPOPOTAME, ou CHEVAL MARIN. *Hippopotamus.* L'hippopotame est un des plus gros mammifères. Les anciens naturalistes le regardoient comme un animal amphibie, parce qu'il vit sur terre et dans l'eau : mais cette distinction n'est plus admise, depuis qu'on a remarqué que tous les animaux qui sont mammifères, sont doués de l'organe du poumon, et que quelque soit le lieu qu'ils habitent, soit l'eau, soit la terre, ils sont obligés d'inspirer l'air atmosphérique, pour entretenir leur vie animale.

L'hippopotame est un animal à quatre pieds, grand comme un bœuf ; Sa tête est grosse, et ressemble plutôt à celle d'un veau qu'à celle d'un cheval; sa course est rapide, et le séjour qu'il fait dans les fleuves, lui a fait donner le nom de *cheval de fleuve.* C'est en effet dans le Nil, en Egypte, qu'il se tient le plus ordinairement : on le rencontre dans le Niger, et en plusieurs lieux de l'Afrique. Cet animal a quatre incisives supérieures et inférieures : celles inférieures sont saillantes, les canines le sont pareillement ; elles sont recourbées et tronquées obliquement. Les doigts de ses pieds sont au nombre de quatre ; chacun d'eux est recouvert d'un petit sabot.

L'hippopotame est doux, si on ne l'irrite pas : il plonge long-tems sous l'eau, mais il passe la nuit sur terre, où il ravage les champs de canne, de millet, de riz. Sa colère est très-dangereuse, surtout lorsqu'il est blessé. Les Hottentots mangent sa chair. Ses dents sont si dures, qu'elles peuvent faire feu par le choc avec l'acier. Elles font la matière des dents artificielles, par la raison qu'elles sont très-dures, d'une belle blancheur, et qu'elles ne contractent point d'odeur dans la bouche. Les tabletiers en font de très-jolis ouvrages de tour.

Hippopotamus ab ippos equus, et *potamos*, *fluvius*, cheval de rivière.

Les Egyptiens avoient une grande vénération pour cet animal, et le regardoient comme leur maître dans l'art de guérir.

HIRONDELLE. *Hirundo.* L'hirondelle est du genre des passereaux planirostres, c'est-à-dire, dont le bec est court, applati horizontalement, et fendu très-avant.

Cet oiseau a la tête plate, le col peu apparent, le bec trianguiaire, aplati, large, très-ouvert, et les pieds courts. Son corps est noir, et marqué d'une tache blanche sur les pennes de la queue, à l'exception de la paire du milieu. Cet oiseau est très-commun ; on en distingue de plusieurs sortes. Les uns font leurs nids sur les toits des maisons, les autres sur les murailles, dans les angles des fenêtres, et quelques autres que l'on nomme *aquatiques*, sur le bord de l'eau.

Parmi les hirondelles, on distingue l'hirondelle de cheminée, ou le grand martinet; l'hirondelle de fenêtre, ou le martinet ordinaire.

L'hirondelle vulgaire rase la terre, en volant, quand il doit pleuvoir, pour saisir les insectes, et particulièrement les abeilles, dont elle est très-friande. Ce vol qui a lieu ras de terre, et que l'on regarde comme un indice d'une pluie prochaine, est donc déterminé par l'instinct qui est relatif au besoin de se nourrir. On prétend que cet oiseau, sur l'arrière-saison, se rassemble en troupes, pour aller chercher un climat plus doux : mais des observateurs plus modernes assurent que les hirondelles se réunissent dans des trous, dans des creux d'arbres, pour y passer la saison de l'hiver, qu'elles se tiennent les unes et les autres par le bec, et qu'elles demeurent pendant tout le tems de cette saison, dans un état de stupeur qui ressemble à une sorte de léthargie, qu'alors, elles n'ont besoin d'aucune nourriture, puisqu'elles n'éprouvent aucune perte à réparer, jusqu'à ce que le retour du printems signale l'époque de leur réveil, et les rende à la vie active.

Les nids d'hirondelles sont ce que ces oiseaux offrent de plus intéressant à l'art de guérir. Ces nids sont faits avec du foin, de la paille et du chaume, qu'elles maçonnent avec de la boue : elles les arrondissent et les unissent intérieurement, ensuite elles les garnissent de plumes et de duvet pour y déposer leurs œufs, les couver, et y élever leurs petits.

On partage ces nids en deux, et on applique le côté du duvet sur la partie enflammée. Le principe astringent et la chaleur du duvet de ces nids détermine la résolution de l'humeur inflammatoire.

Ou trouve dans l'estomac de quelques jeunes hirondelles, une concrétion lenticulaire, que l'on nomme pierre d'hirondelle. *Voyez* ce mot.

HOMARD. Insecte aptère ou crustacé pédiocle, connu sous le nom d'écrevisse de mer. *Voyez* ce mot.

HOMME. *Homo.* L'homme, considéré sous le rapport de son intelligence, est sans contredit l'être qui doit occuper le premier rang parmi les animaux. Si on le considère sous le rapport de son organisation physique, il paroît être seul de son espèce, et il doit être placé dans une classe qui lui soit particulière. Le nombre et la finesse de ses organes lui donnent une supériorité réelle sur toutes les autres espèces d'animaux ; et la forme elle-même des parties, et la disposition de ces parties qui le constituent physiquement, présentent des caractères qui le distinguent, bien qu'il en ait quelques-uns qui le rapprochent des autres espèces.

Pour donner une idée de l'homme, telle qu'elle puisse satisfaire le naturaliste physicien, l'historien et le philosophe, il faudroit faire l'histoire de son organisation physique et anatomique, celle de son origine, de ses variétés, quant à sa taille, sa couleur, sa force, et celle de ses mœurs, de ses vertus et de ses foiblesses. Cette histoire générale de l'homme seroit tout à-la-fois savante, curieuse et intéressante. Mais quel homme oseroit entreprendre, à lui seul, une pareille histoire ? et combien d'écrivains célèbres n'ont-ils pas déjà signalé les caractères, les attributs de cet être organisé, qui réunit dans son espèce, toutes les perfections de l'animalité ? *Voyez* l'histoire de l'homme, par *Buffon*, *Daubenton*, *Valmont de Bomare*, *les auteurs de l'Encyclopédie*, *ceux du nouveau Dictionnaire d'Histoire naturelle*, *etc.*, *etc.* Je me contenterai de faire connoître l'homme par ses principaux caractères physiques, et seulement comme naturaliste.

L'homme est un animal vertébré, à sang chaud : il tient le premier rang parmi les animaux mammifères à ongles. L'ordre auquel il appartient, prend le nom de *bimanes* ; c'est-à-dire à deux mains, dont les pouces sont séparés aux extrémités supérieures seulement, tandis que les quadrumanes les ont séparés aux quatre extrémités.

Son corps est nu, perpendiculaire ; sa hauteur varie depuis quatre pieds six à huit pouces (1 mètre 500 millim.), jusqu'à six pieds (2 mètres), et quelquefois au-delà. Il croît jusqu'à l'âge de vingt ans : à trente, il est dans sa maturité ; à cinquante, il marche à grand pas du côté de la vieillesse ; ses os se durcissent, son corps tend à se courber, ses cheveux blanchissent, et il tombe insensiblement dans la décrépitude, qui le conduit à la mort. La durée ordinaire de la vie de l'homme est de soixante-dix à quatre-vingts ans ; quelquefois il vit au-delà de cent ans.

Le corps de l'homme se partage en trois parties, savoir, la tête, le tronc, et les parties inférieures, que l'on nomme *soutiens ou supports.*

La tête offre la réunion des principaux organes des sens. La bouche présente celui du goût ; le nez, celui de l'odorat ; les yeux, celui de la vue ; et les oreilles, celui de l'ouïe.

La bouche, chez l'homme, est composée de deux mâchoires, dont la supérieure n'est pas mobile, et l'inférieure est mobile. Elle est fermée par deux lèvres qui recouvrent les dents, et servent à retenir les alimens ; la langue qu'elles renferment sert à les retourner, et les dents les déchirent et les broient pour les rendre d'une plus facile digestion. Ces dents sont les os les plus durs et les plus blancs du corps de l'homme : celles du premier âge prennent le nom de dents de lait ; elles tombent, et sont remplacées par celles du second âge, qui deviennent plus dures et garnissent la bouche pendant toute la durée de la vie, à moins que, par quelque accident ou par suite de maladie, elles ne viennent à se gâter et à tomber à leur tour. Le nombre des dents, chez les hommes, est de trente-deux, savoir, huit incisives, quatre conoïdes ou angulaires, et vingt molaires. Les premières sont taillées en biseau ; celles que l'on nomme vulgairement *canines*, ou mieux encore *angulaires*, sont coniques et aiguës ; celles appelées *molaires*, sur lesquelles les alimens se broient, sont placées dans le fond de chaque côté de la mâchoire, et elles sont aplaties comme une meule. Elles sont les unes et les autres enchassées dans des alvéoles par leurs racines, où elles sont affermies par les gencives, qui s'attachent immédiatement au collet de la dent.

Le nez est un corps cartilagineux percé de deux trous que l'on nomme *narines* : il se prolonge plus ou moins en avant, et sa grosseur ou la finesse de ses ailes contribuent à donner plus ou moins de grâce au visage.

Les oreilles sont des trous situés à chacun des côtés de la tête ; ils portent le nom de *canal auditif* ; ils sont accompagnés d'un pavillon que l'on nomme *pavillon de l'oreille*, ou *oreille externe*.

Les yeux sont les organes de la vue ; ils sont défendus par les paupières, membranes mobiles garnies de poils que l'on nomme *cils :* on y distingue la pupille, qui est ronde, et l'iris ; c'est le cercle qui l'entoure (1). Les sourcils forment une ligne courbe au dessus de la paupière.

Les autres parties de la tête sont, le menton, à son extrémité ; la face, qui s'étend du menton au sommet de la tête ; les joues, placées aux deux côtés de la face ; et le sommet, qui domine le front : il est garni de cheveux dont la couleur et la finesse varient ; ils sont blancs, blonds, roux, châtains, bruns ou noirs.

---

(1) Mon projet n'est pas de donner la description anatomique des parties qui constituent l'œil, ni des autres organes.

La tête tient au tronc par le col, qui est plus ou moins gros et plus ou moins long.

On distingue dans le tronc, la poitrine, le ventre proprement dit, et l'anus, qui en est la partie inférieure.

Ce que l'on nomme soutiens ou supports, sont les cuisses, les jambes et les pieds.

L'homme se distingue encore par le sexe; il est mâle ou femelle. C'est de la réunion des deux sexes que résulte la faculté qu'a l'homme de reproduire son semblable. La durée ordinaire de la gestation parmi l'espèce humaine, est de neuf mois. Rien n'est plus intéressant, rien n'est plus respectable et n'attire davantage les égards et les soins attentifs de l'homme sensible et aimant, qu'une femme qui porte dans son sein le fruit d'un amour légitime. Les soins qu'elle lui donne après l'avoir mis au jour redoublent son attachement pour elle, et sa tendresse; l'enfant qu'une mère allaite est un lien de plus qui resserre les nœuds du tendre hymen. Il n'y a qu'une espèce d'hommes; mais outre la différence qui existe parmi les individus dont les uns sont ou plus foibles ou plus forts, ou plus grands ou plus petits, ou plus ou moins habiles aux sciences et aux arts, la nature a encore produit des caractères constans qui signalent les variétés. On distingue l'homme blanc; les Européens et les peuples d'une grande partie de l'Asie sont de cette couleur. L'homme noir ou le nègre : son nez est aplati, ses lèvres sont épaisses, ses cheveux sont crépus. Cette variété appartient à une grande partie de l'Afrique. On appelle *métis* ou mulâtre, l'individu né d'un blanc et d'une négresse. La couleur varie encore lorsque l'individu naît d'une blanche et d'un nègre; et il y a dégénérescence de couleur lorsque les individus mulâtres engendrent constamment soit avec un blanc ou une blanche, soit avec un nègre ou une négresse.

L'homme se nourrit de tout indistinctement, mais il est constitué de manière à faire usage simultanément des végétaux et des animaux.

L'art de guérir tire parti de quelques-uns des produits récrémentitiels et excrémentiels de l'homme.

Le cérumen des oreilles est résolutif, étant appliqué extérieurement.

On faisoit anciennement usage du crâne humain, et des calculs humains.

La graisse humaine a eu autrefois une grande réputation pour les douleurs de rhumatisme.

L'urine joue un grand rôle dans l'art de la teinture, et dans la préparation du licheno-françois ou tournesol en pain. On prétend qu'elle est propre pour calmer les douleurs de la goutte, étant appliquée extérieurement.

Les excremens humains sont digestifs et maturatifs, étant appliqués sur les bubons pestilentiels. M. *Bridet* les fait fermenter et sécher en petites meules, comme la tourbe, et il en prépare ce qu'il nomme sa *poudrette* inodore végétative, pour fertiliser la terre.

Tout le monde sait que le lait de femme est restaurant, adoucissant, pectoral, propre pour la phthisie et les maladies de consomption : on en instille aussi dans les yeux pour en tempérer l'inflammation.

HONIGSTEIN. M. *Werner* a donné ce nom, qui signifie *pierre de miel*, à un minéral jaune, mou, éclatant, que l'on trouve à Arten, dans le Weimar, parmi du charbon brun. Les morceaux ordinaires de ce minéral sont de la grosseur d'un pois. M. *Bruckman* a remarqué qué ses cristaux se comportoient au feu comme le sulfate de chaux ; ils y brûlent et deviennent blancs et feuilletés ; ils ne produisent ni odeur ni vapeur pendant la combustion de la matière colorante.

M. *Abich*, qui a analysé la pierre de miel, prétend y avoir trouvé de l'acide benzoïque.

HORN-BLENDE ou AMPHIBOLE. Schorl opaque rhomboïdal, basaltique. Minéral composé de plusieurs bases salifiables et de fer, dans lequel la silice est la substance la plus abondante.

Ce minéral raye le verre, fait difficilement feu par le choc avec l'acier, et n'est point électrique. Il est fusible au chalumeau, et se convertit en un verre noir.

M. *Launoy* l'a trouvé parmi les produits volcaniques de la Carboneira, près du cap de Gates, dans le royaume de Grenade. On l'a confondu long tems avec la tourmaline. Sa pesanteur spécifique est de 3,25. MM. *Kirwan* et *Heyer* en ont fait l'analyse, et ont obtenu des produits qui varioient dans les proportions.

M. *Kirwan* y a trouvé :

Silice.	37
Alumine..	22
Chaux.	2
Magnésie	16
Fer.	25

M. *Heyer* y a trouvé :

Silice	52
Alumine.	23
Chaux.	07
Magnésie.	06
Fer	17
	105

Cette différence de produits prouve que ce minéral offre des variétés que l'on peut attribuer à la nature des végétaux dont la désorganisation a contribué à la formation.

HORTOLAN. Oiseau du genre des passereaux conirostres. *Voyez* Ortolan.

HOUATTE ou HOUETTE. Nom que l'on donne à l'apocin, parce que son fruit renferme un duvet cotonneux dont on se sert pour faire de la houette ou houatte. *Voyez* Apocin.

HOUBLON. *Lupulus salictarius. Lupulus sive humulus.* (*Pl.* XVII , *fig.* 108.) Plante de la diœcie pentandrie de *Linneus*, et de la quinzième classe (fleurs staminées) de *Tournefort.*

Cette plante est de deux sortes, l'une mâle, c'est-à-dire, portant des fleurs staminées, et l'autre femelle, portant des pistils.

Les tiges du houblon sont menues, sarmenteuses, flexibles, velues, rudes, si foibles, qu'elles ont besoin d'être soutenues pour ne pas retomber sur terre. Elles s'élèvent jusqu'à la hauteur d'un petit arbre. Ses feuilles sont larges, forment trois angles comme celles de la bryone ; mais elles sont plus noires, incisées, dentelées, rudes, attachées vis-à-vis l'une de l'autre sur leur tige, par des pétioles assez longs, rougeâtres, âpres au toucher : ses fleurs pendent en forme de grape ; elles sont composées chacune de cinq étamines qui naissent au milieu d'un calice formé de plusieurs feuilles disposées en rose : ses fruits naissent sur des pieds différens qui produisent des pistils ; ce sont des têtes ordinairement ovales, composées de plusieurs feuilles en écailles, de couleur blanchâtre tirant sur le jaune, d'une odeur forte, soutenues sur un pédicule ; elles contiennent une semence presque ronde, noirâtre, enveloppée d'un péricarpe membraneux : ses racines sont menues, et s'entortillent les unes dans les autres.

Les feuilles du houblon sont d'une saveur amère : on en fait une décoction pour donner du goût à la bierre.

Elles sont d'un grand usage en médecine pour les maladies du foie, de la ratte, pour purifier le sang, fortifier l'estomac, exciter l'urine, pour les maladies de la peau.

Le houblon croit dans les hayes, le long des chemins, aux bords des ruisseaux. On le cultive avec grand soin en Angleterre, en Flandre, et dans plusieurs lieux de la France, en soutenant sa tige avec des échalas, à la manière de la vigne, ce qui lui a fait donner le nom de *vitis septentrionalium*.

Il est des années où le houblon est rare ; c'est à tort qu'on lui substitue la feuille de buis. (*Voyez* Buis.) Mais on le remplace avantageusement par la plante appelée menyanthe ou trèfle d'eau, dans la préparation de la bierre.

Son nom latin *lupulus* vient de *lupus*, loup, parce qu'on a cru que le loup se cachoit sous les branches de cette plante.

Celui d'*humulus*, parce qu'elle se courbe comme par humilité.

Salictarius a salice, parce que le houblon s'entortilloit autour des saules.

HOUILLE. Nom adopté par les minéralogistes et par les ouvriers, pour désigner le charbon de terre. Ce fut un particulier de Liége qui ayant découvert ce combustible, lui donna son nom, et on nomma, par la suite, *houillère*, la mine d'où l'on tire ce charbon minéral. *Voyez* Charbon de terre.

HOUX. *Aquifolium. Agrifolium. Ilex aculeata, baccifera, folio sinuato.* Arbrisseau de la tétrandie tétragynie de *Linneus*, et de la vingtième classe (fleurs monopétales) de *Tournefort*.

Le houx est un arbrisseau dont le tronc et les branches sont flexibles, couverts d'une écorce double, visqueuse, grise ou verte extérieurement, pâle intérieurement, d'une odeur désagréable quand on la sépare : son bois est dur, compact, pesant, blanc dans sa circonférence, et noirâtre dans le milieu : ses feuilles sont grandes comme celles du laurier, dures, aiguës, piquantes ou épineuses tout au tour, de couleur verte, luisante, précédées de pétioles courts : sa fleur est monopétale, coupée en rosette à quatre quartiers : son fruit est une baye ronde, molette, rouge, d'un goût douceâtre désagréable : elle renferme quatre semences oblongues irrégulières.

Cet arbrisseau croît dans les lieux incultes, dans les bois déserts : son écorce et sa racine sont émollientes, résolutives. On prépare avec la seconde écorce de sa racine et de sa tige, une substance tenace de nature résineuse, connue sous le nom de *glu. Voyez* Glu.

Aquifolium ou *agrifolium*, feuille aiguë ou pointue.

HOUX FRELON, PETIT HOUX, BOUIS PIQUANT ou FRAGON. *Ruscus sive bruscus, myrtacantha, marina spina.*

Ruscus aculeatus. Plante de la dioécie syngénésie de *Linneus*, et de la première classe (campaniformes) de *Tournefort*.

Cette plante croît jusqu'à la hauteur de deux pieds (649 millim.) ; elle pousse beaucoup de rameaux plians, mais difficiles à rompre : ses feuilles sont semblables à celles du mirthe, plus roides, plus fermes, plus rudes, plus pointues, piquantes, nerveuses, sans odeur, sessiles, d'une saveur amère, astringente : ses fleurs naissent au milieu des feuilles; elles sont soutenues sur un pédicule court; elles sont petites, monopétales, figurées en grelots : ses fruits sont des bayes rondes, grosses comme des pois, un peu molles, rougissant en mûrissant ; elles renferment chacune trois semences dures comme de la corne : sa racine est grosse, tortue, raboteuse, inégale, dure, traçante, blanche, garnie de grosses fibres, d'une saveur âcre un peu amère.

Cette plante croît aux lieux pierreux ; il s'élève de sa racine, dans le printems, des rejetons tendres, verts, qui se mangent comme des asperges : si on les laisse croître, ils deviennent feuillus et plians : on en fait des balais.

La racine est apéritive ; elle convient dans la jaunisse, les maladies de la peau; dans l'hydropisie. On l'emploie en décoction : on la fait entrer dans la composition du sirop des cinq racines. La semence entre dans la composition de l'électuaire béni-laxatif.

Ruscus, de *rusticus*, plante rustique, parce que les gens de la campagne s'en servoient pour couvrir les viandes et autres choses qu'ils vouloient garantir de l'approche des rats.

Myrtacantha, de *myrtos*, mirthe ; *acanthos* (*spina*) mirthe épineux ; *Bouis piquant*, parce que la feuille approche de la forme de la feuille du buis.

HUILE D'ACAJOU. Cette huile se tire de la substance spongieuse interne de l'écorce de la noix d'acajou : elle s'obtient en faisant chauffer cette écorce et en la pressant pour en faire exsuder l'huile, ou en la soumettant immédiatement à la presse.

Cette huile est noire, âcre, caustique ; on s'en sert extérieurement pour les dartres, les ulcères, pour consumer les chairs baveuses. On l'extrait du fruit, lorsqu'il est nouveau.

L'huile d'acajou est peu connue dans le commerce de la droguerie.

HUILE D'AMBRE. Cette huile est le produit de la distillation du succin commun, qui n'est pas de défaite dans le commerce. Ce succin n'étant pas d'une belle qualité, les Hollandois le distillent en grand, dans des cornus, en tirent l'huile la plus légère, qu'ils vendent aux maréchaux sous le nom d'huile d'ambre; et dans la même opération, ils obtiennent l'asphalte qui est débité dans le commerce.

Voyez Asphalte.

HUILE D'ASPIC ou DE SPIC. Huile volatile très-inflammable que l'on obtient par distillation de la grande lavande, en latin *lavandula spica.*

L'odeur de cette huile est forte et approche beaucoup de celle de l'huile de térébenthine. On en fait usage dans les illuminations, pour faire prendre feu rapidement aux mèches qui en sont imprégnées. On s'en sert aussi dans les vernis à l'essence : on en frotte les bois de lits, les boiseries des appartemens, pour chasser les punaises. Cette huile est le plus souvent alongée avec l'essence de térébenthine.

HUILE D'AVELINES ou DE NOISETTES. L'huile d'avelines est plus connue sous le nom d'huile de noisettes. On la prépare avec les avelines, qui sont les noisettes les plus grosses, les meilleures et les plus estimées : on les désigne sous le nom de *lacadières.*

On les choisit de l'année, bien pleines, bien saines; on les monde de leurs coques, et on les pile jusqu'à ce qu'elles soient réduites en pâte impalpable : ensuite on les soumet à la presse pour en extraire l'huile.

Cette huile est peu colorée, d'une saveur douce et agréable de noisette. On s'en sert en pommade, pour adoucir la peau; elle est estimée propre pour conserver les cheveux et même les faire croître.

HUILE DE BALEINE ou DE POISSON. Cette huile est, à proprement parler, une graisse fluide animale que l'on trouve immédiatement sous la peau de la tête des cachalots qui n'ont point de crâne. Lorsqu'on a fait fondre cette graisse, on la coule à travers des toiles, dans de grandes barriques, où on la laisse refroidir. L'huile la plus pesante et susceptible de concrétion par le refroidissement, va occuper la place du fond : c'est ce que l'on nomme *blanc de baleine.* L'huile plus légère et fluide surnage : on la transvase dans d'autres tonneaux, en la tirant à l'aide d'une canelle à robinet, située un peu au-dessus de la masse solide.

On distingue l'huile de baleine ou de poisson, en huile blanche ou colorée : la première est la plus estimée. L'une et l'autre sont destinées pour l'usage des lampes.

HUILE DE BEN. Cette huile s'obtient par la percussion et l'expression du fruit de ce nom. Les parfumeurs se sont emparés de cette branche de commerce; mais les pharmaciens qui préparent l'huile de ben dans leurs laboratoires, saisissent le moment le plus froid de l'hiver pour l'extraire de ce fruit, et ils n'obtiennent que l'huile la plus légère. C'est cette huile légère qui est si recherchée des horlogers, parce qu'il faut un froid considérable pour la faire figer.

On lui attribue la propriété d'effacer les taches de rousseur.

HUILE DE BERGAMOTE. Huile volatile obtenue, par la distillation à la température de l'eau bouillante, de l'écorce du fruit de ce nom.

Cette huile est d'une odeur extrêmement agréable ; elle nous est apportée de Cette et de Montpellier.

HUILE DE CADE. La véritable huile de cade est une huile médiate obtenue, par la distillation à la cornue, des bois de genévrier et d'oxicèdre. Mais celle que l'on distribue dans le commerce, est une dissolution de la poix noire dans l'huile d'olives.

Cette huile est employée pour guérir les plaies des chevaux.

Nota. On distribue encore pour huile de cade, une huile noire ou liquide qui surnage là poix noire ou goudron, que l'on a reçu dans des futailles de bois de châtaignier. Cette huile est connue sous le nom d'huile de poix.

Voyez Huile de poix.

HUILE DE CAJEPUT. L'huile de cajeput s'obtient par la distillation des feuilles du *melaleuca leucadendron*, arbre de la polyadelphie polyandrie de *Linneus*. Cet arbre a été nommé cajeput, de *cajo arbor* et *puti alba*, c'est-à-dire arbre dont l'épiderme est blanc. Il croît dans l'île de Sumatra et dans la Nouvelle Ecosse septentrionale.

On nous apporte l'huile de cajeput, de l'Inde orientale. On la fait passer pour de l'huile de cardamome. On s'en sert à la dose de trois à six gouttes sur du sucre, dans les coliques venteuses, dans la suppression des règles, pour chasser le fœtus mort, et extérieurement pour la douleur des dents.

HUILE DE CANELLE. Huile obtenue par la distillation de la canelle, actuellement par l'intermède de l'eau bouillante.

La canelle fine fournit une moindre quantité d'huile, par la distillation, que la canelle plus épaisse ; mais elle est plus légère, d'une odeur plus agréable.

Cette huile est souveraine pour brûler la carie des dents.

HUILE DE CHENEVI ou DE CHANVRE. Cette huile se tire par expression, de la semence du chanvre : on soumet cette semence, lorsqu'elle est sèche, à l'action du moulin, pour la réduire en poudre ; ensuite on fait chauffer légèrement cette poudre, dans des grandes bassines de cuivre , afin de détruire une partie de son mucilage et de mettre plus à nu l'huile qu'elle contient ; on ajoute un tant soit peu d'eau que l'on fait pareillement chauffer, et on soumet se mélange à la presse. On obtient une huile fluide de couleur jaunâtre tirant sur le vert.

Cette huile est destinée à l'usage de la lampe. On en prépare beaucoup dans la ci-devant Bourgogne.

HUILE DE CITRON. On en distingue de deux sortes ; l'une obtenue par l'expression , et l'autre par distillation.

La première est légèrement colorée ; on la dépure par le repos.

La seconde est incolore , plus légère et d'une odeur plus suave.

L'huile de citron s'emploie dans plusieurs opérations de pharmacie , et dans les parfums.

HUILE DE COLSA. Huile par expression , destinée à l'usage de la lampe, que l'on tire de la semence d'une espèce de chou appelé *colsa. Voyez* Colsa.

HUILE DE FAINE ou FOISNE. Cette huile se tire par expression du fruit du hêtre : elle est devenue l'objet d'une très-grande consommation dans les arts, pour l'usage de la lampe , et même pour le service de la table , depuis qu'on est parvenu à la décolorer , et à lui enlever la saveur âcre qui lui est propre , lorsqu'elle est nouvellement exprimée.

Le procédé à l'aide duquel on rend cette huile d'un usage plus avantageux , quoique déjà consigné dans plusieurs ouvrages, et notamment dans mon Cours élémentaire de Pharmacie-chimique , ne sera pas déplacé dans ce Dictionnaire. Voici en quoi il consiste. On mêle deux parties en poids d'acide sulfurique à 66 degrés, sur cent parties d'huile ; on agite ce mélange avec promptitude : on lave ensuite avec beaucoup d'eau, et on bat le tout , afin de mettre toutes les molécules d'huile , d'acide et d'eau , en contact. Alors on laisse reposer le mélange ; au bout de huit jours, tout a pris la place qui lui appartient à raison des pesanteurs spécifiques. L'huile surnage l'eau, et celle ci a laissé déposer une matière noirâtre qui a été séparée de l'huile par l'acide sulfurique : c'est une matière charboneuse qui a été séparée par l'acide.

Si l'on veut obtenir cette huile limpide , on la filtre à travers du charbon pilé , ou à travers le coton ou la laine.

On peut rendre cette huile aussi transparente que de l'eau. Pour cela , on la traite de nouveau avec un centième d'acide sulfurique ; il ne se fait alors qu'un précipité grisâtre qui demeure long-tems suspendu dans l'huile : ensuite on la laisse digérer pendant ving-quatre heures avec le quart de son poids de chaux, de carbonate de chaux, d'argile, et on la filtre de nouveau.

C'est par ce même procédé que l'on peut enlever à l'huile de moutarde, sa couleur et sa saveur âcre.

HUILE DE GABIAN. Cette huile a reçu son nom de celui de Gabian, village du Languedoc. C'est le pétrole rouge, ou huile de pierre, espèce de bitume liquide qui procède de la distillation naturelle du succin.

L'huile de gabian sert dans la paralysie, la foiblesse de nerfs, et pour les membre gelés. On l'emploie en friction.

HUILE DE GÉROFLES. L'huile de gérofles est un produit de la distillation des gérofles, par l'intermède de l'eau bouillante. Les pharmaciens l'obtiennent par les moyens de l'art chimique.

L'huile de gérofles que l'on débite dans le commerce, se prépare à Cette et à Montpellier : elle est foncée en couleur, et pesante ; elle s'épaissit, se résinifie, par son contact avec l'air.

On l'emploie dans les parfums, dans quelques opérations de pharmacie : elle brûle la carie des dents.

HUILE D'HYBOUCOUHU. Cette huile est tirée par expression, d'un fruit de l'Amérique, qui a la forme et la grosseur d'une datte, mais qui n'est pas bon à manger. On conserve cette huile dans l'écorce d'un fruit vide, dont la substance pulpeuse est nommée *carameno*, en langage indien.

Cette huile est particulièrement employée pour une maladie du pays, apelée *tom*, qui provient d'un grand nombre de vers, de la grosseur du ciron, lesquels s'amassent sous la peau, et forment des petites tumeurs grosses comme des fèves, qui excitent de la douleur, et causent des accidens fâcheux.

Cette huile est encore propre pour fortifier les membres fatigués, et pour guérir les plaies et les ulcères. Elle est peu connue en France.

HUILE DE KERVA. Kerva est le nom latin de l'huile que l'on tire par expression, de la semence ou fruit du ricin d'Amérique : elle est plus connue sous le nom d'huile de *palma-christi*. *Voyez* Huile de palma-christi.

HUILE DE LAVANDE. Huile volatile obtenue de la plante appelée *lavande*, par la distillation et l'intermède de l'eau bouillante.

Cette huile sert dans la pharmacie et dans les parfums.

HUILE DE LAURIER. La véritable huile de laurier se retire du fruit de cet arbrisseau, mais celle qui est distribuée dans le commerce de la droguerie, se prépare avec le fruit et les feuilles du laurier et la graisse de porc, par infusion, au bain-marie. On lui donne une couleur verte, en ajoutant à l'infusion, un peu d'indigo et de *terra merita*.

Cette huile se prépare en Italie, dans nos pays méridionaux, et dans les laboratoires de pharmacie.

Elle est nervale, propre pour guérir les douleurs sciatiques, pour la colique venteuse. On l'applique extérieurement ; on l'emploie en lavement.

HUILE DE LIN. On prépare avec la semence du lin, une huile, par expression, qui est d'un grand usage dans les arts, ainsi que pour la lampe. Cette huile est d'une couleur jaunâtre-brune, placée au rang des huiles siccatives. Elle contient plus d'hydrogène et d'oxigène et moins de carbone que les huiles fixes ordinaires ; et c'est par cette raison qu'elle est moins sujette à se congeler par une température froide ; ou sous d'autres expressions, qu'elle exige une température très-basse pour se figer.

On tire beaucoup d'huile de lin de nos départemens du Nord.

HUILE DE MACIS. Huile mixte, c'est-à-dire fixe et volatile, que l'on tire de la seconde écorce de la muscade.

On pile cette seconde écorce de la muscade dans un mortier de fer chauffé, jusqu'à ce qu'elle soit en pâte, et on l'exprime fortement dans un linge de forte toile, entre deux plaques chaudes, pour faciliter son dégagement.

Cette huile est concrète, lorsqu'elle est froide, d'une couleur pâle, citrine, et d'une odeur très-agréable. On peut en séparer l'huile volatile par la distillation avec l'eau.

L'huile de macis est nervale : elle nous est envoyée par les Hollandois.

HUILE MINÉRALE D'ÉCOSSE. C'est le pétrole noir qui coule en Ecosse, d'où il a reçu son nom. C'est un véritable bitume liquide. *Voyez* Huile de pétrole.

HUILE DE MUSCADE. C'est une huile concrète, mixte, qui participe de la nature de l'huile fixe et volatile. On la prépare avec la muscade rapée et exprimée entre deux plaques chaudes. Elle nous est envoyée par les Hollandois. On sépare son huile volatile par la distillation.

L'huile de muscade entre dans la composition du baume nerval. On doit la choisir d'une belle couleur citrine, consistante, et d'une bonne odeur de muscade. Elle est nervale.

HUILE DE NAVETTE, ou RABETTE. Cette huille se prépare avec la semence du navet sauvage, que l'on cultive avec intention, dans la Normandie, la Brie, en Hollande, en Flandre, pour en tirer l'huile par expression. Mais toute l'huile de navette que l'on débite dans le commerce, n'est pas tirée de la semence du navet ; la plus grande partie est extraite de la semence du chou colsa.

La couleur de cette huile est jaune ; son odeur n'est point désagréable, et son goût est doux. Elle sert à brûler : les bonnetiers en font usage dans l'apprêt de leur laine.

HUILE DE NOISETTES. Huile exprimée des noisettes, dites avelines. *Voyez* Huile d'avelines.

HUILE DE NOIX. Il y a deux sortes d'huile de noix, l'une qui est le produit de la simple expression, et que l'on nomme huile de noix vierge, ou sans feu, et l'autre qui est extraite par le secours du feu.

La première, dite huile de noix vierge, s'obtient des noix arrivées à leur maturité, et sèches. On les monde de leurs coques ligneuses, et de leurs zestes ; on les écrase sous la meule d'un moulin, et on les soumet à la presse, dans des sacs d'une toile forte. L'huile qui en découle, est d'une couleur légèrement ambrée, d'une odeur agréable, et d'une saveur douce. Elle se dépure par le repos, et on la tire à clair pour l'usage de la table et de la pharmacie. Beaucoup de personnes la préfère à l'huile d'olives.

La seconde espèce d'huile de noix, celle qui s'obtient par le secours du feu, se prépare avec les tourteaux ou marcs qui sont dans les sacs que l'on a exprimés. On pile ces tourteaux de noix, on fait torréfier légèrement la poudre, en l'exposant à l'action du calorique, dans de grandes bassines : on remue sans cesse la matière, pour en renouveller les surfaces et les mettre en contact avec le feu : on y ajoute, de tems à autre, un peu d'eau, pour humecter la poudre et la garantir d'une torréfaction trop active ; lorsque la matière a acquis un état pâteux, on la soumet à la presse. L'huile qui en découle est ambrée : elle est destinée à l'usage de la lampe.

L'huile de noix est siccative, et sert à la peinture.

Les tourteaux servent d'alimens aux animaux de basse-cour et de ferme.

L'huile de noix se fabrique en grand, dans les environs de Tours, d'Orléans et de Dijon.

HUILE D'ŒILLET, ou DE PAVOT NOIR. L'huile ainsi dénommée dans le commerce, se tire de la semence du pavot noir. On écrase cette semence sous la meule d'un moulin, et on la soumet à l'expression. Elle est blanche, douce au goût, sans odeur, et très-bonne à manger. C'est avec cette huile que l'on alonge l'huile d'olives. Cette infidélité n'est pas nuisible à la santé, mais elle est préjudiciable à certaines opérations de pharmacie, telles que le savon et les emplâtres à bases métalliques, parce qu'elle a moins de tendance à la combinaison avec l'oxigène, et que le savon et les emplâtres n'acquièrent point de consistance.

L'huile d'œillet se prépare en grand, à Amiens. Le tourteau ou marc, sert de nourriture aux rossignols.

HUILE D'OLIVES. L'huile d'olives est le revenu le plus certain que l'on puisse se promettre de la culture des oliviers ; sa qualité dépend de celle des olives et des précautions que l'on prend pour la récolte et l'expression de ce fruit.

L'huile que l'on obtient par l'expression des olives bien mûres, et qui ont été portées au moulin aussitôt qu'elles ont été cueillies, est d'une saveur douce de fruit, d'une couleur un peu verdâtre ; elle est recherchée par les connoisseurs, mais elle n'est pas du goût de tout le monde ; on la nomme huile *vierge.* La meilleure vient de Grasse, d'Aramont, d'Aix, de Nice. Mais comme ce procédé rend peu d'huile, et que beaucoup de propriétaires d'oliviers tirent à la quantité. Voici comme on procède à l'extraction de l'huile d'olives de seconde qualité.

On rassemble les olives en tas, on les laisse fermenter pendant quatre à cinq jours, la pulpe s'amollit, on les porte à la presse, et l'huile que l'on obtient est blanche, tirant sur le jaune ; sa saveur est un peu plus forte, et elle a un peu moins celle du fruit.

L'huile d'olive moyenne est celle que l'on retire des olives moins belles et moins chargées de pulpe ou brou, ou bien en l'extrait de l'amande de l'olive elle-même ; elle est plus blanche que les précedentes, et sert pour les savoneries.

Une quatrième espèce d'huile d'olive, est celle que l'on obtient des marcs ou tourteaux des olives, concassés, torréfiés et soumis à la presse ; celle-ci est destinée à brûler.

Les huiles fines se figent très-facilement, et se conservent pendant trois ans sans se rancir ; j'en ai conservé, qui, au bout de cinq ans, n'étoit nullement altérée : on la tient dans la cave. Pour peu que l'huile d'olive soit échauffée, elle s'altère. Les pharmaciens emploient la troisième qualité pour les huiles par infusion, les onguens et les emplâtres.

Nous tirons l'huile d'olive de nos départemens du Midi, d'Oneille, capitale d'Onilla, située sur la côte de Gênes ; et lorsque nos oliviers ont manqué, à raison des froids excessifs, nous tirons cette huile de Naples, de la Morée, de Candie, de l'île de Mayorque, d'Espagne et de Portugal.

L'huile fine d'olive est excellente à manger sur du pain, elle sert dans l'assaisonnement des cuisines.

Elle est émolliente et obturative. Si on l'applique extérieurement, elle bouche les pores de la peau, et en retenant le calorique, elle excite la transpiration.

On a avancé dans ces derniers tems que des frictions faites sur toute la surface du corps, avec de l'huile d'olive chaude, jusqu'à exciter la sueur, guérissent la peste; et que la même huile appliquée de même sur tout le corps, garantit de la peste, en empêchant son intus-susception.

HUILE D'OURS. C'est la graisse de l'animal de ce nom. On lui a donné le nom d'huile, à cause de sa demi-fluidité.

Voyez Graisse d'ours.

HUILE DE PALMA-CHRISTI, DE KERVA, ou HUILE DE RICIN. L'huile de palma-christi se retire par l'expression de la semence ou fruit du ricin d'Amérique, mondé de son écorce. Cette plante est de la monoécie monadelphie de *Linneus*. L'amande en est douce, émulsive; mais l'enveloppe du fruit est d'une saveur âcre, vénéneuse. L'huile que fournit cette amande est blanche, tirant un peu sur le jaune. Elle est malheureusement sujette à être falsifiée, ou plutôt alongée avec d'autres huiles fixes d'une moindre valeur, et il est bien difficile de se garer contre cette fraude. Cependant, voici les signes les plus apparens auxquels on peut la reconnoître. Elle doit être blanche, très-peu ambrée, d'une saveur douce, tirant un peu sur celle de la noisette, et donnant un arrière-goût d'une âcreté légère et supportable : elle ne doit avoir d'odeur que celle des huiles en général; sa consistance doit être fluante, mais non liquide; ensorte que les molécules ne se séparent point, mais s'étendent sans discontinuité. Si on l'agite dans le vase qui la renferme, elle ne doit point se laisser interposer par de l'air, ni faire ce que l'on appelle le chapelet.

L'huile de palma-christi est légèrement purgative et anthelmentique. On la prescrit dans la dyssenterie, la néphrétique, la colique de plomb, et contre le tœnia.

La dose est de deux onces et demie (76 grammes) dans un verre d'eau sucrée, et quelquefois dans de l'eau-de-vie.

HUILE DE PALME. Cette huile s'obtient par l'expression entre des plaques chauffées, ou par l'ébullition dans l'eau, de l'amande du fruit que l'on nomme *aouara*, qui appartient à une espèce de chou palmiste qui croît à Cayenne, au Brésil, au Sénégal, et dans les Indes orientales, d'où on nous l'apporte. Cette huile est de la consistance du beurre, de couleur jaune dorée, d'une saveur douce, et d'une légère odeur d'iris. L'auteur de la *Maison rustique* dit que cette huile est préparée avec la pulpe qui recouvre cette amande. On la pile, on la laisse fermenter, et on l'obtient par le moyen de l'eau bouillante qu'elle surnage. Ce qu'il y a de plus certain, c'est qu'il est très-rare de l'avoir très-fidèle. Le plus souvent ce n'est qu'un mélange de graisse de porc, de suif de mouton, de poudre d'iris et de terra-mer ta. On s'aperçoit de la fraude en la faisant fondre dans l'eau qu'elle colore en jaune, ou en ajoutant de la potasse qui augmente l'intensité de sa couleur. On s'en sert pour les douleurs de rhumatisme; elle entre dans la composition du baume nerval.

HUILE DE PÉTROLE, HUILE DE PIERRE, HUILE DE GABIAN, ET NAPHTE. C'est un bitume liquide qui coule entre les pierres, sur les rochers, et dans différens lieux sur la surface de la terre. On en distingue plusieurs variétés qui sont établies sur leur légèreté, leur couleur, et leur consistance. Le nom de naphte est particulièrement affecté au pétrole le plus léger, le plus transparent, le plus inflammable. Il y en a de blanc, de légèrement ambré, et de vert. La différence de couleur tient aux effets que produit la lumière plus ou moins long-tems en contact avec ce bitume, et aussi à l'absorption de l'oxigène de l'air.

L'origine du naphte et du pétrole est attribuée, par les naturalistes et les chimistes, à une distillation du succin qui s'opère naturellement. Le naphte blanc paroît être l'huile la plus légère, et ses variétés sont dues, comme nous venons de le dire, aux effets de la lumière et de l'air.

Le pétrole est regardé comme le second produit de la distillation naturelle du même succin. Il offre aussi ses variétés par rapport à sa couleur et sa consistance, ainsi qu'à sa pureté. Il y en a de rouge, de foncé et de noir, et une quatrième sorte qui est mêlée à de la terre.

Le naphte ou pétrole blanc se trouve en Italie, dans le ci-devant duché de Modène, au mont Ciaro, près de Plaisance, et dans plusieurs endroits de la Perse.

Le pétrole rouge coule dans plusieurs lieux de l'Italie; nous en trouvons en France, dans la commune de Gabian, dans la province du ci-devant Languedoc. On lui a donné le nom d'huile de Gabian.

Le pétrole noir coule en Ecosse, et porte le nom d'huile minérale d'Ecosse.

En Perse, on se sert du naphte pour s'éclairer : on en brûl dans des lampes, avec des mèches. On prétend que le naphte ou pétrole entre dans la composition des feux grégeois.

On se sert du pétrole en médecine, dans les maladies des muscles, la paralysie, la foiblesse des nerfs, et pour les membres gelés, en friction. On s'en sert aussi pour les ulcères des chevaux.

HUILE DE PIERRE. Huile minérale ainsi nommée parce qu'elle coule entre les pierres. *Voyez* Huile de pétrole.

HUILE DE POISSON. Huile que l'on retire généralement des gros poissons de mer, mais particulièrement des cétacés. *Voyez* Huile de baleine.

HUILE DE POIX. L'huile de poix est une résine noire, liquide, qui surnage le goudron ou poix noire que l'on a introduit encore chaude dans des futailles de bois de chataignier.

Cette huile de poix est distribuée dans le commerce sous le nom d'huile de cade. (*Voyez* Huile de cade.) Mais pour avoir une idée plus satisfaisante de la manière dont on obtient cette huile, *voyez* Goudron.

L'huile de poix s'emploie extérieurement pour les plaies des chevaux. On l'emploie intérieurement par gouttes, dans des potions appropriées, ou sur du sucre, pour l'asthme et les maladies de poitrine.

HUILE DE RICIN. Huile exprimée de la semence ou fruit du ricin, plus connue sous le nom d'huile de *palma-Christi*. *Voyez* Huile de palma-Christti.

HUILE DE RHODES. Cette huile est obtenue par la distillation à la cornue, du bois de Rhodes, dit *bois de rose*, parce qu'il a l'odeur de la rose.

L'huile de Rhodes, rectifiée par une seconde distillation à la température de l'eau bouillante, est incolore, et a une odeur de rose très-agréable ; mais elle se colore facilement, pour peu qu'elle soit en contact avec l'air et la lumière, comme toutes les huiles médiates. Celle qui nous est envoyée par les Hollandois est légèrement ambrée. Elle est employée comme parfum à la rose ; et on la substitue à la véritable huile de rose qui est très-rare et très-chère.

HUILE DE SEMENCES DE MOUTARDE ou DE SYNAPI. L'huile de semences de moutarde ou synapi, s'obtient par percussion et expression. On expose la poudre de moutarde à la vapeur de l'eau bouillante, pour l'humecter et rendre plus facile l'extraction de son huile : ensuite on la soumet à la presse. L'huile qui en découle est âcre, caustique, et d'une couleur citrine. Sa causticité est due à l'enveloppe de la semence, et non à la semence elle-même. On peut lui enlever sa couleur et son âcreté, en la traitant avec la chaux vive. *Voyez* ce que nous en avons dit à l'article huile de faîne.

HUILE DE SOLDAT. C'est la substance huileuse d'un insecte crustacé, espèce d'écrevisse du genre des pagures. Cet animal se trouve dans les îles de l'Amérique. Pour en obtenir l'huile, on l'enfile par la tête, et on le suspend au soleil : presque tout son corps flue en huile.

Les sauvages l'estiment souveraine pour les rhumatismes. Cette huile est très-rare en France.

HUILE DE TÉRÉBENTHINE, ou ESSENCE. L'huile ou essence de térébenthine est une huile légère, incolore, très-odorante et volatile, ou presque éthérée, susceptible de se colorer et de se résinifier par son contact avec l'air et la lumière.

Le caractère chimique qui la distingue des huiles volatiles proprement dites, c'est qu'elle n'est point ou presque point soluble dans l'alcool.

On obtient cette huile au moyen de la distillation immédiate de la térébenthine liquide ; et dans la même opération, on recueille deux produits, savoir, l'huile de térébenthine qui passe dans les récipiens, et la colophone, qui reste dans le fond de l'alambic. *Voyez* Colophone.

Pour préparer l'huile de térébenthine, on met dans un grand alambic à serpentin, deux cent cinquante livres (2 quintaux et demi) de térébenthine purifiée ; on donne un degré de feu ménagé d'abord, et que l'on élève jusqu'à ce que la matière soit en ébullition. Un baquet sert de récipient. L'huile s'élève dans l'intérieur de l'alambic, et va se rendre dans le récipient en traversant le serpentin. On a soin de rafraîchir l'eau du serpentin pour accélérer la distillation. Lorsqu'il ne passe plus d'huile dans le baquet, on arrête le feu, sans l'éteindre. Cette distillation fournit soixante livres d'huile (30 killogr.). L'opération est finie dans un jour.

HUILE DE VITRIOL. On conserve dans le commerce le nom d'huile de vitriol, à l'acide sulfurique concentré. Ce nom lui a été donné, parce que cet acide se retiroit autrefois des espèces de vitriols, et qu'il excite entre les doigts la sensation d'une huile grasse. On doit entendre sous l'acception d'*huile de vitriol*, l'acide sulfurique à 66 degrés à l'aréomètre ou pèse acide. *Voyez* Acide sulfurique.

HUITRE. *Ostrea, ostreum.* L'huître est un vers molusque testacé bivalve : ses valves sont inégales ; celle qui est supérieure est plus grande que celle qui est inférieure ; sa surface est raboteuse : l'intérieur de ces valves est disposée en fossette sillonnée où est logé le ligament de ce molusque. Cet animal occupe dans la nature, la place la plus éloignée de la perfection organique. A peine peut-on distinguer dans sa masse informe, la configuration et les organes qui décèlent l'organisation animale. Il est sans armes, sans mouvement progressif, sans moyens de défense autre que la prison dans laquelle il est enfermé, et qu'il ouvre régulièrement une fois par jour à l'heure de midi. Un ligament placé au sommet de la coquille, lui sert de bras pour exécuter ce mouvement mécanique diurne. Il paroît que ce molusque est hermaphrodite, et qu'il renferme en lui-même les deux organes sexuels propre à la reproduction de son espèce.

Les huîtres qui sont bordées d'une petite frange brune, sont préférées à raison de leur bon goût : on a prétendu qu'elles étoient mâles, et on les nommoit *huîtres fécondes;* mais l'observation plus exacte a fait reconnoître que la fécondation de cet animal étoit opérée dans un seul individu, et non par le concours de deux, et que le frai que l'huître jette au milieu du printems, s'attache aux rochers ou autres matières dispersées dans le fond de la mer; et au bout de vingt-quatre heures ce frai est pourvu d'écailles qui renferment l'animal : celui-ci demeure en place, jusqu'à ce qu'un pêcheur l'arrache de son élément naturel. Cette station constante de l'huître à la même place, présente une exception à la règle générale qui distingue les animaux qui sont doués de la locomobilité ; mais elle ne détruit pas le caractère qui différencie l'organisation des animaux de celle des végétaux.

Les huîtres vertes que l'on mange à Paris, viennent de Dieppe : elles doivent leur couleur au soin que l'on a pris de les parquer dans des anses bordées de verdure : elles sont très-délicates ; mais elles ne multiplient pas dans ces anses.

Les huîtres qui ont été pêchées à l'embouchure des rivières, dans une eau claire, sont les meilleures. L'on estime celles qui viennent de Bretagne, et mieux encore celles de Marennes en Saintonge.

On trouve en Espagne des huîtres rouges et rousses ; en Illyrie, de couleur brune et la chair noire ; dans la mer Rouge, de couleur d'iris.

Les huîtres de Saint Domingue sont délicates : celles qui adhèrent sur les branches du manglier qui trempent dans l'eau, sont très bonnes ; leur coquille est feuilletée, jaune, rouge-cramoisie ; elle est très-curieuse, celles qui adhèrent aux branches supérieures du même arbre, et qui ne sont rafraîchies que deux fois par jour, par le flux et le reflux de la mer, ne sont pas bonnes à manger; leur coquille est transparente et nacrée : on peut s'en servir en place de verre.

Les huîtres sont indigestes; le fromage et le lait facilitent leur digestion.

Les coquilles d'huîtres calcinées étoient employées autrefois en médecine, comme anti-acide; mais elles sont tombées en désuétude.

On conserve dans les cabinets d'histoire naturelle, les écailles d'huîtres les plus curieuses.

HYACINTHE ou JARGON DE CEYLAN. Cette pierre, anciennement placée au rang des pierres précieuses, est aujourd'hui plus connue des minéralogistes. C'est une variété du zircon. Sa dureté est telle qu'elle raye le quartz. Sa pesanteur spécifique varie : elle est de 4,545 à 4,520. L'hyacinthe est fusible au chalumeau. On la rencontre à Ceylan; il y en a aussi en France : elle est contenue dans un sable noir, roulé par le ruisseau d'Espally près du Puy. Son nom lui vient de sa couleur qui ressemble à celle de la plante de ce nom.

Le jargon de Ceylan a présenté à M. *Klaproth*, par l'analyse :

Zircone 70
Silice 26
Fer 1
Perte 3
                                          ───
                                          100

L'hyacinthe de France a donné pour résultat de l'analyse, par M. *Vauquelin* :

Zircone 64,5
Silice 32,0
Fer 2,0
Perte 1,5
                                          ─────
                                          100,0

Les minéralogistes distinguent plusieurs variétés d'hyacinthe; savoir :

L'hyacinthe blanche cruciforme;
L'hyacinthe blanche de la Somma;
L'hyacinthe brune des volcans;
L'hyacinthe de Compostelle;
L'hyacinthe la belle.

La pierre d'hyacinthe entroit dans la composition de la confection de ce nom.

HYDROMEL VINEUX. Liqueur vineuse qui procède de la dissolution du miel dans l'eau, et de la fermentation.

On fait fondre du miel blanc dans de l'eau, en suffisante quantité pour que cette dissolution étant rapprochée par l'évaporation, jusqu'à ce qu'un œuf cru puisse surnager la liqueur, présente le volume de cent litres ou pintes, au moins. On met cette liqueur dans un baril dont on tient la bonde ouverte, et on fait fermenter à une température de 20 à 25 degrés. Lorsque la liqueur a acquis une odeur vineuse, on ferme la bonde avec son bondon, et on porte le baril à la cave, pour que la liqueur vineuse se dépure par le repos, et n'éprouve plus de mouvement de fermentation. On doit avoir soin de tenir le baril toujours plein.

Cette liqueur vineuse est une boisson d'une saveur très-agréable : on en retire, par la distillation, un alcool analogue à celui du vin.

L'hydromel est stomachique et cordial.

HYDROPHANE. Ce minéral est le même que le quartz résinité. On lui a donné ce nom, parce qu'il devient transparent par imbibition. Il est blanc, quelquefois jaunâtre ou rougeâtre ; il adhère fortement à la langue : sa couleur légèrement translucide, le rend fort analogue à la calcédoine.

Voyez Quartz résinite.

HYDRO-SULFURE. C'est ainsi que l'on nomme les combinaisons de l'hydrogène sulfuré avec les bases salifiables et les oxides métalliques.

HYPEROXIDE. Terme de cristallographie ; il se dit d'une variété de carbonate de chaux qui renferme la combinaison de deux rhomboïdes ; l'un aigu, qui est l'inverse ; l'autre incomparablement plus aigu.

HYPOCISTE ou SUC D'HYPOCISTIS. C'est l'extrait que l'on prépare par le moyen de l'infusion ou l'expression du suc d'une plante, espèce d'orobanche ou rejeton du ciste, qui croît dans nos départemens méridionaux, d'où on nous l'apporte en pains de différentes grosseurs.

On doit le choisir sec, noir, brillant, sans odeur de brûlé, d'une saveur austère, astringente.

On s'en sert pour arrêter les cours de ventre. Il entre dans la composition de la thériaque, du mithridate, des trochisques de succin, de l'emplâtre contre la rupture.

HYSOPE ou HYSSOPE. *Hyssopus officinalis. Hyssopus officinarum cœrulea seu spicata. Hyssopus vulgaris spicatus angustifolius* (*Pl.* XI, *fig.* 63). Plante de la didynamie gymnospermie de *Linneus*, et de la quatrième classe (labiées) de *Tournefort*.

Cette plante pousse plusieurs tiges à la hauteur d'un pied et demi (484 millim.), dures, nouées, rameuses, garnies du collet de la racine jusqu'à la sommité, de feuilles longues, étroites, un peu plus larges que celles de la sarriète : ses fleurs naissent en épis, d'un seul côté de la tige ; les pétales en sont d'une belle couleur bleue, rarement blanche : chacune d'elle est formée en tube découpé par le haut en deux lèvres ; il leur succède quatre semences oblongues, enfermées dans une capsule qui a servi de calice à la fleur ; ces semences ont quelquefois une odeur qui approche de celle du musc : sa racine est ligneuse, dure, grosse comme le doigt. Toute la plante a une odeur aromatique agréable, une saveur âcre, et contient beaucoup d'huile volatile, surtout avant sa floraison commençante.

On cultive l'hyssope dans les jardins : elle est stomachique, légèrement tonique et expectorative. On s'en sert en infusion.

On prépare avec l'hyssope une eau distillée odorante, une huile volatile ; on la conserve sèche ; on en prépare un sirop. On fait une conserve avec ses fleurs. Ses feuilles entrent dans la composition de l'eau vulnéraire, de l'eau générale alcooliques, du sirop d'armoise, de l'infusion aromatique pour fomentation. Ses feuilles sèches entrent dans la composition de l'alcool impérial ; ses fleurs entrent dans la composition du baume tranquille.

HYSOPE DES GARIGUES. Plante de la pentandrie tryginie de *Linneus*, et des rosacées de *Tournefort*. Elle est ainsi nommée à cause de la forme de ses feuilles qui approche de celles de l'hysope. *Voyez* Elianthême.

HYSTÉROLITE ou PIERRE DE LA MATRICE. Pétrification à l'état de carbonate calcaire. Elle reçoit son nom de sa forme qui représente les parties génitales de la femme.

Quelques naturalistes pensent que c'est le noyau pétrifié d'un coquillage bivalve appelé *térébratule*, qui est du genre des huîtres.

I. J.

JACÉE DES PRÉS, ou AMBRETTE SAUVAGE. *Jacea nigra pratensis latifolia*. Plante de la syngénésie polygamie égale de *Linneus*, et de la douzième classe (fleurs à fleurons) de *Tournefort*.

Les tiges de cette plante sont cannelées, lanugineuses, difficiles à rompre. Les feuilles radicales ressemblent à celles de la chicorée ; elles sont déchiquetées, de couleur verte-noirâtre : celles qui sont attachées aux tiges, sont étroites, roides, un peu dures. Les fleurs sont par bouquets, et à têtes écailleuses, de couleur purpurine. Chaque fleuron laisse après lui une semence aigrettée. La racine est grosse, ligneuse, d'une saveur fade. On se sert des feuilles en décoction : elles sont vulnéraires, astringentes, propres pour les ulcères de la gorge. On en fait des gargarismes.

JACINTE DES BOIS. *Hyacinthus oblongo flore cœruleus major. Hyacinthus anglicus, sive belgicus.* (*Pl.* VI, *fig.* 36). Plante de l'hexandrie monogynie de *Linnæus*, et de la famille des liliacées de *Tournefort*.

Cette plante pousse une tige à la hauteur d'un demi-pied (162 millimètres), ronde, lisse, de couleur verte-pâle en bas, et d'un vert-brun en haut. Ses feuilles sont longues comme les tiges, étroites, vertes, luisantes, plus petites que celles du poireau : ses fleurs naissent à la sommité, et s'inclinent à raison de leur pesanteur. Elles représentent un tube oblong qui s'évase par le haut, et est découpé en six parties. Sa couleur est ordinairement bleue, quelquefois blanche, de couleur de chair, ou approchant du purpurin : son odeur est agréable. Son fruit est presque rond, divisé en trois loges saillantes, remplies de semences rondes et noires. Sa racine est bulbeuse, blanche.

La racine de la jacinte est détersive, astringente, aglutinante. On l'applique extérieurement pour consolider les plaies, après l'avoir fait cuire dans du papier mouillé, et sous la cendre chaude.

Sa semence est apéritive : on la prend en poudre, à la dose de demi-gros (2 grammes).

JACINTE DES JARDINS. Plante bulbeuse, de l'hexandrie monogynie de *Linnæus*, que l'on cultive dans les jardins, et dont elle fait l'ornement. Cette plante donne beaucoup de variétés par la culture, non-seulement à raison de ses diverses couleurs, mais encore à raison du nombre de ses pétales, qui les distinguent en fleurs simples et doubles.

On multiplie cette plante par ses racines, qui sont bulbeuses.

JACOBÉE, HERBE DE SAINT-JACQUES, FLEUR DE SAINT-JACQUES. *Jacobæa vulgaris laciniata.* Plante de la syngénésie polygamie superflue de *Linnæus*, et de la quatorzième classe (fleurs radiées) de *Tournefort.*

I

Cette plante pousse plusieurs tiges qui s'élèvent à la hauteur de trois ou quatre pieds (1 mètre à 1 mètre 325 millimètres); elles sont rondes, droites, dures, cannelées, tantôt lisses, tantôt velues, rougeâtres, ou tirant sur le purpurin, rameuses, revêtues de beaucoup de feuilles rangées sans ordre ou alternativement, oblongues, découpées profondément ; de couleur verte-obscure, d'une saveur légèrement astringente. Ses fleurs naissent aux sommités des tiges et des rameaux, en manière de bouquet. Chacune d'elles est de grandeur médiocre, radiée, composée d'un amas de fleurons entourés d'une couronne de demi-fleurons, et soutenus par un calice un peu écailleux, fendu en plusieurs pièces. A ces fleurs succèdent des semences rougeâtres, aigrettées. Sa racine est composée de grosses fibres blanches qui adhèrent fortement à la terre.

Cette plante croît dans les terrains humides : elle est apéritive, vulnéraire, détersive. On s'en sert en décoction, intérieurement et extérieurement. On l'emploie en gargarismes.

Jacobœa a Jacobo, Jacques, parce qu'on la trouve fréquemment sur les chemins de Saint-Jacques en Galice.

JADE, ou NÉPHRITE. Pierre verdâtre et translucide, que les minéralogistes nomment quelquefois *néphrite*.

Sa pesanteur spécifique est de 2,9502..... 3,389. Elle est scintillante, c'est-à-dire qu'elle étincelle par le choc avec l'acier. Elle raye le verre, très-difficile à tailler et à polir, et fusible au chalumeau. Sa couleur est verte-grisâtre, approchante de celle de l'olive. On trouve le jade aux environs de Genève, et sur la montagne de Mussinet, à deux lieues de Turin. On en connoît deux variétés; la première que nous venons de signaler, et que l'on nomme *jade néphrétique*, parce qu'on lui attribuoit la propriété de guérir la colique néphrétique, étant portée en amulette vers la région des reins.

La seconde variété est le jade tenace, ainsi nommé, parce qu'il se brise très-difficilement; il est blanchâtre, et quelquefois lilas; il a été trouvé par *Saussure*.

On place parmi les espèces de jade, le jade de Chine, la pierre des Amazones, le vert de Corse, le *beilstein* des Allemands, et les pierres taillées par les sauvages, et connues sous les noms de *casse-tête*, *pierre de hache*, *pierre de circoncision*.

Les joailliers font avec le jade, des bijoux de toutes sortes de formes : on en fait des poignées de sabres, de coutelas.

JALAP. *Jalapium*, *gialapa*, *gelapa*, *chelapa*, *celopa*. *Convolvulus jalappa*. Racine d'une plante de la pentandrie.

monogynie de *Linneus*, et de la seconde classe (infundibuliformes) de *Tournefort*.

La plante qui produit cette racine, est une espèce de belle
de nuit, que *Tournefort* appelle *jalap officinarum fructu
rugoso*. La tige de cette plante s'élève à la hauteur de trois à
cinq pieds (1 mètre à 624 millimètres) ; ses feuilles ressemblent
à celles des autres belles de nuit, mais elles sont plus petites.
Sa fleur est figurée en entonnoir à pavillon crénelé, de couleur
d'écarlate, quelquefois variée de jaune et de blanc, fort agréable à la vue. Cette fleur s'épanouit pendant la nuit, et elle se
referme au moindre rayon du soleil ; c'est pourquoi on l'appelle
belle de nuit. Son fruit est ridé, et contient dans son intérieur
une semence médullaire presque ronde.

La racine du jalap est grosse, charnue, pivotante, de nature
extracto-résineuse, de couleur brune, veinée, mêlée de couleur grise. On nous l'apporte sèche, coupée par rouelles, des
Indes occidentales. On doit la choisir saine, pesante, résineuse,
sans vermoulure.

Cette racine est un puissant cathartique, et anthelmintique.
Elle est d'un grand usage dans la médecine vétérinaire : on
l'emploie en poudre, à la dose de douze grains (636 milligr.)
jusqu'à un gros (4 grammes). On en extrait la résine par l'alcool : on en fait l'alcool de jalap.

JARGON DE CEYLAN. *Hyacinthus gemma*. Espèce d'hyacinthe, variété du zircon, que l'on trouve à Ceylan. Elle est de
couleur rouge tirant un peu sur le jaune. Il y en a de très-
menues, d'autres de la grosseur d'un pois et même plus. Sa pesanteur spécifique est entre 4,2 et 4,3, et va jusqu'à 4,3858.
M. *Klaproth* l'a analysée, et y a trouvé .

Zircone.	70
Silice..	26
Fer.	1
Perte.	3
	100

Ce que l'on nomme jargon d'Auvergne sont de fausses hya-
cinthes colorées de rouge brun, et à facettes comme le crystal.

JARS. *Anser*. Palmipède serrirostre, mâle de l'oie.
Voyez Oie.

JASMIN. *Jasminum officinale*. (*Pl.* I, *fig.* 3.) C'est un
arbrisseau qui pousse beaucoup de rameaux fort longs, grêles,
noués, foibles, plians, verts, s'étendant beaucoup, et se trai-
nant à terre, s'ils ne sont soutenus par des supports ou contre

la muraille. Ces rameaux sont remplis d'une moëlle fongueuse et blanche : ses feuilles sont oblongues, pointues, rangées deux à deux le long d'un pétiole qui est terminé par une seule feuille. Chaque pétiole est ordinairement chargé de sept feuilles, quelquefois de cinq, lisses, d'une belle couleur verte. *Linneus* a placé le jasmin dans sa diandrie monogynie, et *Tournefort* dans sa vingtième classe (fleurs monopétales). Les fleurs du jasmin sont en effet d'une seule pièce : chacune d'elles est un tube évasé par le haut, et découpé en étoiles à cinq parties. Son fruit est une baye ronde, molle, verdâtre, renfermant deux semences rondes, aplaties : sa racine est fibreuse.

Dans les pays septentrionaux, le jasmin ne porte point de fruit.

Ce que l'on nomme jasmin d'Espagne est une espèce qui diffère de la première en ce que la tige est plus basse, plus forte, que les feuilles sont beaucoup plus grandes, plus larges, arrondies à l'extrémité, et ses fleurs plus grandes, plus belles, plus odorantes, de couleur blanche en dedans, rougeâtre en dehors.

On cultive le jasmin dans les jardins. On prépare un alcool odorant avec sa fleur.

Jasminum a jasme, mot grec. Odeur médicinale.

JASMIN D'ARABIE. Arbre dont les feuilles ressemblent à celles du laurier, et dont la semence nous est connue sous le nom de café. *Voyez* Café.

JASPE. *Jaspis*. Pierre scintillante, variété du silex. Il est composé de silice, d'argile, et d'oxide de fer qui le rend conducteur de l'électricité. M. *Haüy* le nomme *quartz-jaspe*. Il en distingue plusieurs variétés, soit par la couleur, soit par le mélange des couleurs. Il y en a de rouge, de vert, de jaune, de bleu, de violet, de noir. Ces nuances mélangées donnent naissance au jaspe onyx, au jaspe sanguin, vert, ponctué de rouge, au jaspe panaché, fleuri ou veiné. Les couches de jaspe sont quelquefois interrompues par des portions d'agate; alors il prend le nom de *jaspe-agate*.

Les plus beaux jaspes nous viennent du Levant. C'est avec cette pierre que l'on travaille ces belles urnes, ces beaux vases d'appartemens.

Jaspe, du mot hébreu *jespe* qui signifie jaspe.

JAUNE MINÉRAL. Le jaune minéral est devenu un objet de commerce des plus importans pour la peinture. On ne connoissoit en couleur jaune capable de résister à l'action de la lumière et des émanations gazeuses animales, que le jaune de Naples qui est fort rare et fort cher. M. *Costel* a tiré un ex & l.

lent parti de la décomposition du muriate de soude par l'oxide de plomb demi-vitreux rouge, ou litarge, pour préparer un jaune qui résiste à toutes les impressions extérieures.

Le produit qui reste du mélange de la litarge avec le muriate de soude, et de la dissolution de cette masse saline, est un muriate de plomb avec excès d'oxide de plomb. Si on le traite dans un creuset entre des charbons ardens, on obtient un muriate de plomb avec excès d'oxide, d'une belle couleur jaune, auquel on a donné le nom de *jauné minéral*.

JAYET ou JAYS. *Gagates.* C'est un bitume noir, compact, dur, brillant, vitreux dans sa cassure, susceptible de prendre un beau poli. Il paroît électrique par le frottement, comme le succin. Il n'a point d'odeur lorsqu'il est froid; mais il en acquiert une assez semblable à celle de l'asphalte, par la chaleur.

Walerius regarde le jayet comme de l'asphalte endurci par le laps du tems. Nous observerons à ce sujet, que le jayet doit retenir une certaine quantité de matière huileuse pour avoir cette aggrégation moléculaire qui rend sa cassure vitreuse et susceptible de poli, et que le tems ne peutqu'altérer la tenacité de ses parties.

Les carrières de jayet sont disposées par couches inclinées comme le charbon de terre, à des profondeurs assez considérables, recouvertes d'une efflorescence qui annonce qu'elles sont accompagnées de pyrites.

On trouve le jayet dans les départemens du midi de la France. Il y en a une carrière qu'on exploite à Belestat, dans les Pyrénées. On le rencontre aussi en Suède, en Allemagne, en Irlande.

Son usage est pour la bijouterie et la tabletterie. C'est à Wirtemberg qu'on le travaille pour en faire des bijoux de deuil.

ICHTYOCOLE. Colle de poisson. Le mot ichtyocole est dérivé de *ictys, piscis*, et *colla, gluten*, comme si l'on disoit colle de poisson. *Voyez* Colle de poisson

ICOSAÈDRE. Terme de cristallographie. Cristal dont la surface est composée de vingt triangles; savoir, douze isocèles et huit équilatéraux. Tel est le sulfure de fer icosaèdre, ou pyrite martiale icosaèdre.

ICTHYOLITES. Pétrification des poissons. On ne doit comprendre sous cette acception que la charpente osseuse pétrifiée des poissons.

Ce genre de pétrification est à l'état de phosphate calcaire.

On attribuoit anciennement de grandes propriétés aux diverses pétrifications animales; mais la chimie a relégué toutes ces substances dans les cabinets d'histoire naturelle, comme objets de curiosité, d'un plus grand intérêt pour le naturaliste.

IDENTIQUE (CRISTALLOGRAPHIE). On donne ce nom à un cristal, lorsque les exposans des décroissemens simples, au nombre de deux, sont égaux aux termes de la fraction relative à un troisième décroissement, qui est mixte ; tel est le cuivre gris.

IDOCRASE. Pierre dont le nom signifie *figure mixte*. Les minéralogistes la nomment *hyacinthe vesuvian*.

La pesanteur spécifique est de 3,0882 à 3,409. Elle raye le verre, et est fusible au chalumeau, en verre jaunâtre.

On rencontre l'idocrase auprès du Vésuve et en Sybérie. Elle est ordinairement brune. On en trouve d'orangée et de verte, tantôt transparente, tantôt opaque.

L'idocrase du Vésuve analysée par *Klaproth*, a donné :

Silice.. 35,50
Chaux.. 22,25
Alumine.. 33,00
Oxide de fer.. 7,50
Oxide de manganèse 0,25
Perte. 1,50

_____

100,00

L'idocrase de Sybérie analysée par le même, a donné :

Silice. 42,00
Chaux.. 34,00
Alumine 16,25
Oxide de fer. 5,50
Oxide de manganèse, anatome.
Perte. 2,25

_____

100,00

JEU DE VAN – HELMONT. *Ludus Helmontii.* Petites masses de nature argillo-calcaire, dont les aréoles ou cercles colorées ont éprouvé une retraite par le desséchement. Elles renferment dans leur intérieur une petite boule de terre calcaire qui a servi de noyau sur lequel l'argillo-calcaire s'est déposée et s'est arrondie par le roulement des eaux.

Ces espèces de sphères argillo–calcaire ressemblent à un assemblage de prismes tétraèdres, pentaèdres ou hexaèdres.

Van-Helmont les a observées le premier, d'où on leur a donné le nom de *ludus Helmontii.*

IF. *Taxus baccata, smilax arbor.* Arbre de la dioécie mona-delphie de *Linneus*, et de la dix-neuvième classe (amentacées) de *Tournefort.*

Cet arbre ressemble au sapin et au picea. Son bois est fort dur, rougeâtre : ses feuilles sont petites, rudes, très-rapprochées, d'un vert pâle : ses fleurs sont des chatons de couleur verte pâle. Ces chatons ne laissent aucune graine après eux. Les fruits naissent sur le même pied, mais en des endroits séparés : ce sont des bayes molles, rougeâtres, pleines de suc, creusées sur le devant en grelot, et remplies chacune d'une semence.

L'if croît dans tous les lieux de la France : on le cultive dans les jardins, dont il fait l'ornement. Ses feuilles demeurent tou-jours vertes, et se renouvellent tous les ans. Les oiseaux man-gent ses fruits. On prétend que ses feuilles et ses fleurs sont un poison analogue à la ciguë.

Taxus est dérivé d'un mot grec qui signifie en latin *venena*, parce qu'on préparoit autrefois des poisons avec ses feuilles.

IMMORTELLE DORÉE, AMARANTE JAUNE, ou BOU-TON D'OR. *Elichrysum seu stœchas citrina angustifolia. Heli-chrysum et amaranthus. Chrysocome sive coma aurea.* Plante de la syngénésie polygamie superflue de *Linneus*, et de la douzième classe (fleurs à fleurons) de *Tournefort.*

Cette plante pousse plusieurs tiges ligneuses qui s'élèvent à la hauteur d'un pied et demi (462 millimètres). Elles sont la-nugineuses, blanches, garnies de feuilles étroites, velues, blan-châtres : ses fleurs naissent aux sommités des tiges, rassemblées en manière de bouquets composés de plusieurs fleurons régu-liers, découpés sur le haut en étoiles, de couleur jaune pâle ou citrine, soutenus par des calices écailleux fort secs, jaunes, resplendissans comme l'or. Cette fleur peut se garder plu-sieurs années sans se flétrir ; c'est ce qui l'a fait nommer im-mortelle : son odeur est fort agréable. Sa graine est oblongue, rousse, aigrettée, odorante, d'une saveur âcre : sa racine est simple, grosse, ligneuse, d'une odeur de résine élémi.

Cette plante croît en Allemagne, en France, en Espagne, dans le Levant, principalement dans les terrains arides et sa-blonneux. Elle est vulnéraire, apéritive et carminative.

Elichrysum ab elios sol, et *chrysos aurum*, parce que le soleil fait paroître sa fleur de couleur d'or.

IMPÉRATOIRE, OTRUCHE ou BENJOIN FRANÇOIS. *Imperatoria. Ostrutium. Laserpitium Germanicum.* Plante de la pentandrie digynie de *Linneus*, et de la septième classe (ombellifères) de *Tournefort*.

Les feuilles de cette plante partent immédiatement de la racine ; elles sont grandes, rangées sur chaque pétiole trois à trois. Ces feuilles sont dures, roides, divisées chacune en trois parties, dentelées ou découpées, les unes légèrement, les autres profondément. Il s'élève d'entre elles des tiges qui montent jusqu'à la hauteur de deux pieds (649 millimètres). Elles se divisent en ailes, lesquelles soutiennent, en leurs sommités, des ombelles de fleurs à cinq pétales blancs disposés en roses. Ses semences sont au nombre de deux, un peu plus grandes que celles de l'anet, rayées sur le dos et de couleur blanche. Sa racine est grosse comme le pouce ou le doigt, formée d'une substance blanche aromatique, intérieurement d'une saveur âcre amère.

Cette plante croît dans les jardins, sur les montagnes, en France, dans la ci-devant Auvergne, et sur les Alpes. On préfère celle des montagnes. On nous l'apporte sèche du Mont d'Or, de ceux d'Auvergne. On doit la choisir grosse, bien nourrie, de couleur brune en dehors, verdâtre en dedans, d'une odeur et d'une saveur aromatique piquante.

Elle est incisive, pénétrante, détersive, apéritive, et stimulante. Elle entre dans la composition de l'alcool thériacal, impérial, général, de l'esprit carminatif de *Silvius*, et de l'orviétan.

Son nom lui vient de ses grandes qualités, qui sont dignes d'un empereur.

INCRUSTATION. Il ne faut pas confondre les incrustations avec les pétrifications.

Les incrustations ne sont que des dépôts qui s'opèrent par couches sur un corps quelconque, et qui, en les recouvrant, changent la nature de ses propriétés physiques, augmentent son volume, en conservant sa forme apparente ; tandis que les pétrifications sont nécessairement des corps organisés, soit végétaux, soit animaux, dont tout le système organique est imprégné d'un fluide lapidifique, et non pas seulement recouvert. *Voyez* Pétrifications.

Les incrustations les plus habituelles sont à l'état de carbonate calcaire. L'eau chargée de carbonate calcaire avec excès d'acide carbonique, laisse déposer le carbonate qu'elle tient en dissolution, à mesure que l'excès d'acide carbonique s'échappe par une cause quelconque.

Il peut se rencontrer des incrustations de nature siliceuse, mais elles sont très-rares, et elles ne peuvent s'opérer que par une succession de tems, très-longue.

INDIGO. L'indigo est une matière colorante bleue, que l'on tire d'une plante appelée anil, en latin *indigofera tinctoria*, de la diadelphie décandrie de *Linnæus*.

Cette matière est le produit de la fermentation de la plante indigofère dans l'eau : on récolte les tiges et les feuilles de la plante au moment voisin de sa floraison ; on en forme des paquets ou faisceaux que l'on met dans une grande cuve appelée *la trempoire*, et qui est presque remplie d'eau. Il s'établit un mouvement de fermentation qui fait dégager du gaz acide carbonique et un peu d'ammoniaque. Dans l'espace de vingt-quatre heures, ordinairement, le principe colorant est developpé ; alors on ouvre le robinet situé à la barre de la cuve, pour faire couler l'eau dans une seconde cuve que l'on nomme la *batterie;* on nétoie aussitôt la trempoire pour la charger de nouvelles plantes, et continuer le travail sans interruption.

L'eau qui a passé dans la batterie se trouve chargée de la matière colorante bleue qui a besoin d'être séparée à l'aide d'une agitation suffisamment soutenue pour opérer l'oxigénation de ce principe extractif, et le rendre insoluble dans l'eau. Cette agitation de l'eau s'exécute en faisant mouvoir quatre ou cinq grosses perches disposées en bascules, et garnies d'auges sans fonds à l'extrémité, jusqu'à ce qu'elle devienne d'un vert noir, et qu'elle forme ce qu'on appelle le grain. Pour l'essayer, on en met dans un vase, et si la matière se précipite, l'opération est finie ; on doit éviter d'agiter l'eau ou trop ou trop peu : dans le dernier cas, on n'obtient pas tout le produit que l'on a droit d'espérer ; dans le premier, on a à craindre qu'une partie de la matière colorante ne se redissolve. Lorsque toutes les conditions sont exactement remplies, on laisse le liquide en repos, la matière se dépose ; on débouche les ouvertures pratiquées dans la hauteur de la batterie, pour faire écouler l'eau qui surnage ; ensuite on rassemble la matière du fond dans une autre cuve, que l'on nomme le *reposoir;* on la fait égoutter successivement dans des sacs de toile, et on l'étend enfin dans des caisses plates, dont les rebords ont environ deux travers de doigt de hauteur : quand la matière est presque sèche, on la coupe en tablettes, et on la fait durcir au soleil.

L'indigo surnage l'eau ; il est inflammable, de couleur bleue violette foncée, parsemée en dedans de paillettes argentées, et paroissant rougeâtre quand on la frotte avec l'ongle.

Outre l'hydrogène et le carbone, l'indigo contient une assez grande quantité d'oxigène, un peu d'azote, et une très-petite portion de fer. M. *Bertholet* a remarqué que les couleurs qui contiennent le plus de carbone, sont les plus riches en couleur et les plus solides.

On distingue les qualités de l'indigo en indigo Gatimale, du nom de cette ville, et en indigo de Serquisse, de celui d'un village des Indes-Occidentales, où il se prépare.

L'indigo en maron, ou d'Agra, prend son nom de sa forme, et du lieu d'où il nous est apporté. Il est inférieur en qualité aux deux premières sortes.

On se sert de l'indigo dans la teinture; on le fait bouillir dans de l'eau avec du sulfate de fer, et on y trempe les fils et les étoffes que l'on veut teindre en bleu. La teinture paroît verte d'abord, mais elle devient bleue par son exposition à l'air, en reprenant l'oxigène que l'indigo avoit perdu pendant sa dissolution.

L'indigo mêlé avec le terra-mérita, et les jaunes végétaux, donne aux huiles et aux graisses une couleur verte. Les peintres l'étendent avec l'alumine pour avoir une couleur bleue plus prononcée. Les blanchisseuses s'en servent pour donner une teinte bleue à leur linge fin.

INDIQUE. Nom que l'on donne au chevelu fibreux qui entoure le collet de la racine du nard épi. *Voyez* Nard indien.

INSECTES. ENTOMOLOGIE. Animaux invertébrés. On entend par le mot *entomologie*, la dissertation ou le discours sur les insectes.

Les insectes occupent la septième place parmi les animaux: tous ont une tête, un cerveau, un viscère auquel on attribue les fonctions du cœur; tous respirent par des stigmates, et au lieu de sang rouge, leurs vaisseaux sont remplis d'une liqueur blanchâtre. Ils n'ont ni narines, ni oreilles apparentes, et on les croit privés du sens de l'ouïe. On reconnoît les insectes par la forme de leur corps, qui est comme partagé par anneaux et par la présence de deux cornes mobiles qu'ils ont au-devant de la tête, et que l'on nomme *antennes*. Les insectes composent une classe d'animaux extrêmement nombreux, dont l'étude est agréable et amusante en même-tems qu'elle peut être utile en certaines circonstances, soit aux arts, soit à la médecine; ce qu'il y a de singulièrement remarquable dans cette classe d'animaux, c'est qu'elle nous offre des modèles de toutes les autres classes, du moins quant à leur forme, leurs allures, leurs habitations, leur industrie. Les uns marchent comme les quadrupèdes, d'autres volent comme les oiseaux, quelques-uns nagent et vivent dans les eaux comme les poissons; enfin, il en est qui sautent ou qui se traînent comme certains reptiles: on peut même pousser cette analogie beaucoup plus loin, en examinant en détail la structure de leurs extrémités, celle de leurs bouches, de leurs organes intérieurs, etc. Le phénomène le plus singulier que présentent les insectes, et le caractère le plus frappant, le plus digne de remarque, par lequel les insectes, ou du moins tous ceux qui ne sont point *aptères*, diffèrent des autres espèces d'animaux, ce sont les changemens d'état par lesquels ils passent, ou les métamorphoses qu'ils subissent avant de devenir insectes parfaits. En effet, l'insecte ne sort pas de son œuf avec la forme de sa mère, mais il paroît sous celle d'un verre, avec ou sans pattes, dont la structure de la tête et des anneaux varie beaucoup; ce premier état est appelé *larve*. Sous cette première forme, l'insecte mange, grandit, mue et change de peau plusieurs fois. Lorsqu'il est parvenu à tout son accroissement, il change de peau une dernière fois et prend une nouvelle forme, que l'on appelle *nymphe*, *chrysalide* ou *fève*.

Le célèbre *Geoffroy* distingue quatre espèces de *nymphes*. La première est celle qui ne ressemble point à un animal : on n'y observe que quelques anneaux dans le bas, et le haut n'offre que des impressions peu distinctes des antennes, des pattes et des ailes. La peau de cette espèce est dure, cartilagineuse, et elle n'a que quelques mouvemens dans ses anneaux ; telle est celle des papillons, des phalènes, etc.

La seconde espèce de chrysalide laisse distinguer les parties de l'animal parfait, enveloppé d'une peau très-mince et très-molle. Elle est immobile comme la première. Les insectes à étuis, ceux à quatre ailes nues et ceux à deux ailes, en fournissent des exemples.

La troisième espèce est celle dont les parties sont bien développées et apparentes, et qui se meuvent. Telles sont celles des cousins et des insectes qui passent les deux premiers états de leur vie dans l'eau.

La quatrième espèce comprend celles qui ressemblent à l'insecte parfait par la forme du corps, la présence des antennes et des pattes. Ces nymphes marchent et mangent. Elles ne diffèrent des insectes parfaits que par l'absence des ailes et parce qu'elles ne sont point habiles à la génération. Telles sont les nymphes des demoiselles, des punaises, des sauterelles, des grillons, etc.

Les insectes considérés à l'extérieur, sont composés de trois parties ; savoir, de la tête, du corselet et du ventre.

La tête diffère par la forme, par l'étendue et par la position ; elle est quelquefois très-grosse par rapport au volume de l'insecte, et quelquefois très-petite ; elle est ou arrondie, ou quarrée, ou alongée, ou lisse, ou raboteuse, ou chargée de tubercules, ou couverte de poils en certains endroits. On y observe, 1°. les antennes placées dans le voisinage des yeux, formées de différentes pièces articulées et mobiles, semblables à un fil, terminées en pointe ou par une masse ; la forme de ces organes est essentielle à distinguer, parce qu'elle sert presque toujours de caractère pour distinguer les genres. 2°. Les yeux qui sont de deux sortes, à facettes ou réseau, lisses et petits : ces organes sont quelquefois très-gros, et d'autrefois petits ; leur nombre varie : il est des insectes qui n'en ont qu'un, comme le monocle ; d'autres deux, cinq ou même huit, comme l'araignée, etc. 3°. La bouche qui est formée ou de mâchoires fortes et cornées, posées et mobiles latéralement, ou d'une trompe plus ou moins longue, dilatée en spirale, etc., ou d'une simple fente, etc. Cette partie est souvent accompagnée de petites appendices mobiles, nommées antennules ou barbillons, au nombre de deux ou de quatre.

Le corselet est la poitrine des insectes ; il est placé entre la tête et le ventre ; il est tantôt arrondi, tantôt triangulaire, cylindrique, large, étroit, etc. On doit le considérer comme composé de six faces, ainsi qu'une espèce de cube, dont il a quelquefois la forme. La face ou l'extrémité antérieure est creusée pour recevoir la tête. Cette articulation ne se fait quelquefois que par un fil, comme dans les mouches. La face postérieure est ordinairement arrondie et articulée avec le premier anneau du ventre ; quelquefois elle ne se joint avec cette partie que par un fil. La face supérieure est tantôt platte et lisse, tantôt arrondie, proéminente, chargée d'appendices, de tubercules, terminée par une espèce de rebord saillant, ce qui constitue le corselet bordé. C'est à la partie postérieure de cette face, que sont attachées les ailes. On sait que la plus grande partie des insectes est pourvue de ces organes, mais elles diffèrent singulièrement les unes des autres ; et comme c'est sur ces différences que sont fondées les principales divisions des classes adoptées par les méthodistes, il est important de les parcourir.

Les ailes sont ou au nombre de deux, ou à celui de quatre. Les insectes qui en ont deux transparentes, comme la mouche, le cousin, etc, les ont toujours accompagnées vers leur insertion et au-dessous, d'un filet mince, terminé par un bouton arrondie, qu'on appelle balancier, *halter*, et qui est recouvert par une appendice membraneuse concave, appelée *cuilleron*. Dans un grand nombre d'insectes, ces deux ailes sont très-fortes, repliées et plissées sous des étuis durs, cornés, mobiles, nommés fourreaux ou élytres, *elytra*. Ces étuis diffèrent par la forme ; les uns recouvrent tout le ventre ; d'autres sont comme coupés transversalement, et ne couvrent qu'une partie du ventre ; il y en a qui sont durs, d'autres sont mous : la plupart sont accompagnés, vers le haut de leur suture, ou de la ligne par laquelle ils se rapprochent, d'une petite pièce triangulaire soudée au corselet, que l'on nomme écusson, *scultellum* ; cette pièce manque dans quelques-uns. Enfin, dans plusieurs insectes à étuis, les élytres sont soudés, comme formés d'une seule pièce et immobiles.

Les ailes sont souvent au nombre de quatre ; alors, ou elles sont membraneuses et transparentes comme dans les demoiselles, les guêpes, etc., ou elles sont chargées sur chacune de leurs faces d'une poussière colorée qui, au microscope, présente des écailles implantées sur les ailes, comme les tuiles sur un toit ; telle est la structutere des ailes des papillons, etc. ; la partie inférieure du corselet est irrégulière, formée de plusieurs pièces collées les unes aux autres, et elle porte une partie des pattes. Le nombre de ces dernières varie dans les insectes : beaucoup en ont six, d'autres huit, comme les araignées ; dans quelques-uns il y en a dix, comme dans les crabes : enfin, certains insectes en ont un bien plus grand nombre ; on en compte seize dans les cloportes. Quelques espèces de scolopendres et d'iules en ont jusqu'à soixante-dix et cent vingt de chaque côté. Dans ceux qui n'en ont que six, huit ou dix, elles sont toutes attachées au corselet, suivant *Geoffroy* ; dans ceux qui en ont un plus grand nombre, une partie des pattes s'insère aux anneaux du ventre.

La patte d'un insecte est toujours composée de trois parties, de la cuisse qui tient aux corps, de la jambe et du tarse. Il y a souvent, outre cela, une pièce intermédiaire entre le corps et la cuisse. Le tarse est formé de plusieurs pièces ou anneaux articulés les uns avec les autres ; le nombre de ces articles varie et s'étend depuis deux jusqu'à cinq. Il y a même des insectes chez lesquels le tarse des pattes est plus considérable dans celles de devant que dans celles de derrière, ce qui établit une analogie entre la structure de ces petits animaux, et celles d'un grand nombre de quadrupèdes dont les pieds de derrière ont un moins grand nombre de doigts que ceux de devant. *Geoffroy* a tiré parti de ce caractère pour sa division. Le tarse est terminé par deux, quatre ou six petites griffes ou crochets, et souvent garni en dessous de brosses ou pelottes spongieuses, qui soutiennent et font adhérer l'insecte sur les corps les plus polis, comme les glaces, etc.

Sur chaque côté du corselet, on observe une ou deux ouvertures oblongues, ovales, qu'on appelle *stigmates*, et par lesquelles l'insecte reçoit l'air.

La troisième partie des insectes est le ventre. Le plus souvent il est composé d'anneaux ou de demi-anneaux cornés qui s'enchassent les uns dans les autres. Quelquefois on n'observe point les anneaux, et le ventre ne paroît formé que d'une seule pièce. Ordinairement, il est plus gros dans les femelles que dans les mâles. Il porte à son extrémité, les parties de la génération. On voit sur ses côtés, un stigmate sur chaque anneau, excepté sur les deux derniers. C'est encore à la partie postérieure du ventre, que plusieurs insectes portent les aiguillons, dont les uns sont aigus, les autres en soie, d'autres en tarrière. Ils leur servent ou de défenses, ou d'instrumens propres à percer les endroits où les insectes déposent leurs œufs, ou cherchent leur nourriture. D'après les observations de *Charles Bonnet*, il paroît que cet aiguillon ne s'allie à la partie postérieure du ventre, que parce qu'il est trop long dans plusieurs, pour être caché par le corselet et le ventre, mais qu'il tient à la partie antérieure du corselet, et qu'il est seulement recourbé.

N. B. Cet article des insectes est extrait presqu'en entier des élémens d'histoire naturelle et de chimie de M. *Fourcroy*.

Les premiers naturalistes qui ont donné des divisions des insectes, ne les ont établies que sur les caractères les plus apparens, et sur les noms des lieux qu'ils habitoient. C'est ainsi qu'ils les distingoient d'abord en insectes terrestres, et en insectes aquatiques, et ensuite en insectes rampans, polipèdes et ailés. Mais *Linneus* a entrepris de les classer méthodiquement, d'après la considération de leurs ailes, ou leur absence. *Geoffroy* a succédé à *Linneus*, et a établi six sections, qu'il a fondées sur l'absence, le nombre et la structure des ailes, et il a distingué ses ordres par le nombre des articles qu'ils ont aux pattes, soit à toutes les pattes, soit à celles de devant ou de derrière, soit encore par le nombre des pièces qu'ils ont aux tarses, ce qui établit les genres.

La première section renferme les coléoptères ou insectes dont les ailes sont à étuis durs, qui couvrent tout le ventre.

La seconde section renferme les hémiptères, c'est-à-dire ceux des insectes dont les ailes n'ont qu'un demi-étui. Elles sont un peu épaisses et colorées, ou dures et opaques.

La troisième renferme les tétraptères à ailes farineuses, c'est-à-dire les insectes à quatre ailes, colorées par une poussière écailleuse. *Linneus* les nomme *lépidoptères*.

La quatrième comprend les tétraptères à ailes nues. *Linneus* les divise en *névroptères*, c'est-a-dire à ailes nerveuses, et en hyménoptères, c'est-à-dire à ailes membraneuses.

La cinquième comprend les diptères, c'est-à-dire à deux ailes.

La sixième renferme les aptères, c'est-à-dire sans ailes.

JONC AIGU ou PIQUANT. *Juncus pungens, juncus acutus capitulis sorghi. Juncus maritimus anglicus.* Plante aquatique de l'hexandrie monogynie de *Linneus.*

Cette plante pousse des tiges qui s'élèvent à la hauteur de deux pieds (649 millimètres), assez grosses, roides, pointues, composées d'une écorce épaisse, et d'une moëlle un peu dure et blanche, enveloppée depuis le collet de la racine d'une manière de fourreau feuillu, rougeâtre, qui s'élève jusqu'à près d'un pied (325 millimètres). Ses fleurs sont situées à trois ou quatre pouces (81 ou 108 millimètres) au-dessous des pointes des tiges. Elles sont ordinairement composées de six pétales, disposés en étoiles, sans calice. Son fruit est une capsule à trois angles, qui renferme des semences. Sa racine est composée de grosses fibres.

Le jonc aigu croît dans les marais, proche de la mer, en Angleterre, en France, en Italie.

La semence de cette plante arrête les cours de ventre, les pertes de sang des femmes ; elle excite le sommeil.

JONC D'EAU. *Scirpus culmo tereti nudo, spica subovata terminali. Juncus maximus holoschœnos.* Plante aquatique de la triandrie monogynie de *Linneus.*

Cette plante pousse plusieurs tiges plus hautes qu'un homme, grosses comme le doigt, droites, rondes, sans nœuds, vertes, lisses, finissant en pointe, remplies de moëlle blanche, portant à leurs sommités des fleurs staminées, disposées en manière d'épis, larges par bas, et pointues à l'extrémité, entremêlées de feuilles florales ou bractées. Ses semences sont grosses comme celles du millet, triangulaires, ramassées l'une contre l'autre, et formant ensemble une tête. Ses racines sont longues, grosses, traçantes, de couleur brune en dehors, blanche en dedans.

Cette plante croît dans les marais, les étangs, les fossés, les lieux aquatiques. On s'en sert dans beaucoup d'ouvrages de sparterie.

Ses sommités fleuries, ses semences et ses racine sont astringentes et un peu narcotiques.

Sirpus a sirpo, je lie.

Holoschœnos, ex olos totus, et *xoinis, juncus,* véritable jonc.

JONC DES JARDINS, ou JONC ORDINAIRE. *Juncus læ-vis, panicula sparsa, minor.* Plante de l'hexandrie monogynie de *Linneus.* Elle diffère du jonc aigu par ses liges et ses feuilles, qui sont plus menues, moins cassantes, et dont la pointe est moins aiguë et moins piquante. Ses fleurs naissent en bouquets épars : cette plante est commune dans les marais ; elle sert à faire des cordages, et à lier des paquets d'herbes. Elle est beaucoup employée par les jardiniers.

Juncus a jungere, lier.

JONC FLEURI. *Juncus floribus major. Butomus umbellatus.* Plante de l'ennéandrie hexagynie de *Linneus.*

Cette plante est aquatique ; elle pousse des tiges à la hauteur de quatre pieds (1 mètre 299 millimètres), droites, grosses presque comme le petit doigt, lisses, égales, sans nœuds : ses feuilles partent immédiatement de la racine : elles sont fort longues et étroites : ses fleurs naissent aux sommets des tiges, en manière d'ombelles : elles sont larges, belles, de couleur purpurine ou blanche ; chacune de ces fleurs est à plusieurs pétales disposés en roses : son fruit est membraneux, terminé par quelques proéminences, composé le plus souvent de six étuis remplis de semences oblongues, menues : sa racine est grosse, nouée, blanche, garnie de fibres.

Cette plante croît dans les marais, dans les prés : elle est détersive et apéritive : sa racine et ses semences sont stimulantes, sudorifiques.

Butomus a bos, bœuf, parce que le bœuf aime les feuilles de cette plante.

JONC ODORANT ou SCHÆNANTE. *Juncus odorotus, aromaticus. Schœnantum. Gramen orientale aromaticum, paniculâ amplâ. Gramen indicum, aromaticum, paniculâ minùs candidâ et minore.* Plante graminée de la polygamie monoécie de *Linneus.*

La tige de cette plante est haute d'environ un pied (325 millimètres), divisée en plusieurs tuyaux durs, de la grosseur, de la forme et de la couleur de la paille d'orge, plus menue à la sommité : ses feuilles sont longues d'environ demi-pied (162 millimètres) ; elles sont étroites, roides, pointues, de couleur verte pâle, et d'une saveur très-piquante : ses fleurs naissent aux sommités des tiges ; elles sont rangées à double rang en panicules ; les pétales en sont petits, veloutés, de couleur rouge incarnate : sa racine est petite, dure, sèche, noueuse, et chevelue.

Toute la plante, et particulièrement la fleur, est fort odorante, d'une saveur piquante et aromatique.

On doit préférer la fleur. Mais quoique cette plante soit très-commune en Arabie, et qu'elle croisse en si grande quantité à Nabathée et au pied du mont Liban, qu'elle sert de fourage et de litière aux chameaux, elle est très-rare en France. On ne nous apporte que sa tige et ses feuilles. Cette plante est vulnéraire, stimulante : on s'en sert dans les obstructions.

Ses fleurs entrent dans la composition de la thériaque, du mithridate, des trochisques odorants, hédicroï, et de l'huile de scorpion composée.

JONQUILLE ou NARCISSE MAJEUR. *Narcissus juncifolius*, Plante de l'hexandrie monogynie de *Linneus*, et des liliacés de *Tournefort*.

Cette plante fait l'ornement des jardins. On en distingue de plusieurs espèces; savoir, à grandes fleurs, à petites fleurs, et à fleurs doubles.

Ses feuilles partent immédiatement de la racine ; elles sont longues, étroites, douces au toucher, et flexibles, ressemblant à celles du jonc : ses fleurs naissent aux sommités des tiges qui s'élèvent d'entre les feuilles ; elles ressemblent à celles du narcisse, mais elles sont plus petites, jaunes partout, très-odorantes : la racine est bulbeuse.

JOUBARBE. *Sedum majus vulgare, sempervivum majus. Sedum maximum foliis ovatibus serratis, umbellis in alis foliorum.* Plante de la décandrie pentagynie de *Linneus*, et de la sixième classe (rosacées) de *Tournefort*.

C'est une plante basse dont les feuilles sont oblongues, grosses, épaisses, charnues, pointues, pleines de suc, attachées contre terre à leurs racines, toujours vertes. Il s'élève de leur milieu une tige droite assez grosse, d'un pied (325 millimètres) de haut, revêtue de feuilles pareilles à celles d'en bas, mais plus étroites et plus pointues. Cette tige se divise dans le haut en plusieurs rameaux qui portent des fleurs en roses, purpurines. Ses fruits sont composés de plusieurs pièces ramassées en manière de tête, remplies de semences menues. Sa racine est fibreuse.

Cette plante croît sur les murailles ; elle est astringente et propre pour résoudre les cors des pieds. Son suc est cosmétique ; il contient beaucoup d'albumine végétale.

La joubarbe entre dans la composition de l'onguent mondificatif d'ache, et de l'onguent populeum.

JOUBARBE DES VIGNES. On a donné ce nom à la plante connue sous celui d'*orpin*, parce que ses feuilles ont beaucoup de ressemblance avec celles de la joubarbe. *Voyez* Orpin.

JOUBARBE PETITE, ou TRIQUE MADAME. *Vermicularis*, *sedum minus*, *sempervivum minus*. Plante de la décandrie pentagynie de *Linneus*, et des rosacées de *Tournefort*.

Cette plante pousse plusieurs petites tiges grasses, charnues, tendres, rampantes, garnies de beaucoup de petites feuilles épaisses, oblongues, pointues, bleuâtres ou rougeâtres, remplies de suc : ses fleurs sont petites, disposées en roses, de couleur jaune : son fruit est petit, composé de cinq pièces : sa racine est fibreuse.

Cette plante croît sur les murailles : on la cultive dans les jardins, parce qu'on en mêle dans les salades.

Elle est rafraîchissante.

IPECACUANHA ou RACINE DU BRÉSIL. *Ipecacuanha*, *viola ipecacuanha*, *psychotria emetica*. On distingue quatre sortes d'ipécacuanha ; savoir, du blanc, du gris, du brun et du noir. C'est en général une petite racine ridée, de forme vermiculaire, et de la grosseur d'un tuyau de plume plus ou moins fin.

De ces quatre sortes d'ipécacuanha, c'est l'espèce d'ipécacuanha cendré ou gris qui est celle que l'on estime le plus, et dont on fait usage en pharmacie et en médecine : on la désigne sous le nom d'*ipécacuanha officinal*.

Cette espèce d'ipécacuanha est la racine d'une plante qui appartient à la pentandrie monogynie de *Linneus*, et que ce célèbre botaniste a fait connoître sous le nom de *Psychotria violæ folio baccifera repens*, *flore albo pentapetaloide*, *fructu rubro dispermo*. Cette plante croît dans les lieux ombragés des Indes.

Sa racine est fibreuse, vermiculaire, recouverte d'une écorce résineuse, disposée comme par petits anneaux adhérans les uns aux autres. On doit la choisir la plus grosse possible, bien recouverte de cette écorce dans laquelle réside les propriétés médicinales. Chaque brin de cette racine doit avoir la grosseur d'une plume de cigne.

On est incertain si l'ipécacuanha brun et noir appartiennent au même genre. Ceux-ci, qui varient par la couleur, ont d'ailleurs la même forme ; mais leurs effets physiques sur nos organes étant beaucoup plus actifs, on n'en fait pas usage dans les pharmacies.

L'ipécacuanha blanc est la racine du *viola ipecacuanha*, qui appartient à la syngénésie monogynie de *Linneus*, en sorte que ce n'est pas une plante du même genre que celui de l'ipécacuanha gris. La fibre ligneuse de l'ipécacuanha blanc est beaucoup plus forte ; elle est peu couverte d'écorce, et n'a presque point de propriétés : aussi n'est-elle point employée en medecine.

L'ipécacuanha gris nous vient du Mexique, du Brésil. Il est purgatif, émétique, suivant la dose à laquelle on le prend intérieurement ; quelquefois il produit les deux effets en même tems.

On fait usage de l'ipécacuanha gris dans l'asthme spasmodique, dans les spasmes, dans la ménorrhagie, l'hémoptysie, la dyssenterie, la diarrhée, la toux.

On en prépare une poudre, une teinture à l'alcool, des tablettes, un sirop.

La dose de l'ipécacuanha est depuis un quart de grains (13 milligr.) jusqu'à 24 ou 30 grains (1 gram. à 1 gram. 5 décigr.)

IRIS BULBEUX. *Iris bulbosa latifolia cœruleo violacea xiphion, seu xiphium hyacinthus poetarum latifolius.* (*Pl.* XI, *fig.* 8.) Plante de la triandrie monogynie de *Linneus*, et de la famille des liliacées de *Tournefort*.

Cette plante pousse des feuilles longues et larges, molles, de couleur d'un vert pâle. Il s'élève d'entre elles un pédicule qui soutient une fleur semblable à celle de la flambe, de couleur purpurine ou bleue, quelquefois blanche, odorante. Son fruit est de même forme que celui de la flambe : sa racine est bulbeuse, noirâtre en dehors, blanche en dedans, composée de plusieurs tuniques, d'une saveur douce.

Cette plante croît en Espagne et en plusieurs pays chauds.

Sa racine est émolliente et résolutive.

IRIS DE FLORENCE ou FLAMBE BLANCHE. *Iris alba Florentina.* Plante de la triandrie monogynie de *Linneus*, et de la famille des liliacées de *Tournefort*.

Sa tige est semblable à celle de l'iris nostras ou glaïeul de notre pays ; mais ses feuilles sont plus étroites.

La racine d'iris de Florence est grosse comme le pouce, charnue, genouillée, extracto-résineuse, sujette à être attaquée par les insectes. Son odeur approche de celle de l'anis et de la violette : elle est très-recherchée des parfumeurs.

On recueille cette racine dans l'automne : on la monde de ses fibres, de son écorce extérieure, et on la fait sécher dans une étuve. On doit la choisir bien blanche, bien sèche, bien saine, et d'une odeur agréable.

Elle entre dans la composition de la thériaque, de l'orviétan, des loochs, des tablettes pectorales, du suc de réglisse et de cachou à la violette, de plusieurs eaux alcooliques.

On en fait des pois à cautères, mais ils ont l'inconvénient de se tuméfier en s'imprégnant de l'humidité de la plaie.

On peut retirer de cette racine récente, une fécule semblable à l'amidon.

47*

La racine d'iris a une saveur d'abord sucrée, ensuite amère. Elle est apéritive. On nous l'apporte de Florence.

IRIS NOSTRAS. Nom que l'on donne à la racine comme à la plante même, connue sous le nom de glayeul, parce que cette plante naît dans notre pays, et que sa racine est analogue à celle de l'iris de Florence. *Voyez* Glayeul.

IVETTE ou CHAMÆPITYS. *Chamœpitys lutea vulgaris, sive folio trifido. Iva arthritica. Chamœpitys, sive iva moschata foliis serratis.* Plante dont on distingue deux espèces : l'une et l'autre appartiennent à la didynamie gymnospermie de *Linneus*, et à la quatrième classe (crucifères) de *Tournefort*.

La première espèce que nous désignerons, est l'ivette ou chamæpitys vulgaire. Cette plante pousse plusieurs petites tiges velues, s'étendant à terre, revêtues de feuilles oblongues, étroites, fendues en trois parties en manière de trident, d'un vert tirant sur le jaune, un peu velues, d'une odeur et d'une saveur de pin ou de résine : ses fleurs sont jaunes, petites, labiformes : son fruit est une capsule qui renferme quatre semences oblongues : sa racine est petite, oblongue, dure, simple.

Cette plante croît dans les lieux arides et incultes : elle est plus employée en médecine que la seconde espèce, parce qu'elle est plus commune. On la trouve en Italie, en France, en Angleterre, en Hongrie, en Suisse.

L'ivette musquée ou la seconde espèce, diffère peu de la première : ses tiges sont moins grosses ; ses feuilles sont dentelées, velues, blanchâtres ; ses fleurs sont grandes, velues, labiées, purpurines : ses semences, au nombre de quatre, sont noires, enfermées dans une capsule lanugineuse. Toute la plante a une odeur forte, résineuse, désagréable, et une saveur amère. Elle croît dans les environs de Montpellier.

L'une et l'autre sont incisives, apéritives, arthritiques, vulnéraires.

Son nom de chamæpitys lui vient de deux mots grecs, dont l'un se dit en latin *humilis*, et l'autre *pinus, petit pin,* parce que cette plante a quelque ressemblance avec le pin.

Les feuilles de l'ivette entrent dans la composition des eaux alcooliques générale, thériacale ; dans la poudre arthritique amère ; dans l'huile de renard.

Les feuilles et la racine entrent dans la composition de l'emplâtre diabotanum.

JUGOLINE. *Sesamum.* Plante de la didynamie angiospermie de *Linneus.* Elle est plus connue sous le nom de sésame. *Voyez* Sésame.

JUJUBES, GINGEOLES ou ZIZYPHES. *Jujubæ majores oblongæ zizyphus. Zizypha sativa et silvestris.* Les jujubes sont des fruits à drupes du jujubier.

Le jujubier est un arbre de la pentandrie monogynie de *Linneus*, et de la vingt-unième classe (fleurs en roses) de *Tournefort*.

Cet arbre est de la grandeur du prunier ; mais il est tortu, couvert d'une écorce raboteuse, crevassée : ses rameaux sont durs, garnis d'épines fortes : ses feuilles sont oblongues, un peu dures, terminées en pointe obtuse, de couleur verte luisante, et légèrement dentelées en leurs bords : ses fleurs sortent d'entre les feuilles ; elles sont attachées à des pédicules courts, composées, chacune, de cinq pétales disposés en roses autour d'une rosette qui est placée au milieu du calice, de couleur verdâtre : ses fruits sont oblongs, d'abord verdâtres, ensuite jaunâtres, enfin rouges ; la pulpe en est blanchâtre, molle, fongueuse, d'une saveur douce, vineuse ; elle renferme un noyau qui n'est d'aucun usage.

Cet arbre est fort commun dans nos départemens méridionaux, particulièrement aux îles d'Hyères, vers Toulon.

On nous envoie les jujubes, sèches et ridées ; elles sont pectorales. On doit les choisir nouvelles, d'un beau rouge, et bien nourries. On en fait des boissons, un sirop, une pâte de jujubes : elles entrent dans la composition du sirop de tortues, du lénitif, etc.

Jujube est un mot arabe.

Zizyphus d'un mot grec, *jujubier*.

JULIANE ou JULIANNE. *Hesperis hortensis, leucoium, incano folio, viola alba et purpurea.* Plante de la tétradynamie siliqueuse de *Linneus*, et de la cinquième classe (crucifères) de *Tournefort*.

Cette plante pousse des tiges qui s'élèvent à la hauteur de deux pieds (649 millim.) ; elles sont rondes, velues, remplies de moëlle : ses feuilles sont alternes, pointues, velues, découpées, dentelées en leurs bords, de couleur verte noirâtre, d'un goût un peu âcre ; il s'élève d'entre elles des petits rameaux qui portent des fleurs dont la forme approche de celle du géroflier : ces fleurs sont composées de quatre pétales blancs, ou purpurins, ou de couleurs variées, disposés en croix, et d'une odeur très-suave : ses fruits sont des silicules qui renferment des semences oblongues ou presque rondes, rougeâtres, de saveur âcre : ses racines sont petites, ligneuses.

On cultive cette plante dans les jardins, elle est anti-scorbutique et propre pour l'asthme.

IVOIRE. L'ivoire est le morphil ou la dent d'éléphant parée, et qui est destinée à l'usage de la tabletterie.

Voyez Dent d'éléphant.

IVOIRE FOSSILE ou UNICORNU FOSSILE. C'est la dent d'éléphant pétrifiée.

Cette espèce de pétrification est à l'état de phosphate calcaire. On lui a donné le nom d'*unicornu fossile*, parce qu'elle ressemble à une corne d'animal. C'est un objet de curiosité et d'observation bien importante pour le naturaliste tout à la fois philosophe et physicien.

On peut en obtenir l'acidule phosphorique calcaire, par l'intermède de l'acide sulfurique.

JUPITER. Les anciens naturalistes et les chimistes des siècles antérieurs, donnoient le nom de *Jupiter* à l'étain, parce qu'ils pensoient que la planette de ce nom avoit beaucoup d'influence sur ce métal. *Voyez* Etain.

JUSQUIAME ou HANNEBANE. *Hyosciamus niger, albus. Faba suilla vel porcina.* Plante de la pentandrie monogynie de *Linneus*, et de la deuxième classe (infundibuliformes) de *Tournefort.*

On distingue deux sortes de jusquiame, l'une noire et l'autre blanche.

La première pousse des tiges qui s'élèvent à la hauteur d'un pied et demi (487 millim.) ; elles sont grosses, rameuses, couvertes de beaucoup de duvet : ses feuilles sont grandes, larges, découpées, molles, cotoneuses, blanchâtres, rangées alternativement et sans ordre le long des tiges : ses fleurs naissent sur les rameaux, ramassées les unes proche des autres, de couleurs mêlées, jaunes et purpurines ; chacune d'elles est monopétale infundibuliforme, decoupée irrégulièrement en cinq parties, soutenue par un calice formé en gobelet, velu : son fruit est renfermé dans le calice de la fleur, et ressemble à un pot renflé par le milieu et étranglé dans le haut ; ce fruit a une espèce de couvercle qui le ferme assez exactement ; il est divisé dans sa longueur en deux loges qui contiennent des semences menues, noires : sa racine est longue, grosse, rude, de couleur brune en dehors, blanche en dedans. Toute la plante a une odeur désagréable : elle croît dans les champs, le long des chemins.

La jusquiame blanche diffère de la précédente, en ce qu'elle est moins rameuse et couverte de plus de duvet, en ce que ses feuilles sont plus petites et plus molles, et que ses fleurs et ses semences sont blanchâtres. Elle croit principalement dans les pays chauds de la France, sur le bord des chemins.

On prépare avec les feuilles de la jusquiame blanche, un extrait qui est propre pour l'amaurose ou goutte sereine.

L'une et l'autre jusquiame sont narcotiques, sédatives, antispasmodiques, résolutives. On s'en sert dans la paralysie, dans l'inflammation du rectum, dans les palpitations, les convulsions : on s'en sert extérieurement en forme de cataplasme.

On en fait usage au lieu de l'opium, principalement dans les cas où le dernier est contre-indiqué.

La semence de jusquiame blanche et noire, mise sur des charbons ardens, est propre pour guérir les angelures, étant employée en fumigation.

Les feuilles de jusquiame noire entrent dans la composition du baume tranquille, de l'huile de mandragore, de l'onguent populeum. On prépare une huile par macération ou infusion, avec ses feuilles, et une huile par expression, avec ses semences.

K

KAGNE. Espèce de pâte d'Italie, de la nature du vermicel, à laquelle on a donné la forme applatie d'un ruban, de la largeur de deux doigts, au lieu d'une forme cylindrique.

Cette pâte se mange cuite dans du bouillon de viande, ou dans du lait.

KALI. C'est un nom arabe qui signifie *sel* (1). On a donné ce nom à la soude, plante de la pentandrie digynie de *Linneus*, parce que cette plante étant brûlée et lessivée, donne beaucoup de soude. *Voyez* Soude.

KAOLIN. Variété du feld-spath-argiliforme. Cette substance pierreuse est friable ; elle happe légèrement à la langue et est infusible au chalumeau. M. *Vauquelin* en a fait l'analyse et y a trouvé :

Silice....................	71,15
Alumine	15,86
Chaux	1,92
Eau......................	6,73
Perte	4,34
	100,00

On trouve beaucoup de kaolin à Saint-Thyrié, près de Limoges. C'est avec cette terre composée, que l'on fait les belles porcelaines de Sèvres.

---

(1) Ce mot KALI ne viendroit-il pas plutôt de l'hébreu, qui signifie BRULÉ, parce qu'on obtient la soude par la combustion. (Note de l'éditeur.)

KARABÉ. Ce nom est persan, et signifie *tire paille*. On l'a donné au succin, parce que ce bitume est électrique par frottement et qu'il attire les corps légers. *Voyez* Succin.

KARABÉ FAUX. C'est mal à propos que l'on a donné au copal, le nom de karabé faux : il n'y a aucune espèce d'analogie, ni même de ressemblance, entre le copal ou le bitume appelé karabé ou succin.

Voyez Copal et Succin, séparément.

KARABÉ DE SODOME. Bitume noir que l'on trouve sur la surface du lac Asphaltique, autrement appelé *Mer Morte*, où étoient autrefois les villes de Sodôme et de Gomorre.

Voyez Asphalte,

KELPCUNAMARA. Espèce de soude que l'on tire de la plante appelé varec, par le moyen de la combustion.

Cette soude est dure, poreuse, de couleur noire, et parsemée de points blancs et gris : elle est inférieure en qualité à la soude extraite du kali. *Voyez* Soude.

KERATOPHITE. Production à polypiers de la nature de l'ortie de mer. *Voyez* Litophite.

KERMÈS. Gall-insecte qui naît sur les feuilles de chêne vert, par suite de la piqûre de l'insecte *Chermès*.

Voyez Chermès.

KINA-KINA. Seconde écorce d'un arbre connu en latin sous le nom de *cinchona*, et dont on distingue plusieurs espèces.

Voyez Quinquina.

KIRSCHWASER. Mot allemand qui veut dire *eau de cerises*. C'est une liqueur alcoolique que l'on obtient par la distillation du suc de merises, fermenté sur les noyaux écrasés de ce fruit. Cette liqueur est transparente, incolore, et a les degrés de légèreté ordinaire à l'eau-de-vie de table : elle conserve un goût d'amande de merises.

C'est une très-bonne liqueur de table, lorsqu'elle est vieille.

KODDAGAPALLA ou ÉCORCE DU MALABAR. C'est l'écorce de la racine d'une plante qui n'est pas connue, laquelle croît dans le Malabar. Les racines de cette plante sont assez grosses ; on en sépare la seconde écorce que l'on fait sécher, et qui se roule sur elle-même : elle est rougeâtre et d'une saveur amère. On nous l'apporte en petits morceaux, comme le quinquina. Souvent les droguistes la substituent au véritable quinquina ; mais il est facile d'apercevoir cette fraude. Cette écorce est plus menue, rouge en dehors et en dedans, unie, tandis que le quinquina est chagriné en dessus.

Le koddagapalla ou écorce du Malabar, est propre pour guérir les fièvres, pour les dévoiemens et la dyssenterie.

KUNIFF. Liqueur des Tartares, que l'on peut très-bien préparer en France.

Voici en quoi consiste cette liqueur.

Ou prend du lait de jument ; on y mêle un quart d'eau, et un huitième de lait de vache. On couvre le vase avec un linge, et on le place dans un lieu frais. Au bout de vingt-quatre heures, ou verse le lait épaissi dans un instrument à battre le beurre, afin de mélanger la crême, le lait caillé et le sérum du lait. Lorsque le tout est délayé, on le laisse reposer de nouveau pendant vingt-quatre heures.

On attribue à cette liqueur la propriété de tempérer les ardeurs du sang, et de réparer les forces abattues par l'abus des jouissances.

KUPFERNICKEL ou CUIVRE FAUX. Les Allemands ont donné le nom de kupfernickel ou cuivre faux, au nickel uni au soufre et à l'arsenic.

Cette mine de nickel a une couleur rouge de cuivre ; elle est presque toujours couverte d'une efflorescence d'un gris verdâtre.

Ce minéral est très-commun à Freyberg en Saxe : on en trouve aussi dans le Dauphiné et les Pyrénées ; en Angleterre, dans le comté de Cornouailles ; en Allemagne, à Schnecberg, à Andreasberg. M. *Haüy* appelle cette mine, *nickel arsenical*. Sa pesanteur spécifique est de 6,6086 à 6,6481.

KROUPHOLITHE. Ce mot signifie *pierre légère*. Ce minéral se fond au chalumeau avec boursouflement et phosphorescence, et acquiert par le refroidissement l'état vitreux d'émail spongieux.

On a trouvé ce minéral près de Barrèges, vis-à-vis les bains de Saint-Sauveur, dans la carrière de Riemeau.

L

LADANUM, LABDANUM, ou GOMME DE LABDANUM. Le ladanum est une résine qui exsude naturellement sur les espèces de cistes qui croissent en Candie, en Grèce et en Italie.

Les boucs et les chèvres qui broutent ces plantes, ont les barbes recouvertes de cette résine, qui est naturellement mollasse. On peigne les barbes d'animaux, et on sépare la résine qui est mêlée de poils ; ce qui a fait nommer cette sorte, *ladanum* en barbe. On est dans l'usage de la purifier dans le pays, en la faisant chauffer pour la ramollir, et la faisant passer à travers de fortes toiles. Elle se durcit en réfroidissant, et on la casse en morceaux ; c'est ce que l'on nomme *ladanum* en sorte.

Le ladanum en tortis est le même que l'on a roulé, lorsqu'il étoit encore chaud, et que l'on a tortué et orné de dessins.

L'un et l'autre sont de couleur grise, noirâtre, d'une odeur agréable, et d'une saveur aromatique.

Le ladanum entre dans la composition de la thériaque céleste, du baume hystérique, de l'emplâtre contre la rupture, etc. Il fortifie les nerfs, et arrête le sang.

LACERON. Plante de la treizième classe de *Tournefort*. (semi-flosculeuses). C'est le synonyme de *laiteron*. *Voyez* Laiteron.

LAINE. La laine est une espèce de duvet qui revêt la peau des agneaux, moutons, béliers, brebis ou autres bêtes de même nature. Le caractère spécial de la laine, à l'aide duquel on la distingue facilement des autres espèces de duvets animaux, et sa douceur sous le doigt, sa mollesse ou sa flexibilité, son état plucheux qui rend chaque brin adhérans les uns aux autres, lorsqu'on les unit, ce qui leur donne une grande disposition à être filés aussi fins qu'on le juge à propos, ou à être cardés. La laine est mauvais conducteur du calorique ; elle a au contraire beaucoup de capacité pour le retenir. Elle ne paroît pas propre à servir de conducteur à l'huile comme le coton, ensorte qu'elle n'est pas bonne à faire des mèches pour les lampes. Le commerce des laines, et leur emploi dans les diverses fabriques, sont assez importans pour leur mériter une place dans cet ouvrage, sinon comme objet de matière médicale, du moins comme matière première. On distingue les laines en laines de pays et laines étrangères.

Ce que l'on entend par laines de pays, comprend toutes les espèces de laines qui sont du cru de la France. Il y a, sans contredit, bien du choix, par rapport à la finesse, à la blancheur, à la fermeté et à la longueur. Les meilleures laines que nous ayons en France, sont celles qui sont levées de dessus les bêtes à laine, que l'on élève dans nos départemens du Nord, particulièrement celles de Valogne et du Cotentin. Les soins que l'on prend des moutons, contribuent pour beaucoup à produire les plus belles laines, et on doit beaucoup au célèbre *Daubenton*, qui a appris aux grands propriétaires ruraux, à élever les bêtes à laine dans des parcs, où ils aient la liberté d'errer à leur gré, et où la laine qu'ils ont sous le ventre et au bas des cuisses, ne soit pas salie et aglomérée par des crotins qui en diminuent nécessairement la longueur et la blancheur, comme cela arrive aux laines des moutons que l'on tient rassemblés dans des étables presque toujours remplies d'eau sale et de leur propre fumier. J'ai vu avec satisfaction, un propriétaire de campagne, suivre la méthode publiée par *Daubenton*, et faire des élèves dont la laine étoit d'une grande beauté. Je l'ai vu aussi faire avec succès, des naturalisations de race d'Espagne avec des races de France, dont la génération qui en résultoit, produisoit des moutons dont la laine ne le cédoit en rien à celle des moutons d'Espagne. La dégénération ne commence à être sensible qu'au bout de six à sept ans; et c'est avoir beaucoup fait pour l'avantage de nos fabriques.

Le commerce des laines de France se fait de plusieurs manières. Les unes se vendent en toison, sans avoir été ni lavées ni dégraissées; d'autres résultent de l'abatis des bouchers, et se nomment *pélades*; d'autres sont tressées et lavées; d'autres sont peignées et cardées; enfin, il y a ce qu'on appelle la mère laine, et par opposition, le rebut de la laine, que l'on nomme *bourre*. Pour avoir des idées exactes sur chacune des qualités, il faut nécessairement en suivre les phases par les dénominations particulières. Nous commencerons par les laines de France, et nous passerons ensuite à la description des laines étrangères.

Toison, ou laine grasse.

On donne le nom de toison à la laine qui est encore telle qu'elle a été tondue et coupée de dessus le corps des bêtes à laine, et qui n'a point été séparée ni triée, suivant ses différentes espèces. C'est dans cet état que ceux qui font le négoce des laines, les achètent des laboureurs et des fermiers; elles sont ce que l'on appelle en *suin*, ou comme disent les Bas-Normands, en *suif*, c'est-à-dire, sans avoir été lavées, ni dégraissées. Dans quelques endroits, on les nomme laines surges. Les lieux de la France qui fournissent le plus abondamment des laines, sont les départemens anciennement connus sous les noms de Languedoc, Berry, Normandie, Bourgogne, Picardie, Champagne, etc. Mais les meilleures sont celles de Valogne et du Cotentin. Les marchands qui achètent la laine de la première main, la lavent et en font le triage pour la vendre dans leurs différentes qualités.

Mère laine.

C'est la première des trois sortes de laines que l'on sépare de la toison par le moyen du triage. Cette qualité de laine ne se trouve dans le commerce que lavée et dégraissée ; on la distingue en laine fine ou moyenne, ou haute et basse laine. La laine fine ou haute laine est la meilleure ; et celle dont les filamens sont plus longs. La laine moyenne ou basse laine est la plus fine et la plus courte qui soit dans la toison ; elle provient du collet de l'animal. C'est avec cette laine filée que l'on fait la trame des tapisseries de haute et basse lisse, des draps, des ratines et de plusieurs autres étoffes fines. C'est aussi de cette espèce de laine que les ouvriers en bas au métier et au tricot se servent pour fabriquer les ouvrages de bonneterie destinés à être drapés. Ce que nous appelons mère laine, en France, porte le nom de prime en Espagne. Dans les départemens du Midi, on lui donne le nom de *fleuret*.

Laine cuisse.

Seconde qualité de laine que l'on obtient dans le triage de la toison : c'est la laine que l'on coupe entre les cuisses des moutons. On la vend lavée et dégraissée. Cette seconde qualité, quoiqu'inférieure à la première, est très-estimée dans les fabriques et manufactures de lainerie.

Laine ventre.

Cette laine est la plus commune et la plus courte que l'on obtient du triage de la toison. C'est la troisième qualité de laine. On la lave et on la dégraisse pour l'introduire dans le commerce. On lui donne le nom de laine ventre, parce qu'en effet, elle provient de la coupe de dessus le ventre ; on y comprend aussi celle de dessous la gorge. Son plus grand usage est pour les matelats communs : on la file aussi pour fabriquer des ouvrages communs de bonneterie et des étoffes grossières.

Laine d'agnelins de pays.

C'est le nom que l'on donne aux laines des jeunes agneaux et des jeunes moutons qui proviennent des abatis qu'en ont fait les bouchers et les rôtisseurs. Il est défendu d'employer les laines d'agnelins dans les fabriques d'étoffes de laine. Le seul usage qu'on en puisse faire est pour la fabrique des chapeaux.

Laine peignée.

C'est la laine que l'on a fait passer par les dents d'une sorte de peigne ou grande carde, pour la disposer à être filée. On lui donne quelquefois le nom de laine d'estaim , parce qu'elle sert à faire le fil d'*estame*. Le courton qui résulte de la laine peignée, se nomme *laine peignon ;* il ne peut servir que de rembourrure.

Laine cardée.

C'est de la laine qui, après avoir été lavée, dégraissée, séchée, battue sur la claie, pluchée et arrosée d'huile, a été passée entre deux cardes, afin de la disposer à être filée, pour en fabriquer des tapisseries, des étoffes, des bas, des couvertures, etc. La laine cardée qui n'a point été arrosée d'huile, ni filée, sert à garnir des robes de chambre, des courte-pointes ; à faire des matelats, etc.

Laine pélade.

Nom que l'on donne à la laine que les mégissiers et chamoiseurs font tomber, par le moyen de la chaux, de dessus les peaux de moutons et brebis, qui proviennent des abatis des bouchers. Ces laines sont de mauvaise qualité ; il est défendu aux bonnetiers de s'en servir : on ne s'en sert que pour les trames de certaines étoffes.

Bourre de laine.

Nom que l'on donne à la laine qui tombe sous la claie, où on la bat pour la carder. Elle sert à rembourrer des bourrelets, des bassins. On en fait des traversins des oreillers pour les pauvres.

Bourre lanisse.

C'est la laine que les laineurs tirent de dessus les draps, ratines et autres étoffes de laine, lorsqu'ils les préparent sur la perche avec le chardon pour les disposer à être tondus. On s'en sert principalement à faire des matelats et à rembourer des bâts de mulets.

Bourre tontisse.

C'est l'espèce de bourre que l'on obtient des draps, des étoffes de laine qui passent par les mains du tondeur. Elle est extrêmement courte ; on s'en sert dans les manufactures de papier tontisse pour les appartemens. La bourre tontisse blanche sert à faire du savon de laine avec la lessive des savonniers. Elle tient lieu d'huile. C'est avec ce savon que l'on dégraisse les toisons.

Moraine ou mortain.

Laine que les mégissiers et chamoiseurs ont fait tomber avec la chaux, de dessus les peaux de moutons morts de maladie. Cette sorte de laine est de la plus mauvaise qualité ; des réglemens particuliers en défendent l'usage aux ouvriers en bas au métier. On s'en sert pour la traîne de certaines étoffes.

Laine étrangère.

Nous comprenons dans cette seconde division les espèces de laine qui nous viennent de l'étranger. Quoique la France soit très-riche en bêtes à laine, elle ne l'est pas assez pour fournir à la consommation de ses fabriques, toute la laine qu'elles peuvent employer lorsqu'elle sont en pleine activité. Les fabricans françois ont porté bien loin l'art de faire toutes les espèces d'étoffes de laine, et jaloux de maintenir la réputation qu'ils ont justement méritée, ils se procurent des laines superfines des nations voisines, pour fabriquer leurs plus belles étoffes, en même-tems qu'il leur en vient de plus communes pour alimenter leurs fabriques. Les laines d'Espagne et d'Angleterre tiennent le premier rang pour la finesse, parmi les laines étrangères. Il en est qui nous viennent de l'Allemagne, qui ont aussi leur mérite. Les unes et les autres sont distribuées dans le commerce, ou sans être lavées, ou lavées et dégraissées. Nous allons prendre à leur égard, le parti de les dénommer séparément, comme nous avons fait à l'égard des laines de France, afin d'en faire connoître les diverses qualités.

Albarasin.

Sorte de laine comprise dans le nombre des laines d'Espagne, et qui nous vient d'Arragon. On en distingue deux qualités ; les albarasins fins et moyens.

Bluette du Rhin.

Espèce de laine qui vient d'Allemagne. Le nom de bluette a été admis dans le commerce, pour distinguer cette sorte de laine des autres qui viennent du même pays. Cette laine n'est pas d'une excellente qualité ; cependant on l'emploie dans la fabrique de beaucoup d'étoffes de laine.

Campo.

Laine d'Espagne, qui vient de Séville et de Malaga. On distingue les campos, en fins et moyens. Elles passent à la Rochelle, pour les manufactures du Poitou.

Floretonne.

Laine d'Espagne, dont on distingue deux espèces ; l'une de Ségovie, qui est la plus estimée, et l'autre de Navarre, province d'Espagne, qui est la plus commune ; on les nomme floretonne ou fleureton. On les apporte dans nos départemens du Nord ou à la Rochelle, et elles servent à fabriquer des étoffes communes et des ouvrages de bonneterie.

Laine d'agnelin d'Espagne et de Moscovie.

Cette laine provient des abatis des agneaux et jeunes moutons. Celle d'Espagne est quelquefois appelée *sor de Ségovie*, *sor* ermeline, *sor* de Castille, d'Albarasin et de Navarre. Celle de Moscovie est désignée par le nom du lieu. L'une et l'autre se débitent en suin, ou lavées, et ne peuvent servir que dans la fabrique des chapeaux.

Laine d'Allemagne.

Les laines d'Allemagne sont les moins bonnes en qualité, de toutes celles que nous tirons de l'étranger ; cependant il ne laisse pas de s'en consommer dans la fabrique de beaucoup d'étoffes et ouvrages de bonneterie. On les désigne par le nom des lieux d'où elles viennent.

Laine d'alpagne ou pacos.

L'alpagne est une espèce de brebis du Pérou, un peu plus grande que les autres, et qui a beaucoup de ressemblance à la vigogne. On fait aisément passer sa laine pour celle de vigogne, et on ne vend guère celle-ci qu'elle n'en soit fourrée. La laine d'alpagne est, comme toutes les autres, soumise au triage ; elle est plus propre que la laine de vigogne, à entrer dans la fabrication des étoffes, mais son usage principal en France est pour la fabrication des chapeaux.

Laine d'Angleterre peignée.

La laine la plus belle d'Angleterre, vient de Cantorbéry ; on la tire presque toujours toute peignée, et on la file en Picardie. Cette laine jouit d'une grande réputation de finesse et de beauté, et elle sert dans nos fabriques, à fabriquer les plus belles étoffes, les plus riches tapisseries, et les ouvrages de bonneterie les plus fins.

Laine d'Hollande.

Les laines d'Hollande sont de deux sortes ; celles du cru du pays, et celles que les Hollandois tirent eux-même d'Allemagne, de Poméranie, de Dantzig, etc. On fait peigner et filer ces laines en Flandres, et on en fait des bas au métier, qui sont très-fins ; on en fait aussi entrer dans la fabrique des beaux draps.

Laine du Levant.

Il nous vient des laines surges d'Alep, d'Alexandrie, de Chypre, et d'autres espèces de laines, comme les pelades fines et communes. Leurs qualités se rapportent à celles des laines ordinaires.

Laine molienne.

La laine molienne se tire de Barcelonne, et est encore comprise dans les laines d'Espagne. On en tire par le triage trois qualités, comme des autres laines ; elle est dans le commerce sans être triée, mais lavée et dégraissée.

Laine de Pologne.

C'est une des plus fines laines de celles qui nous vient du Nord.

Laine de Portugal.

Les laines de Portugal ne diffèrent guère de celles d'Espagne ; elles passent ordinairement pour laines de Ségovie ; les draps où elles sont employées toutes pures, sont très-doux au toucher ; mais ils ont l'inconvénient de se retirer de longueur et non de largeur, au fouler, ce qui cause beaucoup de perte au marchand.

Laine noire de Saragosse.

Laine de moyenne qualité qui nous vient de Saragosse, ville capitale de l'Arragon, d'où elle a pris son nom. On envoie ces laines à la Rochelle, pour les manufactures du Poitou.

Laine de Ségovie.

C'est la laine qui vient de Ségovie, ville capitale du royaume de Castille. On en fait le commerce sans en avoir fait le triage ;

elle a été seulement lavée et dégraissée. Elle est très-estimée pour sa qualité ; mais elle est plus recherchée encore après le triage.

Laine surge étrangère.

On comprend sous cette acception toutes les espèces de laines qui nous viennent de l'étranger, en suin, c'est-à-dire, sans avoir été lavées ni dégraissées. Celles d'Espagne sont destinées à être lavées, dégraissées et triées pour en obtenir ce que l'on appelle la prime, le refleuret ou seconde, et la tierce. Ce triage constitue les trois qualités de laine.

Laine de vigogne.

Laine brune ou cendrée que l'on lève de dessus l'animal appelé vigogne, qui se trouve dans les montagnes du Pérou. Il y en a de trois qualités, la fine, la carméline ou bâtarde, et le pelotage. Cette dernière est très-peu estimée : cependant, toutes les trois entrent dans la fabrication des chapeaux, que l'on appelle *vigognes* : elles s'y trouvent mêlées avec du poil de lapin et de lièvre. En Espagne, on fait entrer la laine de vigogne dans plusieurs étoffes de laine ; mais en France, l'usage en est absolument défendu dans les fabriques de draps.

Pile des Chartreux.

Ce sont des laines primes d'Espagne, qui, avec la pile des jésuites, passent pour les meilleures de toutes les laines d'Espagne. On appelle *piles*, des monceaux de laine que l'on forme de celles que l'on coupe à mesure qu'on les abat de dessus l'animal. On fait ordinairement autant de piles qu'il y a de sortes de laine. La pile des chartreux peut aller de pair, pour la qualité, avec la prime de Ségovie.

Ségoviane.

Espèce de laine de seconde qualité, qui résulte du triage de la laine de Ségovie, cette qualité de laine sert à fabriquer des draps d'Elbœuf.

LAINE D'AUTRUCHE. Duvet que l'on trouve sous les grandes plumes d'autruche. *Voyez* Fin d'autruche.

LAINE DE GOSSAMPIN. Duvet cotonneux que l'on trouve dans l'intérieur du fruit du frommager. *Voyez* Frommager.

LAINE PHILOSOPHIQUE. Terme impropre des anciens chimistes, par lequel ils entendoient exprimer les floccons blancs, qui se volatilisent lors de la combustion du zinc. C'est du véritable oxide de zinc. *Voyez* Oxide de zinc.

LAIT. Le lait est une véritable émulsion végéto-animale, formée de l'union intime d'un principe huileux, mucilagineux et aqueux, mais qui contient de plus que l'émulsion végétale, un sel sucré, du carbonate de soude, en petite quantité, de l'azote, et une terre animale qui lui est particulière.

Les anatomistes regardent le lait comme une humeur récrémentitielle (1), qui est d'abord absorbée d'un tissu graisseux, dans lequel plongent une infinité de vaisseaux lymphatiques dont sont garnis les mamelles, et qui s'élabore ou se perfectionne dans les mamelles elles-mêmes, pour servir de nourriture aux petits nouveaux-nés.

Le lait est d'un blanc mat, d'une saveur douce, un peu sucrée, et d'une odeur plus ou moins aromatique, suivant la qualité ou l'espèce de végétaux dont s'est alimenté l'animal qui le fournit. La consistance du lait varie dans les espèces d'animaux, et même parmi les animaux de la même famille. Après la femme, les quadrupèdes et les cétacés sont les seuls animaux qui aient du lait. Les fermiers des campagnes qui nourrissent des bestiaux, savent très-bien distinguer les vaches qui sont d'un meilleur rapport, par la couleur de leur poil; celles dont le poil est d'une couleur rouge, animée, annoncent plus de vigueur, et sont les plus estimées. Il y a des vaches crémières et des vaches laitières : on recherche beaucoup les premières, à raison de la quantité de crème qu'elles fournissent et que l'on convertit en beurre.

Les animaux dont on estime le lait, comme objet de matière médicale, sont la vache, la jument, la chèvre et l'ânesse. Le lait de vache est plus consistant; celui de la chèvre et de l'ânesse est un peu moins épais, et on lui attribue une propriété légèrement astringente.

Si nous examinons le lait, comme pharmacien naturaliste, nous apercevons qu'il est composé de trois parties distinctes, qui se font remarquer d'elles-mêmes par le seul effet du repos. Le lait abandonné à lui-même, permet à chacune des parties qui le constituent, de prendre la place qui lui convient, conformément aux lois de la gravité; la partie la plus légère vient occuper la surface supérieure ; on lui donne le nom de crème : elle contient les élémens propres à faire du beurre, mais n'est pas du beurre, comme on s'évertue à lui donner ce nom, assez mal-à-propos. La partie inférieure est ce que l'on nomme le lait; il se sépare en deux substances bien distinctes, à l'aide d'une légère fermentation acide : ces deux parties sont, d'une

---

(1) Humeur qui se sépare du sang et qui y rentre, ou qui est retenue dans certains endroits pour quelque usage.

part, le serum, de l'autre, la partie caseuse. Les Tartares tirent parti de la fermentation du lait, pour en obtenir, par la distillation, une liqueur alcoolique, à laquelle ils donnent le nom d'*arak*; mais il est bon d'observer qu'il faut agir sur de grandes masses pour obtenir cette liqueur. Ce serum et ce caillé du lait, examinés séparément, ont donné lieu à des découvertes bien précieuses en chimie. Le serum évaporé jusqu'à consistance d'extrait, forme ce qu'on appelle le sucre de lait en tablettes. Si on le fait dissoudre dans l'eau, et si on le filtre, il fait le petit lait d'Hoffman. Cette même dissolution évaporée jusqu'à cristallisation, donne le sucre de lait. *Voyez Sucre de lait.* La partie caseuse contient un gluten animal dont on dégage l'azote, en versant dessus de l'acide nitrique.

Le lait évaporé s'épaissit et prend de la consistance; il porte alors le nom de frangipane. La pellicule qui se forme, n'est autre chose que la partie caseuse. Si l'on fait bouillir du lait avec de la potasse en liqueur, le mélange devient rouge comme du sang. Cette expérience, qui appartient à *Boerrhaave*, a fait penser à ce chimiste que les élémens qui constituent le lait, étoient les mêmes que ceux qui constituent le sang. Pour traiter cet article du lait avec tout l'intérêt qu'il peut offrir, il faudroit le présenter sous tous ses rapports physiques et chimiques; mais on ne manqueroit pas de dire que j'outre-passe les limites du pharmacien naturaliste, et je me contenterai de citer ses usages en pharmacie.

On prépare avec le lait, ce que l'on nomme le petit lait. Celui-ci est non clarifié, ou clarifié. Quoiqu'en aient prétendus quelques médecins, le petit lait bien clarifié est infiniment plus avantageux à la médecine curative, que celui qui ne l'est pas. Ce petit lait se prépare avec la présure dissoute dans l'eau, en petite quantité, seulement ce qu'il en faut pour faire cailler le lait. On sépare le serum, et on le clarifie avec des blancs d'œufs fouettés dans l'eau. Une observation que je ne puis passer sous silence, c'est que l'acide de la présure se porte sur le caillé du lait, et ne se combine point avec la soude du serum; que les blancs d'œufs qui servent à clarifier le petit lait, lui fournissent une nouvelle quantité de carbonate de soude.

Les chimistes séparent du lait aigre, l'acide lactique, et ils obtiennent du sucre de lait, traité avec l'acide nitrique, de l'acide oxalique; ce que l'on nomme acide sacco-lactique, est un acide d'une autre nature; celui-ci est la poudre blanche qui reste sur le filtre, sur lequel on a jeté la dissolution du résidu du sucre de lait traité par l'acide nitrique, pour obtenir l'acide oxalique.

Le chimiste *Chaptal* indique un procédé pour convertir le

48 *

lait en vinaigre, que l'on ne saurait trop publier, et qui jette un grand jour sur la formation du vinaigre et les élémens qui le composent. Ce procédé consiste à ajouter deux onces (61 grammes 144 milligram.) d'alcool à six livres (3 kilogrammes) de bon lait, à enfermer ce mélange dans un vaisseau convenable, que l'on maintient dans une température de vingt à vingt-cinq degrés, en donnant issue au gaz de la fermentation ; un mois après on obtient de l'acide acéteux ou vinaigre.

Le lait caillé par la présure, forme les fromages gras, affiné, à la crême, à la pie. Et lorsqu'on sale ce caillé, il en résulte les espèces de fromages salés que l'on sert sur nos tables, et dont la saveur, la forme varient suivant les lieux d'où ils viennent et la manière d'en faire la pâte. Le nom de fromage vient de celui de *forma*, forme ou *éclisse* (1).

LAIT DE LUNE. C'est du carbonate calcaire qui s'égrène de la pierre à chaux exposée à l'air libre, et qui se trouve délayé dans un peu d'eau. *Voyez* Carbonate calcaire.

LAITIER. Matière vitreuse qui surnage le fer fondu, dans le creuset pratiqué à la base des fourneaux où l'on traite la mine de fer.

Le laitier est un verre imparfait de couleur verte, blanchâtre, bleue ou jaune, que lui communique une portion d'oxide de fer vitrifié.

Ce verre participe de la gangue de la mine, du sable et de la castine qu'on ajoute pour faire entrer le fer en fusion. Il se gerse et se brise lorsqu'il est en contact avec l'air, au sortir du fourneau ; mais s'il réfroidit paisiblement, et si on le recuit en le chauffant de nouveau, il acquiert de la dureté sans solution de continuité. En Suède, on le reçoit dans des moules quarrés du diamètre d'un pavé, et on s'en sert pour bâtir et pour paver.

LAITON, LÉTON, CUIVRE JAUNE. *Aurichalcum.* Alliage du cuivre avec le zinc ; mais pour opérer cet alliage, on peut s'y prendre de deux manières, 1°. en traitant directement les deux métaux, et on obtient un métal mixte qui varie à proportion du mélange et des précautions que l'on a prises pour en opérer la fusion. Tel est le similor, le pinchebec, etc.

2°. Le laiton se prépare aussi par cémentation. On dispose des lames de cuivre que l'on stratifie avec de l'oxide de zinc natif, ou pierre calaminaire mêlée avec du charbon, dans un creuset. On fait rougir le creuset au feu, et il en résulte un métal mixte, de couleur jaune pâle.

(1) Pour avoir des connoissances exactes sur les principes du lait et tous ses dérivés, nous n'avons rien de mieux que l'ouvrage de MM. *Déyeux* et *Parmentier* sur le lait, imprimé en l'an 7.

Ce métal d'alliage est moins oxidable que le cuivre, non moins malléable et plus fusible. Il est préféré pour les instrumens de cuisine.

On en fait des épingles, des boutons, des cordes d'instrumens, des cordes métalliques destinées à suspendre des lustres, ou à soutenir de lourds fardeaux, des chaînes, etc.

On disoit autrefois *laton* : ce nom vient du flamand *latoen*, qui signifie la même chose.

Aurichalcum, du latin *aurum*, or, et du grec *calcos*, *cuprum*, cuivre doré.

LAITRON DOUX, LACERON, PALAIS DE LIÈVRE.

Sonchus oleraceus laciniatus, non spinosus. Lactucella, lactuca leporina. Brassica leporina. Plante de la syngénésie polygamie égale de *Linneus*, et de la treizième classe (semi-flosculeuses) de *Tournefort*.

Cette plante pousse une tige à la hauteur d'un pied et demi (487 millim.), creuse en dedans, tendre, un peu purpurine : ses feuilles sont longues, lisses, plus larges et plus tendres que celles de la dent-de-lion, laciniées, dentelées, rangées alternativement, les unes pétiolées, les autres sessiles et amplexicaules : ses fleurs naissent aux sommités des branches, par bouquets à demi-fleurons jaunes, quelquefois blancs, plus petites que celles de la dent-de-lion : le calice devient un fruit qui soutient des petites semences oblongues, rougeâtres, aigrettées : la racine est petite, blanche, fibrée.

Cette plante contient un suc propre, laiteux : elle est bonne à manger en salade ou cuite. Les lièvres en sont friands.

Elle est rafraîchissante, apéritive. On s'en sert dans les maladies inflammatoires des viscères, et pour augmenter le lait des nourrices.

LAITRON ÉPINEUX. *Sonchus asper major non laciniatus.*

Plante des mêmes classes que la précédente. Sa tige est tendre, rougeâtre, creuse : ses feuilles sont entières ou peu laciniées, approchant de celle de l'endive ou scariole, amplexicaules, de couleur verte obscure et luisante, garnies d'épines longues, dures et piquantes : ses fleurs, ses semences et sa racine, sont semblables à celles de la précédente : ses propriétés médicinales sont les mêmes.

LAITUE, CHICON. *Lactuca sativa non capitata. Lactuca sativa capitata sive rotunda.* Plante de la syngénésie polygamie égale de *Linneus*, et de la treizième classe (semi-flosculeuses) de *Tournefort*.

On en distingue deux espèces générales, une sauvage et l'autre cultivée.

La laitue cultivée comprend plusieurs espèces. Nous citerons, dans le nombre, celles qui sont les plus connues.

La laitue pommée et non pommée, dont les feuilles sont grandes, replissées, tendres blanchâtres, empreintes d'un suc laiteux doux et agréable au goût pendant qu'elles sont jaunes; mais dès que la tige commence à paroître, ses feuilles ne sont plus bonnes à manger : la tige étant montée, se divise en beaucoup de rameaux portant à leurs sommités des fleurs jaunes semi-flosculeuses, soutenues par un calice longuet, menu, composé de pièces en écailles : ses semences sont oblongues, pointues par les deux bouts, aigrettées et de couleur cendrée.

Les jardiniers lient les espèces de laitues, quelles qu'elles soient, pour les étioler, en privant l'intérieur du contact de la lumière : c'est ce qu'ils appellent *blanchir*.

La laitue-romaine a la feuille longue, large, légèrement découpée, garnie en dessous, le long de sa côte, de petites épines ; sa semence est noire. Cette espèce de laitue se pomme.

Le chicon ressemble beaucoup à la laitue-romaine, mais ne se pomme pas.

La laitue crépée a les feuilles découpées, pliées et repliées comme une crêpe.

On se sert des laitues dans les cuisines : on en fait une eau distillée.

LAIZARD. Reptile saurien que quelques auteurs écrivent ainsi *laizard* au lieu de lézard. *Voyez* Lézard.

LAMANTIN ou VACHE MARINE. *Manati*. Mammifère qui vit habituellement dans l'eau, et qui habite aussi sur terre, ce qui l'a fait placer au rang des amphibies.

Le lamantin acquiert quelquefois jusqu'à vingt-trois pieds (7 à 8 mèt. environ) de longueur : il vit dans la mer de Kamschatka. Sa tête est semblable à celle d'un veau ; mais son museau est plus large, et son menton plus gros : ses yeux sont petits ; sa vue foible, et son ouïe extrêment fine : ses oreilles consistent en deux petits trous où l'on pourroit à peine introduire le petit doigt : il n'a point d'incisives dans sa mâchoire ; il a sous ses épaules, vers le ventre, deux petites pattes faites en forme de mains, qui lui servent de nageoires : chacune de ces mains est garnie de quatre doigts ongulés. Depuis le nombril jusqu'à la queue, il se rétrécit tout d'un coup : sa queue a la figure d'une pelle à four : sa peau est plus épaisse que le cuir du bœuf. Sa femelle fait ordinairement deux petits qui la suivent par tout. Le mâle et la femelle vont de compagnie.

La chair du lamantin a le goût de celle du thon ; sa graisse ou son lard, étant fondu, se mange comme du beurre.

Son cuir est employé à faire des souliers.

LAMARIE. Plante qui croît dans les pays chauds, sur les bords de la mer. Elle reçoit son nom de *mas*, *maris*, mer: C'est la même plante que la soude. *Voyez* Soude.

LAMBRUS ou VIGNE SAUVAGE. *Labrusca*. *Vitis foliis cordatis subtrilobis dentatis subtus tomentosis. Vitis hederæ folio serrato.* Plante de la pentandrie de *Linneus*.

C'est une espèce de vigne qui croît sans culture, aux bords des chemins et près des hayes : son fruit est un fort petit raisin qui devient noir lorsqu'il mûrit, mais qui mûrit difficilement.

Cette plante est détersive, apéritive; son fruit est astringent.

Labrusca à labris, lèvres, parce que l'astriction du fruit pique les lèvres.

LAMPROIE. *Lampetra*. Poisson chondroptérygien ou cartilagineux.

On donne le nom de lamproie, à un genre de poissons qui sucent les pierres auxquelles ils adhèrent par le vide qu'opère cette succion.

On distingue deux sortes de lamproie, l'une fluviatile et l'autre de mer.

La lamproie fluviatile se trouve dans plusieurs de nos fleuves : son corps alongé et cylindrique, est comme huileux à sa surface ; son ventre est argenté, et son dos d'un bleu-noirâtre; sa gueule, arrondie à sa circonférence, est garnie d'une rangée circulaire de dents, et derrière cette rangée, il y a d'autres dents plus petites.

La lamproie de mer a de douze à vingt rangées de dents cartilagineuses et coniques : elle respire par sept ouvertures placées de chaque côté sur une même ligne, et c'est par ces ouvertures qui remplissent la fonction des ouies qu'ont les autres poissons, qu'elle rejette l'eau qu'elle aspire : ses nageoires sont soutenues par des cartilages et non par des os épineux, comme chez les poissons des autres ordres.

La vie de la lamproie est tenace ; elle se nourrit d'insectes, de vers, d'animaux morts. Sa chair est molle, visqueuse, et n'est pas d'un très-bon goût; on a besoin de la rehausser par l'assaisonnement.

LAMPSANE. *Lampsana vulgaris. Soncho affinis lampsana domestica* (*Pl. XIV*, *fig. 82*). Plante de la syngénésie polygamie égale de *Linneus*, et de la treizième classe (semi-flosculeuses) de *Tournefort*.

Cette plante pousse une tige ronde, canelée, rougeâtre, creuse, rameuse, qui s'élève à la hauteur de trois pieds (1 mètre) : ses feuilles radicales sont de la forme et de la grandeur de celles du laiteron; mais celles qui naissent dans le haut de

la tige et des rameaux , sont oblongues , étroites , pointues ,
sessiles : ses fleurs naissent aux sommets des branches , en bouquets ronds à demi-fleurons jaunes ; chacun de ces bouquets
est soutenu par un calice découpé en plusieurs parties : ses semences contenues dans une enveloppe, sont longuettes , déliées,
pointues , noirâtres : sa racine est simple , fibrée , blanche.

La lampsane croît dans les champs, le long des chemins ;
dans les jardins : son suc propre est laiteux et amer : quelques
botanistes la rangent parmi les plantes potagères.

Elle est émolliente , rafraîchissante et légèrement laxative ,
prise en infusion ou mangée cuite dans l'eau ou du bouillon.
On s'en sert extérieurement en cataplasme et en onguent, infusée dans de la graisse : elle guérit les gerçures des bouts des
mammelles.

Lampsana , du grec *lampaco* , j'évacue , parce qu'elle est
laxative.

LANGUE DE CERF. Nom que l'on donne à la scolopendre,
parce que sa feuille ressemble à une langue de cerf.

Voyez Scolopendre.

LANGUE DE CHIEN. Plante qui reçoit son nom du latin
canis lingua , parce que sa feuille ressemble à la langue d'un
chien. *Voyez* Cynoglosse.

LANGUE DE SERPENT on HERBE SANS COUTURE.
Ophioglossum vulgotum , lingua serpentina. Plante de la cryptogamie des fougères de *Linneus* , et de la sixième classe (apétales) de *Tournefort.*

Cette plante pousse un pétiole qui est haut comme la main ,
lequel soutient une feuille qui ressemble à la poirée , mais
plus grasse, charnue, lisse , droite , quelquefois large et arrondie , d'une saveur douce visqueuse ; il sort du haut de son pétiole un fruit qui a la forme d'une langue applatie , à bords
relevés , et divisée dans sa longueur en plusieurs petites cellules qui renferment une poussière menue : ses racines sont
fibreuses.

Cette plante croît dans les prés, dans les marais et autres
lieux humides : elle est vulnéraire , dessicative , résolutive , con-
solidante, propre pour arrêter les hémorrhagies et pour tempérer l'inflammation des plaies.

On s'en sert intérieurement et extérieurement.

Ophioglossum , de *lingua serpens* , parce que le fruit a la
figure de la langue d'un serpent.

LAPILLO. Matière pulvérulente; espèce de pozzolane , d'un
gris noirâtre , qui est un produit volcanique. On la trouve aux
environs des cratères.

Le lapillo contient des grenats et des schorls , dont la forme est reconnoissable et dout les angles ont été ramollis et encroûtés, à ce qu'il paroît, par une matière en fusion.

On se sert du lapillo avec la chaux vive détrempée dans l'eau, pour préparer un ciment qui se durcit dans l'eau, ce qui le rend d'un service très-important pour les constructions qui se font dans l'eau.

LAPIN. *Cuniculus*. Mammifère de l'ordre des rongeurs.

Le lapin est beaucoup plus petit que le lièvre, avec lequel il a d'ailleurs beaucoup de ressemblance : il y en a de couleur grise, blanche, et de couleur variée. Sa tête ressemble a celle du chat ; mais ses oreilles sont beaucoup plus grandes et droites : ses yeux sont grands ; sa gueule est garnie de deux grandes dents incisives à chaque mâchoire ; elles sont séparées par un grand espace vide, des molaires qui sont tuberculées et ne peuvent déchirer la chair. Sa queue est courte et grêle, mais bien garnie de poil. Sa femelle se nomme *lapine*, et quand elle est vieille, elle porte le nom de *haze*.

Le lapin préfère les bois aux plaines, et il y fait de grands dégâts par les terriers, avec un grand nombre d'issues, qu'il y creuse, ce qui oblige à le détruire ou à lui abandonner des taillis entourés de murs ou de fossés pleins d'eau, qu'on appèle *garennes*.

On élève des lapins dans de grandes fosses qu'on appelle *lapinières*, ou dans des tonneaux, ou dans des casses particulières, et on les nourrit de plantes potagères : alors ils prennent le nom de *lapins domestiques ;* mais alors leur chair devient fade et n'a pas ce fumet dû au serpolet et aux autres plantes aromatiques dont ces animaux se nourrissent lorsqu'ils vivent en liberté.

La lapine est très-féconde ; elle porte tous les mois cinq ou six lapereaux.

Le lapin se sert sur les meilleures tables : sa peau et son poil servent de fourure. Son poil mêlé avec de la laine, peut se filer et se tisser pour faire des étoffes. Le poil se feutre et entre dans la fabrication des chapeaux.

LAPIS LAZULI. Nom latin de la pierre d'azur nommée aujourd'hui *lazulite* par les minéralogistes. *Voyez* Lazulite.

LARME DE JOB. *Lacryma Jobi. Coix seminibus ovatis lithospermum arundinaceum.* Plante de la monoécie triandrie de *Linneus*, et de la quinzième classe (fleurs staminées) de *Tournefort*.

Cette plante est une espèce de roseau qui pousse des tiges à la hauteur de deux ou trois pieds (649 millimèt. à 1 mètre), grosses, nouées : ses feuilles sont longues d'environ un pied et demi (487 millim.), assez larges, comme celles des roseaux :

ses fleurs naissent en manière d'épi ; elles sont composées de plusieurs étamines : les fruits croissent sur le même pied ; mais en des endroits séparés ; ce sont des coques presque rondes, qui renferment chacune, une semence grosse comme un petit pois, de forme un peu ovale, fort dure, lisse, nette, jaunâtre d'abord, mais rougeâtre lorsqu'elle est mûre : ses racines sont fibreuses. On cultive cette plante en Candie, en Syrie et dans les autres pays du Levant. Elle ne porte point de semences dans les pays froids.

La semence est détersive, apéritive. On en fait des colliers et des chapelets.

LASER ou GENTIANE BLANCHE. *Laserpitium latifolium, sive foliis latioribus lobatis.* Plante de la pentandrie digynie de *Linneus*, et de la septième classe (ombellifères) de *Tournefort*.

Cette plante pousse une tige canelée, nouée, fongueuse, qui ressemble à celle de la férule : ses feuilles sont fermes, charnues et roides, lobées, garnies en dessous de quelques poils rudes : les sommités des tiges soutiennent de grandes ombelles dont les fleurs sont à cinq pétales disposés en roses : ses semences sont assez grandes, unies deux à deux, odorantes, de couleur de buis : sa racine est grande, d'un gris cendré en dehors, blanche en dedans, molle, remplie de suc et odorante. Cette plante croît dans le midi de la France, aux environs de Marseille.

La racine de cette plante est employée en médecine ; elle a une saveur aromatique, âcre et amère ; elle excite la salivation, étant mâchée. Ses vertus approchent beaucoup de celles de la gentiane, ce qui l'a fait nommer gentiane blanche.

Elle est stomachique, stimulante, diurétique.

On nous l'apporte sèche de Marseille.

Laserpitium, *à lacerare*, déchirer, parce qu'on fait des incisions à la tige et aux racines d'une espèce de laser ou laserpitium étranger, qui nous donne la gomme ammoniaque.

LAVANDE GRANDE, SPIC, ASPIC, NARD FAUX. *Lavendula major, lavendula spica, nardus Italica, spica nardus Germanica.* Plante de l'ennéandrie monogynie de *Linneus*, et de la famille des labiées de *Tournefort*.

Cette plante pousse des tiges qui s'élèvent à la hauteur de trois pieds (1 mètre) ; elles sont dures, ligneuses, quarrées : ses feuilles sont oblongues, blanchâtres : ses fleurs sont petites, disposées en gueule ; elles naissent à la sommité des tiges, placées comme par anneaux et en épis : les pétales sont de couleur bleue ou violette : les semences sont menues, oblongues, au nombre de quatre dans une capsule qui a servi de calice à la fleur : sa racine est ligneuse. Toute la plante et principalement la fleur, a une odeur forte, aromatique, agréable ; sa saveur est amère.

Cette plante croit en Italie, en Languedoc, en Provence. Quelquefois on en trouve dont les pétales sont blancs, et alors on l'appelle *stoechas* et *spica hortulana flore albo*.

On prépare avec cette plante une eau distillée odorante.

C'est avec les feuilles et les fleurs de la grande lavande, que l'on obtient, par la distillation, une huile volatile connue dans le commerce sous le nom d'huile d'*aspic* ou *de spic*.

Voyez Huile d'aspic.

LAVANDE DES JARDINS. *Lavendula minor angustifolia. Pseudo-nardus. Stachys. Spica Italica domestica.* Plante de l'ennéandrie monogynie de *Linneus*, et de la quatrième classe (labiées) de *Tournefort*.

Cette plante est la lavande ordinaire que l'on cultive dans les jardins, et dont on forme des bordures de platebandes ; elle diffère de la précédente, en ce que ses feuilles sont plus petites, plus étroites, vertes, sans blancheur, et en ce que ses épis de fleurs sont plus courts. Son odeur n'est pas si forte que celle de la grande lavande, et elle contient moins d'huile volatile. On en voit aussi dont les pétales sont blancs : celle-ci porte le nom de *lavandula alba* et *spica alba*.

L'une et l'autre espèce de lavande sont stimulantes, nervales et résolutives.

On prépare avec la lavande des jardins, une eau distillée odorante ; une huile volatile par distillation ; un alcool de lavande, avec ses fleurs, *vulgò* eau-de-vie de lavande ; une conserve avec ses fleurs. Les sommités fleuries, les feuilles, les fleurs, entrent dans plusieurs compositions de pharmacie, telles que les eaux vulnéraires, le vinaigre anti-septique, les alcools, impérial, de menthe, l'orviétan, le baume tranquille, l'emplâtre de Vigo, etc.

LAVES. Les laves sont des matières minérales mélangées qui ont été fondues et demi-vitrifiées par le feu des volcans : elles sont rejetées sur les côtes des montagnes dont l'intérieur est embrasé. Ces matières forment des fleuves brûlans qui s'étendent quelquefois fort loin, et qui ravagent et détruisent tout les corps organiques des lieux sur lesquels elles passent. Leur chaleur et leur volume sont si considérables, qu'il leur faut plusieurs années pour se refroidir.

On ne peut pas précisément fixer le caractère des laves, parce qu'il y en a de plusieurs sortes, qui diffèrent entre elles par leur grain, leur cohérence, leur dureté, leur couleur, leurs mélanges : il paroit qu'elles donnent naissance à la formation des basaltes, et que ces derniers augmentent de dureté selon que le refroidissement de la lave a été plus ou moins brusqué par la rencontre de l'eau.

Les laves en général, sont de nature fusible. *Bergman* les considère comme un mélange de silice, d'alumine, de chaux et de fer.

Le savant chimiste *Chaptal* a confirmé cette opinion de *Bergman*, sur la composition de la lave, en profitant de sa fusibilité pour la vitrifier et la souffler en bouteilles. Partie égale de lave très-dure, de cendre et de soude, lui a donné un verre opaque, de couleur verte, et les bouteilles fabriquées avec ce verre, se sont trouvées deux fois plus légères et infiniment plus solides que les bouteilles ordinaires.

M. *Haüy* distingue les laves en plusieurs genres, il leur donne le nom de *lithoïdes;* parce qu'elles ont l'apparence d'une pierre. J'invite mes lecteurs à consulter la minéralogie de ce savant, où ils trouveront des détails explicatifs et des plus importans, sur cette matière.

Une observation qui intéresse l'agriculture, conséquemment le cultivateur, c'est que la terre volcanique n'est pas propre à à la végétation; mais le tems qui détruit et répare tout à la longue, dénature peu-à-peu les laves, et en fait, après une longue suite d'années, une terre neuve qui devient très-fertile, La Sicile, si propre à la végétation, a été toute volcanisée : nos pays vignobles de la Côte-d'Or, nous offrent une quantité immense de débris de volcans.

LAURÉOLE. *Laureola folio deciduo, flore purpureo. Thymelæa lauri folio deciduo, sive mezereum, laureola fœmina.* (*Pl.* VIII, *fig.* 44). Petit arbrisseau que *Linneus* a placé dans son octandrie monogynie, et *Tournefort* dans sa vingtième classe (campaniformes).

Cet arbrisseau a été nommé *laureole, petit laurier,* parce que les feuilles et les bayes de ce végétal, ressemblent à celles du laurier. *Voyez* Bois gentil, pour plus ample détail.

LAURIER ALEXANDRIN. *Laurus alexandrina. Ruscus angustifolius fructu, folio innascente. Hippoglossum, sive bis lingua.* Plante de la dioécie syngénésie de *Linneus,* et de la première classe (monopétales) de *Tournefort.*

Cette plante est une espèce de houx dont on distingue deux espèces principales. La première, que nous allons décrire, pousse plusieurs tiges menues, flexibles, vertes, qui s'élèvent à la hauteur de deux pieds (649 millim.); elles portent des feuilles oblongues, épaisses, nerveuses, pliantes, pointues, d'une belle couleur verte, ressemblantes à celles du laurier, mais beaucoup plus petites : du milieu de ces feuilles, s'élève une autre petite feuille de la même forme, en manière de languette :

ses fleurs sont très-petites, figurées en grelots, attachées sur des pédicules courts qui sortent de dessous les languettes des feuilles : ses fruits sont des bayes grosses comme des pois chiches, un peu molles, qui rougissent en mûrissant ; elles renferment chacune une ou deux semences cornées : sa racine est longue, blanche, d'une odeur agréable.

La seconde sorte est appelée, *ruscus latifolius, fructu, folio innascente, seu chamædaphne.* Elle diffère de la précédente en ce que ses feuilles sont plus larges et arrondies, sans languettes, et que ses fleurs et ses bayes sont sans pédicules ; ces fleurs sont de couleur jaunes, et si petites qu'on peut à peine les distinguer.

L'une et l'autre croissent en Hongrie, en Italie, en France, sur les montagnes ombragées.

Leurs racines sont apéritives et conviennent dans les maladies nerveuses. On s'en sert en infusion dans l'eau, à la dose d'une demi-once (15 grammes) pour chaque deux livres (19 hectogram.) d'eau, ou en poudre, à la dose de demi-dragme jusqu'à deux dragmes.

Hippoglossum, de *equus lingua*, langue de cheval, parce que sa feuille ressemble à la langue d'un cheval.

Bis lingua, parce que ses feuilles sont doubles.

Laurus Alexandrina, parce que la feuille ressemble à celle du laurier, et qu'on trouvoit cette plante en Alexandrie.

LAURIER CERISE. *Lauro-cerasus. Cerasus folio lacerino.* Plante de l'icosandrie monogynie de *Linneus*, et de la vingt-unième classe (fleurs en roses) de *Tournefort.*

Cet arbre est fort agréable à la vue et fait l'ornement des jardins ; sa tige est droite, rameuse ; son écorce est verte, brune ; son bois est blanc ; sa feuille ressemble à celle du laurier, ou plutôt à celle du citronnier ; elle est dentelée. douce au toucher, nerveuse, de couleur verte, luisante, d'une saveur astringente, un peu amère : sa fleur est à cinq pétales disposés en roses, de couleur blanche : son fruit est à péricarpe charnu, semblable à une cerise, de couleur rouge ; on trouve dans son intérieur une coque presque ovale, mince, fragile, remplie d'une semence oblongue, amère.

On cultive le laurier cerise dans les jardins.

Les feuilles du laurier cerise sont astringentes et stomachiques ; elles donnent au lait un goût d'amandes amères (1).

_____

(1) L'usage du laurier cerise exige la plus grande circonspection. Donné à petites doses, il peut être, dans quelques cas, un remède très-efficace, mais dans d'autres, et surtout à une certaine dose, il devient un poison très-actif. En distillant les feuilles de laurier cerise avec de l'eau, on obtient une eau diaphane, incolore, qui a une forte odeur d'amandes amères ou de fleurs de pêchers ; lorsque la distillation a été bien conduite, cette eau laisse déposer une petite quantité d'huile citrine, et d'après des expé-

LAURIER FRANC. *Laurus vulgaris ; laurus nobilis ; laurus major sive latifolia.* Le laurier est un arbre ou arbrisseau qui appartient à l'ennéandrie monogynie de *Linneus*, et à la vingtième classe (monopétales) de *Tournefort*.

Cet arbre croit à une hauteur médiocre dans les climats tempérés, mais il s'élève davantage dans les pays chauds, comme en Italie, en Espagne : sa tige est unie, sans nœuds; son écorce est peu épaisse ; son bois est poreux et de peu de résistance ; il pousse des rameaux longs : ses feuilles sont longues comme la main, larges de deux ou trois doigts, pointues, toujours vertes, d'une texture sèche, nerveuses, lisses, odorantes, d'une saveur âcre, aromatique, amère, et pétiolées : ses fleurs sont monopétales, découpées en quatre ou cinq parties, de couleur blanche ou jaunâtre : ses fruits, appelés improprement *bayes*, sont oblongs, gros comme des petites cerises, verts dans leur naissance, noirs lorsqu'ils sont mûrs, odorans, aromatiques, huileux, d'une saveur amère ; ils sont formés d'une coque assez dure couverte d'un péricarpe sec, mince et renfermant une matière pulpeuse, oléagineuse : ses racines sont grosses, inégales.

Cet arbre croit dans les lieux secs et chauds ; on le cultive dans les jardins.

Ses feuilles et ses fruits sont d'usage en médecine.

Les feuilles sont stimulantes, stomachiques, carminatives, résolutives et pédiculaires ; elles entrent dans la composition de l'orviétan, de l'onguent martiatum, de l'emplâtre de bétoine, de l'onguent de laurier.

Les fruits appelés *bayes de laurier*, entrent dans la composition de l'eau thériacale, de la thériaque diatessaron, de l'orviétan, du baume fioraventi, de l'emplâtre diabotanum, de l'esprit carminatif de *Silvius*.

On en prépare une huile par expression.

On nous apporte les bayes du laurier, de l'Italie, de l'Espagne et de nos pays méridionaux.

Laurus a laude, louange, parce qu'on fait des couronnes avec ses feuilles.

---

riences faites par *Langrish*, et que nous avons répétées, l'eau distillée ainsi que l'huile, causent aux animaux auxquels on la donne, des convulsions violentes qui les font périr en peu de tems. La simple infusion des feuilles dans l'eau, a produit les mêmes effets. L'alcool distillé avec les feuilles de laurier cerise, acquiert aussi une forte odeur de royaux ou d'amandes amères ; et des liqueurs préparées de cette manière ont causé la mort à plusieurs personnes ; la simple infusion des feuilles de laurier cerise, employée quelquefois pour donner au lait un goût agréable d'amandes amères, n'est même pas sans inconvénient; plusieurs fois nous avons vu des personnes délicates et nerveuses éprouver des vertiges, après avoir pris du lait aromatisé avec les feuilles de laurier cerise. Il paroît, d'après différentes expériences, que l'acide prussique se trouve tout formé dans le laurier cerise, ainsi que dans les feuilles, les sommités de pêchers, l'écorce des amandes amères et différentes autres plantes, et que c'est à la présence de cet acide qu'il faut attribuer cette odeur, cette saveur particulière, ces propriétés si remarquables. (Note de l'éditeur.)

LAURIER DES IROQUOIS. Arbre de l'ennéandrie mono-gynie de *Linneus*, connu sous le nom de sassafras.

Voyez Bois de sassafras.

LAURIER-ROSE. *Nerium floribus rubescentibus, et nerion floribus albis. Rhododendron.* Arbrisseau qui fait l'ornement des jardins. Il appartient à la pentandrie monogynie de *Linneus*, et à la vingtième classe (fleurs monopétales) de *Tournefort*.

Cet arbrisseau a une tige dont le port ressemble à celle du laurier : ses feuilles sont oblongues, plus grandes et plus larges que celles de l'amandier; elles sont épaisses et d'une texture solide : ses fleurs sont belles, grandes, ressemblantes à des roses, de couleur rouge ou blanche; chacune d'elle est d'une seule pièce, évasée par le haut et divisée en cinq parties : ses fruits sont des siliques presque cylindriques, longues comme le doigts, contenant des semences aigrettées : sa racine est longue, ligneuse, unie, d'un goût salé.

Les feuilles de laurier-rose étant écrasées et appliquées exté-rieurement, sont résolutives et propres contre la morsure des bêtes venimeuses.

On prétend qu'elles sont un poison, prises intérieurement : l'antidote le plus certain, c'est le vinaigre d'abord, ensuite l'huile d'amandes douces et le lait.

On donne à cet arbre le nom de laurier-rose, parce qu'il ressemble au laurier, et que ses fleurs ont la forme d'une rose.

LAURIER THIN. *Laurus tinus; laurus silvestris.* Arbris-seau de la pentandrie trigynie de *Linneus*, et de la vingtième classe (campaniformes) de *Tournefort*.

Cet arbrisseau est de trois sortes; l'une à feuilles presque semblables à celles du cournouiller femelle, et approchantes de celles du laurier; elles sont opposées le long des branches, noirâtres, luisantes, velues, toujours vertes, sans odeur, d'une saveur amère, astringentes : ses fleurs naissent aux sommets des rameaux, en bouquets; elles sont monopétales, blanches, odorantes, découpées en cinq parties: le calice devient un fruit de la forme d'une olive, mais plus petit et un peu plus pointu par le bout d'en haut, où il est garni d'une espèce de couronne: son péricarpe est un peu charnu et d'une belle couleur bleue. On trouve dans ce fruit une semence couverte d'une enveloppe cartilagineuse.

La seconde sorte est le *laurus silvestris* à feuilles veinées.

La troisième est le *laurus silvestris* à feuilles petites.

Les espèces de laurier thim croissent dans la Lusitanie, l'Es-pagne, l'Italie, et dans nos pays méridionaux, dans les lieux rudes et pierreux. On les cultive dans les jardins, à cause de leur beauté. Leurs fruits sont purgatifs, drastiques.

LAYE. C'est le nom que l'on donne à la femelle du sanglier. *Voyez* Sanglier.

LAZAGNE. C'est la même pâte et la même forme que celle que nous avons fait connoître sous le nom de *kagne*, excepté qu'elle est découpée des deux côtés.

On mange la lazagne en potage au bouillon ou au lait.

LAZULITE, PIERRE D'AZUR, LAPIS LAZULI. *Lapis lazuli.* La lazulite ou pierre d'azur, a été ainsi nommée à cause de sa belle couleur bleue d'azur. Sa pesanteur spécifique est de 2,7675 à 2,9454. Sa dureté est telle qu'elle raye le verre, et elle fait feu dans certaines parties, par le choc avec l'acier.

Elle conserve sa couleur à une température de cent degrés pyrométriques; mais à une température plus élevée, elle se boursouffle et se fond en une masse d'un jaune noirâtre. Si l'on pousse plus loin l'action du feu, elle se convertit en émail blanchâtre.

Lorsque cette pierre a été calcinée, elle devient soluble dans les acides, et elle forme une combinaison de consistance gélatineuse.

La lazulite se rencontre en Asie : c'est de ce pays que nous viennent les plus beaux morceaux. On la trouve aussi en Arménie et en Italie : on en fait, à Florence, des fonds de mosaïques, des tables en pièces de rapports, et des vases d'ornemens.

C'est avec la lazulite que l'on prépare le beau bleu minéral, connu sous le nom d'*outremer. Voyez* ce mot.

LÈCHE. *Cyperoides. Gramen cyperoides latifolium, spicâ rufâ, sive caule triangulo.* Cette plante appartient à la monoécie triandrie de *Linneus.* Ses feuilles sont longues d'un pied et demi (487 millim.), assez larges, triangulaires : sa tige s'élève souvent à la hauteur de trois pieds (1 mètre); elle est sans nœuds; elle porte à sa sommité des épis à écailles, entre lesquelles sont attachées des fleurs staminées rousses : ces fleurs ne donnent point de fruit, mais les épis qui sont au-dessous portent des graines : ces graines naissent sous les écailles qui composent les épis; elles sont triangulaires et renfermées chacune dans une capsule membraneuse : ses racines sont assez grosses, noueuses, et semblables à celles du souchet long; elles sont garnies de quelques fibres.

Cette plante croît dans les lieux aquatiques.

Les propriétés de la racine sont analogues à celles du souchet long; ses fleurs sont détersives, apéritives.

Cyperoïdes, parce que cette plante a beaucoup de rapport avec le cypérus.

LENTILLE. *Lens vulgaris*, *minor*, *major*. Plante de la diadelphie décandrie de *Linneus*, et de la dixième classe (fleurs légumineuses) de *Tournefort*.

Cette plante est de deux espèces, l'une dite mineure et l'autre majeure. La première pousse des tiges longues d'environ 1 pied (325 millim.), assez grosses, anguleuses, velues, rameuses, foibles, tombant à terre, si elles ne sont soutenues par quelques plantes voisines ou échalas : ses branches sont terminées par des prolongemens ou vrilles qui s'accrochent et se lient aux corps qu'elles rencontrent : ses feuilles sont oblongues, plus petites que celles de la vesse, velues, rangées plusieurs sur une côte ; il s'élève de la base de ces feuilles, des pédicules grèles qui soutiennent chacun deux ou trois petites fleurs légumineuses de couleur blanchâtre : à ces fleurs, succèdent des petites gousses courtes qui renferment chacune deux ou trois petites semences rondes, aplaties, renflées dans le milieu, minces vers les bords, dures, lisses, blanches ou jaunâtres, rougeâtres ou noirâtres : sa racine est menue, blanche, garnie de quelques fibres.

La seconde espèce, que l'on nomme *grosse lentille*, *lens major* ou *lens italica*, diffère de la première, en ce qu'elle est plus belle et plus grande en toutes ses parties : sa semence est deux ou trois fois plus grosse que celle de la précédente ; elle est d'un grand usage dans les cuisines : on les mange cuites, entières ou en purée. L'enveloppe qui recouvre la substance farineuse, est coriace et indigeste.

LENTILLE DES MARAIS ou LENTILLE D'EAU. *Lenticula palustris*; *lens palustris, sive aquatica vulgaris*. Plante de la monandrie digynie de *Linneus*. C'est une petite plante aquatique dont les feuilles sont de la forme et de la grandeur des lentilles ; elles sont rondes, minces, tendres, attachées à des pétioles qui ont la finesse des cheveux, et dont elles se séparent facilement par l'agitation de l'eau, et elles nagent sur la surface des étangs, des lacs et des marais. Ces feuilles sont rafraîchissantes ; elles tempèrent les ardeurs du sang, étant prises en infusion. On les applique extérieurement pour la galle.

Lenticula, parce que la feuille ressemble à une lentille.

LENTISQUE. *Lentiscus vulgaris*; *pistacia lentiscus*. Arbre de la dioécie pentandrie de *Linneus*, et de la dix-huitième classe (fleurs staminées) de *Tournefort*.

C'est un arbre fort rameux, quelquefois grand, d'autrefois petit : ses branches sont grosses, pliantes, flexibles, couvertes d'une écorce cendrée : ses feuilles sont semblables à celles du mirthe, rangées par paires sur une côte rougeâtre qui est ter-

minée par deux feuilles opposées ; ces feuilles sont toujours
vertes, tendres, d'une odeur forte, mais non désagréable, d'une
saveur astringente : il naît quelquefois sur ces feuilles, des
espèces de galles qui renferment des moucherons ; ces galles
prennent le nom de galles de lentisques.

Ses fleurs sont staminées ; elles sont situées à la base des
feuilles et disposées en grapes. Les fruits naissent sur des pieds
différens : ce sont des petites bayes rondes qui noircissent en
mûrissant, et dont la saveur est acide ; chacune d'elles renferme un noyau oblong, dur, noir, qui contient une substance
pulpeuse dont on tire une huile par expression, en Italie.

Le lentisque croît en Espagne, en Lusitanie, en Italie, dans
la Palestine. C'est de celui que l'on cultive en l'île de Chio, que
découle, par incision, la résine mastich. Cet arbre croît aussi
dans nos pays méridionaux.

On nous apporte le bois de lentisque sec, pour les usages de
la médecine ; il est astringent, stimulant ; on s'en sert en masticatoire pour fortifier les gencives : on en fait des curedents.
On prépare avec ses bayes, une huile par infusion.

LÉOPARD. *Leopardus.* Mammifère à quatre pieds, carnassier, qui tient de la nature du lion et de celle du chat.

Cet animal est féroce, sauvage ; sa peau est marquetée par tout
le corps, d'anneaux noirs rapprochés entre eux : sa face est médiocrement grande, sa gueule est ample ; elle est armée à chaque mâchoire, de six dents incisives placées entre de grandes
conoïdes : ses yeux sont petits, vifs, toujours en mouvement ;
son front est grand, ses oreilles sont rondes, son cou et son
corps sont longs, ses cuisses sont charnues, ses pieds de devant
ont cinq doigts, ceux de derrière en ont quatre ; tous sont
garnis d'ongles aigus tres-forts : sa queue est longue.

Cet animal se trouve en Afrique, en Asie ; il habite les montagnes, les bois. On fait de très-belles fourures avec sa peau.

LÉPIDOLITHE. Substance pierreuse très-facile à entamer
avec le couteau. On la réduit difficilement en poudre ; ses molécules disgrégées sont onctueuses au toucher. Sa pesanteur spécifique est de 2,816 : si on l'expose au chalumeau, elle se boursouffle un peu, et se fond en un globule transparent et sans
couleur ; elle devient violette en ajoutant un peu de nitre.

Klaproth en a fait l'analyse et a trouvé qu'elle étoit com-
posée de : Silice 54,50
Alumine 38,25
Potasse. 4,00
Oxide de fer.... de manganèse. . . . 0,75
Eau et perte 2,50
_____
100,00

M. *Vauquelin* a répété cette analyse et a obtenu :

Silice 54
Alumine. 20
Chaux fluatée 4
Potasse 18
Oxide de manganèse 3
Oxide de fer 1

_____

100

La lépidolithe se trouve sur la montagne de Crudisko, près le village de Rosena en Moravie. On la rencontre aussi en Suède.

LÉTON. C'est ainsi que l'on écrivoit anciennement le nom du métal d'alliage de cuivre et de zinc. *Voyez* Laiton.

LÈTRE. Nom que les Indiens donnent au bois de fer. *Voyez* Bois de fer.

LETTERHOUT. Terme de pays, pour exprimer le bois qui est tacheté de manière à figurer des lettres. *Voyez* Bois des lettres.

LEVAIN. *Fermentum.* Mélange de farine et d'eau en consistance de pâte, et que l'on a laissé fermenter jusqu'à ce qu'elle exhale une odeur aigre.

Cette pâte ainsi fermentée, ajoutée à la pâte de farine ou à d'autres corps qui contiennent le principe muqueux sucré, en détermine plus promptement la fermentation.

Le levain est nécessaire pour exciter la fermentation qui doit donner du pain pour produit.

On emploie le levain, extérieurement, pour atténuer, pour digérer et amener les tumeurs à suppuration. On s'en sert aussi comme pâte épispastique, en la saupoudrant de poudre de cantharides.

LEUCITE. Pierre particulière qui affecte la cristallisation trapézoïdale du grenat (1). On a long-tems appelé cette pierre *grenat blanc* ou décoloré par l'action des feux volcaniques. On la rencontre, en effet, auprès des volcans; mais comme on l'a rencontrée dans des pays qui n'ont point été volcanisés, sur les bords du Rhin, en Islande, dans une gangue de mine d'or, au Mexique, dans une roche granitique près de Gavarnie, dans les Pyrénées, on a reconnu que ce n'étoit pas un grenat.

Klaproth en a fait l'analyse, et y avoit trouvé un cinquième

_____

(1) Trapézoïdale. Ce mot vient de *trapèze* (quadrilatère dont les côtés ne sont point parallèles). Un cristal trapézoïdal, lorsque sa surface est composée de 24 trapézoïdes égaux et semblables.

de potasse. M. *Vauquelin* a recommencé cette analyse, et a trouvé que la leucite étoit composée de :

Silice	56
Alumine.	20
Chaux	2
Oxide de fer.	2
Potasse	20
	100

LEUCOLITE. Variété de la pycnite. Sa pesanteur spécifique est de 3,5145; elle raye légèrement le quartz.

M. *Wiegleb* en a fait l'analyse ; elle est composée de :

Silice.	50
Alumine	50
	100

LEVURE DE BIÈRE. Matière spumeuse d'une odeur et d'une saveur aigre, qui sort de la bonde des tonneaux où l'on a introduit la bière qui vient d'être brassée. C'est en effet dans ces tonneaux, que se perfectionne cette boisson vineuse, par une fermentation prolongée. Il en sort une liqueur un peu épaisse, roussâtre et spumeuse, que l'on a soin de recueillir, et qui sert de ferment pour fabriquer de nouvelle bière. Les boulangers s'en servent pour faire leurs petits pains mollets.

LÉZARD ou LAIZARD. *Lacertus*. Reptile saurien dont les pattes sont assez hautes et assez fortes pour soutenir son corps élevé au-dessus de la terre. Il y en a de gris et de verts. Le lézard gris a la queue longue, pointue et garnie de rangées circulaires de petites écailles. Il se plait dans les lieux sabloneux, et surtout sur les vieux murs ; il se cache dans leurs fentes pour chasser les insectes ; il semble chercher la compagnie de l'homme. Cet animal est extrêmement agile.

Le lézard vert ressemble au gris ; il est plus grand et plus gros, et il habite dans les pays méridionaux. C'est cette espèce dont on fait usage en médecine.

On le suffoque et on le lave dans du vin blanc.

On en prépare une huile par infusion et coction.

On ne se sert du lézard qu'extérieurement ; il est digestif et résolutif. On assure qu'il fait croître les cheveux.

Lacertus ou *lacerta*, parce que son corps a la figure d'un muscle, aussi nommé *lacertus*.

LIARD DE SAINT-PIERRE. Petites cornes d'Ammon pétrifiées, qui ont la figure d'une pièce de monnoie.

Voyez Pierres numismales.

LICHEN ou PÉRELLE, ÉCAILLEUX, DE ROCHER, TARTAREUX. *Lichen perella, lichen roccella, lichen tartaren*. Plante de la cryptogamie des algues de *Linneus*, qui est ou écailleuse, ou rugeuse, ou à petits points saillans comme le tartre que l'on trouve sur les pierres, sur les rochers.

Ce sont des expansions végétales qui se présentent sous différentes formes, telles que celles de lèpre, de godet, de membrane, de rameaux, de filets, etc.

Les lichens naissent partout, même sur les corps les plus durs et les plus lisses. C'est principalement en hiver qu'on les trouve. Ils sont le fondement de la végétation, en s'attachant aux rochers, où aucune autre plante ne pourroit croître, et en y formant successivement des couches d'humus ou terreau, qui devient propre à servir de matrice à une infinité de plantes qui y déposent leurs semences.

Le lichen écailleux ou pérelle de Saint-Flour, le lichen de rocher, et le lichen tartareux, sont la base d'une pâte tinctoriale connue sous le nom de *licheno*, vulgairement tournesol en pain ou en pâte. *Voyez* ci après, Licheno françois.

LICHENO FRANÇOIS ou TOURNESOL EN PATE OU EN PAIN. *Lacmus vulgo*. Pâte tinctoriale de couleur bleue, d'autant plus improprement appelée *tournesol*, que la plante de ce nom n'entre pour rien dans sa composition.

Cette pâte se prépare avec le lichen ou pérelle de Saint-Flour, le lichen tartareux, et le lichen *roccella*. De l'un ou de l'autre, ou des trois simultanément. . . . . 100 liv.

Potasse du commerce.. . . . . 75 liv.

Chaux vive.. . . . . 25 liv.

Urine putréfiée. } quantité suffisante.
Carbonate ou sulfate calcaire. }

On sépare les matières pierreuses qui adhèrent aux lichens : on réduit ceux-ci en poudre grossière, en les passant à travers un tamis de crin ; on pulvérise de même la potasse ; on fait le mélange de ces deux poudres dans une grande cuve cerclée en bois : alors on en forme une pâte molle avec de l'urine putréfiée. On a soin de se pourvoir de cette urine pour remplacer celle qui s'évapore pendant le travail de la fermentation.

Pendant les quarante jours que doit durer la fermentation, on remarque que dans les huit premiers, la couleur de la matière change et présente à l'œil la nuance du rouge sale, et passe successivement du rouge au pourpre. C'est à cette époque que l'on ajoute la chaux vive pulvérisée grossièrement, en ajoutant suffisante quantité de nouvelle urine putréfiée et dépurée, pour former une pâte molle. On prolonge la fermentation pendant quinze ou vingt jours encore, en agitant souvent la matière, et on reconnoît qu'elle est achevée, à la couleur bleue de la masse, et à son odeur définitive de violette.

C'est alors qu'on ajoute du carbonate calcaire, et par préfé-rence du sulfate calcaire calciné et réduit en poudre, pour lui donner une consistance ferme.

On donne à cette pâte une forme parallélogramme, en en remplissant des moules posés sur des fonds mobiles.

Le licheno est un réactif d'essai. On en fait une grande con-sommation dans les buanderies, dans les manufactures de papier peint, de papier à enveloppe, pour colorer les liqueurs.

C'est avec cette pâte que l'on prépare l'orseille.

LICORNE DE MER. Monstre de mer du genre des cétacés. Il porte le nom de narwal. *Voyez* Narwal.

LIE D'HUILE. *Amurca.* C'est la partie d'huile la moins pure qui s'est déposée au fond des tonnes d'huile d'olives, par le tems et le repos.

Cette matière peut être dépurée en la maintenant fluide par une température très-douce, et en la filtrant à travers un papier sans colle. Mais on s'en sert extérieurement telle qu'elle est, pour amollir et résoudre les tumeurs, pour calmer la douleur de tête, pour faire du savon noir.

LIE DE VIN. Dépôt qui se fait dans les tonneaux où l'on a mis du vin nouvellement fermenté.

La lie de vin contient du tartre, une matière fibreuse et ex-tractive du vin. On tire à clair le vin, après six mois d'un re-pos tranquille dans les tonneaux, et dans les caves, pour le séparer de sa lie ; et cette lie sert aux vinaigriers de ferment pour faire du vinaigre.

En Bourgogne, on fait sécher la lie de vin pour en faire de la cendre gravelée. *Voyez* Cendres gravelées.

LIEGE EN TABLE. Seconde écorce applatie par un apprêt particulier, d'une espèce de chêne appelé liége, qui croît en Espagne, en Italie, et dans nos départemens méridionaux. *Voyez* Ecorce du liége.

LIERRE. *Hedera arborea, sive seandens et corymbosa com-munis.* Arbrisseau ou arbre de la pentandrie monogynie de *Linneus,* et de la vingt-unième classe (fleurs en roses) de *Tournefort.*

Cet arbrisseau pousse des rameaux sarmenteux qui s'élèvent très-haut, et s'attachent aux arbres, aux murailles, s'insinuant dans les jointures des pierres, où ils prennent de profondes ra-cines. Son écorce est ridée, cendrée : son bois est dur, blanc : ses feuilles sont grandes, larges, anguleuses, épaisses, dures, vertes toute l'année, roides, unies, luisantes, d'une saveur âcre, astringente : ses fleurs naissent aux extrémités de ses branches ; elles sont composées chacune de six pétales disposés en roses, de couleur herbeuse : ses fruits sont des bayes rondes, peu charnues, grosses comme celles du genièvre, disposées en grapes, noires lorsqu'elles sont mûres. Elles contiennent chacune cinq semences moëlleuses, arrondies sur le dos, et plates sur les autres côtés.

Les feuilles sont detersives, vulnéraires, propres pour détruire la vermine de la tête, les lentes. On les applique sur les cautères pour les nétoyer de leur sanie : on en fait une décoction pour les douleurs d'oreilles et de dents, pour noircir les cheveux.

Ce sont les plus gros lierres qui croissent en Italie, en Languedoc, en Provence, qui fournissent par incision la résine dite gomme de lierre.

LIERRE TERRESTRE ou TERRETTE. *Calamintha humilior hedera terrestris. Glecomà hederacea, chamœcissus.* Plante de la didynamie gymnospermie de *Linneus*, et de la quatrième classe (labiées) de *Tournefort*.

C'est une espèce de calament bas à feuilles rondes, ou une plante qui pousse des petites tiges carrées, nouées, quelquefois rougeâtres, basses, rampantes, portant des feuilles rondes, dentelées en leurs bords, velues, un peu rudes, petiolées, opposées l'une à l'autre d'espace en espace. Ses fleurs naissent en bouquets à la base des feuilles ; elles sont de couleur bleue, formées de deux lèvres. Il leur succède quatre semences oblongues, jointes ensemble, et enfermées dans une capsule qui leur a servi de calice. Sa racine est menue, blanchâtre. Toute la plante a une odeur forte, une saveur amère, un peu âcre.

Cette plante croît dans les lieux ombragés, contre les hayes, les murailles. Il y en a une seconde espèce qui est plus petite, dont la fleur est d'un plus beau bleu, qui est moins rampante, et qui croît dans les lieux humides, vers les vieux arbres.

Le lierre terrestre est vulnéraire, béchique, anti-scorbutique, propre pour l'asthme, la toux, les maladies de poitrine. On en fait un sirop, une conserve, un extrait. On le fait entrer dans la composition de l'eau vulnéraire, du baume vulnéraire.

LIÈVRE. *Lepus.* Mammifère rongeur qui habite les plaines, les bois, les forêts. Cet animal est généralement connu ; il a le corps rond, les oreilles longues, terminées par une tache noire. Le poil qui le revêt est d'un gris tirant sur le roux. Sa tête est courte ; ses dents sont longues, fortes, incisives, doubles à chaque mâchoire ; ses jambes postérieures sont beaucoup plus longues que les antérieures. Cet animal, extrêmement timide, a l'ouïe d'une grande finesse, en sorte qu'il est perpétuellement en garde contre la surprise : son agilité et son habilité à la course le font souvent échapper au danger qui le poursuit.

Le lièvre s'apprivoise assez facilement ; sa femelle s'appelle *hase*, et est très-féconde ; ses petits se nomment levraux. On prétend qu'il est le seul parmi les animaux à qui l'on trouve du poil dans la gueule et sous les pieds.

La chasse du lièvre est un des principaux amusemens de la campagne. Sa chair est assez bonne à manger; mais celle des jeunes levraux est surtout recherchée.

Sa peau est une bonne fourrure. Le poil, mêlé avec de la laine, peut se filer et se tisser : il se feutre sans addition, et il entre dans la fabrication des chapeaux.

LIGNUM ALOES. Nom latin dont on se sert quelquefois en françois. *Voyez* Bois d'aloës.

LIGNUM SANCTUM. En françois, bois saint. *Voyez* Bois de gayac.

LILAC ou LILAS. *Lilac. Syringa flore cœruleo.* (*Pl.* I, *fig.* 4.) Arbrisseau de la diandrie monogynie de *Linneus*, et de la vingtième classe (monopétales) de *Tournefort*.

Cet arbrisseau est trop connu pour en faire la description. Il porte de belles fleurs, petites, disposées en grapes, de couleur ordinairement bleue, quelquefois blanche ou cendrée et comme argentée, d'une odeur douce agréable. Le pistil devient un fruit sec qui se divise en deux loges, lesquelles contiennent des semences oblongues, menues, de couleur rousse.

Cet arbrisseau fait l'ornement des campagnes et des jardins. Il offre sa verdure dès la naissance du printems, et il la conserve jusque dans l'arrière saison.

LILALITHE. Substance minérale composée que l'on regarde comme une variété de la lépidolithe. *Voyez* Lépidolithe.

LIMAÇON DE VIGNE ou HÉLICE VIGNERON. *Limax.* Ver mollusque enfermé dans une coquille tournée en volute. On en distingue plusieurs espèces : celle que l'on trouve dans les vignes est la seule dont on fasse usage en pharmacie et en médecine. Ce ver, quel qu'il soit, fait beaucoup de dégat dans les vignes et dans les jardins. Cet animal se renferme l'hiver sous un opercule formé par une couche épaisse de mucosité ou matière gluante qu'il transude, et cet opercule acquiert, par la dessication, une consistance aussi solide que la coquille qui le renferme.

Le limaçon, connu aussi sous le nom d'escargot, offre dans son organisation physique, des particularités qui sont dignes d'admiration. Sa tête est armée de deux corps cylindriques rétractiles, que l'on nomme *antennes*, et qui s'alongent ou se retirent selon que le besoin l'exige. Ces deux antennes servent à l'animal à sonder le terrain pour déterminer sa marche, au défaut des yeux qui lui manquent. Ce qu'il y a de remarquable, c'est que si on coupe ces antennes, elles se reproduisent de nouveau.

Les limaçons sont hermaphrodites ; chacun d'eux est pourvu des organes des deux sexes. Ces organes sont situés au côté droit du cou. Le tems de leur accouplement a lieu au printems et en automne ; il s'effectue doublement, chacun des deux individus remplissant en même tems les fonctions du mâle et de la femelle. La durée de l'accouplement est de douze heures, et ce jeu amoureux recommence tous les quinze jours jusqu'à trois fois. Au bout de dix-huit jours il dépose ses œufs en terre ; il demeure quelque tems sur eux après les avoir faits, et la chaleur de l'atmosphère sufit pour les faire éclore.

Les limaçons ne sont bons que dans la saison de l'hiver. On en fait usage sur les tables, dans les pays vignobles du midi de la France : on les mange ordinairement frits.

On en fait en pharmacie des bouillons médicinaux : on les distille avec du lait. Ils conviennent dans les maladies de poitrine.

Limax a limo, parce que le limaçon est limoneux.

LIMAILLE D'ACIER. *Limatura ferri*. La limaille d'acier est du fer parfaitement décapé, réduit en poudre impalpable par la porphyrisation. C'est un produit d'une action mécanique opérée dans les laboratoires de pharmacie.

On ne prépare point de limaille avec l'acier proprement dit, cette dénomination est donc inexacte.

Cette limaille est un puissant tonique : elle convient dans la jaunisse et dans la suppression des règles.

LIMANDE. *Passer squamosus*. Poisson de mer de l'ordre des torachiques, c'est à-dire, dont les nageoires ventrales sont placées sous les pectorales.

On en distingue trois espèces. La première est appelée *limande*. Sa forme est plate, médiocrement large, oblongue comme la sole, couvertes de petites écailles rudes très-adhérentes à la peau. Sa chair est blanche, molle, un peu glutineuse ; ses deux yeux sont du côté droit.

La seconde est appelée *flez* ; sa forme approche de celle du quarelet, mais il est plus petit, et couvert de petites écailles noires marbrées de rouge. Sa chair est molle, tendre, blanche.

La troisième est appelée *flêtelet* ; il est plus petit que le flez.

Ces poissons sont très-bons frits ; mais le meilleur, c'est la limande.

LIMONS. *Limones*. Les limons sont des fruits à bayes d'un arbre appelé limonier, lequel appartient à la polyadelphie icosandrie de *Linneus*.

On distingue les limons des citrons en ce que les premiers

sont ronds, tandis que les citrons sont oblongs. L'écorce des limons est beaucoup moins épaisse que celle des citrons, et le suc des limons est d'une acidité plus austère.

Les feuilles et les fleurs du limonier sont semblables à celles du citronier : les semences de ses fruits sont un peu amères.

On fait usage de l'écorce, du suc de limons, de la même manière et dans les mêmes circonstances que celles où l'on emploie le citron.

LIN. *Linum vulgare cœruleum ; linum sativum usitatissimum.* Plante de la pentandrie pentagynie de *Linneus*, et de la huitième classe (caryophillées) de *Tournefort.*

La tige en est ordinairement simple, haute de deux pieds (649 millimètres), menue, ronde, vide, rameuse à sa sommité : ses feuilles sont oblongues, étroites, pointues, alternes : ses fleurs sont belles, bleues, composées de cinq pétales disposés en œillet; elles naissent aux sommités des tiges : ses fruits sont gros comme des petits pois, terminés en pointe, renfermant, en dix capsules, dix semences presque ovales

On cultive le lin dans les terres fortes et humides.

On ne se sert en médecine que de la graine de lin. *Voyez* Semence de lin.

La tige du lin, soumise aux divers apprêts du chanvre, tels que le rouissage, le sérançage, peut être converti en fil et en toile.

On cultive le lin dans la Bretagne; mais on en tire beaucoup de l'étranger.

LIN INCOMBUSTIBLE. Filet minéral soyeux, incalcinable, fusible à un feu violent, formé de fibres entrelacées à la manière d'un tissu. *Voyez* Asbeste.

LIN PURGATIF. *Linum catharticum silvestre. Linum pratense, flosculis exiguis.* Plante de la pentandrie pentagynie de *Linneus*, et de la huitième classe de *Tournefort.*

Cette plante croît dans les champs et dans les prés; elle ne diffère du lin ordinaire qu'en ce que sa tige est plus menue et moins filamenteuse.

Les feuilles de cette espèce de lin ont une saveur amère, saline, nauséabonde : elles sont purgatives.

On les emploie sèches, à la dose de deux grammes pour une livre (5 hectogrammes) d'eau, en infusion. On en fait usage dans l'hydropisie, la néfrésie.

LINAIRE. *Linaria vulgaris, lutea flore majore; linaria Constantinopolitana, lini sativo folio, flore luteo.* Plante de la didynamie angiospermie de *Linneus*, et de la troisième classe (personnées) de *Tournefort.*

Cette plante pousse plusieurs tiges à la hauteur d'un pied et demi (463 millimètres); elles sont rondes , menues , revêtues de beaucoup de feuilles oblongues , étroites, semblables à celles du lin, amères au goût : ses fleurs naissent aux sommités des tiges ; elles sont jaunes, fermées en devant par un mufle à deux lèvres découpées en quelques parties ; son fruit est une coque ronde ou ovale partagée en deux loges remplies de semences plates de couleur noire et comme bordées d'une aile fort déliée : sa racine est longue , traçante, blanche, dure, ligneuse.

Cette plante est diurétique, propre pour la jaunisse, étant prise en décoction. On s'en sert extérieurement, appliquée sur les hémorrhoïdes pour les adoucir.

Cette plante , avant d'être en fleurs, ressemble beaucoup à l'ésule ; mais on en discerne la différence , en pressant la tige de l'une et de l'autre. L'ésule contient un suc laiteux, et la linaire un suc vert. C'est ce qu'on exprime par ce vers latin :

Esula laotescit , sine lacte linaria crescit.

La linaire croît dans les lieux incultes et cultivés , et près des hayes.

LINOTE. *Linaria avis.* Oiseau du genre des passereaux conirostres. Cet oiseau doit son nom à son goût pour la graine de lin. Le dessus de sa tête est rouge ainsi que sa gorge ; son plumage est de couleur cendrée un peu obscure. Le mâle s'appelle *linot.* Cet oiseau est agréable par son ramage ; on lui apprend à chanter. Il mue dans la saison de l'été. La durée de sa vie est de six ans. Il se nourrit de semences de lin , de chanvre, de rabette , de choux, de pain et d'herbes.

LION. *Leo.* Mammifère carnassier. C'est le plus redoutable de tout les mammifères par sa force et son courage. Le col de ce terrible animal est ombragé par une ample crinière. On l'a nommé le roi des animaux, tant à cause de sa force que parce que sa face approche de celle de l'homme. Sa queue est terminée par un flocon de poils. Sa femelle se nomme *lionne*, et ses petits *lionceaux*. Ses pieds de devant ont chacun cinq doigts garnis de griffes fortes, aiguës et tranchantes, et ses pieds de derrière n'en ont que quatre.

On distingue la femelle du mâle, en ce qu'elle n'a point de longs poils sur le cou. Le lion se nourrit d'oiseaux , de bœufs, de chair animale et de fruits. Son cri est un rugissement affreux. Il ne se trouve qu'en Afrique et en Asie.

Ses mâchoires sont garnies de quatorze dents; quatre incisives, quatre conoïdes et six molaires

LIQUIDAMBAR ou AMBULIQUIDE. Baume odorant qui découle , par incisions, d'un arbre appelé *liquidambar*, lequel croît dans la Louisiane, dans la Nouvelle-Espagne.

Ce baume est d'une consistance épaisse, d'un jaune rougeâtre, d'une saveur âcre aromatique, et d'une odeur qui approche celle de l'ambre, d'où il prend son nom d'ambre liquide.

Ce baume est devenu fort rare ; ce que nous en voyons dans le commerce nous vient de la Nouvelle-Espagne.

On s'en sert en médecine comme du baume de tolu, dont il a les propriétés.

LISERON GRAND ET PETIT. *Convolvulus major albus. Smilax lœvis major, helxine cissampelos,* (Pl. III, *fig.* 16 et 17.) Plante de la pentandrie monogynie de *Linneus,* et de la première classe (campaniformes) de *Tournefort.*

Cette plante pousse des tiges longues, grêles, sarmenteuses, qui s'élèvent très-haut en s'accrochant aux arbres voisins. Ses feuilles sont cordiformes, grandes, molles, douces au toucher, pointues, vertes : sa fleur est blanche, campaniforme, attachée à un pédicule qui s'élève de la base des feuilles : son fruit est presque rond, gros comme une petite cerise, membraneux, contenant des semences anguleuses, noirâtres, quelquefois rougeâtres : ses racines sont longues, menues, blanches en dedans.

Cette plante croît contre les hayes et les arbrisseaux.

Le liseron petit, appelé en latin *convolvulus minor arvensis, smilax lœvis, scammonea parva,* pousse plusieurs petites tiges menues, rampantes, et se liant aux autres plantes voisines. Ses feuilles, ses fleurs, ont la même forme que celles de la précédente, mais elles sont plus petites.

L'une et l'autre espèce contiennent un suc propre laiteux. Elles sont purgatives, apéritives, propres pour l'asthme : on s'en sert en infusion.

Convolvulus a convolvere, parce qu'elles se roulent autour des plantes voisines.

LITHANTRAX. Mot composé de *lithos,* pierre, et de *anthrax,* charbon, comme si l'on disoit charbon de pierre.

Voyez Charbon de terre.

LITHARGE D'ARGENT, D'OR. Plomb oxidé de couleur d'argent ou d'or, par suite de la coupellation de l'or ou de l'argent ou de l'affinage du plomb.

Le nom de litharge vient du grec *lithos,* pierre, et *argentum* argent, parce que cet oxide a l'apparence d'une pierre micacée, et une couleur qui approche de celle de l'or ou de l'argent.

Voyez Oxide de plomb demi-vitreux rouge.

LITHOMARGE. Terre argillo-calcaire de la nature de la marne, qui procède de la décomposition simultanée des végétaux et des animaux.

Les minéralogistes lui ont donné les noms d'*argile crustacée,* de *moëlle de pierre, de stein-marck.* Elle est d'un grain très-fin, et elle offre dans sa cassure un aspect conchoïde. Elle est douce au toucher, blanche, jaunâtre, rougeâtre, bleuâtre, brunâtre.

Ce qui prouve qu'elle est de nature argillo - calcaire, c'est qu'elle se fond au feu, et qu'il en résulte une masse spongieuse.

LITOPHITES ou KÉRATOPHITES. Productions à polypiers de la nature de l'ortie de mer. Elles tiennent en partie du bois et de la corne, et de la pierre. La diversité de leurs formes leur fait donner le nom d'éventail de mer, ou plume de mer.

Les litophites sont plus ou moins flexibles : on leur a donné ce nom, de *lithos*, pierre, et *phyton*, plante, parce qu'on pensoit anciennement que c'étoit un végétal pétrifiée, ou qui tenoit de la nature de la pierre.

LIVÉCHE, LÉVÊCHE, ou ACHE DE MONTAGNE. *Ligusticum, levisticum foliis apii. Angelica montana, perennis, paludapii folio.* Plante de la décandrie monogynie de *Linneus*, et de la septième classe (ombellifères) de *Tournefort.*

Cette plante pousse une tige qui s'élève à la hauteur de cinq à six pieds (environ 2 mètres), elle est grosse, cannelée, nouée, creuse, rameuse. Ses feuilles sont faites comme celles de l'ache, mais beaucoup plus grandes et plus amples, de couleur verte-brune, luisante, d'une odeur forte, non désagréable : ses sommités sont chargées de grandes ombelles, garnies de fleurs jaunes. Il leur succède des semences oblongues, assez grandes, aromatiques, âcres. Sa racine est grosse, charnue, odorante. Cette plante croît dans les lieux ombragés.

On fait usage de sa racine, de sa tige et de ses semences.

Toute la plante est stimulante, carminative, emménagogue et lactifère.

LIZARI. Espèce de garance qui croît dans le Levant.

LIZET. Terme synonyme de liseron. *Voyez* Liseron.

LOMBRICS, ou VERS DE TERRE. *Lumbrici terreni, vermes terrestres.* Le lombric se nomme vulgairement *ver de terre.* Son corps rouge et cylindrique est composé de plus de cent anneaux, garnis de petits piquans très-fins et rétractiles, et tous semblables, à l'exception d'un renflement qu'ils éprouvent vers le trentième ; la bouche est placée sous le premier ; l'extrémité postérieure est aplatie et échancrée.

Cet animal est sans pieds et sans organe apparent. Il reçoit l'air par intus-susception, à la faveur d'une infinité de petites trachées dont tout son corps est garni extérieurement. On le soupçonne hermaphrodite. Il rampe sur terre, et sa marche sinueuse est facilitée par les trachées qui le recouvrent, et la faculté qu'il a de rapprocher ou d'alonger à volonté les anneaux dont il est formé. Chacun de ces anneaux renferme tout ce qu'il faut pour reproduire un ver entier. Lorsqu'on veut se procurer des vers de terre, on la frappe avec le pied, ou on l'arrose, et ils se présentent à la surface. Les pêcheurs à la ligne en mettent à leur hameçon ; ils lui donnent le nom d'*achée*.

Les pharmaciens préparent les vers de terre en les lavant dans l'eau, ensuite dans le vin blanc. Ils en font une huile par infusion dans l'huile d'olive ; ils les font aussi sécher au bain-marie, pour les réduire en poudre. On estime les vers de terre, diurétiques et sudorifiques ; mais ils sont peu employés.

LONKITE. *Lonchitis aculeata major.* Plante de la cryptogamie des fougères de *Linneus*, et de la seizième classe de *Tournefort.*

Cette plante ne diffère de la fougère mâle, qu'en ce que ses feuilles ont une oreillette à la base de leurs découpures. Elle ne porte point de fleurs ; mais le dos de ses feuilles est garni de semences rousses si petites, qu'on ne peut les distinguer qu'à l'aide du microscope ; elles ont la forme d'un fer à cheval. Cette plante croit dans les pays chauds, dans les lieux humides.

Sa racine est apéritive, vulnéraire.

Lonchitis a lancea, parce que ses feuilles sont pointues en forme de lance.

LOTE. *Lota.* Poisson d'eau douce : il n'a que deux nageoires dorsales. Ses deux mâchoires sont égales ; son corps est marbré de noir et de jaune, et enduit d'une liqueur visqueuse ; il habite les étangs, les rivières. Sa chair est d'un excellent goût. On n'en mange pas les œufs, parce qu'ils fatiguent l'estomac, et donnent des tranchées.

La lote est commune dans la Saône.

LOTIER, ou TRÈFLE SAUVAGE JAUNE. *Lotus silvestris flore albo, trifolium siliquosum minus, melilotus pentaphyllos minor glabra.* Plante de la diadelphie décandrie de *Linneus*, et de la dixième classe (légumineuses) de *Tournefort.*

Cette plante pousse plusieurs tiges menues, s'inclinant presque à terre. Il part de ces tiges, des pétioles qui soutiennent chacun trois feuilles à leur extrémité, et deux autres petites feuilles à leur base, semblables à celles du trèfle, d'une saveur astringente. Ses fleurs sont légumineuses, jaunes, quelquefois verdâtres, ressemblant à celles du genêt, et très-rapprochées les unes des autres ; elles sont contenues dans des calices dentelés, faits en cornet. Ses fruits sont des gousses qui renferment des semences presque rondes ou réniformes. Sa racine est traçante, longue, ligneuse, noire, garnie de fibres, d'une saveur astringente tirant sur le doux.

Cette plante croît dans les prés : elle est détersive, apéritive, vulnéraire.

LOUP. *Lupus.* Mammifère carnassier plantigrade, c'est-à-dire, qui marche sur la plante des pieds. Il a la queue moins recourbée, plus pendante que celle du chien, et l'œil placé obliquement : sa vertèbre dorsale n'est point flexible, ensorte qu'il tourne son corps en entier : du reste, sa conformation est très-analogue à celle du chien. Ses mœurs sont bien différentes, et il existe entre ses deux espèces, une haine mutuelle qui ne permet entre eux aucune paix.

Le loup est naturellement poltron : le bruit d'une sonnette, de deux clefs que l'on frappe l'une contre l'autre, le feu de la pierre à fusil par le choc avec l'acier, le font fuir. Cependant, lorsqu'il a faim, il attaque les autres animaux, les hommes, il dévore les enfans; ce qui a donné lieu à la fable des loups-garoux.

La louve est surtout dangereuse, lorsqu'elle manque de nourriture pour elle et pour ses louveteaux : elle ne porte que deux mois, et met bas à chaque portée, cinq ou six petits loups.

Cet animal destructeur excite l'effroi dans les campagnes : sa tête est à prix dans les villages.

On fait des fourrures avec sa peau ; ses dents angulaires ou canines servent aux doreurs pour polir leurs dorures ; c'est ce qu'ils appellent les passer au brunissoir.

. LOUP CERVIER, LYNX. *Lupus cervarius.* Mammifère carnassier, plantigrade, de la grandeur d'un gros chien, qui tient du chat et du lion. Il est sauvage, féroce ; il est couvert par tout le corps, d'un poil presque aussi doux que la laine, de couleur blanchâtre, marqueté de taches noires.

Cet animal habite les bois et les lieux déserts de la Moscovie, de la Lithuanie, de la Suède et de l'Amérique.

On fait des fourrures avec sa peau.

LOUTRE. *Lutra canis fluviatilis.* Mammifère quadrupède qui vit sur terre et dans l'eau. Elle a quelque ressemblance avec le castor. On en trouve en Espagne ; mais c'est en Canada où l'on en trouve la plus grande quantité.

La loutre exerce ses ravages dans les viviers et les étangs. Quand elle s'est rassasiée de poissons, elle porte le reste dans sa tanière : elle se nourrit aussi de racines, d'écorces d'arbres, de fruits et d'herbes.

Son poil sert à faire des chapeaux : et sa peau garnie de son poil, sert de fourrure.

LUDUS HELMONTII. Jeu de Van-Helmont. Petites masses

argillo-calcaires, qui renferment un noyau calcaire, et qui fait la sonnette en l'agitant. *Voyez* Jeu de Van-helmont.

LUMAQUELLE. Espèce de marbre qui est formé par la réunion d'une multitude de coquilles brisées et unies par un ciment calcaire.

On en connoît de deux espèces ; le lumaquelle d'Italie, qui est gris ou jaunâtre, et le lumaquelle opalin de Carinthie. Ce dernier qui offre des fragmens de coquilles de plusieurs espèces, présente, lorsqu'il est poli, des reflets chatoyans, magnifiquement irisés.

LUNA FIXATA LUDEMANNI. Nom que l'on a donné à l'oxide de zinc, de *Ludemann*, médecin, qui l'estimoit propre pour les maladies des nerfs. *Voyez* Oxide de zinc.

LUNAIRE, BULBONAC, ou MÉDAILLE. *Lunaria major siliquâ rotundiore. Lunaria major siliquâ oblongiore : viola lunaria major.* Plante de tétradynamie siliculeuse de *Linneus*, et de la famille des crucifères de *Tournefort.*

On en distingue deux espèces, l'une à silicule ronde, l'autre à silicule oblongue. La première est appelée la grande lunaire ; elle pousse une tige à la hauteur de trois pieds (1 mètre), grosse comme le petit doigt, de couleur de vert de mer ou rougeâtre, rameuse, velue. Ses feuilles ressemblent à celles de la grande ortie, quelquefois beaucoup plus grandes, velues, dentelées, d'un goût d'herbe potagère. Ses fleurs naissent aux sommités de la tige et sur ses rameaux ; elles sont composées chacune de quatre pétales rangés en croix, de couleur purpurine ou incarnate, rayés, d'une odeur foible. Ses fruits sont des silicules oblongues, plates, arrondies, lesquelles renferment des semences larges, formées en petit rein, élevées au milieu en lentille, amincies par les bords, de couleur rouge-brune, d'une saveur fort âcre, un peu amère : sa racine est glanduleuse.

La seconde espèce a les feuilles plus larges ; elles sont pointues, dentelées ; ses fleurs sont purpurines, odorantes ; ses silicules sont plus longues et plus étroites.

Ces plantes croissent dans les lieux montagneux ; on en cultive dans les jardins.

On mange les racines de la lunaire ; ses semences sont incisives, détersives, apéritives, vulnéraires : on les prend en poudre, dans de l'eau distillée de tilleul : la dose est depuis 24 grains à 1 gros (12 décigrammes jusqu'à 4 grammes).

On donne à cette plante le nom de lunaire, parce que sa semence approche en figure à celle de la lune en son plein ; celui de médaille, parce qu'elle ressemble à une médaille ; et celui de bulbonac, à cause de sa racine qui ressemble à une bulbe.

LUNE. *Luna*. Les alchimistes ont donné à l'argent, le nom de *lune*, parce que ce métal est blanc et resplendissant comme cet astre de la nuit. *Voyez* Argent.

LUPIN. *Lupinus sativus albus*. Plante de la diadelphie décandrie de *Linneus*, et de la dixième classe (légumineuses) de *Tournefort*.

Cette plante pousse une tige médiocrement grosse, ronde, droite, velue, rameuse, de couleur verte-jaunâtre, remplie de moëlle, qui s'élève à la hauteur de deux pieds (649 millim.) : elle porte des feuilles qui sont découpées jusqu'à la base, ou divisées chacune en sept ou huit parties, oblongues, étroites, représentant comme une main ouverte, de couleur de vert de mer en dessus, blanchâtres et lanugineuses en dessous, d'une saveur légumineuse, légèrement amère. Ses fleurs sont disposées en épi, aux sommités de la tige et des rameaux : elles sont légumineuses, blanches, attachées à des pédicules courts, et soutenues chacune sur un calice figuré en godet dentelé. Ses fruits sont des gousses plates, jointes plusieurs ensemble, composées chacune de deux panneaux, qui renferment cinq ou six grains presque ronds, aplatis ; plus gros que des pois, durs, blancs en dehors, jaunes en dedans, d'une saveur amère.

On cultive cette plante dans les champs ; on se sert, en médecine, de ses graines, qui portent le nom de lupins.

On en fait une décoction pour faire mourir les vers, étant prise intérieurement ; appliquée extérieurement, elle guérit les dartres. On en fait une farine qui est résolutive, employée en cataplasme.

Lupinus à lupo, loup, parce qu'elle dévore la terre.

LUSERNE. *Medica sativa, fœnum burgundicum*. Plante de la diadelphie décandrie de *Linneus*, et de la dixième classe (légumineuses) de *Tournefort*.

Cette plante pousse des tiges à la hauteur de deux pieds (649 millimètres) ; elles sont rondes, droites, assez grosses, fermes, robustes, rameuses, surtout à leurs sommités. Elles portent un grand nombre de feuilles rangées trois à trois, comme dans le trèfle. Ses fleurs sont légumineuses, de couleur violette-purpurine, soutenues par des calices dentelés. Ses fruits sont composés de deux lames, qui, réunies par les bords, forment un ruban roulé en spiral ; elles renferment des semences d'un jaune-pâle, réniformes, lesquelles brunissent en vieillissant. La saveur de cette plante est analogue à celle du

cresson alénois, mais moins âcre. Sa racine est longue, ligneuse, droite, et résiste à la gelée.

C'est avec la luzerne que l'on fait les prairies artificielles.
Cette plante est d'un grand rapport ; on la fauche jusqu'à six
fois par année. Elle se plaît dans les terrains humides , et elle
croît dans tous les pays de la France.

Elle sert pour la nourriture des bestiaux : elle augmente le
lait des vaches ; elle tempère les ardeurs du sang et excite les
urines, prise en infusion.

Medica à media , parce que sa semence nous a été apportée
de Médie.

LUT POUR HABILLER LES CORNUES. Ce lut qui nous
a été donné par feu *Pelletier* , est composé d'une partie de
plombagine en poudre , trois parties de terre argilleuse , et un
peu de bourre de vache coupée très-menue.

Il résiste à l'action du feu sans se déformer, quoique la
cornue soit entrée en fusion.

**LYCOPODIUM, MOUSSE TERRESTRE, PIED DE
LOUP , SOUFRE VÉGÉTAL.** *Lycopodium clavatum muscus
terrestris repens, plicaria et cingularia polonis.* Plante de la
cryptogamie des mousses de *Linneus*, et de la dix-septième
classe de *Tournefort*.

Cette plante est du genre des mousses : sa tige est longue ,
rampante, poussant de côté et d'autre, beaucoup de rameaux
qui se subdivisent en d'autres rameaux et s'étendent considérablement ; ils sont couverts d'un grand nombre de petites
feuilles étroites et rudes. Il s'élève d'entre les rameaux, des
filets longs comme la main, grêles, presque ronds, terminés à
leurs sommités par une double anthère molle, jaune, qui renferme une poussière jaune , très-inflammable, laquelle, pour
cette raison , a été appelée par les anciens, *soufre végétal.*
Cette poudre est distribuée dans le commerce, sous le nom de
lycopodium. Les racines de cette plante sont des fibres longues ,
grosses , ligneuses.

Cette plante est actuellement cultivée en France avec soin.
On tiroit autrefois la poudre de lycopodium, de l'Allemagne.

La plus grande consommation du lycopodium se fait sur les
grands théâtres, pour imiter le feu, supposer des enfers dans
les ballets des furies. Ce fut un nommé *Laval*, qui le premier
en introduisit l'usage à l'opéra. Les pharmaciens s'en servent
pour rouler les pilules. Les Polonais et les Suédois s'en servent
contre la maladie des cheveux, appelée *plica*, d'où on a donné
à la plante, le nom latin *plicaria*.

Cette poudre est légère, résineuse, surnage l'eau, sans en

être pénétrée. On peut, par son moyen, aller chercher une pièce de monnoie au fond de l'eau contenue dans un vase, sans se mouiller les doigts.

On se sert avantageusement de la poudre de lycopodium, pour les écorchures sur les cuisses, occasionnées par la marche.

LYMPHE. La lymphe est une humeur fluide un peu visqueuse, qui, au rapport des physiologistes, se sépare du sang dont elle fait la partie blanche.

D'après les diverses analyses de la lymphe, ou serum du sang, il paroît que ce fluide est composé d'albumine, de gélatine, de soufre, de carbonate de soude, de carbonate de chaux, de muriate de soude, de phosphate de soude, et de phosphate calcaire.

M. *Carbonel* a su tirer parti du fluide lymphatique du sang des animaux, pour le faire servir à la peinture des édifices. Il recommande un mélange de chaux éteinte à l'air, avec suffisante quantité de lymphe ou serum du sang de bœuf, pour en former une bouillie liquide. On étend ce mélange avec la grosse brosse, à la manière du badigeon, sur les murs internes et externes des édifices, et on leur communique une couleur qui imite parfaitement celle de la pierre.

LYS. *Lilium album vulgare*, *lilium aureum*, *lilium rubens*. Plante de l'hexandrie monogynie de *Linneus*, et de la neuvième classe (liliacées) de *Tournefort*.

Cette plante est de trois sortes; savoir, le lys blanc, le lys jaune et le lys rouge.

Le lys blanc est l'espèce la plus connue et la plus estimée. Elle pousse une tige ronde, droite, qui s'élève jusqu'à la hauteur de trois pieds (1 mètre). Ses feuilles sont longues, assez larges, sessiles, vertes-pâles, lisses, luisantes, douces au toucher, tendres, contenant un suc visqueux. Ses fleurs naissent aux sommités des tiges, d'abord en têtes longues, dont les pétales sont pressés les uns contre les autres. Ces têtes s'épanouissent les unes après les autres. Alors elles font apercevoir six pétales, beaux, grands, blancs comme du lait, d'une odeur suave, fort agréable d'abord, mais qui porte à la tête, quand on les sent trop long-tems. Elles renferment dans leur milieu six étamines et un pistil. Il leur succède des fruits oblongs, divisés en trois loges, remplies de semences ailés. La corolle de la fleur remplit la fonction du calice, dont elle n'est pas pourvue comme les autres fleurs. Sa racine est bulbeuse, composée de tuniques charnues, imbricées.

On fait usage de la fleur et de la racine de cette plante.

On prépare avec les pétales des fleurs, une huile par macération dans l'huile d'olive.

Les racines sont émollientes, étant appliquées, cuites sous la cendre, extérieurement.

On cultive le lys blancs dans les jardins.

Le lys orangé ne diffère du précédent que par les feuilles, qui sont moins larges, et les fleurs qui sont de couleur d'or.

Le lys rouge se distingue également par la couleur de ses fleurs. Ces deux sortes croissent dans les prés, dans les champs, sur les montagnes.

Lilium de lœvis, parce que le lys est doux au toucher.

LYS DES VALLÉES. Plante de l'hexandrie monogynie de *Linneus*, et de la première classe de *Tournefort*. Cette plante n'a aucune ressemblance avec le lys. On ne sait trop pourquoi on lui a donné le nom de lys des vallées : elle est généralement connue sous celui de muguet. *Voyez* Muguet.

LYSIMACHIE, CHASSE-BOSSE, ou CORNEILLE. *Lysi-machia lutea major*. Plante de la pentandrie monogynie de *Linneus*, et de la seconde classe (infundibuliformes) de *Tournefort*.

Cette plante pousse plusieurs tiges qui s'élèvent à la hauteur de trois pieds (1 mètre) : elles sont droites, velues, ayant plusieurs nœuds, desquels sortent trois ou quatre feuilles oblongues, pointues, d'un vert obscur en dessus, blanchâtres et cotoneuses en dessous. Ses fleurs sont placées à ses sommités ; elles sont monopétales, découpées en cinq ou six parties, jaunes, d'une saveur aigre, sans odeur. Ses fruits sont ordinairement sphériques, et s'ouvrent par la pointe, en plusieurs parties, et renferment dans leur cavité, des semences un peu menues, d'un goût astringent. Sa racine est rougeâtre, traçante.

Cette plante croît dans les marais, proche des ruisseaux, aux bords des fossés. Elle est vulnéraire, astringente. On s'en sert dans la dysenterie et les hémorrhagies.

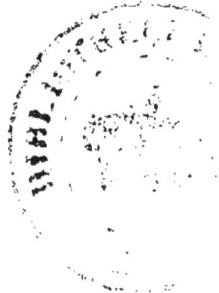

FIN DU PREMIER VOLUME.

www.ingramcontent.com/pod-product-compliance
Lightning Source LLC
Chambersburg PA
CBHW030009220326
41599CB00014B/1744